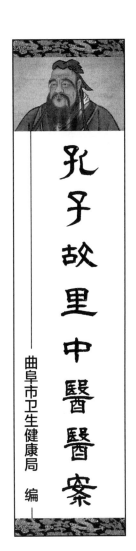

孔子故里中醫醫案

曲阜市卫生健康局 编

科学出版社

北京

内 容 简 介

  《孔子故里中医医案》共收集到1840年至今曲阜籍81位中医工作者在临床工作中的效验医案共一千余例。本书分已故名老中医医案、名老中医医案、中青年中医医案三篇，从医者的个人简介，到医案的主诉及现病史、诊断、辨证、治法、处方、服用方法、注意事项、复诊过程、按语等方面进行了详细介绍。所收医案均为医者亲身临证，或为名医自己所撰，或由后人、门徒整理所得，内容翔实，真实可靠。

  医案中记录了医者临证中的真实经验和教训，值得广大中医工作者学习和借鉴。

图书在版编目（CIP）数据

孔子故里中医医案 / 曲阜市卫生健康局编. —北京：科学出版社，2019.6
ISBN　978-7-03-061386-8

Ⅰ．①孔⋯　Ⅱ．①曲⋯　Ⅲ．①医案-汇编-中国-现代　Ⅳ．①R249.7

中国版本图书馆 CIP 数据核字（2019）第 104972 号

责任编辑：刘　亚 / 责任校对：王晓茜

责任印制：徐晓晨 / 封面设计：北京图阅盛世文化传媒有限公司

科 学 出 版 社 出版

北京东黄城根北街16号
邮政编码：100717
http://www.sciencep.com

北京厚诚则铭印刷科技有限公司 印刷

科学出版社发行　各地新华书店经销

*

2019 年 6 月第　一　版　　开本：787×1092　1/16
2021 年 2 月第二次印刷　　印张：38 1/2
字数：927 000

定价：198.00 元
（如有印刷质量问题，我社负责调换）

《孔子故里中医医案》
编纂委员会

《孔子故里中医医案》
编纂委员会办公室

主　　任　孔凡吉
副 主 任　张　莹　王　霞　朱传伟　孙丙池
参编人员　（按姓氏笔画排序）

于　洋	马长涛	王　雪	王立君	王运东	王丽丽
王国栋	王贵龙	王永良	王海芳	尹百顺	邓志红
孔凡波	孔凡凤	孔凡成	孔凡中	孔少华	孔令臣
孔令誉	孔庆伦	孔建平	孔　艳	孔　晋	孔祥林
孔祥震	孔宪章	孔雅娴	孔德建	孔德洋	吕明忠
吕建华	朱文平	朱建立	朱艳华	刘天保	刘同全
刘仲芹	刘冰洋	刘海洋	乔尚熠	邢红霞	米玉红
毕孝泉	孙慧杰	孙明坤	杜宝利	李福平	李　严
李　岩	李全树	李文华	李聚荣	杨昭凤	沈　莹
宋　磊	周丹丹	孟祥兵	赵丽丽	张　竟	张慧清
张圣魁	张玉亭	张立忠	张继杨	张立君	陈贞来
陈庆年	陈建国	陈同良	陈　芳	陈站杰	陈淑玉
陈祥喜	陈淑梅	陈焕利	陈焕娣	林丙昌	侯庆勋
姚启成	查志恒	班庆桐	徐本英	郭燕明	郭　超
席　营	康运吉	蔺世峰	翟　恒	翟成文	颜　涛
颜世蝶	颜世龙	颜秉甲	颜景琏	颜　丽	颜　进
魏修华					

序　一

　　"医之有案，犹国之有史也"。中医医案，是中医药学的重要组成部分，是中医理、法、方、药综合运用的具体反映形式。它不仅是医疗活动的真实记录，而且反映了医家的临床经验及思维活动。"治国者，鉴于古代治乱兴衰之故，而后知所以为政理民之道；为医者，察于昔人起沉疴拯危之神，而后知所以治病用方之药。盖皆积所经验以传诸后世，而资其师法者也，其为书顾不重哉。"由之可见医案对中医学传承发展的重要性。整理总结临证医案，是更好的保护、继承、发扬中医文化的有力措施，是更好的继承名老中医临床经验的可靠途径。

　　"一方水土养一方人"。对地方名医医案的研究与整理，不仅对于当地医学的发展具有积极的推动作用，也因其地域性与时代性，对中医及国家发展都具有重要的史学价值。曲阜作为先圣故里，具有深厚的人文底蕴，也培育出大批杰出人才。就中医药界来说，既有京城四大名医孔伯华先生、全国名老中医李同生先生声名远播，也有在曲阜行医毕生的名老中医沈梦周先生、朱荫楸先生、孔叔堃先生、朱鸿铭先生、马金榜先生等杏林流芳。"物华天宝，人杰地灵"，以上诸位先生更是为曲阜培养了一批学术见长的传人来造福于民，为一方健康保驾护航。

　　为做好孔子故里中医医案的收集整理工作，曲阜市卫生健康局、曲阜市卫生学会下发了收集整理《孔子故里中医医案》的通知（曲卫字〔2018〕36号文），向全市中医工作者征集中医医案，专门成立了《孔子故里中医医案》收集整理工作领导小组，负责全市中医医案的征集、整理等工作；成立了《孔子故里中医医案》收集整理工作领导小组专家组，负责对收集的医案资料进行遴选、审定、编撰工作。编著出版《孔子故里中医医案》一书，有力推动了曲阜市中医药工作的传承与创新。

　　服务临床，提高疗效，传承创新，是该书编写的最终目的。为此，编写人员对所收集到的临证医案进行潜心研讨和论证，去伪存真，去粗取精，删繁就简，始成此书。书中所记载的临床经验丰富而珍贵。愿该书的问世，能对继承发扬中医事业、提高广大中医工作者的诊治水平有所裨益，对人民群众的健康有所帮助。如是，实为中医之幸，百姓之幸，孔子故里之新荣。故为之序。

北京中医药大学　赵琰

2019年6月

序　二

　　祖国医学,历史悠久，是劳动人民长期与疾病作斗争的经验总结。经过长期的临床实践，形成了系统的、独特的理论体系和丰富的内容，为人类的健康事业作出了不可磨灭的贡献，成为我国历史文化的宝贵遗产。

　　中医医案，是中医药学的重要组成部分，是中医理、法、方、药综合运用的具体反映形式。它不仅是医疗活动的真实记录，更反应了医家的临床经验及思维活动。《孔子故里中医医案》的出版，是我市中医药事业发展的丰硕成果，也是我市广大中医工作者精研岐黄，努力发掘和提高祖国医药学宝库的经验结晶，对继承名老中医临床经验，提高我市广大中医工作者诊治水平，必将起到很好的作用。

　　至圣故里，名医辈出，如北京名医孔伯华先生、曲阜籍全国名老中医李同生先生、孔府御医刘梦瀛先生、省城名医沈梦周先生、山东省名老中医朱鸿铭先生、曲阜市名老中医马金榜先生等，他们均医术高超，享誉山东、全国乃至世界，为广大中医工作者所推崇。如何把他们的高超医术继承下来，造福百姓，是我们中医工作的当务之急。为此，曲阜市卫生健康局、曲阜市卫生学会对此非常重视，下发了收集整理《孔子故里中医医案》的通知（曲卫字〔2018〕36 号文），向全市中医工作者征集中医医案，编著出版《孔子故里中医医案》一书。这一重要举措，必将有力推动我市中医药工作的传承与创新。

　　在曲阜市广大中医工作者的大力支持下，共征集到 81 位中医工作者在临床工作中的效验医案及误诊误治医案一千余例。特别是收集到了北京名老中医孔伯华先生及其传人的部分医案，全国名老中医李同生先生及其传人的医案，山东省名老中医沈梦周先生、朱鸿铭先生及其传人的医案，曲阜名老中医朱荫楸先生、马金榜先生及其传人的医案等，均记载了丰富的临床经验，十分珍贵。

　　服务临床，提高疗效，传承创新，是该书编写的最终目的。为此，编委会组织有关专家对所收集到临证医案进行潜心研讨和论证，去伪存真，去粗取精，删繁就简，始成此书。愿该书的问世，能对继承发扬我市中医事业、提高我市广大中医工作者的诊治水平有所裨益，对人民群众的健康有所帮助，故为之序。

曲阜市卫生健康局党委书记、局长

2019 年 6 月

前　言

中医医案是中医理、法、方、药综合运用的具体反映形式，它不仅是医疗活动的真实记录，而且反映了医家的临床经验及思维活动。整理总结临证医案，是更好地保护、继承、发扬中医文化的有力措施，能有效地将名老中医的临床经验挖掘出来，为后人所用，供他人借鉴，使之发扬光大，造福百姓。

为保护中医药文化遗产，提高我市中医工作者的诊断治疗水平，曲阜市卫生健康局、曲阜市卫生学会联合发出收集整理《孔子故里中医医案》的通知（曲卫字〔2018〕36号文），向全市中医工作者征集中医医案，编著出版《孔子故里中医医案》一书，以推动我市中医药的传承与创新。这一重要举措也是新中国成立后曲阜第一次在全市范围内开展中医医案收集整理工作。

通过全市中医工作者的共同努力，共征集到1840年至今曲阜籍81位中医工作者在临床工作中的效验医案共一千余例。特别是收集到了曲阜籍北京名医孔伯华先生及其传人的部分医案、曲阜籍全国名老中医李同生先生及其传人的医案；已故名老中医沈梦周先生、朱荫楸先生等的部分医案；山东省名老中医朱鸿铭先生及其传人的效验医案、名老中医马金榜先生及其传人的效验医案等，均十分珍贵。

本书分已故名老中医医案、名老中医医案、中青年中医医案三篇，从医者的个人简介，到医案的主诉及现病史、诊断、辨证、治法、处方、服用方法、注意事项、复诊过程、按语等方面进行了详细介绍。所收医案均为医者亲身临证，或为名医自己所撰，或由后人、门徒整理所得，内容翔实，真实可靠。案中记录了医者临证中的真实经验和教训，值得广大中医工作者学习和借鉴，对传承我市中医文化、提高我市中医各科各级临床医生诊疗水平有很好的现实意义。

本书的读者，主要为各级医疗机构中医工作者、中医爱好者。所选医案虽为医者临证中的真实经验，也只能供中医临床工作者学习、研究和借鉴，帮助其在临证中拓宽思路，提高疗效。具体临证时不可生搬硬套，要根据其临床表现，灵活辨证施治，方能取得可靠疗效。

本书在编写过程中得到了曲阜市各级领导、孔伯华传人孔令谦先生、科学出版社及全市广大中医工作者的大力协助，在此一并表示感谢！

因编写时间仓促，作者水平有限，书中难免多有疏漏，敬请广大读者批评指正。

《孔子故里中医医案》编纂委员会

2019年6月

目　录

中篇　名老中医医案

上　篇

已故名老中医医案

1 孔伯华医案 176 例

孔伯华（1884—1955），名繁棣，字以行，号不龟手庐主人。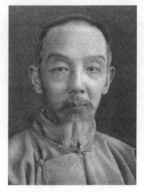
孔子第七十四代孙，山东曲阜城内棋盘街人。北京四大名医之一，
著名中医学家、中医教育家。25 岁应聘北京外城官医院，任中医内
科医师，后任该院医官。1929 年被选为全国医药团体联合会临时主
席，率请愿团赴南京，迫使国民党政府收回"取缔中医"的成命。
后与萧龙友合办北京国医学院并任院长。历任中国人民政治协商会
议全国委员会委员（主席团成员）、中华人民共和国卫生部顾问、中
国医学科学院学术交流委员会副主任委员、中华医学会中西医学术
交流委员会副主任委员等职务。学术上主张治病必求其本，临证注
重湿与热。以善治温病著名，更以善用石膏一药为医林所景仰。著有《时斋医话》《传染病
八种证治晰疑》，其后人及弟子著有《孔伯华医集》一书。本案摘自孔令谦著《孔伯华中医世
家医学传习录》一书。

1.1　春温一例

滑女，3 月 24 日诊。

热邪深陷，神昏谵妄欲狂，口渴引饮，服清疏之品略转，而证仍实，脉伏数。拟重剂辛
凉芳通。

处方：生石膏 30 克，莲子心 6 克，金银花 18 克，生鳖甲 4.5 克，地骨皮 6 克，知母 10
克，黄柏 10 克，白僵蚕 10 克，鲜芦根 30 克，龙胆草 9 克，川黄连 6 克，桃仁 6 克，杏仁 6
克，薄荷 6 克，鲜九节菖蒲 12 克。水煎服。

安宫牛黄丸 1 粒（分 2 次化服），连服 3 剂痊愈。

按语　春温重证，气营两燔，昏谵欲狂，大渴引饮，用清凉重剂白虎汤合清营涤热开窍
之安宫牛黄丸，再配以龙胆草、黄柏、黄连、僵蚕、莲子心、生鳖甲、鲜菖蒲等，内清外透，
3 剂而获效。

1.2　伏暑一例

吕男，8 月 10 日诊。

伏暑内发，外为邪束，头部偏痛，发热口渴，饮水不适，思食冷物，脉象伏数，宜清疏
芳解。

处方：鲜茅根 30 克，桑寄生 18 克，薄荷 4.5 克，白僵蚕 9 克，地骨皮 9 克，焦栀子 9
克，鲜芦根 30 克，青竹茹 9 克，金银花 15 克，全瓜蒌 18 克，杭菊花 9 克，广藿梗 9 克，辛
夷 9 克，生石膏 18 克，忍冬藤 15 克，龙胆草 9 克，荷叶 1 个。水煎服。

紫雪丹 1.5 克（分 2 次冲服）。

二诊：上方加石决明 30 克，酒川军 1.5 克（开水泡兑），玄明粉 2.5 克（分冲）。

按语 伏暑久蕴，新邪引发，发热口渴喜凉，脉伏数，一派里热之象。清透之中更用白僵蚕以熄风退热，广藿梗引伏暑外达，谨防伏热内壅而有厥闭之变。

1.3 产后气郁湿盛外感一例

宁妇，6 月 23 日诊。

产后气郁湿盛，兼感外邪，寒热气逆窜痛，脉大而弦滑，舌苔白腻。亟宜清疏和解，兼畅气机。

处方：鲜苇根 30 克，莲子心 6 克，地骨皮 9 克，大腹绒 6 克，广藿梗 9 克，竹茹 18 克，川郁金 6 克，知母 9 克，台乌药 9 克，冬桑叶 9 克，苏子霜 4.5 克，盐橘核 12 克，益元散 12 克（布包）。水煎服。

二诊：6 月 25 日。产后感邪，前方服而未解，寒热依然，脘痞气逆，便秘，脉数。再为清疏凉化，降逆润肠。

处方：郁李仁 9 克，大腹绒 4.5 克，杏仁泥 9 克，旋覆花 6 克（布包），地骨皮 9 克，枳实 6 克，炒栀子 9 克，薄荷 4.5 克，鲜苇根 30 克，乌药 9 克，代赭石 6 克，冬桑叶 9 克，瓜蒌 25 克。

按语 产后气郁加橘核、乌药之属。

1.4 秋温一例

祝男，9 月 18 日诊。

热蓄于中，兼感时邪，闭于气分，神昏谵语，肢逆冷痞，口渴，脉伏数。亟宜清疏芳解。

处方：广藿香 9 克，连翘 9 克，鲜芦根 30 克，薄荷 4.5 克，通草 3 克，冬桑叶 9 克，生石膏 25 克，僵蚕 9 克，知母 9 克，全瓜蒌 18 克，杏仁泥 9 克，鲜九节菖蒲根 12 克。

苏合香丸 1 粒（分 2 次化服）。

二诊：9 月 22 日。外邪解后，神形已转，头晕、口渴烦急不除，咳嗽多痰，大便未畅，下滞物，脉尚数大，舌苔黄厚。再从前方加减之。

处方：生石膏 30 克，黄连 6 克，桃仁 6 克，杏仁 6 克，金银花 15 克，石决明 18 克，白僵蚕 9 克，全瓜蒌 24 克，连翘 9 克，鲜芦根 30 克，蝉蜕 9 克，知母 9 克，桑叶 9 克，鲜九节菖蒲根 12 克，藕 30 克。水煎服。

安宫牛黄丸 1 粒（分 2 次化服）。

连服 3 剂痊愈。

按语 秋温初起，外邪袭闭，昏谵，肢逆冷，用苏合香丸，佐鲜九节菖蒲根以芳香化开，疏络剔邪，继用安宫牛黄丸以清涤伏热。

苏合香丸为温通芳开、解郁化痰之品，先生善用此药以开诸闭，如中风初起属闭证者多以此药配合鲜九节菖蒲根（捣汁）、辛夷花、麻黄少许配生石膏等以开之；气闭心胃疼痛用之以芳开止痛；外感风寒，表为寒束，肢体痛楚者用之温散相当于辛温解表，其效甚佳；体为寒湿所困，甚者如风寒湿痹者亦常用之，是取其芳香温散，宣通周身经络，兼有祛湿化浊之功。

1.5　大头瘟一例

姜男，8月6日诊。

湿热素盛，外感邪袭，发为大头天行，发热时冷，思食冷物，胸膺不畅，大便时秘，舌苔厚腻，脉象滑大而数。急宜清疏芳解。

处方：鲜芦根30克，白僵蚕9克，薄荷叶4.5克，生黄柏9克，焦栀子9克，川牛膝9克，鲜荷叶1个，鲜茅根30克，大腹绒6克，地骨皮9克，冬桑叶9克，大青叶9克，竹茹18克，鲜九节菖蒲根12克，杭滁菊9克，金银花12克，生知母9克，莲子心9克，生石膏12克，生滑石块12克。水煎服。

梅花点舌丹1粒（分2次化入药内）。

二诊：加炒茵陈4.5克，生石决明18克，龙胆草9克，蒲公英12克。

按语　白僵蚕配梅花点舌丹解毒散结消肿；鲜九节菖蒲根芳开，治大头瘟效佳。

1.6　日晡发热一例

裘男，8月11日诊。

湿热内蕴，兼为邪袭，解之未当，日晡发热，头晕颇盛，脉大而滑数，右寸关较盛，咳嗽亦剧。宜清疏凉化。

处方：生石决明30克，苏子霜6克，旋覆花9克，代赭石9克，知母9克，白蒺藜9克，地骨皮9克，川黄柏9克，杏仁泥9克，焦栀子9克，龙胆草6克，薄荷4.5克，鲜荷叶1个。水煎服。

紫雪丹1.2克（分2次冲服）。

按语　日晡发热，邪已入阴分，头晕盛，肝胃两阳并盛而上犯，故用生石决明、白蒺藜、旋覆花、代赭石加龙胆草、川黄柏、焦栀子、知母、紫雪丹平肝清热以净阴分，杏仁泥、苏子霜、地骨皮、薄荷、鲜荷叶清疏宣透以止咳肃肺。

1.7　肝脾湿热致鼻衄一例

阎男，8月23日诊。

肝脾湿热上犯肺络，发为鼻衄，兼有外感，发热思冷，夜间咳嗽，多痰，亦湿热上犯，脉滑而数。亟宜辛凉疏化。

处方：生石膏25克，杏仁泥9克，代赭石9克，血余炭9克，生知母9克，生黄柏9克，生桑白皮9克，鲜芦根30克，地骨皮9克，鲜荷叶1个，薄荷3克，焦栀子9克，旋覆花9克，石决明30克，川牛膝9克，炒葶苈子9克，鲜藕30克，瓜蒌25克。水煎服。

紫雪丹1.2克（分2次冲服）。

按语　鲜藕性清凉，有凉血止血作用；鼻衄重，伴外感发热思冷者，孔伯华先生每重用生石膏加紫雪丹，收效颇佳。

1.8　湿热内蓄兼感邪束致鼻衄一例

张妇，5 月 26 日诊。

湿热内蓄，兼感邪束，经治未得疏解，形冷，表里之气不畅，周身皮肤作窜，时发鼻衄，脉滑大。宜以清疏芳解。

处方：生石膏 18 克，旋覆花 9 克，代赭石 9 克，杏仁 9 克，川牛膝 9 克，鲜芦根 30 克，生侧柏叶 9 克，焦栀子 9 克，生知母 9 克，生黄柏 9 克，薄荷 4.5 克，嫩桑枝 30 克，莲子心 6 克，辛夷花 9 克，滑石 12 克，金银花 12 克，龙胆草 9 克，鲜荷叶 1 个，血余炭 9 克，地肤子 9 克，鲜茅根 30 克。水煎服。

苏合香丸 1 粒（分 2 次和入药内）。

按语　"热伤阳络则衄血"，湿热邪束，肺失清疏，故用生石膏、鲜芦根、鲜茅根、栀子、生知母、生黄柏、莲子心等加生侧柏叶、血余炭清热肃肺，凉血止血；嫩桑枝、地肤子、滑石活络疏化利湿，加苏合香丸芳通宣络之力更强，以通达周身表里之气机，则鼻衄、身肢走窜诸疾得以消失。

1.9　哮喘一例

秦男，9 月 23 日诊。

旧有湿痰喘证，近以外邪所袭，遂发哮喘，形冷而不发热，涎沫上泛，舌苔白腻，脉象滑数。亟宜清疏渗化。

处方：生石膏 25 克，旋覆花 9 克，代赭石 9 克，青竹茹 18 克，知母 9 克，嫩麻黄 0.15 克，莲子心 4.5 克，川黄柏 9 克，冬桑叶 9 克，杏仁泥 9 克，地骨皮 9 克，炒葶苈子 9 克，鲜荷叶 1 个，生滑石块 12 克。水煎服。

苏合香丸 1 粒（分 2 次和入药内）。

二诊：9 月 24 日。加黛蛤粉 30 克，石决明 30 克，嫩桑枝 25 克，竹沥水 9 克，鲜九节菖蒲根 12 克。

按语　麻杏石甘汤为治外感咳喘效方，孔伯华先生未用甘草，防其甘缓腻膈也。麻黄取其轻宣，配石膏之辛寒，有肃肺化痰之功。苏合香丸宣通窍络，加竹沥水豁痰清肺，共奏止咳定喘之效。

1.10　阴伤肺燥干咳一例

赵女，8 月 1 日诊。

湿热内蓄，兼为风袭，初未得解，渐致肺阴伤、燥气盛，干咳无痰，气阻喘促，甚则欲厥，脉滑数。亟宜清燥豁痰。

处方：生石膏 25 克（麻黄 0.06 克同先煎），代赭石 9 克，杏仁泥 9 克，鲜石斛 18 克，全瓜蒌 25 克，青竹茹 25 克，肥知母 9 克，甜葶苈子 9 克，清半夏 4.5 克，地骨皮 9 克，旋覆花 9 克，薄荷梗 3 克，焦栀子 9 克，黛蛤粉 30 克（布包），鲜九节菖蒲根 9 克。水煎服。

紫雪丹 1.2 克（分 2 次冲服）。

二诊：加石决明 18 克，郁李仁 4.5 克，淮小麦 30 克，酒军 1.5 克（开水泡兑），玄明粉 1.5 克（分冲）。

三诊：连服前方，症虽减而谵语不退，肌肉跳动甚于腿部，大便泄甚。前方去酒军、玄明粉，加广虫 2 枚。去紫雪丹，易以安宫牛黄丸 1 粒（分吞）、桑寄生 15 克。

按语　阴伤肺燥，干咳无痰，治在清润宣豁，药用石斛、黛蛤粉、竹茹、瓜蒌、鲜九节菖蒲根。喘促、谵语欲颇，肝肺热盛，邪陷心包，在肃肺豁痰法中，加生石决明、广虫、紫雪丹、安宫牛黄丸以镇抑开窍，通脑醒神。

1.11　疟疾二例

★ 例一　王妇，8 月 21 日诊。

湿热内蓄，为时邪所闭，咳嗽寒热，午后即发，状如疟，舌苔白腻，脉象滑数，两关并盛。亟宜清疏芳化。

处方：鲜芦根 30 克，杏仁泥 9 克，枯黄芩 9 克，肥知母 9 克，嫩茵陈 6 克，焦栀子 9 克，地骨皮 9 克，龙胆草炭 6 克，冬桑叶 9 克，紫苏梗 4.5 克，莲子心 6 克，金银花 12 克，全瓜蒌 18 克。水煎服。

紫雪丹 1.2 克（分 2 次冲服）。

二诊：加生石膏 18 克，石决明 18 克，酒军 7 分（开水泡兑）。

按语　酒军开水泡兑，是只取其气而不用其味也。

★ 例二　翟男，10 月 27 日诊。

初患时感，未得疏解，渐转成疟，寒热有时，甚于午后，脉弦大而数。宜清芳疏解之。

处方：鲜茅根 30 克，白芷 1.5 克，薄荷 4.5 克，生鳖甲 4.5 克，龙胆草 6 克，全瓜蒌 24 克，鲜芦根 30 克，冬桑叶 9 克，焦栀子 9 克，僵蚕 9 克，金银花 18 克，辛夷 9 克，生石膏 18 克，大青叶 6 克，茵陈 4.5 克，炒常山 9 克，知母 9 克，生滑石 15 克，荷叶 1 个，酒军 3 克（开水泡兑）。水煎服。

紫雪丹 1.2 克（加玄明粉 3 克，分 2 次冲服）。

按语　时感失疏成疟，寒热定时，甚于午后，邪伏阴分温疟也。治用鲜芦根、鲜茅根、白芷、辛夷、桑叶、薄荷以芳化清透；生鳖甲清阴分伏热；炒常山佐茵陈以清半表半里之湿热，而除寒热之交作；龙胆草、知母、大青叶、酒军、玄明粉、紫雪丹清火解毒退热，性专力宏。

1.12　中风病六例

★ 例一　赵男，除夕年逾六旬。

素患肝阳偏盛而多痰，头晕目眩，手大指、次指麻木。今晚在进餐之时，卒然昏仆于地，不省人事，痰涎壅盛，醒后即见口目㖞斜，音暗不语，善哭笑，左半身不遂，舌苔垢，舌心黑，大便秘结，小溲短少，脉象弦大而浮数。此为风湿中络，邪闭心包所致。亟宜豁痰开窍，熄风通络。

处方：麻黄 0.3 克，羚羊粉 0.6 克（冲），郁金 12 克，苏子霜 4.5 克，竹茹 18 克，莲子心 6 克，鲜芦根 30 克，生石膏 25 克（先煎去沫），犀角 2 分（分冲），鲜石斛 30 克（先煎），竹沥水 30 克（分冲），辛夷 6 克，杏仁 6 克，瓜蒌 30 克，金银花 18 克，桑枝 30 克，天竺黄 15 克，桃仁 3 克，龙胆草 9 克，鲜苇根 30 克，鲜九节菖蒲根 30 克（洗净兑凉开水捣汁，兑入）。水煎服。

安宫牛黄丸 1 粒，苏合香丸 1 粒（分 2 次化服）。

二诊：服前方后，症象略减，闭者渐开，肌腠略和，痰出颇多，㖞斜减轻，欲言而舌謇语涩，吐字不清，善烦躁而哭。内风挟痰上犯清窍，肝阳未戢所致，舌脉同前。经曰：风淫于内，治以甘寒。

仍服原方药加石决明 30 克（生研先煎）、黛蛤粉 30 克（布包同煎），1 剂。

三诊：服攻风祛痰之剂，邪势顿开，络脉渐和，舌歪言謇均转，左肢虽能稍动，但仍不遂，饮水易呛，痰涎仍盛，烦躁渐平息，悲泣已渐少，舌苔仍黑垢，较前稍润，小溲短赤，大便 7 日未更衣矣。再依前方稍事变通，佐润下之品，以存阴液。

处方：天竺黄 30 克，桃仁泥 9 克，杏仁 9 克，连翘 9 克，胆南星 3 克，白蒺藜 9 克，威灵仙 12 克，火麻仁 9 克，龙胆草 9 克，全瓜蒌 30 克，川牛膝 9 克，滑石块 12 克，代赭石 12 克，独活 1.5 克，麻黄 0.6 克（先煎去沫），苏子霜 4.5 克，桑寄生 30 克，鲜石斛 30 克（先煎），石决明 45 克（生研先煎），旋覆花 12 克（布包），鲜九节菖蒲根 9 克。水煎服。

清宁片 9 克（开水泡兑）；局方至宝丹 1 粒（分 2 次化服）；苏合香丸 1 粒（分 2 次化服）。

四诊：口目已正，舌强渐转，遂能语，唇音较正，舌音尚迟，大便下黄褐色球状燥矢，小溲较前通利，臂能举，腿渐能伸屈，精神颇佳，舌上黑苔已少。第包络热邪阻窍之象已退，而络脉犹未和也，脉浮数，左寸关较盛。亟宜柔润通络之品。

处方：郁金 9 克，代赭石 9 克，威灵仙 12 克，生山甲 9 克，川牛膝 9 克，独活 1.5 克，火麻仁 9 克，小木通 3 克，生麻黄 0.6 克，海风藤 12 克，知母 9 克，天仙藤 12 克，桑寄生 30 克，清半夏 9 克，陈皮 6 克，灯心草 3 克，石膏 25 克（先煎去沫），石决明 30 克（生研先煎），黄柏 9 克，秦艽 6 克，地龙 12 克，全瓜蒌 30 克，车前子 9 克（布包），旋覆花 9 克（布包）。2 剂。水煎服，每日 1 剂。

局方至宝丹 1 粒（分 2 次化服）；苏合香丸 1 粒（分 2 次化服）。

五诊：连进前方药，症已大转，左肢已渐恢复，腿部仍不良，二便已畅，纳物较佳，舌黑，垢苔退变滑薄，语言仍较缓涩。肝阳渐平，脾家尚困，前进滑凉，然柔润之功尚须偏重，免致劫烁津液。此外切忌劳倦、食伤等。

处方：鲜石斛 45 克，络石藤 12 克，苏地龙 9 克，桑寄生 30 克，川牛膝 12 克，生芪皮 15 克，肥玉竹 9 克，生龙齿 15 克，鲜地黄 15 克，海风藤 12 克，桃仁泥 6 克，代赭石 9 克，化橘红 4.5 克，秦艽 3 克，威灵仙 15 克，生山甲 9 克，珍珠母 45 克，旋覆花 9 克（布包），川郁金 9 克（生白矾水浸），火麻仁 6 克。3 剂，水煎服，每日 1 剂。

牛黄清心丸 1 粒（分 2 次化服）。

六诊：进服前方药，诸症均好转，㖞僻、语言皆正，湿痰得宣化之后，目下卧蚕已收，唯臂不能高举，行路无力，神疲欲寐，脉较平匀而缓，邪势已去，元气未复。再进清滋益气、通经达络之品。

处方：生牡蛎 18 克，稽豆衣 15 克，合欢皮 12 克，桑寄生 30 克，淡苁蓉 15 克，玳瑁 3 克，北沙参 9 克，桂枝尖 1.5 克，珍珠母 30 克，生山甲 9 克，生黄芪 9 克，生海蛤 30 克，火麻仁 15 克，秦艽 1.5 克，苏地龙 9 克，川牛膝 18 克。4 剂。水煎服，每日 1 剂。

大活络丹 1 粒（分 2 次化服）；虎潜丸 3 克（分 2 次化服）。

★ 例二　牟男，7 月 20 日诊。

素患手指麻木，卒为风邪所中。经云"厥气走喉而不言"。陡然舌强，语喑，右手不用，足软无力，咳而痰壅，舌中苔垢、边缘赤，脉浮而弦。先予芳香辛凉开窍，以驱风邪。

处方：麻黄 0.45 克，广藿梗 9 克，桑寄生 25 克，莲子心 6 克，威灵仙 9 克，天竺黄 9 克，桃仁 6 克，竹茹 18 克，鲜九节菖蒲根 12 克，蝉衣 9 克，生石膏 25 克（先煎去沫），杏仁 6 克，滑石块 12 克，磁朱粉 9 克（先煎）。2 剂，水煎服，每日 1 剂。

苏合香丸 1 粒（分 2 次化服）。

二诊：7 月 23 日。服前方 30 剂，诸恙渐轻，痰咳均少，声音渐出而仍不成语，手已渐用，寝食二便如常，舌赤苔腻。风中心脾，舌络仍强，脉象同前，亟宜解语汤加减之。

处方：桂枝尖 1.5 克，连翘心 9 克，羌活 2 克，鲜石斛 18 克，蝉衣 6 克，橘红 4.5 克，桑寄生 25 克，生甘草 1.5 克，天竺黄 9 克，威灵仙 12 克，生石膏 18 克（先煎），防风 9 克，明天麻 2 克，鲜九节菖蒲根 9 克，竹沥水 9 克，羚羊粉 0.3 克（分 2 次冲服）。

牛黄清心丸 1 粒（分 2 次化服）。

三诊：风邪已渐平息，言语已恢复，第阴分本属不足，肝脾更是虚馁，足肢仍是困疲，不良于行，脉细弦。再依培气固本之法。

处方：生石决明 30 克（研先煎），熟地黄 9 克（砂仁粉 1.5 克拌），干百合 15 克，龟板 9 克，全当归 9 克，茯苓 1.5 克，鸡血藤 15 克，制附片 1.5 克，桂枝尖 2 克，桑寄生 30 克，生黄芪 30 克，土炒杭芍 6 克，淡苁蓉 45 克，独活 1.5 克，伸筋草 15 克，杜仲炭 9 克，吉林清水人参 6 克（另煎兑入）。3 剂，水煎服，每日 1 剂。

按语　孔伯华先生论治杂病，喜从下焦入手。桑寄生不温不燥，具有平补肝肾之功，且能通络除湿，养血安胎，补中有通，补而不滞，故孔老喜用之。肝肾不足，腰酸腿软者，配杜仲、菟丝子等以壮腰健肾；湿重而致周身疲困，配川牛膝、云苓皮、滑石块等通络渗湿；阴虚肝热者，配生石决明、生牡蛎、炒知母、炒黄柏，能增强其滋阴潜阳之功；中风半身不遂，肢体不用，配合麻黄、威灵仙、豨莶草、山甲以开窍通络；诸风寒湿热痹症，肢体疼痛，则以之配合威灵仙、豨莶草、晚蚕沙、宣木瓜等通络除湿；又妇科月经不调、胎前产后诸疾，凡肝肾阴血不足，气血不调，湿阻经络者，皆可用之。

★ 例三　李男，7 月 9 日诊。

土虚木胜，痰困于中，风火在内旋动已久。仆中之后，卒然神昏，痰壅，舌卷不语，左半身不遂，面红，舌苔垢腻，脉左寸、关位弦大而数，右手脉伏，大便秘结，小溲不自禁而黄。亟宜清宣芳化。

处方：麻黄 1 克，金银花 15 克，胆星 1.5 克，海浮石 15 克，藿香梗 9 克，竹茹 18 克，连翘心 6 克，莲子心 6 克，鲜苇根 45 克，炒栀子 9 克，灵磁石 6 克，辰砂 2 克，生石膏 30 克（先煎去沫），川郁金 12 克，滑石块 12 克，鲜芦根 45 克，鲜九节菖蒲根 30 克，鲜荷叶 1 个，竹沥水 15 克（冲）。3 剂，水煎服，每日 1 剂。

局方至宝丹 1 粒（分 2 次化服）；苏合香丸 1 粒（分 2 次化服）。

二诊：7 月 12 日。昏睡已苏，神识未清，时明时寐，语声含混，口眼㖞斜，痰涎壅重，脉左寸关位仍盛。余详前方，毋庸赘叙，再依前方加减。原方减连翘心、白蒺藜、滑石块；加石决明 30 克、钩藤 12 克、全瓜蒌 30 克（玄明粉 2 克拌）。礞石滚痰丸 4.5 克。3 剂，水煎服，每日 1 剂。

三诊：7月15日。服前方后风邪渐熄，痰热之象亦随之减轻，大便黏而腐臭，小溲已转清利，喝僻、舌謇皆有好转，脉弦而滑，两关较大。肝胃两阳尚盛，气机虽有略和，经络仍未调达。再予平肝通络，柔润和中。

处方：麻黄0.6克，石决明30克，旋覆花12克（布包），威灵仙12克，滑石12克，生石膏25克（先煎去沫），代赭石12克，川牛膝12克，知母9克，黄柏9克，桑寄生30克，清半夏9克，石菖蒲15克，竹茹24克，全瓜蒌30克，陈皮6克，火麻仁15克，龙胆草9克，独活1.5克，玳瑁6克。3剂，水煎服，每日1剂。

牛黄清心丸1粒（分2次化服）；苏合香丸1粒（分2次化服）。

四诊：7月18日。经络渐和，右臂已能举，口目仍不甚正，喜笑之时显而易见，神识已恢复如常，阳明热邪尚未清肃；欲食厚味，纳量已安，脉弦而数，两关未平。再依清胃、通络、化痰之法。

处方：麻黄0.6克，桑寄生25克，生石膏30克（先煎去沫），莱菔子12克，生山甲6克，白蒺藜9克，川厚朴6克，代赭石12克，威灵仙9克，甜葶苈子9克，枳实6克，旋覆花12克（布包），天竺黄9克，川郁金15克，瓜蒌30克，络石藤12克，猴枣0.3克（研），牛黄0.3克（研），犀角0.3克（研），羚羊角0.3克（研），龙胆草9克。3剂，水煎服，每日1剂。

活络丹1粒（分2次化服）。

五诊：7月21日。诸象大转，手足渐能屈伸，但仍腿软无力，不良于行，久坐则感麻木不仁，寐食二便皆已正常，脉弦而滑，舌苔薄白。再以活血通络法。

处方：生海蛤30克，明天麻6克，桑寄生25克，桃仁泥6克，代赭石9克，威灵仙12克，苏地龙9克，枳实9克，合欢皮12克，焦栀子12克，川牛膝12克，宣木瓜12克，独活3克，白花蛇1具，旋覆花9克（布包），石决明45克（生研先煎），生山甲9克，天仙藤12克，苏木4.5克，火麻仁12克，活络丹1粒（分2次化服）。3剂。水煎服，每日1剂。

★ 例四　王男，7月11日诊。

肝热湿痰，注于经络，兼感风束，以致右半身不遂，胸闷，脉象滑数。亟宜清疏达络。

处方：生石膏18克，旋覆花9克，桃仁6克，杏仁6克，生黄柏9克，嫩麻黄0.3克，龙胆草6克，石决明25克，川牛膝9克，宣木瓜9克，苏地龙9克，金银花18克，独活1.5克，代赭石9克，生知母9克，朱莲心4.5克，威灵仙9克，桑寄生18克，忍冬藤18克。

苏合香丸1粒（分2次化服）。

二诊：7月13日。原方加伸筋草9克，法半夏9克。

★ 例五　张女，10月13日诊。

据述眼鼻均好，唯右半身仍不能活动，不能屈伸自如，经水仍不调，行时腹不痛，脉见弦滑。当从本治。

处方：全当归15克，川芎6克，明天麻6克，生地黄12克，桑寄生15克，通草6克，续断6克，赤芍9克，炒灵脂9克，茯苓9克（盐），盐泽泻9克，甘草3克，茺蔚子6克。

按语　孔伯华先生治中风，效果卓著。常嘱余辈："中风发病颇急，盖早有前因，致于口眼喝斜、舌謇不语、半身不遂、神昏或呆痴、或喜哭、或喜笑、或吐字不清、或发热、或多痰涎，种种症状之不同，轻重深浅之各异，皆乃其果。前贤论之甚为精详，尤以朱丹溪氏火气痰郁之说立论更当。闭者宜开，此病宜开者最多，宜于固气以回阳救逆而欲脱者甚鲜，此数十年临证之验耳，不可不察。"是以先生对此病之治疗经验及特点可概括为前期多用芳香开窍、清心通脑之法；中期多用柔肝潜阳、疏通经络之法；痉愈恢复期始适度用滋阴、助气、活血、补血之法。对于初起时之前期者，开窍药用鲜九节菖蒲根捣汁冲服，苏合香丸、安宫牛黄丸、局方至宝丹及辛夷、麻黄佐生石膏之少量妙用，皆于前人之基础上更有发明，收效更捷。常曰："此病不可贻误，用药不当，后患无穷。"又曾见先生曾以独参汤治脱，以生脉散加附子至30克治脱，皆奏奇功。此不仅精于辨证认证，更精于用药用量，唯惜无该证之存案也。

★ **例六** 马男，6月29日诊。

痰湿素盛，肝家热实，汗出当风，逆于筋络，口眼㖞斜，脉浮滑而细数。亟宜疏风达络，清平肝胃。

处方：鲜竹茹30克，龙胆草4.5克，生石膏15克（研先煎），丝瓜络3克，桑寄生15克，桂枝尖1.5克，全当归9克，威灵仙9克，金银花30克，桃仁泥9克，杏仁泥9克，川芎4克，净地龙9克，知母6克，鲜荷叶1个。水煎服，每日1剂。

紫雪丹1.2克（分2次冲服）。

按语 口眼㖞斜为常见中风门中之"类中"者也。孔伯华先生指出："类中多在经络，肝阳搏击之内风所致，来也速，治之亦速，然用药不当则口目难正，积留日久，不唯难愈，且易再发。"从师随诊遇此类病症，常用川芎、桂枝尖、麻黄之类以达孙络，以通微末；以苏合香丸芳开之，取效颇捷。

1.13 神志病三例

★ **例一** 罗男，3月16日诊。

肝郁过久，痰涎素盛，近来邪势猖獗，清窍闭阻，神志渐差，过午尤甚，邪在阴分，脉弦而滑。宜以镇化解郁涤痰。

处方：生石决明45克（研先煎），代赭石9克，龙胆草6克，青竹茹15克，川郁金9克，九节菖蒲根4.5克，生知母9克，川楝子9克，薄荷1.5克，旋覆花4.5克（布包煎），首乌藤18克，珍珠母30克（生研先煎），磁朱丸12克（布包先煎），川黄柏9克，朱拌莲心6克，胆南星6克，竹沥水9克（分两次冲）。2剂。水煎服，每日1剂。

十香返魂丹1粒（分4角，每次化服1角）。

二诊：3月18日。症象较转。第肝郁痰扰，由来已久，清窍正气为之闭阻，不能即复。再依前方加减以缓图之。

处方：生鳖甲4.5克（先煎），磁朱丸15克（包先煎），珍珠母45克（生研先煎），生石决明45克（研先煎），龙胆草4.5克，莲子心4.5克，胆南星3克，生枳实4.5克，竹茹18克，干百合6克（苏叶3克，同煨），郁金9克，首乌藤30克，九节菖蒲根4.5克，竹沥水9克（分冲）。2剂。水煎服，每日1剂。

十香返魂丹1粒（分4角，每次化服1角）。

三诊：3月21日。肝郁痰涎均渐开，神志好转，午后发之亦不似前剧，仍觉烦躁不宁，夜寐未安，余详前方，变通治之。

处方：桑寄生 18 克，首乌藤 30 克，合欢花 15 克，地骨皮 9 克，瓜蒌皮 9 克，盐水炒川黄柏 9 克，九节菖蒲根 9 克，龙胆草 6 克，代赭石 9 克，广木香 2 克，石斛 9 克，盐水炒陈皮 4.5 克，生龙齿 15 克（研先煎），生鳖甲 6 克（先煎），珍珠母 45 克（生研先煎），旋覆花 9 克（布包煎），磁朱丸 9 克（布包先煎）。2 剂，水煎服，每日 1 剂。

局方至宝丹 1 粒（分 4 次化服）；十香返魂丹 1 粒（分 4 次化服）。

★ 例二　成男，7 月 27 日诊。

痰热在中，治以温补，清窍闭塞，言语不能如意，好笑，脉数而滑实，邪势闭于心包络较重。亟宜开窍涤痰，佐以芳通降热之品。

处方：九节菖蒲根 3 克，陈胆南星 6 克，生石膏 24 克（研先煎），竹茹 30 克，麻黄梢 0.06 克，莲子心 6 克，龙胆草 6 克，广陈皮 9 克，桃仁泥 4.5 克，杏仁泥 9 克，全瓜蒌 25 克，肥知母 9 克，竹沥水 9 克（分 2 次冲）。2 剂，水煎服，每日 1 剂。

局方至宝丹 1 粒（分两次化服）。

二诊：7 月 30 日。原方加犀角 0.45 克（另煎分 2 次服）、柏子霜 6 克，龙胆草改为 7.5 克。3 剂。

三诊：8 月 3 日。服前方药后，症象略转。第心包络为痰热所闭，尚未能通，此乃服温补之品太过所致也，再依前方稍事变通之。

处方：川郁金 9 克，桃仁泥 9 克，杏仁泥 9 克，全瓜蒌 25 克，青竹茹 30 克，法半夏 9 克，九节菖蒲根 6 克，朱胆南星 6 克，炒枳实 4.5 克，陈皮 6 克，生石膏 25 克（研先煎），莲子心 6 克，黛蛤粉 30 克（布包先煎），炒枳壳 4.5 克，知母 9 克，小川连 6 克，竹沥水 12 克（分 2 次冲）。3 剂，水煎服，每日 1 剂。

局方至宝丹 1 粒（分 4 次化服）。

四诊：8 月 6 日。清窍渐开，经络亦和，语言较前清畅，神情好转，呆哭极少发作。然痰涎尚盛，胸膺尚不宽畅，余如前述，再变通前方。

处方：天竺黄 12 克，广陈皮 4.5 克，苏子霜 6 克，代赭石 9 克，麻黄梢 0.1 克，炒枳壳 3 克，胆南星 4.5 克，莱菔子 9 克，合欢花 12 克，炒枳实 3 克，川黄柏 9 克，知母 9 克，竹茹 12 克，桑寄生 15 克，川郁金 12 克，旋覆花 9 克（布包煎），生石膏 18 克（先煎），黛蛤粉 24 克（布包煎），礞石滚痰丸 3 克（煎服），竹沥水 15 克（分 2 次冲服）。5 剂。水煎服，每日 1 剂。

★ 例三　金男，5 月 13 日诊。

动肝气郁，扰及心经，夜不能寐，兼有惊悸不宁之状，痰涎壅盛，胸闷，脘次痞满，脉弦滑而数。气分愈郁，痰湿亦因之内因而愈实。治以解郁和化，兼交心肾。

处方：朱拌莲心 3 克，知母 6 克，地骨皮 9 克，胆南星 4.5 克，首乌藤 30 克，青竹茹 18 克，川黄柏 9 克，广陈皮 6 克，生牡蛎 12 克（先煎），石决明 30 克（生研先煎），黛蛤粉 30 克（布包煎），鲜石斛 12 克（先煎），川郁金 9 克（白矾水浸）。2 剂，水煎服，每日 1 剂。

十香返魂丹 1 粒（分 6 次化服）。

二诊：5 月 15 日。服前方药，神志渐复。第肝阳未戢，烦躁不得眠，惊悸仍不能免，脉滑细渐转。再以前方稍事变通，以交心肾，兼解肝郁。

处方：生龙骨 9 克（布包先煎），旋覆花 4.5 克（布包煎），代赭石 4.5 克，川牛膝 9 克，莲子心 4.5 克，盐知母 9 克，鲜藕 30 克，首乌藤 30 克，九节菖蒲根 3 克，胆南星 4.5 克，郁李仁 6 克，生牡蛎 15 克（布包先煎），磁朱丸 9 克（先煎），地骨皮 12 克，石决明 30 克（研先煎），黛蛤粉 9 克（布包先煎），血琥珀 6 克。3 剂，水煎服，每日 1 剂。

1.14 经血暴下心悸一例

王妇，4 月 7 日诊。

经血暴下，心经失养，跳动颇甚，止后阴分虚燥，脉大而弦数。亟宜清滋摄化以防之。

处方：生牡蛎 15 克，生甘草 3 克，玄参心 9 克，生侧柏叶 9 克，血余炭 9 克，炒丹皮 3 克，盐知母 9 克，盐黄柏 9 克，栀子 9 克，炒大腹绒 4.5 克，生龙齿 9 克（同布包先煎），莲子心 6 克（朱拌），赤小豆 12 克，磁朱粉 12 克（布包先煎），炒稻芽 9 克，干藕节 7 枚，炒谷芽 9 克。3 剂，水煎服，每日 1 剂。

按语 本例心悸，乃出血过多，阴虚心失濡养所致。孔伯华先生常用清滋摄化之法而取效。

1.15 失眠经久不愈一例

石男，2 月 27 日诊。

失眠经久不愈，渐有阴伤之象，邪阳渐炽而脾湿仍甚，中西医药并进，迄未能效，脉象弦滑，左关盛大。宜清滋和化。

处方：生栀子 9 克，地骨皮 12 克，鲜竹叶 9 克，首乌藤 4.5 克，灯心草 1.5 克，云苓皮 12 克，法半夏 9 克，炒秫米 9 克，生牡蛎 9 克，谷芽 9 克，川牛膝 9 克，磁朱粉 9 克（布包先煎），龙胆草 6 克，真血琥珀 6 克（布包先煎），柏子霜 9 克，稻芽 9 克。水煎服，每日 1 剂。

1.16 心肾不交失眠一例

赵男，7 月 8 日诊。

心肾不交，又因刺激，相火上游，牵动肝热，以致彻夜失眠，脑力迟钝，脉象弦大。宜交通心肾，佐以安神。

处方：盐知母 9 克，灵磁石 9 克（辰砂 4.5 克同先煎），盐黄柏 9 克，生龙齿 12 克，生牡蛎 12 克，厚朴花 9 克，石决明 30 克，朱莲心 6 克，龙胆草 9 克，鲜石斛 15 克，茯神木 45 克，首乌藤 60 克，炒六曲 9 克，柏子仁 9 克，代赭石 9 克，鲜藕 30 克，旋覆花 12 克（布包），焦栀子 9 克，鲜荷叶 1 个，鸡内金 12 克。水煎服，每日 1 剂。

1.17 痹证四例

★ 例一 徐女，6 月 24 日诊。

湿乘血虚，兼入经络，病发痛痹，而非历节，患延日久，经络阻滞太甚，脉滑实有力，左脉弦盛。亟宜清化血分，兼通经络。

处方：生鳖甲 9 克，鸡血藤 12 克，络石藤 9 克，桑寄生 30 克，代赭石 6 克，盐知母 9 克，汉防己 12 克，威灵仙 9 克，川牛膝 9 克，鲜藕 30 克，滑石块 12 克，旋覆花 6 克（布包），粉丹皮 3 克，盐黄柏 9 克，莲子心 4.5 克，车前子 9 克（布包），竹茹 30 克。水煎服，每日 1 剂。

★ 例二　李男，7 月 13 日诊。

湿热痛痹，病在肌肤及筋络，近兼邪袭，故又头痛。痹久春秋易发，腰部尤甚，舌苔白腻，口渴，湿热之征也。脉弦滑而数大。当清渗达络之法。

处方：云苓皮 12 克，滑石块 12 克，地龙 9 克，法半夏 9 克，川黄柏 6 克，知母 9 克，桑寄生 18 克，威灵仙 9 克，菊花 12 克，鲜荷叶 1 个，生石膏 15 克（研先煎），炒秫米 12 克，旋覆花 4.5 克（布包），代赭石 4.5 克，金毛狗脊 9 克。水煎服，每日 1 剂。

★ 例三　何女，6 月 6 日诊。

湿困经络已久，遂发痛痹，腰酸腿痛，膝关节痛剧，行路不便，脉滑数，舌苔白腻。亟宜清通渗化，导湿通络。

处方：桑寄生 30 克，滴乳香 6 克，川黄柏 9 克，大腹皮 6 克，茯神木 9 克，威灵仙 9 克，龙胆草 6 克，宣木瓜 9 克，泽泻 9 克，川牛膝 9 克，滑石块 12 克，防己 6 克，知母 9 克，茯苓皮 12 克，猪苓 9 克，炒秫米 12 克，炒橘核 12 克，车前子 9 克（布包）。水煎服，每日 1 剂。

★ 例四　胡妇，11 月 20 日诊。

节交冬至，手腕拘挛加剧，唯湿重气弱，动则作喘耳，脉见弦滑。以渗湿益气，活动筋络为治。

处方：桑寄生 15 克，海风藤 9 克，茯苓 12 克，白芍 12 克，甘草 3 克，首乌藤 25 克，炒苡米 12 克，金毛狗脊 12 克（去毛），海浮石 9 克（布包），桑枝 9 克，宣木瓜 12 克，全当归 15 克，台党参 9 克，荔枝核 5 枚（捣）。水煎服，每日 1 剂。

1.18　眩晕八例

★ 例一　于男，7 月 13 日诊。

肝家热盛，气逆于上，以致头晕，呕吐，大便秘，舌苔白腻，脉弦滑而数。宜清柔和中。

处方：生石决明 18 克（先煎），旋覆花 9 克（布包），清半夏 6 克，知母 9 克，陈皮 4.5 克，白蒺藜 9 克（去刺），杭菊花 9 克，青竹茹 18 克，代赭石 9 克，川黄柏 9 克，瓜蒌 18 克，龙胆草 6 克，鲜藕 30 克，鲜荷叶 1 个，川牛膝 9 克，广藿梗 9 克，莲子心 6 克。水煎服，每日 1 剂。

紫雪丹 1.5 克（分 2 次冲服）。

★ 例二　董妇，9 月 3 日诊。

小产后伤及阴分，肝阳失潜，遂发头晕、心悸，身作战抖麻窜，失眠疲倦无力，取脉弦滑。亟宜以敛阳育阴以消息之。

处方：生鳖甲 4.5 克（先煎），真玳瑁 9 克（包先煎），珍珠母 25 克（生先煎），旋覆花 6 克（布包），合欢皮 12 克，盐川黄柏 9 克，川芎 3 克，炒远志 3 克，血竭花 1.5 克，焦酸枣仁 6 克，夜交藤 4.5 克，朱莲心 9 克，青竹茹 12 克，鲜藕 30 克，桑寄生 25 克，生赭石 6 克，朱茯神 6 克，全当归 6 克。水煎服，每日 1 剂。

二诊：连进前方药，诸症见轻。再按前方去血竭花、川芎、全当归，加生龙齿 12 克、生牡蛎 18 克、焦稻芽 12 克、石决明 30 克、瓜蒌 25 克、首乌藤 60 克及苏合香丸 1 粒。

★ 例三　张妇，6 月 25 日诊。

阴虚有热，肝失荣养，由来已久，每届经期，腹痛气短，经后头晕痛，心慌无主，脉大而弦数。亟宜滋镇和肝。

处方：生石决明 25 克，地骨皮 9 克，生珍珠母 25 克（同先煎），朱拌莲心 9 克，柏子霜 9 克，台乌药 6 克（土炒），青竹茹 15 克，炒杭白芍 9 克，盐水炒玄参 9 克，栀子炭 9 克，知母 9 克，川黄柏 6 克，首乌藤 25 克，天冬 6 克，麦冬 6 克，鲜荷叶 1 个。水煎服，每日 1 剂。

按语　此类病例多由胎产崩漏，或吐、衄、便血，或产多乳众，或素体虚弱，加之饮食失调、缺乏营养等，导致血虚肝旺、脑失濡养而发眩晕。孔伯华先生根据《内经》"心生血"、"肝藏血"、"脾胃为后天之本、生化之源"的理论，采取养心安神、滋阴柔肝、健脾养胃等法则。选用朱茯神、炒枣仁、远志肉、柏子仁、全当归、血琥珀、阿胶珠等以养心血，安心神；继以生鳖甲、生珍珠母、生石决明、生牡蛎、生海蛤、生龙齿、真玳瑁、首乌藤、鲜石斛、地骨皮、生知母、生黄柏、白蒺藜等育阴潜阳，滋肾柔肝；佐以生谷稻芽、焦六曲、鲜荷叶、荷叶露等消导和中，健脾养胃；遇有出血未止者，则加用血余炭、蒲黄炭、栀子炭、生侧柏叶、鲜茅根、湖丹皮、赤小豆、血竭花、鲜藕等凉血止血，活血化瘀。标本兼顾，取效甚捷。

★ 例四　李妇，11 月 4 日诊。

肝风未平，左半身麻木不能用事，时常头晕，且多思虑，脉弦滑。法宜柔肝活络，豁痰熄风。

处方：生石决明 30 克，生石膏 15 克，生鳖甲 6 克，生代赭石 9 克，旋覆花 9 克，生山甲 1.5 克（以上同先煎），去刺白蒺藜 9 克，鲜藕 30 克，川牛膝 9 克，盐知母 9 克，盐黄柏 9 克，桑寄生 30 克，威灵仙 9 克，豨莶草 12 克，苏地龙 9 克，忍冬藤 25 克，全当归 3 克，竹沥水 9 克（冲），生姜汁 10 滴（冲）。水煎服，每日 1 剂。

苏合香丸 1 粒（分 4 次和入药内）。

按语　此类病例多系由于恣食肥甘厚味，或郁怒过劳，饮食不节，致伤脾胃，中气久虚，脾为湿困，运化无权，聚湿为痰，蒙蔽清窍，则头重眩晕，临床表现为虚实夹杂证候。孔伯华先生在治疗中抓住健脾燥湿、芳香化浊这一环节，选用温胆汤加减化裁，常重用鲜九节菖蒲、竹沥水、胆星、法半夏、白矾水浸郁金、苏合香丸等芳香开窍，燥湿豁痰；配以杏仁泥、苏子霜、嫩麻黄、炒莱菔子、甜葶苈、生姜汁等宣肺化痰，祛邪以扶正，邪去则正安。

★ 例五　曹妇，8 月 21 日诊。

肝郁脾湿，荣卫皆不足，是以头晕，失眠身倦，时觉不安，纳食中满短气，经下量多，昔施治者投药不当，不惟不效，症延更剧，取脉弦数。宜以清平渗湿。

处方：朱茯神 9 克，川牛膝 9 克，代赭石 9 克，焦稻芽 12 克，辛夷花 6 克，血余炭 9 克，鲜石斛 25 克（先煎），桑寄生 18 克，炒枳壳 9 克，川厚朴 4.5 克，首乌藤 60 克，清半夏 9 克，炒薏米 9 克，玳瑁 9 克（布包先煎），生石决明 25 克（先煎），旋覆花 9 克（布包），云苓 9 克，生牡蛎 9 克（布包先煎），鲜藕 30 克。3 剂，水煎服，每日 1 剂。

二诊：8 月 24 日。时作呕而不吐，腹胀不喜饮水，加竹茹 15 克、大腹绒 6 克。4 剂。

三诊：8 月 28 日。失眠顿减，中闷短气作呕未止，加杏仁泥 9 克，石决明改 30 克、川厚朴改 6 克、首乌藤改 75 克、牡蛎改 12 克。3 剂。

四诊：9 月 1 日。记忆力差，加合欢花 12 克、煨鸡内金 9 克。4 剂。

五诊：9 月 5 日。月经数量减少，加阿胶珠 9 克。5 剂。

六诊：9 月 10 日。月经已净，腰仍酸，心悸，桑寄生改 25 克，加柏子霜 9 克，去炒薏米。5 剂。

★ 例六　李妇，7 月 21 日诊。

肝热脾湿并重，上犯清明，头部眩晕，症延较久，舌苔白腻，脉弦左关盛。宜柔渗化。

处方：郁金 9 克，灵磁石 9 克，生石决明 30 克（先煎），知母 9 克，川黄柏 9 克，旋覆花 9 克（布包），辰砂 3 克，滑石块 12 克，白芷 4.5 克，辛夷 9 克，生赭石 9 克，桑寄生 18 克，川牛膝 9 克，鲜藕 30 克，清半夏 9 克，川厚朴 9 克，云苓皮 12 克，鲜荷叶 2 个。3 剂，水煎服，每日 1 剂。

二诊：7 月 24 日。药后症减，略有胸闷心悸。加清眩丸 1 粒、杏仁 9 克、全紫苏 4.5 克。3 剂，水煎服，每日 1 剂。

三诊：7 月 28 日。连进前方药，头晕减轻，胸胁闷痛，加炒莱菔子 12 克、川楝子 9 克。3 剂，水煎服，每日 1 剂。

★ 例七　卢妇，11 月 11 日诊。

肝热上犯，气机郁阻，以致头晕胸闷，两胁亦觉胀满，兼因湿中，腰部浮肿，脉沉弦滑。法宜清柔和化。

处方：代赭石 9 克，枳实 9 克，桑寄生 18 克，滑石块 12 克，牛膝 9 克，生黄柏 9 克，生知母 9 克，小青皮 9 克，辛夷 9 克，冬瓜皮 30 克，生石决明 25 克（先煎），旋覆花 12 克（布包），乌药 9 克，川楝子 9 克（打），炒龙胆草 9 克，鲜荷叶 1 个，鲜藕 30 克，瓜蒌 30 克，玄明粉 3 克。2 剂，水煎服，每日 1 剂。

苏合香丸 1 粒（分 2 次化服）。

二诊：11 月 13 日。连进前方药，头晕减，胀满未消，脉沉弦。再依前方加减，石决明改 30 克，牛膝改 12 克，加焦稻芽 12 克、大腹绒 4.5 克。3 剂，水煎服，每日 1 剂。

三诊：11 月 16 日。药后症均见轻，腰部浮肿亦消，再变通前方。大腹绒改 9 克、鲜荷叶改 2 个，加厚朴花 6 克、杜仲 6 克、橘核 12 克。3 剂，水煎服，每日 1 剂。

★ 例八　郝妇，6 月 29 日诊。

素因肝热过盛，屡发晕闭，近热邪上犯，兼感客风，是以窜及头背肩部作痛，寒热便溏，溲赤，脉弦大。宜清抑芳化。

处方：生石决明 30 克（先煎），旋覆花 9 克（布包），生知母 9 克，生黄柏 6 克，桑寄生 25 克，苏薄荷 3 克，川牛膝 12 克，代赭石 9 克，磁石粉 6 克（辰砂 3 克同先煎），炒川连 4.5 克，威灵仙 12 克，鲜藕 30 克，地骨皮 9 克，辛夷 9 克，小青皮 6 克，炒龙胆草 9 克，鲜苇根 30 克，鲜菖蒲 12 克，鲜荷叶 1 个。3 剂，水煎服，每日 1 剂。

苏合香丸 1 粒（分化）。

二诊：7 月 2 日。症象已转，风邪渐解，痛楚亦轻，尚有小便不利，是以去薄荷、苏合香丸，加车前子 9 克（布包）、乌药 9 克、浮小麦 30 克。3 剂，水煎服，每日 1 剂。

三诊：7 月 5 日。药后症均减轻，唯周身粟疮刺痒难忍，加白鲜皮 9 克、地肤子 9 克、滑石块 12 克，去紫雪丹、车前子，再加用苏合香丸 1 粒（分化）。3 剂，水煎服，每日 1 剂。

四诊：7 月 8 日。外邪渐解，湿象太盛，周身粟疮较少，而脾为湿困，膀胱不化，腹痞颇甚，小溲不利，肝家之热末清，脉仍弦滑而数大，再力清通化湿以消之。加大腹皮 9 克、瞿麦 9 克、萹蓄 9 克、冬桑叶 9 克，去白芷、辛夷、威灵仙、青皮、桑寄生、磁石粉、辰砂、地骨皮。3 剂，水煎服，每日 1 剂。

1.19　头痛四例

★ 例一　陈男，9 月 28 日诊。

内有蕴热，外感风寒，头项皆痛，微热恶寒，鼻塞声重，咽痒，涕泪俱下，咳嗽，周身疲楚，舌苔薄黄，脉浮紧右寸关较大。法宜辛散宣解。

处方：紫苏叶 6 克，白芷 6 克，川芎 3 克，辛夷花 6 克，白僵蚕 6 克，白通草 3 克，鲜芦根 25 克，鸭梨皮 30 克，滁菊花 9 克，净蝉衣 3 克，板蓝根 12 克，鲜枇杷叶 12 克，杏仁泥 9 克，霜桑叶 9 克，薄荷叶 6 克，生甘草 1.5 克。水煎服，每日 1 剂。

按语　头为诸阳之会，又为清阳之府，风寒外邪侵袭肌表，寒凝血滞，阻遏清阳之气，络脉不通而致头痛。太阳经脉循行项背，故其痛连项背；风寒束表，卫阳被遏，肺失宣畅则恶寒发热，周身酸楚，咽痒咳嗽。孔伯华先生采取辛散宣肺之法，选用紫苏叶、白芷、辛夷花、薄荷叶、滁菊花等辛散之品以疏风散寒；配合杏仁泥、霜桑叶、净蝉衣、白僵蚕等升清降浊之品以宣肺解表；佐以鲜芦根、鲜枇杷叶、鲜藕、鸭梨皮等甘寒之品以润燥止嗽；其中川芎乃血中气药，用以行血中之气，祛血中之风，上行头目，为治外感头痛主要药。

★ 例二　梁妇，6 月 20 日诊。

肝阳旺，脾湿盛，中焦消化较差，气机不畅，头痛烦躁，大便不润，脉弦滑。宜清柔渗化。

处方：生代赭石 12 克，莲子心 6 克，鲜石斛 18 克（先煎），知母 9 克，桑寄生 18 克，旋覆花 12 克（布包），枳实 6 克，滑石块 12 克，生石决明 18 克（先煎），辛夷花 9 克，木香 6 克，川黄柏 15 克，莱菔子 12 克，川朴花 9 克，瓜蒌 18 克，鲜荷叶 1 个，焦稻芽 9 克，郁金 9 克，焦谷芽 9 克。水煎服，每日 1 剂。

按语　大便不润、腹气不畅，则以鲜石斛养胃阴，枳实、川朴花、莱菔子、瓜蒌、木香理气畅腹。瓜蒌清热化痰，宽胸润肠，无论外感内伤，凡见内热、肺热、胃热、肝热、湿热、痰热、便结者皆可用之，又能治胸痹，配合清热解毒药治疗疮痈。

★ 例三　庞男，9 月 3 日诊。

肝阳上犯，挟脾湿郁于经络，右半头痛甚重，鼻为涕塞，脉象弦滑而数大，左关较盛。治以滋抑清化并进。

处方：生石决明 30 克，竹茹 18 克，刺白蒺藜 9 克，杏仁泥 9 克，代赭石 4.5 克，酒黄芩 9 克，桑叶 9 克，白芷 3 克，杭菊花 9 克，桃仁泥 4.5 克，薄荷 3 克，辛夷 6 克，龙胆草 6 克，知母 9 克，旋覆花 4.5 克，鲜荷叶 1 个。水煎服，每日 1 剂。

紫雪丹 1.2 克（分 2 次冲服）。

按语　孔伯华先生治疗偏头痛，突破一般常规，抓住病因病机进行辨证施治。遇到肝热上冲者，则予清平镇抑之法；若阴虚肝旺者，则予育阴潜阳之法；若有风寒之邪，则佐以祛风散寒之品；若兼有湿痰肝风者，则佐豁痰熄风之品。并常用苏合香丸、紫雪丹、西黄丸等芳香开窍，清热止痛，无论偏左或偏右头痛，前额或巅顶头痛，其疗效均甚捷。

★ 例四　潘妇，9 月 11 日诊。

肝热气逆，由来已久，时或上犯，合于胃肠，发为头痛。妊娠月余，呕吐烦急甚，脉象弦滑，两关较盛。法当滋水涵木，佐以清热安胎。

处方：鲜竹茹 30 克，生牡蛎 12 克，代赭石 9 克，条黄芩 9 克，川楝子 4.5 克，生石膏 18 克（先煎），生枳实 3 克，小川连 4.5 克（吴茱萸 0.6 克泡水炒），龙胆草 4.5 克，辛夷花 9 克，薄荷叶 2.5 克，白蒺藜 12 克，肥知母 9 克，旋覆花 9 克，生石决明 30 克（先煎）。水煎服，每日 1 剂。

按语　妊娠头痛，阴虚肝热上逆，确有内热，体不虚，治同常法，苦寒药亦不避。《内经》云："有故无殒，亦无殒也。"

1.20　咳喘九例

★ 例一　周女，2 月 8 日诊。

咳嗽较久，经闭 3 个月，阴分虚燥，脾湿滑泻，症象为上损已有过脾之势。然六脉洪大，按之力差，尚非细数，第热象极盛，清化之品尚能纳，姑予清化。

处方：生石膏 12 克（研先煎），黛蛤粉 15 克（布包先煎），炒谷芽 9 克，甜杏仁 9 克，盐知母 9 克，首乌藤 30 克，百合 9 克，炒稻芽 9 克，川牛膝 9 克，盐黄柏 9 克，甜葶苈 3 克，车前子 9 克（包），旋覆花 4.5 克（布包），小川连 4.5 克（吴茱萸 2 分泡水炒），代赭石 6 克，鲜石斛 12 克（劈先煎），生鳖甲 4.5 克（先煎），地骨皮 9 克。黄土汤煎服，每日 1 剂。

按语　肺燥久咳，故以生石膏、杏仁、甜葶苈清泻肺热；百合、鲜石斛、黛蛤粉润肺化痰；经闭阴分虚燥，益以生鳖甲、地骨皮；脾湿滑泄，川连、吴茱萸泡炒清热燥湿；车前子分利；黄土汤、炒谷稻芽健脾消导。

★ 例二　刘妇，9 月 13 日诊。

久患喘促，失治迁延，阴液大耗，血遂变动，上出吐红。前方屡进，症象逐渐缓和。第阴伤太过，气血不调，痛经当不能免，脉神力较增，肌肤增长，当可逐渐恢复，再以前方加减。

处方：灵磁石 18 克（先煎），盐知母 9 克，旋覆花 6 克（包布），台乌药 6 克（橘核 9 克同炒），生牡蛎 30 克（先煎），石决明 30 克（先煎），鸡血藤 12 克，首乌藤 18 克，莲房 1 个，杏仁泥 9 克，代赭石 9 克，生龙齿 15 克，川牛膝 9 克，甜葶苈 6 克，地骨皮 9 克，蛤粉 30 克，鲜九节菖蒲 12 克，血余炭 6 克，盐黄柏 9 克。水煎服，每日 1 剂。

西黄丸 6 分（分化）。

按语　阴液大耗，肝阳上逆动血，则以灵磁石、代赭石、生牡蛎、石决明、生龙齿、蛤粉、川牛膝滋潜重镇降逆，配合血余炭、莲房止血；气血郁滞痛经则取橘核、乌药理气，西黄丸散血以通之。今人肝肾阴虚者多，下虚则上盛，阴虚则阳亢。肝阳上亢则头痛眩晕；胃气上逆则恶心呕吐；肺气上逆则咳喘上气；等等。先生于诸气不降者皆喜用旋覆花、代赭石以降之，其中代赭石入肝经血分，潜阳降胃；旋覆花有"诸花皆升，此花独降"之称，且有化痰行水之功；又常配川牛膝以引气、引血、引药力下行。对于肝阳上亢者，配以生石决明、生牡蛎、珍珠母、磁朱丸等平肝潜阳；对诸胃气不降、腹气不畅者常加枳壳、厚朴、莱菔子、大腹皮等以降逆通腑；肺气不降者或配以杏仁泥、紫苏子、全瓜蒌等降气化痰。

★ **例三**　徐男，8 月 8 日诊。

湿热肝强，脾肾亦燥，兼为风袭，咳嗽，痰带腐气，舌苔白腻，脉大而弦数兼滑，左关脉盛。治当清疏凉化，兼豁痰涩。

处方：鲜芦根 30 克，知母 9 克，全瓜蒌 25 克，玄参 9 克，鲜茅根 30 克，川黄柏 9 克，地骨皮 9 克，条黄芩 6 克，生石膏 25 克（先煎），黛蛤粉 25 克（布包先煎），甜葶苈子 4.5 克，杏仁泥 9 克，鲜梨 30 克，老苏梗 3 克，薄荷 4.5 克（后煎）。2 剂，水煎服，每日 1 剂。

二诊：8 月 10 日。左关脉较前为平缓，右脉仍属滑大而实，痰咳未止，气腐较减而未除，湿热仍壅塞于肺络，再依前方加减。

处方：金银花 12 克，知母 9 克，全瓜蒌 25 克，生桑白皮 9 克，蒲公英 12 克，川黄柏 9 克，青竹茹 18 克，条黄芩 6 克，杏仁泥 9 克，栀子炭 9 克，生石膏 30 克（先煎），黛蛤粉 25 克（布包后煎），甜葶苈子 6 克，川牛膝 9 克，生滑石块 12 克，冬瓜皮 30 克。2 剂。

★ **例四**　吕男，10 月 14 日诊。

湿痰久注于肺，呛咳经年而未得治，痰属稀涩，脉弦滑而数。治当涤痰降逆，以肃肺络。

处方：甜葶苈子 6 克，生桑白皮 9 克，旋覆花 4.5 克（布包煎），代赭石 4.5 克，青竹茹 15 克，黛蛤粉 18 克（布包先煎），川郁金 6 克，苦杏仁泥 9 克，苏子霜 4.5 克，盐橘核 12 克，知母 9 克，生滑石块 12 克，法半夏 9 克，鲜鸭梨 30 克。2 剂，水煎服，每日 1 剂。

二诊：10 月 17 日。进服前方药后，症象业经渐减，第痰咳经年，不能即愈，舌脉如前。仍当攻痰降逆，以祛实邪而安肺络。

处方：甜葶苈子 9 克，生桑白皮 9 克，代赭石 4.5 克，青竹茹 18 克，川郁金 8 克，苦杏仁泥 9 克，生橘核 12 克，知母 9 克，瓜蒌皮 12 克，苦桔梗 3 克，旋覆花 4.5 克（布包煎），黛蛤粉 30 克（布包先煎），法半夏 6 克，生滑石块 12 克，鲜梨皮 30 克。3 剂，水煎服，每日 1 剂。

★ **例五**　李女，7 月 18 日诊。

肝肺气郁，热居上焦，头部晕楚，咳嗽胸中闷损，身倦腰痛，脉弦滑，左关大。亟宜平肝降逆，兼肃肺络。

处方：杏仁泥 9 克，川郁金 12 克，龙胆草 6 克，苏子霜 4.5 克，酒黄芩 6 克，全瓜蒌 15 克，清半夏 9 克，海浮石 15 克，滑石块 15 克，杭菊花 9 克，白蒺藜 15 克，青竹茹 12 克，石决明 25 克（生研生煎），鲜荷叶 1 个。2 剂，水煎服，每日 1 剂。

二诊：7 月 20 日。服前方药后，肺热较平，咳嗽渐止。第肝阳仍盛，头部尚不能清楚，湿邪为肝气所迫，腰部仍觉痛楚，脉属弦数，左关仍盛。再从前方加减。

处方：青竹茹 12 克，知母 9 克，石决明 25 克（生研生煎），川黄柏 9 克，地骨皮 9 克，生石膏 12 克（先煎），龙胆草 4.5 克，白蒺藜 15 克，桑寄生 12 克，杏仁泥 9 克，霜桑叶 9 克，鲜荷叶 1 个，生滑石块 9 克，羚羊角 0.3 克（镑片，另煎兑入）。2 剂，水煎服，每日 1 剂。

★ 例六　黄男，2 月 27 日诊。

脾胃失和已久，痰热相并，肝肺气郁，咳嗽喘息，夜间痰盛，脘中痞满，呕逆，胃不安纳，舌苔白腻，脉弦大而数。宜先宣肺化痰。

处方：鲜石斛 25 克（先煎），黛蛤粉 30 克（布包先煎），生石膏 25 克（嫩麻黄 0.45 克同先煎），杏仁泥 9 克，白通草 6 克，瓜蒌皮 12 克，焦栀子 6 克，葶苈子 15 克，焦山楂 9 克，浙贝母 9 克，酒黄芩 6 克，海浮石 15 克，生麦芽 30 克，天竺黄 6 克，青竹茹 12 克，竹沥水 9 克（冲服）。2 剂，水煎服，每日 1 剂。

二诊：2 月 29 日。脉象渐平，喘息较正。第痰涎尚盛，脘痞未除，气机遂不得畅，肺令失宣，咳嗽即不能平。再以前方略为增减。

处方：川黄柏 9 克，青竹茹 25 克，鲜石斛 25 克（先煎），陈皮 4.5 克，知母 9 克，代赭石 9 克，全瓜蒌 25 克，苦杏仁泥 9 克，苏子霜 4.5 克，酒子芩 9 克，川牛膝 9 克，车前子 6 克（布包煎），旋覆花 6 克（布包煎），生石决明 18 克（研先煎），黛蛤粉 25 克（布包煎），竹沥水 9 克（冲服）。3 剂，水煎服，每日 1 剂。

三诊：3 月 3 日。喘咳皆安，脘痞亦减，然呕逆怵惕，胃纳仍少，唇舌均干，肺气渐舒而脾胃仍困，脉滑数，舌苔黄垢。再清胃和中。

处方：建神曲 9 克，法半夏 9 克，生麦芽 15 克，焦栀子 9 克，莱菔子 9 克，云苓皮 12 克，生滑石块 15 克，川朴花 6 克，代赭石 6 克，瓜蒌皮 12 克，青竹茹 18 克，炒枳壳 6 克，肥知母 9 克，全紫苏 1.5 克，生石决明 25 克（先煎），旋覆花 6 克（布包煎），水炙甘草 15 克，广陈皮 9 克，鲜石斛 30 克（先煎），车前子 9 克（布包煎），落水沉香 1.5 克（冲服）。3 剂，水煎服，每日 1 剂。

★ 例七　柯女，7 月 27 日诊。

脾湿久困，痰郁肺气不和，夹外邪袭之，咳喘交作，气促痰盛，夜不能卧，形冷胸闷，脉弦滑而数。先宜解表化痰清肺。

处方：鲜苇根 30 克，肥知母 9 克，焦栀子 9 克，苏子霜 3 克，酒黄芩 6 克，金银花 12 克，杏仁泥 9 克，青连翘 9 克，生滑石块 12 克，瓜蒌 12 克，嫩麻黄 0.15 克，薄荷叶 1.5 克（后煎），生石膏 18 克（先煎），冬桑叶 12 克。2 剂，水煎服，每日 1 剂。

二诊：7 月 29 日。服前方药后，外邪渐解而湿痰仍盛，呼吸急而粗，喘息仍作，入夜形冷未除，舌苔垢白，脉滑而数，再豁痰肃肺。

处方：青蒿梗 4.5 克，鲜苇根 30 克，栀子炭 9 克，甜葶苈子 6 克，代赭石 3 克，旋覆花 3 克（布包煎），苦桔梗 6 克，杏仁泥 9 克，黛蛤粉 18 克（布包煎），云苓皮 9 克，法半夏 6 克，广陈皮 4.5 克，鲜九节菖蒲根 9 克。2 剂，水煎服，每日 1 剂。

三诊：8 月 2 日。外邪已除，症象好转，面色渐霁，仍属黄滞。第湿热郁阻，尚不能清，大便秘，肺气实，则因大肠表里未和所致，再从前方增减。

处方：炒稻芽9克，陈皮6克，苦桔梗6克，栀子炭9克，肥知母9克，厚朴2克，小郁李仁9克，甜葶苈子9克，青蒿梗6克，清半夏6克，杏仁泥9克，炒谷芽9克，炒枳壳4.5克，盐橘核9克，旋覆花6克（布包煎），黛蛤粉30克（布包煎），生鳖甲9克（先煎），苏子霜4.5克，鲜石斛18克（先煎），延胡索粉2.5克（冲服）。2剂，水煎服，每日1剂。

★ 例八　朱男，10月18日诊。

六脉缓滑，两尺较弱，左关偏盛。证属病后肺络为湿热所郁，咳嗽结气，肺气不能敷布，脾家亦困，生化较迟，肺络更失濡养矣，故见口干、夜嗽，声哑。亟宜清抑育化并进。

处方：钗石斛12克，冬桑叶9克，带心麦冬6克，云茯苓9克，干百合12克，焦栀子9克，合欢皮15克，炒稻芽12克，滑石块12克，铁心甘草2克，磁朱丸9克（布包先煎），左金丸6克（布包煎），炒秫米9克，肥知母9克，生牡蛎12克（布包先煎），北沙参3克（青蒿露兑一半水煎药）。2剂，水煎服，每日1剂。

二诊：10月20日。两进前方药，症略好转，仍有微咳，口干较甚，肺胃稍呈热象。盖阴液不足，生化乏源，则热邪即易生，右寸关两脉较前为数大。依原方稍为增减。

处方：麦冬9克，焦栀子9克，云苓皮9克，杏仁泥9克，炒秫米12克，炒稻芽9克，首乌藤30克，盐川柏9克，炒谷芽9克，酒黄芩9克，肥玉竹9克，盐橘核9克，知母9克，酒炒龙胆草1.5克（煮水煎药），鲜石斛15克（先煎），磁朱丸9克（布包先煎），钗石斛15克（先煎），生牡蛎12克（布包先煎），干百合12克（台乌药4.5克同炒），小川连4.5克（吴茱萸0.6克泡水炒），合欢皮60克（煮水煎药）。3剂，水煎服，每日1剂。

按语　口干、夜嗽、声哑，为肺阴不足，用钗石斛、百合、北沙参、麦冬、肥玉竹、知母以养肺阴。脾家湿热，用左金丸清热燥湿，云苓、炒秫米健脾化湿。

★ 例九　陆女，9月25日诊。

孕经四月余，心胃炽盛，肺气不和，又兼久吐伤中，迎风迫击而成胎嗽，入夜尤甚，不能安枕，凌晨痰涎壅盛，音哑、胸痛，今日曾见痰中伴有血丝，口渴喜饮，舌绛苔白，脉滑实而数。宜清肺祛邪，兼和胃安胎。

处方：鲜茅根30克，青竹茹18克，煨广木香2克，焦栀子9克，火麻仁15克，桑枝18克，酒黄芩9克，缩砂仁1克，陈皮6克，川朴花4.5克，川黄柏9克，金银花9克，莲子心3克，丝瓜络4.5克，清半夏9克，代赭石6克，旋覆花9克（包煎），薄荷3克（后下），羚羊角0.45克（镑片，另煎兑入）。2剂，水煎服，每日1剂。

苏合香丸1粒（每次化服1/6粒）。

二诊：9月28日。吐嗽均减，痰涎亦少并未见出血，胸膺脘次稍畅，然肺胃未和，心热尚盛，口渴思冷，脉仍滑数。再依前方加减。

处方：桑枝15克，鲜苇根30克，酒黄芩6克，莲子心4.5克，大腹绒4.5克，代赭石3克，鲜茅根30克，生石膏18克（先煎），青竹茹12克，鲜石斛30克（先煎），杏仁泥9克，生海蛤30克（先煎），焦山楂9克，火麻仁12克，肥知柏9克，旋覆花4.5克（布包煎），藕节7枚，浙贝母6克，血琥珀1.2克（研细粉，分2次冲服），羚羊角0.6克（镑片，另煎兑入）。2剂，水煎服，每日1剂。

1.21　水饮四例

★ 例一　陈女，4 月 16 日诊。

悬饮而致气促多涎，心下悸，背痛，腹胀牵及腿肢痿乏无力，兼因血分湿阻，汛事 3 个月不至，脉弦而滑数。当先清利宣化。

处方：桃仁泥 9 克，代赭石 9 克，知母 9 克，生滑石 12 克，川黄柏 9 克，宣木瓜 9 克，杏仁泥 9 克，嫩桑枝 30 克，苏子霜 4.5 克，生川牛膝 12 克，大腹绒 6 克，云苓皮 12 克，甜葶苈子 12 克，旋覆花 9 克（布包），福泽泻 9 克，盐水炒橘核 12 克，威灵仙 12 克。2 剂，水煎服，每日 1 剂。

二诊：4 月 19 日，脉滑而数，服前药后，经水卒潮，色黑挟有瘀块，腹中隐痛，血行而未畅通之势，然气促、心下悸、背痛、腹胀均减，宜因势利导。

处方：杏仁泥 9 克，桑寄生 25 克，炒栀子 9 克，厚朴花 4.5 克，生川萆薢 15 克，威灵仙 12 克，桃仁泥 9 克，延胡索 9 克，生川牛膝 12 克，清半夏 9 克，代赭石 6 克，炒粉丹皮 4.5 克，煨广木香 2 克，鸡血藤 12 克，黛蛤粉 25 克（布包），旋覆花 6 克（布包），大腹绒 6 克。2 剂，水煎服，每日 1 剂。

落水沉香 1.2 克（研细末分 2 次冲）。

三诊：4 月 21 日。汛事得前方而畅，停饮瘀邪遂能逐出，诸恙均减，惟仍觉脘次气阻，卧则上逆多涎，舌苔已薄而尚白，脉仍较滑，再健脾运痰主之。

处方：云苓皮 12 克，焦谷芽 12 克，焦稻芽 12 克，法半夏 9 克，老苏梗 3 克，生川牛膝 12 克，甜葶苈子 12 克，厚朴花 4.5 克，生海蛤 25 克（先煎），代赭石 9 克，全瓜蒌 12 克，全当归 6 克，生滑石 15 克，炒秫米 12 克，竹沥水 15 克（兑入），旋覆花 6 克（布包），石决明 25 克（研先煎）。3 剂，水煎服，每日 1 剂。

★ 例二　蓝男，12 月 28 日诊。

脾湿肝郁，气逆上犯肺络，痰涎亦盛，胸膺阻痛，或觉气动，久则恐成悬饮，脉弦滑。宜柔肝解郁豁痰。

处方：云苓皮 15 克，旋覆花 9 克，代赭石 9 克，炒秫米 15 克，焦稻芽 12 克，广陈皮 6 克（盐水炒），法半夏 12 克，台乌药 6 克，川郁金 6 克（生白矾水浸），杏仁泥 9 克，苏子霜 6 克，杜仲炭 9 克（盐水炒）。水煎服，每日 1 剂。

按语　"悬饮"为湿热痰涎郁阻，肺失清降，水饮停于胁下，三焦气化失宣，初责在气，久则入络，治以清渗化痰逐饮为主。孔伯华先生常用泻白散、二陈汤、麻杏石甘汤、半夏秫米汤、葶苈大枣泻肺汤、大小青龙汤化裁。肝气郁滞者，佐用生白矾水浸郁金、乌药、大腹皮、石决明、白蒺藜；饮邪偏盛者，佐以通草、滑石或益元散；痰涎壅阻、咳喘引痛者，配以鲜菖蒲、杏仁泥、紫苏子、竹沥水以疏肺豁痰止咳喘；病久误补、痰喘吐红者，选用血余炭、花蕊石、鲜茅根、鲜荷叶以凉血散瘀兼通络。子龙丸为涤逐痰饮之峻剂，上下、三焦、腠理、经络靡所不及，孔伯华先生每于"悬饮"和湿痰流注等疾患，用之辄效。

★ 例三　毕男，7 月 18 日诊。

水气上凌，心阳不得下交而为失眠，心下悸，午后形冷，小便秘短，近数日面部粟疮发之也剧，疮溃并溢出血水。此亦因湿热壅于上焦所致也。脉伏数而滑细，当清渗利水兼交心肾。

处方：连皮茯苓 12 克，鲜茅根 30 克，生侧柏叶 9 克，炒薏米 15 克，淡竹叶 9 克，朱莲心 3 克，首乌藤 30 克，忍冬藤 12 克，盐水炒黄柏 9 克，生川牛膝 9 克，金银花 12 克，盐水炒知母 9 克，焦栀子 9 克，桑叶 9 克，盐水炒橘核 12 克，全瓜蒌 18 克。2 剂，水煎服，每日 1 剂。

西黄丸 4.5 克，（分 2 次吞服）。

二诊：7 月 21 日。失眠、形冷及面部湿疡之象，服前方药业已渐转，第湿气尚未下行，且有肝家逆阻未顺，大便秘，小溲仍黄短。再以前法兼顾及之。

处方：连皮茯苓 12 克，郁李仁 9 克，薏苡仁 9 克，首乌藤 30 克，代赭石 12 克，冬瓜皮 12 克，生侧柏叶 12 克，朱莲心 6 克，生川牛膝 12 克，地肤子 12 克，炒秫米 12 克，大腹皮 6 克，清宁片 4.5 克（开水泡兑），车前子 15 克（布包），清半夏 9 克，盐水炒橘核 12 克，旋覆花 9 克（布包），盐水炒知母 9 克。3 剂，水煎服，每日 1 剂。

西黄丸 4.5 克（分两次吞服）。

★ 例四　嵇女，4 月 18 日诊。

三焦蓄水，肝家气逆，上犯胃脘，发则痛楚，左胁水声漉漉，气机阻胀，舌苔白腻，两关脉弦滑而大。治当疏化三焦，以和肝胃。

处方：云苓皮 12 克，槟榔炭 3 克，甜葶苈子 6 克，清半夏 9 克，炒大腹皮 9 克，旋覆花 4.5 克（布包），炒秫米 12 克，代赭石 4.5 克，土炒台乌药 9 克，知母 9 克，车前子 9 克（布包）。2 剂，水煎服，每日 1 剂。

二诊：4 月 20 日。进服前方药后，水气较减，气机尚为湿阻，脘胁不得尽畅，舌苔白厚而腻，脉弦滑，两关稍平。仍依前议，稍事增减。

处方：鲜石斛 18 克（先煎），旋覆花 4.5 克（布包），甜葶苈子 9 克，代赭石 4.5 克，土炒台乌药 9 克，盐橘核 9 克，槟榔炭 3 克，炒大腹皮 6 克，盐知母 9 克，盐黄柏 9 克，郁李仁 9 克，厚朴花 4.5 克，黛蛤粉 18 克（布包），石决明 30 克（生研先煎），车前子 9 克（布包），炒六曲 9 克。3 剂，水煎服，每日 1 剂。

三诊：4 月 23 日。连服平逆和中之剂，三焦中蓄水已减，腹胀尚不能尽，脉象弦多滑少。再以前方变通，兼事滋养以扶正祛邪（肝家气逆、阳邪仍炽）。

处方：珍珠母 18 克（生研先煎），生鳖甲 4.5 克（先煎），甜葶苈子 9 克，打金铃子 4.5 克，旋覆花 6 克（布包），盐水炒橘核 9 克，黛蛤粉 30 克（布包），台乌药 9 克，盐知母 9 克，代赭石 6 克，丝瓜络 6 克，白蒺藜 9 克，大腹绒 9 克，六曲 9 克，厚朴 2 克，盐黄柏 9 克。3 剂，水煎服，每日 1 剂。

1.22　黄疸二例

★ 例一　周男，5 月 11 日诊。

湿热过盛，面部有发黄意，小溲仍浊，精力疲乏，舌苔白腻，脉弦滑数。治以清化湿热，从阴分导之。

处方：生鳖甲 4.5 克，稻芽 9 克，炒橘核 15 克，栀子炭 9 克，川黄连 4.5 克，冬瓜皮 30 克，滑石块 15 克，知母 9 克，生桑白皮 9 克，云茯苓 12 克，川牛膝 9 克，谷芽 9 克，嫩茵陈 6 克，川黄柏 9 克，大腹绒 4.5 克，车前子 9 克（包）。3 剂，水煎服，每日 1 剂。

二诊：5 月 14 日。连进前方药后，症象好转，但肝热脾困尚未消除，大肠有湿滞之象，眠食亦均未复。再依前方加减。

处方：滑石块 15 克，知母 9 克，川黄柏 9 克，嫩茵陈 9 克，龙胆草 3 克，川牛膝 9 克，首乌藤 30 克，云苓皮 12 克，炒稻芽 9 克，盐橘核 15 克，朱莲心 4.5 克，鲜冬瓜皮 30 克，生石决明 18 克（先煎），生鳖甲 4.5 克（先煎），炒谷芽 9 克，大腹绒 9 克，车前子 9 克（包）。3 剂，水煎服，每日 1 剂。

按语　孔伯华先生认为今人体质湿热者十之八九，脾虚不化者常取云茯苓、云苓皮、炒秫米、薏米等健脾化湿；外感暑湿者常选藿香、佩兰、鲜九节菖蒲、竹茹、荷叶、西瓜翠衣、六一散芳化清利；热盛者酌加鲜芦根、生石膏、黄芩、栀子、紫雪丹等清化；湿浊中阻不化者取陈皮、半夏燥湿化痰、枳壳、厚朴、莱菔子、大腹皮等导滞；或有肿胀者加滑石块、白通草、猪苓、冬瓜皮、车前子等利湿；湿热黄疸者加茵陈、栀子、滑石块等；湿阻血分多见妇人经带诸病，则以赤小豆、炒丹皮、鸡冠花化瘀清利，甚者或见皮肤痒疹、痈疖、浮肿、带下黄稠者以西黄丸解毒散瘀；寒湿痹阻经络者，常用苏合香丸以芳通温化之。

★ 例二　李妇，9 月 8 日诊。

湿热郁阻，气机不畅，曾发脘胁痛楚，散之较过，遏于皮肤而发黄疸。经常先期，舌苔白腻，仍复作渴，脉滑大而数。热象较盛，当清化利湿，兼调气分。

处方：生鳖甲 4.5 克，知母 9 克，橘核 12 克，生侧柏叶 9 克，赤小豆 12 克，茵陈 9 克，大腹绒 4.5 克，生蛤粉 30 克，栀子 9 克，川黄柏 9 克，青竹茹 15 克，川牛膝 9 克，炒丹皮 3 克，滑石块 9 克，鲜藕 30 克（带节）。6 剂，水煎服，每日 1 剂。

二诊：9 月 19 日。连进前方药后，发黄之象较退。第膀胱不化，小便仍少，气机略畅，热象仍炽，再以前方稍为变通。

处方：鲜芦根 30 克，盐橘核 15 克，莲子心 3 克，大腹绒 4.5 克，代赭石 4.5 克，车前子 9 克，知母 9 克，生石膏 15 克（先煎），栀子炭 9 克，嫩茵陈 3 克，赤小豆 12 克，旋覆花 4.5 克（布包），鲜藕 30 克，生鳖甲 4.5 克，牡丹皮 3 克，川黄柏 9 克，川牛膝 9 克，汉防己 3 克。6 剂，水煎服，每日 1 剂。

1.23　胁痛四例

★ 例一　章妇，10 月 17 日诊。

肝家抑郁，聚于左胁，时或上犯膈间，窜逆痛楚，上焦热象较盛，脉象弦滑而数。当涤达抑肝并用。

处方：生石决明 18 克，川郁金 6 克，桑寄生 15 克，旋覆花 4.5 克，青竹茹 12 克，代赭石 4.5 克，条黄芩 9 克，牡丹皮 3 克，鸡血藤 12 克，鲜藕 60 克，白蒺藜 9 克（去刺），杭菊花 9 克，龙胆草 4.5 克，知母 9 克，稻芽 12 克。水煎服，每日 1 剂。

★ 例二　李男，9 月 8 日诊。

肝家气郁，而右行不得畅，久则胁际作痛，不能侧卧，纳物迟钝，呕逆，精力疲乏，皮肤刺痒，脉象弦缓。以金铃子散、旋覆花汤合并治之。

处方：金铃子 9 克，生枳实 6 克，旋覆花 4.5 克（布包），鲜藕 30 克，延胡索 9 克，代赭石 4.5 克，法半夏 6 克，台乌药 9 克，小青皮 4.5 克，甘草 3 克，鲜香橼 1 片（带瓤）。水煎服，每日 1 剂。

★ 例三　田男，6 月 27 日诊。

肝胃燥气炽盛，津液为之闭阻，卧后口干颇甚，中焦为肝家逆气所扰，两胁胀满，甚则作痛，脉弦大而数，左关较盛。亟宜清滋润化，兼调气机。

处方：珍珠母 30 克，地骨皮 9 克，旋覆花 4.5 克（布包煎），麦冬 6 克，鲜石斛 15 克，代赭石 4.5 克，龙胆草炭 3 克，玉竹 9 克，天花粉 9 克，鲜地黄 12 克，川楝子 6 克，稻芽 12 克，朱莲心 3 克，鲜荷叶 1 个，益元散 12 克（布包）。水煎服，每日 1 剂。

★ 例四　徐女，6 月 21 日诊。

寒湿伤中，脾失健运，脘胁不适，腹胀，右胁痛楚，纳呆呕逆，大便溏，精力疲乏，脉象滑数，舌苔白腻。拟温中、健脾、柔肝之品。

处方：云苓皮 12 克，炒秫米 12 克，土白术 4.5 克，法半夏 9 克，甘草 1.5 克，川厚朴 2 克，炒白芥子 2.5 克，炒谷芽 9 克，鸡内金 9 克，煨木香 2.5 克，炒黄连 1.5 克，大枣 2 枚，泽泻 9 克，炒稻芽 9 克，橘核 6 克，台乌药 9 克，炒吴茱萸 1.5 克，土炒杭芍 6 克。水煎服，每日 1 剂。

1.24　癥瘕积聚二例

★ 例一　魏男，7 月 15 日诊。

湿痞已久，肝脾并困，或谓生瘤，剖视而不能治，徒伤气血，正损而病愈重。腹胀如鼓，坚实拒按，大便频，小溲赤浊，饮纳均减，脉弦滑而实。姑予内消，兼顾气血以安之。

处方：生槟榔 1.5 克，炒白丑 1.5 克，川牛膝 9 克，云茯苓 9 克，生枳实 3 克，杜仲炭 6 克，炒黑丑 1.5 克，生橘核 12 克，川黄连 3 克，蓬莪术 3 克，生滑石块 12 克，瞿麦 9 克，生牡蛎 12 克（包先煎），荆三棱 3 克，生海蛤 25 克（包先煎），大腹绒 6 克，萹蓄 9 克，桂圆肉 2 枚。2 剂，水煎服，每日 1 剂。

西黄丸 3 克（研细分 2 次冲服）。

二诊：7 月 18 日。进服前方药，大便下黑色水，溲利胀减，拒按之状不似前剧，腹部较软，脉弦滑，舌苔黄垢而腻，宜遵前方稍事增减。原方去桂圆肉、瞿麦、萹蓄，加煨广木香 2 克、粉甘草（水炙）1.5 克、肥玉竹 3 克，改牡蛎为 18 克，荆三棱、蓬莪术按原量各加 1.5 克。2 剂，水煎服，每日 1 剂。

三诊：7 月 21 日。症已愈十之七八，腹部平软，精神转佳，二便已正常，脉滑，沉取乏神力，唯苔退未净，思纳颇甚，应慎饮食，以免食复，再酌情变通前方。

处方：煨莱菔子 9 克，生牡蛎 12 克（布包先煎），云苓皮 9 克，鸡内金 9 克（砂仁 1.5 克同水煨），焦谷芽 9 克，焦稻芽 9 克，生赭石 9 克，焦枳壳 4.5 克，川牛膝 9 克，旋覆花 6 克（包煎），铁心甘草 1.5 克。5 剂，水煎服，每日 1 剂。

西黄丸 1.5 克（研细分 2 次冲服）。

越半年，其母来诊，得悉其病自服药后遂即而愈。

★例二　程女，5月8日诊。

血因气结，肝湿亦盛，经停4个月，腹部胀痛，兼有痞块拒按，大便滑下，日晡口渴，气机不畅，舌苔白腻，脉弦滑而数。治宜通经化瘀，兼利湿调气之品。

处方：生海蛤30克（布包先煎），生鳖甲4.5克（先煎），鸡血藤12克，花蕊石12克，代赭石9克，生橘核12克，川牛膝12克，旋覆花9克（布包），川萆薢15克，台乌药9克，小川连3克，焦稻芽9克，炒黑丑3克，桃仁泥6克，干蟅虫2枚，石决明30克（生研先煎），炒白丑3克，生知母9克，焦麦芽9克。2剂，水煎服，每日1剂。兑黄酒1杯随汤药冲服。

二诊：5月11日。服药后腹部胀痛减轻，午后发热亦不似前盛，精神好转，带下颇多，腰肢及小腹有酸楚下坠之感，取脉弦实，瘀血渐活动，再宗原方加减以逐之。原方加广木香2克（煨）、大腹绒4.5克、红鸡冠花9克、白鸡冠花9克。2剂。

三诊：5月14日。瘀血已下，量颇多，而腹部仍未舒畅，腿肢酸软无力，湿热已下移矣，饮纳二便皆正常，脉弦而有力，气分仍未和也，再变通前方治之。

处方：石决明30克（生研先煎），川楝子12克（打），全当归9克，桑寄生18克，煨广木香2克，大腹皮6克，焦稻芽12克，炒黑丑6克，小木通12克，生橘核12克，焦栀子12克，川牛膝12克，桃仁泥9克，焦槟榔4.5克，代赭石12克，川芎4.5克，鸡血藤15克，焦谷芽12克，炒白丑6克，台乌药9克，生滑石块15克，旋覆花9克（布包），醋炒小麦皮9克，落水沉香1.2克（研细分2次冲服），西黄丸3克（研细分2次冲服）。2剂，水煎服，每日1剂。

四诊：5月17日。腹中痞块已消，按之甚平软，胀痛已止，血下减少，仍夹血带，多透明质黏，舌苔白薄，脉弦滑有力，余皆正常，再进调中滋益之品。

处方：云茯苓12克，法半夏6克，陈皮3克，全当归12克，桑寄生15克，台党参2克，土炒白芍4.5克，乌药9克，益智仁9克，代赭石6克，生地黄6克，制何首乌9克，炒焦稻芽12克，生鳖甲4.5克（先煎），珍珠母45克（生研先煎），生牡蛎15克（布包先煎），川萆薢12克，制香附6克，旋覆花4.5克（布包）。水煎服，每日1剂。

1.25　水肿三例

★例一　姜妇，7月20日诊。

心与小肠相表里，热邪所遏，表里不通，水湿泛滥，遂致四肢浮肿，小溲下肿遂消，小溲闭结则肿剧；畏寒口干，肢倦乏力，纳物亦差，时或夜寐不安，屡治屡未根除，脉取弦滑而数。治以清渗利湿，以消息之。

处方：汉防己12克，生知母9克，莲子心9克，桑寄生25克，川萆薢12克，炒秫米9克，代赭石9克，滑石块12克，北细辛3克，萹蓄9克，炒甜葶苈子9克，鲜冬瓜皮30克，旋覆花9克（布包），瞿麦9克，生川黄柏9克，云苓皮12克，生橘核12克，肾精子8粒（装胶囊后下）。2剂，水煎服，每日1剂。

二诊：7月23日。药后小溲较畅，湿水蓄久，脾困不化，胃纳较差，夜不安寐，取脉弦大。再为变通前方。

处方：瞿麦9克，萹蓄9克，川萆薢12克，汉防己12克，川厚朴6克，北细辛2克，桑寄生25克，云苓皮12克，焦稻芽9克，代赭石18克，牛膝12克，焦谷芽15克，葶苈子

9克，莲子心9克，旋覆花12克（包煎），知母6克，滑石12克，炒秫米9克，木瓜9克，鲜冬瓜皮60克，黄柏6克。水煎服，每日1剂。

按语 知母、黄柏是孔伯华先生常用的一则配伍，知母入胃肾，滋阴而清热；黄柏苦燥坚阴，降火而除湿。二药一润一燥，入下焦肝肾，共奏滋阴降火燥湿之功。无论外感内伤，凡见阴虚内热或兼湿热之体，率皆用之，外感病生用，取其清热降火之力强；内伤者多盐水炒取其入下焦肝肾，滋阴之力强。又知母、黄柏、肉桂为滋肾通关丸，能助膀胱气化，清下焦湿热，先生避肉桂之燥，取橘核易之，橘核亦入下焦理气化湿，助膀胱气化，而无肉桂之温燥，配合知柏亦能起到滋肾通关之效。

清热，可从外感内伤两个角度分析。孔伯华先生认为"郁热伏气"为今人常见的体质倾向，此亦为外感温病的内因，故无论外感内伤，均非常重视清此郁伏之热，外感温热者，往往合并内热，即在辛凉芳透的同时重用生石膏、莲子心、栀子、龙胆草、黄芩、黄连、黄柏、紫雪丹等苦寒清里药，窍闭神昏者常加安宫牛黄丸、至宝丹等，效如桴鼓，可谓有胆有识。当然，暑湿者则以清化湿热为主，用药有别。对于内伤杂病，亦是如此，清热药应用较多，肺胃热盛者加生石膏、生知母；肝胆火旺者加龙胆草、栀子；心火盛者加莲子心、黄连；阴虚火旺者加知母、黄柏；内热郁闭者常加紫雪丹，甚者安宫牛黄丸、至宝丹亦常选用。先生认为生石膏并非大寒之品，"凡内伤外感，病确属热，投无不宜"（详见《石膏药性辨》）。

★ 例二 李男，5月2日诊。

水湿极盛，三焦不能化，渐入经络，浮肿由面至足，舌苔白腻，脉沉滑而不濡。亟宜燥湿利水。

处方：云苓皮12克，炒秫米12克，嫩茵陈9克，桂枝尖3克，栀子炭9克，小川连9克，清半夏9克，苍术6克，川厚朴3克，橘核12克，泽泻9克，生川牛膝9克，生滑石块12克。水煎服，每日1剂。

按语 阳虚水泛，少取桂枝尖以温通。

★ 例三 任女，6月6日诊。

脾湿极盛，暴怒伤肝，气机横逆，三焦膀胱皆失职，遂致肿胀，小溲短，脉弦大而滑数。治以柔肝利湿。

处方：生海蛤粉30克，大腹绒9克，知母9克，石决明18克，莲子心3克，川黄柏9克，盐橘核15克，嫩青蒿9克，生滑石块12克，西瓜皮60克，落水沉香0.6克，旋覆花6克（布包），生赭石9克，生鳖甲4.5克，牛膝9克，车前子12克（布包）。水煎服，每日1剂。

按语 肝气横逆，气闭于下，以生石决明、生赭石、旋覆花柔肝；生鳖甲、嫩青蒿疏透；沉香、橘核入下焦理气以开闭；水停者再以渗利之品以畅之。

1.26 噎食反食二例

★ 例一 刘妇，10月8日诊。

肝家热郁，湿痰阻遏津液，遂致噎食呕逆，脘次及两胁际疼痛，舌赤无苔，脉弦滑而数。亟宜润化豁痰，柔肝调气。

处方：钗石斛 12 克，川郁金 9 克（生白矾水浸），天竺黄 6 克，代赭石 9 克，川牛膝 9 克，竹茹 30 克，青皮 3 克，郁李仁 6 克，瓜蒌 30 克，板蓝根 12 克，鲜芦根 30 克，陈皮 3 克，川楝子 9 克，桃仁 4.5 克，旋覆花 9 克（布包），黛蛤粉 25 克（布包先煎），台乌药 9 克，鲜九节菖蒲根 12 克，荷梗尺许，杏仁 4.5 克。6 剂，水煎服，每日 1 剂。

另方：鲜芦根 60 克，鲜九节菖蒲根 12 克，鸭梨 1 枚，荸荠 7 枚，鲜藕 90 克，共捣汁兑服。

二诊：10 月 19 日。肝郁脾湿，痰闭津液，渐成噎食，喜纳干物，连进前方药，胁际痛楚较减。第噫尚不能免，脉仍弦滑，再为增减前方。

处方：上好天竺黄 9 克，天花粉 9 克，钗石斛 9 克（先煎），台乌药 9 克，板蓝根 12 克，肥玉竹 9 克，川楝子 9 克，法半夏 9 克，郁李仁 9 克，荷梗尺许，旋覆花 12 克，杏仁泥 9 克，川牛膝 9 克，黛蛤粉 30 克（布包先煎），川郁金 9 克（生白矾水浸），全瓜蒌 30 克（玄明粉 3 克拌），代赭石 12 克，广陈皮 4.5 克（盐水炒）。水煎服，每日 1 剂。

六神丸 30 粒（分 2 次吞服）。

另方：鲜芦根 60 克，鲜九节菖蒲根 18 克，鸭梨 1 个，鲜藕 60 克，荸荠 7 枚，共捣汁兑服。

★ 例二 刘男，1 月 13 日诊。

酒家伤液，初患噫，半年后转为反食，津液为痰闭，兼肝家气逆所致也，脉弦滑而数大。亟宜清滋降逆。

处方：生石膏 30 克，鲜竹茹 30 克，川牛膝 9 克，旋覆花 15 克，代赭石 15 克，天花粉 15 克，知母 9 克，清半夏 6 克，鲜芦根 30 克，酒川军 3 克，玉竹 9 克，鲜石斛 18 克（先煎），板蓝根 12 克，黛蛤粉 30 克（布包），郁李仁 6 克，竹沥水 15 克（分冲）。水煎服，每日 1 剂。

二诊：1 月 16 日，加厚朴 4.5 克。

1.27 胃脘痛三例

★ 例一 王女，2 月 15 日诊。

肝家郁逆，胃家停滞，遂致脘次痛楚，少腹亦痛，大便秘结，脉弦大而数，亟宜和肝化滞。

处方：广藿梗 9 克，旋覆花 9 克，炒枳壳 4.5 克，盐橘核 12 克，雷丸 9 克，鲜藕 30 克，白蒺藜 9 克，代赭石 9 克，炒枳实 3 克，白檀香 9 克，瓜蒌 18 克，炒六曲 9 克，大腹皮 6 克，车前子 9 克，焦槟榔 6 克，甘草 6 克。水煎服，每日 1 剂。

按语 脘痛多与肝有关，此案以白蒺藜疏肝。胃气以降为顺，多伍以枳实、厚朴、瓜蒌、大腹皮等以降之。

★ 例二 刘男，11 月 11 日诊。

六脉弦滑而细数，按之有力。据述患胃痛已久，攻补皆无效，盖脾湿为肝所乘，气机郁阻，痛则喜按，重于夜分，昼则阵阵作痛而轻，无关于寒热饭后，但饥则痛作，是有虫蚀。

处方：云苓皮 9 克，甘草 9 克，槟榔炭 3 克，桃仁泥 9 克，盐橘核 9 克，鲜苇根 30 克，炒秫米 9 克，川郁金 6 克，代赭石 3 克，杏仁泥 9 克，大黄炭 2 克，鲜藕 30 克，黛蛤粉 30 克（布包），乌梅 1 枚（去核），旋覆花 3 克（布包），雷丸 9 克（打），郁李仁 6 克。水煎服，每日 1 剂。

按语 古人谓"心胃痛有九种"，此虫痛也。用乌梅、雷丸、槟榔以杀之，大黄炭、郁李仁以驱之。

★ **例三**　王女，1月6日诊。

脾胃为湿寒所困，旧患脘痛近复发颇剧，舌苔薄白，脉象缓弦兼滑，左关盛大。亟宜辛通温化。

处方：云苓皮12克，炒秫米12克，炮干姜2克，广陈皮9克，代赭石9克，台乌药9克，厚朴4.5克，生枳实4.5克，炒谷芽9克，炒稻芽9克，沉香曲9克，淡吴茱萸4.5克（川连1.5克炒），法半夏6克，旋覆花9克（布包），甘草3克，川牛膝9克。水煎服，每日1剂。

按语　此为脘痛之属于寒者，非吴茱萸、炮干姜、乌药辛通温化不可。

1.28　胀满二例

★ **例一**　杨男，5月15日诊。

脾湿肝热，气机失畅，脘腹时感胀满，大便滑泄，舌苔白腻，脉弦滑，左关较盛。亟宜清化利气。

处方：代赭石9克，炒秫米9克，大腹绒6克，猪苓9克，肥知母9克，生滑石12克，云苓皮12克，法半夏9克，川厚朴4.5克，泽泻9克，小川连4.5克，朱莲心4.5克，白蒺藜9克（去刺），旋覆花9克（布包），石决明25克（生研先煎），盐橘核9克，川牛膝9克。水煎服，每日1剂。

按语　橘核苦温，入下焦肝肾，理气止痛散结，助膀胱气化，利湿止泻，孔伯华先生应用广泛，常配合乌药治疗肝郁气滞，脘腹疼痛者；配云苓、炒秫米、薏米治疗气滞湿停所致脘痞、纳呆、腹泻；配乌药、荔枝核、当归、鸡血藤、延胡索、桑寄生等治疗妇科气血不调诸疾；配荔枝核、小茴香等治寒疝；配炒知柏、车前子等助膀胱气化以利湿通利小便，并能制约知柏之寒。先生善从下焦阴分滋潜渗化治疗阴虚肝热脾湿诸疾，故在大队咸寒滋阴及清利之品中加一味橘核，理气以激活下焦气化，从而起到画龙点睛的作用。

★ **例二**　王男，11月4日诊。

肝脾不和，运化失司，久而渐成腹胀，大便不甚克化，舌苔黄腻，纳物颇佳，脉象弦滑，右较盛大。亟宜清柔和化。

处方：云苓皮12克，大腹绒6克，盐橘核12克，川厚朴1.5克，鸡内金9克，赤小豆12克，生赭石9克，福泽泻6克，广陈皮4.5克，荷梗尺许，炒莱菔子12克，旋覆花9克（布包），广木香3克，川牛膝9克。水煎服，每日1剂。

左金丸7.5克（分2次吞服）。

按语　左金丸中黄连6份，吴茱萸1份。黄连苦寒，清热燥湿，和胃止泻；吴茱萸辛苦大热，疏肝下气，温中燥湿；两药配伍治肝火犯胃之呕吐吞酸，胁肋胀痛甚佳，且有燥湿之功。孔伯华先生善用此二药配伍治疗湿热阻于中焦的各种病症，诸如呕吐、吞酸、纳呆、泄泻，凡见舌苔厚腻，湿热困脾者，常用之。根据湿热之轻重，灵活调整黄连、吴茱萸的比例，一般湿热者多，故多以黄连为主，吴茱萸少许泡水炒，如黄连4.5克（吴茱萸0.6克泡水炒）之类；极少数寒湿困脾者则以吴茱萸为主，少许黄连泡水炒。

1.29　呕逆一例

李男，10 月 1 日诊。

湿困中土，转输不行，腹痛无定时，呕逆不得饮纳，二便秘，腹胀，脉滑大而数。亟宜芳化清利之品。

处方：鲜苇根 30 克，鲜竹茹 25 克，广藿梗 9 克，川郁金 6 克，大腹绒 6 克，台乌药 9 克，橘核 12 克，知母 9 克，川黄柏 9 克，郁李仁 9 克，生川牛膝 9 克，生代赭石 6 克，冬瓜仁 9 克，旋覆花 6 克（布包）。水煎服，每日 1 剂。

紫雪丹 1 克（分 2 次冲服）。

1.30　吐利二例

★ 例一　潘男，9 月 17 日诊。

脾家湿困，水谷不化，时作腹痛，呕吐泄泻，脉滑细而濡。亟宜渗醒温化，以启脾土。

处方：云苓皮 12 克，炒莱菔子 9 克，淡干姜 3 克，炒秫米 12 克，陈皮 6 克，乌药 9 克，盐泽泻 6 克，猪苓 9 克，炙甘草 3 克，大枣 2 枚，炒六曲 9 克，炒枳实 3 克，川厚朴 3 克，厚附片 6 克（黄连 3 克同炒），谷芽 12 克。2 剂，水煎服，每日 1 剂。

二诊：9 月 20 日。原方加大熟地 9 克、山萸肉 9 克，干姜改为 1.5 克。4 剂，水煎服，每日 1 剂。

三诊：9 月 26 日。连进前方药，腹泻已止，肝家盛而气逆，时或聚痛，纳物较增，舌赤稍盛，六脉较前稍数。再为变通前方。

处方：云苓皮 12 克，猪苓 9 克，土炒台乌药 9 克，炒莱菔子 9 克，山萸肉 9 克，炙甘草 3 克，生姜 1 大片，清半夏 12 克，炒秫米 12 克，紫丹参 9 克，广陈皮 6 克，炒谷芽 9 克，厚朴 3 克，大枣 2 枚，焦六曲 9 克，盐水炒泽泻 9 克，生牡蛎 9 克（布包先煎），盐水炒橘核 9 克，炒稻芽 9 克，熟地黄 9 克，大腹绒 4.5 克。水煎服，每日 1 剂。

★ 例二　承妇，6 月 25 日诊。

湿困中焦，兼感暑袭，呕逆泄泻，势将化痢，脉大而滑数，舌苔白腻，口不清爽。亟宜清暑分化以导湿滞。

处方：广藿梗 9 克，厚朴 3 克，清半夏 9 克，乌药 9 克，鲜竹茹 30 克，陈皮 6 克，生石膏 25 克，知母 9 克，小川连 6 克，吴茱萸 0.6 克，炒枳壳 6 克，薄荷叶 3 克，橘核 9 克，炒谷芽 9 克，炒稻芽 9 克，炒莱菔子 9 克，益元散 12 克（布包），紫雪丹 3 分（分冲）。水煎服，每日 1 剂。

按语　脾不伤不利，胃不伤不吐，止吐固利，医家皆知其理，但临症细求，须知疏凿，莱菔子、六曲、大腹皮、泽泻即此类也。

1.31　泄泻四例

★ 例一　于男，1 月 23 日诊。

湿热困脾，泻时较久，清浊不分，水邪仍滑入大肠，前数日泻已稍止，近又复作，纳物不香，牙龈肿痛，脉仍滑濡。再以前方略为变通，升降清浊，兼分利水谷。

处方：云苓皮 15 克，炒秫米 15 克，柴胡 0.6 克，猪苓 9 克，炒谷芽 9 克，炒稻芽 9 克，泽泻 9 克，法半夏 6 克，炒六曲 9 克，土炒白术 6 克，厚朴 2 克，炙甘草 1.5 克，煨葛根 1.5 克，石决明 12 克（生研先煎），炙升麻 0.45 克，小川黄连 6 克（酒炒），陈皮 4.5 克（土炒），川黄柏 4.5 克，上好紫桂 1.5 克，知母 4.5 克。后 3 味，共研极细末，淡盐水米饭和为小丸，滑石为衣，分 6 次随汤吞下。余药用黄土汤煎服，每日 1 剂。

按语　此方中五苓散分利止泻，升麻、柴胡、葛根升清而止泻；黄连清热燥湿止泻；陈皮、半夏、厚朴化湿和胃；黄土汤健脾止泻；知母、黄柏、肉桂为滋肾通关丸，可助膀胱气化，清下焦湿热，亦取利小便实大便之意；升麻、柴胡升提中气，只用分许即可。

★ 例二　王男，9 月 26 日诊。

高年旧患脾湿滑泻，近以冬令寒袭，有阳气被阻之象，泻又复作，午前较甚，脉缓滑而力差，再以温抑渗化。

处方：台党参 6 克，焦于术 6 克，云苓 9 克，炒谷芽 9 克，炒稻芽 9 克，鸡内金 9 克，煨诃子肉 4.5 克，巴戟天 6 克，焦六曲 9 克，炒怀山药 9 克，煨草果 6 克，盐炒橘核 9 克，泽泻 6 克，车前子 6 克（布包）。水煎服，每日 1 剂。

附子理中丸 1 粒（分 6 角，每服 1 角，日服 3 次）。

按语　阳虚滑泻，自当健脾温中。

★ 例三　周妇，9 月 5 日诊。

脾家湿滞，孕及六月时曾患子泻，以渗化之剂愈后，近又复作。腹痛即下，黎明即作，胎气渐深，脾运更差。当消补渗化并用。

处方：云苓皮 12 克，土炒乌药 6 克，炒秫米 9 克，土炒陈皮 4.5 克，知母 9 克，甘草 1.5 克，炒山药 9 克，橘核 9 克，炒枳壳 4 克，土白术 9 克，炒大腹绒 3 克，炒丝瓜络 3 克，生牡蛎 9 克（布包先煎），芡实 9 克，小川连 4 克，盐水炒杜仲炭 6 克，车前子 9 克（布包）。金匮肾气丸 2.5 克（布包煎）。水煎服，每日 1 剂。

按语　黎明即作，肾气不足，故除健脾化湿之外，佐以补肾。

★ 例四　肖男，9 月 4 日诊。

湿滞伤中，滑泄已久，脾运既差，前滞仍未化，腹痛尚不能免，舌苔黄腻，脉象弦滑而实。虽年近古稀，气分尚好，宜醒化中焦，恢复运化。

处方：连皮云苓 9 克，炒秫米 9 克，炒莱菔子 9 克，厚朴 2.5 克，盐橘核 12 克，焦六曲 9 克，炒稻芽 9 克，陈皮 4.5 克，炒枳壳 3 克，炒谷芽 9 克，甘草 1.5 克，法半夏 6 克，土乌药 4.5 克，小川连 4.5 克（吴茱萸 1 克炒），诃子肉 4.5 克。水煎服，每日 1 剂。

按语　老年久泻正气未虚。

1.32　痢疾七例

★ 例一　栾男，6 月 19 日诊。

停滞暑感，解之未净，势将化痢，脘痞、腹中聚痛，大便色赤质稀，脉滑数大，表里两实之候也。宜清宣疏导。

处方：鲜苇根 30 克，云苓皮 12 克，广藿梗 9 克，莱菔子 9 克，台乌药 9 克，广木香 4.5 克，知母 9 克，枳实 4.5 克，鲜西瓜皮 30 克，六一散 9 克，法半夏 9 克，川连 4.5 克，川厚朴 4.5 克，六曲 9 克。水煎服，每日 1 剂。

按语 停滞暑感，表里两实，用鲜苇根、广藿梗、西瓜皮、六一散等味，清宣暑感；用莱菔子、川厚朴、枳实、六曲等味，疏导停滞，为表里双解法也。

★ 例二 张男，7 月 10 日诊。

暑湿停滞，下痢赤白，里急后重，脉伏而滑数，右寸、关较盛。亟宜宣导化滞。

处方：土炒当归 3 克，土炒杭芍 9 克，厚朴 3 克，炒莱菔子 9 克，枳实 6 克，炒六曲 9 克，山楂炭 9 克，大腹绒 4.5 克，台乌药 9 克，橘核 12 克，知母 9 克，益元散 12 克（布包），槟榔 3 克，川连 4.5 克，车前子 9 克（布包）。水煎服，每日 1 剂。

按语 消导化滞，治痢常法。方中益元散是为暑湿所设。下痢赤白，里急后重，湿热痢入于血分，以归芍和血，土炒引入脾胃，枳、朴、莱、腹、槟调气导滞，所谓调气则后重自除，和血则便脓自愈。

★ 例三 段勇，8 月 18 日诊。

暑湿停滞下痢，治之未当，渐至呕逆，噤口，六脉滑细而数。亟宜芳香凉化开噤为法。

处方：土炒焦当归 9 克，土炒焦杭芍 12 克，竹茹 30 克，广藿梗 9 克，代赭石 9 克，炒山楂 9 克，知母 9 克，生枳实 6 克，炒莱菔子 15 克，金银花 25 克，生牡蛎 9 克（布包先煎），石决明 25 克（生研先煎），生石膏 25 克（研先煎），小川连 9 克，旋覆花 6 克（包），乌药 9 克，盐橘核 15 克，西瓜皮 30 克，薄荷 4.5 克，益元散 18 克（布包）。水煎服，每日 1 剂。

紫雪丹 1.5 克（分 2 次冲服）。

按语 此案下痢噤口，系由暑湿郁热、秽浊逆胃所致，故用芳香凉化之紫雪丹。若一般噤口痢无暑湿者，或未化热者，均宜慎用。

★ 例四 姜女，8 月 7 日诊。

孕已 8 月，湿滞下痢，里急后重，脉弦滑而实，右关较盛，亟宜清宣化滞。

处方：土炒焦当归 4.5 克，大腹绒 6 克，中厚朴 3 克，知母 9 克，连皮云苓 9 克，益元散 12 克（布包），炒山楂 9 克，炒枳壳 4.5 克，炒莱菔子 12 克，盐橘核 12 克，土炒台乌药 9 克，鲜西瓜皮 3 克，生牡蛎 12 克（布包先煎），炒丝瓜络 3 克，土炒焦杭芍 9 克。水煎服，每日 1 剂。

按语 痢疾初起，只有导滞法而无固补方。案中生牡蛎 1 味，泻热利水，固摄真阴，补中有通，乃保护胎元也。

★ 例五 范男，9 月 26 日诊。

痢后脾为湿困，运化不行，渐呈虚滞之象，登厕仍有腹痛，且易滑泄，六脉紧滑，两关尤甚，舌苔白腻。治以渗化和中。

处方：云苓皮 12 克，厚朴 2 克，炒莱菔子 6 克，炒大腹绒 4.5 克，煨肉豆蔻 3 克，炒秫米 12 克，陈皮 4.5 克，煨广木香 2.5 克，猪苓 6 克，法半夏 9 克，炒六曲 9 克，盐水炒砂仁 4.5 克，炒枳壳 4.5 克，台乌药 4.5 克（橘核 6 克同炒），生姜 1 片，大枣 2 枚。水煎服，每日 1 剂。

按语 滑泄，苔白腻，是湿困之征。用云苓皮、猪苓、炒秫米淡渗利湿，所以醒脾也。

★ **例六** 郭男，10 月 17 日诊。

初患痢疾，治之未净，大肠湿滞，久成休息痢，连进前方药，运化尚未即复，再依前方加减。

处方：云苓皮 12 克，土炒焦当归 3 克，盐橘核 15 克，台乌药 9 克，谷芽 9 克，生牡蛎 15 克，杏仁泥 9 克，炒秫米 12 克，小川连 4.5 克，生地榆 9 克，生枳实 4.5 克，稻芽 9 克，滑石块 9 克，黄土 60 克（煎汤代水煎药），炒莱菔子 9 克，土炒焦杭芍 9 克，代赭石 6 克，旋覆花 6 克（布包），莲子心 4.5 克，鸡内金 9 克。水煎服，每日 1 剂。

西黄丸 2 克（分 2 次吞服）。

二诊：10 月 22 日。连进前方药，症象较转，滞下太久，肠中不能即肃，再为增减前方，以清余滞。

处方：云苓皮 12 克，炒秫米 12 克，炒莱菔子 12 克，稻芽 9 克，枳实 4.5 克，旋覆花 9 克（包煎），三棱 3 克，莪术 3 克，代赭石 9 克，川黄连 6 克，生地榆 9 克，谷芽 9 克，橘核 9 克，六一散 18 克，土炒焦杭芍 9 克，土炒台乌药 9 克，生牡蛎 9 克（布包先煎），土炒焦当归 3 克。水煎服，每日 1 剂。

黄土 60 克（煎汤代水煎药）。

西黄丸 2 克（分 2 次吞服）。

三诊：11 月 12 日。去三棱、莪术；加川楝子 9 克，小青皮 9 克，杜仲炭 6 克，桑寄生 18 克，威灵仙 9 克。水煎服，每日 1 剂。

★ **例七** 刘男，5 月 15 日诊。

休息痢患年余，中西医治迄未止，脾家湿困，大肠实滞迄未除，脉弦滑而实，当清滋宣化。

处方：土炒焦当归 9 克，炒秫米 12 克，代赭石 9 克，枳实 6 克，石莲肉 9 克，泽泻 9 克，煨木香 3 克，炒莱菔子 15 克，小川连 6 克，乌药 9 克，炒六曲 9 克，藕节 2 个，云苓皮 12 克，土炒焦杭芍 9 克，旋覆花 9 克（布包），橘核 12 克，车前子 9 克（布包）。用黄土汤煎服，每日 1 剂。

槐角丸 9 克（分 2 次吞服）。

按语 脾家湿困，非健运利湿不可，故用黄土煎汤，代水煎药。

1.33　便秘一例

杨男，8 月 23 日诊。

津液不敷，旧患便秘，迭经攻下，渐成脏结。盖肺主二便，肝主疏泄，右寸两关，脉见洪实。当从肝肺两经治之。

处方：肥知母 9 克，杏仁泥 9 克，生枳实 6 克，苏子霜 6 克，代赭石 9 克，郁李仁 12

克，川柴胡 0.6 克，炙升麻 0.3 克，黛蛤粉 30 克（包先煎），旋覆花 3 克（布包），全瓜蒌 30 克（玄明粉 3 克同拌），鲜石斛 12 克（劈先煎）。水煎服，每日 1 剂。

脏连丸 9 克（分 2 次吞服）。

二诊：8 月 26 日。原方加莱菔子 12 克，淡苁蓉 4.5 克。

三诊：9 月 4 日。便秘误于攻下，遂成脏结，幽阑两门皆实，气机不能升举，进前方药，大便能利而仍不畅，脉仍弦实，再依前方加减。

处方：知母 9 克，生枳实 6 克，黛蛤散 30 克（包先煎），代赭石 9 克，淡苁蓉 9 克，旋覆花 9 克（布包），川柴胡 1.2 克，炙升麻 0.6 克，土炒全当归 9 克，苏子霜 6 克，郁李仁 12 克，土炒杭白芍 12 克，炒莱菔子 12 克，鸡内金 9 克，鲜石斛 15 克（劈先煎），石决明 25 克（生研先煎）。水煎服，每日 1 剂。

脏连丸 9 克（分 2 次吞服）。

1.34　血证五例

★ 例一　赵男，6 月 20 日诊。

脾湿肝热，吐红太多，阴分为之大伤，肺家之气亦弱。纳物极少，津液不复，小便短赤，吐红盈口，六脉短滑而数，舌苔中微见黄糙。亟宜清育养阴，兼维后天。

处方：川黄柏 9 克，血余炭 9 克，鲜地黄 12 克，生川牛膝 9 克，鲜茅根 30 克，肥玉竹 9 克，知母 9 克，龙胆草 9 克，地骨皮 9 克，藕节 5 枚，磁朱丸 12 克（包先煎），生珍珠母 30 克（研先煎），黛蛤粉 18 克（布包先煎），鲜石斛 25 克（先煎）。

西黄丸 2 克（分 2 次随汤药化服）。

二诊：6 月 23 日。进服前方药之后，症象较转，但阴液正气不能即复。阳动热生，外兼邪束，肺令又不能畅，吐红已少，胁下仍有痞痛之感如前，宜遵前方变通。

处方：蜜紫菀 9 克，地骨皮 9 克，川黄柏 9 克，焦麦芽 9 克，炙款冬花 9 克，苏子霜 3 克，合欢花 30 克，苦桔梗 3 克，芡实米 9 克，砂仁 4.5 克，焦稻芽 9 克，生甘草 3 克，知母 9 克，地黄 25 克，生石膏 18 克（先煎），珍珠母 30 克（生研先煎），磁朱丸 12 克（布包先煎），黛蛤粉 25 克（包先煎），鲜枇杷叶 12 克（洗净去毛），甜葶苈子 4.5 克，甜杏仁泥 9 克。2 剂，水煎服，每日 1 剂。

西黄丸 1.2 克（分 2 次随汤药化服）。

三诊：6 月 26 日。前方治标较力，证势大转，唯阴虚已久，胃热未熄，肺络仍虚而多痰，吐血已止，偶于痰中尚夹有血丝，脉象亦转，不似以前之短数。再予标本兼顾之法。

处方：炙冬花 9 克，合欢花 30 克，地骨皮 9 克，蜜紫菀 9 克，砂仁米 4.5 克，磁朱丸 12 克（布包先煎），生牡蛎 25 克（布包先煎），黛蛤粉 18 克（布包煎），石决明 30 克（生研先煎），珍珠母 25 克（生研先煎），鲜九节菖蒲根 9 克，生侧柏叶 6 克，炒稻芽 12 克，鲜藕 30 克，甜杏仁 9 克，焦六曲 9 克，竹沥水 6 克（冲服），车前子 12 克（布包），血琥珀 3 分（冲）。生龙骨 12 克（先煎）。2 剂，水煎服，每日 1 剂。

珍珠粉 1 分（冲）。

★ 例二　张男，7 月 2 日诊。

湿热素盛，膀胱不化，小溲浑浊，经注射药针后，即迫血妄行而吐红，有时呛咳于痰中伴出，有时则呕逆吐出盈口，胸膺作热，脘次痞满，舌苔垢浊，脉象滑数而大。治当从本，清化导湿下行。

处方：生滑石块 12 克，知母 9 克，生侧柏叶 9 克，云苓皮 12 克，全瓜蒌 25 克，炒秫米 15 克，橘核 12 克，生川牛膝 9 克，鲜藕 30 克，焦栀子 12 克，黛蛤粉 30 克（布包先煎），血余炭 9 克，灵磁石 15 克（先煎），生川萆薢 9 克。2 剂，水煎服，每日 1 剂。

西黄丸 2.5 克（随汤药分 2 次化服）。

二诊：7 月 5 日。出血之象，自投药后即迎刃而解，胸热脘痞皆解，然湿热阻遏，气机失畅已久，心肾二气亦属不和，上下两焦热势犹存，小便尚未清利，两寸关脉并盛而兼滑，尺部较弱，当再清通凉化以达之。

处方：生川牛膝 9 克，生知母 9 克，枯黄芩 9 克，焦栀子 9 克，莲须 6 克，生滑石块 12 克，川黄柏 9 克，芡实米 9 克，莲子心 3 克，络石藤 9 克，黛蛤粉 18 克（布包煎），桑寄生 12 克，菟丝饼 9 克，竹茹 9 克，盐橘核 12 克。2 剂，水煎服，每日 1 剂。

★ 例三　刘男，7 月 23 日诊。

吐血十余日，肝肺气郁，湿热所阻，胸膺两胁际不适，脉滑数而弦。亟宜清凉渗化兼肃肺络。

处方：炒丹皮 6 克，血余炭 9 克，全瓜蒌 18 克，青竹茹 12 克，蒲黄炭 9 克，桃仁泥 6 克，川郁金 12 克，鲜藕 30 克，苏子霜 4.5 克，知母 9 克，浙贝母 9 克，生橘核 12 克，赤小豆 18 克（布包煎），鲜茅根 30 克，杏仁泥 6 克，川楝子 12 克（打），鲜石斛 30 克（先煎）。2 剂，水煎服，每日 1 剂。

二诊：7 月 25 日。吐红止后，肝肺之气未调，左半肺络太空，纯为湿热所阻，呼吸之气不匀，左胁上冲动而为心跳，咳时痰壅，舌苔白腻，脉仍弦滑。再清抑疏化，以肃肺络。

处方：鲜茅根 30 克，莲子心 3 克，代赭石 4.5 克，生侧柏叶 9 克，鲜藕 30 克，全瓜蒌 25 克，生石膏 18 克（研先煎），甜葶苈子 6 克，旋覆花 4.5 克（布包），焦栀子 9 克，杏仁泥 9 克，肥知母 9 克，石决明 18 克（生研先煎），黛蛤粉 25 克（布包先煎）。3 剂，水煎服，每日 1 剂。

西黄丸 3 克（分 2 次化服）。

★ 例四　李男，8 月 8 日诊。

阴分不足，肺胃热郁、湿热乘肝阳上越而犯于上焦，再兼外邪袭之，遂致头痛，咳吐血痰，鼻衄，咽痛，寒热交作，舌苔白腻，脉弦数，两关大。宜先予清凉疏化。

处方：鲜茅根 30 克，桑叶 12 克，蒲公英 12 克，知母 9 克，鲜荷叶 1 个，龙胆草 6 克，金银花 12 克，白僵蚕 9 克，薄荷叶 4.5 克，川黄柏 9 克，地骨皮 9 克，生滑石块 12 克（分 2 次冲入汤药），生石膏 30 克（先煎），焦栀子 12 克，连翘 9 克，鲜藕 30 克，黛蛤粉 25 克（布包先煎）。2 剂，水煎服，每日 1 剂。

安宫牛黄丸 1 粒（分 2 次冲入汤药）。

二诊：8 月 10 日。服前方药后，外邪已解，热势颇减，然肺胃热郁非一朝一夕，牙龈时有血出，痰中带血亦久，皆湿热并盛所致。脉象仍属弦大兼滑，再以清化凉血，兼平肺胃。

处方：侧柏叶 9 克，地骨皮 9 克，肥知母 9 克，鲜茅根 30 克，金银花 15 克，川黄柏 9 克，龙胆草 6 克，青竹茹 15 克，鲜荷叶 1 个，小郁李仁 6 克，生石膏 25 克（研先煎），板蓝根 12 克，石决明 15 克（生研先煎），全瓜蒌 25 克，薄荷 3 克（后煎）。2 剂，水煎服，每日 1 剂。

羚羊角分 0.15 克（镑片，另煎兑入）。

西黄丸 3 克（分 2 次化服）。

三诊：8 月 12 日。阴分虚燥，肝胃郁盛日久，脾肺亦因之不和，服药以来湿热之邪势虽已大减，第仍未清，舌苔白腻较退，脉数大亦平，再依前方加减。

处方：鲜茅根 18 克，肥知母 9 克，桑寄生 25 克，青竹茹 18 克，焦稻芽 18 克，生滑石块 12 克，天花粉 9 克，莲子心 4.5 克，首乌藤 30 克，台乌药 4.5 克，生石膏 12 克（研先煎），石决明 30 克（生研先煎），黛蛤粉 25 克（布包先煎），生川郁金 4.5 克，盐橘核 12 克，鲜荷叶 1 个，生枳实 2.5 克。3 剂，水煎服，每日 1 剂。

西黄丸 2 克（分 2 次化服）。

★ 例五　高男，7 月 26 日诊。

七情所伤，肺络被损，湿热乘势上犯，阴分又属不足，是以日晡发热，咳而吐红，痰涎亦盛，口唇均干，饮纳皆少，脉弦而细数。亟宜清热化燥，润肺除痰以止血。

处方：鲜茅根 30 克，地骨皮 9 克，血余炭 9 克，法半夏 9 克，川贝母 9 克，杏仁泥 9 克，青竹茹 12 克，知母 9 克，鲜石斛 30 克（先煎），酒黄芩 6 克，焦栀子 9 克，生牡蛎 12 克（布包先煎），代赭石 4.5 克，旋覆花 4.5 克（布包煎），黛蛤粉 18 克（布包煎），鲜藕节 1 个，侧柏炭 9 克。2 剂，水煎服，每日 1 剂。

西黄丸 1.5 克（分 2 次化服）。

二诊：7 月 29 日。症象渐转，第因湿热未清，复经邪袭，表里不畅，遂致湿热迫血，咳而痰血仍盛，脉左关较盛，当清疏凉化从标治之。

处方：鲜茅根 30 克，鲜苇根 30 克，冬桑叶 9 克，地骨皮 9 克，金银花 12 克，肥知母 9 克，犀角 0.6 克（研极细粉，分 2 次化服），炒粉丹皮 3 克，全瓜蒌 12 克，鲜藕 30 克，生侧柏叶 9 克，薄荷叶 3 克（后煎），益元散 9 克（布包）。2 剂，水煎服，每日 1 剂。

西黄丸 1.5 克（分 2 次化服）。

三诊：8 月 2 日。症象转后，痰血均少，而面红仍未正，肺络损处，盖犹未合，气分亦尚未尽畅，经络仍属空乏，阴液虽伤，尚可随证恢复，再从前方稍事增减。

处方：苏子霜 3 克，杏仁泥 9 克，代赭石 4.5 克，生川牛膝 6 克，生侧柏叶 9 克，血余炭 6 克，台乌药 4.5 克，桑寄生 15 克，栀子炭 9 克，金银藤 25 克，瓜蒌皮 9 克，生谷芽 12 克，六曲 9 克，生橘核 9 克，生牡蛎 18 克（布包先煎），旋覆花 4.5 克（布包），黛蛤粉 30 克（布包），鲜茅根 30 克，地骨皮 9 克，知母 9 克，鲜藕 30 克。5 剂，水煎服，每日 1 剂。

磁朱丸 10 粒（第 1 次随汤药化服 2 粒，间日加 2 粒至 10 粒止）。

西黄丸 2 克（分 2 次化服）。

1.35　消渴一例

李妇，5 月 22 日诊。

湿热下注膀胱，运化亦差，消渴，便秘，周身皮肤刺痒，头晕不清，脉滑数。宜清柔祛湿。

处方：云苓皮 12 克，泽泻 9 克，稻芽 9 克，猪苓 9 克，代赭石 9 克，知母 9 克，黄柏 9 克，桑寄生 18 克，莲子心 6 克，炒栀子 9 克，地肤子 9 克，鲜荷叶 1 个，生海蛤 18 克（布包先煎），生石决明 25 克（先煎），旋覆花 9 克（布包），灵磁石 9 克（先煎），龙胆草 9 克。

水煎服，每日 1 剂。

西黄丸 3 克（分 2 次化服）。

二诊： 5 月 28 日。药后消渴减，大便秘。前方西黄丸改为 4.5 克，加全瓜蒌 25 克、玄明粉 3 克、僵蚕 9 克。

按语　孔伯华先生认为，今人患病湿热者十之八九，故非常重视祛湿。外感暑湿者常选藿香、佩兰、竹茹、荷叶、六一散、西瓜翠衣等芳化清利；脾虚不化者常取云苓、苓皮、炒秫米、薏米等健脾化湿；湿浊中阻不化者取陈皮、半夏、枳壳、厚朴、莱菔子、大腹皮等和胃导滞；或有肿胀者加滑石块、白通草、猪苓、车前子等利湿；湿阻血分多见妇人经带诸病或皮肤痒疹、痈疖、浮肿，则以赤小豆、炒丹皮，甚者以西黄丸等化瘀清利；寒湿痹阻经络者，常用苏合香丸以芳通温化之。

1.36　遗精二例

★ **例一**　陈男，3 月 24 日诊。

旧有遗精之患，愈后近又复发，相火炽盛，多梦纷纭，病发后，次日作烧，阴分已伤，脉弦数。治宜滋摄并进。

处方：生牡蛎 12 克，生龙齿 9 克，远志 3 克，砂仁米 4.5 克，首乌藤 25 克，知母 9 克，朱莲心 4.5 克，焦酸枣仁 9 克，地骨皮 15 克，玄参 9 克，磁朱丸 15 克，珍珠母 30 克，龙胆草 9 克，川黄柏 9 克，白蒺藜 6 克（去刺），莲房 1 个，盐炒芡实米 9 克。水煎服，每日 1 剂。

★ **例二**　于男，8 月 9 日诊。

肝肾俱热，又兼气郁，每遇激怒，遂致少腹脘次发热，精关不固，时作滑精，昼犯亦不自禁，脉左关尺大。治以清平滋摄。

处方：盐炒芡实米 9 克，盐知母 9 克，朱莲心 6 克，盐菟丝子 9 克，朱茯苓 9 克，鲜藕 30 克，川郁金 6 克（生白矾水浸），盐黄柏 9 克，生牡蛎 15 克（布包先煎），旋覆花 9 克（布包），生石决明 25 克（先煎），桑寄生 18 克，砂仁米 9 克（盐水炒），盐橘核 12 克，生赭石 9 克，焦酸枣仁 9 克，合欢花 12 克，朱茯神 9 克。水煎服，每日 1 剂。

二诊： 8 月 12 日。加盐水炒胡桃仁 1 枚，黑芝麻 9 克。

三诊： 8 月 16 日。药后遗精渐少，头目眩晕。前方改牡蛎 18 克、石决明 30 克，加磁朱丸 12 克、杭滁菊 9 克。

四诊： 8 月 19 日。服前方药后，遗精止，脘闷纳差，时有恶心。前方再加厚朴花 9 克、青竹茹 12 克。

1.37　足跟痛一例

张男，肝肾两经热郁，兼有血分湿乘之患，久而渐注下焦，足跟痛不良于履，左寸关两脉弦滑而数。治当清通滋益，兼达经络。

处方：生石决明 25 克，知母 9 克，生海蛤 25 克（包先煎），金毛狗脊 9 克，山萸肉 6 克，桑寄生 15 克，川黄柏 9 克，天仙藤 9 克，忍冬藤 12 克，金银花 12 克，酒龙胆草 6 克，砂仁 4.5 克，生川牛膝 9 克，威灵仙 9 克，滑石块 12 克。水煎服，每日 1 剂。

按语 此案于滋益肝肾中，取川黄柏、龙胆草之苦以坚阴，而龙胆草用酒制以行血而达络，非止其痛而痛可止。

1.38 耳聋一例

王男，9 月 18 日诊。

时邪误治，既不得解，复不得泻，热实于中，清窍闭阻，耳聋头晕，口渴舌赤，脉大而数。亟宜清疏凉化之。

处方：冬桑叶 9 克，薄荷叶 4.5 克，知母 9 克，白僵蚕 9 克，连翘 9 克，小川连 9 克，鲜荷叶 1 个，酒黄芩 9 克，杏仁 9 克，地骨皮 9 克，莲子心 6 克，竹茹 25 克，鲜九节菖蒲根 9 克，生石膏 30 克（研先煎），龙胆草 9 克，鲜苇根 30 克，全瓜蒌 30 克，酒川军 2 克（开水泡兑）。水煎服，每日 1 剂。

紫雪丹 1.2 克（分 2 次冲服）。

二诊：9 月 22 日。温邪误治，服辛凉疏解之品已转，第肝热胃燥，清窍闭阻，多梦纷纭，脉尚数大，再以前方加减。

处方：龙胆草 9 克，莲子心 6 克，川黄柏 9 克，薄荷叶 4.5 克，知母 9 克，石膏 30 克（研先煎），石决明 30 克，地骨皮 9 克，条黄芩 9 克，鲜苇根 30 克，连翘 9 克，瓜蒌 30 克（玄明粉 3 克拌），鲜荷叶 1 个，大青叶 9 克，鲜九节菖蒲根 9 克。

安宫牛黄丸 1 粒（分 2 次化入）。

三诊：9 月 27 日。症已大愈，余热未清，心包络尚为邪扰，耳窍已较通，口渴未除，阳明尚盛，再为清滋凉化。

处方：龙胆草 9 克，地骨皮 9 克，莲子心 6 克，石决明 30 克（生研先煎），川黄柏 9 克，生石膏 30 克，知母 9 克，瓜蒌 24 克，生鳖甲 4.5 克，鲜竹茹 30 克，栀子炭 9 克，薄荷叶 4.5 克，鲜荷叶 1 个，炒稻芽 12 克，鲜九节菖蒲根 9 克。水煎服，每日 1 剂。

紫雪丹 1.2 克（分 2 次冲服）。

1.39 瘰疬痰核二例

★ 例一 鲍女，8 月 4 日诊。

阴分虚燥，湿热相乘，经为之郁阻而后期，督脉气血不和，亦为湿阻，脊骨第 4 节作痛，曾发瘰疬，西法治后，痰涎未化，脉象弦滑而数。亟宜清滋和化。

处方：首乌藤 25 克，玄参心 9 克，桑寄生 15 克，夏枯草 9 克，枯黄芩 9 克，代赭石 9 克，川贝母 9 克，青竹茹 18 克，炒稻芽 9 克，鸡血藤 15 克，黛蛤粉 25 克（布包先煎），旋覆花 4.5 克（布包），生牡蛎 12 克（布包先煎），白蒺藜 9 克（去刺），鲜荷叶 1 个。水煎服，每日 1 剂。

按语 玄参心、生牡蛎、川贝母取"消瘰丸"之意。

★ 例二 刘妇，1 月 9 日诊。

脾湿痰盛，肝家气郁，注于经络，项下发结核，渐致肿大，舌苔白腻，脉象弦滑而数，左关较盛。拟咸软豁痰柔肝。

处方：代赭石9克，夏枯草9克，广陈皮6克，天竺黄6克，竹茹12克，法半夏6克，生牡蛎9克，川贝母9克，玄参心9克，知母9克，石决明25克（生研先煎），旋覆花9克（布包），白蒺藜9克，板蓝根12克。水煎服，每日1剂。

西黄丸2克（分2次吞服），百效膏（外贴）。

按语 此以治肝经之热，肝气郁久不得疏泄，炼湿成痰核之固，故以清柔其肝而兼消痰核也。

1.40　小儿感冒三例

★ **例一** 苏男童，8月5日诊。

停滞化热，兼为邪袭，咳嗽寒热，大便秘，思食凉物，脉大而数，左寸关较舌干苔糙。治当清疏凉化之品。

处方：鲜石斛15克，知母9克，焦栀子9克，苏叶3克，枯黄芩9克，冬桑叶9克，薄荷叶4.5克，地骨皮9克，全瓜蒌18克，淡竹叶9克，杏仁泥9克，梨汁1小杯，鲜九节菖蒲根9克（和凉开水捣汁冲入）。水煎服，每日1剂。

紫雪丹1克（分2次冲服）。

按语 滞热兼感，咳嗽为主，以桑叶、杏仁，少加苏叶辛开之品；阴液耗伤用鲜石斛、梨汁清热润燥；便秘用瓜蒌。

★ **例二** 张女，3岁，10月12日诊。

滞热在中，外为邪袭，相搏于胃，吐利交作，舌中黑垢，边白色而腻，手纹肌热咳嗽。治当分解，以畅中焦。

处方：青竹茹12克，青连翘9克，佩兰叶6克，苏子霜4.5克，生滑石块9克，知母6克，川贝母6克，杏仁泥9克，盐橘核6克，清半夏3克，吴茱萸6克（小川连3克同炒），生石膏9克（先煎），通草3克，薄荷3克，炒焦麦芽4.5克。水煎服，每日1剂。

紫雪丹0.6克（分2次冲服）。

按语 外邪与滞热相搏中焦，胃气失和，吐利交作，舌中黑垢，当属滞热。分解表里，重在畅达中焦，用青竹茹、清半夏、吴茱萸、川黄连、焦麦芽治之。

★ **例三** 杨男童，8月2日诊。

伏热时感，初起即发壮热，头身痛楚，舌苔黄垢，脉大而数，寸关并盛。症属初起，宜辛凉芳解。

处方：生石膏30克，龙胆草6克，辛夷9克，金银花15克，莲子心6克，鲜荷叶1个，连翘9克，鲜茅根30克，地骨皮9克，知母9克，全瓜蒌25克，薄荷叶4.5克，鲜芦根30克，白僵蚕9克，枯黄芩9克，大青叶9克。水煎服，每日1剂。

紫雪丹1.2克（分2次冲服）。

按语 伏热初起即壮热，苔黄垢，脉数大，里热盛极。治用清热解毒、宣透达邪，石膏、紫雪、龙胆草、黄芩、莲子心等苦寒直折；薄荷、荷叶、芦根、金银花、连翘、辛夷等辛凉芳解。

1.41　小儿咳喘三例

★ 例一　惠男童，6 月 28 日诊。

湿热久咳，服药过于燥补，以致肺络为湿热所敛涩，肺气不惟不舒，且有伤肺，血随痰出，六脉短数太甚，膈上痛。亟宜凉化豁痰，兼防腐溃。

处方：全瓜蒌 18 克，血余炭 3 克，酒黄芩 9 克，炒甜葶苈子 12 克，杏仁泥 9 克，知母 9 克，金银花 12 克，苦桔梗 6 克，通草 15 克，鲜九节菖蒲根 12 克（和凉开水捣），竹沥水 15 克（和入），西黄丸 1.5 克（分 2 次吞服），生石膏 18 克（研先煎），蒲公英 12 克，鲜茅根 25 克，甘草 1.5 克。水煎服，每日 1 剂。

按语　燥补伤肺，血随痰出，且膈上痛，恐其腐溃，用西黄丸。

★ 例二　王女童，11 月 8 日诊。

痰咳既久且剧，中西医治迄未止，近更加甚，痰涕均有血出，脉大而滑数，面浮，苔腻。亟宜辛凉疏化。

处方：生石膏 15 克，鲜茅根 25 克，桑白皮 6 克，花蕊石 6 克，血余炭 6 克，甜葶苈 9 克，杏仁泥 9 克，代赭石 6 克，焦栀子 9 克，瓜蒌 9 克，竹茹 15 克，天竺黄 4.5 克，鲜芦根 25 克，石决明 18 克，旋覆花 6 克（布包），地骨皮 9 克，知母 9 克，川牛膝 6 克，鲜九节菖蒲根 9 克。水煎服，每日 1 剂。

安宫牛黄丸 1 粒（分 3 角和入）。

按语　痰咳日久，热迫血行，痰涕血出，以花蕊石化瘀生新。

★ 例三　张女幼，6 月 9 日诊。

肺气不肃而作嗽，夜间略重，痰咳不畅，兼为时邪，手亦微热，手纹红长。宜清解豁痰。

处方：鲜苇根 12 克，清半夏 1.5 克，地骨皮 3 克，杏仁泥 3 克，甜葶苈子 3 克，苏子霜 1.5 克，莲子心 3 克，生黄柏 3 克，金银花 6 克，陈皮 1.5 克，生知母 3 克。水煎服，每日 1 剂。

紫雪丹 0.6 克（分 2 次冲服）。

二诊：6 月 12 日。连服前方药，咳嗽已减，第余热未净，仍有低热，加生石膏 9 克，安宫牛黄散分半，去苏子霜。

1.42　小儿温暑湿燥热六例

★ 例一　徐男童，11 月 4 日诊。

湿热困脾，精力疲顿，形冷亦盛，舌赤苔白腻，脉弦滑而实，右手较盛。亟宜清疏芳化利湿。

处方：鲜苇根 30 克，忍冬藤 18 克，云苓皮 12 克，盐知母 9 克，盐黄柏 9 克，冬桑叶 9 克，莲子心 6 克，清半夏 4.5 克，川牛膝 9 克，薄荷叶 3 克，青蒿梗 9 克，大腹绒 4.5 克，福泽泻 9 克。水煎服，每日 1 剂。

苏合香丸 1 粒（分 2 次吞服）。

二诊：11 月 6 日。服前方药后，形冷已除，第湿热未清，纳差，再以原方加减。加鲜石斛 12 克、炒稻芽 9 克、栀子炭 9 克、车前子 9 克，去苏合香丸。

★ 例二 李男童，9 月 9 日诊。

时邪重证，热象极炽，寒热口渴，神迷谵妄，舌糙而黑，大便秘结，六脉伏数而实。宜辛凉疏化，苦降芳通。

处方：鲜茅根 30 克，龙胆草 6 克，地骨皮 9 克，白僵蚕 9 克，大青叶 9 克，鲜苇根 30 克，莲子心 6 克，知母 9 克，生石膏 30 克（研先煎），桑叶 9 克，全瓜蒌 30 克，薄荷 6 克，金银花 15 克，酒川军 4.5 克（开水泡兑）。水煎服，每日 1 剂。

紫雪丹 1.5 克（分 2 次冲服）。

二诊：9 月 13 日。加鲜生地黄 30 克、鲜竹茹 30 克。

按语 此例属典型阳明腑实之神迷谵妄，又兼有上焦症未了，且寓下焦阴已伤，故主以酒川军配全瓜蒌、大青叶，而金银花、薄荷解其外，知母、地骨皮养其阴，紫雪丹之用亦取咸泻之功。设生石膏、龙胆草、莲子心并使诸寒凉之性，鲜苇根通气，鲜茅根行血，皆为之佐。法在辛凉疏化，尤重苦降，非比热扰心包之谵妄。况再加鲜生地黄、鲜竹茹，皆益胃之品，胃之病使去，胃之正使复。早料于前矣。

★ 例三 纪男童，9 月 17 日诊。

重感之后，攻伐太过，热已内陷，虽凉化，邪不能外达，而燥象颇炽，发热，咳嗽，舌无苔而绛，脉大而数。当从阴分启之外达。

处方：鲜芦根 30 克，大青叶 9 克，金银花 12 克，焦栀子 9 克，苏子霜 4.5 克，鲜九节菖蒲根 9 克（和凉开水捣汁兑入），地骨皮 9 克，杏仁泥 9 克，桃仁泥 6 克，全瓜蒌 18 克，鲜藕 30 克，生鳖甲 4.5 克，青蒿梗 3 克，生石膏 15 克，薄荷叶 4.5 克。水煎服，每日 1 剂。

紫雪丹 1 克（分 2 次冲服）。

二诊：10 月 19 日。服前方药后，热已退，第服药过燥，痰为热灼而干涩，咳而不嗽，脉尚数，再以前方加减。

处方：生石膏 15 克，鲜苇根 30 克，地骨皮 9 克，鲜石斛 9 克，杏仁泥 9 克，栀子炭 9 克，全瓜蒌 18 克，知母 9 克，薄荷 3 克，梨 30 克，青蒿梗 3 克，桃仁泥 4.5 克，黛蛤粉 12 克（布包），生鳖甲 4.5 克（先煎），甜葶苈子 4.5 克，鲜九节菖蒲根 9 克（捣汁兑入）。水煎服，每日 1 剂。

紫雪丹 1 克（分 2 次冲服）。

★ 例四 李女童，9 月 2 日诊。

湿温兼时感，初未得解，邪渐深陷，口渴耳聋，寒热便秘，头身痛楚，脉伏滑而数大。亟宜辛凉疏化，佐以芳通。

处方：蝉衣 9 克，鲜苇根 30 克，全瓜蒌 30 克，薄荷 6 克，龙胆草 9 克，大青叶 9 克，金银花 15 克，杏仁 6 克，甘中黄（即人中黄）6 克，知母 9 克，生石膏 30 克（研先煎），莲子心 6 克，白僵蚕 9 克，桃仁 6 克，酒川军 3 克（开水泡兑）。水煎服，每日 1 剂。

紫雪丹 1.5 克（分 2 次冲服）。

二诊：9 月 3 日。服前方药后，表里均未解，两实之象较盛，发热、口渴、食冷、耳聋等象未除，脉仍洪数，再以前方加减。

处方：龙胆草9克，杏仁泥9克，全瓜蒌30克，白僵蚕9克，川黄柏9克，桃仁泥6克，知母9克，地骨皮9克，大青叶9克，川郁金6克，生石膏30克（研先煎），鲜苇根30克，薄荷4.5克，金银花15克，酒川军0.6克（开水泡兑）。2剂，水煎服，每日1剂。

安宫牛黄丸1粒（分2剂药中化服）。

三诊：9月5日。加鲜九节菖蒲根9克、生石决明18克。

四诊：9月10日。症象已转，肝家热邪尚盛，耳聋未通，口渴食冷，发热尚未退净，大便四五日未下，脉尚数，再依前方加减。

处方：龙胆草9克，桃仁6克，生石膏30克（研先煎），杏仁6克，知母9克，桑寄生15克，大青叶9克，黄柏9克，石决明30克（生研先煎），生鳖甲9克，地骨皮9克，全瓜蒌24克，朱莲心6克，金银花12克，郁李仁8克，忍冬藤12克，代赭石3克，旋覆花4.5克（布包），鲜藕60克，鲜荷叶1个。水煎服，每日1剂。

紫雪丹1.2克（分2次冲服）。

五诊：9月13日。加酒川军1.5克（开水泡兑）、橘核12克、杏仁泥9克。

六诊：9月21日。大病之后，余热未清，湿滞未下，大便结而未通，口渴思冷，寒热痰涎仍盛，足部痛楚，脉数大，再为变通前方。

处方：黄柏9克，龙胆草9克，旋覆花6克（布包），代赭石6克，知母9克，石决明30克（生研先煎），全瓜蒌30克，栀子炭9克，生石膏30克（研先煎），地骨皮12克，杏仁泥9克，生鳖甲9克（先煎），薄荷4.5克，郁李仁8克，梨30克（切片），川牛膝9克，玄明粉3克，酒大黄3克（开水泡兑），紫苏子6克，鲜藕30克，鲜九节菖蒲根9克。水煎服，每日1剂。

安宫牛黄丸1粒（分2剂药中化服）。

★ 例五　徐女童，6月9日诊。

阴分中实邪久郁，殊难即清，是以发热经久不除，气机横逆，兼以暑湿相困，更不清爽，脉仍弦滑数大，左关较盛，再为清滋和化。

处方：川黄柏9克，广藿梗6克，旋覆花6克（布包），代赭石6克，知母9克，生鳖甲9克（先煎），鲜竹茹15克，地骨皮9克，生牡蛎12克（布包先煎），川郁金6克，龙胆草炭3克，生海蛤15克（布包先煎），朱莲心4.5克，炒焦谷芽9克，炒焦稻芽9克，大腹绒4.5克，川牛膝9克，鲜藕30克（切片）。水煎服，每日1剂。

二诊：6月11日。初进前方药效颇好，继则又以肝热被束，不得畅达，心跳又盛，甚则筋急，左关脉独盛，再以前方稍事变通。

处方：桑寄生15克，代赭石6克，青竹茹15克，莲子心6克，陈皮2.5克，鸡血藤15克，炒稻芽9克，黄柏9克，知母9克，地骨皮9克，炒谷芽9克，杭菊花9克，鲜藕30克，鲜荷叶1个，旋覆花6克（布包），生牡蛎12克（布包先煎），石决明25克（生研先煎），生鳖甲6克（先煎），磁朱粉12克（布包先煎），真血珀3克（布包）。水煎服，每日1剂。

三诊：6月13日。加白蒺藜4.5克、广藿梗4.5克、龙胆草4.5克（酒洗）、大腹绒1.5克，去杭菊花，地骨皮加至12克。

四诊：6月15日。血分为邪热久郁，达之殊不易，发热尚不能除，气机滞阻，时届盛暑，郁当更甚，肝脉独盛，再为变通治法。

处方：川黄柏9克，代赭石6克，知母9克，青蒿梗3克，栀子炭9克，青竹茹15克，地骨皮 9 克，嫩桑枝 15 克，薄荷 1.5 克，莲子心 4.5 克，炒谷芽 9 克，川黄连 4 克，旋覆花 6 克，生鳖甲 9 克，石决明 25 克，磁朱粉 12 克，广藿梗 6 克，炒稻芽 9 克，鲜荷叶 1 个。水煎服，每日 1 剂。

紫雪丹 1 克（分 2 次冲服）。

五诊：6 月 19 日。症象略转，又为暑袭，头痛呕逆，泄泻，气机更属不畅，脉大而数，右关较盛，亟宜先为芳解。

处方：鲜苇根 15 克，陈皮 4.5 克，佩兰梗 6 克，鲜青竹茹 15 克，广藿梗 9 克，知母 9 克，鲜荷叶 1 个，炒稻芽 9 克，厚朴 1.2 克，薄荷 3 克，地骨皮 9 克，益元散 12 克（布包），川黄连 4.5 克（吴茱萸 0.6 克泡水炒）。水煎服，每日 1 剂。

紫雪丹 1 克（分 2 次冲服）。

六诊：6 月 22 日。六脉均有伏象，左三脉尤甚，来往亦不畅，盖有新邪束缚，气机不能外达，兼有腹痛，中满泄泻，暑湿相郁。亟宜从标芳化。

处方：云苓皮 9 克，小川连 4 克（吴茱萸 0.6 克炒），栀子炭 9 克，炒秫米 9 克，知母 9 克，地骨皮 9 克，大腹绒 4.5 克，泽泻 6 克，橘核 9 克（乌药 6 克同炒），益元散 12 克（布包），广藿梗 9 克，杭菊花 9 克，鲜荷叶 1 个，薄荷梗 3 克。水煎服，每日 1 剂。

七诊：6 月 25 日。阴分虚燥，借秋燥而愈盛，脾为湿郁，因暑湿而愈实，肺气为之失肃，阳明因之而热，脉象弦滑而数大，再为标本并治。

处方：甜杏仁 9 克，地骨皮 9 克，鲜竹茹 15 克，川黄柏 9 克，朱莲心 3 克，炒稻芽 9 克，代赭石 6 克，知母 9 克，生紫菀 9 克，鲜苇根 15 克，广藿梗 6 克，鲜藕 30 克，旋覆花 6 克（布包煎），黛蛤粉 18 克（布包先煎），苏子霜 4.5 克，桑白皮 15 克，川牛膝 9 克。水煎服，每日 1 剂。

八诊：6 月 28 日。加合欢皮 12 克、磁朱粉 12 克、麦冬 9 克、鲜荷叶 1 个，去鲜苇根，加地骨皮至 12 克。

九诊：6 月 30 日。连进前方药，症象仍无进益，左关脉大而数，阴分仍属虚而不敷，气仍虚滞而不调，再以滋益和化并用。

处方：麦冬 9 克，地骨皮 12 克，生牡蛎 12 克（布包先煎），知母 9 克，生紫菀 9 克，磁珠粉 12 克（布包先煎），川牛膝 9 克，川黄柏 9 克，花旗参 3 克，合欢花 12 克，炒谷芽 9 克，土陈皮 9 克，鲜藕 30 克，炒稻芽 9 克。水煎服，每日 1 剂。

★ 例六　颜男幼，7 月 26 日诊。

热郁于中，兼感时邪，寒热肢厥，耳聋，大便不利，神形呆滞，谵语思冷，弦数而实。亟宜辛凉芳化。

处方：桑叶 9 克，莲子心 6 克，鲜苇根 30 克，龙胆草 6 克，川黄柏 9 克，小川连 9 克，栀子炭 9 克，金银花 15 克，鲜荷叶 1 个，僵蚕 9 克，生石膏 18 克（研先煎），薄荷 4.5 克，知母 9 克，辛夷 6 克，甘中黄（又称人中黄）4.5 克，鲜九节菖蒲根 9 克。水煎服，每日 1 剂。

局方至宝丹 1 粒（分 2 剂药内化服）。

二诊：8 月 2 日。症象已转，热势尚炽，发热未除，耳聋谵语神痴等象未除，脉象较缓，旁流较缓，当可逐渐恢复，再依前方增减。

处方：鲜茅根 30 克，地骨皮 12 克，莲子心 6 克，小川连 9 克，辛夷 6 克，川黄柏 9 克，生滑石块 9 克，知母 9 克，龙胆草 9 克，白僵蚕 9 克，金银花 15 克，炒枳壳 3 克，鲜荷叶 1

个，生石膏 30 克（研先煎），鲜九节菖蒲根 9 克，生鳖甲 6 克（先煎），生甘草 4.5 克，栀子（炒）3 克，酒川军 1.5 克（开水泡兑服），犀角 1 分半（另研兑入）。水煎服，每日 1 剂。

安宫牛黄丸 1 粒（分 2 剂药内化服）。

三诊：8 月 6 日。加瓜蒌 30 克、生石决明 18 克、乌药 9 克，酒川军改 3 克，去辛夷、犀角。

四诊：8 月 11 日。症象已经大转，阴分尚未尽清，气机未和，腹中尚有痛时，大便泻出滞物，脉息已平，再依前方加减。

处方：生鳖甲 9 克，小川连 9 克，川黄柏 9 克，莱菔子 9 克，生滑石块 12 克，薄荷 3 克，地骨皮 12 克，乌药 9 克，枳实 6 克，龙胆草 3 克，甘草 3 克，鲜荷叶 1 个，知母 9 克，生石膏 18 克（研先煎），石决明 18 克（生研先煎），橘核 6 克，桑寄生 15 克。水煎服，每日 1 剂。

安宫牛黄丸 1 粒（分 2 剂药内化服）。

五诊：8 月 19 日。症已大愈，阴分尚亏，胃纳较复，脾运仍差，心包络余邪未尽，便秘，不能安睡，脉尚弦数而大，再为清滋和化。

处方：首乌藤 30 克，枳实 4.5 克，柏子霜 9 克，地骨皮 12 克，板蓝根 12 克，甘草 3 克，全瓜蒌 24 克，莲子心 6 克，带心麦冬 9 克，鲜地黄 25 克，郁李仁 6 克，鲜藕 30 克（切片煎），生石膏 18 克（研先煎），石决明 25 克（研先煎），桑寄生 25 克，知母 9 克，炒六曲 9 克。水煎服，每日 1 剂。

紫雪丹 1.2 克（分 2 次冲服）。

六诊：8 月 29 日。原方加生鳖甲 4.5 克、杏仁泥 9 克、薄荷叶 4.5 克、鲜苇根 30 克，去甘草（因重复感受外邪）。

七诊：9 月 1 日。大病初愈，阴液未复，大便难，阴分中余邪未净，入夜仍有燥热，肝家阳邪仍未戢也，脉息仍数，再依前方增减。

处方：炒谷芽 9 克，鲜苇根 30 克，旋覆花 4.5 克（布包），代赭石 6 克，地骨皮 12 克，石决明 18 克（生研先煎），炒枳壳 9 克，知母 9 克，鲜石斛 12 克（劈先煎），首乌藤 45 克，焦六曲 9 克，郁李仁 9 克，炒稻芽 9 克，生鳖甲 4.5 克（先煎），鲜地黄 15 克，全瓜蒌 25 克（玄明粉 3 克同拌），鲜藕 30 克，益元散 12 克（布包）。水煎服，每日 1 剂。

加味牛黄清心丸 1 粒（分和药内）。

按语 瓜蒌合玄明粉同拌，缓泻而不伤阴，此二味走肺与大肠，从其表里也。

1.43　痘疹二例

★ 例一　颜女幼，2 月 29 日诊。

疹已透达，咳嗽颇甚，肤燥口渴，舌紫。辛凉之品不效，兼有燥结，气滞阻痛，当清宁凉化，以畅表里之气。

处方：鲜苇根 30 克，杏仁泥 9 克，瓜蒌仁 18 克，薄荷叶 3 克，莲子心 3 克，桃仁泥 3 克，连翘 9 克，地骨皮 9 克，知母 9 克，生石膏 12 克（研先煎），通草 4.5 克，苏子霜 4.5 克，乌药 3 克，鲜九节菖蒲根 9 克（和凉开水捣汁兑服），紫雪丹 1.2 克（分 2 次冲服）。水煎服，每日 1 剂。

按语 疹已透达，不可过用辛散。并有唇燥口渴伤津之象，故用清凉除热，热除肺得清肃，则咳嗽自止。此用鲜九节菖蒲根捣汁兑服，可畅达气机。

★ **例二** 王男幼，4 月 12 日诊。

湿疹解之未当，闭于肺络，遂致喘促，胸骨凸起，肺胀可知，口渴肌热，手纹紫长。亟宜辛凉芳化，豁痰以消息之。

处方：代赭石 4.5 克，鲜芦根 30 克，桃仁泥 4.5 克，薄荷叶 4.5 克，知母 9 克，胆南星 6 克，桑白皮 9 克，鲜茅根 30 克，杏仁泥 9 克，龙胆草 4.5 克，金银花 12 克，甜葶苈子 7.5 克，生石膏 18 克（麻黄 0.1 克同煎），白僵蚕 9 克，旋覆花 4.5 克（布包），瓜蒌 12 克，地骨皮 9 克。水煎服，每日 1 剂。

安宫牛黄丸 1 粒（分 4 角，每次服 1 角）。

二诊：4 月 16 日。连进前方药，症象渐转，喘息未止，但较前已缓，胸膺凸起尚未平复，肺部仍属肿胀，口苦糜痛，再依前方加减。

处方：生石膏 18 克，甜葶苈子 9 克，桑白皮 9 克，鲜芦根 30 克，鲜茅根 30 克，旋覆花 7.5 克，代赭石 7.5 克，桃仁泥 4.5 克，杏仁泥 9 克，地骨皮 9 克，金银花 9 克，川牛膝 9 克，天竺黄 6 克，通草 3 克，知母 9 克，鲜荷叶 1 个，黛蛤粉 18 克（布包），蒲公英 12 克，莲子心 4.5 克，益元散 12 克（布包），淮小麦 30 克，小川连 4.5 克，板蓝根 9 克，鲜九节菖蒲根 9 克（和凉开水捣汁兑入）。水煎服，每日 1 剂。

安宫牛黄丸 1 粒（分 4 角，每次服 1 角）。

三诊：4 月 26 日。险象已除，喘促虽止而胸骨未平，音哑气促，口渴唇汗出血滑，虚而有热，再为变通前方。

处方：生石膏 15 克，甜葶苈子 4.5 克，生牡蛎 9 克，天竺黄 4.5 克，竹茹 12 克，谷芽 9 克，蒲公英 9 克，小川连 6 克，黛蛤粉 15 克，知母 9 克，板蓝根 9 克，稻芽 9 克，旋覆花 3 克，生赭石 3 克，盐橘核 15 克，莲子心 6 克，车前子 9 克，浮小麦 30 克。水煎服，每日 1 剂。

太极丸 1 粒（研化，分 2 次冲服）。

按语 此病童曾出疹，经日医注射后，疹退而热不清，因而构成本病，喘促声达户外，证情颇险。

1.44　惊风抽搐二例

★ **例一** 韩男童，9 月 15 日诊。

肝家热邪素盛，每为邪袭，或闭实热，即易动风，脉数而实。当凉降兼通表里以防之。

处方：生石膏 15 克，钩藤 9 克，枳实 4.5 克，杏仁泥 9 克，桃仁泥 4.5 克，薄荷叶 3 克，焦栀子 9 克，瓜蒌 18 克，桑寄生 9 克，莲子心 3 克，青竹茹 18 克，甘草 3 克，磁朱丸 9 克。水煎服，每日 1 剂。

太极丸 1 粒（研化，分 2 次冲服）。

按语 此例素体肝热，每感邪袭或热闭于中，即引动肝风，所谓"诸风掉眩，皆属于肝"。治以石决明、磁石等镇肝熄风，并配合薄荷叶等辛凉解热之品。

★ **例二** 陈男童，4 月 22 日诊。

惊邪动肝，热入经络，脾家亦为热困，周身四肢抽掣不安，延日较久，脉大而弦硬。亟宜镇肝达络。

处方：生石决明 30 克，竹茹 30 克，络石藤 9 克，生鳖甲 4.5 克，莲子心 6 克，威灵仙 30 克，龙胆草 6 克，胆南星 6 克，忍冬藤 30 克，知母 9 克，旋覆花 4.5 克（布包），代赭石 6 克，桑寄生 30 克，地骨皮 12 克，川黄柏 9 克，穿山甲 3 克，首乌藤 12 克，鲜荷叶筋 1 具，磁朱丸 12 克，羚羊角片 0.5 克。水煎服，每日 1 剂。

牛黄抱龙丸 1 粒（分 2 次吞服）。

二诊：4 月 25 日。惊邪伤肝，热入经络，四肢抽搐，日无宁时，服药渐安，过食动热，病即复甚，再依前议兼为平胃降滞。

处方：石决明 30 克，茯神木 9 克，竹茹 30 克，代赭石 6 克，忍冬藤 30 克，夜交藤 15 克，玄明粉 1.5 克，桑寄生 30 克，生鳖甲 4.5 克，宣木瓜 9 克，枳实 4.5 克，知母 6 克，酒川军 1.5 克，羚羊角片 0.5 克，龙胆草 9 克，旋覆花 6 克（布包），生石膏 30 克，滴乳香 3 克，川黄柏 9 克，磁朱丸 12 克。水煎服，每日 1 剂。

局方至宝丹 1 粒（分 4 角，每服 1 角）。

1.45　疳积二例

★ 例一　王男童，10 月 25 日诊。

疳积兼有虫蚀，脘腹胀痛，心神迷离，兼作呕逆，脉大而弦数。治以攻荡抑肝，杀虫化积之品。

处方：生牡蛎 12 克，枳实 6 克，三棱 4.5 克，煨使君子 9 克，生鳖甲 4.5 克，厚朴 2 克，莪术 4.5 克，煨榧子肉 9 克，莲子心 4.5 克，雷丸 9 克，六曲 9 克，生甘草 9 克，大腹绒 4.5 克，醋军炭 1.5 克，橘核 9 克，玄明粉 1.5 克。水煎服，每日 1 剂。

紫雪丹 1 克（分 2 次冲服）。

★ 例二　田男童，11 月 23 日诊。

疳积已久，上攻牙龈及目睛，齿已自脱，目生白翳，延日较久，正不胜邪，脉弦数而大。拟咸软退翳。

处方：三棱 6 克，全蝉衣 6 克，生牡蛎 9 克（布包先煎），莪术 6 克，雷丸 6 克，生鳖甲 9 克（先煎），龙胆草 3 克，枳实 6 克，川黄连 3 克，大腹绒 6 克，净蛇蜕 6 克，生石决明 18 克（研先煎），煨榧子肉 9 克，槟榔 1.5 克，青黛 9 克（布包），密蒙花 9 克。黄土汤煎服，每日 1 剂。

犀黄丸 3 分（分 2 次化入汤药内）。

化痞膏 1 帖，加麝香 1 分外贴。

二诊：12 月 14 日。疳积久而上攻，目生云翳，服前方药尚未退，右目亦渐究其实仍属积痞不化所致也，再前方增减。

处方：雷丸 9 克，三棱 3 克，蝉衣 9 克，谷精草 9 克，辛夷 6 克，干荷叶 1 个，木贼草 9 克，莪术 3 克，蛇蜕 9 克，龙胆草 3 克，生枳实 3 克，车前子 9 克（布包），生石膏 18 克（研先煎），生石决明 18 克（研先煎），金银花 9 克，密蒙花 9 克，知母 9 克。黄土汤煎服，每日 1 剂。

烂积丸 6 分（分 2 次化入汤药内）。

按语 用黄土煎者，多用生黄土，放陶罐或地上挖坑，用水调匀，放白矾沉淀一夜，早起用其水煮药，其意土为脾之本气，健脾化湿，并治肠风、便血。

1.46   虫证一例

李男童，9月28日诊。

湿涎上犯，时作吐涎，旧有腹痛虫蚀，饮食不为肌肤，盖多吐伤津所致也，面色黄滞，脉象弦滑。治以杀虫化湿、育液调中之法。

处方：连皮茯苓12克，雷丸9克，炒橘核9克，乌药6克，炒枳实4.5克，肥玉竹9克，醋竹茹15克，槟榔3克，肥知母9克，甘草9克，风化硝1.5克，炒秫米9克，铁皮石斛6克，川牛膝9克，青黛15克（布包先煎），酒川军1.2克（开水泡兑）。水煎服，每日1剂。

二诊：10月18日。连进前方药，症象已转，第脾湿郁久，不能即化，腹中虫积不能即清，痛楚已减，再以前方加减。

处方：连皮茯苓12克，清半夏9克，盐橘核12克，槟榔炭3克，生甘草9克，大青叶9克，炒枳实4.5克，甜葶苈6克，炒秫米12克，乌梅1枚，杏仁泥9克，台乌药6克，雷丸3粒（打），鲜石斛12克（劈先煎），青黛15克（布包），风化硝2克（冲），生川牛膝9克，车前子9克（布包）。水煎服，每日1剂。

1.47   停滞一例

袁女幼，10月15日诊。

停滞化热，右手关纹青，按右手有伏象，腹中尚痛楚不适。治当宣导清化。

处方：炒莱菔子3克，全瓜蒌9克，冬桑叶9克，大青叶9克，炒枳实3克，杭菊花9克，石决明12克（生研先煎），炒六曲6克，小川连3克，郁李仁6克，太极丸1粒（分2次化入汤药中）。水煎服，每日1剂。

二诊：10月18日。服前方药后，滞热已降，手关纹已退，第舌苔色尚紫，血分阳明犹有余热，再拟前方加减。

处方：大青叶9克，瓜蒌12克，炒莱菔子9克，生枳实4克，川黄连4.5克，六曲6克，鲜石斛9克（劈先煎），生石决明9克（研先煎）。水煎服，每日1剂。

太极丸1粒（分2次化入汤药中）。

1.48   泄泻一例

曾男童，6月24日诊。

饮食不调，伤及中土，大便泻下不畅，脾家运化较差，脉象滑实。亟宜清宣导滞，以和中焦。

处方：云苓皮12克，土炒当归6克，煨鸡内金9克，知母9克，炒秫米9克，土杭芍9克，广木香1.5克，川黄连3克（吴茱萸1克炒），炒枳实4.5克，川厚朴3克，炒莱菔子12克，盐橘核12克，益元散12克（布包）。水煎服，每日1剂。

二诊：6月25日。滞热泄泻未止，又以外感袭络，项筋作痛，周身疲乏无力，脉来滑大，右寸关较盛，当先疏化从标治之。

处方：鲜苇根 30 克，知母 9 克，忍冬藤 18 克，薄荷 4.5 克，茵陈 3 克，广藿梗 9 克，莲子心 4.5 克，青竹茹 15 克，栀子炭 9 克，桑枝 15 克，冬桑叶 9 克，鲜荷叶 1 个。益元散 12 克（布包）。水煎服，每日 1 剂。

1.49　痢疾二例

★ 例一　曹女童，7 月 23 日诊。

肠胃湿滞，旧患便血，近以气滞便脓血，里急后重，转后肠胃湿邪不除，腹胀颇甚，脉滑弦而数。治宜清疏宣化利湿。

处方：橘核 9 克，炒莱菔子 9 克，云苓皮 9 克，陈皮 4.5 克，厚朴 2 克，炒秫米 9 克，大腹绒 4.5 克，炒丹皮 3 克，鲜藕 30 克（切片），生牡蛎 12 克（布包先煎），赤小豆 12 克，乌药 9 克，益元散 12 克（布包），槐角丸 6 克（布包煎）。水煎服，每日 1 剂。

西黄丸 1.2 克（分 2 次吞服）。

二诊：8 月 1 日。大便脓血已止，小溲尚短少，晨间作泻，腹胀痛，交阴分为甚，脉尚弦滑而数大，再依前方变通之。

处方：土炒当归 4.5 克，云苓皮 12 克，炒莱菔子 12 克，土炒杭芍 9 克，大腹绒 6 克，焦六曲 6 克，西瓜皮 30 克，川雅连 4.5 克（诃子肉 3 克同炒焦），陈皮 4.5 克，山楂炭 9 克，盐橘核 12 克，盐知母 9 克，盐黄柏 9 克，厚朴 1.5 克，炒秫米 12 克，土乌药 9 克，泽泻 6 克，益元散 12 克（布包），石决明 15 克（生研先煎）。水煎服，每日 1 剂。

三诊：8 月 8 日。加生牡蛎 12 克、芡实米 9 克（盐水炒），外贴十香暖膈膏，去诃子、肉炒川黄连、石决明。

四诊：8 月 10 日。下脓血已止，第晨间仍泻，脾家湿痞胀满，津液被阻，咽物作噎，口渴泛稀涎，脉弦滑而实大，再以渗化增液兼调气机。

处方：鲜苇根 18 克，铁石斛 9 克，大腹绒 9 克，冬桑叶 9 克，川黄连 3 克，炒秫米 9 克，代赭石 6 克，云苓皮 9 克，鸡内金 9 克，苏子 6 克，盐橘核 12 克，厚朴 3 克，杏仁泥 9 克，旋覆花 6 克（布包），车前子 9 克（包），川郁金 9 克（生白矾水浸），鲜藕 30 克（切片）。水煎服，每日 1 剂。

★ 例二　陈男童，6 月 6 日诊。

旧患较减，暑湿停滞，遂致下痢，里急后重，脉象滑实而数。亟宜宣导疏化。

处方：炒莱菔子 12 克，山楂炭 9 克，川黄柏 9 克，土炒当归 3 克，焦稻芽 9 克，鸡内金 9 克，土炒杭芍 9 克，焦六曲 9 克，雅连 6 克，橘核 12 克，广藿梗 9 克，西瓜皮 30 克，生牡蛎 9 克（布包先煎），焦谷芽 9 克，竹茹 15 克，台乌药 9 克，益元散 12 克（布包），车前子 9 克（布包）。水煎服，每日 1 剂。

二诊：6 月 8 日。痢已较减，泄泻太多，精力当见弱，俟痢清除，脾运得精力自复矣。脉较和缓，症已转，再为宣导。

处方：生左牡蛎 9 克，炒六曲 9 克，山楂炭 9 克，炒莱菔子 15 克，盐橘核 9 克，乌药 9 克，酒炒雅连 6 克，枳实 4.5 克，炒稻芽 9 克，金银花 9 克，广藿梗 9 克，知母 9 克，西瓜皮 30 克，土炒焦当归 3 克，土炒焦杭芍 9 克，大腹绒 6 克，焦谷芽 9 克，白头翁 9 克，益元散 12 克（布包）。水煎服，每日 1 剂。

太极丸 2 粒（分 2 次化服）。

1.50　眼病二例

★ 例一　刘男童，3 月 22 日诊。

大肠与肺相表里，并为湿邪所郁，肝家心包络并热，外为风袭，目生赤翳，暴作痛楚，脉大而数，下患脱肛。宜疏化凉降。

处方：龙胆草 6 克，木贼草 9 克，知母 9 克，莲子心 6 克，净蛇蜕 9 克，僵蚕 9 克，全蝉衣 9 克，薄荷叶 4.5 克，脏连丸 9 克，川黄柏 6 克，杏仁泥 9 克，生石膏 25 克（研先煎），金银花 12 克，青竹茹 12 克，杭菊花 9 克，桃仁泥 4.5 克。水煎服，每日 1 剂。

六神丸 30 粒（布包煎 2 次化入）。

二诊：3 月 25 日。进前方药，目疾已转，唯赤翳尚未尽退，脱肛亦稍有好转，六脉仍数，热象尚炽，再以前方略为增减。

处方：龙胆草 6 克，地榆 4.5 克，青竹茹 12 克，薄荷 4.5 克，槐实 4.5 克，杏仁泥 9 克，蛇蜕 9 克，杭菊花 9 克，蝉衣 9 克，莲子心 6 克，知母 9 克，生石膏 25 克（研先煎），石决明 18 克（生研先煎），僵蚕 9 克，木贼草 9 克，桃仁泥 4.5 克，脏连丸 9 克。水煎服，每日 1 剂。

犀角 0.45 克（另煎分兑）。

★ 例二　王女童，2 月 22 日诊。

暑湿化热，蒸腾于上，目生赤翳，脉大而数，右寸两关并盛。亟宜清化退翳。

处方：生石膏 25 克（研先煎），蛇蜕 9 克，青连翘 9 克，川黄柏 9 克，蝉衣 9 克，知母 9 克，龙胆草 6 克，莲子心 9 克，辛夷 6 克，木贼草 9 克，冬桑叶 9 克，枯黄芩 9 克，金银花 12 克，鲜荷叶 1 个。水煎服，每日 1 剂。

紫雪丹 1 克（分 2 次冲服）。

按语　辛夷通上窍，辛温散风通窍，不仅能治疗鼻塞、鼻渊，凡诸清窍不利之症，孔伯华先生皆用之，如外感内伤之头痛、眩晕，温病热入心包，神昏谵语，或中风窍闭神昏者等悉皆用之。

1.51　大便下血一例

高男幼，11 月 6 日诊。

肠胃热实，大便燥秘，甚则下血，手关纹色紫暗大。亟宜调中润化以清实邪。

处方：全瓜蒌 9 克，桑白皮 6 克，地榆 4.5 克，鸡内金 6 克，代赭石 1.5 克，知母 6 克，生白蜜 1 小勺（和入），旋覆花 1.5 克（布包），焦麦芽 6 克，风化硝 1.5 克。水煎服，每日 1 剂。

二诊：11 月 13 日。加小川连 3 克、血余炭 6 克、橘核 9 克、槐实 6 克、莱菔子 4.5 克、小郁李仁 6 克。水煎服，每日 1 剂。

1.52　痛经二例

★ 例一　金妇，8 月 28 日诊。

肝家热郁，脾湿亦盛，临经腹痛，牵及胁际，舌苔白腻，不喜饮水，脉象弦滑，左关较盛。亟宜渗化柔肝，兼事调经。

处方：云苓皮 9 克，赤小豆 15 克，代赭石 9 克，盐橘核 12 克，湖丹皮 4.5 克，肥知母 9 克，延胡索 4.5 克，台乌药 9 克，川牛膝 9 克，鲜藕 30 克，旋覆花 9 克，石决明 18 克，白蒺藜 9 克，川黄柏 9 克，车前子 9 克（布包）。水煎服，每日 1 剂。

按语　方用赤小豆、湖丹皮以清血分湿热，配合盐橘核、川黄柏、车前子，其清利湿热作用更强，云苓皮运脾利湿。

★ 例二　高女，9 月 29 日诊。

肝气郁逆，血分瘀阻，遂致经行腹痛，甚则晕厥，周身不适，六脉皆弦，舌苔白。亟宜和抑清血。

处方：石决明 25 克，赤小豆 30 克，旋覆花 9 克，川牛膝 9 克，桑寄生 18 克，炒湖丹皮 4.5 克，代赭石 9 克，盐橘核 12 克，白蒺藜 9 克，川郁金 4.5 克，延胡索 9 克，台乌药 9 克（盐水炒），鲜藕 30 克，荔枝核 9 克，左金丸 4.5 克（布包），车前子 9 克（布包）。水煎服，每日 1 剂。

醒消丸 1.5 克（分 2 次吞服）。

二诊：10 月 2 日。加制香附 9 克，改左金丸 6 克、川郁金 9 克。

按语　盐橘核、荔枝核、台乌药、延胡索配合使用，理气活血，治痛经颇佳，荔枝核同橘核合用为治少腹痛之常用药。乌药是孔伯华先生治疗气滞脘腹疼痛及妇科气滞经血不调的主药，常与橘核、木香、荔枝核等理气药相须为用。

1.53　闭经六例

★ 例一　王妇，9 月 13 日诊。

湿热郁阻，经为之闭，四十余日始下，进而腰腹酸痛，带下亦多，脉滑伏而缓。亟宜由血中清化湿邪。

处方：赤小豆 18 克，川萆薢 12 克，方通草 3 克，山萸肉 9 克，盐川柏 9 克，云苓皮 12 克，牡丹皮 6 克，生鳖甲 4.5 克，延胡索 9 克，益母草 9 克，鸡血藤 15 克，川牛膝 9 克，杜仲炭 9 克（盐水炒），制香附 9 克。水煎服，每日 1 剂。

二诊：9 月 16 日。加北细辛 1.5 克、川椒目 1.5 克、炒台乌药 9 克。

三诊：9 月 23 日。经下腹胀，左半腹痛，加大腹绒 4.5 克、旋覆花 9 克、代赭石 9 克。

按语　赤小豆、牡丹皮、云苓皮、川萆薢、方通草、细辛、椒目从血分中清化湿邪；鸡血藤、延胡索、益母草、制香附、川牛膝顺气活血通络。

★ 例二　庄女，9 月 27 日诊。

经闭 4 个月，服温通剂无效，肌肤渐消，颧亦发赤，脉则细数无力，继则脘腹作胀，有血水交损之势，迁延较久，经道枯涩，血干而不得下，肝家逆气亦盛。治以通经渗化，调气缓中。

处方：连皮茯苓9克，酒制广木香4.5克，炒丹皮4.5克，大腹绒4.5克，姜炭9克，炒稻芽6克，生鳖甲15克（先煎），当归身9克，紫油厚朴21克，炒麦芽6克，土炒焦杭芍12克，茵陈6克，川牛膝9克，鸡血藤膏9克（蒸化去滓黄酒一小盅兑服）。水煎服，每日1剂。

大黄䗪虫丸1粒（分4次吞服）；活络丹1粒（分8角，每晚随汤吞1角）。

外用：麝香1分、化痞膏1张（贴脐上）。

二诊：去姜炭，加橘核9克、知母6克。

按语 水血交损，经道枯涩，肌肤羸消，血干不下，类室女干血痨症。大黄䗪虫丸缓中补虚，化瘀通经。活络丹温通疏络舒肝，以助大黄䗪虫丸缓通化瘀主力。黄酒活血，配鸡血藤膏冲服，其活血通经之效更著。

★ 例三 肖妇，8月25日诊。

经停6个月，由少而闭，带下极多，腹中偏右有块，忽上忽下，此瘕结也，夜不安眠，大便时溏，胃纳不化，脉息沉涩，两尺尤虚。治当和肝固肾通经以消息之。

处方：桑寄生15克，制香附9克，杏仁泥9克，干地黄12克，甘草3克，当归尾12克，炒五灵脂9克，赤芍药9克，首乌藤18克，干藕节9克，川芎6克，桃仁泥9克，酒炒延胡索6克，六曲9克，生蒲黄9克。水煎服，每日1剂。

按语 五灵脂、生蒲黄为失笑散，是治儿枕痛之效方，此则取其活血散瘀，更合桃仁泥、赤芍药、当归尾、川芎等味，则破瘀化结通经之力更强。

★ 例四 吴女，7月18日诊。

情怀悒郁已久，冲任两脉不相和，汛事愆期，近又数月不至，形体渐瘦，腹中满胀，食少，两颧较赤，足肢微有浮肿，周行之气血不通已久，络脉阻塞，血海渐涸，干血之象已露，幸未延误，脉沉弦而细。姑拟逐瘀生新之法以图之。

处方：地骨皮9克，炒黑丑2克，鸡血藤15克，桃仁泥9克，醋制香附6克，汉防己12克，煨广木香2克，生鳖甲9克（先煎），川郁金12克，大腹绒6克，焦栀子9克，生海蛤30克（先煎），生珍珠母45克（研先煎），生麦芽12克，炒白丑2克，生川牛膝12克，炒粉丹皮9克，代赭石6克，延胡索9克，旋覆花4.5克（布包），落水沉香1.5克（研细粉分两次随汤药冲服）。水煎服，每日1剂。

大黄䗪虫丸1粒（煎入药内）。

二诊：7月22日。前方药服后，瘀象较为松动，但经遣未通，天癸尚不能复，日来腹中微有潮热，体惫之象较前好转，脉象较数，再以前方稍加清润之品。原方去防己、桃仁，加酒当归12克、真川芎3克、粉甘草3克、冬葵子9克。2剂，水煎服，每日1剂。

三诊：7月25日。太冲脉渐充，络脉闭塞之象骤通，是以经水畅至，腹中顿畅，谷化之机亦渐开，纳食颇香，腹胀仍未消除，阴液正气被伤日久，再进滋养之品。

处方：生鳖甲9克（先煎），金毛狗脊9克，杭芍药9克，山萸肉6克，杜仲炭6克，天冬6克，麦冬6克，桑寄生18克，全当归9克，地骨皮9克，炒粉丹皮6克，甘草3克，白术4.5克，生左牡蛎15克（布包先煎），大熟地黄12克，云茯苓9克，大腹绒6克，桃仁泥9克，大枣3枚。3剂，水煎服，每日1剂。

★ 例五　邱女，8 月 18 日诊。

阴分不足，肝家失养，湿乘虚入，夜不能寐，经水 4 个月未下，周身麻痹，气机也为湿郁而胸脘阻痛，脉弦滑而数。当滋阴化湿，以交心肾，兼调气机。

处方：桑寄生 15 克，莲子心 3 克，旋覆花 4.5 克（布包），代赭石 4.5 克，大腹绒 4.5 克，生牡蛎 12 克（布包先煎），杭芍药 9 克，台乌药 9 克，竹茹 12 克，首乌藤 30 克，丝瓜络 3 克，磁朱丸 9 克（布包先煎），玫瑰花 6 克，鲜藕 30 克，车前子 9 克（布包煎），合欢花 12 克，稆豆衣 18 克（布包煎）。2 剂，水煎服，每日 1 剂。

二诊：8 月 21 日。进服前方药，症象略转，第阴分久亏，肝家失养，故气逆阻痛尚不能止，周身麻痹较轻，气血虚滞尚未畅调，闭经无动意，再依前方稍事增减。

处方：鸡血藤 15 克，大腹绒 4.5 克，杭芍药 12 克，台乌药 9 克，威灵仙 9 克，川楝子 12 克，血余炭 4.5 克，杜仲炭 6 克，代赭石 6 克，六曲 9 克，厚朴 2 克，生甘草 1.5 克，生牡蛎 15 克（布包先煎），生鳖甲 9 克（先煎），磁朱丸 9 克（布包），旋覆花 6 克（布包），桑寄生 25 克，鲜藕 30 克，煨肉豆蔻 4.5 克，炒枳壳 6 克。2 剂，水煎服，每日 1 剂。

按语　今人阴虚者多，首见者肝肾阴虚，其次胃阴虚。可以理解为一为先天之阴，一为后天之阴，温病学中常以养胃阴、护肾液为要，亦是此理。孔伯华先生作为温病大家，故对此二处尤为重视。不仅在外感温病中重视之，内伤杂病中亦非常重视。凡肝肾阴虚者，喜用咸寒介类之品，既取其滋阴之功，又取其潜阳之力，如生石决明、生牡蛎、生鳖甲、龟板、明玳瑁等；又常用炒知母、炒黄柏以滋阴降火。知母、黄柏一润一燥，互相监制，用盐水炒引入肾经，并稍减其寒凉之性。胃阴虚常用鲜石斛、天花粉、肥玉竹等。

★ 例六　李女，3 月 23 日诊。

经闭 14 个月未通，服药未效，近有脏胀意，口渴喜饮，兼有鼻衄，又不似逆行势，腰腿痛楚颇剧，脉弦涩而实，姑予重剂通经。

处方：石决明 30 克（生研先煎），生鳖甲 15 克（先煎），延胡索 12 克，川牛膝 12 克，生代赭石 15 克，大腹绒 6 克，川郁金 12 克，桑寄生 30 克，制乳香 6 克，制没药 6 克，桃仁泥 9 克，鸡内金 12 克，生知母 9 克，生石膏 18 克（研先煎），旋覆花 12 克（布包），北细辛 4.5 克，威灵仙 12 克，杏仁泥 9 克，生黄柏 9 克。水煎，兑无灰黄酒 1 杯口服，每日 1 剂。

落水沉香 1.5 克（研细末分 2 次冲服）。

大黄䗪虫丸一粒（分 2 次化服）。

二诊：3 月 25 日。一剂药后，血遂攻破而潮，腹中骤爽，据云血色淡，黑块壅下，伴白色黏质，脉候实象已退，尺位仍弦，予丸方调治。按原方量加 1 倍，去黄酒，大黄䗪虫丸改为 5 粒，同研细末，炼蜜为丸，早晚各服 6 克，以稆豆 15 克，煎汤分送。

1.54　月经先期二例

★ 例一　丁妇，10 月 12 日诊。

阴虚血燥，肝家阳盛，经事先期，行不自己，脉弦数兼滑，左关较盛。宜滋柔摄化。

处方：生牡蛎 25 克，血余炭 9 克，川萆薢 12 克，知母 9 克，石决明 18 克，生侧柏叶 9 克，莲子心 6 克，川黄柏 9 克，赤小豆 18 克，炒丹皮 4.5 克，延胡索 9 克，橘核 9 克，生滑石块 12 克，旋覆花 4.5 克，生赭石 4.5 克，鲜藕 30 克（切片）。水煎服，每日 1 剂。

按语　生牡蛎咸寒，滋摄直入血室，偕血余炭、生侧柏叶、牡丹皮等以凉肝止血调经。川黄柏清下焦湿热，经先期量多之由于血热引起者，佐用之每多奏效。

★ 例二　许女，10 月 13 日诊。

血热妄行，经来即频，复作咳血，脉大而数，两关尤盛，当清热凉血以安之，兼肃肺络。

处方：鲜茅根 3 克，生侧柏叶 9 克，杏仁泥 9 克，栀子炭 9 克，血余炭 15 克，生地黄 12 克，川贝母 6 克，黛蛤粉 18 克，知母 9 克，藕节 5 枚，羚羊角 0.3 克（先煎兑入），生桑白皮 6 克，地骨皮 9 克，芡实米 9 克，川黄柏 6 克，犀角 0.3 克（先煎兑入）。水煎服，每日 1 剂。

按语　生地黄、鲜茅根清热凉血，且具升发之气；芡实米、血余炭、栀子炭、生侧柏叶、藕节清血热以固下；犀角、羚羊角清心肝肺三经蕴热，则妄行之血安于络脉矣。

1.55　月经后期一例

董妇，5 月 20 日诊。

血分湿热郁阻，经来愆期色晦，腰际酸楚，脉弦滑而数。亟宜清渗调经。

处方：生石决明 25 克，知母 9 克，川萆薢 12 克，制香附 9 克，牛膝 6 克，鸡血藤 9 克，鲜藕 30 克，旋覆花 9 克，黄柏 9 克，乌药 9 克，杜仲炭 9 克，桑寄生 18 克，制没药 4.5 克，鲜荷叶 1 个，代赭石 9 克，延胡索 9 克，滑石块 12 克，莲子心 6 克，青皮 9 克，制乳香 4.5 克。水煎服，每日 1 剂。

按语　月经愆期由于湿热者，则用莲子心、知母、黄柏、滑石块、川萆薢清渗兼施；青皮调气疏肝，配香附、延胡索、鸡血藤、制乳香、没药，以理气化瘀，活血调经。

1.56　倒经二例

★ 例一　李女，9 月 15 日诊。

湿热过盛，经络被阻，上犯肺络，经停两个月，渐致逆经呕血，舌苔白腻，脉象滑数兼弦。宜柔肝降逆，导血归经法。

处方：鲜茅根 30 克，旋覆花 9 克，炒湖丹皮 6 克，知母 9 克，方通草 3 克，橘核 9 克，杏仁 6 克，赤小豆 15 克，苏子 6 克，生滑石块 12 克，代赭石 9 克，鸡血藤 15 克，桃仁 6 克，川牛膝 9 克，血余炭 9 克，鲜藕 30 克。水煎服，每日 1 剂。

★ 例二　7 月 26 日诊。

脾湿肝热久郁，血不归经而为逆行，经治后，潮至一行，然又数月不至，腹痛烦躁，腿部痛楚，鼻衄，腹胀，似欲行经而极不畅，湿热郁阻太盛，脉属弦实。宜导经下行。

处方：鸡血藤 15 克，延胡索 9 克，生川牛膝 9 克，桃仁泥 6 克，当归尾 9 克，血余炭 4.5 克，湖丹皮 3 克，生滑石块 12 克，真川芎 3 克，台乌药 6 克，金铃子 6 克，赤小豆 12 克，通草 9 克，鲜藕 30 克。水煎服，每日 1 剂。

1.57　月经过多三例

★ 例一　乐妇，5月24日诊。

湿热下迫血室，以致经水淋漓不已，业经十余日，阴分虚燥，舌苔白腻，脉弦滑。亟宜清滋渗湿。

处方：生牡蛎12克，知母9克，蒲黄炭9克，川萆薢12克，龙胆草炭6克，地肤子9克，血余炭9克，赤小豆18克，川黄柏9克，盐橘核9克，炒栀子9克，莲子心4.5克，鲜茅根45克，炒丹皮4.5克，鲜藕30克（带节7枚），芡实米9克（炒）。

西黄丸4.5克（分2次吞服）。水煎服，每日1剂。

★ 例二　齐妇，9月13日诊。

阴虚血燥，经行颇多，止而后下，腰酸痛，口渴喜饮，脉象细数。亟宜滋育摄化。

处方：生龙齿18克，桑寄生30克，地骨皮12克，赤小豆18克，川萆薢12克，干藕节7枚，生牡蛎25克，盐知母9克，盐橘核12克，炒湖丹皮4.5克，珍珠母30克，台乌药9克，生鳖甲9克，盐黄柏9克，杜仲炭9克（盐水炒），芡实米9克（盐水炒），血余炭9克。水煎服，每日1剂。

二诊：9月16日。临经腹痛，加石决明18克、旋覆花9克、代赭石9克、鲜荷叶1个、清半夏4.5克。

三诊：9月23日。血下又多，色晦味臭，于前方加西黄丸2克（分2次吞服）。

★ 例三　高女，8月17日诊。

血分为湿热所迫，经来太频，阑门外粟疮侵蚀而致臀肤无完，痒痛相兼，不能作卧，二便俱少，脉弦大而数。亟宜化湿清浊，兼事滋摄。

处方：血余炭9克，赤小豆12克，瓦楞子18克，生川牛膝6克，川黄柏6克，台乌药9克，酒龙胆草6克，鲜藕30克，云苓皮12克，芡实米9克，白茅根30克，知母6克，生侧柏叶9克，紫花地丁12克，生川萆薢9克，生牡蛎18克（布包先煎），炒粉丹皮4.5克，炒秫米12克，黛蛤粉12克（布包先煎），脏连丸9克（布包），黄花地丁12克，郁李仁6克。小金丹2粒（每次随汤药吞1粒）。2剂，水煎服，每日1剂。

二诊：8月19日。前方药服第1剂后，热毒之势已渐杀，白带颇多，下部疮疖代生，但较前易肿易溃。再进药后，血已减少，痒痛渐止，然腰腿部酸疼，再依前方增减。

处方：生槐实9克，生地榆9克，湖丹皮6克，台乌药9克，生川牛膝9克，紫花地丁9克，生甘草梢1.5克，川黄柏9克，生萆薢9克，知母9克，川黄连6克，龙胆草6克，黄花地丁9克，郁李仁4.5克，赤小豆12克（布包），黛蛤粉25克（布包），白鸡冠花6克（炒黄），珍珠母30克（生研先煎），红鸡冠花6克（炒黄），鲜茅根30克，鲜藕30克。水煎服，每日1剂。

1.58　崩漏七例

★ 例一　杨妇，10 月 14 日诊。

经血淋漓，3 个月不已，遂致崩下，血块颇多，脉数大尚不甚弦，盖湿热素重，乘血分而迫之下行也。当清滋摄止之。

处方：生龙齿 12 克，血余炭 9 克，生牡蛎 15 克（布包先煎），醋柴胡 9 克，龙胆草炭 9 克，鲜石斛 15 克（劈先煎），蒲黄炭 9 克，白茅根 30 克，炙升麻 6 克，侧柏炭 9 克，煨广木香 3 克，芡实米 9 克（盐水炒），泽兰叶 9 克，莲房 1 个。水煎服，每日 1 剂。

二诊：10 月 18 日。崩已渐止，带下尚多，近两日又为邪袭而发寒热，脉大而伏数，当先以标解之。

处方：薄荷 4 克，地骨皮 9 克，冬桑叶 9 克，白茅根 30 克，杭菊花 9 克，枯黄芩 9 克，苏梗 3 克，栀子炭 9 克，干藕节 5 枚。水煎服，每日 1 剂。

★ 例二　薛妇，9 月 16 日诊。

阴虚血燥，肝热脾湿，迫血下行，淋漓不绝，杂有血块，曾服补涩之品，津液较伤，口干，脉细数而伏。宜滋摄育阴。

处方：生牡蛎 18 克，赤小豆 18 克，石斛 12 克，桑寄生 18 克，石决明 25 克，炒湖丹皮 9 克，天花粉 9 克，盐黄柏 9 克，盐知母 9 克，白蒺藜 9 克，旋覆花 6 克，代赭石 6 克，血余炭 9 克，芡实米 9 克，地骨皮 9 克，干藕节 7 枚，川萆薢 12 克，莲子心 6 克，耳环石斛 6 克（另煎兑）。水煎服，每日 1 剂。

二诊：9 月 22 日。症象渐转，加减前方。

处方：生牡蛎 25 克，石决明 30 克，血余炭 12 克，旋覆花 9 克，代赭石 9 克，桑寄生 25 克，川萆薢 12 克，蒲公英 9 克，赤小豆 30 克（布包），湖丹皮 4.5 克，白蒺藜 9 克，干藕节 7 枚（带须），盐橘核 9 克，莲子心 6 克，芡实米 9 克（盐水炒），炒谷芽 9 克，炒稻芽 9 克，钗石斛 12 克（先煎），天花粉 9 克，耳环石斛 6 克（另煎兑）。

西黄丸 2 克（分 2 次吞服）。水煎服，每日 1 剂。

★ 例三　何女，3 月 19 日诊。

据述经水不常，往往一二个月淋漓不断，胁痛气短，腰胀且酸，体倦怠，胃纳板食后发恶，脉弦不匀。法当调理脾经，兼和肝气。

处方：当归身 12 克，川芎 6 克，炒五灵脂 9 克，血余炭 9 克，赤芍药 6 克，细生地黄 12 克，阿胶珠 9 克，艾叶炭 6 克，生藕节 9 克，桑寄生 15 克，炒栀子 9 克，延胡索 6 克，甘草 3 克。水煎服，每日 1 剂。

二诊：3 月 23 日。服前方药两剂，经水已止，停药后又淋漓如故，而头痛心烦，胁痛腹胀，肢体酸软，此乃肝脾两虚，肾精又亏，不易治也，脉见弦虚，依前方加减再进。

处方：桑寄生 15 克，当归须 15 克，川芎 6 克，赤芍药 12 克，细生地黄 12 克，炒灵脂 9 克，木瓜 9 克，云苓块 12 克，盐泽泻 9 克，炒栀子 9 克，四制香附 6 克，甘草 3 克，生藕节 3 枚。水煎服，每日 1 剂。

★ 例四 樊女，7月16日诊。

肝空太甚，漏血经年，每因动怒而血即下行，近日经行不多，盖届汛期矣。脉弦滑而数，舌苔黄垢，宜清抑凉化，兼摄肝肾。

处方：生侧柏叶9克，杜仲炭6克，怀山药9克，鲜茅根30克，血余炭9克，盐知母9克，莲房1具，盐黄柏9克，炒白鸡冠花9克，生牡蛎18克（布包先煎），珍珠母30克（生研先煎），盐炒菟丝饼4.5克，稆豆衣30克（盐水炒布包），芡实米9克（盐炒），炒红鸡冠花9克，益元散12克（布包），犀角0.6克（另煎兑入）。2剂，水煎服，每日1剂。

二诊：7月19日。症象已好转，但漏经之象未已，第肝空易怒，血液尚不易，上焦热邪又与湿合，肺气开合不得畅，遂易致外感，宜变通前方。

处方：金银花15克，血余炭9克，生牡蛎18克（布包先煎），土牛膝4.5克，生侧柏叶9克，生石膏18克（研先煎），桑白皮9克，盐知母9克，小蓟9克，龙胆草4.5克，炙升麻0.3克，鲜茅根30克，盐黄柏9克，莲房1具，炒白鸡冠花9克，稆豆衣30克（盐炒布包），磁石12克（先煎），芡实米9克（盐水炒）。水煎服，每日1剂。

犀角0.6克（另煎兑入）。

★ 例五 诸葛妇，8月22日诊。

阴分虚燥，肝阳素盛，下迫血室，经下淋漓，每不能自已，旧有少腹右半作痛，近则更剧，脉象弦滑而数。亟宜清柔滋摄。

处方：生牡蛎15克，盐橘核12克，盐知母9克，炒湖丹皮9克，莲子心6克，延胡索9克，旋覆花9克，竹茹18克，盐黄柏9克，台乌药9克，干藕节7枚，川萆薢12克，代赭石9克，赤小豆30克，清半夏9克，首乌藤30克，血余炭9克，地骨皮9克。水煎服，每日1剂。

西黄丸2克（分2次吞服）。

二诊：9月16日。阴虚肝盛，经下淋漓，服前方药已渐痊，今又值经至，无腹痛之象，唯瘀块尚多，左腰部痛引腿足，脉仍弦数，再以前方增减。

处方：石决明18克，代赭石9克，生牡蛎15克，台乌药9克，首乌藤30克，川楝子6克，竹茹18克，湖丹皮4.5克，盐知母9克，川厚朴4.5克，赤小豆30克，杜仲炭9克，晚蚕沙12克，萆薢12克，旋覆花9克，盐黄柏9克，白檀香9克，砂仁4.5克，橘核9克（盐水炒），莲子心6克。水煎服，每日1剂。

西黄丸2.5克（分2次吞服）。

三诊：9月19日。上方加血余炭9克、藕节7枚、鲜荷叶1个、水炙甘草1.5克、稻芽9克、谷芽9克。

★ 例六 刘妇，9月12日诊。

流产伤阴，肝失凭依，脾湿偶以血合，经淋漓不能自已，兼肝邪过盛，易怒而迫肾水，漏下虽止之，亦不能有效，近复以外邪束闭内热，当先从标治之。

处方：杏仁泥9克，川贝母9克，鲜石斛15克（劈先煎），冬桑叶9克，薄荷叶1.5克，龙胆草4.5克，生侧柏叶9克，地骨皮9克，焦栀子9克，知母9克，条黄芩9克，鲜藕30克，板蓝根9克。水煎服，每日1剂。

二诊：9月15日。服前方药后，标热之患尚未尽解，咽喉痛未愈，经漏尚不能制止，脉息仍以右寸关为盛，再以前方加减。

处方：生侧柏叶9克，地骨皮9克，鲜石斛15克（劈先煎），冬桑叶9克，薄荷叶3克，板蓝根9克，鲜茅根30克，川贝母9克，龙胆草4.5克，知母9克，羚羊角0.3克（冲服）。水煎服，每日1剂。

★ 例七　陈女，6月22日诊。

湿热过盛，易为邪袭，咳嗽形冷，血分亦被湿热所迫而经水不能导，血下淋漓十数日之久，小腹坠痛，周身酸楚无力，脉象滑数，右寸关较盛。治宜清疏凉化兼安血分。

处方：苏梗4.5克，肥知母9克，地骨皮12克，酒黄芩9克，橘络4.5克，杏仁泥9克，鲜苇根25克，鲜石斛12克，生侧柏叶9克，竹茹15克，藕节7枚，血余炭9克，黛蛤粉18克（布包煎），薄荷叶4.5克（后煎），冬桑叶9克，橘核6克，鲜茅根30克，甜葶苈子4.5克。水煎服，每日1剂。

二诊：6月25日。感邪已解，咳嗽渐止，腹痛、身酸皆减，然血分湿热尚未得清肃，经漓之象虽属减少，但仍有瘀块下行，脉滑盛，再清血分之湿热。

处方：血余炭9克，鲜茅根30克，煨广木香2克，红鸡冠花9克，台乌药9克，桃仁6克，侧柏炭12克，橘核12克，炒焦栀子9克，全紫苏3克，忍冬藤12克，藕节5枚，川萆薢12克，白鸡冠花9克，炒粉丹皮4.5克，桑寄生25克，滑石块15克，大腹绒4.5克。2剂，水煎服，每日1剂。

1.59　带下三例

★ 例一　张妇，8月4日诊。

脾湿肝热，带下颇多，色黄，头目不清爽，纳物不香，脉象滑数。宜清化滋摄。

处方：生牡蛎30克，炒知母9克，旋覆花9克，石决明25克，福泽泻12克，生海蛤30克，盐黄柏9克，川萆薢12克，代赭石9克，炒豆芽9克，云苓皮15克，芡实米12克，滑石块12克，炒秫米12克，炒稻芽9克，盐橘核12克，鲜藕30克，车前子12克（布包），红鸡冠花9克，白鸡冠花9克。水煎服，每日1剂。

二诊：加赤小豆30克、炒湖丹皮4.5克、血余炭9克。

按语　高年带下重在滋摄，生牡蛎、生海蛤、生石决明、盐炒芡实米是也，红白鸡冠花治黄白带下颇佳。

★ 例二　周妇，9月23日诊。

脾湿肝热，经络失畅，腿膝时痛，粉带淋漓，头部作痛，时发浮肿，脉象滑数。宜分利渗化兼摄血分。

处方：生龙齿12克，生牡蛎18克，云苓皮12克，粉萆薢12克，桑寄生18克，盐橘核12克，红鸡冠花12克，知母9克，生桑皮9克，旋覆花9克，滑石块12克，白鸡冠花12克，威灵仙9克，生海蛤25克（布包），川黄柏9克，代赭石9克，鲜藕节7枚（带须），车前子9克（布包）。水煎服，每日1剂。

按语　带下多属湿热下注，初病体实者，用清热利湿，从血分中以分利之多效。久则阴血肾气必伤，须佐清滋固摄，如生牡蛎、生龙齿、生海蛤、生鳖甲、盐炒芡实米、桑寄生、藕须之类,鸡冠花有红、黄、白三种,均俱止带之功。

★例三　曹妇,6 月 17 日诊。

湿热注于带脉,血带过多,以致影响血室,经候半月一至,面色萎黄,觉有浮肿,胁下作痛楚,多劳则腰痛,四肢倦怠,精神不振,脉沉细而滑。宜渗湿调经。

处方:川萆薢 9 克,旋覆花 9 克,杜仲炭 9 克,云苓皮 12 克,桑寄生 18 克,生黄柏 9 克,全当归 9 克,代赭石 9 克,生牡蛎 15 克,乌药 9 克,全瓜蒌 25 克,鲜荷叶 1 个,鲜茅根 18 克,白鸡冠花 9 克,石决明 18 克,滑石块 12 克,生知母 9 克,鲜藕 30 克。水煎服,每日 1 剂。

按语　血带过多属于经漏。经候 1 个月两潮,血室为湿热冲扰,治用生牡蛎、桑寄生、鲜茅根、川黄柏、鲜藕以清滋凉摄,白鸡冠花止带下,余药清肝渗湿,顺气调经。

1.60　恶阻二例

★例一　徐妇,7 月 27 日诊。

经停四月余,已呈恶阻,近兼停滞下痢,里急后重,呕吐亦较剧,舌苔垢腻,脉象弦实。亟宜清宜滋化。

处方:生牡蛎 12 克,莱菔子 9 克,川厚朴 3 克,大腹绒 6 克,青竹茹 25 克,旋覆花 9 克,代赭石 9 克,炒枳实 4 克,盐橘核 12 克,广藿梗 6 克,乌药 9 克,滑石块 12 克,车前子 9 克,山楂炭 9 克,知母 9 克,鲜冬瓜皮 30 克。水煎服,每日 1 剂。

二诊:8 月 1 日。加盐泽泻 25 克、嫩桑枝 25 克、杜仲炭 6 克、煨广木香 3 克。

三诊:8 月 5 日。加黛蛤粉 18 克、上川连 4.5 克、炒丝瓜络 3 克。

★例二　杨妇,8 月 9 日诊。

经逾期未下,近以外感,发热呕吐,有引动恶阻象;中满便秘,脉滑大兼数,左关较盛。宜先从标清解。

处方:鲜芦根 25 克,代赭石 6 克,杏仁泥 9 克,紫苏梗 4.5 克,鲜荷叶 1 个,地骨皮 9 克,大腹绒 3 克,肥知母 9 克,莲子心 6 克,鲜藕 30 克,旋覆花 6 克,冬桑叶 9 克,青竹茹 15 克,金银花 15 克,薄荷 4.5 克(后下)。水煎服,每日 1 剂。

二诊:8 月 12 日。加生牡蛎 12 克、广藿梗 9 克、川牛膝 9 克、盐橘核 9 克。

1.61　胎嗽一例

张妇,3 月 16 日诊。

湿热痰咳,渐成胎嗽,甚至呕逆,喉间作痒,至夜尤甚,痰多不易出,脉弦滑数,舌苔白腻。亟宜清渗豁痰。

处方:石决明 18 克,桑寄生 15 克,大腹绒 4.5 克,青竹茹 18 克,台乌药 9 克,地榆炭 9 克,苦杏仁 9 克,旋覆花 4.5 克,老苏梗 4.5 克,盐知母 9 克,全瓜蒌 18 克,盐黄柏 9 克,天竺黄 6 克,炒甜葶苈 9 克,代赭石 6 克,板蓝根 9 克,薄荷叶 1 个。水煎服,每日 1 剂。

二诊:3 月 19 日。石决明改 25 克,旋覆花改 9 克,代赭石改 9 克;加云茯苓 9 克、黛蛤粉 18 克（布包）、焦栀子 9 克（茵陈 3 克同炒）。

1.62　胎漏三例

★ 例一　尹妇，9 月 29 日诊。

已届产期，硬伤胎系，漏血而无临产象，心下悸颇甚，头晕，口干渴甚，常烦乱不适，脉弦数。拟凉化安摄。

处方：生牡蛎 12 克，旋覆花 9 克，知母 9 克，川黄柏 9 克，生鳖甲 4.5 克，蒲公英 9 克，鸡血藤 9 克，生石膏 15 克，代赭石 9 克，炒山药 9 克，龙胆草 6 克，鲜藕 30 克，莲子心 6 克，血余炭 9 克，桑寄生 15 克，芡实米 9 克（盐水炒），竹茹 18 克，鲜荷叶 1 个。水煎服，每日 1 剂。

二诊：10 月 2 日。加地骨皮 9 克、金银花 12 克。

三诊：10 月 5 日。服上方药已愈，停药后复因外感而发寒热，血分复下，加鲜茅根 30 克、鲜苇根 30 克、羚羊角 0.45 克（另煎）。

★ 例二　冯妇，7 月 16 日诊。

经停 2 个月，按脉滑实，已呈孕象，第阴分不足，突然漏血，血色黑，周身乏力，食后呕逆，谨防流产。亟宜和血滋摄。

处方：生牡蛎 15 克，盐知母 9 克，盐芡实 9 克，桑寄生 25 克，丝瓜络 3 克，瓜蒌 25 克，鲜芦根 30 克，盐黄柏 9 克，竹茹 12 克，盐砂仁 3 克，蒲黄炭 9 克，火麻仁 9 克，莲子心 6 克，生龙齿 9 克，血余炭 9 克，川草薢 12 克，菟丝饼 6 克（盐水炒），鲜藕 30 克。水煎服，每日 1 剂。

按语　生牡蛎、生龙齿、盐芡实、桑寄生、菟丝饼、丝瓜络用以滋肾安摄，以固胎元；血余炭、蒲黄炭、藕凉血止血；盐知母、盐黄柏、盐砂仁、川草薢清下焦湿热，祛邪以安正。

★ 例三　梁妇，6 月 23 日诊。

曾患流产，近则孕经 3 个月而下血，少腹作痛，腰际亦然，恐成胎漏。呃忒，脉象缓滑。宜清柔滋摄。

处方：生龙骨 12 克，生牡蛎 12 克，代赭石 9 克，枳壳 9 克，芡实米 9 克，醋青皮 6 克，竹茹 12 克，鲜藕 30 克，莲子心 6 克，鲜荷梗尺许，乌药 9 克，鲜荷蒂 10 枚，鲜荷叶 1 个，盐水炒砂仁 9 克，旋覆花 9 克，知母 9 克，鲜芦根 30 克，杜仲炭 9 克，桑寄生 18 克，菟丝饼 9 克（盐水炒）。水煎服，每日 1 剂。

二诊：6 月 25 日。去荷蒂、荷梗，加血余炭 9 克、大腹绒 4.5 克。

按语　此例用生龙牡以加强固摄之力，荷蒂、荷梗、鲜荷叶同用，轻宣升散以治呃忒。

1.63　流产二例

★ 例一　赵妇，5 月 19 日诊。

孕近 2 个月，不慎扭闪而流产，腰腹作痛，脉象沉缓。亟宜清和滋化。

处方：生牡蛎 12 克，旋覆花 12 克，莲子心 6 克，知母 9 克，生龙齿 9 克，血余炭 9 克，川楝子 9 克，全当归 6 克，阿胶珠 9 克，桑寄生 18 克，川芎 3 克，鲜藕 30 克。水煎服，每日 1 剂。

★ 例二　吴妇，5 月 12 日诊。

阴虚血热，每患流产，服前方药尚无不合，但近烦劳动热，渐至上犯，右寸、关两脉较前为数大，再依前方稍变通之。

处方：地骨皮 9 克，首乌藤 30 克，旋覆花 2 克，知母 9 克，生侧柏叶 9 克，朱莲心 3 克，甘草 1.5 克，青竹茹 15 克，桑寄生 15 克，代赭石 2 克，川黄柏 9 克，炒稻芽 9 克，金银花 12 克，陈皮 3 克，鲜石斛 12 克（劈先煎），盐炒芡实米 9 克，盐水炒杜仲炭 6 克，石决明 25 克（研先煎），生牡蛎 12 克（研先煎），大腹绒 3 克，鲜藕 30 克（切片）。水煎服，每日 1 剂。

1.64　晚妊胃脘痛一例

孕经 9 个月，肝胃不和，脘次疼痛，舌苔厚腻，脉弦滑而实，两关并盛。宜清平摄化兼和中焦。

处方：广藿梗 9 克，生牡蛎 12 克，大腹绒 4.5 克，鲜荷梗尺许，炒香谷芽 9 克，青竹茹 12 克，旋覆花 4.5 克，川厚朴 3 克，知母 9 克，炒香稻芽 9 克，台乌药 9 克，代赭石 4.5 克，炒枳壳 4.5 克，橘核 9 克。水煎服，每日 1 剂。

二诊：8 月 27 日。加桑白皮 6 克、鲜苇根 30 克。

1.65　恶露不绝二例

★ 例一　邓妇，8 月 2 日诊。

产后 40 余日，血液不止，时作头痛，脉象弦数兼滑，舌苔白腻，湿象亦盛。亟宜清化滋摄以肃中焦。

处方：生牡蛎 15 克，芥穗炭 1 克，杭菊花 9 克，石决明 25 克，旋覆花 6 克，代赭石 6 克，川萆薢 12 克，干藕节 7 枚，蒲黄炭 9 克，地骨皮 12 克，盐橘核 9 克。水煎服，每日 1 剂。

二诊：8 月 7 日。加真川芎 1.5 克、鲜荷叶 1 个。

★ 例二　贡妇，8 月 21 日诊。

产后气血未和，恶露淋漓不已，兼有外感寒热咳嗽，腹部隐痛，脉数大。宜先为疏化解表，兼和血脉。

处方：鲜芦根 25 克，血余炭 9 克，桃仁 4.5 克，杏仁 4.5 克，地骨皮 9 克，芥穗炭 1.5 克，青竹茹 15 克，鲜荷叶 1 个，金银花 9 克，台乌药 9 克，盐橘核 9 克，鲜藕 30 克。水煎服，每日 1 剂。

二诊：加紫苏梗 3 克、生牡蛎 9 克（布包先煎）。

1.66　产后杂病四例

★ 例一　王妇，6 月 21 日诊。

产后血虚，又受刺激，肝家郁阻，手足振掉，经来黑色腹痛，脉取弦滑而涩，两关较大。宜育阴柔肝。

处方：生石决明 25 克，旋覆花 9 克，代赭石 9 克，乌药 9 克，萆薢 12 克，钩藤 12 克（后下），生牡蛎 9 克，知母 9 克，黄柏 9 克，当归 9 克，白鸡冠花 9 克，云茯苓皮 12 克，灵磁石 9 克，龙胆草 9 克，延胡索 9 克，滑石块 12 克，川芎 9 克，生鳖甲 9 克，鲜荷叶 1 个，鲜藕 30 克。水煎服，每日 1 剂。

二诊：6 月 27 日。加煨广木香 4.5 克、川郁金 9 克，川芎改为 6 克。

★ 例二　徐妇，7 月 27 日诊。

产后湿热伏于阴分，寒热间日一发，兼以心热下移于小肠，溲赤而热，纳物不香，脉象弦滑而数。亟宜从阴分以清化之。

处方：生鳖甲 4.5 克，知母 9 克，莲子心 6 克，青竹节 25 克，薄荷 4.5 克，鲜荷叶 1 个，地骨皮 12 克，生石膏 18 克，川黄柏 9 克，鲜芦根 30 克，炒常山 6 克，焦栀子 9 克，嫩青蒿 4.5 克，龙胆草 6 克，鲜茅根 30 克，嫩桑枝 25 克。水煎服，每日 1 剂。

二诊：8 月 1 日。加金银花 12 克、忍冬藤 12 克、玄明粉 3 克（分 2 次冲服）、紫雪丹 1.2 克（分 2 次冲服）。

★ 例三　陈妇，12 月 2 日诊。

产后湿热滑泻，初兼外邪作咳，解之未透，曾经咳血，久则邪陷阴分，音为之蔽，脉象弦数。宜清滋疏化。

处方：鲜芦根 30 克，云苓皮 9 克，炒甜葶苈 9 克，黛蛤粉 18 克，旋覆花 4.5 克，代赭石 4.5 克，杏仁泥 9 克，全蝉衣 3 克，川贝母 9 克，鲜枇杷叶 12 克，盐黄柏 9 克，炒香稻芽 6 克，鲜九节菖蒲根 9 克（捣汁兑），鲜石斛 12 克（劈先煎），生鳖甲 4.5 克，青竹茹 12 克，板蓝根 12 克，盐知母 9 克，炒香谷芽 6 克。水煎服，每日 1 剂。

二诊：12 月 9 日。产后湿热滑泻兼外邪，治之失当，湿热阻郁津液，音为之蔽，服前方药稍转而气不和，腹阵阵作痛，再为变通前方继进。

处方：鲜石斛 15 克，炒甜葶苈子 9 克，旋覆花 6 克，甜杏仁 9 克，台乌药 9 克，盐黄柏 9 克，川牛膝 9 克，炒香稻芽 9 克，鲜芦根 30 克，黛蛤粉 15 克，代赭石 6 克，全蝉衣 3 克，仙露半夏 4.5 克，炒香谷芽 9 克，鲜九节菖蒲根 12 克（捣汁兑），鲜枇杷叶 12 克（去毛布包），云苓皮 12 克，生鳖甲 4.5 克，大腹绒 4.5 克，板蓝根 9 克，盐知母 9 克，橘核 12 克。水煎服，每日 1 剂。

★ 例四　诸葛妇，9 月 16 日诊。

产后风邪袭络，右偏头痛，延日较久，迄未得治，身发微热，口渴舌苔白，脉象弦滑而数。亟宜清解柔肝。

处方：石决明 18 克，白蒺藜 9 克，桃仁 6 克，杏仁 6 克，地骨皮 9 克，青竹茹 15 克，全当归 9 克，莲子心 4.5 克，肥知母 9 克，芥穗炭 1.5 克，真川芎 2.5 克，旋覆花 4.5 克，川黄柏 9 克，薄荷 2.5 克，鲜荷叶 1 个，川牛膝 9 克。水煎服，每日 1 剂。

按语　产后风袭，兼肝热内盛者，治在柔肝清化之基础上加当归、川芎以活血；配薄荷、鲜荷叶以散风热，清头目；芥穗炭善清产后血分风热，孔伯华先生常用之。

1.67　肺痈三例

★ 例一　王男，7 月 18 日诊。

湿热上蒸，肺失清肃，咳嗽带红，渐有腐气，胸膺作痛，肺痈初起。脉象洪大而弦数。亟宜辛凉肃化内消之。

处方：生石膏 25 克，血余炭 9 克，生甘草 9 克，全瓜蒌 25 克，代赭石 9 克，浙贝母 9 克，蒲公英 15 克，炒甜葶苈子 9 克，生知母 9 克，鲜藕 30 克（带节七枚），苦桔梗 12 克，金银花 15 克，旋覆花 9 克（布包），生黄柏 9 克，梅花点舌丹 2 粒（分 2 次吞服）。水煎服，每日 1 剂。

二诊：7 月 22 日。连进前方药，腐气已无，唯咳喘未除，加川牛膝 9 克、青竹茹 18 克、杏仁泥 9 克。

★ 例二　刘男，11 月 2 日诊。

湿痰热郁，肺络痈肿，咳吐脓血，味极腥腐，脉滑弦数大。宜辛凉内消之。

处方：生石膏 25 克，蒲公英 12 克，苦桔梗 3 克，炒甜葶苈子 9 克，旋覆花 6 克，代赭石 6 克，杏仁泥 9 克，肥知母 9 克，湖丹皮 4.5 克，郁李仁 7.5 克，鲜藕 30 克，首乌藤 30 克，元参 9 克，大生地黄 15 克，全瓜蒌 25 克，金银花 15 克，酒军炭 4.5 克，赤小豆 30 克，石决明 25 克，鲜茅根 30 克，青竹茹 30 克。水煎服，每日 1 剂。

西黄丸 4.5 克（分 2 次吞服）。

二诊：11 月 14 日。连进前方药，症象渐转，脓血已减，上方改生地黄 25 克、郁李仁 9 克、元参心 15 克、炒牡丹皮 7.5 克，加血余炭 9 克、忍冬藤 25 克、生甘草 3 克，黛蛤粉 30 克（布包先煎）。

★ 例三　赵男，8 月 19 日诊。

初患肺痈，吐脓血，病后失治，2 年之久，咳嗽未除，右寸脉大而滑濡。是血后痰实，正未复也，拟清抑滋化。

处方：生紫菀 9 克，龙胆草 4.5 克，知母 9 克，石决明 18 克，栀子炭 9 克，瓜蒌 18 克，旋覆花 3 克（布包），代赭石 4.5 克，稻芽 25 克，苏子霜 4.5 克，鲜藕 30 克，鲜石斛 15 克（劈先煎），黛蛤粉 15 克（布包），甜杏仁 9 克，地骨皮 9 克，滑石块 12 克。水煎服，每日 1 剂。

按语　肺痈咳唾脓血，味腥腐，湿热邪毒壅盛，肺家清肃无权。孔伯华先生常用甘桔汤、赤小豆、牡丹皮、金银花、蒲公英、生石膏以清热败毒，化瘀消痈；浙贝母、元参、黛蛤粉、甜葶苈、竹茹、杏仁、瓜蒌以软坚化痰，降气止咳；生地黄、血余炭、鲜茅根、鲜藕节、酒军炭以凉血止血，清络散瘀；石决明、旋覆花、代赭石以降逆柔肝；郁李仁下气散结；痈初起用梅花点舌丹以软坚消散；脓既成用西黄丸以排脓消瘀，层次分明，效果颇佳。

1.68　脘痛一例

郑男，10 月 20 日诊。

湿痰素盛，脾不转输，渐有胃口肿痛。治之未当，证遂日进，舌苔白腻，大便燥秘，脉弦滑而数，按之力实。治当转输中焦，消肿止痛。

处方：鲜苇茎 30 克，黄花地丁 12 克，生干百合 18 克，生甘草 1.5 克，杏仁泥 9 克，苦桔梗 6 克，紫花地丁 12 克，代赭石 6 克，生桑皮 9 克，桃仁泥 4.5 克，青连翘 9 克，台乌药 9 克，旋覆花 4.5 克（布包），小郁李仁 9 克，鲜藕 30 克（切片）。水煎服，每日 1 剂。

西黄丸 2 克（分 2 次吞服）。

二诊：加生石膏 15 克、赤小豆 12 克、湖丹皮 3 克、肥知母 9 克、全瓜蒌 12 克；西黄丸改为 3 克。

三诊：10 月 23 日。连进前方药，症象已转，脘痛已渐有消意，但肿痛较久，不能即清，脉息虽缓而力尚实，再依前议加减之。

处方：生石膏 18 克，鲜苇茎 30 克，苦桔梗 9 克，黄花地丁 12 克，紫花地丁 12 克，乌药 9 克，知母 9 克，生干百合 18 克，全瓜蒌 24 克，赤小豆 12 克，湖丹皮 3 克，生甘草 2.5 克，青连翘 9 克，桑白皮 9 克，郁李仁 9 克，杏仁泥 9 克，桃仁泥 4.5 克，代赭石 6 克，大黄炭 1.5 克，旋覆花 6 克（布包），鲜藕 30 克。水煎服，每日 1 剂。

西黄丸 2 克（分 2 次吞服）。

四诊：10 月 23 日。脘痛尚未尽，纳物仍有痛意，然肠胃瘀腐之物，渐得下行，脉息亦逐渐缓和，但痛消后，阴液不复，口渴颇盛，再依前方加减。

处方：紫花地丁 12 克，鲜苇根 30 克，鲜石斛 12 克（劈先煎），台乌药 9 克，黄花地丁 12 克，生石膏 12 克（研先煎），真苦桔梗 9 克，全瓜蒌 25 克，生甘草 4.5 克，赤小豆 12 克，代赭石 6 克，湖丹皮 3 克，杏仁泥 9 克，旋覆花 6 克（布包），桃仁泥 6 克，郁李仁 9 克，知母 9 克，川军炭 1.5 克（后下），桑白皮 9 克，鲜藕 30 克，生百合 30 克（煮水代煎）。水煎服，每日 1 剂。

西黄丸 2 克（分 2 次吞服）。

五诊：11 月 9 日。脘痛消后，气机未畅，肺久为胃家浊邪熏蒸，兼有风袭，音哑多痰，形冷，胸膺左右阻痛，便下浊秽未除，再以前方变通，兼疏外邪而荡余邪。

处方：鲜苇根 30 克，杏仁泥 9 克，鲜石斛 25 克（劈先煎），桃仁泥 6 克，僵蚕 6 克，生石膏 18 克（研先煎），蝉衣 6 克，酒黄芩 9 克，全瓜蒌 25 克，知母 9 克，甘草 4.5 克，代赭石 6 克，苏梗 3 克，薄荷梗 7 克，乌药 9 克，黛蛤散 25 克（布包），炒甜葶苈 4.5 克，旋覆花 6 克（布包），竹沥 6 克（分冲），甘草 4.5 克，川军炭 1.2 克（开水泡兑），鲜九节菖蒲根 12 克（和凉开水捣汁兑）。水煎服，每日 1 剂。

六诊：11 月 13 日。脘痛已渐清肃，大便渐转黄色，但肝肺燥气不除，气机仍为肌热所郁，时或阻痛，音哑仍不能急，兼有微咳及气窜经络等象，再以前方加减。

处方：鲜生地黄 30 克，杏仁泥 9 克，蝉衣 6 克，酒黄芩 9 克，台乌药 9 克，郁李仁 9 克，僵蚕 9 克，苏子 4.5 克，板蓝根 15 克，代赭石 6 克，甘草 4.5 克，鲜九节菖蒲根 12 克（和凉开水捣汁兑），生石膏 18 克（研先煎），黛蛤粉 30 克（布包），鲜石斛 30 克（劈先煎），旋覆花 9 克（布包），竹沥 9 克（分冲），酒军炭 1.5 克（开水泡兑），全瓜蒌 30 克（玄明粉 3 克拌）。水煎服，每日 1 剂。

安宫牛黄丸 1 粒（分 6 角，每服 1 角，日服 2 次）。

1.69 肠痈一例

某男，11 月 11 日诊。

肠痈已久，兼有肝肾气郁之象，右半少腹结痛，数年之久，渐至胀大，脉象弦滑而数。姑予内消化气之品，以消息之。

处方：生牡蛎 9 克，台乌药 6 克，炒大腹绒 3 克，代赭石 3 克，盐橘核 12 克，旋覆花 3 克（布包），丝瓜络 3 克，荔枝核 4.5 克，生枳实 3 克，赤小豆 15 克，三棱 3 克，川楝子 4.5 克，莪术 3 克，炒丹皮 4.5 克，甘草 3 克。水煎服，每日 1 剂。

醒消丸 1.5 克（分 2 次吞服）。

二诊：11 月 13 日。服前方药后，症象已转，但肠痈太久，不能即消。好者二便渐畅，气机渐和，脉息亦较缓和。再以前方加减，略重攻克之品。

处方：炒大腹绒 4.5 克，代赭石 4.5 克，赤小豆 15 克，荔枝核 9 克，莪术 4.5 克，甘草 3 克，醋军炭 3 克，盐橘核 15 克，湖丹皮 4.5 克，生枳实 7 克，三棱 4.5 克，生牡蛎 15 克（布包先煎），旋覆花 4.5 克（布包），川楝子 6 克，瓜蒌仁 12 克（玄明粉 1.2 克拌），土炒台乌药 9 克。水煎服，每日 1 剂。

醒消丸 2.5 克（分 2 次吞服）。

1.70　乳痈四例

★ 例一　赵妇，6 月 12 日诊。

初因乳聚经络不畅而发乳疮，经医施行右乳手术后，近则左部又发红肿作痛，身热，大便秘，脉滑数。宜清柔达络。

处方：生石膏 18 克，桑寄生 18 克，瓜蒌 30 克，紫花地丁 12 克，滑石块 12 克，金银花 12 克，川牛膝 9 克，旋覆花 12 克，知母 9 克，乌药 9 克，黄花地丁 12 克，枯黄芩 9 克，忍冬藤 12 克，莲子心 9 克，代赭石 12 克，黄柏 9 克，石决明 25 克，威灵仙 9 克，生山甲 9 克，地骨皮 9 克，酒川军 0.3 克，荷叶 1 个，鲜藕 30 克，台乌药 9 克，川军炭 4.5 克。水煎服，每日 1 剂。

西黄丸 6 克（分 2 次吞服）。

二诊：6 月 14 日。加梅花点舌丹 2 粒（分 2 次和入汤药内），万应膏 1 贴。

三诊：6 月 16 日。石决明改 30 克，酒川军改 1.2 克；加小川连 2.5 克。

四诊：6 月 18 日。去枯黄芩，石膏改为 25 克，加辛夷 9 克。

按语　乳痈术后，厥阴阳热象复聚，左乳继发红肿痛热，便秘脉数，郁热颇盛，治用生石膏、知母、黄柏、枯黄芩、莲子心、紫花地丁、黄花地丁、金银花、酒川军以清热败毒；生山甲以攻坚化瘀，瓜蒌以消肿散瘀；西黄丸、梅花点舌丹以消痈解毒，化结除坚，两丸并用，效果颇著。

★ 例二　靳妇，3 月 14 日诊。

乳聚治之未当，已经作脓，皮色作赤肿，兼发寒热，脉洪数。宜败毒凉血，以减其势为要。

处方：全当归 6 克，知母 9 克，生山甲 3 克，炒麦芽 12 克，川军炭 3 克，白通草 6 克，桃仁 9 克，金银花 15 克，湖丹皮 4.5 克，甘草节 3 克，蒲公英 15 克，杏仁 9 克，川黄柏 9 克，地骨皮 9 克，鲜藕 30 克。水煎服，每日 1 剂。

梅花点舌丹 4 粒（和入汤药内）。

二诊：3 月 16 日。加旋覆花 6 克、代赭石 18 克、桑寄生 18 克、龙胆草 4.5 克、青连翘

9克。

三诊：3月18日。加生牡蛎12克、台乌药9克、川军炭4.5克。

外敷药：血竭15克，硼砂4.5克，薄荷3克，乌梅片2克，酒川军3克，滑石块9克，甘草3克，荔枝核9克，生石膏15克。

上药共研细粉和膏外敷。

四诊：3月24日。乳聚已消，无脓血，但乳头旧有结核未化，然已无痛楚，脉息亦较平，再以经络中缓化散结。

处方：生牡蛎15克，玄参心9克，全当归9克，川贝母6克，桃仁泥4.5克，炒杭芍9克，生山甲4.5克，白通草6克，代赭石6克，知母9克，地骨皮9克，夏枯草9克，桑寄生15克，生甘草3克，旋覆花6克（布包），鲜藕30克。水煎服，每日1剂。

西黄丸2克（分2次吞服）。

★ 例三　耿妇，11月8日诊。

乳下结肿，属于热聚，温通之后，非真能消化于无形，且驱热毒因络而移于臂，治之未能得宜，恐注于他部。脉弦滑而数大，当清络化毒。

处方：桃仁泥6克，杏仁泥6克，旋覆花4.5克，代赭石4.5克，黄花地丁15克，紫花地丁15克，知母9克，桑寄生15克，生石决明18克，忍冬藤12克，酒龙胆草15克，金银花12克，川黄柏6克，威灵仙9克，白蒺藜9克，醋炒甘草3克，醋炒竹茹15克，落水沉香0.6克（研粗末开水泡兑）。水煎服，每日1剂。

按语　乳核多因热痰气郁引起。孔伯华先生常用紫花地丁、黄花地丁、金银花、忍冬藤、知母、黄柏、酒龙胆草、醋炒甘草、醋炒竹茹、瓜蒌、西黄丸以清热解毒，散痈化结；用生牡蛎、元参心、川贝母、胆南星、夏枯草以软坚散结，豁痰消核；用石决明、旋覆花、生赭石、落水沉香柔肝降逆，以解肝家之气郁。

★ 例四　李女，3月10日诊。

乳部初患结核未治，渐至皮色变赤，已有成脓之势，兼作咳嗽，脉伏滑而数。亟宜清化内消之。

处方：桃仁6克，杏仁6克，代赭石6克，金银花12克，赤小豆15克，川郁金6克，湖丹皮4.5克，苏子霜6克，全瓜蒌18克，生牡蛎15克（布包先煎），旋覆花6克（布包），白通草3克，蒲公英12克。水煎服，每日1剂。

梅花点舌丹2粒（分2次吞服）。

外敷药：血竭花15克，生石膏15克，梅片3分，薄荷冰0.6克，净硼砂3克，荔枝核6克，甘草3克，珍珠母9克。上药共研细粉和膏外敷。

二诊：3月12日。加甘草节3克、玄明粉3克。

三诊：3月14日。乳疮肿势较减。加清宁片1.5克、连翘9克。

四诊：3月18日。加酒川军1.5克、连翘9克。

1.71　疮疥一例

萧女幼，7月29日。

血分湿毒遏于皮肤，周身发为疮疥，肌热烦急，手关纹紫长而伏，兼有表邪。亟宜清疏解毒。

处方：紫花地丁 6 克，黄花地丁 6 克，金银花 9 克，地肤子 9 克，芥穗炭 0.6 克，知母 9 克，鲜茅根 30 克，甘草节 3 克，薄荷 4.5 克，醋军炭 1.5 克，生石膏 15 克（研先煎），青连翘 6 克，川黄柏 9 克，地骨皮 9 克，僵蚕 7 克。水煎服，每日 1 剂。

梅花点舌丹 2 粒（分 2 次口服）。

外用：净青黛 6 克，真血珀 6 克，血余炭 1.5 克，上梅片 0.6 克，生滑石 9 克，川黄柏 12 克，薄荷水 1.2 克，枯矾 1 克。上药共研极细粉，猪油调敷。

二诊：8 月 11 日。症象渐转，疮疥渐退，但肠胃滞象尚实，便前腹痛，手纹稍退，仍属青紫而大，再以前方稍事变通之。

处方：炒莱菔子 7 克，紫花地丁 12 克，黄花地丁 12 克，金银花 9 克，白芷 2 克，地骨皮 9 克，生石膏 18 克（研先煎），蝉衣 6 克，车前子 9 克（布包），小川连 4.5 克，生枳实 3 克，地肤子 9 克，青连翘 9 克，焦山楂 9 克，益元散 12 克（布包），知母 9 克，川黄柏 9 克，僵蚕 9 克，薄荷 3 克，橘核 9 克（乌药 4.5 克同炒）。水煎服，每日 1 剂。

西黄丸 2.5 克（分 2 次口服）。

1.72　风包疹一例

董女童，11 月 23 日诊。

血分热盛，兼以脾湿汗出当风，遂致湿热遏于皮肤而发风包，烦甚，脉弦滑而数大，咳嗽声重。当辛凉疏化。

处方：嫩麻黄 0.1 克，杏仁 6 克，桃仁 6 克，鲜芦根 30 克，忍冬藤 12 克，金银花 12 克，地肤子 9 克，生桑皮 9 克，黄花地丁 12 克，白鲜皮 9 克，知母 9 克，川黄柏 9 克，生石膏 25 克（研先煎），鲜茅根 30 克，龙胆草 6 克，紫花地丁 12 克，僵蚕 9 克，鲜藕 30 克。水煎服，每日 1 剂。

紫雪丹 1.2 克（分 2 次口服）。

二诊：11 月 28 日。连进前方药，症尚未痊，血分湿热过盛，解之尚未透达，皮肤郁阻仍甚，再依前方变通之。

处方：嫩麻黄 0.15 克，桃仁 6 克，忍冬藤 15 克，龙胆草 6 克，僵蚕 9 克，滑石块 12 克，杏仁 6 克，鲜芦根 30 克，金银花 15 克，地肤子 9 克，知母 9 克，薄荷 3 克，生石膏 25 克（研先煎），鲜茅根 30 克，生桑皮 9 克，地骨皮 12 克，川黄柏 9 克，鲜藕 30 克。水煎服，每日 1 剂。

五福化毒丹 4 粒（分 2 次口服）。

（整理人：孔令谦）

2 孔祥琳医案1例

孔祥琳（1911—1970），名贡之，孔伯华先生次子。自幼随父侍诊，孔伯华先生逝世后，在周恩来总理安排下，参加政府组建医院工作。先后于北京安定医院、北京第二医院等院工作。

孔祥琳先生一生从事中医临床工作，是中华人民共和国成立后以中医中药治疗精神分裂症的先驱者，救患无数，闻名全国。本案摘录于孔令谦著《孔伯华中医世家医学传习录》一书。

精神亢奋、妄言、妄想一例

孙某，女，40岁。

精神亢奋，妄言、妄想1月余。有精神病史20年，时发时止，此次发病因怀疑同事歧视自己（据其母云并无此事，实是其过于敏感多疑多虑所致），渐至精神亢奋，妄语不休，食少，大便秘结，数日一行，夜不成寐，舌质红绛，苔黄腻，脉滑数。证属肝火痰闭，宜镇肝豁痰，兼通腑实。

处方：生石决明30克，生磁石18克，辰砂3克（先煎），莲子心6克，龙胆草9克，栀子9克，青竹茹30克，全瓜蒌30克，九节菖蒲15克，川郁金9克，天竺黄9克，酒川军6克，玄明粉6克（分冲），白蒺藜9克。

十香反生丹1粒（分2次和入汤药内）。2剂，水煎服，每日1剂。

二诊：服上方2剂，患者神志略平，大便畅行，仍有妄语，夜寐不实，肝火痰郁日久，已见转机，前方加夜交藤30克、合欢皮9克、生赭石12克、旋覆花12克，5剂。

三诊：服上方后，神志清醒，妄语已少，痰火见平，前方减玄明粉、酒川军，加火麻仁15克。

此患者以上方加减治疗月余而愈。

（整理人：孔令谦）

3 沈梦周医案 35 例

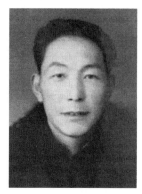

沈梦周（1910—1967），男，祖籍江苏太仓，中医世家，父辈由江苏老家迁至曲阜县城。1931 年开始随父亲沈涤斋先生正式行医，1949 年参加曲阜卫生工作者协会；1955 年进入中医联合诊所任中医内科主任，兼中医进修班教员；1957 年在济南中医研究班学习；1958 年调至山东省西学中班任教员；1958～1961 年在山东省中医学院医古文教研组任教；1961～1964 年在山东省中医文献馆从事中医文献的整理和编纂工作，后调入山东省中医研究所做研究工作。沈梦周聪慧敏思，虚心好学，重医德，精医理，对历代名医著作，尤其是对《黄帝内经》、《伤寒论》、《温病学》等有独到见解。擅长内科，立方严谨。自编《传染病医话》、《肺痨实验谈》、《疝病验谈》、《中药集要》、《科学的简便验方集》、《近代验方选录》等，深受患者及同道爱戴。1956～1958 年两次当选曲阜县人民代表大会代表。

3.1 湿泻三例

★ 例一 黄某，男，年 30 余。腹泻，经西医治疗六七个月不愈。据云曾多次服用合霉素不效。诊其脉怠缓，苔白腻，口淡不渴，腹胀闷不痛，倦怠嗜卧，尿短略黄。予胃苓汤。

处方：苍术 9 克，厚朴 9 克，陈皮 8 克，甘草 3 克，茯苓 15 克，泽泻 9 克，猪苓 9 克，白术 9 克，车前子 9 克，生姜 4 片。水煎服。

2 剂痊愈，迄未复发。

★ 例二 张保长树堂之女公子，患泻求治。诊其脉缓无力，形体瘦弱，唇淡不渴，土不胜湿也。因在暑令，予桂苓白术散去桂治之。

处方：人参 6 克，茯苓 12 克，白术 10 克，木香 6 克，泽泻 9 克，葛根 9 克，车前子 9 克，甘草 3 克。水煎服，每日 1 剂。

服上方 2 剂痊愈。

★ 例三 程老太太，仲夏病便泄，曾服消导药不效，饮食渐减，形消骨立，脉象缓弱。高年正虚，法在当补，但细按其症，则口苦而黏，渴不多饮，大便短赤而便作红色，是以有暑湿内伏；其不思食，乃中焦为所蔽医，非真胃气溃败也。夫湿之病人，乃在三焦气分，缊蕴蒸腾，胶结黏腻，本非有形实邪，岂能攻消而愈。湿邪不去，则真阴不生，终非补剂所可瘳也。先以甘淡微寒祛其暑湿，佐以芳香化浊醒脾，以期邪祛而正不伤，中焦气机一转，决渎运化各尽其职，庶几泄止而谷纳。

处方：冬瓜仁 9 克，飞滑石 12 克，白通草 3 克，淡黄芩 6 克，杭白芍 6 克，清半夏 9 克，佩兰叶 6 克，瓜蒌根 9 克，生甘草 3 克，白扁豆 12 克，莲子 9 克，川厚朴 3 克，鲜荷叶

9 克，枇杷叶 6 克，陈仓米 12 克。3 剂，水煎服，每日 1 剂。

二诊：腹泻渐止，症状减轻。再服 3 剂巩固而愈。

3.2　低血压一例

徐淑梅护士患白带颇剧，两腿酸疲，艰于行立，头晕，血压低，二便如常。舌苔薄白，脉缓无力。予当归补血汤加味。

处方：炙黄芪 15 克，当归 12 克，党参 15 克，炙甘草 6 克，茯苓 12 克，陈皮 5 克。水煎服，每日 1 剂。10 余剂痊愈。

3.3　类中风一例

李姓妇，年 40 余，患左侧偏瘫已年余，挽病友特介求治，函述情状。舌苔黄腻，便秘尿黄，口黏不渴，食欲如常，有高血压史，拟方试服。

处方：茯苓 12 克，清半夏 9 克，陈皮 6 克，黄芩 9 克，龙胆草 4.5 克，滑石 15 克，石决明 20 克，龙齿 12 克，夏枯草 10 克，桑寄生 10 克，丝瓜络 12 克，代赭石 18 克。水煎服，每日 1 剂。

5 剂病大减，血压恢复正常，唯仍舌謇语艰，嗜睡。原方又加石菖蒲 6 克，荷叶 10 克。更服 5 剂而愈。

3.4　高血压、心悸一例

1959 年，有一学员患高血压，兼有心悸怔忡，气短，舌苔薄白，脉结。辨为心脾两虚，予以下方。

处方：当归 12 克，炙黄芪 12 克，炙甘草 6 克，炒酸枣仁 9 克，柏子仁 9 克，山茱萸 9 克，龙眼肉 15 克，黄芩 9 克。水煎服，每日 1 剂。

3 剂后结脉消失，血压复常，心悸怔忡、气短亦愈。嘱原方再取 3 剂，以巩固疗效，欣然而返。

3.5　咯血一例

甲申夏内子患咯血，口渴，身热。察系暑伤肺胃之络，引动伏火。为立甘凉咸降方。

处方：犀角花 4.5 克，生地黄 9 克，杭白芍 9 克，牡丹皮 9 克，知母 9 克，滑石 12 克，生石膏 12 克，甘草 3 克，鲜茅根 30 克，鲜苇茎 30 克。水煎服，每日 1 剂，禁忌辛辣油腻。

上方连服 4 剂，复予知柏地黄丸，临卧以淡盐水送服 9 克，以滋阴泻火，善后调理而痊愈。

3.6　小儿发热一例

一幼科孔姓，3 岁。仲秋患发热十余日，解表清里，遍服不效，延余诊之。给以薄荷 2

克煎汤，调服六一散 1.5 克。食顷，汗出而解。此暑邪闭于腠理之治也。

3.7 热结旁流一例

解太太，妊娠八月余，胃脘痛甚急，其夫自乡走求救治，因诊忙不遑，抽暇仅予开气消导方剂以暂应之。翌午复来，言服前方痛略减，至夜仍然嚎叫，因坚邀一视，不得已，故置别症驰往。诊其六脉沉小，苔燥，口渴，腹胀，自利。为立三一承气加味。

处方：生大黄 12 克，枳实 9 克，厚朴 9 克，玄明粉 12 克，甘草 3 克，麦冬 9 克，石斛 9 克。水煎服。

服上方未下，复教于二煎增大黄 6 克。其夫兄力争不可，谓弟妊娠已临娩，岂堪一再峻下，况大便自利乎。余不辩，但命急煎而进。至晚下黑粪球八九枚，命啜稀粥，安睡达旦，疾楚若失。伯氏揖而请教，始晓之。曰阳明胃腑结实，邪在中下脘，下利必具略无可疑。胎系于胞，与胃何碍？有是病则服是药，所谓"有故无殒"也。下利者，结粪塞其肠管，所云热结旁流是也，再不下则危矣，岂唯胎不保哉！

今所怀子已数岁矣，忆而志之，以为逡巡误事者戒。

3.8 痢疾一例

刘迭明之子，初秋病痢，胸痞腹痛，脓血稠黏，里急后重，脉软数。有湿热内伏太阴，阻遏气机，少阳失其疏达，太阴失其健运。

处方：厚朴 9 克，槟榔 9 克，条芩 9 克，木香 9 克，神曲 15 克，葛根 9 克，柴胡 6 克，金银花炭 10 克，荆芥炭 6 克。水煎服，每日 1 剂。数日后渐愈。

按语 木香、厚朴除湿而行滞气；槟榔下达而破气结；金银花炭、条芩清大肠之热；神曲疏中气之滞；葛根升下陷之胃气；柴胡升土中之木气；荆芥炭入营清血热。

3.9 呕吐一例

万老太太，年 50 余，仲春患呕逆，脘痛，数日不进饮食，势甚危急。其子延余诊，并出前医方。余曰：误矣，香能动呕，甘能动呕，方中藿香、甘草均与本症不宜，更用乌梅何意也？即因立苦辛通降法，祛其浊湿，通络降逆。

处方：姜连（姜汁拌黄连）6 克，黄芩 9 克，姜半夏 9 克，炒枳实 9 克，白蔻 3 克，茯苓 12 克，滑石 12 克，姜竹茹 9 克，生枇杷叶 9 克，通草 3 克，生姜汁 1 酒盅（兑入）。水煎服。

服上方 1 剂大减，再剂痊安。

3.10 胸痛一例

一妇人患胸痛数年，时作时止，自言每生气则犯，余漫应之。命取：炒莱菔子 9 克，捣碎，水煎取汁服。两进而痊。此痰食上蔽气机，而妇人则讳言之也，医者要勿为欺。

3.11　眩晕四例

★ 例一　张老太太，60余岁。仲春患晕，自言病此已30年，每发十余日，不食不寐，今次尤甚。诊其脉沉弱无力而形气如常，知系肝阴内亏，木火上升，所谓虚性兴奋者也，予滋阴柔肝方。

处方：枸杞9克，女贞子9克，玉竹9克，霜桑叶6克，菊花6克，夏枯草6克，山药9克，巴戟天9克，怀牛膝3克。水煎服，每日1剂。

经上方调理数日而愈。

★ 例二　李君仲夏患头眩，足跟痛，入夜尤甚，渐不能寐，胸闷口黏，六脉细软无力。症系肝肾不足，三阴虚热，中焦湿热，阻碍升降。先以淡甘微寒，祛湿而不伤阴，继以酸甘合化滋其真水。日服河间桂苓甘露散9克，夜服六味地黄丸9克。5日痊愈。

★ 例三　十府张姨太，先患偏废年余未楚，仲春因劳神忽厥，醒后狂呕不止，眩晕如在舟中，急延余诊。右脉滑大有力，左关弦劲而数，苔色黄浊厚腻，溲便俱无。余曰：此肺胃痰热有余，肝胆风阳上僭，非寻常中风套剂所可治也。先予镇逆通窍之剂。

处方：代赭石25克，金沸草9克，石菖蒲3克，龙胆草6克，菊花9克，清半夏9克，白蔻仁3克，通草3克。水煎服。

二诊：服上方1剂，病势渐安，仍吐胶痰。继进苦辛通降，佐以芳香祛秽。

处方：黄连6克，姜半夏9克，瓜蒌12克，麸炒枳实6克，白蔻仁3克，竹茹9克，化橘红9克，川贝母18克，生枇杷叶9克，鲜竹沥20毫升（兑入）。水煎服。

三诊：服上方1剂，呕逆已止，略进稀粥。复予通腑之剂。

处方：酒洗生大黄9克，厚朴6克，枳实6克，滑石15克。水煎服。

四诊：服上方1剂，下黑粪，红溲，自觉大快，苔亦淡退。嘱其停药1日，以缓胃气，为立养肝通络方。

处方：杭白芍12克，当归9克，化橘红6克，丝瓜络6克，钩藤6克，川贝母9克，酒黄芩6克，天花粉9克，麦冬9克，海风藤6克，霜桑叶9克，生枇杷叶6克。水煎服，每日1剂。

服上方2剂痊愈。告以戒劳怒、淡滋味半年，否则必复，恐药无灵矣。

★ 例四　于某，男，46岁。1964年5月6日初诊。自觉上焦热气上升1周，头昏头胀，头沉，烦躁，恶心，纳差，口干，舌苔薄黄，脉浮数。曾服黄连上清丸不效。诊断：眩晕。辨证：上焦气分火郁，气机不畅，阻遏清阳。治宜辛凉微苦，清泻上焦气分，理气解郁。

处方：桑叶、菊花、连翘各9克，薄荷、瓜蒌皮、陈皮、黄芩、淡竹叶各6克，茯苓、滑石各12克，芦根15克。2剂，水煎服，每日1剂。

1964年5月8日二诊：服药平稳，热气上升感消失，仍觉头胀，头沉，烦躁，恶心，纳差，口干。治宜辛凉苦甘，清泻气分。

处方：桑叶、菊花、连翘、夏枯草、生谷芽各9克，薄荷、黄芩、淡竹叶各6克，芦根12克，甘草3克。2剂，水煎服，每日1剂。

1964 年 5 月 12 日三诊：服药第 2 天，头胀，头沉，烦躁，恶心，口干等症状基本消失。第 3 天因自服龙胆泻肝丸等药，又感胸闷、舌干、气逆、恶心、视力疲劳，舌苔黄滑。此乃苦寒直折，损伤脾胃，湿浊上泛之象。治宜甘淡微苦，清泻气分，一切苦重、滋腻、温燥皆所不宜。

处方：菊花、黄芩、瓜蒌皮、枳壳、竹叶各 6 克，茯苓、芦根各 12 克，连翘 9 克。2 剂，服法同前。3 日后症状消失。

3.12　产后喘咳一例

张太太，产后喘咳不卧。营卫不和而寒热，舌苔灰白形干。左脉坚劲而数，汗泄食减。肝肾阴分亏损，中虚挟湿，相火炽逆，殊属棘手。姑予镇纳。

处方：紫苏子 6 克，厚朴 4.5 克，法半夏 6 克，广陈皮 4.5 克，前胡 6 克，甘草 3 克，龙骨 9 克，牡蛎 9 克，枸杞 9 克，山茱萸 9 克，当归 12 克，沉香 3 克。水煎服，每日 1 剂。

上方加减调理数日而愈。

3.13　浮肿一例

刘姓妇，久患虚肿，苔滑，脉软，食减，溺涩，少腹胀大，正虚邪胜。先以辛甘助其气化。

处方：茯苓 9 克，肉桂 6 克，炒白术 6 克，甘草 4.5 克，广陈皮 4.5 克，紫苏叶 6 克，桑白皮 3 克，大腹皮 6 克，福泽泻 3 克，猪苓 4.5 克，生姜皮 3 克。水煎服，每日 1 剂。

以上方加减调理数日而好转。

3.14　天行赤眼一例

孔二太太，眼痒睛赤，时发时愈，劳烦则甚，善怒，脉弦。此乃肝旺血虚，风邪循络上逆所为。

处方：炒白芍 12 克，当归须 9 克，白蒺藜 4.5 克，西红花 4.5 克，霜桑叶 9 克，薄荷梗 6 克，荆芥梗 6 克，黄芪 6 克，石决明 6 克，酒黄芩 9 克，连翘 9 克。水煎服，每日 1 剂。

以上方调理数日而愈。

3.15　喉燥咽干一例

宋老太太，气之原根于水，水虚则气热，上灼清窍，此喉燥咽干之由也。肾司二便，真阴不腴，肠枯便结之原也。夫之而不寒，责其无水。法宜壮水之主，以制阳光。

处方：怀山药 9 克，山茱萸 9 克，茯苓 9 克，牡丹皮 6 克，泽泻 6 克，生地黄 12 克，北沙参 12 克，五味子 9 克，麦冬 9 克，肉苁蓉 9 克，火麻仁 15 克，柏子仁 9 克。水煎服，每日 1 剂。

以上方调理旬余而愈。

3.16   月经先期一例

孔太太，血虚有热，信水先期而多，紫色，腰酸痛者，土弱而困于湿气也。

处方：酒当归9克，炒白芍9克，地骨皮9克，生地黄9克，牡丹皮9克，炒白术9克，川芎2.5克。水煎服，每日1剂。

以上方加减调理月余而愈。

3.17   翳障一例

县府秘书孔仲文君之小公子，2岁。眼生翳膜，已及黑珠。诊其形体羸瘦，暮热嗜睡，指纹淡隐，泄泻，不甚消化。此先因缺乳，营养不良，胃肠运化失职，脾元困惫而然，所谓疳疾是也。漫予清解等剂，实与病不相宜。为立扶土抑肝，养血清热之品，佐以杀虫退翳调养，果能得法，2个月可愈。若再施以剽劫，去生便远。

处方：先服消疳丸1料，每服1克，每日2服。

继用：煅石决明、炉甘石（童便泡）、飞滑石、明雄黄、上梅片、朱砂各等份。共为细末，用不落水雄鸡肝，竹刀切开，纳药末2克，以砂锅加米泔水煮食。

以上法调理2个月而愈。

3.18   带下病一例

颜会长之妻某太太，天癸2个月不至，疑系有妊。诊其两尺涩微，唇淡，腰酸。乃带下候也，岂止无孕，且恐不寿。嘱以六君子丸、归脾丸，相兼常服。3个月后带止经来。

3.19   少腹痛一例

赵太太，少腹疼痛。膀胱与血室并域而居，少腹疼痛，非血即水。仲景以小便不利为蓄水，五苓散主之；小便利，为蓄血，桃仁承气汤主之。今小便利而口不渴，其非水病也。仿四逆散法。

处方：川柴胡6克，小枳实4.5克，炒赤芍9克，生甘草3克，炒桃仁6克，延胡索6克。水煎服，每日1剂。

以上方加减调理半月而愈。

3.20   砒霜中毒一例

赵树勋婶，因与他人口角气愤，服砒霜，经西医用吐法等救治暂安。延至4日，烦乱躁扰，四肢抽搐，面如茄色，六脉皆闭，乃热毒入营所致，针刺不知痛楚，黑血流出随凝，势甚险急，故予大剂清泄。

处方：忍冬藤30克，带心连翘12克，大生地黄25克，紫草3克，生甘草18克，生绿豆粉30克，口防风9克，大豆30克，钩藤12克，桑枝30克，朱灯心1克。水煎服。

服上方后安静两小时，仍复烦扰。2 剂复加赤芍 9 克，西红花 6 克，淡竹茹 9 克，板蓝根 9 克，金汁 30 克，人中黄 12 克，犀角 3 克（冲服）。水煎服。

服后竟安，晚间下黑粪红尿，甜睡达旦，翌日复诊已愈八九，仍予清络泻热而痊。

处方：金银花 12 克，连翘 9 克，朱灯心 0.5 克，淡竹茹 9 克，钩藤 6 克，生地黄 18 克，木通 3 克，霜桑叶 9 克，赤芍 4.5 克，绿豆粉 30 克。水煎服。

3.21　湿温一例

徐孝民太太，仲秋发热，渴饮，右脉软数，舌绛口黏，胸闷不寐。此伏邪湿温症也，最忌温散，宜直清营分。

处方：栀子 9 克，赤芍 9 克，粉丹皮 6 克，青翘壳 9 克，金银花 12 克，瓜蒌 12 克，碧玉散 12 克，石斛 12 克，青蒿 9 克，霜桑叶 9 克，朱灯心 1 克。2 剂，水煎服，每日 1 剂。

二诊：热渴俱解，脉亦渐平，舌色已淡，便泄酱矢。改用泻热养津之品。

处方：黄芩 9 克，栀子仁 9 克，青翘 9 克，石斛 12 克，天花粉 9 克，郁金 4.5 克，生地黄 12 克，玄参 9 克，梨皮 6 克，朱茯苓 6 克，碧玉散 12 克。水煎服。

服上方 2 剂而安。再予叶氏养胃法善后。

3.22　外感高热一例

孔某，男，81 岁。发热吐痰昏愦。曾经当地某医诊治，服发表利痰药后病情加剧，改延余诊视。诊见壮热气促，痰黏如胶，脉象洪大，两尺浮甚，苔黄乏液。高年气虚，肾水亏耗，元阳烁阴，水精不布，中焦郁蒸，失降失职，误投辛燥，津液益涸，不速沃焦救焚，厥脱立现矣。治宜清气救阴。

处方：生石膏 25 克，知母 12 克，天花粉 12 克，石斛 15 克，玄参 25 克，麦冬 18 克，鲜藕汁 1 盏，川贝母 18 克。水煎服，每日 1 剂。

二诊：前药连进两剂，诸恙悉减。继以叶氏养胃汤 4 剂而全安，未旬日健饭如初矣。

处方：麦冬 9 克，白扁豆 9 克，玉竹 9 克，甘草 3 克，沙参 9 克，桑叶 9 克。水煎服，每日 1 剂。

3.23　发颐一例

刘允楷之幼子。腮下颈侧肿痛，口开不利，发热，寐惊。《内经》谓："一阴一阳结为喉痹。"盖少阴少阳之脉皆循喉咙，少阴之上，热气治之；少阳之上，相火治之。小儿稚阴未充，值秋暖不藏地气，秽浊发泄，少阳升腾莫制，引动伏火，结于经脉，所谓温毒发颐是也。议东垣消毒饮。

处方：薄荷梗 4.5 克，连翘 15 克，金银花 15 克，僵蚕 7.5 克，板蓝根 7.5 克，马勃 6 克，玄参 15 克，荆芥穗 9 克，桔梗 15 克，甘草 7.5 克，升麻 4.5 克，柴胡 4.5 克，黄芩 4.5 克，黄连 4.5 克。

用法：上药共为粗末，每服 1.5 克，用鲜苇根煎汤送服，2 小时 1 次。

外用三黄二香膏：黄连 15 克，黄芩 15 克，大黄 15 克，乳香 7.5 克，没药 7.5 克。共研细末，先以细茶汁，继用香油调涂，中间留孔出热气，干则易之（方出《温病条辨》）。能泻火通络止痛。

依上法治之，1 周后痊愈。

按语　发颐，中医病名，是热病后余毒结于颐颌间引起的急性化脓性疾病。临床特点是常发生于热病后期，多一则发病，颐颌部肿胀疼痛，张口受限，全身症状明显，重者可发生内陷，类似于西医学化脓性腮腺炎。

3.24　寒湿伤脾一例

刘幼科，4 岁。胃脘痞塞不舒，时感泛恶。肺恶寒，脾恶湿。先以饮食不节伤其脾，继以形寒饮冷伤其肺，中焦痰湿内阻，闭塞清道，阴阳痞隔，升降失宜。四肢为诸阳之本，厥热相寻，非细故也。治宜疏理中焦，佐以和解。

处方：茯苓 4.5 克，姜半夏 3 克，广陈皮 2.5 克，甘草 1.5 克，炒枳壳 3 克，柴胡 2.5 克，酒黄芩 3 克，薄荷 2.5 克，炒杏仁 3 克（研），藿香梗 3 克，生姜 2 片为引。水煎服，每日 1 剂。

上方服 3 剂诸症大减，又 2 剂而愈。

3.25　秋燥一例

沈子俊之少君，12 岁。黄昏咳嗽，火浮于肺；清晨咳嗽，胃蕴积热；午后身热，尿热目赤，舌苔薄黄，脉形细数。时值秋深，治从温燥，宜养阴清热，润燥止咳。

处方：霜桑叶 5 克，菊花 3 克，栀子皮 3 克，薄荷 3 克，连翘 5 克，川贝母 6 克，梨皮 3 克，滑石 6 克，甘草 2.5 克。3 剂，水煎服，每日 1 剂。

服上方 3 剂，咳嗽渐平，尿热目赤消失。又 3 剂病愈。

3.26　湿浊壅滞欲脱一例

魏某，年 60 余。促为阳郁，结为阴凝，湿虽化热，究属阴邪。六脉缓而时止，苔黄，溲热，形羸，呕逆，浊邪壅滞，阻碍升降，表里气机怫郁，寒热晕眩，有三阳结之势，姑拟一方，以尽人事而已。

处方：广藿香 6 克，黄芩 6 克，茯苓 9 克，广陈皮 4.5 克，炒枳实 6 克，姜半夏 6 克，竹茹 9 克，滑石 12 克，薄荷 3 克，炒栀子仁 4.5 克，淡豆豉 9 克，白蔻 2.5 克，通草 3 克。水煎服，徐徐灌之。

2 剂醒，4 剂眩晕呕逆止，调理 10 余日而愈。

3.27　滑精一例

朱先生，年 30 余。无故精滑，不能自禁。苔薄白，脉软乏力。肺司百脉之气，肾统五内之精，肺肾俱虚，精气不相营运，精不化气，气不归精，无故精滑，不能自禁。治当温固三阴，议丹溪九龙丸加味。

处方：山茱萸 120 克，怀山药 90 克，茯苓 100 克，生地黄 120 克，人参须 30 克，白术 60 克，当归 54 克，莲子 120 克，柏子仁 90 克，金樱子 120 克。

用法：炼蜜为丸，如梧子大。每服 9 克，每日 3 次，白开水送服。

1 剂而愈。

3.28　阳明腑实一例

斗户田某之长媳，年 20 岁。胸腹胀痛不可触近，烦躁去衣，肢冷，呕逆，大便六七日不行矣，溲赤，脉数，舌绛，苔黄。症属阳实，误信俗婆，妄服肉桂，辛燥伤阴，邪势鸱张，蟠踞胃肠，气道淤塞，有升无降，迁延数日，津液将涸，症殊危殆。勉立大承气方急下以存阴。

处方：酒洗生大黄 12 克，炒枳实 9 克，厚朴 9 克，玄明粉 9 克（兑入）。水煎服，每日 1 剂。

1 剂便下燥屎数枚，再剂而便下顺畅，诸症立减。上方加减调理周余而愈。

3.29　虚劳一例

刘君之幼子，4 岁。面黄虚肿，脉数，四肢时热时冷，腹时热，溲微黄，便利不禁，气息喘促，有痰，不渴，盗汗，嗜睡，懒言。自秋至冬治疗纷乱，凡霜柴葛及消导之品几乎遍尝，最后一医竟投大剂破气、升阳、攻积等品 4 剂而败象见矣。

处方：白术 6 克，茯苓 6 克，炒山药 5 克，砂仁 2 克，枸杞 5 克，人参 2 克，草果 2 克，姜厚朴 3 克，熟地黄 6 克，黄芪 3 克，麸煨肉豆蔻 1.5 克，炒酸枣仁 3 克。水煎服，每日 1 剂。

以上方加减调理月余，上述症状基本消失，面色转红润，饮食正常。

按语　此症面黄懒言，脾气弱也；食少便泄，脾阳不运也；四肢为诸阳之本，时热时冷是无真火也；昏睡虚肿，土为湿困也；盗汗、鼻煽、气促，真阴阳而邪火扰也；肾司二便，前后不固，所谓久病阴亏，穷必及肾，有后天而先天俱惫矣，正虚极矣。即有伏邪，治当缓图。娇弱之质，岂堪任事削伐。先以温运脾阳为治。

3.30　胃脘痛一例

王某，男，37 岁。1965 年 5 月 4 日初诊。患者素有胃溃疡病史，曾有大出血，近日来胸闷，口苦，口中发黏，恶心呕吐，时而腹痛，大便秘结，小便短黄，舌苔白厚腻，脉实而大。诊断：胃脘痛。辨证：脾胃湿热，气机不畅。治则：清利湿热，调畅气机。

处方：茯苓、滑石各 12 克，炒枳壳、陈皮、南薄荷、瓜蒌皮、藿香叶、大腹皮、黄芩各 6 克，姜半夏、炒杏仁各 9 克，炒赤芍 5 克。水煎服，每日 1 剂。

1965 年 5 月 10 日二诊：患者服上方 6 剂，腹痛等诸症减轻，仍有腹胀，大便不畅。上方去赤芍，加佩兰、厚朴各 6 克。服 6 剂症状消失。

（整理人：沈　莹　孙慧杰）

4 朱荫楸医案8例

朱荫楸（1885—1967），字培生，曲阜董庄乡朱家庄人，曲阜朱氏中医世家第二代传人。初随其父朱景颜侍诊，后师舅父孔昭明。24岁开业行医，自设药铺取名济活堂。一生擅长"伤寒病"，以治外感热病见长，多宗张仲景六经辨证，善用经方化裁，起沉疴，往往一剂药挽回垂危，名闻遐迩，活人无算，颇负时望。因一生忙于诊务，未留下著作，仅留有部分医案（大部分为住院病例）。

4.1　感冒一例

李姓，男。因脱衣感寒，次日发热而自汗，胸膈不利。前医以伤食而下之，以中风而汗之，渐觉昏困，气喘息高。诊为感冒。用《伤寒论》桂枝加厚朴杏子汤，一剂喘止，再剂热后微汗，至晚身凉脉和。

4.2　伤寒一例

王姓，女。病伤寒，大便不利，日晡大热，两手撮空，直视喘息，已更数医。诊为伤寒。乃伤寒腑实，气机不畅。予《伤寒论》小承气汤微微下之，1剂大便利，诸恙渐瘥。

按语　先生谆谆告诫门人："医者之学问，全在明伤寒之理，读书不可死于字句，需前后互勘，相互印证，治法随机，才能触类旁通。"

4.3　石淋一例

孔姓，男。素体强健，今晨突发右侧腰部剧痛，尿频、尿急，量少色赤，面色苍白而自汗，四肢厥冷，脉象沉细。曾经西医外科诊为尿路结石伴感染，诊为石淋。治宜回阳救逆，扶正固脱，佐以利尿通淋。

处方：茯苓、党参各12克，炮附子9克，干姜、炙甘草各6克。1剂，水煎分2次温服。

二诊：药后阳回汗敛，痛止肢温，胃纳稍增，二便通调，舌淡红润，脉缓。治守原意。

处方：茯苓12克，党参9克，淡附子、炙甘草各6克，干姜3克，肉桂粉（吞）1.5克，生麦芽10克，玉米须1握。3剂，水煎分2次温服。

三诊：腰痛愈，精神佳，脉舌同前。时值夏令，以升清降浊，祛暑湿善后。

按语　本案例西医拟诊断尿路结石伴感染，但按中医辨证当属少阴寒厥证，故不能惑于西医病名而以治淋之法治之。本案投以《伤寒论》茯苓四逆汤后，即获显效，足见古方组合具有至理。

4.4 虚寒腹痛一例

张姓，男。2 年前因阑尾穿孔引起腹膜炎，经手术治疗后，腹痛时作，用温通药后则腹痛缓解。今因感受寒邪，腹痛又作，恶心、呕吐。舌淡苔白，脉濡。诊为腹痛。仍脾肾阳虚、寒邪凝滞而痛，治以温通为法。

处方：白芍 12 克，白芷 9 克，桂枝、通草、枳实、桔梗、炙甘草各 5 克，辽细辛 1.2 克，大枣 4 枚。2 剂，每日 1 剂，水煎分 2 次温服。

二诊：腹痛未止，舌淡苔白，脉迟，前法出入再进：当归、生白芍各 12 克，桂枝、通草、炙甘草各 5 克，吴茱萸、细辛、桔梗各 2 克，大枣 6 枚，生姜 3 片。2 剂，服法同前。

三诊：腹痛止，精神振，舌淡红，苔薄白，脉缓。前方加枳实 6 克。2 剂，服法同前。

四诊：微有腹胀，色润，脉缓，前方再进，巩固疗效。

按语 肠粘连为腹部手术后常见之病症。本案属虚寒之证，故宗"寒者热之"的治则，以温通为法。方中当归补血活血，善走血分；桂枝汤温经散寒，调和营卫；吴茱萸、细辛温肝脾，散寒结；桔梗上能开肺气，下能消肠积。此方为余治疗手术后肠粘连虚寒证常用验方，曾治疗多例，均获良效。

4.5 急性阑尾炎一例

颜某，男，于 1960 年 3 月 12 日入院。主诉：经常腹痛已犯 3 次，此次因受凉突发严重右下腹痛半天，伴大便干燥，诊其脉而实。西医会诊确诊为急性阑尾炎。中医诊为肠痈，此因感寒致腑气不通，郁而成痈。治宜清热解毒、通腑消痈。

处方：粉丹皮、丹参、金银花、大黄各 15 克，桃仁、玄明粉（兑入）各 12 克，没药、蒲公英、紫花地丁、杭芍、当归各 9 克，薏苡仁 18 克，老木香 6 克，甘草 3 克。水煎服，每日 1 剂。

二诊：上方服 2 剂，其痛减轻，脉已不实。处方：粉丹皮、丹参、金银花各 15 克，桃仁、生地榆各 12 克，乳香、没药、蒲公英、紫花地丁、杭芍、当归各 9 克，老木香 6 克，甘草 3 克，薏苡仁 18 克。水煎服，每日 1 剂。

三诊：上方服 2 剂，痛已大减，脉转平和。

处方：粉丹皮、丹参各 15 克，桃仁 12 克，乳香、没药、蒲公英、紫花地丁、当归、橘核（研）、荔枝核（研）各 9 克，甘草 3 克，薏苡仁 18 克，老木香、小茴香各 6 克。水煎服，每日 1 剂。

服上方 3 剂，痊愈出院。

4.6 慢性阑尾炎一例

孔姓，男，1960 年 3 月 4 日来诊。主诉：每逢受凉即犯右下腹痛，伴大便稀溏，已发作 3 次，舌淡苔白，脉虚不实。经西医检查诊为慢性阑尾炎。中医诊为肠痈。此为脾胃虚寒，肠腑失于温煦所致。治宜温脾散寒，行气止痛。

处方：荔枝核（研）、橘核、乌药、桃仁（研）、生地榆各 10 克，小茴香、延胡索（研）、灵脂各 6 克，川楝子 9 克（研），薏苡仁 20 克，牡丹皮、丹参各 12 克，甘草 3 克。水煎服，每日 1 剂。服 7 剂痊愈。

4.7　破伤风一例

胡某，男，1960 年 4 月 29 日来诊。足掌外伤后 18 天，阵发性痉挛，畏光，角弓反张。西医诊断为破伤风。邀中医诊治，中医诊断同前，辨证为风毒袭表症，治宜祛风镇痉。用中药配合针灸治疗。内服方用玉真散合五虎追风散加减。

处方：净蝉蜕 30 克，全蝎、僵蚕、南星、天麻各 6 克，炒枳壳 12 克，朱砂 1.5 克（研冲），黄酒 60 克为引。水煎服，每日 1 剂。针灸取穴：百会、风池、风府、颊车、合谷、太冲、解溪、承山、地仓、廉泉，每日 1 次。

二诊：服上方 8 剂，痉挛抽搐诸症悉退，唯有心中不稳，夜间失眠。改清热和血化痰法。

处方：菊花 15 克，陈皮 9 克，半夏、钩藤、栀子、天竺黄、僵蚕、防风各 6 克，甘草 3 克，灯心草 1.5 克，净蝉蜕 30 克。水煎服，每日 1 剂。代牛黄丸每日 4 丸，分 2 次温开水冲服。针灸照海穴。服上方 2 剂，痊愈出院。

4.8　乙型脑炎一例

林某，女，1960 年 5 月 9 日入院。症见高热，谵语，昏迷。西医诊为乙型脑炎，邀中医会诊。中医诊为温病，此乃温热毒邪，内入气营，热扰神明所致。治宜清营凉血，涤热化痰。

处方：枳实、大黄、甘草、天竺黄、生地黄各 9 克，羚羊粉 1 克（冲），玄明粉 6 克（兑入）。水煎服，每日 1 剂。口服紫雪丹 1 瓶，每日 1 次；口服安宫牛黄丸，每日 4 丸，分 2 次温开水冲服。针灸取穴：百会、风府、哑门、人中、涌泉、足三里、合谷。每日 1 次。

以上法服中药 6 剂，针灸 6 次，痊愈出院。

（整理人：朱传伟　朱正阳）

5　李承德医案 1 例

李承德（1871—1943），字据之。曲阜市防山乡李氏中医世家创始人。18 岁时，拜胶东一代名医学习中医。数年后回家开设私塾，教学之余悬壶济世、普救众生。自采自制中药施舍于邻村百姓。其擅长治疗天花，对瘰疬、乳痈、项疽、结核、劳伤吐血等病效果显著。对破伤风杆菌引起的破伤风病，患者出现牙关紧闭、角弓反张、双目上视、口吐白沫者一剂药即可痊愈。

中风一例

患者，男，58 岁。此人善喜热酒饮，头目时常眩晕。突发头目作痛，心中烦热，肢体渐觉不利，口眼㖞斜，面色如醉，昏不知人，时而清醒。诊为中风。此为肝胆湿热，肝阳上亢，肝风内动所致。治宜滋阴潜阳，平肝熄风。

处方：怀牛膝 30 克，代赭石 30 克（先煎），龙骨 15 克（先煎），牡蛎 15 克（先煎），制龟板 15 克（先煎），白芍 15 克，玄参 15 克，天冬 15 克，川楝子 6 克，麦芽 6 克，丹参 30 克，甘草 9 克，菊花 9 克，钩藤 9 克（后下），莱菔子 6 克，胆南星 6 克。水煎服。

3 剂后脉象如常，肢体形色如常，后继续服用，恢复正常痊愈。

（整理人：李全树）

6 李瑞云医案 2 例

李瑞云（1905—1965），防山乡李氏中医世家第二代传人。自幼随其父李承德先生研习中医，擅长治疗天花、麻疹（以上二病现已绝迹）。其治疗红肿、痈疡疮疖等一刀切下，放出脓血，取以红升丹、白降丹之类收敛，即可治愈，颇受百姓认可。

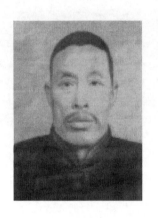

6.1 疮痈一例

某少妇，31 岁。左胁起一疮，其形长约 5 寸，上半在乳，下半在肋，皮色不变，按之甚硬，而热于他处。延医询方，调治两个月不效。且渐大于从前。邀余诊视。诊为疮痈。此硬而色白，阴也；按之微热，阴中有阳也。治宜益气温阳，活血消痈。

处方：当归 20 克，丹参 20 克，柴胡 12 克，乳香 10 克，没药 10 克，皂角刺 10 克，鹿角胶 15 克，浙贝母 15 克，白芷 10 克，肉桂 10 克，熟地黄 15 克。水煎服，每日 1 剂。又投予自配小金丹，日服 3 粒。

服上方数剂大见效，30 剂后，消无芥蒂。

6.2 温病一例

高某，男，50 岁。于夏得温病。因与人动气争闹，头面出汗为风所侵袭而成。证候：表里俱发热，胸膈满闷有似结胸，呼吸甚觉不利，夜不能寐，其脉左右皆浮弦有力，舌苔白厚，大便三日未行。诊为温病。此系太阳而连及阳明少阳也。病在太阳，所以脉浮，为其连及阳明，所以按之有力，为其更连及少阳，是以脉浮有力而又兼弦也。其胸膈满闷呼吸不利者，因其怒气溢于胸中，挟风邪痰饮凝结于太阳部位也。治宜外解太阳之表，内清阳明之热，兼和解其少阳，更开荡其胸膈。

处方：生石膏 60 克（先煎），蒌仁 20 克，莱菔子 15 克，天花粉 15 克，苏子 10 克，连翘 12 克，薄荷叶 10 克，茵陈 10 克，龙胆草 10 克，甘草 10 克，陈皮 15 克，麦芽 30 克，柴胡 15 克。水煎服，每日 1 剂。

服药 2 剂后，遍身出汗，胸次豁然，温热全消，夜能安睡，脉已和平如常，唯大便未通，后 1 剂加入大黄 15 克服之，大便通下痊愈。

（整理人：李全树）

7 李筱东医案 3 例

李印坦（1918—1990），字筱东。幼承家学，随祖父李承德学习中医。后又师从于曲阜名医沈梦周、孔凡业，并受其岳父陈延楫中医医技指导。从业中研习多位名医之经验，博览群书，对很多疑难杂症都有独到见解。

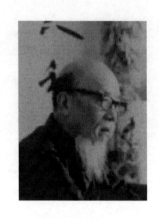

7.1 伤寒呕吐泄泻一例

孔童，8 岁。昨晚呕吐，今日泄泻，颜额间不发热反冷。面无血色，青络满布，此症属于感寒，来势甚猛，故如此病状。若发热，便如正轨，应照伤寒治疗。此为外感寒邪，伤及胃肠，升降失司。治宜解表散寒，和胃止呕。

处方：桂枝 3 克，枳实 6 克，川厚朴 3 克，炙甘草 6 克，竹茹 12 克，川黄连 3 克。生姜 3 片为引。水煎服，每日 1 剂。

连服 3 剂而愈。

7.2 太阳伤寒一例

王孩，11 岁。头热，四肢寒凉，头痛，二便自可。诊为伤寒。此为太阳表症。宜解表发汗。

处方：炙麻黄 6 克，黄芩 12 克，竹茹 12 克，桂枝 6 克，枳实 9 克，炙甘草 6 克，生石膏 15 克（先煎）。水煎服，药后宜避风吃素食。

2 剂而愈。

7.3 眩晕一例

张童，9 岁。见风头眩，泛恶，脚酸骨楚，不发热，舌苔薄白而润，脉浮。诊为眩晕。此为风邪袭表。治宜解表祛风。

处方：桂枝 3 克，黄连 3 克，炙甘草 6 克，秦艽 10 克，麻黄 3 克，黄芩 9 克，杏仁 12 克，半夏 6 克。1 剂，水煎服。

次日来诊：进药后骨楚略减，得微汗，仍头痛，其舌色已化燥，当再清之。

处方：黄芩 10 克，川黄连 6 克，防风 10 克，橘红 6 克，竹茹 12 克，蔓荆子 6 克，天花粉 6 克，白茅根 12 克，生地黄 10 克。水煎服，二剂后痊愈。

（整理人：李全树）

中　篇

名老中医医案

8 孔少华医案 55 例

孔少华，1937 年生人，孔伯华先生第五子。自幼聪慧，继承家传，苦读苦诵《黄帝内经》《神农本草经》等医书。1957 年参加北京中医医院（现为首都医科大学附属北京中医医院）工作，师从一代名医张菊人先生。他勇于实践，师古而不泥古，不计名利报酬，乐善好施。

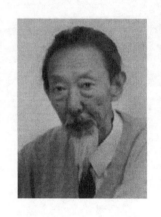

孔少华先生擅长温热疾病，诸如高热不退、流行性感冒、大叶性肺炎等急性病症的治疗。他在吸收古人学术及家传经验的基础上，通过长期的临床实践，逐渐形成了自己独特而行之有效的温病治疗体系。他认为治疗温病必须参考"五运六气"学说，当今的自然气候与古时已有明显不同，气候的变化与抗生素的滥用，使病邪产生变异，再加上人们的生活方式及饮食结构发生了巨大变化，致使当今的温病与古时又有不同。《黄帝内经》云："冬不藏精，春必病温。"生活节奏加快，精神压力加大，营养过剩，而锻炼和休息时间越来越少，使气虚血虚体质者少见，而阴虚湿热体质者为多，若感邪而发温病，往往热又常见阴虚夹湿。因此，在治疗上，对风湿者，往往以辛、凉、轻、平之剂同用；对暑湿者，主以芳化清透；对阴虚者，主以滋阴透热，清热不忘滋阴，滋阴不忘化湿，三法互渗，化裁成方，因人施用，堪称京城一绝。一生救人无数，闻名全国。

本案摘录于孔令谦著《孔伯华中医世家医学传习录》一书。

8.1 风温感冒六例

★ 例一 董某，男，59 岁。1983 年 2 月 28 日就诊。

内热外感，咽痛鼻塞，身冷乏力，舌苔白腻，脉象弦滑而数。治宜以清解。

处方：生石膏 30 克（先煎），杏仁泥 10 克，板蓝根 15 克，生知柏各 10 克，大青叶 10 克，全蝉衣 10 克，金银花 10 克，青连翘 10 克，霜桑叶 10 克，杭菊花 10 克，滑石块 15 克，橘络 20 克，条黄芩 10 克，全瓜蒌 30 克，苇根 15 克。3 剂，水煎服，每日 1 剂。

按语 内热外感，孔少华先生常以桑菊饮、银翘散、白虎汤合方加减，咽痛者，加蝉衣、大青叶，甚者加板蓝根。

★ 例二 周某，女，75 岁。2001 年 1 月 7 日就诊。

内热外感，解之不当致邪内恋，口苦且干，舌苔白而质绛，脉象弦滑而数。宜以清化和解。

处方：鲜茅苇根各 30 克，条黄芩 10 克，淡豆豉 10 克，炒知柏各 10 克，栀子炭 10 克，天花粉 15 克，青连翘 10 克，霜桑叶 10 克，杭菊花 10 克，鲜生地黄 30 克，肥玉竹 12 克，鲜石斛 30 克，滑石块 15 克，荷叶 10 克，全瓜蒌 30 克。3 剂，水煎服，每日 1 剂。

按语　内热外感，阴分不足，在清透基础上常加鲜石斛、肥玉竹、天花粉，养胃阴而不滋腻。

★ 例三　张某，女，70 岁。1984 年 1 月 7 日就诊。

初期湿热过盛，发为口腔"天疱疮"，经西医予以"激素"疗法，致湿邪入络。刻下胸膺疼痛颇剧，大便数日未下，时或咳嗽，舌苔白腻，脉象弦滑而数。宜以清渗达络。

处方：生石决明 30 克（先煎），生石膏 30 克，黛蛤粉 15 克（布包），炒知柏各 10 克，生赭石 12 克，旋覆花 12 克，忍冬藤 30 克，嫩桑枝 30 克，川牛膝 15 克，青连翘 10 克，生薏苡仁 30 克，晚蚕沙 15 克，滑石块 15 克，炒枳壳 10 克，法半夏 10 克，全瓜蒌 30 克，云苓皮 30 克，川萆薢 15 克。3 剂，水煎服，每日 1 剂。

★ 例四　沈某，女，39 岁。1984 年 1 月 11 日就诊。

内热兼感时邪，咽痛身冷，舌苔白腻，脉象弦滑而数。治宜以清解。

处方：生石膏 30 克，板蓝根 15 克，大青叶 10 克，生知柏各 10 克，霜桑叶 10 克，杭菊花 10 克，全瓜蒌 30 克，茅苇根各 15 克，炒栀子 10 克，全蝉衣 10 克，金银花 10 克，滑石块 15 克，玄明粉 3 克，青连翘 10 克，羚羊粉 0.5 克（冲服）。3 剂，水煎服，每日 1 剂。

★ 例五　张某，女，48 岁。1987 年 5 月 5 日就诊。

外感解之不当，高热一周未退，头痛恶心，时或身冷。宜以清疏芳解。

处方：生石膏 30 克，薄荷叶 5 克，地骨皮 10 克，生知柏各 10 克，霜桑叶 10 克，杭菊花 10 克，金银花 15 克，忍冬藤 30 克，白僵蚕 10 克，全蝉衣 10 克，瓜蒌仁 15 克，滑石块 15 克，条黄芩 10 克，天花粉 15 克，肥玉竹 12 克，青连翘 10 克，青竹茹 15 克，茅苇根各 15 克，紫雪丹 2 瓶（分冲）。3 剂，水煎服，每日 1 剂。

按语　郁热重者，以紫雪丹里清外透。

★ 例六　何某，女，27 岁。1989 年 5 月 9 日就诊。

手术后感冒，白细胞增高。宜以清化内消。

处方：生薏苡仁 30 克，金银花 20 克，青连翘 10 克，生知柏各 10 克，蒲公英 30 克，紫花地丁 10 克，天花粉 15 克，肥玉竹 12 克，白茅根 15 克，条黄芩 10 克，川黄连 5 克，滑石块 15 克，杭菊花 10 克。

西黄丸 1 瓶（分吞），5 剂，水煎服，每日 1 剂。

按语　术后感冒，以西黄丸合金银花、青连翘、蒲公英、紫花地丁解毒散瘀，以防走黄内陷。

8.2　暑湿感冒三例

★ 例一　雪某，女，21 岁。2001 年 7 月 10 日诊。

暑热夹湿，头晕伴有恶心，月经正常，舌苔白，脉象弦滑而数。宜以清滋渗化和调。

处方：鲜藿佩各 20 克，紫苏叶 5 克，云茯苓 30 克，大腹皮 10 克，橘子络核各 15 克，法半夏 10 克，青竹茹 15 克，鲜茅苇根各 30 克，香附米 10 克，杭菊花 10 克，生甘草 3 克，滑石块 15 克，荷叶 10 克，白蔻 5 克。3 剂，水煎服，每日 1 剂。

★ 例二　张某，男，38 岁。2001 年 7 月 25 日诊。

暑热夹湿，头痛恶心，舌苔白，脉象弦滑而数。宜清暑和调。

处方：鲜藿香 20 克，紫苏叶 5 克，大腹皮 15 克，云茯苓 30 克，橘子络 15 克，法半夏 10 克，青竹茹 15 克，鲜生地黄 30 克，鲜茅苇根各 30 克，霜桑叶 10 克，杭菊花 10 克，滑石块 15 克，白蔻 5 克，鲜荷叶 10 克，鲜石斛 30 克。3 剂，水煎服，每日 1 剂。

★ 例三　赵某，男，32 岁。2001 年 7 月 24 日诊。

暑热夹湿，精力困顿，舌苔白，脉象弦滑。宜清暑渗化和调。

处方：鲜藿香 20 克，生赭石 12 克，旋覆花 12 克，橘子络核各 15 克，法半夏 10 克，云茯苓 30 克，生薏苡仁 30 克，青竹茹 15 克，炙甘草 3 克，炒枳壳 10 克，全瓜蒌 30 克，六神曲 10 克，滑石块 15 克，白蔻 5 克，鲜生地黄 30 克，鲜石斛 30 克，鲜荷叶 10 克，鲜苇根 30 克。5 剂，水煎服，每日 1 剂。

8.3　慢性肝炎、肝硬化四例

★ 例一　徐某，女，62 岁。1983 年 9 月 29 日诊。

阴虚肝热，气机不畅，右胁胀痛，精力困顿，舌苔白而质绛，脉象弦滑而数。宜以清滋抑化和调。

处方：绵茵陈 30 克，炒栀子 10 克，川郁金 10 克，生知柏各 10 克，莱菔子 10 克，炒枳壳 10 克，赤小豆 30 克，青连翘 10 克，云苓皮 30 克，焦麦芽 30 克，焦白芍 10 克，滑石块 12 克，黄精 15 克，川楝子 10 克，橘络 8 克。5 剂，水煎服，每日 1 剂。

按语　肝炎常以茵陈蒿汤加减，疏肝用郁金、焦麦芽；清热用栀子、酒芩、连翘；利湿以知柏、滑石；并常加枳壳、莱菔子以下气畅腹。

★ 例二　张某，男，47 岁。1989 年 4 月 10 日诊。

肝病已二十载，劳累则低热。宜以清滋和调。

处方：生牡蛎 15 克，鳖甲 25 克，绵茵陈 30 克，炒知柏各 10 克，川郁金 10 克，黄芩 10 克，莱菔子 10 克，赤小豆 30 克，青连翘 10 克，炒枳壳 10 克，云苓皮 30 克，滑石块 15 克，川石斛 15 克，生赭石 12 克，旋覆花 12 克，焦麦芽 30 克，香附米 10 克。7 剂，水煎服，每日 1 剂。

按语　低热阴伤，宜用生牡蛎、生鳖甲滋阴退热。

★ 例三　舒某，男，83 岁。1984 年 1 月 6 日诊。

肝着为患，势已成癥，历时已逾八月。刻下症见右胁疼痛，夜不得寐，舌苔白而质绛，脉象弦滑，沉取乏神力。姑于咸软化癥之中，佐以扶正之品以消息之。

处方：生牡蛎 15 克，生石决明 30 克，生赭石 10 克，旋覆花 10 克，薏苡仁 30 克，炒黄柏 10 克，川郁金 10 克，绵茵陈 30 克，炒枳实 10 克，莱菔子 10 克，赤小豆 30 克，云苓皮 30 克，香附米 10 克，滑石块 15 克，川楝子 10 克，延胡索 10 克，橘核 12 克，沉香面 5 克，生鳖甲 15 克（先煎），花旗参 5 克（先煎）。3 剂，水煎服，每日 1 剂。

按语 正气虚者必加扶正之品。

★ **例四** 周某，男，49 岁。2002 年 1 月 23 日诊。

肝病十载，渐成癥势，臌症已显，舌苔白而质绛，脉象弦滑。治以清疏和调。

处方：生牡蛎 15 克，炙鳖甲 15 克，生赭石 12 克，旋覆花 12 克，炒知柏各 10 克，绵茵陈 30 克，川郁金 10 克，云苓皮 30 克，大腹皮 10 克，橘子络 15 克，橘子皮 10 克，干姜皮 6 克，桑白皮 10 克，滑石块 30 克，青连翘 10 克，大黄炭 5 克，炒枳壳 10 克，焦麦芽 30 克，赤小豆 30 克，六神曲 10 克，霍石斛 30 克，莱菔子 10 克。3 剂，水煎服，每日 1 剂。

二诊：2002 年 2 月 16 日。

处方：生牡蛎 15 克，炙鳖甲 15 克，生赭石 12 克，旋覆花 12 克，炒知柏各 10 克，桑白皮 10 克，大腹皮 10 克，云苓皮 30 克，橘子络 15 克，橘子皮 10 克，干姜皮 8 克，赤小豆 30 克，炒枳壳 10 克，滑石块 30 克，莱菔子 10 克，香附米 10 克，川郁金 10 克，绵茵陈 30 克，六神曲 15 克，熟军 5 克，车前子 30 克，淡吴萸 10 克，霍石斛 30 克，炒白术 10 克。5 剂，水煎服，每日 1 剂。

三诊：2002 年 2 月 21 日。

处方：生牡蛎 15 克，炙鳖甲 15 克，生赭石 12 克，旋覆花 12 克，炒知柏各 10 克，桑白皮 10 克，大腹皮 10 克，云苓皮 30 克，橘子络 15 克，橘子皮 10 克，干姜皮 8 克，赤小豆 30 克，炒枳壳 10 克，滑石块 30 克，莱菔子 10 克，香附米 10 克，川郁金 10 克，绵茵陈 30 克，六神曲 15 克，熟军 5 克，车前子 30 克，霍石斛 30 克，生黄芪 20 克，水红花子 15 克，抽葫芦 15 克，川椒目 3 克，北细辛 3 克，炒白术 10 克。5 剂，水煎服，每日 1 剂。

四诊：2002 年 4 月 6 日。减枳实，加枳壳、生黄芪各 25 克，炒二丑各 10 克，沉香 5 克（布包同煎），7 剂，水煎服，每日 1 剂。

按语 淡吴萸温化厥阴寒湿；川椒目、北细辛开下焦，气化行水。

8.4 急性肾炎一例

苏某，女，48 岁。1989 年 3 月 13 日诊。

肾炎急性发作，尿检发现尿蛋白+++，红白细胞满视野。

处方：生牡蛎 15 克，生石决明 30 克，生海蛤 30 克，桑寄生 30 克，南石韦 10 克，云苓皮 30 克，川萆薢 15 克，川牛膝 15 克，血余炭 10 克，白茅根 15 克，芥穗炭 2 克，滑石块 15 克，鲜石斛 30 克，荷叶 10 克，金银花炭 10 克，青连翘 10 克，瞿麦 10 克，萹蓄 10 克，车前子 15 克，海金砂 15 克（布包），血琥珀 5 克（同煎），炒知柏各 10 克。7 剂，水煎服，每日 1 剂。

按语 孔少华先生认为肾病大多为下焦湿热，肾脏不能正常地葆精泄浊，故以滋潜渗利为法治疗，酌加益肾之品，尿血者常用凉血止血之品。

8.5 慢性肾炎八例

★ **例一** 李某，男，37 岁。1987 年 5 月 5 日诊。

肾病两载，久治未效，刻下尿蛋白++，红细胞+，宜以清滋和调。

处方：生牡蛎 15 克，生石决明 30 克，桑寄生 30 克，南石韦 10 克，橘子核 15 克，云苓皮 30 克，川萹蓄 15 克，川牛膝 15 克，白茅根 15 克，血余炭 10 克，芥穗炭 2 克，滑石块 15 克，藕节 10 克，血琥珀 5 克（同煎），炒知柏各 10 克。7 剂，水煎服，每日 1 剂。

★ 例二　孔某，男，24 岁。1984 年 1 月 6 日诊。

阴虚湿乘，头时晕楚，目干涩，西医检查尿蛋白+，红细胞 5～10 个，偶见管型，舌苔白而质绛，脉象弦滑而数。宜以清滋渗化和调。

处方：生龙齿 10 克，生牡蛎 15 克，生海蛤、生石决明各 30 克，桑寄生 30 克，南石韦 10 克，云苓皮 30 克，川萆薢 15 克，川牛膝 15 克，杜仲炭 12 克，金银花炭 10 克，生甘草 2 克，滑石块 12 克，血琥珀 5 克，芥穗炭 2 克，赤小豆 30 克，炒知柏各 10 克。5 剂。

★ 例三　张某，女，30 岁。1989 年 5 月 15 日诊。

尿毒症，近日口时流涎，时或呕吐，脘次作胀，再为变通前方。

处方：生牡蛎 15 克，珍珠母 30 克，桑寄生 30 克，淡吴萸 10 克，川黄连 5 克，南石韦 10 克，云苓皮 30 克，川牛膝 15 克，白茅根 15 克，川萆薢 15 克，生甘草 3 克，滑石块 15 克，橘子络皮各 10 克，法半夏 10 克，车前子、海金砂各 15 克（布包），炒知柏各 10 克，叩珠粉 2 瓶（分冲），血琥珀 5 克（同煎）。7 剂，水煎服，每日 1 剂。

★ 例四　孙某，女，45 岁。1989 年 5 月 15 日诊。

尿毒症，唯腹胀时作。

处方：生牡蛎 15 克，生石决明 30 克，生海蛤 30 克，桑寄生 30 克，辰砂 3 克，生磁石 20 克，橘络核各 15 克，大腹皮 10 克，台乌药 10 克，白蒺藜 10 克，六神曲 10 克，滑石块 15 克，云苓皮 30 克，川萆薢 15 克，生薏苡仁 30 克，桑叶 10 克，生知柏各 10 克，川牛膝 15 克。7 剂，水煎服，每日 1 剂。

★ 例五　冯某，男，56 岁。1989 年 3 月 6 日诊。

肾病日久，渐致痛风，头晕，恶心，舌苔白，脉象弦滑。宜以清平渗化和调。

处方：生牡蛎 15 克，生海蛤 30 克，生石决明 30 克，生赭石 12 克，旋覆花 12 克，炒知柏各 10 克，青竹茹 15 克，血琥珀 5 克（同煎），桑寄生 30 克，杜仲炭 12 克，小川连 5 克，川牛膝 15 克，忍冬藤 30 克，嫩桑枝 30 克，青连翘 10 克，滑石块 15 克，云苓皮 30 克，金银花炭 10 克，白沙蒺藜各 10 克，法半夏 10 克，花旗参 5 克（另煎兑入），珍珠粉 2 瓶（分冲），霜桑叶 10 克。7 剂，水煎服，每日 1 剂。

★ 例六　张某，女，65 岁。1981 年 5 月 12 日诊。

肾病日久，近两个月来，腰痛较甚，尿蛋白++，红细胞多个，舌苔白，脉象弦滑。宜以清滋和调。

处方：生牡蛎 15 克，生石决明 30 克，生赭石 10 克，旋覆花 10 克，桑寄生 30 克，炒知柏各 10 克，血琥珀 5 克（同煎），南石韦 10 克，云茯苓 30 克，川萆薢 15 克，川牛膝 15 克，火麻仁 15 克，细生地黄 10 克，生甘草 3 克，滑石块 15 克，瞿麦 10 克，萹蓄 10 克，橘子核 15 克，木通 10 克。3 剂，水煎服，每日 1 剂。

★ 例七　田某，男，52 岁。1989 年 5 月 15 日诊。

肾病日久，阴损及阳，小溲清长，下肢肿胀，同时流泪，舌质胖，脉弦缓滑。宜以回阳并滋肾阴。

处方：炮附片 25 克（先煎 30 分钟），上肉桂 3 克，云茯苓 30 克，大熟地黄 30 克，山萸肉 10 克，怀山药 15 克，炒丹皮 5 克，怀牛膝 15 克，建泽泻 15 克，老黄精 15 克，阳春砂 5 克，菟丝子 12 克，杜仲炭 12 克，花旗参 3 克（另煎兑入），橘子络皮各 10 克。7 剂，水煎服，每日 1 剂。

按语　阴损及阳，济生肾气丸加减，但孔少华先生认为肾病大多为湿毒内蕴，故温补之剂很少用之。

★ 例八　马某，男，39 岁。1983 年 9 月 23 日诊。

连晋清滋渗化和调之品，尿蛋白不消。

处方：生熟地各 15 克，山萸肉 10 克，怀山药 30 克，炒丹皮 5 克，云茯苓 30 克，建泽泻 12 克，砂仁 5 克，川牛膝 12 克，车前子 15 克，炮附片 10 克，肉桂 2 克（先煎 30 分钟），滑石块 15 克，汉防己 12 克，子木通 10 克，橘络皮各 10 克。5 剂，水煎服，每日 1 剂。

8.6　腰痛四例

★ 例一　许某，女，43 岁。1989 年 4 月 2 日诊。

阴虚湿乘，腰际酸痛，舌苔白而质绛，脉象弦滑。宜以清滋渗化和调。

处方：生牡蛎 15 克，生石决明 30 克，生赭石 12 克，旋覆花 12 克（布包），桑寄生 30 克，炒知柏各 10 克，云苓皮 30 克，川萆薢 15 克，鸡冠花 20 克，川牛膝 15 克，金毛狗脊 12 克，杜仲炭 12 克，橘子核 15 克，滑石块 15 克，丝瓜络 10 克，台乌药 10 克，菟丝子 12 克，血琥珀 5 克。5 剂，水煎服，每日 1 剂。

按语　孔少华先生认为腰痛除肾虚外，都夹湿邪，故每于渗化湿邪的基础上补肾壮腰。

★ 例二　戴某，男，36 岁。1983 年 9 月 27 日诊。

腰痛。

处方：生牡蛎 12 克，生海蛤 25 克，生石决明 30 克，桑寄生 30 克，炒知柏各 10 克，威灵仙 10 克，天仙藤 10 克，法半夏 10 克，川牛膝 12 克，络石藤 12 克，片姜黄 10 克，海桐皮 10 克，六一散 15 克（布包），苏木 5 克，血竭 5 克（同煎），琥珀块 5 克，独活 3 克。3 剂，水煎服，每日 1 剂。

★ 例三　兰某，女，27 岁。1984 年 5 月 12 日诊。

湿邪阻络，发为腰脊疼痛，甚则腰痛，步履维艰，经行后期，舌苔白腻，脉象弦滑而数。宜以清渗达络。

处方：生牡蛎 15 克，生石决明 30 克，生赭石 12 克，旋覆花 12 克，桑寄生 30 克，炒知柏各 10 克，宣木瓜 15 克，炒白芍 10 克，威灵仙 10 克，川牛膝 15 克，天仙藤 15 克，云苓皮 30 克，川萆薢 15 克，滑石块 15 克，法半夏 10 克，络石藤 15 克，血琥珀 5 克，制乳没各 5 克，血竭 5 克（同煎）。3 剂，水煎服，每日 1 剂。

疏风定痛丸 10 丸，每服 1 丸，日服 2 次。

★ 例四　刘某，女，44 岁。2001 年 7 月 16 日诊。

湿邪遏阻于络，双胯及腰部均甚酸楚，舌苔白，脉象弦滑而数。宜以清化达络。

处方：生牡蛎 15 克，生石决明 30 克，生赭石 12 克，旋覆花 12 克，炒知柏各 10 克，云苓皮 30 克，川萆薢 15 克，川牛膝 15 克，生薏苡仁 30 克，香附米 10 克，滑石块 15 克，川郁金 10 克，丝瓜络 10 克，络石藤 15 克，威灵仙 10 克，天仙藤 15 克，桑寄生 30 克，橘子络核各 15 克，法半夏 10 克，霍石斛 30 克，血琥珀 5 克。5 剂，水煎服，每日 1 剂。

二诊：2001 年 7 月 23 日。服前方症状减轻，再依原议稍事出入。

处方：生石决明 30 克，生赭石 12 克，旋覆花 12 克，炒知柏各 10 克，橘子络核各 15 克，云苓皮 30 克，川牛膝 15 克，威灵仙 10 克，天仙藤 15 克，滑石块 15 克，法半夏 10 克，丝瓜络 10 克，佛手片 10 克，桃仁泥 10 克，小青皮 10 克，生牡蛎 15 克，桑寄生 30 克，川萆薢 15 克，紫丹参 15 克，香附米 10 克，血琥珀 5 克。5 剂，水煎服，每日 1 剂。

8.7　情志病七例

★ 例一　张某，男，65 岁。2001 年 6 月 30 日诊。

昨日因与儿子生气暴怒，导致神情呆滞，默不欲言，眩晕头胀，饮食不进，左目外眦出血，口干口苦，舌红苔薄黄，脉象弦滑。治宜滋清平抑芳开。

处方：生牡蛎 15 克，生石决明 30 克，生赭石 12 克，旋覆花 12 克，桑寄生 30 克，炒知柏各 10 克，菖蒲根 15 克，川郁金 10 克，香附米 10 克，川牛膝 15 克，淡豆豉 10 克，栀子炭 10 克，鲜石斛 30 克，滑石块 15 克，霜桑叶 10 克，杭菊花 10 克，云茯苓 30 克，六神曲 10 克，橘子络核各 15 克，鲜生地黄 30 克，耳环石斛 10 克。7 剂，水煎服，每日 1 剂。

按语　此人瘦高体格，木型人，肝肾阴虚，水不涵木，性情木讷，性格内向，暴怒之后不得宣泄，肝气横逆，克伤脾土，则胃气不降，饮食难进；肝阳上亢，则眩晕头胀，肝气行于左，暴怒则血之与气并走于上，导致左眼外眦出血，所幸出血部位只在眼，若出于脑，则为薄厥，即脑溢血，后果不堪设想。孔少华先生此方，以生牡蛎、生石决明、生赭石、旋覆花滋潜抑肝；菖蒲根、川郁金芳香开窍；栀子豉汤清心宣透治心中懊恼；香附、郁金疏肝解郁；桑叶、菊花平肝散风，清利头目；再合以石斛、生地黄养胃肾阴液；炒知柏、川牛膝、滑石块滋阴降火，引湿热下行；神曲、茯苓开胃健脾。诸药配伍，使肝肾阴也得以滋养，上亢之肝阳得以下潜，横逆之肝气得以复旧，胃气因降，饮食大进，情志复常。

★ 例二　寇某，女，42 岁。1984 年 1 月 11 日诊。

近日肝热较盛，心烦易急，舌苔白而质绛，脉象弦滑而数。宜以清平抑化和调。

处方：生牡蛎 15 克，生石决明 30 克，生赭石 12 克，旋覆花 12 克，桑寄生 30 克，炒知柏各 10 克，霜桑叶 10 克，杭菊花 10 克，胆草炭 10 克，川牛膝 15 克，白蒺藜 10 克，白僵蚕 10 克，全瓜蒌 30 克，滑石块 15 克，豨莶草 15 克，法半夏 10 克，川郁金 10 克，羚羊角 0.4 克（分服）。6 剂，水煎服，每日 1 剂。

牛黄清心丸 10 丸，牛黄宁宫片 2 盒，均按照说明服用。

★ 例三　李某，男，57 岁。1984 年 1 月 11 日诊。

湿热较盛，精力困顿，心烦懊恼，舌苔白腻，脉象弦滑而数。宜以清化和调。

处方：炒栀子 10 克，淡豆豉 10 克，菖蒲根 15 克，炒知柏各 10 克，霜桑叶 10 克，法半夏 10 克，青竹茹 15 克，条黄芩 10 克，杏仁泥 10 克，生薏苡仁 30 克，鲜芦根 30 克，六一散（布包）15 克，白蔻仁 5 克，橘络皮各 10 克，全瓜蒌 30 克。3 剂，水煎服，每日 1 剂。

按语　栀子豉汤除心烦懊恼，三仁汤宣化湿邪。

★ 例四　杨某，女，83 岁。1984 年 1 月 19 日诊。

风摇于内，发为癫痫，已历 3 载，舌苔白，脉象沉弦。宜以清平熄化。

处方：生石膏 15 克（先煎），双钩藤 15 克，霜桑叶 10 克，生知柏各 6 克，杭菊花 8 克，全蝎 3 克，菖蒲根 10 克，川郁金 8 克，川黄连 5 克，羚羊粉 0.4 克（分冲），陈胆星 5 克，滑石块 10 克。3 剂，水煎服，每日 1 剂。

★ 例五　李某，男，26 岁。1989 年 4 月 3 日诊。

情怀抑郁，哭笑无常，精神不振，已逾 3 载。宜以清平开豁。

处方：生牡蛎 15 克，珍珠母 30 克，生赭石 12 克，旋覆花 12 克，桑寄生 30 克，炒知柏各 10 克，菖蒲根 15 克，川郁金 10 克，生白矾 2 克，川牛膝 15 克，霜桑叶 10 克，杭菊花 10 克，紫丹参 12 克，滑石块 15 克，莲子心 5 克，合欢皮 10 克，沉香面 2 克（分冲），荷叶 10 克。5 剂，水煎服，每日 1 剂。

★ 例六　吴某，女，34 岁。1984 年 1 月 6 日诊。

精神分裂症，已历 5 载，刻下夜眠不安，舌苔白而质绛，脉象弦滑而数。宜以清滋抑化和调。

处方：生龙齿 10 克，旋覆花 12 克，霜桑叶 10 克，白蒺藜 10 克，生牡蛎 15 克，生石决明 30 克，生赭石 12 克（布包），炒知柏各 10 克，辰砂 3 克，生磁石 20 克，杭菊花 10 克，川牛膝 15 克，龙胆草 10 克，菖蒲根 15 克，滑石块 15 克，合欢皮 10 克，首乌藤 45 克，紫丹参 12 克，血琥珀 5 克（同煎）。3 剂，水煎服，每日 1 剂。

★ 例七　王某，女，29 岁。1981 年 5 月 9 日诊。

宿疾精神分裂症，已历 10 载，经治已逾，经行后期，带下频仍，精力困顿。宜以清滋渗化和调。

处方：生牡蛎 15 克，生石决明 30 克，生赭石 12 克，旋覆花 12 克，桑寄生 30 克，炒知柏各 10 克，云茯苓 30 克，川草薢 15 克，鸡冠花 20 克，川牛膝 15 克，橘子核 15 克，川郁金 10 克，白蒺藜 10 克，滑石块 15 克，荷叶 10 克，紫丹参 12 克，血琥珀 5 克（同煎）。5 剂，水煎服，每日 1 剂。

8.8　月经不调八例

★ 例一　杨某，女，25 岁。1989 年 9 月 27 日诊。

气血不和，经行不畅，腰酸疼痛，乳房作胀，精力困顿，舌苔白，脉象弦滑而数。宜以清疏和调。

处方：生石决明30克（先煎），生赭石12克，旋覆花12克（布包），桑寄生30克，炒知柏各10克，生薏苡仁30克，香附米10克，川郁金10克，川牛膝12克，桃仁泥5克，小青皮10克，泽兰叶15克，白通草5克，金铃子10克，延胡索10克，台乌药10克，沉香块3克（同煎）。3剂，水煎服，每日1剂。

按语　肝郁气滞所致经行不畅，故以抑肝理气为主，佐以活血。

★ 例二　刘某，女，38岁。1983年9月27日诊。

血分为湿邪所扰，经不待期且量多，带下频仍，腹时作痛，舌苔白而质绛，脉象弦滑而数。宜以清化和调。

处方：生牡蛎12克，生海蛤25克，生石决明30克，桑寄生30克，云苓皮30克，川萆薢15克，鸡冠花20克，川牛膝12克，香附米10克，川郁金10克，白茅根15克，滑石块15克，藕节10克，血琥珀5克（同煎），炒知柏各10克。3剂，水煎服，每日1剂。

按语　血分湿热，以滋潜渗化凉血为法。

★ 例三　廖某，女，25岁。1989年3月10日诊。

气血不调，经行后期，带下频仍。宜以清疏和调。

处方：生薏苡仁30克，生赭石12克，旋覆花12克（布包），桑寄生30克，川萆薢15克，鸡冠花20克，紫丹参15克，川牛膝15克，桃仁泥10克，鸡血藤15克，泽兰叶15克，滑石块15克，川郁金10克，香附米10克，丝瓜络10克，沉香面3克（分冲），云苓皮30克。

按语　经行后期，除气滞血瘀以外，每因湿阻而成，故常加云苓皮、萆薢、鸡冠花、薏苡仁等品。

★ 例四　王某，女，25岁。1989年1月13日诊。

气血失和，经行前后无定，伴有痛经，甚则恶心，舌苔白，脉象弦滑而数。宜以清疏和调。

处方：生牡蛎15克，生石决明30克，生赭石12克，旋覆花12克，桑寄生30克，炒知柏各10克，紫丹参12克，怀牛膝15克，香附米10克，川郁金10克，桃仁泥5克，金铃子10克，延胡索10克，滑石块15克，白通草5克，橘核12克，台乌药10克，沉香面2克（分冲）。5剂，水煎服，每日1剂。

★ 例五　杨某，女，31岁。1984年5月5日诊。

气血不调，经行量极少而色晦，时或烦急，少腹疼痛，舌苔白而质绛，脉象弦滑。宜以清疏和调。

处方：淫羊藿15克，紫丹参12克，生赭石12克，旋覆花12克，桃仁泥5克，川郁金10克，鸡血藤15克，川牛膝15克，北细辛3克，全当归10克，赤白芍各10克，白通草5克，沉香块5克（同煎），川芎3克，台乌药10克，橘核12克，桑寄生30克。5剂，水煎服，每日1剂。

★ 例六　林某，女，25岁。1989年3月13日诊。

行经腹痛，恶心，小腹坠胀，时而多躁易怒，白带多，舌苔薄黄腻，脉弦滑。宜以清疏和调。

处方：生赭石 12 克，旋覆花 12 克，紫丹参 15 克，川楝子 10 克，鸡血藤 15 克，泽兰叶 15 克，川牛膝 15 克，橘子络核各 15 克，香附米 10 克，滑石块 15 克，生薏苡仁 30 克，桑寄生 30 克，丝瓜络 10 克，沉香面 3 克（分冲），桃仁泥 10 克，云茯苓 30 克，川郁金 10 克，延胡索 10 克。5 剂，水煎服，每日 1 剂。

★ 例七 潘某，女，25 岁。1984 年 1 月 7 日诊。

经闭两月余，妊娠试验为阴性，舌苔白，脉象弦滑而数。宜以清化和调。

处方：淫羊藿 15 克，紫丹参 12 克，鸡血藤 15 克，全当归 10 克，川郁金 10 克，薏苡仁 30 克，白通草 5 克，泽兰叶 15 克，川牛膝 15 克，桃仁泥 5 克，香附米 10 克，北细辛 3 克，生赭石 12 克，旋覆花 12 克，沉香面 2 克（先煎）。5 剂，水煎服，每日 1 剂。

按语 淫羊藿配伍当归补肾养血，益血之源。

★ 例八 刘某，女，21 岁。2003 年 1 月 27 日诊。

闭经，须吃西药方来，久治不愈，湿瘀互阻。

处方：生牡蛎 15 克，山甲珠 10 克，生赭石 12 克，旋覆花 12 克，桑寄生 30 克，紫丹参 15 克，川椒目 3 克，北细辛 3 克，香附米 10 克，川牛膝 15 克，云茯苓 30 克，橘子核 15 克，酒川军 5 克，滑石块 15 克，桃仁泥 5 克，丝瓜络 10 克，白通草 5 克，血琥珀 5 克。10 剂，水煎服，每日 1 剂。

按语 药后月经即来，后又反复，服此方则效。

8.9 癥瘕二例

★ 例一 杨某，女，24 岁。1989 年 5 月 9 日诊。

气滞湿郁，右少腹时或疼痛，或谓之曰"输卵管囊肿"。宜以清疏渗化和调。

处方：生牡蛎 15 克，珍珠母 30 克，生赭石 12 克，旋覆花 12 克，桑寄生 30 克，炒知柏各 10 克，生薏苡仁 30 克，橘子核 15 克，台乌药 10 克，川牛膝 15 克，云苓皮 30 克，川楝子 10 克，延胡索 10 克，滑石块 15 克，丝瓜络 10 克，香附米 10 克，法半夏 10 克，血琥珀 5 克（同煎）。5 剂，水煎服，每日 1 剂。

按语 囊肿多为气滞湿阻，故常以理气渗化湿邪为法。

★ 例二 张某，女，32 岁。2001 年 6 月 7 日诊。

月经先期，量少或有时量多，小腹坠胀不适，时而急躁易怒，舌质暗，苔薄黄，脉弦滑。超声示子宫肌瘤。

处方：生牡蛎 15 克，生海蛤 30 克，生鳖甲 15 克，生赭石 12 克，炒知柏各 10 克，香附米 10 克，紫丹参 15 克，川牛膝 15 克，川萆薢 15 克，鸡冠花 20 克，滑石块 15 克，血竭 5 克，桑寄生 30 克，荔枝核 15 克，丝瓜络 10 克，小青皮 10 克，旋覆花 12 克，云苓皮 30 克，橘子络核各 15，川郁金 10 克，血琥珀 5 克。14 剂，水煎服，每日 1 剂。

二诊：2001 年 7 月 19 日。

处方：生牡蛎 15 克，旋覆花 12 克，川萆薢 15 克，生海蛤 30 克，生鳖甲 15 克，生赭石

12 克，炒知柏各 10 克，香附米 10 克，云苓皮 30 克，川牛膝 15 克，鸡冠花 20 克，橘子络核各 15 克，血竭 5 克，滑石块 15 克，桑寄生 30 克，川郁金 10 克，小青皮 10 克，白通草 5 克，生薏苡仁 30 克，草河车 15 克，六神曲 10 克，川厚朴 10 克，血琥珀 5 克。14 剂。

三诊：2001 年 8 月 2 日。

处方：生牡蛎 15 克，生海蛤 30 克，生鳖甲 15 克，生赭石 12 克，旋覆花 12 克，炒知柏各 10 克，云苓皮 30 克，川萆薢 15 克，川牛膝 15 克，鸡冠花 20 克，橘子络核各 15 克，血竭 5 克，滑石块 15 克，桑寄生 30 克，川郁金 10 克，小青皮 10 克，生薏苡仁 30 克，草河车 15 克，六神曲 10 克，血琥珀 5 克，荆三棱 10 克，蓬莪术 10 克，炒二丑各 5 克。14 剂。

京牛黄 0.2 克，麝香 1 克，各分 14 份，汤药冲服，每日 1 次。

四诊：2001 年 8 月 16 日。

处方：生牡蛎 15 克，生海蛤 30 克，生鳖甲 15 克，生赭石 12 克，旋覆花 12 克，炒知柏各 10 克，云苓皮 30 克，川萆薢 15 克，川牛膝 15 克，鸡冠花 20 克，橘子络核各 15 克，血竭 5 克，滑石块 15 克，桑寄生 30 克，川郁金 10 克，生薏苡仁 30 克，六神曲 10 克，血琥珀 5 克，荆三棱 10 克，蓬莪术 10 克，炒二丑各 5 克，夏枯草 10 克，法半夏 10 克，川芎 3 克。13 剂，水煎服，每日 1 剂。

五诊：2001 年 8 月 30 日。

处方：孔氏西黄丸（京牛黄、麝香、乳香、没药）研细末，装入胶囊，早晚各 1 粒，随汤药吞服。

处方：夏枯草 10 克，蓬莪术 10 克，云茯苓 30 克，橘子络核各 15 克，台乌药 10 克，生牡蛎 15 克，生海蛤 30 克，生赭石 12 克，旋覆花 12 克，炒知柏各 10 克，桑寄生 30 克，荆三棱 10 克，川牛膝 15 克，炒二丑各 5 克，血竭 5 克，滑石块 15 克，川萆薢 15 克，鸡冠花 20 克，川郁金 10 克，山甲珠 15 克，六神曲 10 克，血琥珀 5 克。14 剂，水煎服，每日 1 剂。

六诊：2001 年 9 月 27 日。

处方：生牡蛎 15 克，夏枯草 10 克，川萆薢 15 克，台乌药 10 克，半枝莲 15 克，炙鳖甲 20 克，生赭石 12 克，旋覆花 12 克，炒知柏各 10 克，桑寄生 30 克，云茯苓 30 克，川牛膝 15 克，鸡冠花 20 克，血竭 5 克，滑石块 15 克，橘子络核各 15 克，丝瓜络 10 克，小青皮 10 克，香附米 10 克，霍石斛 30 克，沉香面 3 克（布包），血琥珀 5 克。14 剂，水煎服，每日 1 剂。

七诊：2001 年 10 月 25 日。加苏合香丸 10 盒。

按语　此病案可看出孔少华先生治疗肌瘤之常法为理气化瘀，渗湿散结。

8.10　小儿脾胃病三例

★ 例一　金某，女，2 岁。1983 年 9 月 23 日诊。

消化不良，肠胃发热，纳物不香，时或咳嗽，舌苔白，手纹紫长。宜以清化。

处方：生石膏 12 克，杏仁泥 8 克，生知柏各 6 克，条黄芩 10 克，桑白皮 8 克，陈胆星 5 克，橘络 5 克，天竺黄 5 克，白通草 5 克，莱菔子 6 克，青连翘 8 克。3 剂，水煎服，每日 1 剂。

按语　食积者，莱菔子导之。

★ 例二　薛某，男，1 岁 1 个月，1983 年 9 月 20 日诊。

肠胃积热，纳物不香，大便干结，舌苔白，手纹紫长。宜以清化消导。

处方：荆三棱 4 克，蓬莪术 4 克，炒二丑各 3 克，生熟军各 3 克，砂仁 5 克，橘络 5 克。2 剂。

按语　孔少华先生认为今之小儿饮食营养过剩，肥甘甜腻者多，积滞内热非攻不下，视其脾胃不虚者，常用攻下导滞之品，积滞下，纳物自香。

★ 例三　吴某，女，2 岁 10 个月。2001 年 7 月 3 日诊。

肠胃积滞，大便秘结，舌苔白，手纹紫长。宜消导和调。

处方：莱菔子 8 克，生熟军各 3 克，条黄芩 10 克，焦三仙各 15 克，橘子络 10 克，阳春砂 5 克，全瓜蒌 15 克，鸡内金 10 克，滑石块 10 克。5 剂，水煎服，每日 1 剂。

8.11　肝癌三例

★ 例一　赵某，男，57 岁。1987 年 5 月 6 日诊。

肝癌，右胁疼痛，脘腹作胀，舌苔白，脉象弦滑而数。姑予清化内消之品。

处方：生牡蛎 30 克，鳖甲 25 克，生赭石 12 克，旋覆花 12 克，云茯苓 30 克，茵陈 30 克，鹅枳实 10 克，橘核 15 克，川郁金 10 克，三棱 10 克，蓬莪术 10 克，滑石块 15 克，光慈姑 10 克，小青皮 10 克，焦麦芽 30 克，炒知柏各 10 克，赤小豆 30 克，莱菔子 10 克。西黄丸 1 瓶（分 2 次吞服）。3 剂，水煎服，每日 1 剂。

按语　生牡蛎、炙鳖甲软坚散结；三棱、莪术活血散结；西黄丸解毒散结，体实者可攻之。

★ 例二　谢某，女，60 岁。1981 年 5 月 15 日诊。

据述患晚期肝癌已逾两个月，近来已有腹水，腹胀胁痛，患者未至，宜以清平和调。

处方：生牡蛎 30 克，生赭石 12 克，旋覆花 12 克，绵茵陈 30 克，光慈姑 10 克，桑白皮 10 克，大腹皮 10 克，橘子络皮各 10 克，云苓皮 30 克，川郁金 10 克，六神曲 10 克，滑石块 30 克，火麻仁 15 克，丝瓜络 10 克，血琥珀 5 克（同煎），炒黄柏 10 克。2 剂，水煎服，每日 1 剂。

按语　光慈菇解毒散结。

★ 例三　黎某，女，47 岁。2001 年 12 月 3 日诊。

患乙肝一载余，经中西医治疗后，症状逐渐加重，已形成癥，或谓之曰"肝癌"，腹胀已成臌症，舌苔白而少津，脉象弦滑而数。姑予清滋咸软渗化之品以消息之。

处方：生牡蛎 15 克，炙鳖甲 15 克，生赭石 12 克，旋覆花 12 克，炒知柏各 10 克，绵茵陈 30 克，炒枳壳 10 克，云苓皮 30 克，大腹皮 15 克，桑白皮 10 克，广陈皮 10 克，干姜皮 6 克，滑石块 15 克，香附米 10 克，川郁金 10 克，六神曲 15 克，莱菔子 10 克，焦麦芽 30 克，赤小豆 30 克，熟军 5 克，鲜佛手 15 克，耳环石斛 15 克。2 剂，水煎服，每日 1 剂。

二诊：2001 年 12 月 5 日。服前方未见明显效果，再依原议增减。

处方：生牡蛎 15 克，炙鳖甲 15 克，生赭石 12 克，旋覆花 12 克，炒知柏各 10 克，绵茵陈 30 克，炒枳壳 10 克，云苓皮 30 克，大腹皮 15 克，桑白皮 10 克，广陈皮 10 克，干姜皮 6 克，滑石块 15 克，香附米 10 克，川郁金 10 克，六神曲 15 克，赤小豆 30 克，熟军 5 克，鲜佛手 15 克，耳环石斛 15 克，炒二丑各 5 克，川椒目 3 克，北细辛 3 克。3 剂，水煎服，每日 1 剂。

按语　五皮饮、川椒目、北细辛消腹水。

8.12　食管癌四例

★ 例一　孙某，男，77 岁。1984 年 5 月 31 日诊。

食管癌，吞咽困难，舌苔白腻，脉象弦滑。宜以清化内消。

处方：生石决明 30 克（先煎），生赭石 12 克，旋覆花 12 克（布包），川郁金 10 克，小青皮 10 克，生白矾 3 克，法半夏 10 克，冬瓜仁 30 个，干苇根 15 克，莱菔子 10 克，炒枳壳 10 克，全瓜蒌 30 克，滑石块 15 克，川石斛 15 克，橘络皮各 10 克。3 剂，水煎服，每日 1 剂。

按语　白矾、郁金开郁化痰。

★ 例二　陈某，男，72 岁。1989 年 3 月 22 日诊。

食管癌，连进清滋和调之品，诸恙悉减，唯近日脊背疼痛，再为变通前方。

处方：生牡蛎 15 克，生石决明 30 克，生赭石 12 克，旋覆花 12 克，川石斛 15 克，炒知柏各 10 克，北沙参 15 克，麦冬 10 克，五味子 2 克，橘子络皮各 10 克，法半夏 10 克，全瓜蒌 30 克，杏仁泥 10 克，滑石块 15 克，桑寄生 30 克，生薏苡仁 30 克，香附米 10 克，沉香面 3 克（分 2 次吞服）。3 剂，水煎服，每日 1 剂。

按语　生牡蛎、石决明、生赭石、旋覆花柔肝降胃；生脉饮益气养阴；橘络皮、法半夏、全瓜蒌化痰和胃；香附米、沉香面理气降气。

★ 例三　刘某，男，48 岁。1987 年 5 月 23 日诊。

据山东省立医院诊断为"食管中段癌"，宜以清化内消。

处方：生牡蛎 15 克，生石决明 30 克，生赭石 12 克，旋覆花 12 克，炒枳壳 10 克，香附米 10 克，川郁金 10 克，云茯苓 30 克，法半夏 10 克，广陈皮 10 克，草河车 10 克，山慈姑 10 克，川石斛 15 克，滑石块 15 克，全瓜蒌 30 克。5 剂，水煎服，每日 1 剂。

西黄丸 1 瓶（分 2 次吞服）。

★ 例四　陈某，女，88 岁。2002 年 8 月 9 日诊。

耄耋之年，阴液不敷，春起发现吞咽困难，渐至饮水皆难，舌苔白，脉象弦滑。宜清滋和化。

处方：霍石斛 30 克，白花蛇舌草 25 克，草河车 15 克，法半夏 10 克，炒枳壳 10 克，橘子络核各 15 克，浙贝母 10 克，鲜麦冬 20 克，生薏苡仁 25 克，鲜生地黄 25 克，黑玄参 10 克。7 剂，水煎服，每日 1 剂。

按语　老年噎膈，阴虚痰阻，以滋阴为主，兼以化痰散结。

8.13　骨肉瘤一例

夏某，男，46 岁。1989 年 4 月 11 日诊。西医诊断为右腰骨肉瘤，求余诊治。

处方：生牡蛎 15 克，山甲珠 15 克，桑寄生 30 克，炒知柏各 10 克，生赭石 12 克，旋覆花 12 克，威灵仙 10 克，天仙藤 15 克，川牛膝 15 克，生薏苡仁 30 克，夏枯草 10 克，浙贝母 10 克，滑石块 15 克，六神曲 10 克，血竭 5 克（布包），山慈姑 10 克，金银花 15 克，青连翘 10 克，橘子络皮各 10 克，苇根 12 克，法半夏 10 克，全瓜蒌 30 克，冬瓜仁 30 克，桃仁泥 5 克，杏仁泥 10 克，血琥珀 5 克（同煎）。15 剂，水煎服，每日 1 剂。

8.14　神经瘤一例

卢靖，女，15 岁。2002 年 10 月 3 日诊。

2002 年 5 月试穿新衣服时无意间发现右腋下有一肿块，当地医院没能确诊，转至北京大学人民医院，做手术后病理诊断为"黏液样神经纤维瘤"，后经北京大学肿瘤医院，诊断为"神经鞘瘤"。后听说孔少华先生医术高，遂来就诊。

处方：生牡蛎 15 克（先煎），山甲珠 15 克（先煎），生赭石 12 克（先煎），旋覆花 12 克，夏枯草 10 克，炒知柏各 10 克，桑寄生 30 克，威灵仙 10 克，草河车 15 克，川牛膝 15 克，生黄芪 15 克，女贞子 15 克，浙贝母 10 克，滑石块 12 克，丝瓜络 10 克，白通草 5 克，天花粉 15 克，肥玉竹 12 克，血琥珀 5 克。水煎服，每日 1 剂，剂数不限，可坚持服用，不适来诊。

二诊：2003 年 6 月 19 日。

生牡蛎 15 克，山甲珠 10 克，生赭石 12 克，旋覆花 12 克，嫩桑枝 30 克，夏枯草 10 克，川牛膝 15 克，炒知柏各 10 克，浙贝母 10 克，法半夏 10 克，丝瓜络 10 克，滑石块 15 克，海藻 10 克，昆布 10 克，生薏苡仁 30 克，霍石斛 30 克，草河车 15 克，全瓜蒌 30 克，川郁金 10 克，威灵仙 10 克，桑寄生 30 克，橘子核 15 克，伸筋草 15 克。水煎服，每日 1 剂，剂数不限，可坚持服用，不适来诊。

三诊：2004 年 2 月 6 日。

生牡蛎 15 克，生赭石 12 克，旋覆花 12 克，滑石粉 15 克，桑寄生 30 克，炒知柏各 10 克，夏枯草 10 克，法半夏 10 克，川牛膝 15 克，海藻 10 克，昆布 10 克，霍石斛 30 克，全瓜蒌 30 克，川郁金 10 克，橘子核 15 克，香附米 10 克，云茯苓 30 克，丝瓜络 10 克，浙贝母 10 克，白蔻 5 克，山慈姑 10 克，川萆薢 15 克，白通草 5 克，生薏苡仁 30 克。水煎服，每日 1 剂，剂数不限，可坚持服用，不适来诊。

四诊：2006 年 1 月 25 日。

生牡蛎 15 克，滑石粉 15 克，生赭石 12 克，旋覆花 12 克，浙贝母 10 克，紫丹参 12 克，云茯苓 30 克，桑寄生 30 克，天花粉 10 克，丝瓜络 10 克，夏枯草 10 克，全瓜蒌 30 克，草河车 15 克，生地黄 10 克，川郁金 10 克，威灵仙 15 克，川牛膝 15 克，橘子核 10 克，法半夏 10 克，霍石斛 30 克，香附米 10 克，知母 10 克，忍冬藤 30 克，生薏苡仁 30 克，黄柏 10 克。水煎服，每日 1 剂，剂数不限，可坚持服用，不适来诊。

从 2002 年 10 月 3 日开始，患者服用孔少华先生的中药，持续至 2007 年，现一切都很好。在整个治疗过程中，患者没有异样感觉。

（整理人：孔令谦）

9 李同生医案2例

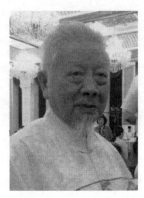

李同生，1929 年生人，原籍山东曲阜。曾任同济医科大学中西医结合研究所所长、骨科主任、教授，博士生导师；湖北省中医药研究院院长、骨伤科研究所所长、研究员；主任医师；中国人民政治协商会议第八届全国委员会委员；首批获国务院政府特殊津贴的专家；中华中医药学会理事；中华中医药学会骨伤科分会副主任委员；湖北省中医药学会副理事长；湖北省暨武汉市中医药学会骨伤科专业委员会主任委员；世界骨伤科联合会署理主席（现为顾问）。现任湖北省中医药研究院名誉院长；《中国中医骨伤科杂志社》社长、主编；国家药品监督管理局新药审评委员；中国中医科学院客座研究员；第一、第二批全国老中医药专家学术经验继承工作指导老师。山东曲阜李氏骨伤科第四代传人，从医执教历七十余年，1999 年获 20 世纪中医接骨学最高成就奖。

李老出生于山东曲阜儒医世家，其曾祖父李建章公在原籍山东曲阜以接骨家（捏家）闻名于桑梓；其祖父李占魁公尤精于正骨伤科，中年时，因家乡干旱携其子李治仁公（李同生之父）迁居武汉，设忠厚堂骨伤科诊所，患者踵门求医者，日近百计，救残起废，扶危济倾，不可胜数。李氏幼承庭训，打下坚实的中医理论与临床实践基础，自幼从父李治仁公学习中医骨伤科医学及武当内家功法，治仁公施教严格，轻酬重责，未有间断。

李氏的中医骨伤科功底深厚，习练武当内家功法，参照少林重习武当，曾从师姜容樵、赵振尧、祈殿臣等名师，将武当内功和骨伤科学相结合使中医骨伤系统有了历史性的突破！在药治方面少用峻猛劫剂，在手法治疗中精于道家内功练养，循经点穴，布气祛疾，禁用粗暴霸蛮之拙力，而达到刚柔相济、轻劲灵活、透筋着骨、通经活络之功效。在行医执教历程中其注重与西医同道合作，相互学习，共同研讨，数十年如一日，取得了大量科研成果。李老早在 20 世纪 50 年代，就对骨伤科的理论及临床进行了全方位研究，制订了手法治疗、小夹板固定骨折的规格及使用技术。于 1960 年年底至 1961 年年初，参加"中西医结合骨科学术座谈会"（在天津召开），受到卫生部部长的好评。此后又通过对近关节骨折、关节内骨折、骨疾病（骨结核、恶性肿瘤）和颈肩腰腿痛（腰椎间盘突出、腰椎管狭窄症、颈椎病、退行性骨关节病等）进行中西医结合的研究，取得了显著的疗效，并总结成文。

1970 年 10 月至 1971 年初，因周恩来总理在北京主持召开"中西医结合工作会议"，参加会议的红花（科研成果）之一"中西医结合治疗骨与关节损伤"受到周总理好评，并指令向全国推广，以黄河为界，黄河以北以天津医院为基地，黄河以南委托湖北省卫生厅和武汉医学院附属协和医院为基地，开办学习班。武汉开办全国学习班七期，湖北省内办学习班八期，为国家培养中西医结合骨科高级人才一千余名；推广中西医结合，小夹板固定治疗骨与关节损伤病例数十万计，减轻了病人伤病痛苦的经济负担，保证了医疗质量（两减一保），成效斐然。

李老从事中医、中西医结合骨伤科医疗、教学、科研、培干工作七十余年，先后发表论文五十余篇，主持骨伤科研项目 15 项，获部、省级科技成果奖二等奖、三等奖五项，主编与参编书著十余部，如《实用骨伤科学》、《中西医结合治疗骨与关节损伤》、《医学百科全书中医骨伤科分册》（骨折部分）、《骨伤科手法学》、《历代对颈、肩、腰腿痛的辨证内治法》、《骨伤科学》、《中医骨伤科基础》和《伤科集成》等，几十年来，为近代骨伤科事业的振兴与发展做出了较大的贡献。

9.1　疑难性陈旧性骨折一例

王某，男，58 岁，1996 年 8 月 10 日初诊。

主诉及现病史：于 1996 年 4 月因车祸致右股骨中段短斜形骨折、大腿及小腿上较大面积皮肤开放损伤，来我院就诊。患者生命体征尚可，右大腿皮肤大面积损伤溃烂，创口炎症久不愈，右股骨成 21° 向外成角畸形。某院原拟作手术治疗矫正右股成角，因皮溃烂，故嘱待皮肤伤愈后 3 个月至半年才能住院手术。

诊断：疑难性陈旧性骨折。

治疗：患者外伤后 4 个月，因皮肤溃烂，不能手术，在李氏骨伤科中有一不常用的治疗方，名"杠杆折骨"法，用于骨折畸形愈合，对历时过久畸形愈合的治疗，安全有效。遂依法治之，终获成功，畸形得以矫正，后以手法复位，由夹板加骨牵引治疗，历时不足 3 个月，即可站立，扶拐行走，骨折愈合较平常骨折为快。3 年中随访行走如常。

按语　①陈旧性骨折，畸形愈合，加之皮肤溃烂，脓液浸润，如若行开放复位，难免溃疡扩散波及骨折深处，感染扩散，不堪收拾，故不宜采用。②骨折处畸形愈合，一般用复位手法或用手力折骨法，骨坚力弱，绝难成功。③成角畸形甚大，放弃治疗则终身残疾。④杠杆折骨法，为骨伤科界久已失传之技法，能按正规操作者已不可见，经李老发掘，亲自操作取得良效，此门绝技已公诸于世，无副作用和并发症，安全有效。⑤杠杆折骨法施用后骨折痊愈反而加速，李同生教授认为，杠杆折骨与一般外伤骨折不同，骨折处并未完全折断，如同小儿青枝骨折，藕断丝连，且骨折端较稳定，手力折骨法不易产生骨折端换回侧方移动，血运亦好，故愈合较快。此治疗方法为李氏骨伤科发掘的古老绝技，有简、轻、廉、便等特点，在临床有实用价值。

9.2　多发骨折一例

王某，男，43 岁。1985 年 12 月初诊。

主诉及现病史：因车祸致胸胁及下肢胫、腓骨骨折 2 天。2 天前被汽车撞伤，导致复合损伤、胸胁骨折合并液气胸、左下肢胫腓骨骨折，到某医院急诊，仅作骨折固定，未作特殊处理，并予以抗菌药物静脉滴注，损伤部位肿痛青紫瘀斑，转请李氏会诊。查见第五、六、七肋骨粉碎性骨折，左小腿胫、腓骨骨折，疼痛难忍，闻有呻吟，大便 3 日未行，舌质红，苔黄厚，脉弦疾有力。

诊断：多发性骨折。

治疗：给予手法整复肋骨骨折、小腿骨折。沿肋缘作胶布固定，左小腿夹板固定。给予中药一盘珠汤。每日 1 剂，水煎服。

　　用药 7 剂，肿消痛止，皮肤青紫瘀斑显著消退，遂停药。继续固定至骨折临床愈合，拆除夹板。两年后随访，患者左下肢功能恢复良好，无不适，胸部亦无疼痛感。

　　一盘珠汤组成：当归 12 克，川芎 12 克，赤芍 12 克，生地黄 12 克，续断 15 克，广木香 6 克，红花 6 克，泽兰叶 12 克，苏木 12 克，桃仁 6 克，乌药 12 克，大黄 6 克，甘草 6 克。功效行气活血，消肿止痛。主治跌打损伤、骨折、脱位、急性软组织损伤、局部肿胀、疼痛、功能障碍等。加减：证属伤后瘀血凝滞，患处皮色隐泛青紫，作肿作痛，按之陷下，复起较缓者，方中重用桃仁、红花、苏木，另加广三七 6 克、刘寄奴 12 克，以韭汁为引；瘀血凝结，坚积难消者，宜消瘀化滞，原方加花蕊石 3 克，广三七 3 克；证属气郁凝滞者，气滞刺痛，咳嗽时掣痛，当以通气行滞为主，原方重用乌药、木香；如伤后筋纵无力，重用续断，另加鹿筋 9 克、守宫尾 2 条，以筋生筋，用时均加 1～2 味。用法：先将药物用冷水浸泡 1 小时，浸透后煎煮，武火煎沸后再用文火煎 30 分钟即可，取汁服用，每日 1 剂，共煎 2 次，早晚各服 1 次。

　　按语　"一盘珠汤"系李氏骨伤祖传验方，可作为急性软组织损伤通用方，且可随证加减。本方具有行气祛瘀等显著作用，且组方轻灵机巧，如珠走玉盘，法活无穷，变化甚多，针对不同部分的损伤稍加增损，丝丝入扣。

（整理人：李蔷薇）

10　李蔷薇医案3例

李蔷薇，1954年生人，女，祖籍山东曲阜（1823年因遇大旱，先祖携家眷南下），儒医世家。1970年开始师从李同生教授在武汉协和医院骨科工作，曾就读武汉医师学院（现为华中科学大学同济医学院），后于国外深造，先后获得学士及硕士学历。随父李同生教授习武学医，深得慈父真传，不仅精于李氏中医骨伤医药学，更擅武当内家功法。90年代中期移民到新西兰，并创建"李氏蔷薇中医院"（现为奥克兰中医院）。在海内外从医执教48年，现为山东曲阜李氏医武世家"李氏骨伤科学术流派"第五代学术掌门人；国际中医药学会联合会认证主任医师；新西兰奥克兰中医院院长；新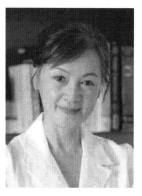西兰注册针灸师；世界中医药学会联合会脊柱健康专业委员会副会长新西兰分会会长；世界中医药学会联合会骨伤科委员会副会长；中医高级技术职称评审专家；《中国中医骨伤杂志》副主编。曾多次在国际性中医学术大会获奖，并获"优秀国际中医骨伤科医师"奖励。

在多年行医教学中，共参与编写李同生教授等的医学专著28本；参与编写《现代中医骨伤科学》、《中国骨伤科学》、《中国骨伤科学辞典》、《道家伤科》等多本中医学专著；在世界医学刊物上发表《介绍李氏传统正骨法》、《李氏传统中药通督片对腰椎管狭窄的疗效》、《小切口术治疗臀肌挛缩症》、《通督活血丸治疗腰椎管狭窄症》、《论武当内家功与李氏骨伤科整脊之关系》等多部学术论文，增进了世界医学界对中医骨伤科学的了解与肯定。曾到美国、英国等十几个国家医疗讲学。本人及其论文多次被载入《中国骨伤科学辞典》等文集。

在学术上运用特研李氏疗法结合新西兰独特的纯净天然资源，治病于根本，将特效中草药方、针灸、李氏祖传正骨整脊术，以及穴位推拿和整体疗法，传播海外。

腰椎管狭窄症三例

★ **例一**　患者，男，49岁。1998年3月16日初诊。

主诉及现病史：患者于半年前因搬重物扭伤腰部，当时感腰部剧痛，此后渐感疼痛，伴右下肢麻疼，行走乏力，腰不能后伸，间歇性跛行，近一月余症状加重。曾经数家医院行骨盆牵引、物理治疗及内服西药等，均无明显疗效。医院欲为患者做椎板切除减压手术，患者因惧怕开刀，而前来我处寻求中医保守治疗。刻诊：患者面色苍白，痛苦面容，语音低微，少气懒言，跛行，右下肢肌肉萎缩。大便稀溏，夜寐不安，喜暖恶寒。舌质红，苔白腻，脉弦细。体征：右下肢肌肉萎缩，马尾神经根受挤压症状；腰脊柱过伸试验（+）。腰部CT扫描显示：腰L_3～L_5椎管狭窄，侧隐窝狭窄。

诊断：腰椎管狭窄症。

辨证：肾虚血瘀。患者因外伤后，肝肾亏损，故气短神疲；因瘀阻督脉，筋骨失养，故右下肢萎缩。马尾神经根受挤压疼痛，不通则痛，因而出现间歇性跛行。

治则：活血通督，补肾益气。

治疗：

（1）气功手法点压按肾俞、环跳、委中等穴，并用后伸推拿法。操作：让患者侧卧，术者立于患者背后，一手推腰使之过伸，一手拉住患腿向后牵引，连操作 3 次，以缩小椎后间隙，松解椎间髓核挤压症，使局部神经根疼痛减轻。治疗时间：3 天 1 次，30 天为 1 个疗程。

（2）内服药物：丹鹿通督片（丹参、泽兰叶、苏木、地龙活血化瘀；杜仲、鹿角片等补肾健骨），每日 2 次，每次 4 片。

（3）休息疗法，配合卧床。

患者治疗 20 天后，肌肉疼痛减轻，睡眠正常。治疗月余，腰腿痛控制，跛行消除，恢复健康。

★ 例二　患者，女，53 岁。2016 年 8 月 7 日初诊。

主诉及现病史：患者扭伤腰部疼痛半年，加重 1 个月。患者于半年前搬重物时扭伤腰部，当时感腰部剧痛，此后经常感腰部疼痛不适，半年后出现右下肢麻痛，行走乏力，腰不能后伸，间歇性跛行征。经 CT 扫描，确诊侧隐窝狭窄黄韧带肥厚。经数家医院牵引、理疗及西药治疗均无效，遂转我处就诊。检查：腰过伸试验阳性，患者跛行步态，语言洪亮，腰椎侧弯，右下肢肌肉萎缩，右腰腿病压痛（+），拒按。舌质红，苔薄白，脉弦细。

诊断：腰椎管狭窄症。

辨证：血瘀肾虚型。患者外伤之后，导致气血运行不畅，瘀阻督脉，筋骨失养，故右下肢萎缩；马尾神经或神经根受挤压，不通则痛，因而出现间歇性跛行征。

治则：活血通督，补肾益气，舒筋活络。

方药：丹鹿通督片，内服，每日 2 次，每次 4 片。

服用 20 天后，右下肢麻木好转，间歇性跛行减轻。续用 30 天，腰腿痛控制，间歇性跛行消失，诸症若失。

★ 例三　患者，男，60 岁。2017 年 3 月 16 日初诊。

主诉及现病史：患者跛行 5 年，因腰腿疼诊断为腰椎间盘突出症。曾行突出的椎间盘切除术，术后腰腿痛症状轻微改善，但 3 个月之后，腰腿疼复发伴右下肢马鞍区麻木，间歇性跛行症。CT 报告为瘢痕粘连致腰椎管狭窄。又经理疗、牵引、西药治疗无效而转本院。检查：腰背部皮肤上有一长 18 厘米纵行切口，马鞍区小腿外侧感觉下降，有间歇性跛行征，腰过伸试验（+）。

诊断：腰椎管狭窄症。

辨证：血瘀肾虚型。

治则：活血通督，补肾益气，舒筋活络。

治疗：①手法治疗。②丹鹿通督片，内服，每日 2 次，每次 4 片。

治疗 50 天后，诸症均消除。随诊 2 年，无不适，疗效巩固。

按语　笔者在多年的临床实践中，采用中医中药手法针灸等治疗椎管狭窄症上千例，均治愈。

（整理人：李蔷薇）

11　朱鸿铭医案 48 例

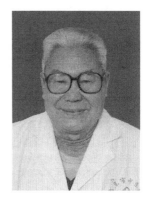

朱鸿铭，1936 年生人，朱氏中医第四代传人。主任医师，山东省首批名中医药专家，山东省五级中医药师承教育项目指导老师。1959 年于山东省兖州医士学校毕业。师承祖父朱荫楸，继承其六十年的学术经验。曾任曲阜市人民医院中医科主任。1987 年 1 月奉命创建曲阜市中医院，曾任业务院长、名誉院长。现为山东省名老中医传承工作室指导老师。曾任山东中医药学会肝胆病专业委员会委员；《山东中医杂志》第一届编委；济宁市中医药学会常务理事；《济宁医刊》编委；济宁市中西医结合学会第三届副理事长；曲阜市中医学会副理事长等职。济宁市中医内科学术带头人，曲阜市第 1、2、3、4 批拔尖人才，中国人民政治协商会议第七至第十届曲阜市委员会委员。曾获济宁市优秀科技工作者奖励 1 次；济宁市卫生系统先进工作者奖励 2 次；曲阜市政府晋级奖励 1 次，曲阜市嘉奖或奖励 10 余次。

从事中医临床工作 60 余年，对中医内、妇、儿科常见病、多发病、疑难病的治疗经验丰富。擅长脾胃病、肝胆病、肾病、不孕症等的研究与治疗。主编著作 3 部，参编著作 6 部，发表论文 160 余篇。

11.1　面部黄褐斑一例

孔某，24 岁，未婚。1974 年 5 月 28 日初诊。

主诉及现病史：自 3 月初农田劳动时面部经日光暴晒，鼻部皮肤即出现淡黑色斑块，枯黯无光泽，境界清楚，不高出皮肤。后斑色渐渐加深，呈深褐色，对称性，斑块逐渐向上唇、面颊、眉、额部蔓延，形状不一，无自觉症状。曾在当地治疗 1 个月不效，又经皮肤科静脉注射大量维生素 C 未效而来就诊。查舌苔薄白，舌淡红，脉细略数。

诊断：面部黄褐斑。

辨证：肾阴亏损，阴精不足，经暴烈日光照射，而致面部重度黄褐斑。

治法：滋阴养血。

方药：自拟菟丝祛斑汤。

处方：菟丝子 15 克，女贞子 12 克，旱莲草 10 克，制何首乌 15 克，生熟地各 15 克，白芍 12 克，当归 10 克，阿胶 9 克（烊化），枸杞 9 克，八月札 15 克，甘草 3 克。水煎服，每日 1 剂。

二诊：上方先后服药 15 剂，色斑消失。

次年 5 月因日光直接照射面部致黄褐斑又发，且合并贫血，予菟丝祛斑汤加黄芪 15 克，党参 18 克，补骨脂 9 克，鸡血藤 30 克。服药 30 剂又获愈。

按语　面部黄褐斑的病因西医尚不清楚，中医学认为，不外肾亏火旺、血虚不荣、火燥结滞和肝郁气滞四端。临床观察发现，以阴亏、阴血虚者为多。主药菟丝子祛面部黄褐斑效果可靠，正如《食疗本草》所说，菟丝子"益体添精，悦颜色，黑须发"，《本草正义》谓其"多脂微辛，阴中有阳，守而能走，与其他滋阴诸药之偏于腻者绝异"。方中菟丝子补肾益精养肝；女贞子补肾滋阴养肝；旱莲草补益肝肾之阴；制何首乌补肝肾、益精血；熟地滋肾育阴补血；生地清热滋阴凉血；白芍养血滋阴柔肝；当归甘辛苦温，入肝、心、脾经，补血活血；阿胶补血敛阴润燥；枸杞滋补肝肾；八月札疏肝理气；甘草调和诸药。诸药合用，既能滋养肾阴，又能养血。合并贫血者加党参 15 克，黄芪 15 克，鸡血藤 30 克，补骨脂 9 克。曾以此方治疗 53 例：女 49 例，男 4 例；年龄在 16～43 岁；农民 29 例，工人 11 例，学生 13 例；春季发病 35 例，夏季发病 12 例，秋季、冬季发病分别为 4 例、2 例；18 例因环境改变后发病，35 例因日光照射后发病；病情为轻度者 13 例，中度者 31 例，重度者 9 例。一般用本方 15 剂后即可见黄褐斑减退或消失，少数重度患者用药 30 剂后也多见效。有 5 例复发后再次服药 15 剂又获愈；有 8 例合并贫血者，加重养血益气药，服药 45 剂后亦获痊愈。

11.2　滑胎三例

★ 例一　孔某，女，31 岁。2007 年 2 月 24 日初诊。

主诉及现病史：停经 56 天，阴道流血及腹痛半天来诊。现阴道流血量少、色黯淡，下腹胀痛，小腹下坠，腰酸略痛，倦怠乏力，恶心食少，小便频数。舌淡苔白，脉细滑无力，两尺沉而无力。既往怀孕 4 次，均在妊娠 2 个月时自然流产。此次于停经 32 天时在当地医院查尿妊娠试验为阳性，诊断为早孕，未予治疗。B 超示：宫内早孕。

诊断：滑胎（习惯性流产）。

辨证：肾气亏虚，冲任不固，胎失系载。

治法：补肾固冲，健脾养血，佐以止血安胎。

方药：自拟磐石固胎汤加味。

处方：菟丝子 20 克，枸杞 15 克，桑寄生 20 克，川续断 15 克，党参 20 克，白术 15 克，黄芪 30 克，熟地黄 20 克，制何首乌 20 克，当归 12 克，白芍 12 克，阿胶（烊化）10 克，炙甘草 5 克，苎麻根 20 克，砂仁 9 克，6 剂。水煎服，每日 1 剂，并嘱卧床休息。

2007 年 3 月 3 日二诊：阴道流血止，下腹胀痛及小腹下坠感大减，仍腰酸尿频，较前有力，纳食增加。舌淡苔白，脉滑细。予上方去苎麻根 6 剂。

2007 年 3 月 10 日三诊：诸症均止，舌淡红，苔薄白，脉滑。予磐石固胎汤 20 剂，服 3 剂休息 1 天，至妊娠 4 个月，B 超示：胎儿发育正常。10 月 6 日足月顺产一健康男婴。

★ 例二　李某，女，33 岁。2009 年 11 月 26 日初诊。

主诉及现病史：自 2004 年至今已怀孕 6 次，均于受孕 40 多天自然流产。自第 1 次自然流产后，即到各家医院求治，未能如愿，现自末次流产后逾半年，故而来诊。诊见：经净 1 天，面色无华，精神萎靡，腰膝酸软，头晕耳鸣，夜尿频多，气短乏力，纳呆食少。舌淡苔白，脉象沉弱。

诊断：滑胎（习惯性流产）。

辨证：屡孕屡堕，如期而堕，肾气亏虚，冲任不固，胎失系载。

治法：补肾固冲，健脾养血。

方药：磐石固胎汤加减。

处方：菟丝子20克，枸杞15克，桑寄生20克，川续断15克，白术15克，黄芪30克，熟地黄20克，制何首乌20克，当归12克，白芍12克，阿胶（烊化）10克，炙甘草5克，人参10克。20剂，水煎服，每日1剂。

用法：水煎服，每周服5剂。并嘱避免过劳，节制房事，待下次月经干净的第1天来诊。

2009年12月26日二诊：初诊时诸症均止，月经如期，经色红、经量可，历时5天，昨日经净，脉舌如常。告知患者可以试孕。予朱氏毓麟汤。

处方：熟地黄15克，当归10克，川续断12克，桑寄生15克，菟丝子12克，阿胶（烊化）10克，淫羊藿10克，巴戟天12克，杜仲10克，紫石英30克，鹿角霜10克，山茱肉12克，女贞子15克，路路通10克，甘草3克。7剂，水煎服，每日1剂。

用法：每日1剂，1剂煎2遍，早晚分服。并嘱：月经净后不要同房，自行经至12天时去医院监测卵泡，卵泡成熟（直径2cm左右）后同房；男方7日内不能饮酒；女方不食辛辣生冷食物，避免感冒。

2010年1月30日三诊：停经35天，B超示：宫腔内见妊囊，胎芽、心芽搏动可，诊为宫内早孕。舌淡红，苔白，脉滑细无力。既已受孕，即予磐石固胎汤20剂，每服3剂，休息1天。妊娠2个月后，改为隔日1剂，直至服至妊娠满3个月停药。

妊娠4个月B超：胎儿发育正常。2010年10月16日足月顺产一健康男婴。

★例三　王某，女，31岁。2011年7月25日初诊。

主诉及现病史：停经35天，B超示：宫腔内见妊囊、胚芽，胎心搏动良好，诊断为宫内早孕。述自2008年6月～2009年12月已连续自然流产3次，均在怀孕6个月，突然阵发腹痛，胎儿随之娩出。2010年5月16日赴省某医院检查，诊为宫颈内口松弛症，导致中妊习惯性流产，后于妊娠12～14周期间，又赴该院住院行宫颈环扎术。至妊娠24周，又突然阵发腹痛，随之胎儿娩出。此次为第5次受孕，意欲保住胎儿之心甚切。诊见：腰骶酸痛，夜尿3次，体倦乏力，纳谷不馨、量少，大便不实，面色不华，舌淡苔白，脉软尺弱。

诊断：滑胎。

辨证：肾脾两虚，冲任不固，胎失系载而滑胎。

治法：补肾固冲，健脾增肌，益气升提。

方药：磐石固胎汤加味。

处方：菟丝子20克，枸杞15克，桑寄生20克，川续断15克，党参20克，白术15克，黄芪30克，熟地黄20克，制何首乌20克，当归12克，白芍12克，阿胶（烊化）10克，炙甘草5克，柴胡6克，升麻6克，枳壳10克。水煎服，隔日1剂，守方服用。

2011年10月12日二诊：妊娠4个月，B超示：胎儿发育正常。上方每2日服1剂，嘱患者待妊娠满5个月来诊。

2011年11月17日三诊：腰不酸痛，下腹不坠痛，纳食增进，精神可，舌淡红，苔薄白，脉滑。进入妊娠6个月，为原来堕胎之时，上方改为服3剂，休息1天。并卧床休息，生活起居格外小心，禁绝房事。

2012年3月16日四诊：患者丈夫来诉，妊娠9个月，其妻稍感头晕。足部轻浮肿，血压156/90mmHg。将上方改黄芪为20克，加茯苓12克继服；嘱其赴当地县医院待产观察。5日后该院为其剖宫产出一男婴，母子均健。

按语　堕胎或小产连续发生3次或3次以上，多数发生在同一个妊娠月。孕前腰膝酸软，夜尿频多，目下黯黑，或面色晦黯，头晕耳鸣，神倦乏力，舌淡苔白，脉象沉弱。孕后多无症状，或有腰酸腹痛，或有阴道少量流血。另外，子宫颈内口松弛的习惯性流产者，多无自觉症状，突然阵发腹痛，胎儿随之排出。病机为肾气亏虚，冲任不固，胎失系载，或气血两虚，冲任不足，不能养胎载胎所致。应选用补肾固冲、健脾养血法，用磐石固胎汤治之。

11.3 输卵管阻塞性不孕症三例

★ **例一** 孔某，女，26 岁。2010 年 2 月 23 日初诊。

主诉及现病史：患者婚后月经规律，于 2 年前行人工流产一次，半年后又药物流产一次，近 2 年未避孕一直未再孕。现症畏寒肢冷，腰膝酸软，夜尿 2～3 次，大便稀溏，带下量多，色白质稀，月经量少，经行下腹坠痛，每于受寒或劳累后两少腹扯痛。曾于 2009 年 12 月 16 日外院行子宫输卵管造影示双侧输卵管不通。2010 年 1 月 30 日于本院妇科行子宫输卵管通液术，显示双侧输卵管不通。配偶精液常规正常。苔薄白，舌稍暗，脉沉无力，两尺细弱。

诊断：输卵管阻塞性不孕症。

辨证：肾阳虚亏，胞脉血瘀。

治法：温补肾阳，活血行瘀。

方药：自拟桂仙皂甲汤加味。

处方：桂枝 15 克，淫羊藿 15 克，皂角刺 12 克，炮山甲 3 克（研细冲服），当归 15 克，川芎 10 克，赤芍 12 克，三棱（醋炒）10 克，莪术（醋炒）10 克，水蛭 7 克，路路通 12 克，忍冬藤 30 克，鸡血藤 20 克，川牛膝 12 克。加炮附子 10 克（先煎半小时），10 剂。水煎服，每日 1 剂。

2010 年 3 月 3 日二诊：畏寒减轻，四肢已温，上方去炮附子，续服 10 剂。水煎服，每日 1 剂。

2010 年 4 月 13 日三诊：已服桂仙皂甲汤 30 余剂，上症均止，适值经后第 5 天，在本院妇科经子宫输卵管通液术证实双侧输卵管通畅。嘱患者停药，待下月月经净后第 1 天来取朱氏毓麟汤 6 剂，以助受孕。

2010 年 6 月 7 日四诊：停经 35 天，B 超示有妊娠囊与胎芽，宫内早孕。2011 年 2 月 8 日足月顺产一健康男婴。

★ **例二** 颜某，女，27 岁。2010 年 2 月 24 日初诊。

主诉及现病史：自 2006 年 3 月～2007 年 12 月人工流产 2 次，药物流产 1 次，至今不孕。1 个月前在某院行子宫输卵管造影显示，左侧输卵管通而不畅，右侧输卵管不通。昨日在本院经子宫输卵管通液，结果同上。症见 2 年余不孕，腰与小腹凉痛，热敷则舒，夜尿 3～4 次，白带量多，月经愆后，经量少，色暗红，经前不畅，有时有血块，平日性欲冷淡。舌暗红，脉沉涩无力。

诊断：输卵管阻塞性不孕症。

辨证：肾阳虚亏，寒凝血瘀，冲任失于温煦而受阻，胞脉不通。

治法：温补肾阳，暖宫行瘀。

方药：自拟桂仙皂甲汤加味。

处方：桂枝 15 克，淫羊藿 15 克，皂角刺 12 克，炮山甲 3 克（研细冲服），当归 15 克，川芎 10 克，赤芍 12 克，三棱（醋炒）10 克，莪术（醋炒）10 克，水蛭 7 克，路路通 12 克，忍冬藤 30 克，鸡血藤 20 克，川牛膝 12 克，鹿角胶 10 克（烊化兑入），10 剂。水煎服，每日 1 剂，每周服 5 剂。

2010 年 3 月 11 日二诊：诸症均减轻，性欲恢复如常，上方去鹿角胶，继服 10 剂。

2010 年 5 月 26 日三诊：因患者求嗣心切，服完桂仙皂甲汤 20 剂，于月经净后 6 天即同房求孕。现停经 50 天，B 超见妊娠囊与胎芽，胎心搏动好，诊为宫内早孕。2011 年 1 月 10 日足月顺产一健康女婴。

★ 例三　王某，女，37 岁。2007 年 12 月 6 日初诊。

主诉及现病史：患者 10 年前生一子，未满月即置宫内节育环，3 年前其子因病夭折，即取出节育环，至今未孕。曾到各地医院求治，2 次行输卵管造影均示双侧输卵管不通。症见经前少腹及乳房胀痛，心烦易怒，精神抑郁，经行后期，经量少，色暗红，经下不畅，夹有血块，腰与小腹冷痛，手足不温，夜尿 3 次，白带较多。舌略暗，脉弦涩。

诊断：输卵管阻塞性不孕症。

辨证：阳虚血瘀，胞脉不通，兼有肝气郁滞。

治法：温补肾阳，疏肝理气，活血行瘀。

方药：自拟桂仙皂甲汤加味。

处方：桂枝 15 克，淫羊藿 15 克，皂角刺 12 克，炮山甲 3 克（研细冲服），当归 15 克，川芎 10 克，赤芍 12 克，三棱（醋炒）10 克，莪术（醋炒）10 克，水蛭 7 克，路路通 12 克，忍冬藤 30 克，鸡血藤 20 克，川牛膝 12 克，香附 12 克，荔枝核 12 克，八月札 15 克（炒），枳壳 10 克。10 剂，水煎服，每日 1 剂，每周服 5 剂。

2007 年 12 月 21 日二诊：经前少腹及乳房已不胀痛，心烦易怒消失，精神较佳。上方去香附、荔枝核、八月札、枳壳，续服 20 剂。嘱其服尽 20 剂，待月经净后 3～7 天来诊。

2008 年 1 月 23 日三诊：共服桂仙皂甲汤 30 剂，经妇科行输卵管通液术证实，双侧输卵管已通。嘱患者下月月经过后，值排卵期可同房求孕。

2008 年 12 月 10 日剖宫产一健康男婴。

按语　本病主要由于湿热、湿毒、寒湿之邪内侵，邪气与胞脉气血搏结成瘀，日久导致胞脉闭塞；或因医者认为感受湿热湿毒之邪，习用寒凉之药治疗，日久寒凉药物伐伤肾阳；或感受寒湿之邪，日久不祛，寒性凝滞，湿性黏滞，二者均可阻遏阳气，肾阳亏虚则胞宫、冲任无以温煦，气血运行迟缓而瘀阻胞脉，以致胞脉不通，不能摄精成孕。故其病机归纳为寒凝、阳虚和血瘀。

桂仙皂甲汤为朱老治疗输卵管阻塞不孕的经验方。方中主药桂枝辛温香窜，通阳祛瘀，温经通络；淫羊藿补肾壮阳，祛风除湿。辅以皂角刺辛散温通，性极锐利，贯通经络，通达关窍，攻走血脉；炮山甲善走窜，性专行散，能通经络而达病所；当归辛香善走，可治气血凝滞，血分有寒者最宜；川芎辛温香窜，走而不守，下达血海，温通血脉，常用于妇女寒凝气滞，血行不畅；赤芍微寒，凉血活血，祛瘀止痛，可佐制温阳药物不生热象；醋炒三棱破血行气，消积止痛；醋炒莪术行气破血，性峻善削，消积止痛，后二味醋炒，能增强散瘀止痛、消散积聚的作用；水蛭走窜，搜剔络中瘀血，化瘀消癥。佐以路路通行气活血通络；忍冬藤能清经络中的风、湿、热邪而止疼痛；鸡血藤行血活络，后二者均为藤类药，伍用能增强活络通络之效。使以川牛膝，活血通经，引血下行。合而共奏温阳除湿、化瘀通络之功，故输卵管阻塞可通。

方中穿山甲因价格昂贵，故用量不到 10 克，临床实践证实，炮山甲 3 克研细随药液冲服，即可达到治疗效果。

11.4　慢性胃炎一例

孔某，女，63 岁。2019 年 2 月 23 日初诊。

主诉及现病史：患者平时嗜好辛辣油腻之品，经常感觉胃脘灼热不适，时而反酸。半个月前突发胃脘胀满不适，伴头痛头晕，口臭，纳呆，浑身串痛，大便粘腻不爽。自诉有生气史。舌苔黄厚腻，脉滑数。上消化道钡餐透视检查，诊为慢性胃炎。血压 140/90mmHg。

诊断：慢性胃炎（胃脘痛）。

辨证：肝阳偏亢，肝胃不和，脾胃湿热，气机不畅。

治则：平肝潜阳，舒肝和胃，清利湿热，调畅气机。

方药：自拟方清热和胃煎加减。

处方：木香 12 克，厚朴 12 克，陈皮 12 克，姜半夏 9 克，紫苏梗 10 克，炒六神曲 15 克，炒麦芽 20 克，竹茹 12 克，枳实 12 克，炒莱菔子 10 克，蒲公英 15 克，砂仁 9 克，广藿香 15 克，白豆蔻 8 克，黄连 9 克，石决明 30 克，龙骨 30 克，牡蛎 30 克，夏枯草 15 克。配方颗粒 6 剂，开水冲服，每日 1 剂。嘱其禁忌辛辣油腻之品，保持心情舒畅。

2019 年 3 月 1 日二诊：患者症状减轻，胃脘胀满消失，饮食增加，仍浑身串痛。舌苔薄黄，脉弦滑。热盛之势渐去，上方去莱菔子、蒲公英，加续断 12 克，桑寄生 15 克。续服 6 剂，巩固疗效。

2019 年 3 月 9 日三诊：患者胃部症状基本消失，偶有反酸，未再头痛头晕，有时肢体串痛，乏力。舌苔薄黄，脉沉。给以下方调理善后。

处方：木香 12 克，陈皮 12 克，紫苏梗 10 克，炒六神曲 15 克，炒麦芽 20 克，竹茹 12 克，砂仁 9 克，海螵蛸 15 克，广藿香 15 克，白豆蔻 8 克，黄连 9 克，龙骨 30 克，牡蛎 30 克，夏枯草 15 克，续断 12 克，桑寄生 15 克。配方颗粒 6 剂，开水冲服，每日 1 剂。

嘱其禁忌辛辣油腻之品，保持心情舒畅，以防病情复发。

按语　慢性胃炎为临床常见病，属中医"胃脘痛""胃痞"范畴，多因胃黏膜慢性炎症或萎缩性病变引起。临床观察发现，脾胃湿热是导致上消化道疾病的重要因素，其发病率远高于其他证型。

脾胃湿热的形成，与脾胃的正常生理功能失调有关。脾为阴土，喜燥恶湿，主升清运化，以促进饮食物的消化、吸收和营养物的输布，为气血生化之源；胃为阳土，喜润恶燥，为五脏六腑之大源，乃多气多血之腑，主受纳腐熟水谷，其气以和降为顺。长期饮食不节，暴饮暴食，损伤脾胃，内生食滞，致胃中气机阻滞，日久形成郁热；或五味过极，辛辣无度，肥甘厚腻，饮酒如浆，则蕴湿生热，伤脾碍胃，气机壅滞，升降失常；或忧思恼怒，情志不遂，肝失疏泄，肝郁日久则化火生热，邪热犯胃，肝胃郁热，灼热胃络，均可导致脾胃的正常生理功能发生变化而引发病变。

本例患者平素嗜好辛辣油腻之品，导致肝阳偏亢，肝胃不和，脾胃湿热，气机不畅。治当平肝潜阳，舒肝和胃，清利湿热，调畅气机。"清热和胃煎"为朱氏中医治疗脾胃湿热证的临床经验方，用于治疗脾胃湿热引起的各种慢性胃炎、上消化道溃疡、噎膈、口臭、呕吐、呃逆等上消化道疾病，疗效显著。方中黄芩、黄连、栀子、蒲公英清利湿热，且蒲公英具有消炎抑菌、调节机体免疫等作用；木香、厚朴理气降浊，且厚朴具有抗氧化、化痰、抗炎、杀菌、助消化等作用；法半夏、砂仁、枇杷叶、竹茹、广藿香芳香化湿，和胃降浊；炒六曲、炒麦芽消食和胃；海螵蛸止痛，抑制胃酸，促进溃疡面炎症吸收，促进溃疡愈合，减少胃酸分泌；甘草调和诸药。共奏清利湿热，调畅气机，和胃降浊之效。

11.5　慢性胆囊炎二例

★ 例一　孔某，男，42 岁。1983 年 1 月 20 日初诊。

主诉及现病史：右胁疼痛，时作时止，已一年余，经某医院胆囊造影确诊为慢性胆囊炎，西药治疗未效，而来我院中医科就诊。诊见右胁疼痛，神疲乏力，小便黄赤，大便秘结。舌尖红，苔白腻，脉弦细。

诊断：慢性胆囊炎（胁痛）。

辨证：肝胆气滞，湿热蕴结。

治法：清利湿热，理气通腑。

方药：自拟柴胡栀子郁金汤加味。

处方：柴胡、川楝子各 9 克，栀子、黄芩、木香、延胡索各 10 克，郁金、炒枳壳各 12 克，蒲公英、生薏苡仁各 20 克，川军 6 克。水煎服，每日 1 剂。嘱禁忌辛辣油腻之品，忌酒。

1983 年 2 月 1 日复诊：上方共服 9 剂，停药两天，右胁痛又发，但不甚剧，大便不干，仍宗前法去川军，加青皮 10 克，又服 18 剂，临床症状消失。一年后追访未复发。

按语　胁痛时作，已历年余，乃肝胆气滞；苔腻、尿黄赤为夹有湿热；神疲乏力此处表现不是气虚，而是湿困；便秘是腑气欠通。因而以疏肝理气、清利湿热为主，佐以通腑法治之。柴胡、郁金、木香、枳壳、川楝子、青皮疏肝理气；栀子、蒲公英、黄芩、生薏苡仁等清利湿热。虽便秘而苔不黄，故用少量川军。

★ 例二　张某，男，40 岁。2000 年 3 月 6 日初诊。

主诉及现病史：患者右上腹部胀痛 4 年余，曾于 1997 年 4 月 8 日行胆囊 X 线造影检查，诊为慢性胆囊炎。屡经中西医治疗收效不显，每因情志改变、饮酒、多食油腻食物而诱发。6 天前因生气恼怒，右上腹及胁肋疼痛阵作，牵及右背及肩胛，口苦，脘闷，恶心，嗳气，不欲进食，小便黄，大便偏干量少。右上腹胆囊区叩触痛明显。墨菲征（+）。舌质偏红、苔薄黄，脉象弦数。查肝功能（-）；胃肠钡餐透视（-）；B 超示：肝胰脾（-），胆囊体积略大，囊壁增厚、粗糙，回声增强（未见结石声像）。

诊断：慢性胆囊炎（胁痛）。

辨证：肝胆湿热证。

治法：疏肝利胆，清泻湿热。

方药：自拟柴胡栀子郁金汤加味。

处方：柴胡 12 克，生栀子 10 克，郁金、木香、枳壳、黄芩各 12 克，蒲公英 20 克，川楝子 9 克，延胡索 10 克，大黄 3 克。水煎服，每日 1 剂。

二诊：患者服药 6 剂，右上腹及胁肋胀痛减轻，已不牵引肩背，口苦止，大便不干，舌苔薄微黄，脉象弦细。原方去熟大黄续进。

三诊：已守方服用 48 剂，临床症状消失，苔薄白，脉沉细。予养血柔肝、滋肾养阴，佐以利胆法治之。

处方：当归 12 克，白芍 12 克，女贞子 12 克，旱莲草 10 克，枸杞子 12 克，桑椹子 12克，制何首乌 12 克，柴胡 9 克，郁金 10 克，黄芩 10 克，木香 10 克，枳壳 10 克，蒲公英 12 克，甘草 3 克。续服 12 剂。

查 B 超示：胆囊大小形态正常，壁清晰，边缘光滑。嘱其避免生气恼怒，禁酒，少食油腻食物。2 年后随访未复发。

按语　当过食肥甘厚味，嗜酒无度，或情志拂抑，生气恼怒，寒温失调，导致肝胆气机郁滞，疏泄条达失常，郁久化火生热，慢性胆囊炎作矣。其中情志偏急往往导致本病的发作或复发。胆失疏泄，胆汁郁阻，出现胁痛。热邪伤肝胆，胆汁郁积，熏蒸上扰故口苦，外溢致黄疸。胆木克脾土故纳差、厌食油腻、脘腹绞痛、恶心呕吐、大便不调；冲心则发为热厥心痛等。慢性期多为气滞。胆之气机郁滞日久，则血行不畅而生瘀，痰热互结，壅滞中焦，致枢机不利，胆络血滞。

11.6　慢性胆囊炎并胆囊结石一例

颜某，女，39 岁。1983 年 5 月 23 日初诊。

主诉及现病史：患者于 1981 年 12 月曾有胆道蛔虫病史，1982 年 11 月 27 日感右上腹痛，向肩背部放射，经胆囊造影，发现胆囊有 2.1 厘米×1.3 厘米结石，诊为胆结石伴胆囊炎，经治未效。现症：形体丰腴，面色㿠白，右胁隐痛，时重时轻，纳呆，食后脘腹胀甚，泛恶欲呕，3 日未大便。舌红，苔黄根部黄腻，脉弦滑数。

诊断：慢性胆囊炎并结石（胁痛）。

辨证：湿热蕴结，胆胃不和，积滞内阻，腑气欠通。

治法：清化湿热，利胆通腑。

方药：自拟柴胡栀子郁金汤加减。

处方：金钱草 30 克，黄芩、栀子各 12 克，川黄连 6 克，川军 15 克（后下），枳壳、姜半夏 10 克，川楝子、玉蝴蝶、炙鸡内金各 9 克，滑石 15 克。水煎服，每日 1 剂。

二诊：服药 3 剂，每日大便 3～4 次，右胁痛减，剧痛未再发作，尿短赤，舌红，苔薄黄，根部腻苔退，脉转细弦数，仍宗上法加减。

处方：金钱草 30 克，黄芩、栀子各 10 克，川连 5 克，川军、鸡内金各 9 克，姜半夏、枳壳各 7 克，炒六曲、滑石各 15 克，茯苓 12 克。水煎服，每日 1 剂。

三诊：服上方 9 剂，右上腹仅有时隐痛，纳食略增，大便每日 2～3 次，尿转清，舌淡红苔薄黄，脉细弦略数。拟上方改川军 4 克续服。嘱其保持心情舒畅，禁酒，少食辛辣油腻食物。

按语　本例经治 3 个月，服药 70 余剂，均以清热化湿、利胆通腑出入加减，后经 X 线摄片复查，胆囊结石影消失，随访两年，右上腹痛未再发作。此案始终使用大黄，其功效除攻积导滞、泻火凉血、逐瘀通经之外，尚有利胆作用，这对于大便干结的胆囊炎有良好效果。

11.7　精神分裂症二例

★ **例一**　张某，女，21 岁。2001 年 3 月 20 日来诊。

主诉及现病史：其父代诉，因婚姻不遂，精神失常，多家精神病院均诊为精神分裂症，曾用奋乃静、盐酸苯海索、氯氮平、氯丙嗪治疗，效果不佳。近日又打骂父母，撕衣毁物，烦躁易怒，常欲奔走，头痛失眠，大便秘结。诊见精神错乱，语无伦次，问话不答，表情淡漠，精神反应迟滞，内眦白睛上布红丝，舌质红，苔黄厚腻，脉象沉实。

诊断：精神分裂症（狂证）。

辨证：肝气郁结，化火生痰，痰火扰心，神机无主。

治法：涤痰泻热治其标，佐以宁心安神顾其本。方用礞石滚痰丸加减。

处方：礞石 15 克，大黄 12 克，黄芩 15 克，沉香 7 克，石菖蒲 10 克，郁金 12 克，天竺黄 9 克，石决明 15 克，炒酸枣仁 20 克，甘草 6 克。水煎服，每日 1 剂。

二诊：服上方 3 剂，大便先下干粪块裹臭秽黏液，后下黄褐软便，每日 1 次；神志转清，问话能答，胸闷烦躁止，夜寐较安，头尚晕胀，月经 3 个月未行，舌苔薄黄，脉象沉弦。标急已解，拟疏肝解郁、活血安神以固其本。

处方：柴胡 9 克，青皮 12 克，陈皮 12 克，香附 12 克，半夏 12 克，桑白皮 12 克，大腹皮 15 克，紫苏子 10 克，桃仁 15 克，赤芍 15 克，郁金 12 克，胆南星 10 克，石菖蒲 10 克，炒酸枣仁 20 克，大黄 6 克，珍珠母 30 克，甘草 6 克，水煎送服大黄䗪虫丸 1 丸，每日 2 次。

三诊：服药 18 剂后，月经已行，仅有时烦躁，睡眠差，入睡慢，多梦纷纭，其父陪同来诊，云怕丢掉工作，要求处一常服方，回当地边上班边服药。

处方：珍珠母 30 克，郁金 12 克，石菖蒲 6 克，炒酸枣仁 24 克，柏子仁 12 克，夜交藤 30 克，合欢皮 15 克，丹参 15 克，延胡索 10 克，生龙骨 20 克，生牡蛎 20 克，白芍 12 克，麦冬 10 克，胆南星 9 克，甘草 3 克。

2001 年 7 月 30 日随访：服上方 60 剂，精神如常，睡眠饮食均如常人，已正常上班。

按语　"诸躁狂越，皆属于火"，《景岳全书》指出："凡狂病多因于火，此或以谋为失志，或以思虑郁结，屈无所伸，怒无所泄，以致肝胆气逆，木火合邪……故当以治火为先，或痰或气，察其微甚而兼治之。"初以礞石滚痰丸迅即劫夺其痰火，痰热下则神志安。"大毒治病，十去其六"，二诊用癫狂梦醒汤送服大黄䗪虫丸，使气血畅而郁热解，经水行而神志宁。后期加入白芍、麦冬以滋养心肝阴液，兼清虚火而收功。

★ **例二**　王某，女，23 岁。2000 年 5 月 16 日来诊。

主诉及现病史：其母代述，精神失常 2 年。始病狂躁，骂詈毁物，彻夜不眠，语无伦次，哭笑无常，每日饮酒 500 毫升，吸烟，有迫害妄想，经多家精神病院均诊为精神分裂症。曾用氯氮平、大剂量氯丙嗪等中西药治疗，狂躁、骂詈、毁物消失，不愿见人，喜一人向隅喃喃自语，精神抑郁，有迫害妄想，有时话多而杂乱。诊见精神呆滞，表情淡漠，对医者问话不答，其母代诉时，两目怒视其母，并打断其母之言，但答非所问。每晚入眠 1～2 小时，且多恶梦，烦渴，头痛头昏，胸膈饱胀。面色无华，眼胞睑微肿。舌质红，苔白厚复黄，脉弦滑数。

诊断：精神分裂症（癫病）。

辨证：肝气郁结日久，复加饮酒过量，痰热内阻，蒙蔽神明。

治法：疏泻肝胆郁热，化痰开窍醒神。

处方：柴胡 12 克，龙骨 20 克，牡蛎 20 克，黄芩 12 克，大黄 6 克，佛手 10 克，郁金 12 克，半夏 12 克，茯苓 15 克，胆南星 10 克，枳实 12 克，石菖蒲 12 克，炒酸枣仁 24 克，夜交藤 30 克，葛花 15 克，枳椇子 15 克，甘草 5 克。每日 1 剂，水煎 2 次，每次送服苏合香丸1丸。

二诊：服上方15剂，情绪较前稳定，但仍时有波动，每晚睡眠增至4～5小时，仍多梦，能与其母对话，胸闷叹息，心烦喜卧，饮酒，舌红，苔白黄中厚，脉弦。因家居外地，故于上方去佛手、胆南星、苏合香丸，续服30剂，并嘱其力戒烟酒。

三诊：情绪稳定，对问话能正确回答，妄想减少，睡眠可达6小时，尚多梦，有时可看电视节目，胸脘略闷，早晨恶心，苔薄黄，脉弦细略滑。上方减量，加竹茹10克、砂仁9克、白豆蔻6克。水煎服，每日1剂。

经服2个月后，仅精神略显呆滞，舌淡红，苔薄白略黄，脉弦细。予晨服牛黄清心丸1丸，晚服逍遥丸6克，连服2个月以资巩固。1年后随访，未见复发。

按语 本例罹病2年，始病当为"狂证"，经治疗火势渐衰，而痰浊留恋，来诊时已属"癫证"，拟用柴胡加龙骨牡蛎汤、逍遥散、涤痰汤三方化裁治之，病情渐瘳。因其长期过量饮酒，酒生剽悍湿热，更加重痰热内阻，故加葛花、枳椇子以解酒毒。

11.8 邪祟病二例

★ **例一** 崔某，女，46岁。2003年9月6日初诊。

主诉及现病史：患者从事计算机操作工作，自感劳累，力不从心。6年前遇一"巫婆"，说其有病，交一笔钱能给其治好病，患者未听其言。几天后上市场购物，猛然发现那一巫婆在其背后"作法"害她，便惊慌跑回家中。自此，就时时自感巫婆在加害于她，惊恐不安，忧心忡忡，心悸，失眠，烦躁不宁，哭泣，幻听，恍恍惚惚，惧怕室外活动，时有欲死感。曾到数家医院就医，行心脏、颅脑检查未见异常。某院以"神经症"予以口服舒乐安定（艾司唑仑）1mg，每日1次，治疗1个月，睡眠略有改善，渐感腰以下冷，双下肢酸软无力，出汗阵作，月经延后。某院又予逍遥丸、金匮肾气丸、朱砂安神丸治疗1个月病情不减。诊见烦躁不宁，有迫害妄想，心悸失眠，喜静恶闹，面部阵发烘热，出汗阵作，腰骶酸凉，下肢乏力，情绪低落，精神疲倦，脘胁胀满，纳呆泛恶，夜尿次频，大便秘结，3～5日一行，月经2个月一行，量少色暗，面色淡暗无华。舌淡暗，苔薄白，脉弦细尺弱。心肺听诊无异常，心率90次/分，血压110/78mmHg，神经系统未查及阳性特征。心电图、X线胸部透视，以及颈腰椎X线摄片、血常规、血沉、胆固醇、三酰甘油、脂蛋白、尿便常规检查均未见异常。

诊断：邪祟病。

辨证：情志失调，神机逆乱，日久气滞血滞，痰、瘀、毒内生，冲任二脉失衡。

治法：解郁化痰，宁心安神，滋阴助阳，调补冲任。

处方：柴胡10克，郁金15克，合欢花15克，八月札15克，炒酸枣仁20克，远志10克，石菖蒲12克，姜半夏10克，茯苓12克，黄柏10克，知母12克，肉苁蓉15克，淫羊藿10克，巴戟天10克，当归15克，地骨皮12克。水煎服，每日1剂。

二诊：服上方16剂，情绪较开朗，睡眠达6小时，心悸轻，脘腹胀满、面烘热大减，纳食增，小便调，大便2日一行，月经来潮，色红量适中，面色转红润，但有时想起巫婆仍有迫害妄想，舌淡红，苔薄白，脉弦细。上方去黄柏、知母，加生龙骨20克、生牡蛎20克、柏子仁12克。续服20剂。

三诊：迫害妄想症状消失，精神转佳，面部烘热、出汗止，纳食、睡眠如常，苔薄白，脉沉。予早服朱砂安神丸1丸，晚服逍遥丸6克，连服2个月以巩固之。2004年1月16日随访，已恢复正常工作。

按语　现代医学所谓之神经症，临床表现为幻视、有迫害妄想、妄言，或惊恐不安、哭泣，或有欲死感等多种多样的症状，属于中医邪祟病之范畴。正如李梴《医学入门》所说："视听言动俱妄者，谓之邪祟，甚则能言平生未见闻事。"本例内因是病成之主，由于平素工作紧张、压力大，复加巫婆性强烈刺激，引发自身情志失调，不能自我调控而症状变幻无常。方中柴胡、郁金、合欢花、八月札理气解郁；石菖蒲、远志、半夏、茯苓化痰开窍；酸枣仁、柏子仁、龙骨、牡蛎配远志、合欢花宁心安神；黄柏、知母、地骨皮清热益阴；淫羊藿、肉苁蓉、巴戟天温补肾阳，配以活血补血的当归而调补冲任。

★ **例二**　李某，女，34 岁。2002 年 7 月 27 日初诊。

主诉及现病史：患者平日性格内向，不愿与人说话。半年前因宅基地纠纷与邻居争吵，旋即烦躁不宁，胁肋胸腹胀满，不饥不食，喜静恶闹，情绪低落，恍恍惚惚，头痛头胀，心慌，失眠多恶梦，时欲哭泣，入夜即幻视其邻居来吵闹，甚或欲寻死，需家人陪伴。曾经某医院查颅脑 CT，心、脑电图，肝功能化验，胃肠钡餐透视，肝胆胰脾 B 超均未见异常，血压 120/80mmHg，以神经症收入院，予镇静剂治疗 2 周，仅睡眠好转，余症未减。症见精神抑郁，表情淡漠，怕见生人，每遇见其邻居则胁肋胀满，入夜常幻觉其邻居入室争吵，惊恐不安，心悸失眠，头痛头昏，纳差食少，大便 3～4 日一行，不甚干结。舌苔白厚腻，脉象弦细、两关脉弦甚。

诊断：邪祟病。

辨证：生气恼怒，情志失调，神机逆乱，痰毒内生。

治法：疏肝行气解郁，化痰开窍安神。

处方：柴胡 10 克，青皮 12 克，佛手 10 克，郁金 12 克，香附 12 克，姜半夏 10 克，化橘红 15 克，胆南星 10 克，茯苓 10 克，石菖蒲 12 克，石决明 24 克，炒酸枣仁 24 克，夜交藤 30 克，大黄 4 克，甘草 5 克。每日 1 剂，水煎服，每日 2 次。

二诊：服上方 12 剂，精神转佳，幻视幻觉消失，头痛止，睡眠可，尚多梦，二便调，仍脘腹满闷，纳谷不馨，遇见其邻居尚有忿忿之感，苔薄白腻，脉弦细。上方去胆南星、石决明、酸枣仁、大黄，加鲜藿香 10 克、厚朴 10 克、枳实 12 克、炒谷芽 15 克、柏子仁 12 克。续服 12 剂。

三诊：精神如常，已不再想与邻居吵架之事，略感头晕，进食不香，食后脘腹略胀，苔薄白，脉象沉缓。

处方：白芍 12 克，木香 10 克，陈皮 10 克，枳壳 10 克，白豆蔻 6 克，砂仁 9 克，谷芽、麦芽各 15 克，神曲 15 克，大腹皮 12 克，合欢花 15 克，甘草 3 克。6 剂，善后调理。

2002 年 9 月 20 日患者来诊泌尿系感染，云上症未复发。

按语　本例患者平素性格孤僻，复加恼怒伤肝，肝气郁滞，上窜横逆，脾失健运而生痰浊，蒙蔽神明，导致多种多样的症状出现。针对引起情志失调的关键是气郁痰结，故用柴胡、青皮、佛手、郁金、香附疏肝行气解郁；姜半夏、化橘红、胆南星、茯苓、石菖蒲化痰开窍；石决明平肝；大黄通腑；酸枣仁、夜交藤安神。症减后加鲜藿香、厚朴、枳实、谷芽醒脾开胃、消胀和中而收全功。

11.9   小舞蹈病一例

王某，女，14岁。1971年5月12日初诊。

主诉及现病史：因上下肢不自主运动3天来诊。近几日渐渐手脚乱动，不能控制，时眨眼扭嘴，耸肩缩颈，素日急躁易怒，睡眠不稳，有时头痛。查：四肢无目的、不规则、不自主、不协调快速的运动，下肢尤重，远端明显。体温36.7℃，扁桃体Ⅰ°肿大，微红，肺（-），心率80次/分，心尖区闻及轻度收缩期杂音。血压136/86mmHg。实验室检查：白细胞计数7.9×10^9/L，中性粒细胞0.76，血沉26mm/h，舌苔白厚，脉弦滑。

诊断：小舞蹈病。

辨证：肝火偏旺，肝风内动。

治法：平肝熄风镇痉。

处方：生石决明24克，钩藤12克，白芍12克，黄芩9克，金银花12克，蝉衣6克，全虫9克，蜈蚣2克，僵蚕9克，制南星9克，怀牛膝9克，地龙9克。6剂，水煎服，每日1剂。

1971年5月20日二诊：诸症均减，唯上下肢不自主运动尚未止住，舌苔转黄，脉转弦。原方去南星，改白芍为15克，加桑寄生15克、生地黄12克以滋养肝肾，6剂。

1971年5月28日三诊：仅很少的时候手指足趾不自主运动，且已能控制，头晕失眠，血压130/80mmHg，血沉20mm/h，舌苔薄黄，脉细弦。拟上方加炒酸枣仁18克、柏子仁10克、琥珀1克（冲），5剂。

1974年6月追访：舞蹈病一直未复发。

按语   小舞蹈病，是风湿性脑病中最常见且较严重的一种病，也是神经系统常见病之一。祖国医学根据其无目的不规则快速的不自主运动，以及挤眉眨眼，摇头转颈，弄嘴伸舌等表现，认为突出的征象是"动"，《黄帝内经》说："风胜则动"，"诸暴强直，皆属于风"，"诸风掉眩，皆属于肝"，因而其病理系肝风所致。导致肝风的因素是少年气盛，阳气偏旺，复感风湿外邪，湿热蕴蒸化热，热邪久羁，阴液耗损，筋脉失养。

肝风发作病情急重期，予平肝熄风法以治其标，其中白芍柔肝熄风；钩藤、生石决明、牛膝平肝熄风；全虫、蜈蚣、地龙、蝉衣搜风镇痉；僵蚕、制南星化痰止痉；黄芩、金银花除清热利咽之功外，现代药理研究和临床证实对链球菌感染有效，本例患者为风湿性脑病，扁桃体Ⅰ°肿大，微红，与链球菌感染有关，故用黄芩、金银花。

二、三诊时急性发作期已过，增重白芍，加桑寄生、生地黄滋养肝肾以治本，肝肾真阴得复，筋脉濡润，动风因之而止。

11.10   舞蹈病一例

孔某，女，36岁。1999年10月23日初诊。

主诉及现病史：右侧上下肢不规则不自主运动2天。患者近1个月来凌晨4时许即在街头卖早餐，常受风寒，昨日早晨正忙于卖早餐时，突然右上肢翻掌覆腕冲动而出，动作不自然，旋即在某诊所口服解热镇痛剂、镇静剂不效，渐渐足部出现扭足、屈膝。查体：右上下肢呈现舞蹈样动作，为一种极快的、不规则的、无意义的不自主运动，右上肢各关节有屈曲、挺伸、扭转等动作，交替而出，右下肢以扭足为重。颜面部不断的耸额、皱眉、眨眼。肌力减弱。上述动作随自主动作而加剧，睡眠时完全消失。体温 36.5℃，扁桃体不大，肺（-），心率 78 次/分，心尖区闻及轻度收缩期杂音。血压 140/90mmHg。神经系统：膝反射呈钟摆样，握拳松紧试验阳性。化验：血白细胞总数、中性粒细胞在正常范围，血沉 20mm/h，抗链球菌溶血素 "O" ≤250，类风湿因子（-）。舌苔薄白，舌质淡，脉弦。

诊断：舞蹈病。

辨证：风邪外袭，引动肝风。

治法：疏散外风，平熄内风。

处方：羌活 9 克，菊花 12 克，白附子 12 克，白芷 10 克，天麻 9 克，钩藤 15 克，白芍 24 克，蝉蜕 9 克，防风 10 克，石决明 30 克，珍珠母 30 克，制天南星 9 克。水煎服，每日 1 剂。

二诊：服 6 剂后舞蹈样动作消失，颜面表情如常，舌苔薄黄，脉沉略弦。肝风虽止，肝肾阴亏未除，治以滋养肝肾法。

处方：熟地黄 15 克，白芍 12 克，女贞子 12 克，旱莲草 12 克，枸杞子 10 克，制何首乌 12 克，生地黄 12 克，玄参 12 克，怀牛膝 12 克，金银花 15 克，黄芩 9 克，黄连 6 克，甘草 3 克。6 剂，每日 1 剂。

2 年后随访未复发。

按语　舞蹈病是风湿性脑病中最常见且较严重的一种病，也是神经系统常见病之一。其病理改变主要在锥体外系统，脑血管内膜充血、水肿，内皮增生，血管围淋巴细胞浸润，脑神经细胞营养不良。其临床特征系一种快速的、不规则的、无意义的不自主运动。症见摇头转颈、耸额、皱眉、眨眼、咬嘴、吐舌、耸肩、翻掌、覆腕、扭腰、踢腿、屈膝、扭足等。这些临床表现系振掉多动的征象，"风胜则动"，"诸暴强直，皆属于风"，故其病因为外受风寒湿邪，而风邪偏盛。外邪蕴蒸日久，可以化热，热邪久羁，阴液耗损，筋脉失养，导致肝风发动，"诸风掉眩，皆属于肝"，因而其病机系肝风所致。也就是说，是风之征象，为肝之证候，因于风而病于肝。

11.11　继发性不孕证一例

孔某，女，32 岁。1986 年 10 月 21 日初诊。

主诉及现病史：小腹胀痛，腰骶酸痛，经期更剧。月经量少，色紫黑有块，经期多延后，经前经期乳胀痛，素日白带量多，质清稀。舌质偏暗红，舌尖有瘀点，苔白稍腻，脉象沉涩。十年前生产一女孩已殁，有产后发高热及腹痛史，后未再孕。妇科检查：阴道分泌物多，宫体活动受限，两侧压痛、增厚，可扪及条索状物。

诊断：继发性不孕、慢性盆腔炎。

辨证：产后胞脉空虚，邪毒内侵，客于胞中，壅遏不化，以致冲任功能失常，气机不行，经脉受阻，气血凝滞，结为癥瘕导致不孕。

治法：行气活血，消癥散结。

处方：当归 12 克，川芎 9 克，丹参 12 克，生蒲黄 9 克，五灵脂 9 克，延胡索 9 克，红花 9 克，泽兰 12 克，没药 6 克，三棱 9 克。12 剂。每剂煎两次，每煎送服大黄䗪虫丸 2 丸。

二诊：小腹胀痛减，行经量较前增多，色转红，无血块，仍乳胀，白带量减少，质清稀，乏力，舌淡红，苔薄白，脉沉软。妇科检查：宫体活动，两侧压痛已不明显，仍有增厚感。

治法：行气活血，温经通络。

处方：当归 15 克，川芎 6 克，赤芍 9 克，丹参 12 克，红花 9 克，延胡索 9 克，香附 9 克，生地黄 18 克，肉桂 6 克，小茴香 6 克，甘草 4.5 克。15 剂。每剂煎两遍，每煎送服大黄䗪虫丸 1 丸。

三诊：腰酸痛，乏力，经色淡，白带质清稀。妇科检查：宫体活动，左侧稍有增厚。

治法：补肾调经。

处方：熟地黄 18 克，巴戟天 9 克，鹿角霜 9 克，淫羊藿 9 克，菟丝子 15 克，枸杞子 9 克，红花 9 克，当归 12 克。15 剂。

其后，妊娠，生产一男婴。

按语 本例为产后邪毒内侵，客于胞中，气血凝滞，经脉受阻，冲任不畅，结为癥瘕，用大黄䗪虫丸合少腹逐瘀汤化裁，消其癥结，祛其瘀阻，然后以龙水汤调补冲任法收功。

11.12　习惯性流产一例

韦某，女，26 岁。1963 年 8 月 21 日就诊。

主诉及现病史：患者婚后 6 年，连续自行流产 4 次，均无明显外伤史。前 3 次均于妊娠 3 个月流产，虽每次都在当地行保胎治疗，皆无效验。第 4 次妊娠后，赴某医院先用黄体酮、维生素 E 等治疗，继加用中药，某医谓其脾胃虚弱，胎元失养，予益气健脾以养胎元法治之，至妊娠 5 个月仍发生流产。流产后 2 个月来就诊。既往体质尚健，无其他宿疾可述。月经：19 岁初潮，周期正常，量中等，色淡，质较稀薄。面色苍白，舌质淡红，苔薄白，脉沉细尺弱。

诊断：习惯性流产。

辨证：肾气亏虚，冲任不固，难以载胎，而致屡孕屡坠。

治法：未孕之时先宜补肾气固冲任。

处方：熟地黄 18 克，枸杞 12 克，菟丝子 12 克，巴戟天 9 克，炒杜仲 12 克，川断 12 克，鹿角霜 12 克，当归 12 克，阿胶 9 克（烊化），党参 12 克，炒山药 12 克，炒白术 12 克，芡实 15 克，大枣 6 枚。

用法：水煎服，每日 1 剂。每月服 12 剂，每服 3 剂后停药 1 天，经期停服。2 个月为 1 个疗程。并嘱节制房事，避孕半年以上。

1964 年 2 月 20 日二诊：患者按上方服药两个疗程，因其求嗣心切，未再坚持避孕，现停经 50 天，经本院妇科查为早孕。察其舌质淡红，苔白中厚，脉象沉滑，尺部稍弱。遂拟补肾气、固冲任、安胎元法，以补肾固胎汤加减治之。

处方：川断 12 克，桑寄生 12 克，炒杜仲 12 克，菟丝子 12 克，金毛狗脊 9 克，熟地黄 18 克，黄芪 12 克，白术 9 克，茯苓 9 克，阿胶 9 克（烊化），艾叶 6 克。嘱每月服 10 剂，避免房事，并适当卧床休息。

1977 年 9 月，患者来诊他疾时诉说：当时服用上方 4 个月，于 1964 年 10 月 10 日在本院妇产科生一男婴，体健，后又产两女孩，再未发生流产。

按语 方中川断、桑寄生、杜仲、菟丝子、狗脊补肾固冲，载胎育子；熟地黄、阿胶滋养肾阴，养血安胎。肾阴肾阳二者肾阴是基础，补肾阳需在补肾阴的基础上，肾阴肾阳平衡协调化生肾气。桑寄生尚能系胎壮骨；黄芪、白术益气健脾，培补中州；白术在补气健脾的同时，与茯苓伍用是安胎效方；艾叶暖子脏。综观全方，重在补肾，肾气足而胎有所系，冲任得固。肾阴足则冲任不虚，因此而获得满意疗效。

11.13　早孕（保胎）一例

孔某，女，29 岁。1979 年 8 月 16 日就诊。

主诉及现病史：婚后 4 年，连续自行流产 3 次，均发生于妊娠 4 个月。每次都在当地卫生院用保胎药，仍未能避免流产，现停经 3 个月来院就诊。经妇科诊为习惯性流产；早孕，子宫大小与停经月份相符，并除外子宫、卵巢等疾患，转中医科诊治。月经初潮较迟，素日腰酸腿软，头晕耳鸣，小便频数，近 2 个月腰酸，小腹坠感。舌质淡，苔白，脉沉尺弱。

诊断：早孕（保胎）。

辨证：素禀肾气虚损，不能固摄胎元，又连续 3 次小产更数伤肾气，冲任不固所致。

治法：补肾固冲。

处方：菟丝子 15 克，川断 10 克，巴戟天 10 克，炒杜仲 12 克，枸杞 10 克，熟地黄 15 克，当归 6 克，阿胶 10 克（烊化），益智仁 10 克，鹿角霜 10 克，桑寄生 12 克，炒山药 10 克。水煎服，每日 1 剂，连服 6 剂停药 1 天，一直服至妊娠 4 个月，并嘱一定戒房事。

1979 年 9 月 20 日诊：守服上方 25 剂，已届既往流产之时，未现腰酸腹坠等征兆，且头晕耳鸣，小便频数等症亦失，舌淡红，苔白中厚，脉沉滑。遂继拟补肾固冲法为治。

处方：菟丝子 15 克，川断 12 克，桑寄生 12 克，熟地黄 15 克，白术 9 克，茯苓 9 克。每月服 10 剂，连服 2 个月。

于 1980 年 2 月 30 日足月顺产一女婴。

按语　"肾以载胎"，"女之肾脏系于胎，是母之真气，子所系也，若肾气亏损，便不能固摄胎元"（《女科经纶》引《女科集略》语）。"男女生育，皆赖肾脏作强，肾旺自能荫胎也"（《医学衷中参西录》）。本例患者先天禀赋不足，肾气虚怯，难以载胎荫子，以致屡孕屡坠，更数伤肾气，滑胎势所必然，补肾在所必行。可见，本病的主要病机是肾虚不固。《圣济总录》说："人之所以无子，由冲任不足，肾气虚寒故也。"故本例拟方除重在补肾固冲、滋阴补血外，更以益智仁、鹿角霜温肾固涩而缩尿。

11.14　先兆流产一例

丁某，女，28 岁。1979 年 6 月 7 日就诊。

主诉及现病史：停经 70 天，于月经过后 40 天时曾查尿妊娠反应阳性，即注意卧床休息，自昨日轻微腹痛下坠，腰酸，阴中有少量流血，妇科检查宫口未开，子宫大小与妊娠月份符合。3 年来曾流产 3 次，均在怀孕 2~3 个月，现未有孩子。询之患者平素有房室伤，腰酸头昏，乏力尿频。舌质淡，苔薄白，脉沉弱。

诊断：先兆流产（胎漏）。

辨证：肾气不固，肾失闭藏。

治法：补肾固冲、止血安胎。

处方：菟丝子 20 克，川断 12 克，桑寄生 15 克，炒杜仲 15 克，阿胶 10 克（烊化），生地炭 12 克，芥穗炭 15 克，艾叶炭 9 克，白术 12 克，茯苓 10 克。5 剂，每日 1 剂，早晚各进 1 煎，并嘱卧床休息，绝对戒房事。

1979 年 6 月 13 日二诊：药后流血已止，仍微感小腹下坠，腰酸，拟上方去三炭，加党参 15 克、制何首乌 18 克、甘草 6 克，4 剂。

1979 年 6 月 17 日三诊：诸症已无，舌脉正常，仍拟用上方，2 日服 1 剂，10 日后改为每月服 9 剂至妊娠足 5 个月。

1979 年 12 月 30 日顺产一男婴。

按语　叶氏《女科证治》说："保胎以绝欲为第一要策。若不知慎戒，而独犯房事，三月以前，多患暗产；三月以后，常致胎动小产。"本例患者纵欲伤肾，素日腰酸头昏，乏力尿频，舌淡、苔白，脉沉弱，肾气不固，肾失闭藏可知，故三载之中连续三次小产。足证"肾以载胎"，"节欲以防病"，在孕期尤为重要，值得医者大力提倡。

11.15　慢性萎缩性胃炎伴轻度肠化一例

张某，女，56 岁。1999 年 5 月 13 日初诊。

主诉及现病史：胃脘痛 8 年，加重 3 年。胃脘隐痛，绵绵不休，纳呆食少，食入作胀，不泛酸，倦怠乏力，面色萎黄，形体消瘦。近半月胃脘灼热，口渴引饮，大便干结，舌红苔黄腻，脉弦。胃镜检查：慢性萎缩性胃炎。病理检查示：慢性萎缩性胃炎伴轻度肠化。

诊断：慢性萎缩性胃炎伴轻度肠化（胃脘痛）。

辨证：胃痛日久，气滞化火，阴津已伤。

治法：通腑泻热为先，滋养胃阴为后。

处方：黄芩 10 克，黄连 5 克，蒲公英 15 克，熟大黄 4 克，竹茹 10 克，瓜蒌 15 克，佛手 7 克，枳实 10 克，白芍 10 克，石斛 10 克，谷芽 15 克，甘草 3 克。6 剂，每日 1 剂，水煎服。

二诊：胃脘痛缓，灼热大减，时或口渴，腑气通畅，食欲渐佳，舌红少苔，脉细弦。予养胃通降法为治。

处方：沙参 12 克，麦冬 10 克，石斛 10 克，天花粉 10 克，鲜芦根 30 克，谷芽 15 克，八月札 12 克，枳壳 10 克，赤芍 9 克，白花蛇舌草 15 克，熟大黄 3 克，乌梅 6 克，甘草 5 克。服法同前。

三诊：上方服 12 剂，纳食增进，但多食胃中有不适之感，口干，舌上萌生薄白苔，脉沉略弦。守方加减续服 3 个月，胃痛止，食纳如常，复查胃镜示：浅表性胃炎（轻度）。予鲁胃宝（朱师经验方，由我院制剂室配制成蜜丸，每丸含生药 6 克），每次 1 丸，每日 3 次，以巩固之。

按语　胃为阳土，感受外邪或内有积滞，则胃气受阻，气机郁闭，热自内生，燥热相结，传导失司。本例胃痛日久，近感胃中灼热，口渴引饮，大便干结，舌红苔黄腻，脉弦，为气滞化火，故先予通腑泻热以祛邪。方中在用黄芩、黄连、蒲公英、熟大黄、瓜蒌通腑泻热的同时，用竹茹、佛手、枳实、谷芽和降胃气，用白芍、石斛、甘草顾护胃阴。追胃火已挫，津液未充时，再予养阴通降以治本。二诊方中沙参、麦冬、石斛、天花粉、鲜芦根滋养胃阴；乌梅、甘草酸甘化阴；谷芽养胃；八月札、枳壳理气；赤芍、白花蛇舌草活血；熟大黄缓下健胃且降浊。

11.16　胃脘痛一例

颜某，男，53 岁。2000 年 11 月 26 日初诊。

主诉及现病史：胃脘痛 4 年，每至秋冬加剧。现上腹痛重，牵及后背，饥时痛甚，进食痛缓，嘈杂似饥，形寒畏冷，嗳气泛酸，大便略溏，舌暗，苔薄黄，脉沉细弦。胃镜及 X 线钡餐摄片示：慢性浅表性胃炎、十二指肠球部溃疡。大便潜血实验（++）。

诊断：胃脘痛。

辨证：胃病及脾，中土虚寒，营阴虚涩，肝木克贼。

治法：辛甘通阳，培土泻木。

处方：黄芪 20 克，桂枝 10 克，炒白芍 12 克，三七粉 3 克（冲服），生蒲黄 10 克，炒五灵脂 10 克，丹参 15 克，降香 4 克，生姜 5 克，大枣 7 枚，饴糖 30 克，炙甘草 6 克。每日 1 剂，水煎服。

2000 年 12 月 25 日二诊：服上方 24 剂，胃脘痛止，嘈杂嗳气泛酸未作，食量增加，大便潜血实验（-），舌淡红，苔薄白，脉沉缓。拟香砂六君子汤合香苏饮加赤芍、白花蛇舌草调治 2 个月。

2001 年 3 月 1 日三诊：X 线钡餐摄片示十二指肠球部溃疡消失。改用鲁胃宝丸药服用 1 个月，复查胃镜示：胃窦部黏膜已平复。

按语　本例胃痛每至秋冬加重，饥时痛甚，得食缓，舌暗苔薄，脉沉细弦，乃胃病日久，病及于脾，中宫虚寒，气馁营虚，肝木乘机克贼，故治宜甘温扶其衰，和营缓其急，选用黄芪建中汤辛甘通阳、培土泻木以治中焦虚寒。久病入络，舌暗，故加用三七、蒲黄、五灵脂、丹参、降香以活血行瘀止痛。

11.17　反流性胃炎一例

孔某，男，43 岁。2001 年 3 月 12 日初诊。

主诉及现病史：胃脘痛 3 年余，加重 2 个月。2 个月前因酒食不节胃脘疼痛加重，食量锐减，进食后上腹闷胀，嗳气，口苦，尿黄，大便干结。查有上腹部压痛，舌质暗红，苔黄腻，脉沉细略数。胃镜检查示：反流性胃炎。

诊断：反流性胃炎（胃脘痛）。

辨证：胃气失降，胆汁上犯，湿热蕴结。

治法：降胃导滞，化湿清热。

处方：姜半夏 10 克，瓜蒌 20 克，黄连 5 克，紫苏梗 10 克，香附 10 克，陈皮 10 克，大腹皮 10 克，炒莱菔子 10 克，炒神曲 12 克，焦山楂 12 克，焦谷芽 15 克，蒲公英 15 克，白花蛇舌草 15 克，竹茹 10 克，木香 10 克。每日 1 剂，水煎服。

2001 年 3 月 25 日二诊：服上方 12 剂，胃脘堵闷消失，大便如常，舌苔薄黄，脉沉细。上方去大腹皮、焦山楂，加赤芍 10 克。服法同前。

2001 年 4 月 16 日三诊：上方服 24 剂，胃脘痛止，纳食增，无堵闷，苔薄白，脉沉缓。复查胃镜示：胃窦部黏膜潮红、麻疹斑样消失，未见胆汁反流。予降胃清胆法治疗月余而病瘥。

按语　胃气通降，胆木之气方不上逆。本例胃痛堵闷，口苦便干，舌暗红苔黄腻，乃胃气失于通降在前，继而胆汁反流，故降胃为治本之法。选小陷胸汤中之黄连、半夏辛开苦降，降逆和胃，泻热开结，合瓜蒌清热下气。胆汁逆而上犯，则胃气愈加壅滞，致食积胃脘，故用紫苏、香附、陈皮、大腹皮、莱菔子、木香理胃气之壅滞；神曲、焦山楂、焦谷芽消胃脘之食积；竹茹配半夏降逆，陈皮配半夏燥湿，赤芍配白花蛇舌草活血，蒲公英清热健胃。

11.18　萎缩性胃炎一例

王某，女，60岁。2000年3月27日初诊。

主诉及现病史：胃脘痛20余年，加重2年。现胃脘痛频繁、灼热，纳食量少，食入上腹胀闷，口干无津，倦怠乏力，舌红少苔，脉沉细数。胃镜检查示：萎缩性胃炎。病理检查示：胃窦黏膜重度萎缩性胃炎伴中度肠化及轻度异常增生。

诊断：萎缩性胃炎（胃脘痛）。

辨证：久病入络，胃阴亏乏，胃失濡降。

治法：甘凉濡润，活血通络。

处方：沙参12克，太子参15克，玉竹15克，麦冬10克，山药15克，白芍12克，谷芽15克，佛手9克，八月札12克，紫苏梗9克，荷梗10克，香附10克，白花蛇舌草15克，丹参15克，三七粉3克，熟大黄2克，火麻仁12克。每日1剂，水煎服。

2000年4月16日二诊：上方服18剂后，胃脘灼痛、灼热、口干减轻，纳食略增，大便通畅。原方去山药、白芍、熟大黄、火麻仁，加赤芍10克。

2000年6月4日三诊：守上方服42剂，仅感口干，纳食增进，饮食后胃脘稍胀，余症已止，舌上萌生薄白苔，脉沉细。复查胃镜示：萎缩性胃炎（轻度）。病理检查示：胃窦黏膜轻度萎缩性胃炎伴轻度肠化，未见异型增生。上方去太子参、香附，改沙参15克、玉竹18克，加炙鸡内金7克、枳壳7克、甘草3克。调治2个月精神体力转佳，饮食、二便如常。胃镜检查示：浅表性胃炎。病理检查示：胃窦黏膜轻度浅表性胃炎。予鲁胃宝1丸，每日3次，服用2个月，巩固疗效。

按语　胃为燥土，得阴津始降；邪气客之，易化燥伤阴。本例胃病日久不瘥，气郁化火，症见隐痛灼热，纳少，口干便干，舌红少苔，足见胃阴大伤，营络枯涩，胃失濡润，以致胃失和降。故治疗选用沙参、太子参、玉竹、麦冬、山药、谷芽、火麻仁以甘凉濡润；佐以佛手、八月札、紫苏梗、荷梗、香附以行气化滞。荷梗既通气宽胸，又升清醒脾。如此灵通配伍，不过于滋腻，以防脾受湿困。久病入络血瘀，故用丹参、三七、赤芍、白花蛇舌草、熟大黄活血行瘀。全方配伍，胃阴来复，胃气通降，故疗效巩固。

11.19　盗汗一例

金某，男，35岁。1964年1月3日就诊。

主诉及现病史：睡中出汗3天，入睡则汗出浸湿衣被，疲劳乏力，脉象细数无力。

诊断：盗汗。

辨证：阴虚。

治法：养阴止汗。予自拟盗汗汤加味。

处方：生地黄、龙骨、黄芪各 15 克，地骨皮 10 克，浮小麦 30 克，水煎服。次日盗汗减轻，原方续服，3 日后盗汗已止。

1965 年 10 月 9 日随访未复发。

按语　盗汗之因，乃阴虚热扰，水亏难能上济心火，心火扰动，心液不能收藏，津液外泄而盗汗作也。治宜养阴清热为法。故选用生地滋阴清血，为阴虚血亏平补之品；地骨皮入阴分为清热退骨蒸之味；浮小麦养心阴，除虚热，合龙骨涩敛止汗。笔者体会本方对一般杂证中出现盗汗者，随症加减，多能获效。而药仅四味，便于掌握和应用。

11.20　产后癥积一例

朱某，女，24 岁。1992 年 8 月 10 日初诊。

主诉及现病史：患者两个月前生产一女婴已伤，产后 6 天夜晚暴受惊恐，次日恶露全无。产后 16 天因犯房事，致次日即感小腹疼痛、板滞，后渐摸到小腹有块，日渐增大，疼痛拒按，伴发潮热。面色黧黑，肌肤甲错，两目暗黑，形体羸瘦。舌质紫暗，苔厚而干，脉象沉涩，脐下积块坚牢，固定不移如杯大。

诊断：产后癥积。

辨证：产后气血骤亏，暴然受惊，复加房劳，致血行凝滞，干血内结。

治法：破癥消瘀，佐以生新。

处方：大黄䗪虫丸 20 丸，每次 2 丸，日服 2 次，红枣汤送下。

二诊：小腹积块较前缩小，硬度减轻，诸症均减，继予大黄䗪虫丸 20 丸。

三诊：小腹仅触到枣大之硬块，按之稍痛，面色转黄白，舌质淡红，脉沉细。宜用益气养血活血之法。

处方：党参 12 克，黄芪 12 克，白芍 18 克，当归 15 克，鳖甲 15 克，红花 9 克，龟板 12 克，阿胶 9 克（烊化），大生地 12 克。10 剂，水煎服，每日 1 剂。

四诊：小腹触不到坚块，纳食睡眠均可，面色润泽，舌淡脉细。妇科查无异常，拟八珍汤善后调理。随访：一年半后，产一男婴。

按语　本例系新产气血亏虚之时，突受惊恐，惊则气乱，恐则伤肾，复加房劳更损其肾，以致气机不利，经络受阻，瘀血内停，积块固定不移。"大毒治病，十去其六"，当坚块明显缩小时，遂改用扶正为主、祛邪次之的治则。这是符合"大积大聚，其可犯也，衰其大半而止"原则的，终以补血益气收功。

11.21　月经先后不定期一例

王某，女，25 岁，已婚。1980 年 3 月 30 月初诊。

主诉及现病史：月经先后不定期，周期 30～40 天，2 天净，量少。头晕胸闷，情志急躁，白带多，大便干，苔薄腻，脉细软。

诊断：月经先后不定期。

辨证：血虚气滞，冲任失调。

治法：养血理气，活血调经。

处方：当归、白芍、八月札、茺蔚子、泽兰、川牛膝各 12 克，赤芍、桃仁、香附、郁金各 9 克，川芎 6 克，鸡血藤 15 克。5 剂。水煎服，每日 1 剂。

1980 年 4 月 6 日二诊：月经 34 天未来潮，两胁胀痛，胸闷气短，易烦躁，大便干，苔薄白，舌质偏红，脉左细，右弦细。拟用养血活血、调气通经法治之，上方去白芍、茺蔚子、泽兰，加红花、莪术、木香各 6 克。

1980 年 4 月 15 日三诊：服上方 6 剂后，月经已来潮，量少色红，心慌，小腹胀，苔薄白，脉细软。拟用养血补心、疏肝补肾法治疗。

处方：生地黄、白芍、牡丹皮、八月札各 12 克，当归、枸杞各 10 克，桑寄生 15 克，柏子仁 9 克，醋香附、郁金、陈皮各 7 克，远志 6 克，川芎 4.5 克。5 剂。

后随访月事已按期来潮。

11.22　痛经一例

孔某，女，16 岁。2014 年 2 月 12 日初诊。

主诉及现病史：自述平时月经后期，每于行经前 1 天开始小腹剧痛，下坠，小腹发凉，用热水袋热敷小腹可稍微缓解，有时出冷汗，伴腰酸乏力，舌苔薄白，脉沉。现行经第一天，经色发暗，经量偏少，有血块。

诊断：痛经。

辨证：冲任不足，寒凝胞宫。

治法：温补冲任，暖阳化凝。

方药：自拟龙水汤加减。

处方：续断 15 克，寄生 15 克，杜仲 12 克，枸杞 12 克，菟丝子 15 克，淫羊藿 10 克，巴戟天 10 克，当归 12 克，桂枝 15 克，小茴香 6 克，肉桂 6 克，细辛 1 克，甘草 3 克。4 剂，水煎服，每日 1 剂。嘱忌食生冷，避免受凉。月经过后可服桂附地黄胶囊，以温补肾阳。

2014 年 3 月 15 日二诊：自述服上方 3 剂后疼痛即缓解。昨日起小腹又觉凉痛，今晨月经来潮，腹痛程度较上次大为减轻。仍予上方续服 4 剂，并预留联系方式以备回访。2014 年 8 月 10 日电话随访，患者告知近几个月行经未再腹痛，月经正常。

按语　痛经多表现在经前或行经第一天腰腹剧烈疼痛，经量偏少甚至极少，经色暗红不下，经中夹杂血块，伴有腰酸畏寒，小腹下坠乏力，甚至冷汗出。病因多为素体阳虚，喜食冷饮，经期受凉，寒邪入侵胞宫引起。病机为冲任寒凝，冰冻不下。治宜温补冲任，暖阳化凝。龙水汤乃笔者创制的用于治疗妇科病的基础方，具有温补肾阳、调理冲任、祛寒止痛之功，故对本例效果显著。

11.23　闭经一例

王某，女，21 岁。2014 年 5 月 23 日初诊。

主诉及现病史：患者素禀体弱，17 岁初潮，月经后期，有时痛经，月经量偏少，色淡，渐至闭经。刻诊：闭经 3 个月，体质偏瘦，纳少乏力，腰酸膝软，面色少华。舌淡，苔薄白，脉沉无力。

诊断：闭经。

辨证：心脾两虚，冲任不足。

治法：益气健脾，调补冲任。

方药：自拟龙水汤合四物汤化裁。

处方：生熟地各 10 克，续断 15 克，寄生 15 克，杜仲 12 克，枸杞 12 克，菟丝子 15 克，山萸肉 10 克，女贞子 12 克，墨旱莲 12 克，炙甘草 6 克，当归 15 克，川芎 10 克，白芍 12 克，砂仁 9 克，炒麦芽 20 克，黄芪 15 克，党参 15 克。6 剂，水煎服，每日 1 剂。

2014 年 6 月 1 日二诊：患者服药后自觉气力渐增，饭量有所增加，效不更方，仍以上方续服 10 剂。

2014 年 6 月 15 日三诊：患者乏力消失，饮食大增，面色转红润，近日觉小腹微胀。舌苔薄白，脉沉。药已进 10 余剂，冲任渐足，气血渐复，小腹微胀乃月经渐来之象。随于上方中加活血通经之品。

处方：生熟地各 10 克，续断 15 克，寄生 15 克，杜仲 12 克，枸杞 12 克，菟丝子 15 克，山萸肉 10 克，女贞子 12 克，墨旱莲 12 克，炙甘草 6 克，当归 15 克，川芎 10 克，红花 10 克，桃仁 10 克，益母草 20 克，川牛膝 10 克。6 剂，用法同前。

2014 年 6 月 24 日四诊：自述服上方 3 剂月经来潮，无腹痛，经色红，量中等，5 天净。此后给予续服龙水汤加减善后。2014 年 9 月 16 日电话回访，月经正常。

按语　闭经大多有初潮年龄较晚（16 岁以后），既往经期延后或时有停经，年龄在 16～49 岁。症见年逾 18 岁却未行经，双乳及子宫发育不良；或正值壮年，逐渐月经延后、经量减少至经闭不行；或妇人近绝经期经量偏少，经期延后或数月不行经。上述各年龄段多伴有腰酸乏力，少神倦怠。舌质淡，苔白，脉沉。多有先天天癸匮乏，或后天肾气亏耗，致冲任亏损，源断其流的病机。治宜滋补冲任，水满自流。基本方"龙水汤"是笔者创制的治疗妇科病的经验方，也是 2013 年济宁市中医药重点科研项目研究的主方。

11.24　乳汁过多一例

吕某，女，27 岁。1979 年 5 月 25 日初诊。

主诉及现病史：患者 6 天前生一男婴，于产后第 2 天下乳，乳汁量多而质浓，两乳胀满，乳汁不自出，逐日加重，以致胸部刺痛，两胁胀痛似疮跳胀状，有憎寒感，口苦咽干，心烦易怒，纳谷不香，大便秘而小便赤，无恶露。昼日需以吸奶器抽出乳汁 1000～1500 毫升，夜间抽出 600 毫升，不抽则胸胁胀满疼痛难忍，不能入眠。查两乳胀满而硬，皮色不红，胸部与两乳房静脉怒胀，体温不高，血象正常，外科排除乳腺炎。转中医治疗，苔白厚微黄满舌，舌质微红，脉象虚弦。

诊断：乳汁过多证。

辨证：新产妇人，阴血骤虚，肝气有余，疏泄太过，血随气升，因而化生乳汁过多。

治则：平肝降逆，清热散结。

处方：生白芍 10 克，生熟地各 15 克，代赭石 15 克，黄芩 9 克，蒲公英 30 克，大麦芽 30 克，青皮 6 克，郁金 6 克，香附 6 克，川牛膝 6 克。3 剂，水煎服，每日 1 剂。

1979 年 5 月 29 日二诊：药后乳胀痛减轻，昼日仅抽乳汁 500～1000 毫升，夜间不抽已能忍受，口渴。药能中病，原方去大麦芽、青皮，加天花粉 12 克、五味子 9 克，3 剂。

1979 年 6 月 3 日三诊：服药 6 剂，乳汁变稀，婴儿胖，乳房胀满而不硬，胸胁痛止，已不需抽乳，夜间能安眠，唯增气短乏力，口渴引饮，面色㿠白，苔薄白质淡红，脉沉细略数。

辨证：经平肝镇逆治疗后，疏泄太过之弊得以纠正，而虚象暴露，气阴两虚所当急顾。

处方：黄芪 30 克，党参 30 克，熟地黄 15 克，白芍 10 克，当归 9 克，白术 9 克，五味子 10 克，黄精 10 克，炙甘草 6 克，麦冬 10 克，5 剂。

1980 年 3 月 25 日随访：药后乳房未再胀痛，母子康健。

按语　产后乳疾，以缺乳与乳腺炎恒多，乳汁自出者少见，而乳汁过多者更为罕见。妇人之血，"上为乳汁，下为月水"。乳汁乃血所化生，赖气以运行。而肝藏血，司血海，主疏泄，肝气有升发透泄作用，能舒畅全身气机。综观本例脉证，系属疏泄失调，升发太过（冲脉亦上逆），血随气升，因而乳汁过多。究其疏泄太过之由，系新产阴血骤虚，血海空虚，肝血亏乏，因而肝气相对有余。故治法本"逆者平之"、"结者散之"的原则，方中生白芍、生熟地滋阴养血以柔肝；代赭石平肝镇逆；蒲公英、黄芩清热散结；青皮、郁金、香附破肝气散结滞；大麦芽下气回乳，治乳房胀痛；川牛膝引血下行。二诊时，乳房胀满疼痛势已减缓，又增口渴，故去麦芽、青皮，以免破气回乳太过，导致缺乳后患，而加用天花粉、五味子以奏生津、滋养肺肾之效。三诊时肝气有余疏泄太过已复平治，然由于阴血化为乳汁过多，气血损伤特重，气阴两虚显露，故治法急改，拟十全大补汤去辛温香窜之川芎、肉桂，淡渗之茯苓，加黄精、五味子、麦冬补脾润肺、养阴生津以获全功（本文刊登在《山东中医学院学报》1980 年第 3 期）。

11.25　经行肛肿一例

陈某，女，35 岁。于 1977 年 3 月 20 日来诊。

主诉及现病史：患者近一年来，每逢行经时肛门肿痛，经净后即好。昨日又行经肛门肿痛剧烈。妇科检查无异常，可见肛门红肿，无破溃流脓，转中医治疗。刻诊：患者经前 5 日魄门感觉不适，逐渐加重；经至魄门红肿，疼痛剧烈，难以行走，经色红赤，量不多，质稠黏。面赤唇干，咽燥口苦，渴喜冷饮，头晕心烦，溲短赤，大便偏干，平素有恣食辛辣、椒姜史。查舌红，苔黄，脉象滑数。

诊断：经行肛肿。

辨证：素日过食辛热燥血之物，一则热郁肠中，蕴为热毒，下注大肠；二则经血燥热，故行经时发为肛肿。

治则：清热解毒，凉血消肿。

处方：连翘 12 克，金银花 15 克，赤芍 9 克，牡丹皮 9 克，川军 6 克，生地 18 克，地榆 9 克，黄柏 6 克（酒炒），黄芩 9 克，地丁 12 克，知母 9 克，冬瓜仁 30 克，5 剂。

用法：水煎服，每日 1 剂。并嘱其忌食辛辣。

1977 年 4 月 15 日二诊：患者服上方 3 剂后，即感症状大减。这次因系经前服药，故效不更方，5 剂。水煎服，每日 1 剂。

1977 年 5 月 10 日三诊：两次服药 10 剂，其间行经一次，肛门肿痛未再发作，诸症悉平。本次来诊为经前服药，舌淡红，苔薄白，脉沉略数。上方去川军，加当归 12 克，赤芍易白芍 12 克，其余诸药减量，以巩固疗效，共 3 剂。

1978 年 6 月 11 日随访，患者上证未再复发。

按语　经行肛肿一证的原因有经血燥热与大肠热毒。大肠与胞宫并域而居，当月经来潮时，冲气旺盛，血海满盈，燥热之经血与大肠之热毒互相蕴蒸，故肛肿发作；经净后，燥热之经血已去，血海一时空虚，大肠之热毒则随血排出，势已减缓，故肛肿可暂止。如不祛除经血燥热与大肠热毒，则屡次经行肛肿可发作。本例是由于过食辛辣燥热之物蕴积热毒，结于魄门，故治法本着"热者寒之"、"结者散之"的原则，方中银翘、黄柏、地丁、知母清热解毒，生地黄、地榆、赤芍、丹皮、川军、冬瓜仁凉血消肿。另外，银翘、地丁除具清热解毒之功外，尚有消痈肿之力；冬瓜仁也有消痈止痛功效；川军既可入胃、大肠经，以推荡阳明实热，"泻火凉血"，对"热淫于内，用此开导阳邪，宣通涩滞，奏功独圣"，又可入肝经，"肝司血海"，故不但能降泄血海燥热之经血，且可逐瘀活血。上方治疗肛肿，符合"以消为贵"的原则。三诊时因证已平息，故去川军，增白芍、当归配生地，以冀养血滋阴之效而巩固之。

11.26　膀胱咳一例

陈某，女，69 岁。1976 年 12 月 21 日诊。

主诉及现病史：咳嗽 20 余天，服西药未效，于 10 日前咳嗽时腰背相引而痛，咳痰涎。近 3 天咳嗽痰多，喘满倚息，痰白黏易咯，每阵发咳嗽即遗尿不禁，每日须更换衬裤数次，胸脘满闷，胃纳不佳，心慌，口不渴。形体消瘦，面色清癯，下眼泡浮肿如卧蚕状，声息气短，微有痰声，舌苔白腻，脉象沉细，手足不温。X 线胸部透视：两肺纹理增强，查血象不高。

诊断：膀胱咳。

辨证：肾咳未愈，膀胱受之，以致咳而遗溺。

治法：温固膀胱以止咳。

方药：茯苓甘草汤加味。

处方：桂枝 9 克，茯苓 9 克，炙甘草 6 克，炒杏仁 9 克，款冬花 9 克，生姜 6 克。水煎服，每日 1 剂。

1976 年 12 月 29 日复诊：服上方 8 剂，遗尿消失，仅有轻咳，吐少量清痰，苔转薄白，脉象沉弱。遗尿虽止，肺气已虚，原方去生姜，加党参 12 克、黄芪 15 克，5 剂。水煎服，每日 1 剂。

1980 年 12 月随访，经上述治疗，膀胱咳证未再复发。

按语　膀胱咳一证，《素问•咳论》记载："五脏六腑皆令人咳，非独肺也……肾咳不已，则膀胱受之，膀胱咳状，咳而遗溺。"这说明在咳嗽的同时小便也不自主排出是膀胱的主证。笔者遵《内经》旨，师伤寒法，宗茯苓甘草汤方化裁治疗，而膀胱咳竟一朝获愈，足见经方妙用，其效弥彰。

11.27　虚坐努责一例

高某，女，30 岁。于 1977 年 5 月 21 日就诊。

主诉及现病史：因时时欲便月余，在当地经中西药物治疗未效。患者时时欲便，频频登厕，下坠感颇重，亟愿用力排便，但又无粪便排出，每一、二天才排出软便一次，便量较过去不多。伴饮食乏味，食量减少，气短懒言，精神疲怠，肢体困倦，活动后微喘。面色㿠白，舌质淡苔薄白，脉沉虚无力。有长久站立工作史。

诊断：虚坐努责。

辨证：久站劳力过度，中气下陷而致虚坐努责。

治法：宗《内经》"虚者补之，陷者举之"之意。

方药：补中益气汤加味以升阳举陷而治之。

处方：炙黄芪 18 克，党参 18 克，炒白术 10 克，炒山药 12 克，当归 12 克，菟丝子 15 克，炒枳壳 12 克，柴胡 6 克，升麻 6 克，葛根 12 克，陈皮 4.5 克，炙甘草 6 克，6 剂。

用法：水煎服，每日 1 剂。并嘱注意卧床休息，避免劳累和久立。

1977 年 5 月 28 日二诊：药后便意减轻，便时仍有里急后重之感，纳食略增，精神略爽，舌象如前，脉象沉缓。仍宗原方继进 6 剂。

1977 年 6 月 6 日三诊：两次服药 12 剂，纳谷转佳，食量恢复，行动较有力，一天中仅有两次便意，一次解下粪便，已成形。面略红润，脉缓但较前有力。因其服汤药困难，改服补中益气丸每日 2 次，每次 2 丸，连服 1 个月，巩固疗效，注意劳逸适度，尽量避免长久站立。

1978 年 8 月 19 日来诊：述去年治疗后回单位服补中益气丸月余病瘥，今年 7 月患腹泻后又感便意频频，故来就诊，仍按原法治之，予药 6 剂，药后病愈。至今未再复发。

按语　虚坐努责一证，首见于《丹溪心法》，其表现为时时欲便，但登厕努挣而鲜有粪便排出，比里急后重更甚。笔者从临床体会到，此证在劳动妇女中，特别是从事长时间站立工作的妇女不为罕见。良由久站劳力过度，脾气下陷，而感便意频作，但登厕努责，势并不减，甚则愈努挣脾气愈下趋，日数十行不已。治之大法为升阳举陷，首选之方即补中益气汤。本案处方，重用黄芪、党参以补气，黄芪具有补气升阳的作用；白术、山药、炙甘草健脾和中，并增强参芪之效；黄芪配当归，阳生阴长，能补血；柴胡、升麻、葛根轻扬升发，鼓舞胃气上腾，并协助黄芪升阳举陷；枳壳据现代药理研究能兴奋肠道平滑肌，从而使胃肠运动收缩节律增强而有力；菟丝子多脂微辛，温阳补肾而益精，和当归相配，能养血补血，少佐陈皮理气助消化，以防诸补药之壅滞。全方补气药与升提药同用，益气药得升提药的轻清之味而益倍，升提药赖补气药的温阳之性而益彰，两相和合，功效倍增。黄芪、白术与当归均性温，一以温养脾阳，一以温养血脉，三药相伍，亦符合"劳者温之"之意。

11.28　妊娠合并哮喘一例

高某，女，22 岁。1976 年 9 月 25 日来诊。

主诉及现病史：闭经 4 个月，气喘发憋 3 天在当地按哮喘治疗不效。妇科检查：宫底脐下三指，心肺听诊无异常，X 线胸透阴性，诊为中期妊娠合并哮喘病转中医治疗。刻诊：呼吸急促，气喘发憋，张口呼吸，影响说话。两颧稍红，唇齿干燥，苔薄白，脉浮滑而数促。

诊断：妊娠合并哮喘。

辨证：妊娠之体，风寒袭肺，气机的出纳升降失常，发为哮喘。

治则：解表宣肺，降气平喘。

处方：生紫菀、远志、炙麻黄各 6 克，杏仁泥、苏叶、款冬花、前胡、桑白皮、苦桔梗、茯神各 9 克，甘草 3 克。3 剂，水煎服，每日 1 剂。

二诊：服上药后哮喘已止，拟滋肾益阴、补气养血法以固本。

处方：生熟地各 12 克，黄芪 12 克，阿胶 9 克（烊化），款冬花 6 克，桔梗 6 克，麦冬 9 克，粉甘草 3 克。3 剂，水煎服，每日 1 剂。

半年后随访，哮喘一直未再发作，在本院足月顺产一男婴。

按语　妊娠合并哮喘病，农村常见。《傅青主女科》指出，胎孕之成养在于肾阴。本案患者素日肾阴虚，孕后血聚下养胎，精血愈亏。肾阴亏损，摄纳无权，纳气失常，再遇诱发因素，风寒之邪袭表，内合于肺，则壅阻肺气，不得宣降，导致主气与司呼吸的功能失常，从而出现气机的出纳升降紊乱，于是哮喘发作。

对邪气壅肺，妊娠哮喘，治宜祛邪利气为法。初诊方中麻黄、杏仁、苏叶、前胡宣开肺气；桔梗开提肺气；桑白皮清泻肺气；紫菀、款冬花下肺气之逆。诸药为伍，使肺得以正常的宣发与肃降，从而升降自如；另一方面，胎孕渐大，影响气机的升降，服上药，肺气一宣畅，则气机升降自如，从而哮喘可止。更兼苏叶有安胎之功，茯神、远志具宁心安神之力，合而能收止哮喘、安胎元之效。复诊时标证已止，遂改用滋肾益阴培本法，巩固疗效。

11.29　夜间高热一例

梁某，女，26 岁。1984 年 4 月 28 日初诊。

主诉及现病史：夜间高热 18 天。自 1984 年 4 月 10 日下午突然发热，夜间加重，体温高达 39℃以上，经大队卫生所肌内注射大青叶注射液、卡那霉素治疗 4 天发热不退，于 4 月 14 日下午来本院内科就诊。体温 38.7℃，伴头痛、腰痛、眼痛、球结合膜充血，胸部皮肤可见散在的出血点。心率 96 次/分，律正，双肺（-），血压 110/70mmHg，查尿（-）。怀疑流行性出血热，经肌内注射青霉素、口服地塞米松体温仍不能控制，查血白细胞 6.4×10^9/L，中性粒细胞 0.62，淋巴细胞 0.38，又疑病毒感染，改用肌内注射柴胡注射液、口服病毒灵（盐酸吗啉胍）仍未效。未查到疟原虫，肥达反应正常范围，外斐试验正常范围，而转中医科诊治。现症：患者 18 天来，每日下午 3 时开始发热，逐渐升高，夜间 10～12 时体温高达 40℃，伴有寒战，以后热势渐降而出汗，至次晨 8 时热退至正常，白天仅感乏力，右下肢酸痛。诊时呈热后病容，舌淡红，苔略黄，脉象弦细而数。

诊断：夜间高热。

辨证：定时发热，虽不是疟疾，亦为邪犯少阳。外邪入侵少阳，三焦之气机不畅，胆中之相火乃炽，于是高热作矣。夜间高热，可知邪犯阴分。故定病位为邪在少阳，波及阴分。

治法：清解少阳胆热，兼理阴分之邪。

处方：青蒿 20 克，黄芩 12 克，柴胡 10 克，地骨皮 10 克，白薇 9 克，板蓝根 18 克，金银花 20 克，连翘 15 克，栀子 10 克，川连 6 克，秦艽 12 克，甘草 3 克。3 剂。

用法：嘱发热前迎病服药，下午 3 时服头煎，晚 8 时服 2 煎。

1984 年 5 月 1 日二诊：药后体温略降，夜间 10～12 时体温仅升至 39℃，脉舌如前。投药已效，病重药轻，拟原方加量，改青蒿 30 克，黄芩 15 克，柴胡 12 克。3 剂，服法：下午 3 时服头煎，晚 8 时服 2 煎，次晨服第 2 剂，2 日内服尽 3 剂。

1984 年 5 月 3 日三诊：体温又降，夜间 10～12 时体温 38℃，发热时两足发凉，热退时出汗，右膝关节痛，稍肿胀，右髋表面上三分之一处明显压痛，未触及包块。苔黄，脉沉数。药已中病，而邪痹右下肢，正气略虚，原方加用桂枝 9 克、白芍 12 克、甘草 6 克、太子参 30 克。3 剂，服法同上。

5 月 6 日患者其父来说，一剂后夜间未再发热，3 剂服完，右腿也未再痛。1985 年 7 月 20 日追访，上症从未再发。

按语　本例高热，发病时值暮春，正立夏前阳气升发之时，从下午 3 时始，至夜间 10～12 时体温高达 40℃，以后渐降，至次晨八时热退至正常，历时 18 天，可谓定时发热。辨证为邪在少阳的根据有三：①尽管未查到疟原虫，可定时发热，休作有时一症，当为邪传少阳之症。②夜间高热已历 18 天之久，可谓发热病程较久，用大量抗生素和清热解毒药而热不退，可知邪在半表半里少阳之位。③按十二经主时的划分，"亥焦子胆丑肝通"，夜间 10～12 时为手少阳三焦足少阳胆所主时，此时发热最高，表明少阳之经气与病邪剧烈抗争。"阳主昼，阴主夜"（《灵枢·卫气行》），夜间高热，白日正常，故知病邪波及阴分。

夜间高热，发热前不恶寒，仅在发热最高时有寒战，故用清解少阳胆热之法，兼理阴分之邪。在遣方用药上青蒿、黄芩、柴胡为必选对症之药。青蒿、黄芩清少阳胆热为主药，其中青蒿"清芬透络，从少阳胆经领邪外出……辟秽宣络"（《重订通俗伤寒论》）。柴胡轻清疏达腠理、和解少阳，对"邪气淹留，表热不解之久病用之，并臻神效"（《吴医汇讲》）。银、翘、板蓝根、川连、栀子、甘草辅助主药以退高热。白薇治发热有定时，地骨皮甘寒清降，治有汗之发热，二药对夜热较高者，疗效颇佳，二味与青蒿共伍，能清深入骨间、阴分之邪。秦艽清热并疗肢体酸痛。二诊时药虽中病，但青蒿、黄芩、柴胡的用量应加重，才能更好地发挥本方退热的治疗作用。三诊时正气略呈虚象，且邪痹右下肢，故加用桂、芍、甘、参。

在用药及服法方面，本例患者皆守时间性，迎病服药，药得时宜，时得药助，相得益彰。笔者体会，本病例治法，不但外感多日不愈、定时发热者可用，用过大量抗生素或清热解毒药未见热退者，亦可取用。

11.30　视一为二证二例

★ **例一**　孔某，男，28 岁。1972 年 12 月 20 日来诊。

主诉及现病史：左眼内斜、视一物为两物 3 天。患者于 1972 年 4 月 1 日酒后躺在机井房里入睡，醒后即头痛头晕，左颞部发木感，痛剧时需服止痛片。同年 12 月连续加班 3 夜，头痛头晕加剧，左侧头部发木，恶心欲吐，上眼睑不能抬举，看一物为两个。查：左眼珠向内侧偏斜 40°，不能向外侧和向下方转动，苔白中厚，脉象沉缓。

诊断：视一为二证（复视）。

辨证：风寒之邪逢经络空虚中于项，进而深入目系，而致筋络牵急，神珠偏斜；风寒之邪随目系入于脑，精气被阻则精散，精散而致视歧。

治法：祛风散寒，活血疏络。

方药：驱风一字散合正容汤化裁。

处方：白附子 9 克，天麻 9 克，防风 9 克，荆芥 9 克，羌活 9 克，秦艽 9 克，川芎 9 克，川乌 3 克，僵蚕 9 克，生姜 9 克，6 剂。水煎服，每日 1 剂。

1 月 3 日二诊：复视减轻，左侧头部仍感发木，左上眼睑尚不能抬举，左眼球向外转动活动受限，苔薄白，脉缓。观脉证，寒邪渐退，风邪仍存，拟原方去川乌、生姜，加薄荷 9 克，进一步以驱风邪，6 剂。用法同前。

1 月 11 日三诊：已视物如常，左上眼睑抬起，左眼珠稍能向外侧转动，左鬓仍发木，原方加全虫 6 克、当归 9 克以驱风活血通络，6 剂。用法同前。

1月20日四诊：左头部发木消失，视力正常，左眼球向外侧转动如常，唯睡眠欠佳，苔白，脉缓。拟益气活血、通络安神法以善其后。

处方：黄芪 12 克，当归 12 克，川芎 6 克，鸡血藤 24 克，丹参 12 克，龙骨 15 克，炒枣仁 12 克，柏子仁 9 克，合欢花 9 克，3 剂。

1975 年 7 月患者因他疾来诊，追访前证未再发，查其视物如常，左眼珠向左转动灵活。

★ **例二** 孔某，男，26 岁。1979 年 2 月 28 日来诊。

主诉及现病史：右眼内斜、视一为二 2 天。患者自前日感头痛头晕，右侧头部发木，渐感右上眼睑不能抬举，视一物为两物，伴恶心欲吐。查右眼珠向内侧斜 30°，不能向外侧转动，苔白厚，脉沉缓。

诊断：视一为二证（复视）。

辨证：风寒之邪入目系，精气耗散而视歧。

治法：祛风散寒，益气和血。

方药：正容汤合神效黄芪汤化裁。

处方：羌活 12 克，白附子 9 克，防风 9 克，秦艽 12 克，细辛 2 克，全虫 9 克，蔓荆子 9 克，黄芪 12 克，当归 9 克，赤芍 9 克，甘草 3 克，生姜 9 克，6 剂。水煎服，每日 1 剂。

1979 年 3 月 7 日二诊：药后仅有时看一物为二个，较前大减，苔转薄白，脉缓。上方去细辛、生姜，6 剂。用法同前。

1979 年 3 月 16 日三诊：视物如常，右眼球已能向外侧转动，头部右侧仍时有木胀感，苔薄白，脉缓无力，原方加力参 6 克、川芎 9 克，3 剂。

1980 年 3 月随访，上证未再复发。

按语 视一为二症，又名复视。《证治准绳》说"谓一物而目视为二，即《内经》所谓视歧也"，患侧眼珠向一方或多方运动受限，伴有上睑不能抬举，头晕头痛，眼珠偏斜为特征。究其成因，有风热攻脑而致筋络牵急、神珠偏斜者，治宜平肝清热祛风法；有脾气虚弱、约束无力，致运转松紧失于平衡者，治宜补脾益气法；有因风痰郁闭脉络，致筋络牵急神珠吊偏者，治宜祛风化痰法。《灵枢·大惑论》说："邪中于项，因逢其身之虚，其入深，则随眼系以入于脑，入于脑则脑转，脑转则引目系急，目系急则目眩以转矣。邪其精，其精所中……则精散，精散则视歧，视歧见两物。"故其病机乃风寒之邪中于脑项。伤害了目系，精气因之受阻或耗散。基于此，治则拟为祛风散寒、活血疏络。二诊时寒邪已退，故集中药力驱除入脑之风，再诊时更加活血通络之品，使病邪一举荡平，以益气补精、和血通络法善其后。

11.31 中风一例

王某，男，52 岁。1979 年 12 月 29 日初诊。

主诉及现病史：患者素有头晕史，3 个月来自觉右上肢麻木不适，日渐加重，于昨日突然口眼㖞斜，语言謇涩，右半身不遂。血压 150/90mmHg。内科诊为脑血栓形成，转中医诊治。诊见患者神清体肥，面色淡白，气弱无力，身体疲倦，右侧半身不遂。舌淡红苔白，脉弦细而弱。

诊断：中风（风中经络）。

辨证：气血亏虚，瘀阻脉络。

治法：补气益血，通瘀活络。

方药：补阳还五汤合解语丹加减。

处方：黄芪30克，当归尾15克，川芎、桃仁、赤芍、红花、白附子、远志各9克，地龙、石菖蒲、天麻各12克，全蝎、甘草各6克。每日1剂，水煎，分2次服。

1980年1月2日二诊：上方服5剂，自感气充有力，舌强、口眼㖞斜好转，仍半身不遂，脉弦细有力。拟前方去远志，加僵蚕9克，钩藤12克。6剂。

1980年1月9日三诊：口眼㖞斜、舌强基本消失，仍半身不遂。改益气通阳、祛风活络法。

处方：黄芪15克，白芍、桂枝、威灵仙各10克，续断、丝瓜络、钩藤、地龙、伸筋草各12克，水蛭、甘草各6克。6剂，水煎，分2次服。

1980年1月18日四诊：患者能扶杖行走，唯上肢恢复较慢，拟上方加丹参15克、桑枝30克。以此方出入加减，配合针灸，调治2个月，恢复劳动。

11.32　脏躁二例

★ 例一　孙某，女，46岁。1986年4月12日初诊。

主诉及现病史：患者经常心悸乏力，睡中出汗，时而失眠多梦，近日因生气而出现心神惑乱，精神恍惚，心神不宁，多疑易惊，悲忧善哭，喜怒无常。舌质淡，脉沉弦。

诊断：脏躁。

辨证：心肝阴虚，肝火偏旺，遇精神刺激而诱发。

治法：甘润缓急，养心安神。

方药：自拟脏躁甘缓方。

处方：甘草10克，小麦20克，大枣6枚，当归、生地黄、钩藤、柏子仁、茯苓各12克，珍珠母18克，炒酸枣仁、制何首乌、百合各15克。6剂，每日1剂，水煎分2次服。

二诊：服药平稳，上述症状减轻，入眠较差。上方改炒酸枣仁24克。6剂，服法同前。

三诊：上述症状基本消失，偶有失眠多梦，大便偏干。上方改炒酸枣仁30克，去珍珠母，加火麻仁15克。6剂，调理善后。

嘱禁忌辛辣油腻之品，保持心情舒畅，避免熬夜。

半年后随访未再复发。

★ 例二　王某，女，38岁。1988年3月21日初诊。

主诉及现病史：患者半个月前因与他人生闷气，逐渐出现精神抑郁，喜悲伤欲哭，不能自制，胸闷不舒，善太息，心烦不宁，两胁胀痛，伴有月经不调。舌淡红，苔薄白，脉弦。

诊断：脏躁。

辨证：情志抑郁，肝失疏泄，心神不宁。

治法：疏肝理气，养心安神。

方药：自拟甘麦逍遥汤。

处方：生、炙甘草各6克，淮小麦20克，当归、茯苓各10克，白芍12克，柴胡7克，白术9克，薄荷6克，大枣6个。6剂，每日1剂，水煎分2次服。

二诊：患者服药平稳，诸症减轻，已能克制自己的情绪。上方加八月札15克、郁金10克，续服6剂，服法同前。

三诊：精神可，悲伤欲哭感已止，不再胸闷，两胁仍发胀，入眠稍差。上方基础上加炒酸枣仁 15 克、丝瓜络 10 克，续服 10 剂。嘱其禁忌辛辣油腻之品，保持心情舒畅。

半年后随访，上述症状未再复发。

按语　女子精神忧郁，烦躁不宁，哭笑无常，呵欠频作者，古称"脏躁"。其发生与患者体质因素有关。如素体虚弱，又多忧愁思虑，积久伤心，劳倦伤脾，心脾受伤，则精血化源不足，或因病后伤阴，或因病后亡血，致使精血内亏，五脏失于濡养，五志之火内动，上扰心神所致。本病治疗应掌握用药不宜竣猛，实证理气而不能耗气，活血而不能破血；虚证补益心脾时不宜过燥，滋养肝肾而不宜过腻。总之，以甘润滋养为主。

11.33　梅核气一例

李某，女，44 岁。1986 年 7 月 8 日初诊。

主诉及现病史：患者素有慢性咽炎病史，时轻时重。近日因情志不遂，思虑过度，继而出现咽部异物感，吐之不出，咽之不下，伴纳差，脘胁胀满，舌苔薄黄，脉弦。

诊断：梅核气。

辨证：生气恼怒，气机郁结，痰湿凝聚。

治法：行气开郁，化痰散结。

方药：自拟梅核气方。

处方：厚朴、半夏、茯苓各 12 克，紫苏、香附各 10 克，佛手片 7 克，苍术 9 克，薄荷 6 克，生姜 3 片。6 剂。

用法：每日 1 剂，水煎分 2 次服。嘱其禁忌辛辣油腻之品，保持心情舒畅。

二诊：患者服药平稳，咽部异物感减轻，脘胁胀满亦减。效不更方，仍以上方续服 6 剂，服法同前。

三诊：服上方 10 余剂，咽部异物感消失，但咽部有痰，脘胁已不胀。纳可，二便可。舌苔薄白，脉沉。给以上方调整以善后。

处方：厚朴、半夏、化橘红各 12 克，香附、苍术、杏仁各 10 克，薄荷、桔梗各 6 克，生姜 3 片。6 剂，每日 1 剂，水煎分 2 次服。嘱其禁忌辛辣油腻之品，保持心情舒畅。

按语　梅核气一病，出自《赤水玄珠》。本病患者自感喉部有异物梗塞，好似有梅核，吞之不下，吐之不出。《金匮要略》谓其"咽中如有炙脔"，《南阳活人书》描述为："梅核气……塞咽喉，如梅核絮样，咯不出，咽不下。"本病之因，乃生气恼怒，气机郁结，痰湿凝聚而成。本病的治疗，医者多宗《金匮要略》半夏厚朴汤或《太平惠民和剂局方》四七汤，笔者早年临床应用时，每需加味，始能应手明显，久而久之，便将所加之味固定下来，取名为"梅核气方"。本方是在半夏厚朴汤的基础上加香附、佛手、苍术、薄荷而成。其主治证候除上述者外，尚有精神抑郁、胸部闷塞、胁肋胀痛、苔白腻、脉弦滑。痰气郁结为其病机。行气开郁、化痰散结为其治则。方中厚朴行气开郁，下气除满；半夏化痰开结，和胃降逆，同为主药。紫苏、香附、薄荷助厚朴、半夏以宽胸畅中，且疏肝理气解郁；茯苓助半夏化痰，气郁则湿滞，湿聚则成痰，苍术燥湿健脾，治湿滞，以杜生痰之源；生姜助半夏和中止呕，同为辅佐药。诸药为伍，辛以散结，苦以降逆，辛开苦降，行气化痰降逆，则痰气郁结可解，故梅核气病可瘥。当然，若属阴亏津少或阴虚有火者，则本方不宜投予，以免进一步耗气伤津，进而伤阴助火加重其疾。

11.34　小儿暑温发热二例

★ 例一　何某，女，10 岁。1978 年 7 月 20 日诊。

主诉及现病史：发热、头痛 1 天。患儿于昨晚发热头痛，自服安乃近片不效，今日上午来院，发热出汗，体温 39.8℃，汗出热不退，头痛以前额为甚，烦躁不安，面赤气粗，口干喜冷饮，不欲食，小便短赤，舌质红苔黄燥，脉洪大。心肺检查无异常，血常规检查在正常范围。

诊断：暑温发热。

辨证：暑热之邪侵袭气分，热盛津伤。

治法：清气泻热，佐以生津止渴。

处方：生石膏 25 克，知母 12 克，沙参、麦冬、芦根各 12 克，花粉、甘草各 10 克。水煎服，每日 2 剂。

1978 年 7 月 20 二诊：上方连服 4 剂，体温降至 36.7℃，余症均减，唯仍感口干，不欲食，又拟用生津止渴法，佐以健胃之品。

处方：沙参 15 克，麦冬、葛根、芦根各 12 克，天花粉 10 克，谷芽 15 克，甘草 6 克。此方服 3 剂病愈。嘱患儿勿食生冷油腻之物，并注意不要贪凉。

★ 例二　孔某，男，11 岁。1970 年 8 月 10 日入院。

主诉及现病史：患儿发热、头痛 2 天，伴呕吐，日 4～5 次，不能进食，今日上午烦躁不安，抽搐昏迷。检查：体温 40℃，昏迷状，瞳孔等大，对光反射迟钝，颈项强直，心率速。血常规：白细胞计数 $20×10^9/L$，中性粒细胞 0.9，淋巴细胞 0.1。脑脊液：外观轻度混浊，镜检单核细胞占多数。潘氏试验（+），葡萄糖 2.8mmol/L，氯化物 694mmol/L。细菌涂片（－）。儿科诊为乙型脑炎。邀中医急会诊。诊见壮热无汗，烦躁不安，呕吐频频，项强抽搐，神识昏迷，二目天吊，小便黄赤，大便不干，手脚发凉。舌红苔黄，脉弦数。

诊断：暑温发热（重证）。

辨证：热毒炽盛，气营两燔，内闭动风。

治法：辛凉泻热，透营转气，熄风解毒，降逆止呕。

处方：犀角 9 克（单煎分 3 次鼻饲），金银花 30 克，黄连 6 克，生石膏 60 克（先煎），知母 12 克，生石决明 24 克，鲜芦根 30 克，菊花 9 克，钩藤 12 克（后下），荷叶边、板蓝根各 15 克，竹茹 12 克。

用法：水煎取 250 毫升，分 4 次（每 6 小时 1 次）鼻饲完。

安宫牛黄丸 1 丸，羚羊粉 1 克，分 2 次鼻饲。并针刺双肘尖以退热。方中金银花、黄连、芦根、板蓝根清热解毒；知母、石膏、荷叶清热生津除烦，此 7 味配伍，使邪热还出气分而解。犀角清营凉血解毒；菊花、羚羊粉、石决明、钩藤清热平肝，镇痉熄风；竹茹降逆止呕。安宫牛黄丸清热解毒力强，且开窍安神。

1970 年 8 月 11 日二诊：上方连进 2 剂，全身微汗出，体温降至 39℃，抽搐天吊已止，神识欠清，呕吐项强，手足逆冷，已不需鼻饲，尿黄赤，量较前增多。舌红苔黄，脉数。治用原方去羚羊粉，水煎 250 毫升，每 6 小时服 60 毫升，安宫牛黄丸 1 丸分 2 次冲服。

1970 年 8 月 12 日三诊：体温降至 38℃，不烦躁，呕吐止，手足不凉，神识略清，口渴苔黄，脉数。热势虽减，肝风虽止，但邪毒内闭仍重，仍宜清热解毒，并清心开窍。

处方：金银花 18 克，板蓝根 15 克，菊花 10 克，生石膏 60 克（先煎），钩藤 10 克（后下），知母 9 克，芦根 20 克，鲜荷叶 15 克，黄连 6 克，犀角 9 克（单煎分 3 次服），竹叶 9 克，石菖蒲、郁金各 6 克，甘草 3 克。水煎 300 毫升，分 3 次服。万氏牛黄清心丸 2 丸，分 2 次服。针刺上廉泉，每日 1 次。

1970 年 8 月 14 日四诊：服上方 2 剂，体温降至 37.2℃，神志已清，口渴，略进饮食，二便可，下午嗜睡，对光反射如常。苔黄干，脉略数，治宜养阴清余热。

处方：生石膏 24 克（先煎），竹叶 9 克，鲜荷叶 15 克，知母 6 克，钩藤 9 克（后下），生地黄 12 克，玄参 15 克，麦冬 12 克，栀子、黄芩、郁金、石菖蒲各 6 克。水煎 300 毫升，分 3 次服。万氏牛黄清心丸，每日 2 次，每次 1 丸。继针上廉泉，每日 1 次。嘱饮西瓜汁。

1970 年 8 月 19 日五诊：服上方 5 剂，体温 36.4℃，颈项已软，精神好转，纳食增进，言语、二便如常，苔薄黄有津，脉略数。宜育阴培元，以善其后。

处方：白芍 12 克，沙参、麦冬各 9 克，天花粉、石斛各 12 克，五味子 4.5 克，莲子心 2 克，牡丹皮 6 克，甘草 3 克，山药 9 克。水煎服。

上方又服 6 剂，住院 20 天，停药出院。

11.35　小儿咳喘三例

★ 例一　李某，男，1 个月，1976 年 1 月 12 日初诊。

主诉及现病史：咳嗽 5 天，喘憋 3 天。不发热，流涕，3 天前，曾服小儿回春丹，咳嗽加重，睡卧不安，不吮乳。就诊时咳声频频，有痰，吸奶即呛。患儿系 8 个月之早产儿，营养欠佳，精神萎靡，呼吸困难，鼻翼扇动，面色发青，舌质淡，苔薄白而润，指纹青紫，已达命关。抬肩撷肚，三凹征明显，心率 110 次/分，律整。双肺可闻及湿啰音，腹胀，肝脾未触及。

诊断：小儿咳喘。

辨证：风寒束肺，肺失宣降。

治法：疏风解表，温阳散寒，平喘止咳。

方药：麻杏石甘汤加味。

处方：生麻黄 2 克，杏仁、石膏各 6 克，干姜 1.8 克，海浮石 6 克，炒苏子 3 克，莱菔子 6 克，甘草 3 克。2 剂。

用法：水煎频服。并配合外敷熨胸法。

1976 年 1 月 14 日二诊：咳喘明显减轻，鼻翼扇动减轻，精神好转，吃奶呛轻，睡眠尚可。三凹征消失，心率 80 次/分，肺部啰音消失，指纹青紫。前方继用 2 剂。

1976 年 1 月 16 日三诊：精神如常，面色红润，喘咳已平，舌质正常，苔薄白，指纹青紫。加用六君子汤调补中气，以巩固疗效，增强抵抗力。

处方：党参、茯苓各 6 克，陈皮、半夏、砂仁各 3 克，山药 9 克，甘草 3 克。

上方服 2 剂后痊愈。

★ 例二　孙某，女，2 个月。1978 年 11 月 17 日初诊。

主诉及现病史：发热 2 天，咳嗽 1 天。两天来患儿发热，翌日即咳嗽，流涕，睡眠易惊，啼哭，咳嗽有痰，夜重，喘憋不乳，口中有沫，精神萎靡，呼吸憋气，鼻翼扇动，环口轻度紫绀，三凹征明显。面色青，舌红，苔黄厚腻，口中黏沫量多，吐乳，指纹青紫至命关。心率 140 次/分，双肺布满小水泡音，腋下尤甚，肝脾未触及。

诊断：小儿咳喘。

辨证：风热犯肺，肺失宣降。

治法：疏风清热，宣肺平喘。

方药：麻杏石甘汤加减。

处方：生麻黄、石菖蒲各 3 克，杏仁、鱼腥草各 6 克，生石膏 9 克，炒苏子、桔梗各 6 克。1 剂，水煎频服。

1978 年 11 月 18 日二诊：药后热退，咳嗽减轻，精神好转，口唇无紫绀，鼻翼仍扇动，口中有沫，舌象指纹无变化，心率 130 次/分，双肺啰音减少。上方加麦冬 6 克，养阴扶正。2 剂，用法同前。

1978 年 11 月 20 日三诊：体温正常，精神如常，咳喘止，已吮乳，苔薄微黄，指纹青紫在风关。心率 115 次/分，啰音消失。治宜清热祛痰，养阴益气。

处方：桑白皮、地骨皮、杏仁各 6 克，川贝母 3 克，党参、茯苓各 6 克，甘草 3 克。

上方服 2 剂痊愈。

★ 例三　徐某，女，1 岁半。1981 年 3 月 20 日初诊。

主诉及现病史：咳喘 10 余天。不热，流涕，反复咳喘，时轻时重已半月许。曾用抗生素治疗 1 周无效。现痰量增多，为白色黏液，呕恶纳呆，小便少，大便稀。呼吸急促，精神不振，鼻翼轻微扇动，面色青黄，舌淡，苔白厚腻而滑润，指纹青紫，心率 80 次/分，律齐，双肺可闻及小水泡音。

诊断：小儿咳喘。

辨证：痰湿阻肺，肺失宣降。

治法：燥湿祛痰，理气宽中，平喘止咳。

方药：理脾化痰汤加减。

处方：苍术、茯苓、海浮石、杏仁各 9 克，陈皮、厚朴、地龙、炙麻黄、桔梗各 6 克。3 剂，水煎频服。

1981 年 3 月 19 日二诊：喘明显减轻，痰变稀薄，进食好转，双肺啰音减少。上方继服 2 剂。

1981 年 4 月 1 日三诊：喘憋咳嗽已愈，食欲尚可，苔薄白。又服上方 2 剂。

1981 年 4 月 5 日四诊：精神如常，咳嗽已愈。上方去麻黄、海浮石、地龙，加党参、白术各 9 克，砂仁 6 克，以健脾扶正，调补正气，服 2 剂。痊愈。

11.36　小儿厌食证一例

王某，男，3 岁。1981 年 3 月 12 日就诊。

主诉及现病史：其母述患儿平素偏食，喜糖少菜。近来逐渐厌食恶心，肚腹胀满，每日只进牛奶 0.9 千克，鸡蛋 6 个，糖果少许。面黄肌瘦，发呈枯黄不泽，心烦不宁，大便干如栗，小便略黄，手足心热，舌苔白腻，脉滑。

诊断：小儿厌食证。

辨证：伤食积滞，脾胃失调。

治法：消食化滞，并注意饮食。

方药：保和丸加减。

处方：焦山楂、建曲各5克，半夏2克，陈皮3克，连翘、莱菔子各5克，槟榔3克，赤芍、丹参各5克。水煎送服鸡内金粉1克，同时纠正偏食，注意起居，渐趋康复。

1981年3月25日二诊：患儿服上方10剂，饮食明显增加，面色较前转红润，上方改鸡内金6克入汤剂，加炒麦芽10克，每2日1剂，水煎服。再服10剂后即可停药。

（整理人：朱正阳　蔺世峰　查志恒　李全树　陈站杰　姚启程）

12 马金榜医案 28 例

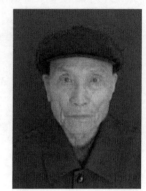

马金榜，1934 年生人，曲阜马氏中医第二代传人。初中毕业后，随父亲马鸿汉学习，侍诊左右，尽得真传。1956 年加入联合诊所，同年参加县卫生局举办的中医学习班学习半年。1958 年调入曲阜城关公社医院，从事中医皮肤科工作。1973 年在济宁地区人民医院皮肤科进修 1 年，并随济宁市人民医院到上海华山医院皮肤科学习月余，使其医疗水平不断提高。

临床中以中药内服，中药加工制成软膏、酊剂、洗剂、霜剂、油膏等剂型外用，治疗常见的银屑病、剥脱性皮炎、过敏性皮炎、慢性湿疹、小面积白癜风、小腿丹毒、慢性荨麻疹，皮肤瘙痒症、小腿溃疡、结节性血管炎、花斑癣、血栓性浅静脉炎等获效显著。其丰富的临床经验、学术思想，均被编入马氏中医皮肤科著作中。发表学术论文数篇，《四妙霜治疗婴儿湿疹 32 例临床观察》在《齐鲁中医药信息》1988 年第 1 期刊出；《皮肤瘙痒辨治验案》在《中国中医药》1997 年 1 月刊出；《丹溪心法外治特色述要》在《中国中医药》1997 年 6 月刊出；《玄参的临床应用》在《中国中医药报》1999 年 6 月刊出；《土茯苓临床应用体会》在《中国中医药报》1999 年 8 月刊出。

12.1 银屑病三例

★ **例一** 张某，男，42 岁。1989 年 3 月 25 日初诊。

主诉及现病史：头、颈部、躯干、四肢发生黄豆至钱币大小暗红色皮损，较多分布，上覆银白色鳞屑已 8 月余。曾在某地区医院予维生素 B_{12}、胎盘组织液注射，乙双吗啉胶囊内服，外搽氯氟舒松乳膏（哈西奈德）等，皮疹消退不显。查见上述部位皮损肥厚，疹色暗红，患者自感全身肌肤干燥，微痒，口渴咽燥，大便稍干。舌质暗红，苔少，脉细缓。

诊断：银屑病。

辨证：病程较久，阴液亏乏，肌肤失润，兼有瘀血停滞。

治则：滋阴润肤，活血化瘀。

处方：生地黄 30 克，玄参 30 克，沙参 20 克，麦冬 15 克，石斛 12 克，当归 15 克，白芍 20 克，皂刺 10 克，红花 10 克，赤芍 12 克，丹参 30 克，白鲜皮 10 克，蛇床子 10 克。水煎服，每日 1 剂。

二诊：服药 10 剂后，皮损已趋变薄，鳞屑减少，疹色由暗红转淡，肌肤已有润感，口渴咽干症状已无，大便正常，余症俱轻。上方去皂刺，生地黄、玄参易为 20 克，为防久服滞脾妨胃，入陈皮 6 克，续服 12 剂。

三诊：皮损全部消退，遗留淡白斑，无任何症状治愈。

按语 此例始用西药常规疗法内外并治取效不著，详辨其病程迁延 8 月余，兼有口渴咽干，肌肤干燥，皮损暗红，少苔，脉细缓等症状，实属阴津不足，肌肤失润，兼有瘀血停滞所发。故取滋阴润燥之生地黄、玄参、沙参、麦冬、石斛、当归滋养肌肤润燥；皂刺、红花、赤芍、丹参活血化瘀；白鲜皮、蛇床子止痒，而收全功。

★ **例二** 孔某，男，24岁。1989年12月2日初诊。

主诉及现病史：周身起粟粒大炎性红色丘疹，以躯干四肢为多，较密集分布半个月。查见皮损上有银白色鳞屑覆着，周围有红晕，刮去鳞屑后可见散在的小出血点，患者自感皮损处微痒。询其发病1个月前曾患急性扁桃体炎，现仍口渴咽干，溲黄便干。舌质红，苔黄略燥，脉数。

诊断：银屑病（点滴状）。

辨证：热毒炽盛，未得及时清解，蕴于血分肌肤，伤阴化燥而发。

治则：凉血解毒，滋阴泻热。

处方：生地黄30克，牡丹皮12克，紫草10克，玄参30克，知母12克，天花粉12克，石膏12克，麦冬15克，山豆根10克，牛蒡子10克，金银花30克，大黄10克，竹叶10克，生甘草10克。水煎服，每日1剂。

二诊：服药6剂后，皮疹潮红色减，灼热感已轻，口渴咽干症状俱轻，二便已正常，皮损有所消退，未有新疹再现，原方去大黄、竹叶，续服8剂。

三诊：皮疹已大部分消退，口渴咽干症状已无，上方去石膏、天花粉、金银花，山豆根易为10克，生地黄易为20克，知母易为9克，加白鲜皮10克、蝉蜕9克，续服6剂后皮疹全消，诸症治愈。

按语 本例为点滴状银屑病进行期，因发病前有上呼吸道感染病史，除皮疹潮红外，并具口渴咽燥，溲黄便干，舌质红苔黄等一系列血热毒盛阴伤症状。故取生地黄、丹皮、紫草、玄参凉血滋阴；知母、天花粉、石膏、麦冬、山豆根清热利咽；大黄、竹叶导热下行；牛蒡子、白鲜皮、蝉蜕止痒；金银花解毒，而收佳效。

★ **例三** 刘某，男，31岁。1987年11月29日初诊。

主诉及现病史：头皮、躯干、四肢发生大小不一淡红色皮损，上覆较厚的银白色鳞屑，痒甚近2年。经内服外用药（不详）多方治疗，皮疹仍持续未消。查见上述部位有钱币至核桃大皮疹数十块，皮损肥厚，呈不规则损害，干燥性鳞屑疏松易剥脱。并述其时常头晕，肢体倦怠乏力，面色不泽，口干。舌质淡，苔少，脉细。

诊断：银屑病。

辨证：病程日久，阴血亏虚，肤失润养，风邪侵袭所致。

治则：养血滋阴润燥，佐以软坚疏风。

处方：当归15克，白芍30克，熟地黄30克，制何首乌15克，麦冬15克，黄精15克，枸杞子10克，桑椹子12克，秦艽10克，白蒺藜10克，白鲜皮12克，蛇床子10克，丹参30克，皂刺10克，赤芍10克。水煎服，每日1剂。

二诊：服药10剂后，面色转润，肢体较前有力，头已不晕，皮疹开始由厚变薄，鳞屑减少，痒轻，余症皆轻，上方白芍、熟地黄减为20克，制何首乌、麦冬、黄精各易为12克，续服10剂。

三诊：皮疹已大部分消退，肌肤已有润感，口干等症状已无，近觉有口腻纳差。上方去麦冬、黄精，丹参减为 15 克，入茯苓 10 克、厚朴 6 克，续服 10 剂。

四诊：皮损全部消退，肌肤光滑，留淡白斑而愈。

按语　《丹溪心法》曰："白疕……色白而痒，搔起白皮，由风邪客于皮肤，血燥不能荣养所致。"本例银屑病迁延 2 年未愈，据其皮损肥厚，并覆干燥银白色鳞屑，肤色淡红，头晕，肢体倦怠乏力等症状，属阴血不足，肤失润养所致。故投当归、白芍、熟地黄、黄精、何首乌、桑椹子、枸杞子等养血滋阴润肤；秦艽、白蒺藜、白鲜皮、蛇床子疏风止痒；因皮损较厚，佐入丹参、皂刺、赤芍活血软坚。诸药相用，使皮损逐渐消退。

12.2　会阴瘙痒症二例

★ 例一　孟某，女，43 岁。1984 年 11 月 19 日初诊。

主诉及现病史：半年前自觉会阴部轻微瘙痒，后逐渐加重，剧烈时用白矾、花椒煎水熏洗，当时稍能止痒，后再用其效不显。近 1 个月来，瘙痒较重，甚时彻夜不能安眠。并述头眩，五心烦热，口干咽燥，小便发黄。化验空腹血糖属正常范围。舌质红，苔少，脉细数。

诊断：会阴瘙痒症。

辨证：肝肾阴虚，津液不足，虚热内蕴，肤失润养，风从内生，而致瘙痒。

治则：滋补肝肾，养阴润燥，疏风止痒。

处方：当归 12 克，白芍 15 克，生地黄 30 克，玄参 20 克，知母 12 克，麦冬 15 克，鳖甲 10 克，地骨皮 10 克，黄柏 10 克，蛇床子 10 克，地肤子 10 克，白鲜皮 12 克，防风 9 克，白蒺藜 9 克。水煎服，每日 1 剂。

二诊：服药 7 剂后，瘙痒症状明显减轻，晚间能入眠，头眩，五心烦热，口干咽燥症状皆轻，小便正常。方中生地黄、玄参减为 15 克，知母、麦冬减为 10 克，入制何首乌 10 克，续服 7 剂后痒感全消，症状皆愈。

按语　本例除瘙痒剧烈外，又有头眩，五心烦热，口干咽燥，夜不能眠等症状。据症详辨为肝肾阴虚，虚热内蕴，肤失所养，而致瘙痒。故用当归、白芍、生地黄、玄参、知母、麦冬、鳖甲、地骨皮、黄柏补肝肾、滋阴、清虚热；蛇床子、地肤子、白鲜皮、防风、白蒺藜疏风止痒。药物互用，使虚热清，肌肤润，风疏痒止，诸症获愈。

★ 例二　夏某，女，39 岁。1999 年 8 月 25 日初诊。

主诉及现病史：在无明显诱因下，自 6 月份以来会阴部开始瘙痒，搔抓几日后见有少许黏液渗出，痒剧时根本不能安眠。经两家医院妇科检查未发现器质性病变，对症治疗予激素、钙剂、抗组胺药数种内服，外用肤轻松软膏（氟轻松）、哈西奈德溶液等。当时痒感稍轻，过后仍然痒剧，后用其他疗法，仍未获明显疗效。除痒感剧烈外，伴抓痕痂皮，色素沉着，且具灼热不适感。头痛、头晕、耳鸣，口苦口黏，小便色黄，大便黏滞不爽。舌质红，苔黄略腻，脉弦数。

诊断：会阴瘙痒症。

辨证：肝经湿热下注，蕴于会阴部所发。

治则：清利肝经湿热止痒。

处方：龙胆草 10 克，栀子 10 克，黄芩 10 克，柴胡 9 克，车前子 10 克，白术 10 克，茯苓 10 克，白鲜皮 15 克，蛇床子 10 克，地肤子 10 克，萹蓄 10 克，木通 5 克，甘草 6 克。水煎服，每日1剂。

二诊：服药6剂后痒感大减，口苦、口中黏腻感觉已无，头痛、头眩、耳鸣症状消失，二便基本正常，余症俱轻。上方去木通，续服6剂后，诸症治愈。

按语 本例会阴瘙痒两月余，经内服外用药取效不著，仍痒剧烈，审因辨证为肝经湿热下注，蕴于会阴部所发。故取龙胆草、黄芩、栀子、柴胡、车前子等清利肝经湿热；白鲜皮、蛇床子、地肤子祛湿热止痒；白术、茯苓利湿清热；萹蓄、木通导热下行。因药症合拍，而收较好疗效。

12.3　神经性皮炎二例

★ **例一** 徐某，女，50岁。1988年12月8日初诊。

主诉及现病史：颈部两侧、双肘部、腹部、臀部、小腿正侧起大小不等的片状皮损，内有粟粒至高粱粒大小淡红色丘疹密布，边缘不清，瘙痒剧烈8月余。其间经用肤轻松软膏等，皮疹仍反复发作。查见上述部位皮损伴有抓痕、鳞屑、血痂，部分呈苔藓样变，尤以颈部、小腿正侧为明显。舌质红，苔少，脉弦细。

诊断：神经性皮炎。

辨证：风邪久蕴肌肤腠理，伤阴化燥所发。

治则：养阴润燥，消风止痒。

处方：苦参10克，荆芥9克，防风9克，当归15克，生地黄30克，玄参20克，制何首乌12克，胡麻仁12克，牛蒡子9克，蝉蜕9克，白蒺藜10克，蛇床子10克，僵蚕10克，生甘草9克。

用法：水煎服，每日1剂。嘱其第3煎待温洗搓患处。

二诊：服药7剂后，上述部位瘙痒的症状明显减轻，肥厚皮损趋于变薄，余症俱轻，上方去牛蒡子，生地黄易为20克，续服6剂。

三诊：大部分皮疹趋于消退，痒感已很轻，方中玄参、生地黄易为15克，荆芥、防风、白蒺藜、僵蚕易为6克，续服4剂后，皮疹全消，无任何症状治愈。

按语 本例神经性皮炎，用西药激素类软膏、贴膏外治，获效不著。据症详辨为风邪久蕴肌肤腠理，伤阴化燥所发。故治用消风散加减，以苦参、荆芥、防风、蝉蜕、胡麻仁、牛蒡子、僵蚕、白蒺藜、蛇床子祛风止痒；当归、生地黄、何首乌、玄参、胡麻仁养血滋阴润肤；甘草调和诸药。诸药相配，使风疏痒止，肌肤得润，皮疹消退。

★ **例二** 朱某，女，38岁。2002年5月4日初诊。

主诉及现病史：述其于2月初胸、腹部、双肘伸侧、双小腿正侧瘙痒，抓后局部皮肤潮红，且有粟粒大丘疹出现，痒轻时皮损自行消退，因长期反复搔抓，皮疹已显轻度肥厚，颜色逐渐呈红褐色，有的皮损上覆较薄鳞屑，并见抓痕及血痂。在本地口服激素、钙剂、维生素C、抗组胺药。外用哈西奈德乳膏、肤轻松软膏、百部酊等，疗效不著。口中黏腻，口苦头眩，咯吐痰浊不爽，纳食欠佳，小便色黄，大便黏滞。舌质红，苔黄腻，脉弦濡数。

诊断：神经性皮炎。

辨证：肝脾湿热蕴结于上述部位而发。

治则：清利肝脾湿热止痒。

处方：龙胆草 10 克，柴胡 9 克，黄芩 10 克，黄连 10 克，白术 10 克，茯苓 10 克，栀子 10 克，砂仁 10 克，车前子 10 克，木通 10 克，苦参 10 克，白鲜皮 15 克，地肤子 12 克，甘草 6 克。水煎服，每日 1 剂。

二诊：服药 7 剂后，上述部位痒症大减，纳食有增，头眩、口苦、口腻等症较轻，咳吐痰浊较少，小便正常。上方去木通，加白蔻仁 9 克、佩兰 9 克，以增芳香化湿浊之力，继进 6 剂。

三诊：皮损已基本消退，瘙痒症状很轻，纳食正常，口苦、口腻、头眩等症状已无。方中去柴胡、龙胆草、黄连，续服 4 剂后皮损全消，痒感消失告愈。

按语　本例除阵发性痒剧外，又有口苦，口腻，头眩，纳食不香，咳吐痰浊，舌苔黄腻，脉弦濡数等症状表现。肝之经脉循行，从下肢环绕阴器，入腹。脾主运化，主四肢，辨为肝脾湿热蕴结上述部位而作痒。因而取龙胆草、柴胡、黄连、黄芩、白术、茯苓、栀子等清利肝脾湿热；车前子、木通、甘草导湿热下行；苦参、白鲜皮、地肤子止痒。使湿热清利，肌肤安宁，诸症而痊。

12.4　带状疱疹四例

★ **例一**　颜某，男，64 岁。1999 年 8 月 13 日初诊。

主诉及现病史：10 日前自觉右额部稍有痛感不适，后有片状红斑发生，相继出现数十个粟粒大疱疹，有灼热和针刺样疼痛，延及右侧头部面部。经注射病毒唑（利巴韦林）、聚肌胞、维生素 B_1、维生素 B_{12}、外用药（不详）治疗后，皮损未消。仍头痛头胀急躁，口苦口渴，纳食不香，小便色黄，大便干燥。查见右侧额部至发际处有 8 厘米×6 厘米大紫红色炎性皮疹，内有较密集绿豆至高粱粒大小水疱、血疱，互相聚合簇集分布，个别疱疹破溃渗出黏液，血液呈湿润糜烂面。舌质红，苔黄腻，脉弦数。

诊断：带状疱疹。

辨证：肝胆湿热内蕴，酿毒所发。

治则：清利肝胆湿热，解毒泻火。

处方：龙胆草 10 克，栀子 10 克，柴胡 10 克，黄芩 10 克，生地黄 30 克，车前子 10 克，金银花 30 克，连翘 12 克，板蓝根 30 克，大青叶 12 克，蒲公英 30 克，夏枯草 15 克，牡丹皮 10 克，延胡索 10 克，大黄 10 克（后入），木通 5 克。

用法：水煎服，每日 1 剂。

外用：大黄 30 克，板蓝根 30 克，水煎适量待凉湿敷患处，5～10 分钟更换 1 次，或每日数次。

二诊：服药 4 剂后，皮损颜色由红转淡，水疱干涸，少数已干燥结痂，未见新的疱疹再现，疼痛大减，头痛头胀，口苦口渴症状减轻大半，纳食增加，二便正常。方中去大黄、木通，生地黄减为 20 克，续服 5 剂。停中药外用。

三诊：上述皮疹全部干涸结痂，多数开始消退，痛感已无，诸症消失治愈。2 个月后随访未遗留神经痛症状。

按语　足厥阴肝经循行……连目系，出于额上行。本例据症辨为肝经湿热蕴结于额部、发际，酿热化毒所发。治疗关键是湿热火毒能够尽快得以清解，故以龙胆草、栀子、黄芩、柴胡、夏枯草、车前子、木通清解肝经湿热，并导湿热下行；大黄、生地黄清热；金银花、连翘、板蓝根、大青叶、蒲公英、延胡索清热解毒，抗病毒止痛，收效良好。

★ 例二 刘某，男，48 岁。1998 年 7 月 25 日初诊。

主诉及现病史：左季肋、腹部发生 5 处大小不一片状红色皮损，呈带状分布，内有绿豆粒大疱疹簇集分布，灼热疼痛剧烈已 9 日。经抗病毒及治疗神经痛的西药注射内服，外搽氧化锌洗剂，疼痛症状未减，皮疹未消。口苦口黏，渴不欲饮，性情急躁，纳差，小溲色黄。舌质红，苔黄腻，脉弦濡数。

诊断：带状疱疹。

辨证：肝胃湿热，蕴结化毒所发。

治则：清利肝胃湿热，解毒止痛。

处方：龙胆草 10 克，夏枯草 12 克，黄连 10 克，黄芩 10 克，栀子 10 克，白术 10 克，茯苓 10 克，车前子 10 克，薏苡仁 20 克，金银花 20 克，板蓝根 30 克，延胡索 12 克，滑石 10 克，木通 5 克，甘草 6 克。

用法：水煎服，每日 1 剂。

外用：板蓝根 30 克，大黄 30 克，牡丹皮 30 克，水煎 1000 毫升待凉。用纱布蘸药液湿敷患处，不拘次数，有热痛感即敷。

二诊：服药 6 剂后疱疹开始干涸，部分已结痂，皮疹色转淡红，灼热痛症状大减，口苦口黏症状基本消失，纳食增加，小便正常，余症俱轻。原方中去木通、薏苡仁、滑石，加大青叶 12 克。续服 6 剂。停中药湿敷。

三诊：皮疹全部结痂消退，灼热痛感已无，诸症治愈，不需再服药物。

按语 本例始用西药注射、内服、外搽，疱疹消退不明显，细审诸症由肝胃湿热蕴结化毒所发，而现上述一系列症状。治以龙胆草、夏枯草、黄芩、黄连、栀子、白术、茯苓、薏苡仁清解肝胃湿热；车前子、滑石、木通、甘草导湿热下行；板蓝根、大青叶、金银花、延胡索解毒抗病毒止痛。诸药相用，疗效显著，皮损消退。

★ 例三 袁某，男，54 岁。1994 年 6 月 3 日初诊。

主诉及现病史：患者 1 周前自觉右额部不适，两天后有小片状红斑发生，相继出现几个大小不等的水疱，有灼热和针刺样疼痛，延及右侧头部颜面。肌内注射维生素 B_1、维生素 B_{12}，口服病毒灵等 3 天未效，皮疹继续扩展，仍头痛头胀、恶心欲吐、口苦口渴、饮食不振。大便干、小便黄。查见右侧眉部至额部发际有 10 厘米×6 厘米紫红色炎性皮损一片，内有数个绿豆至黄豆大水疱血疱，互相聚合簇集密布，少数疱疹破溃，渗出黏液呈现湿润糜烂状。舌质红，苔黄腻，脉弦数。

诊断：带状疱疹。

辨证：肝胆湿热，火毒内盛。

治则：清利肝胆湿热，泻火解毒。

处方：龙胆草 10 克，柴胡 10 克，黄芩 10 克，生地黄 15 克，栀子 10 克，连翘 15 克，牡丹皮 10 克，板蓝根 30 克，蒲公英 30 克，夏枯草 15 克，天花粉 10 克，大黄 10 克，甘草 10 克。

用法：水煎服，每日 1 剂。

外用：生地榆 30 克，鲜马齿苋 60 克。水煎适量待凉，用纱布蘸药液湿敷患处，每日数次。

二诊。服用 4 剂后，皮疹颜色变淡，水疱消退，干燥结痂，疼痛大减，口已不渴，二便正常。原方去大黄、天花粉，续服 4 剂，诸症消失。

★ 例四　刘某，男，45 岁。1988 年 8 月 11 日就诊。

主诉及现病史：右颈部至耳廓前面颊部，出现较多的绿豆至黄豆大丘疱疹，簇集分布，色红痛剧 4 天余。伴头痛头胀，性情急躁，口苦，纳差。舌苔黄腻，脉弦数。

诊断：带状疱疹。

辨证：肝胆湿热，火毒炽盛，循经外发。

治则：清利肝胆湿热，解毒。

处方：龙胆草 10 克，栀子 10 克，柴胡 10 克，黄芩 10 克，木通 10 克，板蓝根 30 克，车前子 10 克，夏枯草 15 克，滑石 10 克，金银花 20 克，蒲公英 30 克，甘草 10 克。

用法：水煎服，每日 1 剂。

3 剂后疱疹有所干燥，余症减轻。效不更方，续服 3 剂，皮疹结痂告瘥。

按语　带状疱疹古医籍有"蛇串疮"、"蛇丹"之称，如《外科大成》："名蛇串疮，初生于腰，紫赤如疹，或起水疱，痛如火燎。"本病发病急骤，来势凶猛。清利肝胆湿热解毒，为治疗此病之根本。因肝胆二经相表里，清肝即可治胆，故拟清肝利湿解毒汤，取龙胆草、柴胡、栀子、黄芩泻肝胆之热；车前子、大黄、木通、滑石、生甘草利湿清热并导热下行；金银花、蒲公英、板蓝根、夏枯草、连翘清热解毒。诸药相伍可使热清、湿祛、毒解、痛止。

12.5　带状疱疹遗留神经痛一例

高某，男，40 岁。1988 年 3 月 23 日初诊。

主诉及现病史：30 天前，左胸背季肋部曾患带状疱疹，某院经用聚肌胞、维生素 B_1、维生素 B_{12} 注射，病毒灵、去痛片内服，外搽氧化锌洗剂等治疗后，疱疹消退。然至今上述部位仍有灼热不适感，阵发性剧烈疼痛难忍。查见患处肤色略显暗红，触之灼热。口渴，尿黄，便干。舌质红，苔黄，脉滑数。

诊断：带状疱疹遗留神经痛。

辨证：患疱疹后余热毒邪未得清解，灼伤瘀阻肌肤所发。

治则：解毒清热，活血逐瘀。

处方：生地黄 30 克，板蓝根 30 克，紫草 10 克，黄芩 10 克，黄连 10 克，栀子 10 克，石膏 10 克，蒲公英 30 克，金银花 30 克，大黄 10 克（后入），木通 6 克，丹参 30 克，赤芍 12 克，生甘草 9 克。水煎服，每日 1 剂。

外用：牡丹皮 30 克，板蓝根 30 克，水煎适量待凉湿敷患处，每日数次。

二诊：服药 5 剂后，皮损处灼热疼痛症状大减，肤色已趋正常，小便不黄，大便不干，余症俱轻。上方去大黄、木通，续服 4 剂，外用同上，热痛感全消治愈。

按语　本例发病后虽经注射内服抗病毒药物，疱疹消退，但其皮损处仍色红痛剧，且有灼热不适感。口渴、尿黄、便干。据其诸症辨析认为，属火热毒邪未能彻底清解，肤色暗红，是有瘀有热，热不清火不降毒不解，则肌肤难得安宁。故取生地黄、板蓝根、栀子、紫草、黄芩、黄连、金银花、蒲公英等解毒清热；丹参、赤芍活血化瘀。诸药互用，使带状疱疹遗留神经痛症状较快消失。

12.6 过敏性皮炎二例

★ 例一 刘某，女，28岁。1984年3月25日初诊。

主诉及现病史：双面颊部起片状红斑，边缘不清，灼热痒剧月余。某院诊为过敏性皮炎，服强的松（泼尼松）、葡萄糖酸钙、维生素C、扑尔敏（氯苯那敏）等；外搽肤轻松软膏、氧化锌软膏、炉甘石洗剂治疗。有时症状稍轻，然潮红皮损总未消退。口渴口苦，小便色黄，大便干燥。舌质红，苔黄，脉滑数。

诊断：过敏性皮炎。

辨证：胃火炽盛，上熏颜面，兼受风袭所发。

治则：清胃泻热，祛风止痒。

处方：生地黄30克，牡丹皮10克，黄连10克，石膏10克，知母10克，天花粉10克，麦冬15克，白鲜皮12克，蝉蜕9克，木通6克，大黄10克（后入），甘草9克。水煎服，每日1剂。嘱其第三煎待凉用纱布蘸药液湿敷患处，每日数次。

二诊：服药4剂后，皮疹颜色由潮红转淡，灼热瘙痒症状明显减轻，口已不渴，二便正常。前方去石膏、大黄、木通，入地骨皮10克，续进4剂，皮损处肤色正常，无任何症状告愈。

★ 例二 田某，女，36岁。1984年5月7日初诊。

主诉及现病史：两个月前，颈部、躯干先起几处大小不一红色皮损，内有粟粒大红色丘疹较密集分布，边缘不清。痒感剧烈时，即服强的松、扑尔敏，外搽肤轻松软膏、炉甘石洗剂，皮疹稍有消退，但新的皮疹仍不断发生，四肢亦相继出现，部分已相互融合成大片状。又经地塞米松、葡萄糖酸钙、葡萄糖、维生素C静脉注射未愈。除上述皮损外，口干不欲饮，纳食不香，小溲色黄。舌质红，苔黄腻，脉濡数。

诊断：过敏性皮炎。

辨证：湿热内蕴，熏于肌表所发。

治则：除湿清热止痒。

处方：黄连10克，白术10克，茯苓10克，佩兰10克，栀子10克，防风9克，陈皮10克，白鲜皮12克，滑石10克，地肤子10克，木通6克，蝉蜕6克，生甘草6克。水煎服，每日1剂。

外用：炉甘石粉、滑石粉各等份，混匀撒扑皮疹处。忌用热水洗擦，忌食腥辣之物。

二诊：服药4剂后，皮疹已开始消退，色转淡红，纳食增加，舌质转淡红，苔略腻，痒症明显减轻，未有新疹再现，小便正常。上方去木通，续服4剂，停外用药。

三诊：皮损全部消退，诸症告愈，不用服药。

按语 过敏性皮炎的发病之因是由多方面引起的。如例一，究其因，辨其症，由胃中热甚上熏所发。故以清胃散加减，取生地黄、黄连、石膏、栀子、大黄、木通等泻热通腑，即釜底抽薪之意；佐白鲜皮、蝉蜕止痒，收到较好疗效。例二，辨其诸症为湿热内蕴，熏于肌肤所致，以黄连、白术、佩兰、栀子、防风、滑石、地肤子、木通清湿热为主；白鲜皮、地肤子、蝉蜕止痒，使湿热清痒止，而收佳效。

12.7   药物性皮炎一例

颜某，女，38岁。1997年10月8日初诊。

主诉及现病史：因发热、咽痛、咳嗽等呼吸道感染症状，静脉滴注氨苄青霉素（氨苄西林）5日后，头面部、躯干、四肢开始发痒，皮损表现大小不一，肤色潮红，水肿明显，并不断扩展。遂停用氨苄青霉素，经以地塞米松、葡萄糖、葡萄糖酸钙、维生素C静脉注射，口服息斯敏、扑尔敏，外用皮炎平软膏、氯氟舒松乳膏、炉甘石洗剂，皮疹消退不明显，仍痒难忍。查见患处肌肤潮红，以颈部、胸、腹部、臀部、双上肢较明显，触之皮肤有灼热不适感。伴发热，体温37.4℃，并述口渴，小便黄，大便干。舌质红，苔黄燥，脉数。

诊断：药物性皮炎。

辨证：药毒化热，蕴于血分肌肤所发。

治则：凉血清热，解毒止痒。

处方：生地黄30克，玄参30克，牡丹皮12克，紫草12克，黄芩10克，知母10克，天花粉12克，金银花30克，连翘12克，白鲜皮12克，蝉蜕10克，浮萍10克，牛蒡子10克，木通6克，大黄10克（后入）。水煎服，每日1剂。

外用：炉甘石粉、滑石粉各等份，混匀撒于皮疹处。嘱其忌食腥辣之物，勿洗澡。

二诊：服药4剂后，肌肤颜色明显由潮红转淡，皮损随之已大部分消退，痒感大减，口渴咽干俱轻，二便基本正常。上方去大黄、木通，蝉蜕、浮萍、牛蒡子减为6克。续服3剂后，皮疹全消，无任何症状，诸症治愈。

按语　本例始用激素、钙剂、葡萄糖、抗过敏药物内外并治，收效不明显。据症辨属药毒化热，蕴于血分肌肤所发。治疗此病之根本，在于凉血解毒、清热止痒，使药毒较快得以清解排泻。所选药中，生地黄、牡丹皮、紫草功可凉血清热；玄参除滋阴清热外，其功效《本草纲目》载"滋阴降火，解斑毒"；黄芩、知母、天花粉清热；木通、大黄导热下行；金银花、连翘解毒；白鲜皮、蝉蜕、浮萍、牛蒡子止痒清热，从而使皮损较快消退。

12.8   手足皲裂一例

曹某，女，60岁。2000年7月27日初诊。

主诉及现病史：双手掌、足底皮肤皲裂干燥，痒痛俱作年余，经服维生素E、鱼肝油丸，外用润肤膏、愈裂霜等未见明显疗效。查见上述部位皮肤呈现出大小不一条状裂纹，粗糙增厚，面色萎黄不泽，气短懒言，肢体乏力，纳差，二便可。舌质淡，苔薄，脉细弱。

诊断：手足皲裂。

辨证：气血俱虚，肌肤失养，而呈皲裂。

治则：益气养血，润肤愈裂。

处方：当归15克，白芍30克，熟地黄30克，川芎10克，阿胶10克（烊化），黄精12克，党参20克，白术10克，制何首乌12克，枸杞子10克，桑椹子10克，白及10克，白蒺藜9克，蛇床子9克，水煎服，每日1剂。嘱其第3煎待温浸泡手足部。

二诊：服药10剂后，手足皲裂的症状明显减轻，面色转润，肢体有力，精神振作，纳食增加，余症俱轻。方中白芍、熟地黄减为20克，党参减为15克，黄精易为10克，阿胶易为

6克，续服10剂后，皲裂症状愈合。

按语　本例为较典型因气血虚弱，不能濡养肌肤所致皲裂。故取当归、白芍、熟地黄、川芎、阿胶、枸杞子、桑椹子、黄精、党参、白术、白及益气养血润肤敛口；白蒺藜、蛇床子疏风止痒，使皲裂愈合。

12.9　扁平疣一例

赵某，女，19岁。1993年9月12日初诊。

主诉及现病史：颜面、双手背起较密集的粟粒至高粱粒大浅褐色扁平丘疹，尤以额部、双面颊为多，表面光滑，触之较硬，有痒感近1年。曾肌内注射病毒唑、聚肌胞，口服病毒灵多次，疣体消退不明显。

诊断：扁平疣。

治则：消疣散结止痒。

处方：败酱草60克，苦参60克，鱼腥草30克，白矾30克，蛇床子30克，苍耳子30克，白鲜皮30克，皂刺30克，赤芍30克，三棱30克，莪术30克。

用法：上药水煎1500～2000毫升，倾如盆中，待温以能耐受为度，用纱布蘸药液反复搓洗疣体，以皮肤潮红或有灼热感为适中，切勿擦的过重，以免损伤皮肤，影响治疗。发于手背的可将手浸泡在药液中20～30分钟后，再反复搓洗疣体，每日2次，3日用药1剂。

二诊：上药治疗15日后，扁平疣已大部分消退，未见有新疣再现，痒感消失。上方去白鲜皮、蛇床子，续用3剂后疣体全部消退而愈。

按语　扁平疣，属一种病毒性皮肤病，为青年男女多发，此病有的病程较长，西药注射或内服显效较慢，中药外治有一定优势。故以较大剂量败酱草、苦参、鱼腥草、白矾、蜂房、苍耳子杀病毒；蛇床子、白鲜皮止痒；皂刺、赤芍、三棱、莪术消疣散结。诸药相用，药效集中，直至病变部位，杀病毒祛疣散结，因而收到较好疗效。

12.10　玫瑰糠疹四例

★ 例一　冯某，男，27岁。1981年3月23日就诊。

主诉及现病史：半月前后右腹部起两个钱币大椭圆形红色皮疹，上附糠秕状鳞屑；1周后胸、背、双上肢近端相继出现较多的点状至钱币大小的皮损，瘙痒剧烈。经肌内注射扑尔敏，口服葡萄糖酸钙、维生素C、强的松，外搽炉甘石洗剂皮损未消，瘙痒仍甚。查见除糠状鳞屑外，皮肤潮红，皮纹与长轴一致。其口渴，舌质红，苔薄黄，脉滑数。

诊断：玫瑰糠疹。

辨证：血热内蕴，兼受风侵。

治则：清热凉血，疏风止痒。

处方：生地黄30克，牡丹皮12克，赤芍10克，黄芩10克，牛蒡子10克，蝉蜕10克，浮萍10克，白蒺藜10克，荆芥10克，防风10克，金银花20克，苦参10克，白鲜皮12克，木通10克，生甘草10克。水煎服，每日1剂。

服药3剂，皮损开始消退，余症俱轻。5剂后糠疹全消而愈。

★ 例二 谢某，男，28岁。1987年6月7日初诊。

主诉及现病史：双上肢、胸背、腹、臀部发生较多黄豆至钱币大小红色皮疹，上覆糠秕状鳞屑，皮纹与长轴一致，瘙痒10天。经在本地卫生所内服外用药（不详），皮损未见消退。口苦口渴。舌质红，苔黄，脉数。

诊断：玫瑰糠疹。

辨证：血热兼受风侵而致上述诸症。

治则：清热凉血，疏风止痒。

处方：生地黄30克，牡丹皮12克，紫草10克，黄芩10克，栀子10克，天花粉10克，知母10克，牛蒡子10克，蝉蜕10克，苦参10克，防风9克，甘草9克。水煎服，每日1剂。

二诊：服药4剂后，皮损开始消退，疹色转淡红，口苦口渴症状减轻，痒感大减，上方去知母，续服5剂。

三诊：皮疹全消，诸症治愈。

★ 例三 顾某，女，19岁。1988年5月16日初诊。

主诉及现病史：躯干、双上肢、臀部起钱币大小圆形或椭圆形淡红色皮疹，上有糠状鳞屑，瘙痒，迁延不愈两月余。某院诊为玫瑰糠疹，经肌内注射聚肌胞，口服病毒灵，外搽炉甘石洗剂、氯氟舒松乳膏多次，然收效甚微。患者自感肌肤干燥，兼有口渴咽干。舌质红，苔少，脉细数。

诊断：玫瑰糠疹。

辨证：阴津不足，肌肤失润，感受风侵所致。

治则：养阴清热润肤，消风止痒。

处方：生地黄30克，玄参30克，麦冬15克，天花粉10克，知母10克，地骨皮10克，白蒺藜10克，防风10克，白鲜皮12克，蛇床子10克。水煎服，每日1剂。

二诊：服药5剂后肌肤觉有明显润感，糠疹变薄，趋于消退，瘙痒症状大减，余症皆轻，原方略事加减，复服5剂，皮疹全消，肌肤正常而瘥。

★ 例四 张某，男，37岁。1989年3月28日初诊。

主诉及现病史：胸背、四肢近端发生大小不一圆形、椭圆形暗红色皮疹，并覆较薄糠状鳞屑，微痒两个月。其间某院皮肤科诊为玫瑰糠疹，按病毒感染予聚肌胞肌内注射，板蓝根冲剂内服，外用药不详，治疗数日，皮损未退。查见除糠状薄屑外，疹色暗红，面色淡白，身倦乏力，少气懒言。舌质淡暗，脉沉涩。

诊断：玫瑰糠疹。

辨证：气虚血瘀，瘀阻肌表，外受于风所发。

治则：益气活血，祛瘀疏风。

处方：黄芪30克，党参30克，当归15克，丹参30克，赤芍10克，桃仁10克，红花10克，牛膝10克，防风10克，生甘草10克，白蒺藜10克。水煎服，每日1剂。

二诊：服药6剂后，疹色由暗红转淡，皮损开始明显消退，面色开始转润，肢体较前有力，余症俱轻，上方防风、白蒺藜易为6克，续服5剂后，诸症悉除。

按语 玫瑰糠疹为皮肤科常见多发病，现代医学认为多与病毒感染有关，然不少患者经肌内注射、内服抗病毒西药却取效不显。故应辨证治疗，笔者认为，若发病急，如例一，病程短，疹色潮红，鳞屑密布，痒感剧烈，口渴，舌质红，苔黄，脉数。属血热内蕴风盛，治以凉血清热疏风止痒之品，收效较好。若病程较长，如例二，疹色淡，伴口干，舌质红，宜用养阴清虚热疏风之品获效。例三发病较久兼疹色紫暗，少气懒言，面色淡白，舌淡暗，脉沉涩，辨属气虚血瘀所发。故选益气活血之品而收全功。临床上只要辨证分型准确，用药适当，治疗此病便能缩短疗程，使皮损较快消退而愈。

12.11　掌跖角化症二例

★ 例一　孔某，男，59 岁。1984 年 4 月 29 日初诊。

主诉及现病史：患者于 1982 年 3 月，发觉双手掌指屈侧及足跟部干燥，不久肌肤增厚，坚硬裂痛，几个月后，干裂加深，有时出血。经某院诊为掌跖角化症，予以多种药物治疗，然角化皮损未见好转，痛甚时如针刺状。遂改搽 5% 水杨酸软膏，若一日不涂包患处，伸握、站立、步履时裂隙痛甚。查见双手掌指屈侧，足跟、足面表面不平，呈干燥坚硬角化皮损，或若胼胝样厚层，或似疣状突起，或如虫蚀状小凹，伴脱屑，裂隙深浅不等，触之硬同老茧，肤色淡黄，失去光泽。肢体酸软，倦怠乏力。舌质淡，苔薄白，脉细无力。

诊断：掌跖角化症。

辨证：阴血亏虚，掌跖失润，风客肌腠而角化燥裂。

治则：滋阴养血，润肤疏风。

处方：当归 15 克，白芍 20 克，熟地黄 30 克，生地黄 15 克，制何首乌 15 克，桑椹子 15 克，枸杞子 15 克，阿胶 10 克（烊化），麦冬 12 克，菟丝子 12 克，独活 10 克，秦艽 10 克。水煎服，每日 1 剂。

二诊：服药 36 剂后裂隙由深变浅，干燥疼痛减轻，患处可不再用纱布包裹，仅以少许药膏涂搽即可，纳差，苔白略腻。上方白芍、熟地黄减为 15 克，入茯苓 10 克、厚朴 6 克、陈皮 6 克，去独活，续服 15 剂。

三诊：食欲增加，余症更轻，随症将原方稍事加减，续服。共进药 74 剂，角化裂隙皮损消失，掌跖肌肤如常人治愈。

★ 例二　吴某，女，53 岁。1985 年 9 月 23 日初诊。

主诉及现病史：患者于 1970 年 11 月产后，身体逐渐瘦弱，双手掌指麻胀无力，双手掌皮肤开始干裂，2 个月后发展至手指屈侧。1971 年 3 月双足跟部又相继出现干裂，并疼痛，以胶布贴敷，效果不佳，双手曲伸、足部站立时裂处痛剧。其间曾用西药内服，霜、膏外搽，当时症状稍轻，停药后症状依然如故，时常痒痛俱作。后又服中药（不详），外用苦参、独活、防风、当归、桂枝、苍耳子，水煎后浸泡，皆未获效。十几年来，四季均裂，虽经多方治疗，但至今未愈。查见双手掌指、足跖肤色淡黄，粗糙增厚，有大小深浅不等条状裂纹，干燥似树皮，失去光泽柔软感。面色萎黄，少气懒言，神疲乏力，纳差。舌质淡，苔薄，脉细弱。

诊断：掌跖角化症。

辨证：气血俱虚，掌跖失养，复受风袭，而发慢性燥裂。

治则：益气养血，滋阴润燥，佐散风邪。

处方：当归 200 克，白芍 200 克，熟地黄 200 克，生地黄 150 克，阿胶 150 克，枸杞子

150 克，麦冬 150 克，党参 200 克，白术 150 克，茯苓 150 克，山药 150 克，陈皮 80 克，防风 80 克，白蒺藜 80 克，秦艽 80 克。共为细末，炼蜜为丸，每丸 10 克，每日服 3 次。

1 个月后追访，诸症大减，嘱其续服。2 个月后，肌肤柔润，裂痛减轻，双手伸握较前灵活，食欲增，四肢有力。宗上方略作变更，复服 1 月余，肌肤裂纹消失，皮肤变平柔软，表面光滑，持物、步履如常人。

按语　掌跖角化症属较为难治疾病，目前尚无特殊疗法，有的系遗传，但许多患者却无阳性家族史可追溯。据其干燥角化裂隙疼痛，排除别因外，笔者认为阴血亏乏，肤失润养，兼受风客，为贯发根源。肢体肌肤，需赖阴血滋养，方可柔润，不失其常。《内经》曰"血主濡之"，若阴血虚损，肤失其养，在掌跖可呈干枯、角化、燥裂，出血疼痛。《杂病源流犀烛》云："皮肤皲揭拆裂，血出大痛燥之甚也。"按症详辨，血虚当以濡养，燥裂则宜滋润，故以养血滋阴润燥之药为主，使阴血内滋，肌肤外荣，从而收到内滋外润之良效。因治疗此病多为滋补之品，且服药时间较长，故需顾护脾胃，如例一服药 36 剂后有纳差、苔腻等滋腻妨胃之象，经酌加茯苓、厚朴、陈皮调理而使纳食正常。例二加党参、白术、茯苓、山药、陈皮，既可气血双补，又有开发血液生化之源，并可防久服滋脾妨胃之弊。清代外科学家陈实功云："治外较难于治内。"笔者临床观察亦认为，慢性掌跖角化燥裂之疾，病程较长，用药到达病所，取效较慢，故鼓励患者坚持服药是治疗的关键，不必急于先求大效。只要辨证确切，耐心服药，多能获愈。

12.12　结节性血管炎一例

张某，女，26 岁。1998 年 5 月 14 日初诊。

主诉及现病史：双小腿、踝部起数个樱桃至橡子大结节，呈圆形或梭形，略高出皮肤表面，颜色暗红，边缘较清，疼痛，触之较剧，已 3 月余。曾服西药数种收效不著。总觉双下肢沉重发胀，倦怠乏力，下午有时低热，结节处有灼热感，食欲不振，口中黏腻。舌质红，苔黄腻，脉濡数。

诊断：结节性血管炎。

辨证：湿热内蕴下注，血络灼伤。

治则：祛湿清热，活血通络散结。

处方：丹参 30 克，当归 12 克，赤芍 15 克，泽兰 12 克，牛膝 12 克，桃仁 12 克，苍术 10 克，茯苓 12 克，黄柏 10 克，木瓜 15 克，薏苡仁 30 克。水煎服，每日 1 剂。嘱忌食辛辣之物。

二诊：服药 10 剂后上述部位结节消退大半，皮肤颜色转淡，疼痛大减，余症俱轻。原方木瓜易为 10 克，薏苡仁易为 20 克，加鸡血藤 15 克。续服 12 剂后，结节全部消退，皮肤变平，肤色正常，症状消失而愈。半年后随访未发。

按语　结节性血管炎，多发于青年女性，属中医学瓜藤缠范畴。《医宗金鉴·外科心法》谓："若绕胫而发，即名瓜藤缠，结核数枚，日久肿痛，亦属湿热下注而成。"本例据其皮损症状表现，辨属湿热内蕴下注，血络灼伤，凝滞积聚于皮下，日久形成暗红色结节。故取较大剂量丹参，配当归、赤芍、泽兰、桃仁、鸡血藤活血化瘀，散结通络；牛膝不仅活血，亦能引血下行；苍术、茯苓、薏苡仁除湿热；黄柏清热燥湿；木瓜活络祛湿。诸药相用，使湿热得清，瘀血消散，结节消退。

12.13　白癜风一例

武某，男，28 岁。1998 年 3 月 10 日初诊。

主诉及现病史：右小腿正侧发生约 12 厘米×5 厘米，左足背发生约 5 厘米×4 厘米大乳白色光滑皮损，无自觉症状 5 年余。在部队服役期间曾多次到军地医院内服外用药治疗过，收效不明显。

诊断：白癜风。

辨证：局部气血虚损，肌肤失于濡养，兼感风邪侵袭。

治则：益气养血祛风。

处方：当归 50 克，白芍 50 克，红花 50 克，黄芪 100 克，桂枝 50 克，白蒺藜 50 克，制何首乌 50 克，五味子 50 克，乌梅 50 克，女贞子 50 克，五倍子 50 克，白酒 1500 毫升。

制用法：上药共研成粗末，入白酒中浸泡 2 周，滤渣后装入瓶中即可，每 100 毫升药液中加入甘油 5 毫升，用时摇匀以毛刷蘸药液搽患处，每日 3～4 次，3 个月为 1 疗程。

经用上药酊外搽，2 个月后白色皮损开始缩小，内有黑色岛屿状斑点出现，12 个月后皮损全部变成正常肤色，治愈。

按语　白癜风是一种常见多发色素脱失皮肤病，不仅影响人的美观，而且给患者造成沉重的心理负担精神压力，据有关资料表明，近几年有逐渐上升趋势。本病是由于皮肤色素脱失而形成白斑，现代医学经基础和多方面研究，认为此病发生与免疫、神经精神因素及微量元素、铜锌不足有关，但亦不能全面确切解释其发病机制。主因是缺乏黑色素细胞所发，又因皮损表现是白色光滑，笔者认为按中医理论观点辨证，是由于局部气血虚损，不能正常濡养肌肤，兼感风邪侵袭，可导致黑色素细胞不能正常生成输送于表皮，使局部肌肤色素减退，变成白色光滑皮损，为发病根本原因。故疗此病宜筛选出益气养血润肤、活血祛风、增加皮肤色素及收涩之药，用白酒浸泡外搽，直接作用于皮损处，临床观察治疗多例，确有一定疗效。所选药中黄芪甘温，能益气固表，实皮毛，有关资料表明，本药可使久病坏死细胞恢复作用，并可扩张血管，改善皮肤血液循环及营养状况，对白色皮损有补益恢复功能；当归甘、苦、辛温，有补血活血之功，《本草纲目》"可治一切风，一切气，补一切劳，养新血，润皮肤"；白芍味苦、酸，功可补血敛阴；红花性味辛、温，功可活血通经，能使局部肌肤血液循环加速；桂枝辛散温通，能振奋气血；白蒺藜功能疏散风邪；何首乌味苦、甘、涩，性温，为滋补良药，现代研究证实，该药 100 克中含有人体必需的微量元素锌达 42 毫克。其他药物有助皮肤增加黑色素及固涩之效。近代对皮肤的生理变化研究表明，药物经皮肤吸收后，通过皮肤微循环，能从细胞外液迅速弥散入血液循环。此外，皮肤附属器、汗腺、皮脂腺也是药物吸收通道。诸药相用，功专力宏，在皮肤上保持药效，并充分吸收后，通过毛孔到达表皮以下生发层，此层夹有黑色素细胞，由于增加了病变部位气血濡养，改善了病变部位血液循环，加速了药物运转，使黑色素细胞生成加快，活力恢复，不断向表层补充，增强了局部皮肤的修复功能，故白色皮损处黑色素增加后，1 个时期内会不同程度出现岛屿黑点，说明用药后已显疗效，应坚持治疗，直至逐渐恢复正常肤色。

12.14   颜面丹毒一例

孔某，女，30 岁。1992 年 6 月 15 日初诊。

主诉及现病史：12 天前鼻腔内曾患鼻疮，当时未重视治疗，痛时常用手指挖患处，后鼻部突然开始发生红肿，延及面颊部上下眼睑，全身不适，头痛发热 4 天。某院予青霉素、氨苄青霉素注射，复方新诺明内服，症状未减。上述部位依然呈弥漫肿势，肤色潮红，界线明显，触之灼手。查体温 38.2℃。化验：白细胞计数 $17.5×10^9$/L，中性粒细胞 0.82。口渴，溲黄，便干。舌质红，苔黄，脉滑洪数有力。

诊断：颜面丹毒。

辨证：火热毒邪炽盛，蕴于鼻内颜面所发。

治则：清热泻火，解毒消肿。

处方：蒲公英 30 克，地丁 30 克，金银花 30 克，菊花 10 克，天葵子 12 克，大青叶 30 克，连翘 12 克，牡丹皮 12 克，生地黄 30 克，天花粉 12 克，黄芩 10 克，栀子 10 克，大黄 10 克，竹叶 10 克，生甘草 10 克。水煎服，每日 1 剂。

外用：复方马齿苋膏。处方：鲜马齿苋 300 克（洗净），芒硝 30 克，栀子 30 克（研末），食醋适量，将马齿苋捣碎，与芒硝、栀子、食醋充分调匀，敷于患处，干后即换，不拘次数。

二诊：经上药治疗 4 日后，体温降到 37.1℃，肿痛及口渴俱减，患处肤色由猩红开始转淡红，大便正常，小溲略黄。上方去大黄，大青叶减为 15 克，入玄参 15 克，续服 4 剂，外敷药同上。

三诊：红肿热痛全消，化验白细胞计数已属正常范围，小便正常，上方去竹叶，续服 2 剂，以巩固疗效。

按语   此例丹毒因其发病前先患鼻疮，后突然发热恶寒，鼻部颜面随之弥漫肿胀疼痛，肤色潮红。说明其内热已久，兼感外界毒热，外毒内热蕴聚相合故发上述诸症。诚如《圣济总录》所云："热毒之气，暴发于皮肤间，不得外泄，则蓄热为丹毒。"根据急则治标原则，应以大剂泻火解毒消肿为主，以五味消毒饮加味内服，4 剂诸症减轻，火热之势已趋减退，随症加减续服。并配合外敷药，红肿热痛症状全部消退，由于辨证治疗比较贴切，使火热毒邪较快清解治愈。

12.15   结节性红斑二例

★ 例一   毛某，女，37 岁。1999 年 6 月 23 日初诊。

主诉及现病史：近 3 个月来，双小腿伸侧见数个杨梅大小结节，略隆起于皮肤表面，颜色淡红，疼痛，下午及劳累后加剧。某医院诊断为结节性红斑，予消炎止痛西药及中药内服罔效，结节仍不断反复再现。诊见：形体瘦弱，面色萎黄，周身无力，肢体倦怠，头晕，纳差，二便调。查见：双小腿结节颜色略红，触之无灼热感。舌质淡，苔薄，脉弱无力。

诊断：结节性红斑。

辨证：气血虚弱，散结无力，而致结节迟迟不消。

治则：补益气血，活血散结。

处方：当归 12 克，白芍 20 克，熟地黄 30 克，党参 30 克，黄芪 30 克，白术 12 克，茯苓 12 克，牛膝 10 克，川芎 10 克，红花 10 克，赤芍 12 克，甘草 9 克。水煎服，每日 1 剂。

二诊：服药 12 剂后，结节明显消退，疼痛大减，肢体较前有力，面色由黄转淡红，纳增，余症俱轻。原方党参、黄芪减为 15 克，熟地黄减为 20 克，加砂仁 6 克，续服 10 剂后结节全部消退，诸症治愈。半年后随访未复发。

按语　本例患者症见面色萎黄，周身无力，头晕，肢体倦怠等，为气血虚弱，无力散结，因而结节不消或不断再现。故以八珍汤加味，取当归、白芍、熟地黄、党参、黄芪、白术、茯苓补益气血为主；佐赤芍、红花、牛膝散结通络为辅。诸药伍用，使气血充，脉络通，红斑结节全消。

★ **例二**　孔某，女，27 岁。1999 年 5 月 12 日初诊。

主诉及现病史：双小腿起 10 余个樱桃至核桃大小红色皮下结节，疼痛，伴有灼热沉重不适感半月余。经用地塞米松、消炎痛（吲哚美辛）、芬必得等治疗，获效不明显。查见上述部位皮损颜色鲜红，边界明显，触之灼热感较剧。口渴不欲饮，小便色黄。舌质红，苔黄腻，脉濡数。

诊断：结节性红斑。

辨证：湿热下注，蕴结肌肤，脉络灼伤，积于皮下所发。

治则：清热除湿，活络散结止痛。

处方：络石藤 15 克，忍冬藤 30 克，滑石 12 克，延胡索 12 克，地骨皮 10 克，白薇 10 克，海桐皮 10 克，黄柏 10 克，桃仁 10 克，红花 10 克，牛膝 10 克，赤芍 10 克，丹参 20 克，甘草 10 克。

用法：水煎服，每日 1 剂。嘱其忌食辛辣之品，注意休息。

二诊：服药 10 剂后，红色结节大多数消退，疼痛减轻，小腿略有灼热感，未见新的皮疹再现，余症俱轻。上方去海桐皮、络石藤，续服 10 剂后结节全消，诸症告愈。8 个月后随访未复发。

按语　本例主因是湿热内蕴，脉络灼伤，以致红色结节呈现且疼痛。桑络汤是治疗热痹的方剂，适用于关节灼热，红肿疼痛，得凉则舒，痛不可触等症。诸症互参，与上述症状颇相吻合，故取桑络汤化裁治之，于原方中去桑枝、青蒿，取络石藤、忍冬藤、地骨皮、白薇、海桐皮、黄柏、滑石、甘草除湿热，利关节；红花、桃仁、赤芍、丹参、牛膝活血通络散结；延胡索止痛。诸药合用，可使湿热清，关节利，血活络通，结节消散而愈。

（整理人：马　龙）

13　孔凡吉医案3例

孔凡吉，1955 年生人。曲阜市卫生学会副会长兼秘书长；曲阜市老科协卫生专业委员会常务副主任；预防医学专业主任医师。1972～1974 年在曲阜县人民医院中医科跟恩师朱鸿铭先生学习中医；1983～1986 年在曲阜市卫校进修学习中医。1972 年 6 月在时庄农村一线用中医中药为老百姓防病治病 13 年。1985 年 3 月到曲阜市卫生防疫站从事卫生防疫工作；2006 年到曲阜市卫生局办公室工作。

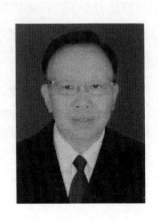

13.1　鼻炎一例

孔某，男，31 岁。1976 年 2 月 16 日诊。

主诉及现病史：患者经常感冒头痛，鼻子不透气，时流清涕或黄涕，胸闷憋气，非常痛苦。舌苔薄黄，脉沉。

诊断：鼻炎。

辨证：肺经郁热，上犯鼻窍。

治则：清热宣肺，疏通鼻窍。

处方：苍耳子 9 克，细辛 1.5 克，黄芩 9 克，白芷 9 克。6 剂。

用法：水煎服，每日 1 剂，分 2 次口服。嘱避免受凉。

服用上方，效果良好，鼻塞流涕症状消失。以后再感冒又用本方治疗后痊愈。

13.2　高血压致半身不遂一例

刘某，男，65 岁。1977 年 1 月 15 日诊。

主诉及现病史：素有高血压病史 10 余年。突发左侧半身不遂，口眼㖞斜，言语不清。舌苔薄黄，脉弦滑。

诊断：高血压致半身不遂。

辨证：肝肾阴虚，肝阳偏亢，肝风内动，筋脉失养。

治则：滋补肝肾，平肝潜阳，活络熄风。

处方：当归 9 克，川芎 9 克，制何首乌 15 克，地龙 9 克，红花 15 克，赤芍 9 克，钩藤 15 克，牛膝 9 克，石菖蒲 6 克，郁金 9 克。6 剂。

用法：水煎服，每日 1 剂，分 2 次口服。嘱禁忌辛辣油腻。配合针灸治疗，每日 1 次。

以上方加减治疗半年，基本恢复正常，能自理及做一些简单的农活。

13.3 慢性咽炎一例

孔某，男，42 岁。1976 年 6 月 20 日诊。

主诉及现病史：患慢性咽炎 5 年，本人怀疑得了食管癌，思想压力很大。诊见咽部微红，疼痛不适，咽干，扁桃体不大，舌苔薄黄，脉弦滑。

诊断：慢性咽炎。

辨证：阴虚内热，虚火上炎。

治则：养阴清热利咽。

处方：桔梗 9 克，麦冬 9 克，玄参 9 克，青果 9 克，甘草 6 克。

用法：以上药品混匀洗干净，用开水冲泡，代茶饮。每日 1 剂。嘱禁忌辛辣油腻，不要喝酒，多喝水。

经服用本方 2 个月，咽部不适逐步好转。

（整理人：孔凡吉）

14 马建国医案 94 例

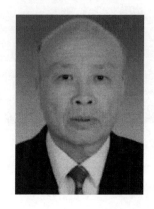

马建国，1954 年生人，曲阜马氏中医第三代传人，副主任医师。1989 年毕业于光明中医函授大学。中华中医药学会会员；中国特效医术研究会理事。1994 年至 2001 年连续两次被选拔为曲阜市专业技术拔尖人才。1998 年 1 月被卫生部中国医疗保健国际交流促进会专家审评委员会审评授予"中国特技名医"荣誉称号。2004 年被济宁市卫生局授予"济宁市名中医"荣誉称号。2005 年被国家中医药管理局评选为"全国农村基层优秀中医"，并入选山东省卫生厅印制的"光荣册"中。2012 年被省中医药管理局聘为山东省五级中医药师承教育项目第一批指导老师。在曲阜市第二人民医院从事中医皮肤科工作 40 余年。擅长应用中医药治疗常见多发皮肤病、荨麻疹、湿疹、神经性皮炎、银屑病、玫瑰糠疹等，疗效显著。发表论文 180 余篇，出版著作 5 部，获国家发明专利 16 项，获曲阜、济宁市科技进步奖 10 项。

14.1 银屑病三例

★ **例一**　陈某，女，61 岁。2004 年 1 月 19 日初诊。

主诉及现病史：头皮、颈部、胸、四肢发生较密集的粟粒至黄豆粒大红色皮疹，上覆银白色鳞屑，稍有痒感 30 余日，经在当地医院服复方青黛丸，外用肤乐乳膏、肤轻松软膏等，收效不显，现皮疹仍不断增多。述其发病 1 个月前曾患扁桃体炎，至今仍觉咽喉干燥，查见皮疹色潮红，揩去白色鳞屑有出血现象。口苦口渴，小便黄，大便干。舌质红，苔少，脉细滑数。

诊断：银屑病。

辨证：上呼吸道感染后热毒之邪未得清解，蕴于血分肌肤。

治则：凉血清热，滋阴解毒。

处方：生地黄 30 克，牡丹皮 10 克，紫草 10 克，赤芍 10 克，麦冬 15 克，沙参 15 克，黄连 10 克，黄芩 10 克，知母 10 克，山豆根 10 克，桔梗 9 克，大黄 12 克（后入），忍冬藤 30 克，木通 5 克，蝉蜕 9 克，白鲜皮 12 克，甘草 6 克。水煎服，每日 1 剂。

二诊：服药 5 剂后，口苦口渴咽干症状明显减轻，未见新疹再现，二便正常。方中去黄连、大黄、木通，续服 10 剂。

三诊：皮损已大部分消退，上述口苦口渴咽干症状已无，方中去知母、山豆根，麦冬、沙参减为 10 克，续服 7 剂。

四诊：皮疹全消，诸症治愈。

按语　本例发病前 1 个月曾患扁桃体炎，除皮疹外，具口苦口渴咽喉干燥症状，小便黄，大便干。证属热邪未得彻底清解，蕴于血分肌肤而发。治以生地黄、丹皮、赤芍、紫草、麦冬、沙参、黄连、黄芩、知母凉血滋阴清热润燥；大黄、木通导热下行；山豆根、桔梗清热利咽；忍冬藤解毒；蝉蜕、白鲜皮止痒。诸药互用，使热邪得以清解，肌肤得润，皮疹消退。

★ 例二　翟某，男，60 岁。2004 年 1 月 3 日初诊。

主诉及现病史：头皮、躯干、四肢发生 1～2 平方厘米大红色皮疹，较多分布，以双下肢为重，部分相互融合成片，上覆较厚银白色鳞屑，揩去见出血现象，微痒月余。某院予复方青黛丸内服，外用哈西奈德溶液 10 日，获效不显。疹色潮红瘙痒，口渴，小便黄，大便干。舌质红，苔少，脉细数。

诊断：银屑病。

辨证：阴虚血热，肤失润养而呈上述症状。

治则：滋阴凉血，润肤止痒。

处方：生地黄 30 克，玄参 30 克，沙参 15 克，麦冬 15 克，玉竹 10 克，天花粉 10 克，当归 10 克，牡丹皮 10 克，紫草 10 克，地骨皮 10 克，黄芩 10 克，大黄 10 克，竹叶 9 克，蝉蜕 10 克，浮萍 10 克。水煎服，每日 1 剂。

二诊：服药 6 剂后，皮损由潮红略有转淡，口渴症状减轻，大便不干，小便不黄。方中去大黄、竹叶，生地黄、玄参易为 20 克，续服 12 剂。

三诊：皮损明显变薄并开始消退，痒轻，口渴等症状消失。方中去玉竹、天花粉，蝉蜕、浮萍减为 9 克，续服 10 剂。

四诊：上肢、躯干部位皮损已基本消退，唯双小腿仍有少数未消退，但已明显变薄，上方加牛膝 10 克、丹参 15 克，以增其引药下行活血之力，复服 6 剂。

五诊：皮损全部消退，留有淡白斑治愈。

按语　本例银屑病疹色潮红，皮损灼热，上覆较厚银白色鳞屑，且有口渴，舌质红，苔少，小便黄，大便干等症状属阴虚血热，皮肤失润所发。取生地黄、玄参、沙参、麦冬、天花粉、丹皮、紫草、地骨皮、黄芩凉血滋阴清热润肤；大黄、竹叶导热下行；伍入蝉蜕、浮萍止痒而治愈。

★ 例三　李某，女，65 岁。2004 年 4 月 9 日初诊。

半年前周身起较多的约钱币大红色覆白屑皮疹，某家医院诊断为银屑病，内服外用药不详，皮疹消退不明显。后自购内服外搽药，全身皮肤弥漫性潮红，脱银白色鳞屑，瘙痒剧烈，肌肤干燥，并有灼热不适感。口渴，尿黄便干。舌质红，苔少，脉细数。

诊断：银屑病（红皮症型）。

辨证：内热炽盛，蕴结于血分肌肤。

治则：凉血清热，滋阴润肤止痒。

处方：生地黄 30 克，玄参 30 克，牡丹皮 10 克，赤芍 10 克，紫草 10 克，石膏 10 克，知母 12 克，麦冬 15 克，石斛 12 克，黄芩 10 克，沙参 15 克，大黄 10 克（后入），竹叶 9 克，地骨皮 10 克，白鲜皮 12 克，蝉蜕 10 克，蛇床子 10 克。水煎服，每日 1 剂。

外用：紫草 30 克，牡丹皮 30 克，芝麻油 500 克，炸枯滤渣待凉，涂抹于皮损处，每日数次。

二诊：服药 5 剂后，肌肤颜色由潮红转淡，皮损由干燥稍转润感，口渴症状减轻，二便已趋正常。方中去大黄、竹叶、石膏，续服 10 剂，外用药同上。

三诊：口渴症状已无，疹色继续转淡，鳞屑较少，肌肤转润，触之灼热感已无，上方去紫草、麦冬，生地黄、玄参减为 15 克，知母、石斛、沙参减为 10 克，续服 10 剂，外用药同上。

四诊：皮损基本消退，痒感消失，不用服药。嘱其外搽药油 10 日，以巩固疗效。

按语 本例因误外用刺激性强的药物，使皮肤呈现弥漫潮红，干燥脱屑，痒剧及口渴等一系列血热肤燥症状，故取生地黄、玄参、丹皮、赤芍、紫草、石膏、知母、麦冬、石斛、黄芩清热凉血滋阴润肤；大黄、竹叶导热下行；白鲜皮、蝉蜕、蛇床子止痒，配合药油外搽，使肌肤得润，皮损消退。

14.2 湿疹四例

★ **例一** 宋某，男，65 岁。2002 年 1 月 24 日初诊。

主诉及现病史：躯干四肢发生大小不一片状红褐色皮损，稍高出皮面，其上有鳞屑痂皮覆着。伴抓痕，并有少许黏液，边缘不清，痒剧 5 月余。曾服葡萄糖酸钙、维生素 C、赛庚啶、泼尼松，外用哈西奈德溶液、氯氟舒松乳膏、派瑞松等。当时稍能止痒，过后仍痒不减。形体较胖，口苦口腻口黏，渴不欲饮，纳食不香，小便黄，大便黏滞不爽。舌质红，苔黄腻，脉濡数。

诊断：湿疹。

辨证：湿热互结，蕴聚于上述部位。

治则：健脾除湿，清热止痒。

处方：白术 12 克，茯苓 12 克，黄连 10 克，栀子 10 克，佩兰 10 克，薏苡仁 30 克，白蔻仁 9 克，厚朴 6 克，砂仁 9 克，白鲜皮 15 克，滑石 10 克，蛇床子 10 克，地肤子 l0 克，甘草 6 克。水煎服，每日 1 剂。

外用除湿止痒洗剂：白鲜皮粉 15 克，炉甘石粉 15 克，冰片粉 4 克，蒸馏水 95 毫升，甘油 5 毫升，混匀，毛刷蘸搽患处，每日 3 次。忌食腥辣之物，勿用热水肥皂水洗搓。

二诊：内服外用药 4 日后，皮损开始消退，痒剧症状大减，纳食增加，口苦口黏症状基本消失，二便正常。上方去砂仁、厚朴、白蔻仁，薏苡仁易为 15 克，续服 10 剂，外用药同上。

三诊：皮疹基本消退，皮肤变平，痒感消失，为巩固疗效，嘱其续服 8 剂，后皮疹全消，诸症治瘥。3 个月后随访未发。

按语 本例为湿热内蕴于上述部住所发，湿性黏滞，故缠绵不愈，单纯西药不治其本，而获效较慢。因而投白术、茯苓、黄连、栀子、佩兰、薏苡仁等健脾胃清湿热；白鲜皮、蛇床子、地肤子止痒。并配合洗剂外用，使皮疹消退，痒感消失，而收佳效。

★ **例二** 尹某，女，29 岁。2002 年 4 月 9 日初诊。

主诉及现病史：双小腿处皮肤潮红，内有较密集的粟粒至高粱粒大丘疹分布，边缘不清，痒剧，触之有灼热感 20 余日。其间在本地予地塞米松、葡萄糖酸钙、维生素 C、扑尔敏等内服，外用艾洛松、派瑞松、乐肤液，疗效不著，过后仍痒难忍。口苦口中黏腻，纳差，小便色黄。舌质红，苔黄略腻，脉濡数。

诊断：湿疹。

辨证：湿热下注蕴结于小腿。

治则：除湿热止痒。

处方：土茯苓15克，薏苡仁30克，白术10克，白鲜皮12克，苦参10克，黄连10克，黄柏10克，牡丹皮10克，地肤子12克，滑石12克，竹叶9克，生甘草9克。水煎服，每日1剂。

外用：土茯苓30克，牡丹皮30克，白鲜皮30克，地肤子30克，黄柏30克，水煎约1000毫升待凉，用纱布蘸药液湿敷患处，每日数次。

二诊：服药8剂及外用上药后，双小腿皮损开始消退，肤色已转淡红，痒感及灼热症状大减，口已不黏，纳食已增，小便正常，余症俱轻。上方去黄连、竹叶，续服8剂，外用药同上。

三诊：皮疹消退，肤色正常，略有痒感，不用服药，继以中药2剂外用，以巩固疗效。后痒感全消，诸症获愈。

按语 本例始用激素、抗组胺药内服，外搽激素类霜、膏疗效不著，究其因，辨其症，属湿热互结于下肢所发。痒感剧烈，纳差，口苦口中黏腻，小便色黄，舌质红，苔黄腻等，均属湿热内蕴之象。取土茯苓、白术、薏苡仁、黄连、黄柏清湿热；滑石、竹叶导湿热下行；牡丹皮清热；苦参、白鲜皮、地肤子除湿热止痒；加之清湿热止痒中药外用，内外合治，使湿热清痒止，皮损消退。

★ 例三 赵某，男，61岁。2003年7月1日初诊。

主诉及现病史：头皮、颜面、胸部、双手背、小腿、足背发生大小不一片状红褐色皮损，有时见黏液渗出，痒感剧烈已12年。数家医院诊为湿疹，虽经多种中西药物注射内服，外搽数十种激素类霜、膏，皮损仍反复而发。查见上述皮疹有抓痕、血痂、黏痂、色素沉着、苔藓样变，边缘不清。肢体倦怠乏力，纳差，痒剧时影响入眠，二便可。化验：空腹血糖、肝功能、肾功能均属正常范围。舌质淡，苔薄，脉细。

诊断：慢性湿疹。

辨证：病程已久，气血虚弱，不能正常濡润肌肤，加之体内素有顽湿，蕴聚于肌肤。

治则：养血润肤，除湿止痒。

处方：当归15克，白芍30克，熟地黄30克，制何首乌12克，黄精10克，枸杞子10克，阿胶10克（烊化），炒枣仁10克，五味子9克，土茯苓15克，薏苡仁15克，蛇床子10克，地肤子10克，白鲜皮15克，苦参10克。水煎服，每日1剂。

外用：苦参30克，地肤子30克，芝麻油500克，浸泡5日后炸枯滤渣，药油搅匀涂抹于皮疹处，每日3次。

二诊：服药12剂后，痒感症状大减，皮疹处抓痕、血痂、黏痂已明显减少，皮疹明显变薄，且较光滑，肢体已显有力，睡眠大有好转，纳食略增。为防多服滞脾妨胃，原方中白芍、熟地减为20克，加砂仁9克，续服12剂，外用药同上。

三诊：诸症续轻，皮疹基本恢复正常之色，痒感已轻大半，晚间能入眠，纳食如常，上方去熟地黄、五味子、黄精，白芍减为15克，炒枣仁减为6克，外用药同前。

四诊：继进10剂后，皮损完全消退，皮肤光滑，无任何不适，诸症获愈，停内服外用药。5个月后追访未发。

按语 本例辗转治疗十余年未愈，据其皮损及症状表现，辨属体内有湿，加之气血虚弱，不能正常濡润肌肤而痒，治疗除用祛湿止痒中药外，宜加入养血滋阴润肤之品，方可获效显著。故以当归、白芍、熟地黄、何首乌、枸杞子、黄精、阿胶养血滋阴润肤；炒枣仁、五味子安神催眠；土茯苓、白鲜皮、苦参、蛇床子、地肤子除湿止痒；加之药油外搽使血充肤润，湿除痒止，皮疹消退，而收全功。

★ 例四　高某，男，63 岁。2005 年 7 月 21 日初诊。

主诉及现病史：颜面、双手背、双下肢发生大小不一片状红褐色皮疹，其内有黏腻性鳞屑，伴抓痕，边缘不清，触之皮疹灼手，痒感剧烈两月余。其间在某院诊为湿疹，予地塞米松、维生素 C、葡萄糖酸钙内服，外用炉甘石洗剂、哈西奈德乳膏、派瑞松、赛庚啶软膏等。当时痒感稍轻，过后依然痒如前状。口渴，咽喉干燥，午后潮热，皮损痒热症状加重。舌质红，苔少，脉数。

诊断：湿疹。

辨证：内有湿热，加之阴液不足，虚热内生，与湿相合。

治则：滋阴清虚热，除湿止痒。

处方：生地黄 30 克，知母 12 克，石斛 12 克，天花粉 10 克，牡丹皮 10 克，地骨皮 12 克，黄柏 10 克，白鲜皮 12 克，苦参 10 克，土茯苓 12 克，栀子 10 克，蛇床子 10 克，地肤子 10 克。水煎服，每日 1 剂。

外用：炉甘石粉 10 克，白鲜皮粉 10 克，地肤子粉 10 克，青黛粉 5 克，冰片 3 克，蒸馏水 100 毫升摇匀，用毛刷蘸搽患处，每日 3 次。禁用热水肥皂洗烫，忌食腥辣之物。

二诊：服药 8 剂后，痒感减轻，疹色转淡，触之灼热感已无，口渴咽干症状消失，上方去天花粉、石斛、丹皮，续服 8 剂，外用药同上。

三诊：皮疹消退，症状全部消失，无任何不适，停内服外用药，治愈。

按语　本例湿疹，皮损呈红褐色，触之灼热，伴口渴咽干，午后潮热，舌质红，苔少，脉细数等症状。据症辨属为湿热蕴结及阴虚内热所致。取生地黄、知母、石斛、天花粉、牡丹皮、地骨皮滋阴清虚热；白鲜皮、蛇床子、地肤子、苦参、土茯苓、栀子除湿热止痒，诸药合用，使滋中有清，热退湿除，皮损消退而获效。

14.3　皮肤瘙痒症六例

★ 例一　孔某，女，53 岁。2001 年 3 月 10 日初诊。

主诉及现病史：全身皮肤阵发性瘙痒 4 月余，曾予葡萄糖酸钙、地塞米松、息斯敏（阿司咪唑）等交替注射、内服，外用赛庚啶软膏、肤轻松软膏、樟脑酊等疗效均不显著。近月来逐日加重，痒感剧烈，发作频繁，搔抓至皮肤出血仍不止痒，直到痛时方才暂感痒轻。查见周身有不规则的条状抓痕累累，伴少许细薄鳞屑，点状血痂分布及色素沉着。面色少华，肢体乏力，心悸，眩晕健忘，失眠多梦，纳差。舌质淡，苔白，脉细弱。

诊断：皮肤瘙痒症。

辨证：心脾两虚，风邪侵袭。

治则：补益心脾，疏风止痒。

处方：党参 30 克，黄芪 30 克，白术 12 克，茯苓 12 克，当归 15 克，白芍 20 克，龙眼肉 15 克，远志 10 克，炒枣仁 12 克，防风 10 克，白鲜皮 12 克，蛇床子 10 克，甘草 6 克，大枣4枚。水煎服，每日1剂。

二诊：服药8剂后，痒感大减，面色已转淡红，纳增，肢体明显有力，睡眠可，肌肤觉有润感，抓痕血痂逐渐消退，余症俱轻。原方党参、黄芪减为20克，入砂仁6克，白蒺藜9克。续服7剂后瘙痒症状全消，皮肤恢复正常之色，诸症治愈。

按语　皮肤瘙痒症，中医称为"痒风"。《外科证治全书》说："遍身瘙痒，并无疮疥，搔之不止。"《千金方》描述："痒症不一，妇人血虚，或通身痒，或头面痒，如虫行皮中。"此例瘙痒数月，并逐渐加重，兼有面色少华，心悸眩晕，失眠健忘，肢体乏力等症状表现。究其主因，此乃心脾两虚，气血虚损，肤失润养，风邪入侵而成瘙痒。故用党参、黄芪、白术、茯苓、龙眼肉、当归、白芍、酸枣仁、大枣等补益心脾，益气补血；白蒺藜、白鲜皮、蛇床子、防风疏风止痒，而收全功。

★ **例二**　颜某，男，65岁。2002年3月26日初诊。

主诉及现病史：全身皮肤瘙痒，无定时发作，以四肢尤甚。除痒感剧烈外，查见肤色淡红，搔痕处并有少许细薄鳞屑覆着，点状血痂分布，自觉皮肤有干燥不舒感半年余。其间在两家医院内服数种中西药物，外搽数种激素类霜、膏，疗效不著，仍痒难忍。化验空腹血糖、肝功能、肾功能均属正常范围，二便正常。舌质淡，苔少，脉弦细数。

诊断：皮肤瘙痒症。

辨证：阴血虚少，肤失润养，加之风邪侵袭。

治则：养血滋阴润肤，疏风止痒。

处方：当归12克，白芍20克，生地黄20克，玄参15克，防风9克，白鲜皮12克，蝉蜕9克，蛇床子10克，地肤子10克，僵蚕10克，制何首乌10克，白蒺藜6克。水煎服，每日1剂。

上方共服18剂后痒感全消，皮肤恢复正常之色。

按语　本例除瘙痒症状外，伴肌肤干燥，上覆细薄鳞屑，抓痕血痂，舌质淡苔少，脉弦细数等，辨属阴血虚少，肤失润养而发。治取当归、白芍、生地黄、何首乌、玄参养血滋阴润肤；防风、白鲜皮、蝉蜕、蛇床子、地肤子、僵蚕、白蒺藜止痒疏风，而获良效。

★ **例三**　范某，女，47岁。2003年6月25日初诊。

主诉及现病史：周身皮肤瘙痒无定时发作2年余，经内服注射过多种中西药物，外用过不少激素类霜、膏，仍痒难忍，甚时不能入眠。查见其皮肤较干燥，有不规则的条状搔痕、血痂、色素沉着。面色少华，肢体倦怠乏力，头晕纳差。化验空腹血糖、肝功能、肾功能均无异常。舌质淡，苔薄，脉细无力。

诊断：皮肤瘙痒症。

辨证：病程较久，血虚肌肤失养，加之风侵而呈瘙痒。

治则：养血润肤，疏风止痒。

处方：当归15克，白芍20克，熟地黄20克，川芎10克，枸杞子9克，制何首乌12克，黄精10克，五味子9克，白蒺藜9克，防风9克，僵蚕9克，白鲜皮15克，蛇床子10克，地肤子10克。水煎服，每日1剂。

外用：苦参15克，百部15克，当归15克，入65%酒精300毫升中浸泡外搽，每日3次。

二诊：服药9剂后，瘙痒症状明显减轻，肢体较前有力，纳食增加，皮肤略有润感，晚间基本能入眠，上方白芍、熟地黄减为 15 克，续服 10 剂，外用药同上。

三诊：痒感消失，色素沉着，条状抓痕消退，皮肤恢复正常，治愈。

按语 本例瘙痒症迁延 2 年，据其皮损表现，以及肢体乏力、纳差、失眠等症状，辨属血虚肌肤失养，复受风袭而呈瘙痒。故取当归、白芍、熟地黄、川芎、枸杞子、黄精、何首乌养血润肤；五味子安神；白鲜皮、蛇床子、地肤子、防风、僵蚕疏风止痒，而获良效。

★ 例四 胡某，女，56 岁。2003 年 9 月 4 日初诊。

主诉及现病史：全身皮肤瘙痒，无定时发作，阵发性痒剧 5 月余。其间经用抗组胺药，如扑尔敏、赛庚啶、苯海拉明，以及息斯敏、特非拉丁、地塞米松、强的松等内服，外用皮炎平软膏、哈西奈德溶液、百部酊，仍未治愈，痒如前状。查见患者周身皮肤呈现出大小不一条状搔痕，细薄鳞屑，有的表皮已破或有点状血痂，并有一片片色素沉着，部分呈苔藓样变。面色少华，周身乏力，头晕，失眠多梦，纳差。舌质淡，苔薄，脉细无力。

诊断：皮肤瘙痒症。

辨证：气血虚弱，抗邪无力，复受风袭致痒。

治则：补益气血，疏风止痒。

处方：党参 20 克，白术 12 克，茯苓 12 克，炙甘草 9 克，当归 12 克，白芍 20 克，熟地黄 20 克，川芎 10 克，白蒺藜 9 克，制何首乌 12 克，炒枣仁 10 克，五味子 9 克，蛇床子 10 克，地肤子 10 克，全蝎 9 克。水煎服，每日 1 剂。

二诊：服药 8 剂后，痒感大减，面色开始转淡红，肢体明显较前有力，头已不晕，纳食增加，睡眠可，上方去枣仁，党参、白芍、熟地黄减为 15 克，全蝎减为 6 克，入陈皮 5 克，续服 8 剂后皮疹消退，痒感消失，诸症治愈。

按语 本例用数种西药内服，外用激素类霜膏，但仍痒不止，据其皮损表现，兼有面色少华，周身乏力，头晕，纳差，失眠多梦等症状，辨属气血虚弱，兼受风袭而致痒。故取党参、白术、茯苓、炙甘草、当归、白芍、熟地黄、川芎、何首乌补益气血；炒枣仁、五味子安神催眠；白蒺藜、全蝎、蛇床子、地肤子止痒疏风，而收全功。

★ 例五 刘某，女，39 岁。2003 年 10 月 13 日初诊。

主诉及现病史：全身皮肤瘙痒 4 月余，曾服用多种西药及肌内注射治疗，外用激素类霜、膏，用药则瘙痒稍减轻，药后仍痒如故。诊见患者痛苦面容，肌肤呈红褐色搔痕，点状血痂分布，上覆少许鳞屑，肌肤干燥灼热。口渴咽干，五心烦热，午后尤甚，得凉则舒，小便黄。检查空腹血糖正常。舌质红，苔少，脉细数。

诊断：皮肤瘙痒症。

辨证：阴液不足，虚火内生，灼于肌肤而致瘙痒。

治则：滋阴清热止痒。

处方：生地黄 30 克，玄参 30 克，麦冬 15 克，沙参 20 克，知母 12 克，天花粉 10 克，胡黄连 10 克，黄柏 10 克，地骨皮 10 克，白鲜皮 12 克，白蒺藜 10 克，蛇床子 10 克，地肤子 10 克，木通 5 克。水煎服，每日 1 剂。

二诊：服 9 剂后瘙痒症状大减，皮肤鳞屑搔痕已明显减少，皮损处肤色转淡红，并有润感，口渴咽干，五心烦热亦减，守方去天花粉，生地黄、玄参减为 15 克，白鲜皮减为 10 克，续服 9 剂，瘙痒消失，痊愈。

按语 本例始用西药不效，并见皮肤干燥灼热，口渴咽干，五心烦热等症，属阴虚内热，熏蒸肌肤而发瘙痒。故取生地黄、玄参、沙参、麦冬、知母、胡黄连、地骨皮、黄柏滋阴清虚热；酌加白蒺藜、蛇床子、地肤子、白鲜皮祛风止痒。诸药合用，使阴液充，虚热退，皮肤瘙痒止而获愈。

★ **例六** 孙某，女，51 岁。2004 年 9 月 29 日初诊。

主诉及现病史：皮肤瘙痒 20 日，曾用葡萄糖酸钙、维生素 C、地塞米松静脉滴注，口服息斯敏、扑尔敏，外用皮炎平霜、膏（复方醋酸地塞米松）等，疗效不显。诊见性情急躁易怒，不能自控，伴头痛头胀，眩晕，面红目赤，口苦，小便黄。检查全身皮肤有多处大小不等红色条状搔痕，色素沉着，血压 130/90mmHg。舌质红，苔黄，脉弦数。

诊断：皮肤瘙痒症。

辨证：肝阳上亢，兼外感风邪，风热搏于肌肤。

治则：清肝泻热，疏风止痒。

处方：龙胆草 10 克，栀子 10 克，柴胡 10 克，黄芩 10 克，牡丹皮 10 克，车前子 10 克，蛇床子 10 克，地肤子 10 克，菊花 9 克，白蒺藜 9 克，夏枯草 12 克，生地黄 20 克，木通 10 克。

用法：水煎服，每日 1 剂。并嘱忌食腥辣之物。

服药 8 剂，痒感全消，诸症皆愈。

按语 本例皮肤瘙痒伴有性情急躁易怒，头痛眩晕，面红目赤，口苦，小便黄，舌质红，苔黄，脉弦数等症，均属肝经热盛，肝阳上亢，复受风邪而致瘙痒。以龙胆草、栀子、黄芩、柴胡、夏枯草、菊花、车前子、木通等清肝经热邪并导热下行；伍用白蒺藜、蛇床子、地肤子疏风止痒。诸药合用，而获良效。

14.4 糖尿病并发皮肤瘙痒症一例

薛某，男，63 岁。2004 年 11 月 5 日初诊。

主诉及现病史：患者有糖尿病病史 6 年，伴皮肤瘙痒 1 年余。经某医院诊为糖尿病并发皮肤瘙痒症，口服息斯敏、赛庚啶、苯海拉明、维生素 C，外用派瑞松、皮炎平霜等，用药则瘙痒减轻，停药症状如故，并逐渐加重。查见痛苦面容，形体消瘦，面色少华，神疲乏力。全身皮肤较干燥，并见条状搔痕、血痂及细薄皮屑，痒剧时夜不能寐，需服药勉强入睡 3 小时。舌质淡，苔少，脉细无力。

诊断：糖尿病并发皮肤瘙痒症。

辨证：气血亏虚，肌肤失养，风邪侵袭。

治则：益气养血润肤为主，佐以疏风止痒安神。

处方：当归 15 克，白芍 30 克，熟地黄 20 克，川芎 10 克，阿胶 10 克（烊化），党参 20 克，黄芪 30 克，制何首乌 12 克，胡麻仁 10 克，远志 10 克，蛇床子 10 克，白蒺藜 9 克，五味子 6 克，炒枣仁 10 克。

用法：水煎服，每日 1 剂。并嘱常规服降糖药，维持血糖正常。

二诊：服药 10 剂，瘙痒大减，自觉肌肤有润感，搔痕及血痂消退，夜能入睡 5 小时，面色转润，肢体较前有力。原方稍加减，续服 10 剂，瘙痒症状消失。

按语 本例诊为糖尿病合并瘙痒症，用西药内外合治疗效不著。证属气血亏虚，肌肤失养，故见面色少华，肢倦，神疲乏力，失眠，皮肤干燥及搔痕、血痂、细薄鳞屑痒剧等症。方用当归、白芍、熟地黄、川芎、阿胶、党参、黄芪益气养血润肤；炒枣仁、五味子、远志安神镇静；白蒺藜、胡麻仁、白鲜皮、蛇床子疏风止痒。使气血得补，肌肤濡润，风疏痒止，而收佳效。

14.5 结节性痒疹二例

★ 例一 靳某，女，27岁。2003年11月8日初诊。

主诉及现病史：四肢起数十个约高粱粒至黄豆粒大黑褐色丘疹，触之坚硬，散在分布，阵发性瘙痒，甚时难忍。询其因发病前曾被蚊虫叮咬，抓破出血水，且皮疹逐渐增大变硬，已年余。经用扑尔敏、赛庚啶、苯海拉明内服注射，外用派瑞松、哈西奈德溶液、皮炎宁酊、皮炎平霜、皮炎平膏、百部酊等，只能当时止痒，过后仍痒如前状，经常夜间痒醒，不能安眠。查见上述部位皮损除黑褐色外，并有抓痕、黏痂及少许薄屑，二便可。舌质淡，苔薄，脉滑缓。

诊断：结节性痒疹。

辨证：湿毒久蕴肌肤，聚成痒性结节。

治则：除湿解毒，止痒散结。

处方：土茯苓15克，白术12克，薏苡仁30克，白鲜皮15克，地肤子12克，蛇床子12克，黄柏10克，丹参20克，赤芍10克，红花10克，金银花15克，连翘12克。

用法：水煎服，每日1剂。嘱其第3煎待温外洗患处。

二诊：服药15剂后，痒性结节大多数消退，瘙痒症状明显减轻，上方土茯苓易为10克，薏苡仁易为15克，加牛膝10克，以增引药下行之力。续服15剂后，痒疹全消，无任何不适告愈。

按语 结节性痒疹，多因素体有湿，加之蚊虫叮咬后引发本病，比较缠绵难愈，一般外搽药非能及。本例据症辨属湿毒久蕴肌肤，聚成痒性结节，故用土茯苓、白术、薏苡仁、白鲜皮、黄柏、地肤子、蛇床子除湿渗湿清热止痒；金银花、连翘解毒；丹参、红花、赤芍、牛膝散结。诸药互用，发挥疗效，使痒性结节消退。

★ 例二 钟某，女，32岁。2002年7月8日初诊。

主诉及现病史：患者四肢、腹部、臀部发生散在黄豆大暗红色丘疹结节8月余，搔痒难忍，经多次内服外用药（不详）治疗仍罔效。查见皮疹肥厚，结节周围有灰褐色色素沉着，个别皮疹搔抓处略有少许黏液。纳差，舌质淡，苔白腻，脉濡缓。

诊断：结节性痒疹。

辨证：顽湿久蕴肌腠，凝滞积聚而呈痒性结节。

治则：除湿止痒散结。

处方：土茯苓30克，白术12克，苦参10克，白鲜皮15克，连翘12克，防风10克，白蒺藜15克，地肤15克，黄柏10克，当归15克，赤芍10克，三棱10克，莪术10克，皂刺10克。10剂，水煎服，每日1剂。

2007年9月18日二诊：瘙痒症状大减，丘疹已趋消退，结节开始缩小，纳增，余症亦轻，上方土茯苓减至12克，白术9克。续服14剂后痒疹全消，皮肤变平，仅留色素沉着而痉。

按语　结节性痒疹为缠绵之疾，因其剧烈瘙痒而有"马疥"之称。上举之例迁延时间较长，多治不效，辨属顽湿久蕴肌腠，凝滞积聚而成痒性结节。治疗关键为除湿止痒，故重用土茯苓、白术、黄柏、连翘、白鲜皮、苦参、防风、地肤子、白蒺藜除湿止痒；当归、赤芍、皂刺、三棱、莪术软坚散结。一般坚持服药，便可治愈。服药期间最好忌食腥辣之物。

14.6　神经性皮炎三例

★ **例一**　程某，女，57岁。2003年6月3日初诊。

主诉及现病史：双手背、腕部呈现出红褐色皮损，高出皮肤表面，肥厚，内有搔痕，血痂，少许鳞屑，色素沉着，边缘不清，痒剧呈阵发性，以晚间及食腥辣之物后加重，病程3年余。曾用多种激素类霜、膏，如派瑞松、艾洛松、肤乐乳膏、乐肤液、皮康王、肤疾宁贴膏，皮疹仍未消退。

诊断：神经性皮炎。

辨证：血虚生风

治则：滋阴润肤，疏风止痒。

处方：黄精50克，制何首乌30克，苦参30克，白鲜皮30克，蛇床子30克，地肤子30克，白蒺藜30克，百部30克，薄荷30克，防风30克，五倍子30克。

用法：水煎适量待温，将双手置药液中浸泡，每次30分钟，每日2～3次，3日用药1剂。忌食腥辣之物。

随访：上方共用12剂后皮损全部消退，恢复成正常肤色，无痒及任何症状治愈。据患者反应，越浸泡时间长，止痒效果越显著，使皮损逐渐变薄消退。

按语　本例缠绵3年余，经用数种激素类霜、膏、贴膏，外搽外敷，收效却不明显。据其皮疹表现，取黄精、何首乌、苦参、白鲜皮、蛇床子、地肤子等滋润肌肤止痒；五倍子、防风、薄荷、白蒺藜收涩祛风。诸药互用，直至病所，发挥疗效较好。

★ **例二**　张某，男，62岁。2004年3月24日初诊。

主诉及现病史：颈部双侧、双肘部、小腿正侧、骶尾部，发生大小不一片状红褐色皮损，内有抓痕、血痂、鳞屑、皮沟加深，部分呈苔藓样变，边缘不清，阵发性痒剧2年余。其间曾用十余种膏、霜外搽，但皮疹仍反复而发，缠绵不愈。

诊断：神经性皮炎。

辨证：血瘀肌肤干燥，复受风袭。

治则：活血消风，润肤止痒。

处方：黄精30克，制何首乌30克，当归30克，防风30克，丹参30克，红花20克，白鲜皮30克，白蒺藜30克，蛇床子30克，地肤子30克，僵蚕30克，赤芍30克，米醋1500克。

用法：诸药入米醋内浸泡10日后，滤渣贮瓶中，用毛刷蘸搽皮损上，每日3次，或感痒即搽，嘱其忌食腥辣之物。

二诊：连续搽药25日后，皮损逐渐由肥厚变薄，抓痕、血痂已基本消退，痒感已减大半，皮疹色转淡红，续用半月。

三诊：上述皮损全部消退，皮肤变平，恢复正常之色，痒感全消告愈。

按语　本例据其皮疹表现如呈红褐色，抓痕血痂，干燥鳞屑等，辨属血瘀肌肤燥痒所发。取黄精、当归、何首乌养血滋阴润肤；丹参、红花、赤芍活血；防风、白鲜皮、白蒺藜、蛇床子、地肤子、僵蚕疏风止痒。诸药互用，使肌肤得润，血活风疏痒止，而收良效。

★ **例三**　巩某，女，57岁。2004年3月6日初诊。

主诉及现病史：双小腿正侧、踝部发生几处约6厘米×5厘米、4厘米×6厘米大淡褐色皮损，阵发性痒剧2年余。经用十余种霜、膏外搽，皮疹仍反复而发，尤以晚间乃安静时痒甚。查见上述部位皮损肥厚，有明显抓痕、血痂、色素沉着，皮沟加深，边缘不清。

诊断：神经性皮炎。

辨证：瘙痒日久，肌肤失养，兼受风侵。

治则：润肤疏风止痒。

处方：黄精30克，当归30克，苦参30克，玉竹30克，制何首乌30克，白鲜皮30克，苍耳子30克，地肤子30克，蛇床子30克，防风30克，白蒺藜30克。

用法：水煎适量待温，每日2～3次洗患处，每次20分钟，3日用药1剂。洗后外用白鲜皮20克，枯矾粉20克，蛇床子20克，冰片6克，凡士林200克，充分调匀涂于患处。

上药共用12剂后皮疹全部消退，皮肤变平，痒症消失，恢复正常肤色。

按语　本例反复而发2年余，皮损肥厚，伴明显抓痕、血痂、色素沉着，辨为病程较长，肌肤失润，感受风侵所发。治用黄精、当归、苦参、玉竹、何首乌滋养肌肤；苦参、苍耳子、白鲜皮、蛇床子、地肤子、防风、白蒺藜疏风止痒，而使皮疹消退。

14.7　皮肤淀粉样变一例

孔某，女，63岁。2005年4月29日初诊。

主诉及现病史：双小腿正侧有密集分布的直径约2毫米大褐色丘疹，顶部带圆形，瘙痒剧烈5年余。其间曾外用十几种激素类药物，当时稍能止痒，过后仍痒如故，皮疹总未消退，查见皮疹处表面粗糙，皮纹增深，皮野明显，类似苔藓样变。

诊断：皮肤淀粉样变。

辨证：阴液不足，肌肤失润，化燥生风。

治则：滋阴润肤，收涩祛风，止痒消疹。

处方：黄精50克，苦参30克，制何首乌30克，白鲜皮30克，蛇床子30克，地肤子30克，白蒺藜30克，防风30克，秦艽30克，五倍子30克，赤芍30克，皂刺30克，三棱30克，莪术30克。

用法：水煎适量待温洗患处，每日3次，每次20～30分钟，3日1剂。

上药共用15剂后，皮疹全部消退，痒感消失，皮肤变平治愈。

按语　皮肤淀粉样变，中西医尚无满意疗法。本例经用数种西药外搽，收效甚微。而以黄精、何首乌养阴润肤；苦参、白鲜皮、蛇床子、地肤子、白蒺藜、防风、秦艽祛风止痒；五倍子、赤芍、皂刺、三棱、莪术收涩散结，诸药相用，使皮疹全消，瘙痒症状消失。

14.8 带状疱疹一例

邢某，女，43 岁。2003 年 5 月 19 日初诊。

主诉及现病史：右背部、腹部发生 4 个大小不等红色条状皮损，内有粟粒大疱疹簇集分布，灼热痛剧 10 日。某院诊为带状疱疹，予阿昔洛韦内服，注射聚肌胞、维生素 B_1、维生素 B_{12}，外用阿昔洛韦软膏。皮疹未消，痛如前状。并有口渴咽干燥，五心烦热，午后尤甚，小便黄少。舌质红，苔少，脉细数。

诊断：带状疱疹。

辨证：阴津不足，虚热内生，酿热化毒。

治则：滋阴清虚热，解毒止痛。

处方：生地黄 30 克，玄参 30 克，地骨皮 10 克，麦冬 15 克，知母 12 克，胡黄连 10 克，鳖甲 10 克，天花粉 10 克，山豆根 10 克，黄柏 10 克，板蓝根 30 克，延胡索 12 克，竹叶 12 克，甘草 9 克。水煎服，每日 1 剂。

外用：炉甘石粉 20 克，滑石粉 20 克，大黄粉 20 克，蒸馏水 200 毫升，混匀外搽，每日数次。

二诊：服药 5 剂后，疱疹趋于消退，灼热痛感大减，口干咽燥，五心烦热症状皆轻，小便正常，余症俱轻，原方中去鳖甲、生地，玄参易为 20 克，麦冬、知母易为 10 克，续服 5 剂。外用药同上。

三诊：疱疹全部消退，灼痛症状消失，余症随之而消，诸症治瘥。停内服外用药物。

按语 本例口干咽燥，五心烦热，午后尤甚，舌质红，苔少，脉细数等，为阴虚内热化毒所发，除皮损外，又有灼热痛剧症状。故取生地黄、玄参、地骨皮、麦冬、知母、胡黄连、鳖甲、黄柏、天花粉清虚热滋阴；山豆根清热利咽；竹叶清热；板蓝根、延胡索解毒止病。药症相符，而收佳效。

14.9 带状疱疹遗留神经痛一例

孔某，男，74 岁。2005 年 6 月 29 日初诊。

主诉及现病史：3 个月前，右下肢发生 6 处大小不一红色条状皮损，内有较密集的绿豆粒大小丘疱疹，呈簇集性分布，触之皮损灼热。在本地社区卫生服务站予抗病毒西药，阿昔洛韦、聚肌胞、病毒唑、维生素 B_1、维生素 B_{12}，以及止痛药物注射内服，外用阿昔洛韦软膏、氧化锌洗剂等，皮损处丘疱疹虽已干涸结痂消退，但遗留神经痛的症状至今却有增无减，阵发性灼热痛，甚时如针刺状，难以忍受。查见痛处皮损肤色呈暗红色，触之有灼热感，口干口渴。舌质红，苔黄，脉数。

诊断：带状疱疹遗留神经痛。

辨证：皮疹处热毒未得及时清解，蕴结所发。

治则：清热解毒止痛。

处方：蒲公英 30 克，地丁 30 克，金银花 30 克，连翘 10 克，赤芍 12 克，延胡索 12 克，板蓝根 30 克，大青叶 12 克，牡丹皮 10 克，地骨皮 10 克，黄柏 10 克，知母 12 克，天花粉 10 克。水煎服，每日 1 剂。

外用：大黄 50 克，牡丹皮 50 克，水煎适量待凉，用纱布蘸药液湿敷患处，有热痛感即敷，不拘次数。

二诊：服药 10 剂后，原发皮损处疼痛症状明显减轻，肤色由暗红转淡，触之已无灼热感，口已不渴。上方去丹皮、知母、天花粉，续服 10 剂，停外用药。

三诊：疼痛症状全部消失，肤色正常，无任何不适，治愈。

按语　本例带状疱疹初起时即用几种抗病毒西药注射、内服、外搽，迁延 3 个多月，皮疹虽结痂消退，但遗留神经痛的症状未有减轻，且有疹色暗红，触之灼热。据症辨为热毒蕴结，未得及时清解，故遗留神经痛症状。因而取蒲公英、地丁、金银花、板蓝根、大青叶清热解毒抗病毒；赤芍、丹皮、地骨皮、黄柏、知母清热活血；延胡索止痛，配合中药煎液冷敷，使热清毒解痛止，治愈。

14.10　荨麻疹五例

★ **例一**　孔某，女，32 岁。2004 年 4 月 12 日初诊。

主诉及现病史：周身起大小不一红色丘疹团块，瘙痒剧烈，时起时消月余。经以地塞米松、葡萄糖酸钙、葡萄糖、维生素 C 注射，服息斯敏、敏迪（特非那定），有时症状稍有减轻，但过后仍反复再现，皮疹同前状。述其口苦口渴，小便色黄，大便干燥。舌质红，苔黄，脉滑数。

诊断：荨麻疹。

辨证：胃肠热盛，蕴于肌肤，感受风侵。

治则：清胃肠之热，止痒疏风。

处方：生地黄 30 克，牡丹皮 10 克，黄连 10 克，石膏 10 克，知母 10 克，麦冬 15 克，大黄 12 克，木通 5 克，白鲜皮 12 克，蛇床子 10 克，蝉蜕 10 克，生甘草 9 克。水煎服，每日 1 剂。

二诊：服药 4 剂后，皮疹发作次数明显减少，痒感大减，口苦口渴症状消失，二便正常。上方去大黄、木通、石膏，续服 6 剂后诸症告愈。

按语　本例因胃肠热盛蕴结于肌肤兼受风侵所发，故用抗过敏西药及常规疗法难以奏效。而取生地黄、丹皮、黄连、石膏、知母、麦冬、大黄、木通清胃肠之热并导热下行；白鲜皮、蛇床子、蝉蜕、浮萍止痒疏风，而获佳效。

★ **例二**　孔某，女，56 岁。2004 年 11 月 14 日初诊。

主诉及现病史：近 5 个月来，全身发生大小不一淡红色丘疹团块，无定时发作，每遇风寒症状加重。头晕、肢体乏力，少气懒言，失眠健忘，时常感冒，二便可。舌质淡，苔白，脉沉弱无力。

诊断：荨麻疹。

辨证：气血虚弱，抗寒力差，复受风袭。

治则：补益气血，固表疏风散寒。

处方：黄芪 30 克，党参 30 克，白术 12 克，茯苓 12 克，当归 15 克，白芍 20 克，熟地黄 20 克，川芎 10 克，防风 9 克，白蒺藜 9 克，炒枣仁 12 克，蛇床子 10 克，桂枝 9 克。水煎服，每日 1 剂。

二诊：服药 7 剂后未见新的皮损再现，痒轻，头晕、少气懒言、肢体乏力等症状明显好转，睡眠基本正常。上方黄芪、党参减为 15 克，白术、茯苓减为 9 克，去炒枣仁。续服 7 剂后，上述症状皆愈。

按语 本例每遇风寒后皮疹增多，瘙痒症状加剧，且有头晕，肢体乏力，气短懒言，失眠健忘，易感冒等气血俱虚症状，与单纯寒冷性荨麻疹不同。故用八珍汤加味，在补益气血扶正基础上，入防风、白蒺藜、蛇床子疏风止痒；伍用炒枣仁安神催眠；桂枝散寒，使气血俱充，肌表得固，风疏寒散痒止，而收全功。

★ 例三　李某，女，47 岁。2004 年 3 月 28 日初诊。

主诉及现病史：全身皮肤每遇寒冷后即发痒，抓后起大小不一淡红色条状丘疹团块，得热则皮疹消退且感舒适 4 月余。期间常服息斯敏、敏迪及地塞米松、赛庚啶等药物，中成药防风通圣丸，只能有效当时，过后皮损反复仍痒如故。舌质淡，苔薄白，脉沉迟。

诊断：荨麻疹。

辨证：肌表虚弱，感受风寒。

治则：固表助阳散寒，疏风止痒。

处方：黄芪 15 克，白术 10 克，防风 10 克，桂枝 10 克，羌活 10 克，干姜 6 克，白鲜皮 10 克，蛇床子 10 克，地肤子 10 克，大枣 3 枚。水煎服，每日 1 剂。

二诊：服药 7 剂后上述丘疹团块遇冷后发作次数已很少，痒感症状大减，药已中病，原方去干姜，桂枝减为 6 克，续服 6 剂治愈。3 个月后随访未发。

按语 本例属风寒性荨麻疹，主因是肌表虚弱，卫阳不足，抗风寒力弱，故每遇风寒皮损即发，色呈淡红或略显白色，得热皮疹则消。治用黄芪、白术、防风、桂枝、羌活、干姜扶正固表助阳散风寒；白鲜皮、蛇床子、地肤子止痒，药症相符，获效显著。

★ 例四　袁某，女，46 岁。2003 年 5 月 2 日初诊。

主诉及现病史：全身瘙痒，抓后发生大小不一红色条状丘疹团块，时起时消，无定时发作，搔抓后皮损触之灼热，得凉则舒适。在本地服息斯敏、敏迪、赛庚啶、扑尔敏、葡萄糖酸钙、维生素 C；外搽派瑞松、炉甘石洗剂、氯化锌洗剂，均未治愈。并述其白带多色黄有异味，小便色黄，大便黏滞不爽，口渴口苦口腻不欲饮，纳食不香。舌质红，苔黄腻，脉濡数。

诊断：荨麻疹。

辨证：脾胃湿热互结，蕴于肌肤，复受风袭。

治则：清利脾胃湿热，祛风止痒。

处方：白术 10 克，茯苓 12 克，山药 15 克，薏苡仁 30 克，白果 10 克，黄连 10 克，栀子 10 克，知母 10 克，蝉蜕 9 克，牛蒡子 10 克，白鲜皮 12 克，地肤子 10 克，车前子 10 克，滑石 10 克，甘草 9 克。水煎服，每日 1 剂。

二诊：服药 8 剂后，红色丘疹团块发作次数明显减少，痒轻大半，搔抓后皮肤色转淡红，口苦口渴口中黏腻症状大减，纳食增加，小便不黄，大便稍有黏滞，黄白带基本很少。原方去黄连、白果，薏苡仁减为 20 克，续服 7 剂后，上述症状全部消失而愈。

按语 本例具有湿热互结，蕴于肌肤所发的症状表现，故以白术、茯苓、山药、薏苡仁、白果、黄连、栀子等清热利湿；车前子、滑石导湿热下行；蝉蜕、牛蒡子、白鲜皮、地肤子疏风止痒。使湿热清利，风疏痒止，肌肤安宁，诸症皆愈。

★ 例五　郑某，女，53 岁。2004 年 10 月 21 日初诊。

主诉及现病史：全身痒，搔抓后起大小不一红色条状皮损，无定时发作，以下午及晚间加重，皮损触之有灼热感，得凉则舒适，已 2 月余。其间曾服息斯敏、敏迪，注射葡萄糖、葡萄糖酸钙、维生素 C、地塞米松，外用肤轻松软膏、皮炎平霜、派瑞松等，只能暂时止痒。查见肌肤除红色条状皮损外，身体瘦弱，颧赤午后加重。并述口渴，烦躁不宁，头晕，手足心热。舌质红、苔少、脉细数。

诊断：荨麻疹。

辨证：阴虚内热，蒸灼肌肤，复受风侵致痒。

治则：滋阴清虚热，疏风止痒。

处方：银柴胡 10 克，胡黄连 10 克，青蒿 10 克，制鳖甲 12 克，生地黄 30 克，麦冬 15 克，知母 12 克，地骨皮 12 克，牡丹皮 10 克，秦艽 9 克，白鲜皮 15 克，蛇床子 10 克，地肤子 10 克，蝉蜕 9 克。水煎服，每日 1 剂。嘱其忌食腥辣之物。

二诊：服药 6 剂后，皮疹发生的次数明显减少，痒感大减，皮肤灼热感已去大半，颧赤、头晕、口渴烦躁、手足心热症状皆轻，舌质由红变淡红，苔转润。原方去青蒿，续服 5 剂后，诸症治愈。3 个月后随访未发。

按语　本例荨麻疹始用西药治疗获效不显，据其皮肤时起时消，阵发性痒剧，且午后及夜间加重，证属阴虚内热，蒸灼肌肤，感受风侵，发为红色皮疹。故取银柴胡、青蒿、秦艽清虚热退蒸；胡黄连、知母清阴分之热；鳖甲补阴血而退蒸热；牡丹皮清热凉血；地骨皮凉血退蒸；生地清热滋阴；麦冬清热养阴；白鲜皮、蛇床子、地肤子、蝉蜕疏风止痒；诸药相用，使阴液充，虚热退，风疏痒止，而获佳效。

14.11　人工荨麻疹二例

★ 例一　金某，女，39 岁。2002 年 6 月 2 日初诊。

主诉及现病史：全身皮肤发痒，搔抓后即现大小不一红色条状抓痕，触之有灼热感，时起时消，无定时发作已年余。其间在几家医院诊为人工荨麻疹，给予息斯敏、敏迪、赛庚啶、盐酸异丙嗪、苯海拉明、强的松、维生素 C 等，以及中成药（不详）内服，当时能够见效，但一停止服药，上述皮损便反复出现，痒剧难忍。口渴，二便可。化验：血常规、空腹血糖、肝功能、肾功能均属正常。舌质红，苔黄，脉数。

诊断：人工荨麻疹。

辨证：血热兼受风侵。

治则：凉血清热，疏风止痒。

处方：生地黄 30 克，牡丹皮 10 克，赤芍 12 克，紫草 10 克，玄参 20 克，知母 10 克，地骨皮 12 克，茜草 15 克，仙鹤草 15 克，蝉蜕 10 克，浮萍 10 克，白蒺藜 9 克，白鲜皮 12 克，蛇床子 10 克，地肤子 10 克。水煎服，每日 1 剂。忌食腥辣之物。

二诊：服药 10 剂后皮疹发作次数明显减少，即使搔抓后皮损色转淡红，痒感大减，皮损触之无灼热感，口已不渴。上方去知母，生地黄、玄参易为 15 克，地骨皮易为 10 克，续服 10 剂。

三诊：痒感全消，皮疹再未出现，诸症获愈。

按语　人工荨麻疹，又称皮肤划痕症，临床中比较常见。据其搔抓后皮肤潮红，触之灼热，时起时消，痒感剧烈等症状，辨属血热感受风侵。取生地黄、丹皮、紫草、赤芍、玄参、地骨皮、茜草、仙鹤草凉血清热；蝉蜕、浮萍、白蒺藜、蛇床子、地肤子、白鲜皮疏风止痒，使皮损消退，而收良效。

★ **例二**　夏某，男，23岁。2004年4月1日初诊。

主诉及现病史：周身皮肤瘙痒，搔抓后迅速出现大小不一的红色条状皮损，触之有灼热感，时起时消，反复发作半年余。其间用葡萄糖、葡萄糖酸钙、维生素 C、地塞米松磷酸钠静滴，息斯敏、特非拉丁、赛庚啶、扑尔敏、盐酸异丙嗪、苯海拉明等交替内服，外用皮炎平软膏、炉甘石洗剂、氧化锌洗剂，均未治愈。查见除上述皮损外，口苦口渴。舌质红，苔黄，脉数。

诊断：人工荨麻疹（皮肤划痕症）。

辨证：热邪内蕴血分肌肤，外受风袭。

治则：凉血清热，疏风止痒。

处方：生地黄30克，牡丹皮10克，紫草10克，赤芍10克，黄芩10克，地骨皮10克，知母10克，麦冬12克，石斛10克，玉竹10克，天花粉10克，玄参15克，浮萍9克，蝉蜕9克，蛇床子10克，地肤子10克。水煎服，每日1剂。

二诊：服药8剂后，口苦口渴症状消失，痒感大减，皮损发作次数明显减少，即有痒感，搔抓后疹色变淡。方中去麦冬、玉竹、天花粉，入白鲜皮10克，续服6剂后痒感消失，皮损未再反复，治愈。

按语　本例荨麻疹反复发作，迁延半年之多，且用西药注射、内服、外搽多次，疗效不著。据症辨属内热蕴于肌肤血分，兼受风侵所发。以生地黄、丹皮、紫草、赤芍、地骨皮凉血清热；玄参、麦冬、知母、玉竹、天花粉、石斛清热止渴；浮萍、蝉蜕、蛇床子、地肤子、白鲜皮止痒，使痒感消失，皮损消退，而收全功。

14.12　血管性神经性水肿一例

徐某，女，46岁。2004年10月29日初诊。

主诉及现病史：双上眼睑皮肤潮红肿胀，痒感尤甚，时起时消半月余。经注射内服中西药物多次、外用药（不详）取效不显，仍痒如前状，反复而发，触之皮损有灼热感。现口苦口干，性情急躁，头眩，胃脘灼热，小便色黄。舌质红，苔黄，脉弦滑数。

诊断：血管性神经性水肿。

辨证：肝胃热盛，蕴于眼睑。

治则：清肝胃之热止痒。

处方：龙胆草10克，栀子10克，黄芩10克，夏枯草10克，菊花9克，白鲜皮12克，地肤子10克，生地黄15克，知母12克，牡丹皮10克，金银花15克，车前子10克，滑石10克，甘草6克。水煎服，每日1剂。

外用：白鲜皮20克，牡丹皮20克，水煎适量待凉纱布蘸药液湿敷患处，每日数次。

二诊：服药5剂后，双眼睑潮红肿胀消退，痒感已无，小便正常，余症俱轻。上方去车前子，续服 3 剂后，诸症获愈。

按语　血管性神经性水肿，好发于组织疏松的部位，本例虽用中西药物内服外搽，但仍反复发作，且具口苦口干、性情急躁、胃脘灼热、小便色黄等症状。辨属肝胃热盛，蕴结而发。故取龙胆草、栀子、黄芩、夏枯草、菊花、车前子清泻肝经热邪；生地黄、知母、丹皮清解胃热；白鲜皮、地肤子止痒；金银花解毒。诸药相用，使肝胃热清，火降毒解痒止，诸症悉平。

14.13　过敏性皮炎一例

颜某，男，60 岁。2005 年 10 月 23 日初诊。

主诉及现病史：双面颊部、双手背、小腿、足背皮肤潮红，自觉灼热痒剧月余。在本地外用肤轻松软膏、皮炎平霜、派瑞松、哈西奈德乳膏等获效不著。查见上述部位皮肤有大小不一片状潮红皮损，边缘不清，触之有灼热感。胃脘灼热嘈杂，口渴喜冷饮，小便黄，大便干。舌质红，苔黄，脉滑数。

诊断：过敏性皮炎。

辨证：胃火炽盛，蕴结于上述部位。

治则：清胃泻热止痒。

处方：生地黄 30 克，牡丹皮 10 克，黄连 10 克，石膏 10 克，麦冬 15 克，知母 12 克，大黄 10 克（后入），木通 5 克，白鲜皮 15 克，地肤子 10 克，蝉蜕 9 克。

用法：水煎服，每日 1 剂。禁用热水洗擦，忌食腥辣之物。

二诊：服药 6 剂后痒感大减，皮损由红色转淡，胃脘灼热嘈杂口渴症状皆轻，二便正常，药已中病。上方去石膏、大黄、木通，生地黄减为 15 克，续服 5 剂。

三诊：皮疹全消，肤色正常，无任何不适，诸症获愈。

按语　本例始用西药外搽取效不著，且皮损仍潮红灼热痒剧，据症辨属胃热炽盛，蕴结于以上部位而发。故用清胃散加减，取生地黄、牡丹皮、黄连、石膏、大黄、木通、麦冬、知母清胃泻热并导热下行；白鲜皮、地肤子、蝉蜕止痒，而获佳效。

14.14　肢端皮炎一例

柳某，女，54 岁。2004 年 3 月 22 日初诊。

主诉及现病史：患者于 2003 年 9 月，右足大趾不慎被开水烫伤，后在此处开始出现皲裂，逐渐蔓延至足趾、十指尖端，干裂或有少许黏液渗出，痒痛灼热俱作，皮肤色红。在省级两家医院诊断为肢端皮炎，予数种西药内服，并用免疫制剂左旋咪唑内服，外搽药不详，未见明显疗效，皮损仍如前状。口苦口渴，大便稍干，小便色黄。舌质红，苔黄，脉数。

诊断：肢端皮炎。

辨证：热毒炽盛，熏蒸肌肤。

治则：清热解毒，滋阴润肤。

处方：生地黄 30 克，玄参 30 克，知母 12 克，石斛 12 克，麦冬 15 克，天花粉 12 克，栀子 10 克，牡丹皮 12 克，地骨皮 12 克，白鲜皮 12 克，蒲公英 20 克，地丁 20 克，忍冬藤

30克，大黄10克（后入），竹叶9克。水煎服，每日1剂。

外用：黄柏30克，苦参30克，黄精30克，牡丹皮30克，忍冬藤50克，白鲜皮30克，水煎1500～2000毫升，待温浸泡手足。泡后擦干，每晚1次涂（炉甘石粉15克，滑石粉15克，凡士林100克，调匀成膏）。嘱其忌食腥辣之物，勿用刺激性碱性洗涤物洗手。

二诊：服药5剂后，指、趾端灼热痒痛，皲裂症状稍有减轻，肤色开始由红转淡，口苦口渴症状大减，二便正常。原方去大黄、竹叶，生地黄、玄参减为20克，续服10剂，外用药同上。

三诊：上述部位灼热痒痛、皲裂症状基本消失，口苦口渴症状已无，肤色正常。上方中去玄参、知母、天花粉，生地黄易为15克，麦冬、牡丹皮、地骨皮易为10克，续服6剂，停外用药。

四诊：皮损全消，指、趾端肌肤正常，诸症告愈。

按语 本例肢端皮炎，其发病之因是被开水烫伤后引起，并逐渐呈现出皲裂、灼热痒痛、肤色潮红症状。且具口苦口渴，溲黄便干内热炽盛表现。清热解毒滋阴为疗此病根本，故用生地黄、玄参、知母、石斛、麦冬、天花粉、大黄、竹叶清热滋润，导热下行；牡丹皮、地骨皮清热；白鲜皮、蒲公英、地丁、忍冬藤解毒止痒，而收较好疗效。

14.15　烧伤后继发皮炎一例

褚某，女，60岁。2003年5月2日初诊。

主诉及现病史：右腹部因开水烫伤后外用红汞药液、正红花油等致皮肤过敏，已3月余。其间曾在两家医院予氯氟舒松乳膏、派瑞松、艾洛松、皮康王、哈西奈德溶液等激素类药外搽，然皮损处仍痒难忍。查见上述部位有15厘米×8厘米大潮红皮损，稍高出皮肤表面，触之灼手，无渗出液、无鳞屑，痒感剧烈。

诊断：烧伤后继发皮炎。

辨证：烧伤后火热之邪未得及时清解，加之外用药物过敏所致。

治则：清火热，解毒止痒。

处方：牡丹皮30克，地榆30克，赤芍30克，大黄30克，白鲜皮50克，地肤子30克，金银花30克，连翘30克，蒲公英30克。

用法：水煎约1500毫升待凉，用纱布蘸药液湿敷皮疹处，5～10分钟更换一次，或有热痒感即敷，不拘次数，两天用药1剂。忌食腥辣之物，忌用热水肥皂水洗擦。

二诊：外用中药凉敷10日后，皮损颜色明显由潮红变成淡红色，痒感大减，触之基本无灼热感，肌肤稍有干燥感。除续用上药液湿敷外，加用润肤止痒霜（炉甘石粉10克，滑石粉10克，白鲜皮粉10克），入香霜150克，甘油20毫升中调匀外搽，每日3次。

三诊：续用上药10日后，皮损全部消退，痒感消失，皮肤恢复正常告愈。

按语 本例因开水烫伤后，始用红汞药液、正红花油外搽，致皮肤过敏使发病部位更加潮红，触之灼热，瘙痒剧烈。清热解毒止痒为疗此病之根本，取牡丹皮、地榆、赤芍、大黄清热去火热之邪；白鲜皮、地肤子止痒；金银花、蒲公英、连翘解毒消炎。使火热之邪得以彻底清解，肌肤得以安宁。

14.16　剥脱性皮炎二例

★ **例一**　孔某，男，63 岁。2002 年 5 月 31 日初诊。

主诉及现病史：3 个月前患者曾因脂溢性皮炎，自用雄黄酒外搽，两天后皮肤开始潮红，并随之有干燥脱屑，逐渐由上往下向全身扩展，痒感较剧。某院诊为剥脱性皮炎，用葡萄糖、维生素 C 注射，服强的松、赛庚啶，外搽肤轻松软膏、氯氟舒松乳膏、哈西奈德溶液，皮肤痒感稍轻，但干燥脱屑未减，仍见较多鳞屑覆于全身，基底潮红，触之灼热。口渴喜冷饮，小便色黄，尿有热感，大便秘结。舌质红，苔少，脉细滑数。

诊断：剥脱性皮炎。

辨证：误用药酒外搽，灼伤肌肤，热伤津血，致肌肤干燥脱屑。

治则：滋阴凉血清热，润肤止痒。

处方：生地黄 30 克，牡丹皮 10 克，紫草 10 克，玄参 30 克，沙参 15 克，麦冬 15 克，知母 10 克，石斛 12 克，天花粉 10 克，黄芩 10 克，石膏 10 克，当归 12 克，大黄 12 克（后入），竹叶 15 克，白鲜皮 12 克，白蒺藜 9 克。水煎服，每日 1 剂。

外用：当归 50 克，黄精 50 克，紫草 30 克，芝麻油 500 克，上药入芝麻油中浸泡 2 日后炸枯滤渣，涂抹于患处，每日 3 次。

二诊：上方内服外用药 6 天后，口渴喜冷饮症状大减，小便不黄，大便秘结已明显缓解，肌肤已由潮红略转淡，并有润感，白色脱屑开始减少，余症俱轻。上方去石膏、竹叶，大黄减为 9 克，续服 6 剂，外用药同上。

三诊：脱屑继续减少，肤色明显转淡红，皮肤已有润感，口已不渴，大便正常，舌质转淡，苔润。上方去大黄，生地黄、玄参易为 15 克，沙参易为 10 克，续服 10 剂，外用药同上。

四诊：皮损由上往下基本消退，略有痒感，唯双下肢小腿处仍显部分白屑，皮肤色已不红。方中去白蒺藜，麦冬减为 10 克，加牛膝 10 克，续服 6 剂，外用药同上。

五诊：皮疹全部消退，皮肤恢复正常，无任何不适，诸症获愈。

按语　本例误用雄黄酒外搽，致使肌肤刺激更加潮红、脱屑。伴口渴，小便黄，大便干，痒剧等内热炽盛症状表现。故以生地黄、丹皮、紫草、玄参、沙参、知母、麦冬、天花粉、黄芩凉血滋阴，清热润肤；大黄、竹叶导热下行；白鲜皮、白蒺藜疏风止痒。服药 22 剂后，皮损已大部分消退，双小腿处仍有白屑，故加牛膝引药下行，经内服及外用芝麻药油后，使热清肤润，痒感消失，皮肤正常。

★ **例二**　颜某，女，56 岁。2002 年 10 月 5 日初诊。

主诉及现病史：因感冒发热注射内服解热止痛类药物后，全身皮肤潮红，干燥脱屑，痒感较剧，并有灼热感半月。某院诊为剥脱性皮炎，予激素、维生素类药物内服及外用药（不详）治疗，皮疹消退不明显。查见周身皮肤除潮红外，上覆较多白色鳞屑，每日早晨有较多鳞屑撒落在床上。口渴咽干，大便干燥。体温 37.6℃。舌质红，苔少，脉细数。

诊断：剥脱性皮炎。

辨证：热毒炽盛，伤及阴血化燥。

治则：凉血滋阴润燥，解毒止痒。

处方：当归 12 克，生地黄 30 克，牡丹皮 10 克，紫草 10 克，玄参 30 克，麦冬 15 克，黄芩 10 克，知母 10 克，天花粉 10 克，地骨皮 12 克，连翘 10 克，蝉蜕 10 克，白鲜皮 12 克，大黄 10 克（后入），水煎服，每日 1 剂。

外用：当归 30 克，紫草 30 克，生地黄 30 克，芝麻油 600 克，上药入油内浸泡 3 日后，炸枯滤渣贮瓶中，每日 2～3 次搽于皮损上。忌食腥辣之物。

二诊：服药 4 剂后，口渴咽干症状减轻，大便正常，皮肤稍有舒适润感，痒感略轻。方中去大黄，续服 10 剂，外用药同上。

三诊：皮损颜色已明显转淡，鳞屑减少痒症明显减轻，口已不渴，但全身觉有乏力感。上方去知母、地骨皮，加白芍 15 克、枸杞子 10 克、熟地黄 20 克，续服 8 剂，外用药同上。

四诊：继服上药后，肢体有力，皮疹已明显好转，肤色基本正常，鳞屑减少大半，痒感更轻。方中玄参、生地黄减为 15 克，麦冬减为 10 克，蝉蜕减为 6 克，续服 8 剂。外用药同上。

5 诊：皮损全部消退，肤色正常，痒感消失，停内服外用药治愈。

按语　本例剥脱性皮炎，经西药内服外用，皮损未消。辨为内热炽盛，伤及阴血化燥而呈上述诸症。而以当归、生地黄、丹皮、紫草、玄参、麦冬、黄芩、知母、大黄凉血滋阴清热泻热为主；连翘清热解毒；白鲜皮、蝉蜕止痒。使血热得清，肌肤得润，毒解痒止，皮肤恢复正常。

14.17　药物性皮炎一例

渠某，男，19 岁。2002 年 8 月 18 日初诊。

主诉及现病史：全身皮肤潮红，触之灼热，痒剧 4 日，询其病因为 1 周前患上呼吸道感染，后在卫生室注射安痛定、青霉素，皮肤未出现皮疹，加氨苄青霉素注射后，即现上述皮损。为了当时止痒，误用白酒、皮炎平软膏、六神花露水外搽，致使皮疹更加潮红水肿，除痒感剧烈外，晚间难以入眠，口渴欲饮，小便色黄，大便干燥。体温 37.2℃。舌质红，苔黄燥，脉数。

诊断：药物性皮炎。

辨证：药毒化热，蕴于血分肌肤。

治则：清热凉血滋阴，解毒消斑。

处方：生地黄 30 克，玄参 30 克，牡丹皮 10 克，紫草 10 克，赤芍 12 克，知母 10 克，黄芩 10 克，天花粉 10 克，麦冬 15 克，大黄 12 克（后入），竹叶 9 克，金银花 30 克，连翘 12 克，蝉蜕 10 克，浮萍 10 克，甘草 9 克。水煎服，每日 1 剂。

西药：10% 葡萄糖注射液 500 毫升，维生素 C 2 克，地塞米松磷酸钠 5 毫克，葡萄糖酸钙 10 毫升，静脉滴注，每日 1 次。外用炉甘石洗剂，每日 3 次，忌食腥辣之物。

二诊：经以上药物治疗 5 日后，潮红皮损明显开始消退，痒轻，口渴症状已减，二便正常，睡眠可，余症俱轻。上方去大黄、竹叶，生地黄、玄参易为 20 克，麦冬易为 10 克，续服 5 剂，停西药静脉滴注，外用药同上。

三诊：潮红皮损基本消退，稍有痒感，口渴症状已无。上方中去知母、天花粉，麦冬、生地黄、玄参易为 12 克，续服 4 剂后，诸症治愈。

按语　本例药物性皮炎，是因注射氨苄青霉素所发，又有口渴欲饮，小便色黄，大便干燥，瘙痒剧烈症状表现。用生地黄、丹皮、玄参、紫草、赤芍凉血清热滋阴；知母、黄芩、天花粉、麦冬、大黄、竹叶清热并导热下行；金银花、连翘、蝉蜕、浮萍解毒止痒。药症相符，使皮损消退。

14.18 过敏性紫癜五例

★ **例一** 刘某，女，20岁。2004年3月2日初诊。

主诉及现病史：双下肢发生较密集的高粱粒至黄豆大小紫红色皮疹，并觉小腿肌肤有灼热感6日，皮疹处斑片压之不褪色。口渴，大便略干，小便色黄。化验：血常规、尿常规、出凝血时间均属正常。无腹痛、关节痛。舌质红，苔黄，脉数。

诊断：过敏性紫癜。

辨证：血热内蕴，灼伤脉络瘀滞所发。

治则：凉血清热，止血活血。

处方：生地黄30克，牡丹皮10克，赤芍12克，紫草10克，黄芩10克，知母12克，大黄10克，滑石10克，茜草30克，丹参15克，牛膝10克，地榆炭10克，蒲黄炭10克，甘草6克。水煎服，每日1剂。嘱其忌食腥辣之物，多休息。

二诊：服药4剂后，疹色由紫红明显转淡，部分开始消退，未见新疹再现，皮肤灼热感大减，口已不渴，二便正常。原方去大黄、知母，生地减为15克，续服8剂。

三诊：皮损全消，肤色正常，诸症治愈。

按语 本例为血热内蕴，灼伤脉络，瘀滞皮下所发紫癜。取生地黄、丹皮、赤芍、紫草、茜草、丹参、牛膝清热凉血，活血化瘀；蒲黄炭、地榆炭凉血止血；因口渴，小便黄，大便干，取知母、大黄、滑石清热并导热下行。药物相用，使热清血活络通，紫癜消退。

★ **例二** 宋某，男，67岁。2003年4月7日初诊。

主诉及现病史：2002年7月因食管癌手术后，身体状况一直比较虚弱。近月来双下肢发生较密集针尖至粟粒、黄豆粒大紫红色斑疹，按之不褪色。四肢乏力，面色萎黄，纳差。舌质淡，苔薄，脉弱无力。

诊断：过敏性紫癜。

辨证：气血俱虚，统摄无权，血不循经，溢于脉外，瘀滞所发。

治则：补益气血固摄，化瘀消斑。

处方：党参30克，白术12克，茯苓12克，当归15克，白芍30克，熟地黄30克，阿胶10克（烊化），黄芪30克，丹参20克，红花9克，茜草30克，地榆炭10克，蒲黄炭10克。水煎服，每日1剂。

二诊：服药7剂后，紫癜消退大多数，纳食已增，面色略转红润，精神振作，肢体已明显有力，余症俱轻。原方党参、白芍、熟地黄、黄芪减为20克，白术、茯苓减为10克，续服8剂后紫癜全消，治愈。3个月后随访未发。

按语 本例因食管癌做手术后，体质虚弱，除下肢出现紫红色皮疹外，并具四肢乏力、面色萎黄、纳差等症状表现。辨为气血虚弱，统摄无权，血不循经，溢于脉外，瘀滞于皮下所发。因而取党参、白术、茯苓、黄芪益气摄血；当归、白芍、熟地黄、阿胶补血；丹参、茜草、红花、地榆炭、蒲黄炭活血化瘀止血。使气血俱充，瘀血消散，紫癜消退。

★ 例三　周某，女，17 岁。2002 年 9 月 14 日初诊。

主诉及现病史：双小腿、大腿处起密集的针尖至绿豆、黄豆粒大紫红色皮疹，斑片压之不褪色半月余。某院诊为过敏性紫癜，予西药常规疗法内服，皮疹消退较慢。无腹痛、关节痛，肢体有力，化验血常规、尿常规、出凝血时间，均属正常，无口渴咽干，二便正常，纳食可。舌质淡，苔薄，脉浮。

诊断：过敏性紫癜（单纯型）。

辨证：血不循经，瘀于皮下。

治则：活血化瘀，止血消斑。

处方：当归 10 克，赤芍 12 克，红花 10 克，牛膝 10 克，丹参 15 克，茜草 20 克，地榆炭 10 克，蒲黄炭 10 克，桃仁 10 克。水煎服，每日 1 剂。

二诊：服药 6 剂后紫癜大多数消退，未见新的斑疹再现，效不更方，续服 5 剂后，紫癜全消告愈。

按语　本例无腹痛、关节痛，化验血常规、尿常规均属正常范围。诊为单纯型过敏性紫癜。予当归、赤芍、红花、牛膝、丹参、茜草、桃仁活血化瘀；配合地榆炭、蒲黄炭止血，使瘀散血活，紫癜消退。

★ 例四　朱某，男，16 岁。2005 年 1 月 9 日初诊。

主诉及现病史：双下肢、臀部、腹部发生较密集的绿豆至高粱粒大小紫红色皮疹，斑片压之不褪色半月。其间内服外用药（不详）获效不显，皮疹仍反复再现。近几日来腹痛剧烈，伴大便干结，小便色黄，口苦口渴。化验：血小板计数、凝血酶原时间、血常规、尿十项等属正常范围。舌质红，苔黄燥，脉滑数。

诊断：过敏性紫癜（腹型）。

辨证：胃肠热盛，灼伤血络，瘀滞于皮下。

治则：清泻胃肠之热，活血化瘀止血。

处方：生地黄 30 克，牡丹皮 10 克，黄连 10 克，黄芩 10 克，石膏 10 克，知母 12 克，天花粉 10 克，大黄 10 克（后入），芒硝 10 克（后入），茜草 30 克，牛膝 10 克，丹参 15 克，当归 9 克，地榆炭 10 克，蒲黄炭 10 克，竹叶 9 克。

用法：水煎服，每日 1 剂。忌食腥辣之物，多休息，多食蔬菜水果。

二诊：服药 4 剂后，泻下燥便，小便不黄，口苦口渴腹痛症状皆轻，紫癜开始消退，但纳食不香，并有轻微腹胀感。上方去大黄、芒硝、石膏，加砂仁 9 克，厚朴 6 克，陈皮 6 克，续服 6 剂。

三诊：紫癜性皮损已大部分消退，腹痛腹胀症状消失，口苦口渴症状已无，纳食增加。方中去砂仁、厚朴、知母、黄连，入赤芍 12 克，仙鹤草 15 克，续服 6 剂。

四诊：紫癜全部消退，诸症皆愈，不需服药。

按语　本例除紫红色皮损按之不褪色外，具口苦口渴、腹痛、溲黄便干症状。据症辨属胃肠热盛，灼伤血络，瘀滞于皮下所发。取生地黄、丹皮、黄连、黄芩、石膏、知母、大黄、芒硝、竹叶清泻胃肠之热；茜草、牛膝、丹参、当归活血化瘀；地榆炭、蒲黄炭止血，诸药合用，共奏清热活血化瘀、止血功效，使皮疹得以消退。

★ 例五　孔某，男，54 岁。2004 年 11 月 7 日初诊。

主诉及现病史：双小腿发生较密集的高粱粒至黄豆大小紫红色皮疹，不高出皮肤表面，按之不褪色，反复而发两月余。其间曾住院治疗，用西药注射、内服（不详）治疗，皮疹仍不断再现，无腹痛、关节痛，腰膝酸软，肢体乏力。化验：血常规、出凝血时间均正常，小便色黄，蛋白（++）。舌质红，苔薄黄，脉数。

诊断：过敏性紫癜（肾型）。

辨证：肾虚湿热，气滞血瘀。

治则：益肾清湿热，活血化瘀止血。

处方：茯苓 12 克，山药 15 克，山萸肉 12 克，泽泻 10 克，牡丹皮 10 克，车前子 10 克，白茅根 30 克，滑石 10 克，茜草 30 克，仙鹤草 15 克，丹参 20 克，黄柏 10 克，地榆炭 10 克，蒲黄炭 10 克，水煎服，每日 1 剂。嘱其多休息，忌食腥辣之物。

二诊：服药 12 剂后，紫红色斑疹消退大多数，未见新的皮损出现，小便色已正常，化验：尿蛋白（±），余症俱轻，上方去滑石、牡丹皮，续服 10 剂。

三诊：紫癜性皮疹全消，恢复正常肤色，化验尿蛋白消失。为巩固疗效，又单服活血化瘀药物：丹参 15 克，茜草 20 克，水煎代茶饮 10 日。3 个月后随访未发。

按语　过敏性紫癜是由于血管壁渗透性、脆性增高而发病，病因比较复杂。本例诊为肾型紫癜，取茯苓、山药、牡丹皮、泽泻、车前子、白茅根、滑石等益肾清湿热；茜草、丹参活血化瘀；仙鹤草、地榆炭、蒲黄炭止血，使紫癜得以消散，诸症消失。

14.19　毛细血管扩张性环状紫癜一例

白某，男，31 岁。2005 年 5 月 10 日初诊。

主诉及现病史：双小腿处发生十余块约 12 平方厘米大小环状斑片，呈黄褐色，相互融合，边缘明显，无自觉症状半年余。

诊断：毛细血管扩张性环状紫癜。

辨证：瘀血阻滞，外溢脉络。

治则：活血化瘀消斑。

处方：丹参 15 克，赤芍 12 克，当归 10 克，牛膝 10 克，红花 10 克，蒲黄 10 克。水煎服，每日 1 剂。上方服 30 剂后，皮损全消。

按语　本病是一种色素性紫癜性皮肤病，是慢性出血性毛细血管炎，多数为青年人惯发于下肢，皮疹持续时间较长，消退较慢。据症辨属为瘀血阻滞，外溢脉络所致。方以丹参、赤芍、当归、红花活血化瘀；牛膝除具活血功效外，且可引药下行；酌入蒲黄一味止血。使瘀血得以消散，环状紫癜消退。有些患者与剧烈运动劳累有关，所以治疗期间或治愈一个时期，应尽量多休息，少做剧烈运动，忌食腥辣之物，以免影响疗效或复发。

14.20　雷诺症一例

付某，男，57 岁。2004 年 12 月 24 日初诊。

主诉及现病史：四肢末端在冬季经常发凉、麻木，有时苍白，或呈现紫绀，伴手指疼痛，已 4 年余。曾在两家医院诊为雷诺症，经内服外用药（不详）未见明显疗效。现双手仍发凉、紫绀，尤以指端明显。遇寒冷诸症加重。舌质淡，苔薄白，脉沉细。

诊断：雷诺症。

辨证：阳气虚弱，不能达于四肢末端，血运受阻。

治则：通阳益气散寒，活血通络。

处方：当归10克，红花10克，桂枝10克，鸡血藤15克，黄芪30克，干姜10克，羌活10克，威灵仙10克，丹参15克。水煎服，每日1剂。

外用：红花15克，鸡血藤15克，威灵仙15克，桂枝15克，羌活15克，白芷15克，白酒500克，浸泡1周后外擦，每日数次。

上药内服外用25日后，四肢末端血液循环恢复正常，症状皆愈。

按语　雷诺症，亦称肢端动脉痉挛症，多于冬季寒冷季节肢体末端即现苍白、发凉、紫绀和疼痛症状，得热则舒适。笔者认为本病属机体阳气虚弱，不能达于四肢末端起温煦作用，又因气行血行，所以影响末端血液循环不畅，故导致痉挛症状出现。治取桂枝、干姜、羌活、威灵仙通阳散寒；黄芪、当归、红花、鸡血藤、丹参益气活血通络，使阳气达于四末，寒冷驱散，血液循环畅通，诸症治愈。

14.21　手足皲裂三例

★ **例一**　胡某，女，65岁。2004年11月16日初诊。

主诉及现病史：双手掌、足底自觉灼热年余，热甚时手足伸在被子外才觉舒适，近5个月来开始发痒并皲裂，以晚间痒剧，早晨痒轻。曾外用愈裂霜、哈西奈德乳膏、派瑞松多次仍不止痒，且皲裂如前状。皮损处除干燥皲裂发痒外，肤色发红，触之灼手。伴口渴咽干。舌质红，苔少，脉细数。

诊断：手足皲裂。

辨证：阴液不足，虚热内生，熏蒸肌肤，肌肤失润，而致皲裂。

治则：滋阴清虚热，润肤止痒。

处方：银柴胡9克，胡黄连9克，秦艽9克，制鳖甲12克，地骨皮12克，知母12克，生地黄30克，玄参30克，麦冬15克，黄柏10克，蛇床子10克，白鲜皮12克，地肤子10克。水煎服，每日1剂。

外用：白及粉20克，入凡士林100克中调匀，每晚1次涂抹患处。

二诊：服上药8剂后，口渴咽干症状大减，干燥灼热皲裂痒症状皆轻，裂隙变浅，肤色已转淡红，肌肤觉有濡润感。上方生地黄、玄参减为20克，续服6剂，外用药同上。

三诊：手足皲裂基本治愈，灼热痒感口渴咽干症状已无。上方去知母、麦冬、鳖甲，续服6剂以巩固疗效。半年后随访未发。

按语　本例迁延年余未愈，除手足皲裂外，兼有口渴咽干，舌质红苔少等症状，且皮损处肤色发红，触之灼热，诸症详辨为阴津不足，虚热内生，熏蒸肌肤，消灼津液，使肌肤失去润养，而呈现出干燥皲裂。方以银柴胡、胡黄连、地骨皮、黄柏清虚热除骨蒸泻火；知母、麦冬清热养阴；鳖甲滋阴退蒸；生地黄、玄参滋阴清热；佐蛇床子、白鲜皮、地肤子止痒。因辨证较为贴切，使虚热清，肌肤润，皲裂治愈。

★ **例二**　王某，女，52岁。2004年4月16日初诊。

主诉及现病史：双手掌、足底皲裂疼痛、痒，裂隙深浅不一，有时出血2年余。经服维生素 B$_{12}$、维生素 AD 胶丸、维生素 E，外用维甲酸（维 A 酸）、愈裂霜，及其他药（不详）均未治愈。面色萎黄不泽，肢体倦怠乏力，失眠多梦，手足心热。舌质淡，苔薄，脉细弱。

诊断：手足皲裂。

辨证：血虚肌肤失润，复受风侵而呈燥裂。

治则：养血滋阴润肤，佐以疏风。

处方：当归 15 克，白芍 30 克，熟地黄 30 克，黄精 10 克，阿胶 10 克（烊化），白及 10 克，枸杞子 10 克，防风 6 克，白蒺藜 6 克，夜交藤 15 克，炒枣仁 12 克，远志 10 克。水煎服，每日 1 剂。

外用：润肌膏（当归粉 10 克，白及粉 15 克，凡士林 100 克，调匀成膏），每晚 1 次涂抹皲裂处。

二诊：服药 15 剂后，皲裂处裂隙由深变浅，疼痛减轻，肌肤觉有濡润感，面色已显红润，肢体较前明显有力，睡眠可。上方去远志、夜交藤，白芍、熟地黄减为 20 克。为防久服滋腻妨胃，入厚朴 6 克，砂仁 6 克，续服 15 剂，外用药同上。

三诊：皲裂处基本愈合，余症消失，为巩固疗效，原方略事加减，续服 8 剂后诸症治愈。

按语 本例皲裂症，始用西药内服外搽取效不著，据其面色萎黄不泽，肢体倦怠乏力，失眠多梦，舌质淡，脉细弱等症状。证属血虚肌肤失其润养，风邪入侵而呈燥裂。以当归、白芍、熟地黄、阿胶、白及、黄精、枸杞子养血滋阴润肤；夜交藤、炒枣仁、远志催眠；白蒺藜、防风疏风，使肌肤得以濡润，风邪疏散，皲裂愈合。

★ 例三 孔某，女，52 岁。2006 年 5 月 17 日初诊。

主诉及现病史：双手掌、足心足跟皲裂，裂隙深浅不一，表面粗糙半年余。其间曾外用数种西药霜膏，如维 A 酸乳膏、愈裂霜等，获效不著。查见患处除干燥皲裂外，肌肤色红，触之有灼热感，自觉于每日下午及傍晚手掌、足跖热感加重，现仍口干咽燥。舌质红，少苔，脉细数。

诊断：手足皲裂。

辨证：阴虚内热，消灼津液，肌肤失润。

治则：滋阴清虚热，润肤止裂。

处方：生地黄 30 克，熟地黄 30 克，牡丹皮 10 克，泽泻 10 克，茯苓 10 克，山萸肉 10 克，知母 12 克，黄柏 10 克，地骨皮 10 克，黄精 10 克，白及 10 克，玉竹 10 克。

用法：水煎服，每日 1 剂。嘱其第 3 煎待温浸泡患处，泡后用 20%白及膏涂抹皲裂处。

二诊：服药 10 剂后，口干咽燥症状明显减轻，皲裂处灼热的感觉已轻大半，肤色已转淡红，并有润感，裂隙由深开始变浅。上方去泽泻，生地黄、熟地黄减为 15 克，续服 10 剂，外用药同上。

三诊：手足皲裂症状基本愈合，肤色恢复正常，不需服药，续用白及膏涂抹 7 日，以巩固疗效。

按语 本例除皲裂症状外，又有咽喉干燥，午后傍晚手足灼热现象，肤色发红，据症详辨为阴液不足，虚热内生，蒸灼肌肤，失其滋养，而呈皲裂。故取知柏地黄汤加生地黄、玉竹、黄精增其滋阴之功；地骨皮清虚热；白及敛口，诸药互用，使虚热清，肌肤润，皲裂愈合。

14.22　天疱疮一例

朱某，男，68岁。2003年7月18日初诊。

主诉及现病史：头皮、躯干、四肢发生较多12平方厘米大水疱，疱壁薄而松弛，破溃后露出红色湿润糜烂面，有腥臭味半年余。在某市级医院诊为天疱疮，予强的松等内服，皮疹消退，但若2日不服，皮损便又呈现。现仍口苦口渴，口中黏腻，纳食不香，小便色黄，大便黏滞不爽。舌质红，苔黄略腻，脉濡滑数。

诊断：天疱疮。

辨证：脾胃湿热，蕴结肌肤。

治则：健脾胃，清湿热，止痒。

处方：白术12克，赤茯苓12克，薏苡仁30克，栀子10克，通草6克，山药15克，黄连10克，滑石10克，知母12克，麦冬15克，车前子10克，白鲜皮12克，地肤子10克，生甘草9克，忍冬藤30克，连翘10克。水煎服，每日1剂。

激素服维持量。

二诊：服药15剂后，口苦口渴口中黏腻症状大减，水疱明显消退，糜烂状皮损得以干燥，痒感大减，二便正常。上方去黄连、车前子、知母，麦冬减为10克，续服15剂，激素维持量略减。

三诊：上述症状基本消失，病情稳定，未见新疹出现，只服小剂量激素维持。并嘱其常以白术9克，赤茯苓9克，薏苡仁15克，山药12克，白鲜皮10克，地肤子10克，水煎代茶饮，以巩固疗效。5个月后随访病情稳定。

按语　本例患者，虽以激素内服，但皮疹仍此愈彼起，反复再现，因脾主四肢肌肉，其又有口苦口渴黏腻，纳差，小便色黄，大便黏滞等症状，辨属脾胃湿热内蕴之象。取白术、赤茯苓、薏苡仁、黄连、栀子、山药清湿热健脾胃；佐麦冬、知母清热止渴；白鲜皮、地肤子、滑石、车前子、忍冬藤、连翘清湿热止痒医疮，并逐渐递减激素用量，而收到比较理想疗效。

14.23　类天疱疮一例

王某，女，62岁。2006年6月18日初诊。

主诉及现病史：颜面、胸、腹、腋下、四肢屈侧发生约2平方厘米大张力性大疱，破溃后易愈合，愈后留有明显褐色色素沉着，皮损常中央吸收消退，而周围又有大疱，破后有出血，尼氏征阴性，自觉阵发性痒剧8月余。在两家医院诊为类天疱疮，予强的松、维生素C等内服，当时症状能控制，皮损干涸，但稍停药，便有新的大疱性皮损不断再现。查见上述部位有散在2平方厘米大水疱，疱液清莹或呈血性，并有深褐色色素沉着斑。口黏口腻，纳食不香，口渴不欲饮。舌质红，苔黄腻，脉濡数。

诊断：类天疱疮。

辨证：脾胃湿热蕴结。

治则：健脾胃清湿热。

处方：党参15克，白术12克，茯苓12克，苍术9克，藿香10克，佩兰10克，薏苡仁

20 克，砂仁 9 克，栀子 10 克，通草 6 克，滑石 10 克，白鲜皮 15 克，地肤子 12 克，金银花 15 克，连翘 10 克，甘草 9 克。水煎服，每日 1 剂。

西药强的松 10 毫克，每日 1 次维持量。

二诊：服药 10 剂后，口中黏腻感减轻，纳食略有增加，原发疱疹有所干涸，未见新的疱疹再现，痒轻，近日觉有口苦感。方中去苍术，加黄连 10 克，续服 10 剂。

三诊：口苦口中黏腻症状已无，纳食正常，疱疹基本消退，留有褐色色素沉着，病情控制稳定。强的松改为 10 毫克，隔日 1 次。为巩固疗效，患者要求调方续服。处方：白术 10 克，茯苓 10 克，佩兰 9 克，滑石 10 克，薏苡仁 15 克，白鲜皮 10 克，地肤子 10 克。水煎服，每日 1 剂。

四诊：上方服 20 剂后，病情继续稳定，仍未有新疱疹再现，强的松改为 5 毫克，隔日 1 次。并嘱其以后常以上方代茶饮。4 个月后随访病情稳定。

按语　类天疱疮多见于老年人，本例迁延 8 个月，始用激素内服，当时症状见轻，停服激素疱疹仍不断再现，又有口苦口中黏腻症状。渴不欲饮，纳食不香，属脾胃湿热蕴结所发。方以党参、白术、茯苓、苍术、黄连、藿香、佩兰、薏苡仁、栀子、通草健脾胃清湿热治其本；滑石、白鲜皮、地肤子导湿热下行止痒。并逐渐递减激素强的松用量，使病情控制稳定。

14.24　扁平疣一例

杨某，女，36 岁。2004 年 6 月 15 日初诊。

主诉及现病史：双面颊部、口周发生较密集的粟粒至高粱粒大红褐色扁平丘疹，自觉灼热微痒 4 月余。某院诊为扁平疣，曾注射内服抗病毒西药如聚肌胞、病毒唑、阿昔洛韦，外用阿昔洛韦软膏多次，皮疹未见明显消退。现仍胃脘灼热，口苦，口渴喜冷饮，溲黄，便干。舌质红，苔黄，脉滑数。

诊断：扁平疣。

辨证：胃火炽盛，循经上熏面颊口周化毒所发。

治则：清胃泻热，解毒消疣。

处方：生地黄 30 克，牡丹皮 10 克，黄连 10 克，知母 12 克，麦冬 15 克，石膏、大黄各 6 克（后入），竹叶 9 克，板蓝根 30 克，大青叶 12 克，赤芍 12 克，白鲜皮 10 克。水煎服，每日 1 剂。

外用：苦参 30 克，皂刺 30 克，水煎适量待温，频洗患处，每日 2 次，2 日 1 剂。

二诊：服药 5 剂后，皮疹开始消退，灼热痒感见轻，口渴症状明显减轻，二便正常。上方去大黄、竹叶，续服 6 剂，外用药同上。

三诊：皮疹全部消退，皮肤变平，无任何症状告瘥。

按语　本例用抗病毒西药数种注射内服外搽，取效不显，按经络循行辨证，阳明胃经循行，"还出挟口，环唇"。诸症辨析为胃热炽盛，循经上攻面颊部、口周化毒所发。故以清胃散加减，取生地黄、丹皮、黄连、知母、麦冬、石膏、大黄、竹叶清胃泻热，导热下行；板蓝根、大青叶抗病毒；赤芍散结；白鲜皮止痒，使胃热清，毒解，皮疹消退。

14.25　尖锐湿疣一例

孔某，男，32 岁。2002 年 5 月 2 日初诊。

主诉及现病史：患者生殖器龟头、冠状沟处发现数个暗灰色赘生物，上有丝状乳头增殖 3 月余。其间曾用激光及冷冻治疗过 2 次，仍反复再发。查见上述部位皮疹湿润，并有少许混浊浆液渗出，伴有恶臭异味。

诊断：尖锐湿疣。

治则：杀病毒，祛疣散结。

处方：土茯苓 50 克，苦参 50 克，川楝子 50 克，白矾 50 克，土槿皮 30 克，蜂房 30 克，蛇床子 30 克，地肤子 30 克，苍术 30 克，五倍子 30 克，三棱 30 克，莪术 30 克，皂刺 30 克。

用法：上药水煎取汁 1500～2000 毫升，用药液先熏局部，待温后再浸泡坐浴，每次 30 分钟，每日 2～3 次，每剂药用 3 日。洗后擦干用棉签沾苯酚点蚀疣体上，每日 1 次，直至疣体消退。

上药共用 6 剂，皮损全部消失而愈。

按语　尖锐湿疣是由人类乳头瘤状病毒引起的皮肤黏膜交界处赘生物。治疗宜采用较大剂量杀病毒祛疣中药，水煎熏洗坐浴。土茯苓甘淡性平，能利湿清热解毒；苍术辛苦燥烈，芳香化湿，均为治湿疣之要药；苦参、川楝子味苦性寒，可清热燥湿杀灭病毒；蜂房、白矾甘平酸寒，能解毒燥湿杀病毒；蛇床子、地肤子味辛苦寒，可清利湿热止痒；五倍子、皂角刺、三棱、莪术可软坚消疣，收敛散结。使疣体逐渐消退。为巩固疗效，防止复发，治愈后宜再用祛疣洗方治疗 1 个时期。

14.26　斑秃一例

任某，女，46 岁。2005 年 4 月 3 日初诊。

主诉及现病史：头皮部发生 3 处约 5 分硬币大圆形光滑皮损，界线明显，皮肤正常，毛囊口清楚，无明显症状 8 个月。曾服维生素 B_1、维生素 B_6、谷维素、养血生发胶囊等多次，外用绿云生发酊及其他外搽药（不详）未愈。查见其痛苦面容，面色少华，并述其发病前曾与同事发生纠纷，未与别人说清楚或发泄出来，从此经常思虑过度，失眠多梦，精神不振，唯恐治疗不愈。周身乏力，纳差。舌质淡，苔薄，脉弱。

诊断：斑秃。

辨证：思虑过度，心脾两虚。

治则：补益心脾，养血生发。

处方：党参 20 克，白术 12 克，茯苓 12 克，黄芪 15 克，当归 15 克，白芍 30 克，炒枣仁 12 克，远志 10 克，木香 9 克，龙眼肉 10 克，红花 10 克，赤芍 10 克，大枣 3 枚。水煎服，每日 1 剂。

外用：补骨脂 20 克，红花 12 克，白酒 200 毫升，浸泡 1 周后外搽，每日 3 次。

二诊：服药 15 剂后，精神振作，肢体有力，面色开始转润，晚间睡眠可，纳食增加，患处已见少数新发生出。上方去木香，白芍减为 15 克，续服 12 剂，外用药同上。

三诊：原有症状全部消失，脱发处已有新发明显生出，精神愉快，纳眠正常。停内服药物，续用外搽药酊 10 日后告愈。

按语　斑秃病变，与精神神经因素有关，临床中观察，成人多在神经精神性创伤后发病。本例病前与同事之间发生纠纷，未能及时发泄出来为其主因。后常思虑过度，影响脾胃运化，便出现上述心脾两虚种种症状。取归脾汤加减，以党参、白术、茯苓、黄芪补脾益气为主；炒枣仁、远志、龙眼肉、当归、白芍补心养血安神；木香理气健脾；红花、赤芍活血，具扩张毛细血管功效，并配合药酊外搽，诸药互用，收到较好疗效。

14.27　毛囊虫皮炎一例

陈某，女，49 岁。2004 年 4 月 20 日初诊。

主诉及现病史：双面颊部、鼻部、口周发生较多的粟粒大红色丘疹，痒 3 月余。经两家医院诊为毛囊虫皮炎，予甲硝唑、维生素 B_6 内服，外用新肤螨灵霜、硫黄霜等，皮疹非但不消，相反刺激却逐渐增多，皮损更加潮红，并觉有灼热不适。现仍口苦口渴，面红，小便黄，大便干。舌质红，苔黄，脉滑数。

诊断：毛囊虫皮炎。

辨证：胃火炽盛，循经上熏。

治则：清胃泻热。

处方：生地黄 30 克，牡丹皮 10 克，黄连 10 克，知母 12 克，麦冬 15 克，天花粉 12 克，石膏 12 克，大黄 10 克（后入），竹叶 6 克，金银花 20 克，蒲公英 20 克，地丁 20 克。

用法：水煎服，每日 1 剂。忌食腥辣之物，勿用热水洗搓。

二诊：服药 5 剂后，红色皮疹已消退大半，口渴症状明显减轻，二便已趋正常。舌质由红转淡红，余症俱轻。上方去大黄、竹叶。续服 4 剂后皮疹全消，诸症治愈。

按语　本例先用甲硝唑、新肤螨灵霜等内服外搽，却收效不显，皮损反而加重，审因辨证为胃火炽盛，熏蒸所发。故取清胃散化裁，方以生地黄、丹皮、黄连、石膏、知母、麦冬、天花粉、石斛清胃热；大黄、竹叶导热下行；金银花、蒲公英、地丁消炎，因药症相符，而收全功。

14.28　痤疮一例

于某，女，20 岁。2003 年 7 月 20 日初诊。

主诉及现病史：颜面发生较多的高粱粒大小红色炎性丘疹，少数皮疹顶部有脓疱，稍有痒痛 8 个月。其间经用新肤螨灵霜、粉刺一扫光、硫黄洗剂等外搽。内服利君沙、甲硝唑、维生素 B_6，获效不显。查见除上述皮疹外，并有较多油性皮脂溢出。二便可，口干不欲饮。舌质红，苔黄略腻，脉濡数。

诊断：痤疮。

辨证：湿热蕴结化毒，聚于颜面肌肤，排泄不畅。

治则：清利湿热，解毒消疮。

处方：白术 12 克，土茯苓 15 克，薏苡仁 30 克，黄芩 10 克，栀子 10 克，白鲜皮 12 克，地肤子 10 克，滑石 10 克，蒲公英 20 克，地丁 20 克，忍冬藤 30 克，赤芍 12 克，甘草 9 克。

用法：水煎服，每日 1 剂。嘱其忌食腥辣油腻之物。

二诊：服药 12 剂后，炎性丘疹消退半数，油性皮脂明显减少，余症俱轻。方中白术、土茯苓减为 10 克，薏苡仁减为 20 克，续服 12 剂。

三诊：皮疹基本全消，皮肤变平，诸症治愈，仅留有暗红色色素沉着。

按语　本例经内服外用数种中西药物，皮疹消退较慢，辨属湿热蕴于颜面肌肤，而现红色炎性丘疹，湿热化毒则现脓疱。治以白术、土茯苓、薏苡仁、黄芩、栀子渗湿清热；滑石导湿热下行；白鲜皮、地肤子止痒；赤芍散结；蒲公英、地丁、忍冬藤、连翘解毒消炎；诸药互用，使湿热清，热毒解，皮疹消退。

14.29　黄褐斑一例

高某，女，42 岁。2003 年 4 月 11 日初诊。

主诉及现病史：鼻部、双面颊起黄褐色斑 1 年半。经服活血化瘀药物，以及百消丹、维生素 C 多次罔效。询其因与邻居曾发生争吵，当时未能得以发泄，后时常善太息，有时胸胁痛，纳食不香，口苦咽干，月经不调。舌质淡，苔薄，脉弦。

诊断：黄褐斑。

辨证：肝郁气滞，肝气不疏，致内分泌失调，颜面呈现出黄褐色斑。

治则：疏肝解郁，活血消斑。

处方：柴胡 10 克，当归 12 克，白芍 20 克，赤芍 12 克，白术 10 克，茯苓 10 克，枳壳 9 克，香附 10 克，青皮 9 克，麦冬 12 克，黄芩 10 克。水煎服，每日 1 剂。

二诊：服药 12 剂后，斑片开始有所消退，由黄褐色变淡，纳增，胸胁胀痛症状减轻，口苦咽干症状已无。原方去黄芩、麦冬，加红花 9 克，丹参 12 克，续服。

服 25 剂后，黄褐斑全消，月经正常，诸症治愈。

按语　肝喜条达而恶抑郁，本例以常规中西药物内服获效不著，审因辨证为肝郁气滞，肝气不疏，影响内分泌失调，而呈上述诸症。故取逍遥散加减，方以柴胡、当归、白芍、白术、茯苓、枳壳、香附、青皮疏肝理气解郁；因口苦咽干加麦冬、黄芩滋阴清热润燥；佐赤芍、丹参、红花活血化瘀消斑。因辨证较为贴切，药症相符，所以收到较好疗效。

14.30　足癣感染一例

韦某，女，28 岁。2004 年 7 月 12 日初诊。

主诉及现病史：双足趾间发痒起米粒大水疱 2 年余，每于夏季加重，10 天前因痒剧抓破，趾缝表皮脱失，便有黄白色黏液、脓液渗出，以及分泌物附着，趾背、足背呈现红肿疼痛，触之灼热，不能踏地。在当地社区服务站注射抗生素，外用高锰酸钾溶液浸泡，虽肿痛有所消退，但糜烂渗出黏液仍未减少。查见双足趾缝糜烂，有黄白色黏液渗出，并有少量结痂，痒痛俱作。

诊断：足癣感染。

辨证：湿热下注，蕴结化毒。

治则：渗湿清热，解毒消肿。

处方：土茯苓 30 克，薏苡仁 30 克，黄柏 30 克，蒲公英 30 克，地丁 30 克，忍冬藤 30

克，穿心莲 30 克，白鲜皮 30 克，地肤子 30 克，苦参 30 克，枯矾 30 克。

用法：水煎约 2000 毫升，待温浸泡患处，每日 2 次，每次 30 分钟，2 日用药 1 剂。洗后外用炉甘石粉、氧化锌粉、大黄粉、白鲜皮粉，混匀撒扑患处。

二诊：用上药 9 日后，渗出糜烂症状基本已无，足背肿胀消退，行走已无痛感。上方去枯矾，续用 2 剂后，诸症消失治愈，行走如常。

按语　本例用西药治疗糜烂渗出液仍未减少，且红肿疼痛。取土茯苓、薏苡仁、黄柏、苦参、枯矾渗湿清湿热；公英、地丁、忍冬藤、穿心莲解毒消炎；白鲜皮、地肤子止痒清湿热。诸药互用，使湿热清，炎症消，皮疹消退。

14.31　掌跖脓疱病一例

孔某，女，44 岁。2005 年 9 月 10 日初诊。

主诉及现病史：双手掌、足跖时常反复发生较多的高粱粒大小脓疱，呈绿黄色，自觉灼热有时痒半年余，经用数种抗生素注射内服，外用药（不详）罔效，复痛不断反复再现 5 个月。现口中黏腻，纳食不香。舌质红，苔黄腻，脉濡数。

诊断：掌跖脓疱病。

辨证：湿热内蕴，日久化毒所发。

治则：清利湿热，解毒消炎。

处方：白术 12 克，茯苓 12 克，薏苡仁 30 克，栀子 10 克，黄芩 10 克，滑石 10 克，白鲜皮 12 克，蛇床子 10 克，地肤子 10 克，金银花 20 克，蒲公英 20 克，地丁 20 克，连翘 10 克，通草 5 克。水煎服，每日 1 剂。

外用：白鲜皮 30 克，土茯苓 30 克，黄柏 30 克，忍冬藤 30 克，水煎适量待温浸泡手足，每日 2 次，每次 30 分钟。

二诊：上药内服 12 剂后，掌跖部脓疱性皮疹已趋于消退，口中黏腻感基本已无，纳食增加，近日觉有口苦。上方白术、茯苓减为 10 克，薏苡仁减为 20 克，入黄连 10 克，续服，外用药同上。

三诊：续服 10 剂后，脓疱性皮疹全部消退，未有新的疱疹再现，纳食正常，口已不苦。上方略作加减，续服 5 剂，以巩固疗效。半年后随访未发。

按语　掌跖脓疱病，又称脓疱性细菌疹，但临床观察用抗生素治疗却不显著。由于皮疹常分批出现，中医认为多属湿热蕴结化毒所发。本例已反复而发 5 月余，内服外用获效不著故取白术、茯苓、薏苡仁、栀子、黄芩、黄连祛湿热；金银花、蒲公英、地丁、连翘清热解毒消炎；白鲜皮、蛇床子、地肤子止痒，使湿热清，毒解，肌肤得以安宁。

14.32　静脉曲张性小腿溃疡二例

★ 例一　张某，男，75 岁。2002 年 10 月 26 日初诊。

主诉及现病史：右下肢静脉曲张 20 余年，右胫骨内侧 1/3 处皮肤发生溃疡 5 年，虽以多种中西药物内服外用，疮口至今未愈。查见上述部位有 12 厘米×5 厘米大溃疡面，疮口下陷，疮面色灰白，有污灰色组织附着，且有较多暗红色污水渗出，触之易出血，疮面周围形成黑褐色色素沉着，小腿肤色暗红，肌肤浮肿，触之肢凉。中上段有 15 厘米×10 厘米大暗青色扩张弯曲浅静脉团，行走时腿胀沉重，休息抬高患肢后暂时减轻。近3个月来疮口疼痛加重，需拄拐杖方能行走。舌质淡有瘀斑，苔薄白，脉沉细无力。

诊断：静脉曲张性小腿溃疡。

辨证：长期劳累站立，静脉曲张，加之寒湿凝滞，致血行障碍，肌肤营养缺乏，而发溃疡。

治则：温经祛寒湿，活血通络。

处方：苍术30克，熟附子30克，肉桂30克，干姜30克，鸡血藤30克，当归30克，川芎30克，赤芍30克，牛膝30克，丹参30克，水蛭30克，芝麻油1200克。

制用法：上药在芝麻油内浸泡5日后炸枯滤渣，熬至滴水成珠时加入樟丹200克，制成膏药贴于静脉曲张处，每6天更换1次。疮面渗出污水用：土茯苓30克，薏苡仁30克，萆薢30克，白芷15克，连翘15克，水煎适量待凉后，纱布蘸药液稍拧至不滴水为度，湿敷患处，每日数次。敷后晚间撒生肌散：炉甘石粉100克，白及粉100克，血竭10克，混匀后高压消毒。

二诊：用上药1个月后，患肢肿胀开始减轻，肤色由暗紫转为暗红，溃疡处及腐烂灰褐色组织均有减少，疮面周围已见淡红色新鲜肉芽组织生出，痛胀感减轻，行走感觉轻松，弃掉拐杖。

三诊：续用上药坚持治疗3个月后，曲张静脉已明显缩小变平，肤色呈淡红，溃疡面新鲜肉芽组织大部分长出，并有明显痒感，渗出液已无，余症俱轻，停中药湿敷。

四诊：继以膏药贴治曲张静脉处，外撒生肌散2个月后，溃疡面全部愈合，肌肤正常。半年后随访再未发。

按语　静脉曲张性小腿溃疡，好发于小腿胫前，多迁延时间较长，病久难愈，与祖国医学文献中记载的"臁疮"相似，如《医宗金鉴·外科心法》描述："此证生在两内外臁骨，外臁属足三阳经，湿热结聚，早治易于见效；内臁属三阴有湿……更兼臁骨皮肉浇薄，难得见效，极其绵缠，初发先痒后痛，红肿成片，破津紫水。"本例因长期劳累站立，致下肢静脉曲张，加之寒湿下注，血循障碍，瘀滞不通，局部肌肤缺血缺氧，深部组织坏死，而继发小腿溃疡，又有下肢浮肿，肤色紫暗，胀痛不适等症状。虑其年事已高，经多种中西药物内服外用，取效不著，且惧怕手术，唯取温经通络、活血化瘀、软化血管中药直接作用于病变部位，方可获效。故制成膏药贴于曲张静脉处治其本，药中苍术、熟附子、干姜味辛苦，性味芳香，功可温中助阳祛寒湿；肉桂据药理研究有扩张血管作用，兼能温通经脉；当归、川芎、赤芍、丹参、牛膝、鸡血藤活血祛瘀，通络止痛；水蛭有关资料表明，有抗凝血和扩张血管、促进血液循环作用。诸药直接作用于病变部位，吸收药效后，使血液循环加速，并能祛除寒湿，配合渗湿利水、解毒医疮之土茯苓、薏苡仁、萆薢、白芷、连翘水煎局部湿敷，撒生肌敛口药物。3个月后疮面及周围肌肤痒感较剧，且有红色肉芽组织明显生出，表明溃疡处缺血缺氧状态已明显好转，经坚持治疗6个月后，从根本上改善了患肢血液循环，使瘀血消散，血活络通，生肌敛口，溃疡面得以逐渐愈合。

★ 例二　邱某，女，47岁。2004年12月28日初诊。

主诉及现病史：左小腿下1/3内侧发生5厘米×4厘米大黑褐色溃疡面，疮口下凹，内有较多污色黏液及分泌物覆着，疮面周围有褐色色素沉着，痒痛俱作。伴有小腿处静脉曲张，触之有灼热感，病程已近3年。经内服外用数种中西药物，但静脉曲张未消，溃疡面未愈。

口中有时黏腻，渴不欲饮。舌质红，苔黄略腻，脉濡数。

诊断：静脉曲张性小腿溃疡。

辨证：湿热蕴结下注，血络瘀阻不通。

治则：除湿热，活血化瘀通络，生肌敛口。

处方：苍术 10 克，白术 10 克，土茯苓 12 克，黄柏 10 克，薏苡仁 30 克，滑石 10 克，栀子 10 克，丹参 30 克，赤芍 15 克，牛膝 10 克，茜草 15 克，白鲜皮 15 克，地肤子 10 克，甘草 9 克。水煎服，每日 1 剂。

静脉曲张处外用：当归 30 克，赤芍 30 克，茜草 30 克，川芎 30 克，丹参 30 克，共研细粉，入凡士林 600 克，充分调匀涂敷，每日 1 次。

溃疡处外用：土茯苓 30 克，薏苡仁 30 克，萆薢 30 克，黄柏 30 克，水煎约 600 毫升待凉，纱布蘸药液湿敷，每日数次。晚间用凡士林纱条蘸生肌散（白及粉 30 克，炉甘石粉 30 克，血竭粉 5 克，混匀高压消毒即可）。

二诊：内服外用上药 25 日后，局部渗出液已无，溃疡面逐渐由外向内愈合，肤色由褐色开始转淡红，微有痒感，疼痛症状大减。曲张的静脉已见缩小。原方去苍术，薏苡仁易为 15 克，续服 26 剂。停中药湿敷，外用中药膏及生肌散同上。

三诊：小腿处溃疡面基本与皮肤表面长平，留有红色肉芽组织，疮面干净，痒痛症状全消，曲张的静脉团逐渐变平，站立时已不高出皮肤。停中药膏外敷，续服中药 12 剂，生肌散继用。

四诊：疮面愈合，皮肤变平，诸症治愈。

按语 本例小腿溃疡，除疮面有灰污色系黏液及分泌物附着外，周围有黑褐色色素沉着，同时有静脉曲张，审因辨证为湿热内蕴下注，血管瘀阻不通所发上述诸症。故用苍术、白术、土茯苓、黄柏、薏苡仁、滑石、栀子清热渗湿；丹参、赤芍、牛膝、茜草活血通络化瘀；白鲜皮、地肤子祛湿止痒。并配合活血通络中药膏直接涂敷曲张静脉处，功专力宏，发挥疗效，以及用生肌敛口中药粉撒于疮面上，内服外用相结合，使小腿溃疡面逐渐愈合。

14.33 多形性红斑一例

黄某，女，39 岁。2000 年 12 月 5 日初诊。

主诉及现病史：5 天前因发热、头痛、咽喉疼痛、关节肌肉酸痛，在当地卫生室静脉注射青霉素、病毒唑等，内服药不详。3 日后，突然在双前臂、手背、手掌、足背、足底，呈现出约蚕豆大鲜红色斑丘疹，逐渐增多，双手指缝、足底出现水疱，会阴处水疱破溃出现糜烂状，自觉微痒，并具烧灼疼痛感，口腔内进食时痛剧。述其口臭、口渴喜冷饮，小便色黄，大便秘结 3 日未解，询其无药物过敏史。化验：血常规、尿常规属正常范围。舌质红，苔黄燥，脉滑数。

诊断：多形性红斑。

辨证：火热毒炽盛，未得清解，蕴结于上述部位所发。

治则：清火泻热解毒，佐以化斑消疹。

处方：金银花 30 克，连翘 15 克，蒲公英 30 克，生地黄 30 克，玄参 30 克，牡丹皮 12 克，赤芍 12 克，紫草 12 克，黄芩 10 克，黄连 10 克，天花粉 12 克，知母 12 克，麦冬 15 克，大黄 15 克（后入），芒硝 12 克（后入），木通 6 克，滑石 10 克，甘草 9 克。水煎服，每日1剂。

西药：5%葡萄糖注射液500毫升，地塞米松磷酸钠注射液10毫克，维生素C注射液2克，葡萄糖酸钙注射液10毫升，静脉注射，每日1次。为预防感染，口服利君沙0.375克，每日3次。唇及口腔内用黄柏煎液嗽口，每日数次。

其他皮损处外用：穿心莲粉15克，大黄粉20克，呋喃西林粉2克，蒸馏水100毫升，混匀后毛刷蘸搽患处，每日3次。嘱其多饮水，多食蔬菜水果，忌食腥辣之物。

二诊：服药3剂后，泻下宿食燥便，小便不黄，口渴大减，水疱开始消退，红斑疹色由鲜红转淡，余症皆轻。上方去大黄、芒硝、木通，生地黄、玄参减为15克，金银花、蒲公英减为20克，续服3剂。西药地塞米松磷酸钠减为5毫克，静脉注射3日，外用药同上。

三诊：口已不渴，手足部红斑大部分消退，水疱已趋干涸，口腔进食时疼痛大减，会阴处糜烂状皮损已结痂并开始消退，余症继轻。上方去天花粉、知母，牡丹皮、赤芍、紫草易为10克，续服5剂，停西药口服及静脉注射，外用药同上。

四诊：皮疹全部消退，诸症消失，不需服药告愈。

按语 多形性红斑，临床中有些患者找不到感染病灶，只能对症治疗。本例开始即有发热、咽痛、关节肌肉酸痛症状，后呈现出鲜红色丘疹、水疱，并逐渐增多，又具口渴喜饮、溲黄、便秘、舌质红、苔黄燥、脉滑数症状表现。据症辨属火热毒邪炽盛，蕴结上述部位所发。治宜采用中西药结合疗法，取金银花、连翘、蒲公英清热解毒；生地黄、玄参、丹皮、赤芍、紫草凉血清热消斑；黄芩、黄连、知母、天花粉、麦冬、大黄、芒硝、木通、滑石、生甘草清火泻热并导热下行；配合西药口服、静脉注射及外用药物，使皮疹消退痊愈。

14.34 手掌红斑一例

宫某，女，47岁。2003年9月4日初诊。

主诉及现病史：双手掌潮红，每于午后及晚间症状加重，触之有灼热感，痒剧20余天。在村卫生室服抗生素、激素、钙剂、维生素C，外搽皮炎平霜不显效，症状同前，口渴咽燥。舌质红，苔少，脉细数。

诊断：手掌红斑。

辨证：阴虚内热，蕴结所发。

治则：滋阴清虚热，凉血消斑。

处方：生地黄30克，麦冬15克，知母12克，天花粉10克，玉竹12克，沙参15克，地骨皮12克，牡丹皮10克，黄柏10克，白鲜皮12克，蛇床子10克，地肤子10克。

用法：水煎服，每日1剂。嘱其第3煎待凉泡手，每日2次。

二诊：服药7剂后，双手掌潮红已不明显，触之灼热感已无，痒感大减，口渴咽燥症状消除，药已中病。原方去天花粉，生地减为15克，知母、麦冬、玉竹、沙参减为10克，续服3剂，掌红斑全消告愈。

按语 本例据症辨为阴虚内热蕴结于手掌所发，故用生地黄、麦冬、知母、天花粉、玉竹、沙参、地骨皮等滋阴清热；白鲜皮、蛇床子、地肤子止痒而奏效。

14.35 疔毒一例

范某，男，22 岁。1985 年 9 月 18 日初诊。

主诉及现病史：3 日前，在无明显诱因下，右足大趾丛毛后 1 厘米处，起一黄豆粒大红色皮疹，稍高出皮肤表面，顶部有一小白疱，并感灼热跳痛。经用硫酸庆大霉素注射，复方新诺明内服，以及外用药（不详）治疗，炎症未减，皮疹未消，右下肢行走痛剧，体温38.4℃，口苦恶心，饮食欠佳，小便黄，大便干。化验白细胞计数 14.6×10^9/L，中性粒细胞0.78，淋巴细胞 0.23。舌质红，苔黄，脉弦数。

诊断：右足大趾疔毒。

辨证：肝经热毒炽盛，蕴于右足大趾处所发。

治则：清解肝经热毒，活血散结消肿。

处方：龙胆草 10 克，柴胡 10 克，黄芩 10 克，生地黄 30 克，牡丹皮 10 克，车前子 10克，栀子 10 克，大黄 15 克（后入），木通 5 克，当归 10 克，赤芍 12 克，皂刺 10 克，蒲公英 30 克，地丁 30 克，金银花 30 克，连翘 10 克。水煎服，每日 1 剂。

外用：大黄粉 10 克，黄芩粉 10 克，地榆粉 10 克，凡士林 100 克，调匀成膏，每日 2次，纱布包敷。

二诊：服药 4 剂后，皮疹消退明显，痛症大减，体温降至 36.8℃，口苦恶心症状减轻，纳食增加，二便正常。化验白细胞计数 10.3×10^9/L，中性粒细胞 0.70，淋巴细胞 0.2。上方去大黄、木通，续服 4 剂。外用药同上。

三诊：皮损全消，痛感已无，行走如常，体温正常，疔毒治愈。

按语 按经络循行分布，足厥阴肝之脉，起于大趾丛毛之际，本例患者诸症合参，证属肝经热毒炽盛，结于右足大趾处所发疔毒。故以龙胆草、栀子、柴胡、黄芩、生地黄等清解肝经之热；车前子、大黄、木通导热下行；当归、赤芍、皂刺散结消肿；蒲公英、地丁、金银花、连翘解毒消炎。诸药互用，相得益彰，使疔毒消散，症状消失。

14.36 足趾感染一例

李某，女，57 岁。2004 年 4 月 29 日初诊。

主诉及现病史：左足大趾肤色发红，疼痛肿胀，触之有灼热感，有时行走痛甚半年余。在本地医院及社区卫生服务站，注射内服抗生素多次，然上述症状仍反复而发，迁延不愈。述其口苦口渴口黏，头痛急躁易怒，纳食不香，小便色黄。舌质红，苔黄腻，脉弦濡数。

诊断：足趾感染。

辨证：肝脾湿热下注，蕴结化毒所发。

治则：清利肝脾湿热，解毒。

处方：龙胆草 10 克，栀子 10 克，黄芩 10 克，柴胡 10 克，白术 10 克，茯苓 10 克，薏苡仁 30 克，滑石 10 克，知母 10 克，麦冬 12 克，蒲公英 30 克，地丁 30 克，金银花 30 克，赤芍 10 克，车前子 10 克。水煎服，每日 1 剂。

外用：穿心莲 20 克，牡丹皮 20 克，水煎 300 毫升待凉，用纱布蘸药液湿敷，5～10 分钟更换 1 次，或有红、热、痛感即敷。忌食牛、羊肉、海鲜、辣椒。

二诊：服药 8 剂后，口已不苦，口渴口黏症状明显减轻，纳食增加，肤色变淡，触之灼热感已无，疼痛大减，小便正常。上方去车前子、麦冬，薏苡仁减为 15 克，续服 6 剂。停外用药。

三诊：大趾处肤色正常，痛感已无，余症俱消，告愈。1 个月后随访未发。

按语　本例足趾疼痛肿胀，且行走痛重，迁延半年未愈，又有口苦口渴口黏，头眩急躁，舌质红，苔黄腻，脉弦濡数等症状。因肝之经脉起于大趾丛毛之际，脾主四肢，据症详辨，究其主因，为肝脾湿热蕴结于上述部位所发。取龙胆草、栀子、黄芩、柴胡、白术、茯苓、薏苡仁、滑石、车前子清利肝脾湿热；知母、麦冬清热止渴；蒲公英、地丁、金银花清热解毒；赤芍散结。使肝脾湿热得以清利，毒解，皮疹消退。

14.37　毛囊炎二例

★ 例一　靳某，男，53 岁。2002 年 6 月 23 日初诊。

主诉及现病史：项部、发际处起数个豆粒大红色毛囊性丘疹，顶部有脓点附着，疼痛或痒痛 3 个月。其间经数种抗生素注射、内服，外敷红霉素软膏、一搽灵等，丘疹消退，但过后仍反复而发，缠绵不愈。患者素有饮酒嗜好，并常食辛辣肥甘之物。小便色黄。舌质红，苔黄腻，脉濡数。

诊断：毛囊炎。

辨证：湿热蕴结，循经上蒸，郁结化毒所发。

治则：清泻湿热，解毒散结。

处方：萹蓄 10 克，瞿麦 10 克，车前子 10 克，滑石 10 克，栀子 10 克，木通 5 克，黄柏 10 克，赤芍 10 克，金银花 20 克，蒲公英 30 克，地丁 30 克，连翘 10 克，灯心 3 克，甘草 6 克。水煎服，每日 1 剂。嘱其忌食腥辣之物。

二诊：服药 6 剂后丘疹消退大半，疼痛症状减轻，小便正常，余症皆轻。上方略作加减，续服 4 剂后毛囊性丘疹全部消退。5 个月后追访未发。

按语　本例用抗生素内服外搽，但炎症丘疹仍反复再现，痒痛俱作。按经络循行辨证，是因项部发际处为膀胱经脉循行之处。由于湿热互结化毒，故呈现出上述诸症。八正散清泻膀胱湿热作用较好，据其主治功效，以此方化裁。取瞿麦、萹蓄、栀子、车前子、黄柏、滑石、木通等清泻湿热；伍入金银花、蒲公英、地丁、连翘清热解毒消炎；赤芍散结，诸药互用，而收良效。

★ 例二　曹某，男，22 岁。2003 年 3 月 12 日初诊。

主诉及现病史：头皮部发生十余个约蚕豆大红色结节，稍高出皮肤，用手按之有少许脓血黏液渗出，有时痛剧，有时痒甚，或痒痛俱作，反复而发近 1 年。经十余种抗生素内服注射多次，外用药不详，然获效甚微，结节仍未消退。舌质红，苔黄略腻，脉濡数。

诊断：穿掘性毛囊炎。

辨证：湿热毒蕴，结于头皮毛囊所发。

治则：清湿热解毒，消炎散结。

处方：蒲公英 30 克，地丁 30 克，金银花 30 克，连翘 10 克，白芷 10 克，菊花 9 克，天葵子 10 克，赤芍 12 克，皂刺 10 克，土茯苓 15 克，栀子 10 克。水煎服，每日 1 剂。

外用：蒲公英 30 克，地丁 30 克，忍冬藤 30 克，连翘 30 克，白芷 30 克，白鲜皮 30 克，赤芍 30 克，黄柏 30 克，三棱 30 克，莪术 30 克，苦参 30 克，水煎适量外洗，每日 2 次，每次 30 分钟，3 日 1 剂。

上方共加减内服外用 1 个月后，红色炎性结节全部消退，痒痛症状消失，皮肤变平告愈。嘱其忌食腥辣之物 3 个月，以免复发。

按语　本例为穿掘性毛囊炎，迁延 1 年未愈，辨其主因为湿热毒蕴结所发。取五味消毒饮加味，清湿热解毒消炎治其本，配合忍冬藤、连翘、白芷、黄柏、白鲜皮、赤芍等清湿热，解毒消炎散结，内服外洗相结合，使炎症消退，结节消散，诸症治愈。

14.38　多发性疖一例

刘某，男，38 岁。2003 年 8 月 19 日初诊。

主诉及现病史：背部、臀部、腘窝处起数个约橡子大小红色结节月余。曾以抗生素注射、内服多次，外用鱼石脂软膏、红霉素软膏，结节有时消退，但仍此愈彼起，反复出现。查见上述部位结节红肿浸润，呈圆锥状高起，触之有灼热感，疼痛明显。口腻口黏，渴不欲饮，小便色黄，大便略干。舌质红，苔黄稍腻，脉濡数。

诊断：多发性疖。

辨证：湿热蕴结，化毒而发。

治则：清利湿热，解毒消炎。

处方：木通 5 克，车前子 10 克，瞿麦 10 克，萹蓄 10 克，滑石 10 克，大黄 6 克，栀子 10 克，蒲公英 30 克，地丁 30 克，金银花 30 克，黄柏 10 克，甘草 6 克。

用法：水煎服，每日 1 剂。嘱其忌食腥辣之物。

上方共加减服 12 剂，疖肿全消。半年后追访再未发。

按语　湿热火毒蕴结肌肤，均可导致疮疖发生。本例发病月余，西药治疗效不显著，疖肿发生按经络循行属膀胱经循行部位，据症辨为膀胱湿热内蕴化为热毒所发疖肿。以八正散加减，取木通、车前子、瞿麦、滑石、大黄、栀子、黄柏清泻湿热毒邪；金银花、蒲公英、地丁清热消炎解毒，获效较好。

14.39　糖尿病足部烫伤溃疡一例

毕某，男，67 岁。2005 年 4 月 13 日初诊。

主诉及现病史：素有糖尿病病史 20 年，于 2004 年 12 月晚间为足部取暖，用玻璃热水瓶放在被子内，第 2 天醒后发现右足背、足底烫伤，有数个大小不一水疱，破溃后经一擦灵、高锰酸钾、生理盐水、烧伤湿润膏、京万红等外用，至今未愈。查见足背有 4 厘米×3 厘米，足底有 5 厘米×4 厘米大溃疡面，深达 2 毫米，内有黄白色黏液渗出，疮面暗红。

诊断：糖尿病足部烫伤溃疡。

治则：清热除湿，生肌敛口。

处方：土茯苓 30 克，黄柏 30 克，萆薢 30 克，栀子 30 克，薏苡仁 30 克，地肤子 30 克，苦参 30 克，白及 30 克，蒲公英 30 克，地丁 30 克，金银花 30 克，连翘 30 克。

用法：水煎适量待温泡足，每日 2～3 次，每次 20 分钟。3 日 1 剂。洗后外用炉甘石粉

10 克，氧化锌粉 10 克，白及粉 10 克，凡士林 100 克，调匀成膏，每晚 1 次涂敷。

上述疗法共用 35 日，溃疡面全部愈合。

按语 本例素有糖尿病病史，右足部被热水瓶烫伤后形成溃疡，西药常规疗法疮面未愈。以较大剂量中药泡洗，方中土茯苓、黄柏、萆薢、薏苡仁、栀子、苦参、地肤子渗湿清热；白及生肌敛口；蒲公英、地丁、金银花、连翘解毒消炎。诸药相用，直达病所，功专力宏，因而收到较为理想疗效。

14.40 糖尿病肢端坏死术后伤口不愈一例

吴某，男，58 岁。2006 年 6 月 17 日初诊。

主诉及现病史：患糖尿病 10 年。3 个月前左大趾、趾背呈现黑褐色皮损，触之发硬，足背红肿，在某医院诊为糖尿病足坏死，予以截肢术，虽用数种抗生素治疗，但术后至今伤口未能愈合。查见患处仍有较多黏液及脓性分泌物渗出，疮面深达 2 毫米，痒痛俱作。

诊断：糖尿病肢端坏死术后伤口不愈。

治则：清湿热消炎，活血生肌敛口。

处方：土茯苓 30 克，薏苡仁 30 克，黄柏 30 克，苦参 30 克，蒲公英 30 克，地丁 30 克，金银花 30 克，萆薢 30 克，穿心莲 30 克，白鲜皮 30 克，白及 30 克。

用法：水煎适量泡足，每次半小时，每日 2 次，3 日 1 剂。泡后涂生肌散（白及粉 50 克，炉甘石粉 50 克，混匀高压消毒后，撒于患处，凡士林纱条覆盖）。

上药共用 40 天，溃疡面得以逐渐愈合。

按语 本例糖尿病肢端坏死，术后伤口迁延不愈，用数种抗生素仍获效不著。患处有较多黏液脓性分泌物渗出，痒痛俱作，辨属湿热蕴结，化毒所发。故取土茯苓、薏苡仁、黄柏、苦参、萆薢、白鲜皮清热渗湿；公英、地丁、金银花、穿心莲消炎；白及、炉甘石生肌敛口，使伤口逐渐愈合。

14.41 足跟疮疡一例

陈某，男，43 岁。2006 年 8 月 24 日初诊。

主诉及现病史：右足跟部发生约币大溃疡面，皮肤潮红，有时渗出黄白色黏液、脓液，痒痛俱作 3 月余。在某两家医院住院予多种抗生素注射、内服，收效不著。又经 X 线摄片骨质未见异常，分泌物做细菌培养正常无菌，行走痛剧。查见患处皮损呈现红色，触之灼热。口苦口渴，口中黏腻，纳食不香，小便色黄，大便黏滞不爽。舌质红，苔黄腻，脉濡数。

诊断：足跟疮疡。

辨证：湿热蕴结化毒。

治则：清利湿热，解毒。

处方：蒲公英 30 克，地丁 30 克，忍冬藤 30 克，连翘 10 克，牡丹皮 10 克，赤芍 12 克，天花粉 10 克，知母 10 克，麦冬 15 克，黄连 10 克，黄柏 10 克，地骨皮 12 克，薏苡仁 30 克，白鲜皮 15 克，地肤子 10 克。

用法：水煎服，每日 1 剂。嘱其第 3 煎待温泡足，每日 2 次，忌食腥辣之物。

二诊：服药 7 剂后，口苦口渴口中黏腻症状大减，纳食增加，二便基本正常，疮疡处肤色明显由红变淡，渗出黏液、脓液极少，痒痛症状明显减轻，可以行走。上方麦冬减为 10 克，薏苡仁减为 15 克，续服 10 剂。

三诊：足跟处渗出黏液、脓液已无，灼热痒痛症状消失，纳食正常，余症俱消，基本治愈。上方去天花粉、知母、麦冬、黄连，蒲公英、地丁、忍冬藤易为 15 克，续服 4 剂，以巩固疗效。

按语　本例足跟疮疡迁延 3 月余未愈，始用抗生素治疗，取效不著，又经细菌培养，X线拍片均无异常。据其皮损灼热色红，肿胀，渗出黄白色黏液、脓液，行走疼痛，口苦、口渴、口黏症状。辨属湿热蕴结，化毒所发。取蒲公英、地丁、忍冬藤、连翘、薏苡仁、黄连、黄柏清湿热解毒；牡丹皮、地骨皮、赤芍清热活络；天花粉、知母、麦冬清热；白鲜皮、地肤子清湿热止痒。内服外洗相结合，使湿热清，毒解，炎症消散，告愈。

14.42　肛裂一例

郑某，女，23 岁。2003 年 6 月 23 日初诊。

主诉及现病史：便后下血疼痛剧烈难忍，甚时如刀割，时常大便秘结半年余。经服槐角丸、化痔丸、番泻叶及其他润肠通便中药，收效不明显，口渴咽干。舌质红，苔黄燥，脉滑数。

诊断：肛裂。

辨证：胃肠热盛，灼伤血络，致便秘下血。

治则：清热滋阴润燥，止血。

处方：当归 15 克，生地黄 30 克，麦冬 15 克，知母 12 克，天花粉 12 克，石斛 12 克，黄芩 10 克，麻子仁 12 克，厚朴 6 克，大黄 12 克（后入），白及 10 克，地榆炭 12 克，延胡索 10 克。水煎服，每日 1 剂。

外用：大黄粉 10 克，地榆粉 10 克，延胡索粉 10 克，冰片 3 克，凡士林 100 克，调匀高压消毒后，每于便后涂于肛裂处。忌食辛辣之物。

二诊：服药 5 剂后，口已不渴，大便基本正常，疼痛症状大减，便后下血已很少。原方去大黄，生地减为 15 克，麦冬、知母、天花粉、石斛减为 10 克，续服 5 剂。外用药同上。

三诊：便后下血及痛症消失，肛周部有舒适感，大便正常，诸症获愈。嘱其时常外用药膏，以巩固疗效，并保持大便通畅。2 个月后随访未发。

按语　本例肛裂兼便秘，便后下血，实属胃肠热盛，蒸灼津液，热邪蕴结，血络灼伤，故便血疼痛尤重。取当归、生地黄、麦冬、知母、天花粉、黄芩、石斛、麻子仁清热滋阴润肠；大黄导热下行；白及、地榆炭止血生肌；延胡索止痛而收全功。

14.43　混合痔一例

陈某，男，69 岁。2003 年 6 月 27 日初诊。

主诉及现病史：肛门截石位 11 点处，有痔核突出于肛外，总觉坠胀不适及有痛感年余。由于黏膜经常受到刺激，黏液分泌较多，肛门周围发痒潮湿及有炎症表现。服过化痔丸、槐角丸、痔根断等。常以高锰酸钾、花椒，开水浸后熏洗坐浴，获效不佳。两家医院予手术治疗，患者惧怕未做。

诊断：混合痔。

辨证：中气不足，湿热下注。

治则：补中益气升提，收涩祛湿，散结止痛。

处方：黄芪 15 克，升麻 6 克，薏苡仁 30 克。每日 1 次，水煎代茶饮。

外用：白术 30 克，黄芪 30 克，升麻 30 克，五倍子 30 克，当归 30 克，赤芍 30 克，地榆 30 克，白芷 30 克，大黄 30 克，芒硝 30 克，延胡索 30 克，黄柏 30 克，土茯苓 30 克，枯矾 30 克。

用法：水煎适量，入盆中趁热先熏，待温度适宜时再坐浴，每次 20 分钟，每日 2～3 次，3 日用药 1 剂。忌食牛、羊肉、辣椒、酒等物。

上方共用 15 剂后痔核消失，免除手术之苦。

按语　《丹溪心法》"痔者皆因脏腑本虚……"，本例年近七旬，气血虚弱，用一般疗法取效不显，除内服药物外，取较大剂量中药，熏洗坐浴，使药效直至病所，发挥益气升提、收涩祛湿、止痒散结止痛功效，为较好疗法。据患者反映，坐浴后肛周部位颇感舒适轻松，坠胀痒痛感随之消失。有炎症痛重时宜加蒲公英 30 克，地丁 30 克，败酱草 30 克。

14.44　脱肛一例

廖某，男，56 岁。2003 年 6 月 12 日初诊。

主诉及现病史：患者脱肛已 3 月余，每于便后或劳累直肠便脱出肛门外，且有坠胀不适感，开始能塞入肛内，近几日已送不进肛内。曾服中西药物数种（不详），未效。查见患者身体瘦弱，周身无力。询其在外地干建筑，自述整日劳累站立，身体难以支撑，面色萎黄。舌质淡，苔薄，脉细弱。

诊断：脱肛。

辨证：脾胃气血虚弱，升提无力所发。

治则：补益气血升提，收涩固托。

处方：黄芪 30 克，党参 30 克，白术 12 克，茯苓 12 克，当归 15 克，白芍 20 克，熟地黄 20 克，川芎 10 克，升麻 6 克。水煎服，每日 1 剂。

外用：黄芪 30 克，党参 30 克，白术 30 克，茯苓 30 克，升麻 30 克，五倍子 30 克。用法：水煎适量入盆中，乘热先熏待温再坐浴，每日 2 次，每次 30 分钟，3 日 1 剂。

二诊：以上药内服外用 9 日后，肢体有力，面色转润，肛门部感觉舒适，直肠脱出肛外次数已很少。上方黄芪、党参减为 20 克，白术、茯苓减为 10 克，白芍、熟地黄减为 15 克，续服 7 剂，外用药同上。

三诊：脱肛症状全消，停内服外用药。3 个月后随访未发。

按语　本例脱肛据症辨为气血虚弱，提肛无力，加之整日劳累站立，而致直肠脱出。治用黄芪、党参、白术、茯苓、当归、白芍、熟地黄等补益气血升提，并配合补气收涩升提中药，直接熏洗坐浴，是较快治愈关键。患者熏洗坐浴后肛门部感觉舒适，内服外用相结合，使坠胀感消失，直肠脱出症状治愈。

14.45   前列腺炎一例

王某，男，58岁。2003年5月2日初诊。

主诉及现病史：小便排出不畅，尿频尿痛，有尿不尽感，并觉尿道灼热不适，小便色黄月余。某院B超诊断为前列腺炎。经前列欣、前列康内服，收效不著。舌质红，苔黄略腻，脉濡数。

诊断：前列腺炎。

辨证：湿热下注于前列腺、膀胱、尿道。

治则：清利湿热，利尿。

处方：车前子10克，木通6克，萹蓄10克，滑石10克，瞿麦10克，栀子10克，黄柏10克，土茯苓10克，石韦10克，白茅根30克，金银花20克，蒲公英30克，鱼腥草30克，甘草6克。水煎服，每日1剂。忌食辛辣之物。

二诊：服药8剂后尿道灼热疼痛症状大减，小便较通畅，色已转淡，余症俱轻。上方稍事加减，续服6剂，诸症告愈。

按语   本例前列腺炎，辨其主因为湿热蕴结下注所发，故表现出尿频尿痛，尿道灼热不适等一系列上述症状。取八正散加减治之，以木通、车前子、萹蓄、滑石、瞿麦、栀子、黄柏、白茅根等清利前列腺、膀胱、尿道湿热，并导热下行；金银花、蒲公英、鱼腥草清热消炎。使湿热清炎症消，小便通畅。

14.46   血栓性浅静脉炎二例

★ **例一**   焦某，女，58岁。2003年7月31日初诊。

主诉及现病史：右小腿沉重胀痛，有灼热不适感，行走活动受限15天。在某院静脉滴注青霉素、甲硝唑，疗效不著。查见右小腿内侧皮肤色红，略肿，压痛明显，触之灼手，沿大隐静脉走向扪之有硬束条状物出现。口渴，小便黄，大便干。舌质红，苔黄燥，脉滑数。

诊断：血栓性浅静脉炎。

辨证：热邪结于下肢，灼伤血络，化毒所发。

治则：清热解毒，活络止痛。

处方：生地黄30克，牡丹皮10克，黄连10克，知母12克，麦冬15克，石斛12克，栀子10克，牛膝10克，丹参30克，金银花30克，连翘10克，滑石10克，延胡索12克，大黄12克（后入），竹叶9克。

用法：水煎服，每日1剂。嘱其第3煎待凉，用纱布蘸药液湿敷患处，每日数次。

二诊：服药4剂后，口渴症状大减，二便正常，皮损处颜色由红转淡，触之灼热感已轻，疼痛症状亦明显轻。原方去大黄、竹叶，续服6剂。

三诊：皮损处颜色已趋正常，扪之皮损处略有束条状物，触之痛感略有，口渴已无，行走已很轻松。上方去石斛、麦冬、知母，金银花减为15克，续服6剂后束条状物消散，痛感消失，肤色正常，诸症获愈。

按语   本例始用抗生素注射获效不著，据其皮损处色红灼热胀痛，口渴，溲黄，便干症状，辨属热邪蕴于下肢化毒。以生地黄、牡丹皮、黄连、知母、麦冬、石斛、大黄、竹叶、滑石清热并导热下行；金银花、连翘解毒；延胡索、牛膝、丹参活络止痛。使皮损消散，症状消失，行走如常。

★ 例二　李某，男，48岁。2003年5月13日初诊。

主诉及现病史：右小腿下1/3处色红灼热胀痛7日，沿静脉走向可触到一硬束条状物，压痛明显，周围皮肤呈现红斑，口苦口腻，渴不欲饮，纳食不香，小便色黄，大便不干。舌质红，苔黄腻，脉濡数。

诊断：血栓性浅静脉炎。

辨证：湿热蕴结下肢，脉络瘀滞不通。

治则：清利湿热，活血化瘀通络。

处方：白术12克，茯苓12克，薏苡仁20克，佩兰10克，黄连10克，栀子10克，滑石10克，黄柏10克，金银花30克，连翘10克，蒲公英20克，地丁20克，丹参20克，赤芍12克，竹叶10克，甘草9克。水煎服，每日1剂。

外用：栀子粉15克，金银花粉15克，凡士林100克。充分调匀成膏，每日1次涂敷患处。忌食腥辣之物，多休息。

二诊：服药9剂后，皮损处肤色转淡红，疼痛灼热症状明显减轻，口苦口腻症状消失，纳食增加，小便正常，余症皆轻。原方去滑石、竹叶、黄连，续服8剂。外用药同上。

三诊：上述部位灼热胀痛感全消，肤色正常，行走自如，停外用药。为巩固疗效续服：丹参15克，赤芍10克，牛膝10克，忍冬藤15克，蒲公英15克，复进6剂。3个月后随访再未发。

按语　本例除小腿下1/3处肿胀疼痛外，又有口苦口腻，渴不欲饮，纳食不香，小便色黄等症状。脾主肌肉四肢，据症辨为脾胃湿热，蕴结于下肢所发。取白术、茯苓、薏苡仁、佩兰、黄连、栀子健脾胃清湿热；竹叶、滑石导湿热下行；金银花、连翘、蒲公英、地丁解毒消炎；丹参、赤芍活血通络，并用栀银膏局部外敷，内服外治相结合，收到较好疗效。

14.47　血栓闭塞性脉管炎一例

李某，男，43岁。1990年3月14日初诊。

主诉及现病史：自1989年12月右下肢出现沉重怕冷感，右足麻木，足大趾疼痛，尤其是受寒冷后加剧，得热稍能缓解，行走不便。某医院诊为血栓闭塞性脉管炎，予中西药内服及封闭疗法罔效。近来痛如针刺，每晚屈膝抱足暖按，难以安眠。自述发病前在野外看工地数日，现面色萎黄，肢体酸软，右小腿肌肉萎缩，明显变细，足背呈暗红色，大趾上有蚕豆大黑色皮损，触之发凉，足背动脉细弱无力。舌质淡，苔白，脉细弱。

诊断：血栓闭塞性脉管炎。

辨证：阴寒之邪久蕴经络，气血虚弱运行不畅。

治则：补益气血，活血通络，温阳散寒。

处方：黄芪60克，桂枝12克，生姜15克，当归20克，白芍30克，鸡血藤15克，熟附子15克（先煎30分钟），红花10克，丹参30克，乳香12克，没药12克，大枣5枚。水煎服，每日1剂。

二诊：服药10剂后，疼痛明显减轻，精神振作，肢体有力，足背暗红色开始减退，大趾黑色较前明显变淡，触之肌肤稍温，足背动脉搏动较前有力。上方略事加减续服 10 剂。

三诊：足趾只觉有时疼痛，晚间能安眠，肌肤转温，足背、足趾肤色已转淡红，右小腿已明显增粗，余症俱轻。原方黄芪减至 30 克，桂枝、熟附子、乳香、没药减至 10 克，复服 15 剂后，诸症治愈。

按语　《内经》云："邪之所凑，其气必虚。"本例患者具有气血虚弱症状表现，抗寒力弱，加之夜间看工地数日，阴寒之邪长期侵袭，使足背、足趾血脉运行不畅而呈上述诸症。黄芪桂枝五物汤具有补气血，通阳散寒之功。故以本方加味，取较大剂量黄芪为君，佐大枣补气扶正；桂枝、熟附子、生姜通阳散寒；当归、白芍养血补血；丹参、红花、鸡血藤、乳香、没药活血通络止痛，使寒邪得以温散，气血通畅，血栓闭塞性脉管炎治愈。

14.48　肩关节周围炎一例

陈某，女，57 岁。1989 年 11 月 22 日初诊。

主诉及现病史：右肩关节疼痛 3 月余，某医院诊为肩关节周围炎，予以伸筋丹、小活络丸、消炎痛（吲哚美辛）、布洛芬、地塞米松等药内服，外贴麝香虎骨膏，理疗，收效均不显著。右肩关节仍酸痛剧烈，遇寒冷尤甚，右上肢外展、后伸、上举均受限制，右肩峰及肩前部压痛明显。体质瘦弱，自述抗寒力差，热则体舒。舌质淡，苔薄白，脉沉弱。

诊断：肩关节周围炎。

辨证：形体虚弱，卫阳不固，寒邪痹着于肩关节所致。

治则：补气血助阳，祛寒通络。

处方：黄芪 30 克，当归 15 克，白芍 30 克，桂枝 15 克，片姜黄 15 克，羌活 12 克，伸筋草 20 克，红花 10 克，威灵仙 12 克，没药 12 克。

用法：水煎服，每日 1 剂。嘱其第 3 煎液沸后加食醋 500 克，纱布蘸药液敷肩关节，每日 3 次。

二诊：服药 10 剂后，肩关节疼痛大减，有湿热感，活动较灵活轻松，其他症状亦有减轻。原方桂枝减为 12 克，片姜黄、威灵仙减为 10 克，复服 8 剂。

三诊：右肩关节活动正常，诸症治愈，不用服药。

按语　本例因体质虚弱，卫外不固，加之寒邪侵袭痹着所致。故用补气血通阳行痹的黄芪桂枝五物汤化裁治之。方以黄芪为君，补气固表；配桂枝、片姜黄、威灵仙、羌活、伸筋草逐散寒邪，温阳通络；当归、白芍、红花、没药养血活血止痛。因药症相符，故收效显著。

14.49　乳房囊性增生一例

徐某，女，37 岁。1984 年 3 月 20 日初诊。

主诉及现病史：患者因家务之事时常沉默寡言，情绪低落，或心烦易怒，胁肋胀痛 1 年余。后发现左乳房部有包块，去某医院经 B 超检查左乳房外上象限有 4 厘米×4.5 厘米大囊性增生包块，扪之质韧而不硬，推之移动，与皮肤深部组织无粘连。因其惧怕手术，要求服中药治疗。除上述包块外，时常嗳气叹息，少气懒言，纳差。舌质淡，苔白腻，脉弦细。

诊断：乳房囊性增生。

辨证：肝气郁滞，脾失健运，痰凝络阻，日久聚而成结。

治则：疏肝理气，健脾散结。

处方：柴胡 12 克，当归 15 克，香附 10 克，青皮 10 克，党参 20 克，白术 10 克，茯苓 10 克，陈皮 10 克，玄参 15 克，赤芍 12 克，半夏 10 克，三棱 10 克，莪术 10 克，皂角刺 10 克，夏枯草 15 克，昆布 10 克，海藻 10 克。水煎服，每日 1 剂。

二诊：服药 10 剂后，包块开始缩小，纳食增加，嗳气叹息，少气懒言症状俱轻。上方柴胡减为 9 克，当归减为 10 克，党参减为 12 克，续服 10 剂。

三诊：囊性包块已基本消散，胁肋胀痛，嗳气叹息症状已无，原方去青皮、香附、玄参，复服 5 剂后乳房增生包块全消而愈。半年后随访未发。

按语 乳房囊性增生为青壮年妇女多发，属一种非炎症性病变。据其临床诸症表现，多因情志不遂，使肝郁气滞，影响脾胃运化，日久肝郁痰凝，乳络阻滞，聚而成结所发。诚如《外科正宗》中所言："多由思虑伤脾，恼怒伤肝，郁结而成也。"《疡科心得集》亦云："由肝气不舒，郁结而成。"本病病之根本在肝脾，故以柴胡、香附、青皮、党参、白术、茯苓、陈皮疏肝理气健脾；当归、赤芍、玄参、半夏、三棱、莪术、夏枯草、昆布、海藻软坚散结，诸药相用，可疏肝健脾，有使囊性增生包块消散之良效。

14.50　乳房纤维腺瘤一例

桂某，女，24 岁。2004 年 5 月 28 日初诊。

主诉及现病史：右侧乳房外上象限发现一约 3 厘米×3 厘米大包块，3 月余。经 B 超诊断为乳房纤维腺瘤，服乳安片、天冬素、逍遥丸等，包块未见消退。查见上述包块质地坚实，触之边界清楚，活动度大，与皮肤组织不粘连，在情志不好时稍有胀痛，并述其性情经常急躁易怒，两胁不舒，嗳气叹息。舌质淡，苔薄白，脉弦细。

诊断：乳房纤维腺瘤。

辨证：肝气郁结日久，影响脾之运化，痰郁结聚而成。

治则：舒肝解郁，健脾祛湿，化痰散结。

处方：当归 12 克，白芍 15 克，柴胡 10 克，枳壳 10 克，香附 10 克，青皮 10 克，茯苓 10 克，夏枯草 15 克，赤芍 12 克，三棱 9 克，莪术 9 克，延胡索 9 克，甘草 6 克，水煎服，每日 1 剂。

二诊：上药服 15 剂后，包块明显开始缩小，乳房部胀痛感消失，急躁易怒，两胁不舒，嗳气叹息症状大有好转。上方枳壳、香附、青皮减为 6 克，续服 12 剂。

三诊：乳房纤维腺瘤完全消退，诸症消失治愈，不需服药。

按语 肝喜条达而恶抑郁，临床中某些乳房良性包块患者，平素多有心情不畅，郁闷气滞，或忧思多虑，或性情急躁，胸胁胀痛等肝气不舒症状。肝主疏泄，脾主运化，上述症状日久必然导致肝脾功能失调，乳房部呈现出良性包块、结节，为发病之根本。本例即有上述症状表现，故以当归、柴胡、青皮、枳壳、香附疏肝理气解郁；茯苓健脾化痰；夏枯草、赤芍、三棱、莪术散结软坚；延胡索止痛。诸药合用，使纤维腺瘤消散，症状消失。

14.51　颜面神经麻痹一例

史某，男，29 岁。2003 年 1 月 23 日初诊。

主诉及现病史：左面部麻木，表情肌瘫痪，闭目不止，鼻唇沟平坦，口歪向右侧，流口水，不能鼓气已月余。其间经注射维生素 B_1、维生素 B_{12}，口服抗病毒西药及针灸理疗等，收效不明显，上述症状依然存在。询其病因，自述发病前 1 天洗澡后骑摩托车回家，夜间便觉左面部不适，有麻木痹着感。口不渴，二便正常。舌质淡，苔薄白，脉沉。

诊断：颜面神经麻痹。

辨证：洗澡后腠理空虚，卫外不固，风邪入侵，痹着颜面经络。

治则：祛风活络通痹。

处方：羌活 10 克，威灵仙 10 克，僵蚕 10 克，防风 10 克，桂枝 9 克，白芷 9 克，当归 10 克，红花 10 克。水煎服，每日 1 剂。

二诊：服药 6 剂，左面部已感舒适，能闭目鼓气，余症皆轻。上方略作加减，续服 4 剂，症状治愈。2 个月后随访未发。

按语　本例用西药注射内服，以及针灸、理疗收效不著。细审病因是由洗澡后骑车回家，面部肌肤腠理空虚，卫外不固，风邪乘虚入侵，痹着所发。故取羌活、威灵仙、僵蚕、防风通经活络祛风；白芷芳香，辛散温通，可上达通窍散风寒；桂枝调和营卫；当归、红花活血通络，而收佳效。

14.52　面神经炎一例

孔某，男，51 岁。2012 年 11 月 7 日初诊。

主诉及现病史：患者平素体质较弱，经常外感，于 2012 年 3 月的一天，早晨去市场买菜，当时穿衣服少，感受了风寒。回家约 2 个小时后便觉左面部麻木略痛，触之有凉感。两天后到某院诊为面神经炎，经常规疗法数日效不显著。其间曾又到过几家医院住院，予中西药物数种注射、内服，以及烤电、针灸、理疗、穴位敷贴等效果均不显著，症状基本同前。外遇风寒刺激，进食酸凉之物后疼痛尤甚，二便正常。化验血常规、血脂组合、血液流变学等均无异常。舌质淡，苔薄，脉弱。

诊断：面神经炎。

辨证：肌表虚弱，加之外受风寒之邪，当时未得及时清解，闭阻于肌腠。

治则：扶正固表，祛风散寒活络。

处方：黄芪 30 克，白术 15 克，防风 10 克，羌活 10 克，桂枝 9 克，白芷 9 克，红花 9 克，丹参 10 克，大枣 3 枚。

用法：水煎服，每日 1 剂。嘱其第 3 煎待温，以纱布蘸药液稍拧至不滴水为度，敷于患处，每日数次。

二诊：服药 12 剂后上述诸症明显见轻，左面部较前觉有舒适感。原方黄芪减为 15 克，白术减为 10 克，桂枝减为 6 克，入当归 9 克，续服 15 剂后，酸麻痛凉症状全部消失，诸症获愈。

按语　本例迁延半年未愈，究其根本病因为素体虚弱，早晨外出感受了风寒，蕴于肌肤腠理，而现上述数种症状。故用玉屏风散加味，黄芪为君，益气升阳固表；白术功可补中益气固表，二药均可增强机体抵抗力；防风可散风胜湿止痛；羌活主要成分含有挥发油，散寒解表，通痹止痛；桂枝辛甘，助阳解肌，温经止痛；白芷辛能解表散风，温可散寒除湿，芳香上达，能祛风寒化湿浊；红花辛散温通，具活血通络祛痛之功；丹参活血且能扩张周围血管；大枣甘温质柔，益气调营，缓和药性。全方具有益气升阳固表，疏风散寒除湿，活血通络止痛功效。药症合拍，疗效显著。

14.53　脓疱疮一例

颜某，女，23 岁。2003 年 7 月 3 日初诊。

主诉及现病史：患者自 5 月份以来，躯干四肢散在蚕豆大红色皮疹，伴黏液脓疱，瘙痒剧烈。经肌内注射青链霉素，口服四环素，外搽肤轻松、红霉素软膏等无效，脓疱性皮疹仍不断发生，痒痛俱作。查见上述部位有散在豌豆大小红色皮疹，上有黏质脓液，个别结痂。小便黄，舌质红，苔黄略腻，脉濡数。

诊断：脓疱疮。

辨证：湿热毒邪蕴于肌肤所发。

治则：除湿清热解毒。

处方：苍术 10 克，苦参 10 克，黄连 10 克，黄柏 10 克，金银花 30 克，连翘 15 克，地肤子 15 克，白鲜皮 15 克，蚤休 10 克，滑石 10 克，白芷 10 克，生甘草 10 克。3 剂。

用法：水煎服，每日 1 剂。第 3 煎待凉用棉签搽皮损处，每日 4 次。嘱其忌口。

二诊：皮疹处黏质脓液明显减少，痒减大半，续服 3 剂，原发皮损全消获愈。

按语　脓疱疮多发于夏秋炎热之季，本案由于体内湿热加之外受热毒，熏蒸肌肤所致，故取苍术、佩兰、苦参、黄连、黄柏、地肤子、白鲜皮、滑石、甘草除湿清热止痒；金银花、连翘、蚤休、白芷清热解毒，使脓疱性皮疹较快消退。

14.54　色素性紫癜性苔藓性皮炎一例

王某，男，53 岁。2007 年 5 月 22 日初诊。

主诉及现病史：患者 1 年前，双足背小腿处起大小不等的片状紫红色皮损，并逐渐扩散蔓延至大腿伸侧、腹部、臀部，有瘙痒感。其间经用激素及抗组胺药内外并治，收效不显，双下肢时有灼热感，延续至今。查见上述部位有紫红色皮疹，压之不褪色，上覆少许细薄白色鳞屑，部分略有苔藓样改变。化验：血、尿常规，出凝血时间均无异常。舌质淡紫，苔薄黄，脉濡涩。

诊断：色素性紫癜性苔藓性皮炎。

辨证：内蕴湿热，灼伤脉络，外感风邪而发。

治则：除湿清热，化瘀疏风。

处方：当归 15 克，赤芍 12 克，生地黄 20 克，牛膝 12 克，黄柏 10 克，桃仁 10 克，红花 10 克，丹参 30 克，滑石 12 克，白蒺藜 10 克，秦艽 10 克，白鲜皮 15 克，生甘草 10 克。10 剂。水煎服，每日 1 剂。

二诊：服上药后，皮疹颜色开始由紫红略转淡红，鳞屑有所消退，痒轻，下肢灼热感亦减，续进 10 剂。

三诊：臀部、腹部、大腿处皮疹明显消退，下肢灼热感已无，皮肤稍觉有干燥感，原方去黄柏、滑石，加熟地黄 30 克、玄参 15 克，续服 6 剂后皮疹全消。1 年后随访未复发。

按语　色素性紫癜性苔藓性皮炎，以躯干下肢多发，现代医学认为其属一种出血性毛细血管炎。究其诸症表现，本例辨属风湿热邪久蕴，灼伤血络，溢于肌肤，日久伤阴化燥而现紫红色苔藓样皮损。除湿清热化瘀疏风汤中以牛膝、黄柏、滑石祛湿清热;当归、生地黄、赤芍、桃仁、红花、丹参养血活血祛瘀化瘀;白蒺藜、白鲜皮、秦艽疏风止痒。服至 20 剂后皮肤觉有干燥感,佐益熟地黄、玄参增其养血润肤之力,使脉络得通,肌肤得润,风疏痒止,皮损消退。

14.55 软组织损伤一例

孔某,男,58 岁。2009 年 8 月 26 日就诊。

主诉及现病史:患者于 7 天前碰伤,左小腿下 2/3 至踝部、足背局部肿胀疼痛。经服三七伤药片、消炎痛,外搽松节油症状未减,损伤部位依然肿胀明显,局部青紫疼痛,行走困难。X 线摄片骨质未见异常,舌质暗,苔薄,脉沉涩。

诊断:软组织损伤。

辨证:气血两伤,瘀血肿胀。

治则:益气活血,散瘀消肿。

处方:黄芪 30 克,当归 15 克,赤芍 12 克,丹参 30 克,花粉 10 克,炮山甲 10 克,泽兰 12 克,红花 10 克,酒大黄 6 克,乳香 10 克,没药 10 克,牛膝 15 克,木瓜 12 克。4 剂,水煎服,每日 1 剂。

服上药 4 剂后肿胀已轻,肤色由青紫开始转淡,痛减,已能慢慢行走。续服 3 剂瘀肿全消,疼痛症状消失。

按语 益气活血逐瘀汤,为笔者在复元活血汤基础上化裁而成。根据气为血之帅,气行则血行之理,在活血化瘀药如当归、赤芍、桃仁、丹参、红花等药中,专投黄芪为君,而益其补气之功,故较单纯活血祛瘀力大,从而达到气行血活瘀散之效。临床上不论胸胁或四肢的软组织损伤,经内服外用药收效不显的,据其症状表现,投益气活血逐瘀汤而收效较快。

14.56 慢性阴囊湿疹一例

孔某,男,40 岁。2010 年 2 月 25 日初诊。

主诉及现病史:患者 4 年前,阴囊部开始瘙痒,当时有数个小丘疹,搔抓后见少许溢液。后逐渐干燥,瘙痒加重,影响工作、睡眠。4 年来所用肌注、内服用药难以计数,只能见效一时,过后依然如故。查见皮损呈红褐色,皮疹肥厚,皮沟加深,表面粗糙,伴有搔痕鳞屑,边缘不清。口干。舌质淡,苔少,脉细数。

诊断:慢性阴囊湿疹。

辨证:病程日久,肌肤失润,风湿之邪久蕴肌肤腠理。

治则:养血滋阴,润肤熄风,除湿止痒。

处方:当归 15 克,白芍 15 克,熟地黄 30 克,制何首乌 15 克,玄参 15 克,麦冬 15 克,龙胆草 10 克,苦参 10 克,白鲜皮 15 克,白蒺藜 12 克,防风 10 克,全蝎 10 克。10 剂。

用法:水煎服,每日 1 剂。外用除湿止痒膏。

二诊:服经上药后,瘙痒症状已减,晚间已能入眠,皮损开始变薄,余症亦轻。宗上方略加变更,续服 10 剂皮损消退,症状消失告愈。

按语 慢性阴囊湿疹多表现为皮损粗糙,皮沟加深,苔藓样变,搔痕鳞屑。笔者认为,属阴血虚损，肤失其养，兼受风湿之邪侵袭所发。故以养血润肤熄风汤内服，方中当归、白芍、熟地黄、何首乌、玄参、麦冬养血滋阴润肤；白蒺藜、防风、全蝎、苦参等祛风除湿止痒。使阴血充，肌肤润，风疏湿除，则痒自愈。

14.57 手指疔毒一例

孔某，男，32 岁。2010 年 7 月 11 日就诊。

主诉及现病史：患者右手食指指中端起一黄豆粒大紫红色小疙瘩，灼热疼痛，伴恶寒发热，烦躁不安，恶心，口渴频饮。并述溲黄，大便燥结如羊屎。查体温 38.2℃，舌质红，苔黄，脉滑洪数。

诊断：手指疔毒。

辨证：阳明大肠热盛，蕴毒循经上熏。

治则：通腑泻热解毒。

处方：大黄 15 克，芒硝 15 克（后入），黄芩 10 克，天花粉 10 克，金银花 30 克，连翘 15 克，蒲公英 30 克，生甘草 10 克。水煎服。

1 剂泻下热臭燥粪，皮疹明显缩小，余症减轻，上方去芒硝续服 1 剂，诸症获愈。

按语 《医宗金鉴·外科心法》云："痈疽原是火毒生。"常见痈肿、疔毒的成因，皆由火热毒邪蕴结所发。上述病例发病部位为阳明大肠经所主，表现为热毒炽盛燥结之象。取大黄、芒硝通腑泻热，即釜底抽薪之意，符合《内经》"病在上，取之下"治则。黄芩、天花粉清热；金银花、连翘、蒲公英消炎解毒。药症相符，疗效显著。

14.58 乳头皲裂一例

颜某，女，26 岁。2013 年 3 月 23 日就诊。

主诉及现病史：患者双乳头裂口，有条状裂纹，皮肤色红疼痛，甚时似刀割，不敢让小儿吮乳 4 月余。曾内服外用药（不详）多次收效不显。现口苦头胀，眩晕耳鸣，溲黄，舌质红，苔黄，脉弦数。

诊断：乳头皲裂。

辨证：肝经阴血不足，乳头失润，而现燥裂。

治则：滋阴清肝，泻热敛口。

处方：生地黄 30 克，玄参 12 克，麦冬 15 克，当归 15 克，白芍 15 克，枸杞子 12 克，柴胡 10 克，黄芩 10 克，栀子 10 克，天花粉 12 克，夏枯草 12 克，白及 12 克，木通 6 克，甘草 10 克。5 剂。

用法：水煎服，每日 1 剂。外用愈裂膏。

二诊：5 剂后皲裂疼痛俱轻，裂纹已趋愈合，头胀眩晕感已无。原方续进 4 剂，皲裂痊愈。

按语 乳头皲裂，中医称"乳头破碎"。本例迁延时间较长，经内服外用药治疗收效不显，诸症详辨此乃肝经阴血不足，乳头失其润养，而现燥裂之状。方以当归、白芍、生地黄、麦冬、玄参、枸杞子、天花粉、白及养血益阴润燥敛口；黄芩、柴胡、栀子、夏枯草、木通、生甘草等清热，而收良效。

14.59　猩红热性药疹一例

孔某，男，19 岁。2014 年 1 月 25 日就诊。

主诉及现病史：患者两天前因患感冒自服解热止痛片 1 片，约 3 小时后突然全身瘙痒，并有少许红斑出现。12 小时后畏寒发热，体温 38℃，且红斑增多，相互融合成大片状鲜红色水肿性斑片，颜面潮红，烦躁不安，口渴。舌质红苔薄，脉浮滑数。

诊断：猩红热性药疹。

辨证：药毒内侵化热，蕴于血分肌肤。

治则：凉血清热解毒。

处方：生地黄 30 克，牡丹皮 10 克，赤芍 10 克，玄参 15 克，黄芩 10 克，天花粉 10 克，栀子 10 克，石膏 10 克，玳瑁 10 克，金银花 30 克，连翘 15 克，竹叶 10 克，蝉蜕 10 克，甘草 10 克。4 剂。

用法：水煎服，每日 1 剂。外用：清热止痒粉。

二诊：服上药 4 剂后体温降至 36.9℃，红色斑片已消退大部，口渴瘙痒俱轻。上方去竹叶，续服 3 剂后药疹全消，诸症治愈。

按语　此例为服解热止痛片后所引起猩红热形药疹，其皮损表现除鲜红色斑片外，兼有畏寒发热，烦躁不安，口渴等症状。实乃药毒化热内侵，蕴于血分肌肤。故予凉血清热解毒之药，而收效较佳。笔者认为，临床中凡遇此类病变，速投凉血清热败毒之品，可较快使皮疹消退，症状消失。

14.60　风寒湿型头痛一例

赵某，男，45 岁。2003 年 4 月 12 日初诊。

主诉及现病史：自述 2002 年秋天洗澡不慎受凉，初觉周身不适，恶寒头痛，嗣后稍遇风寒即头痛剧烈难忍，按感冒服用中西药物数种治疗罔效。来诊时头戴棉帽，颈系围巾，身着棉大衣，唯恐再受风寒。述其身体重着，肢体倦怠，经常自汗。舌质淡，苔白，脉浮。

诊断：风寒湿型头痛。

辨证：肌表虚弱，卫阳不固，感受风寒湿邪，滞留于肌肤腠理。

治则：益气固表，疏风散寒除湿，调和营卫。

处方：防己 12 克，黄芪 30 克，白术 10 克，羌活 10 克，炙甘草 6 克，生姜 3 片，大枣 4 枚。水煎服，每日 1 剂。

二诊：服药 6 剂后即脱掉棉大衣、棉帽、围巾，精神振作，肢体轻松较前有力，重着感消失，自汗止，余症俱轻。上方去羌活，续服 3 剂，诸症告愈。3 个月随访，再未发。

按语　本例属肌表虚弱，卫阳不固，加之洗澡后复感风寒湿邪，故呈现出恶风寒，头痛，身体重着，肢体乏力，时常自汗等症状。其病机与《金匮要略·水气病脉证并治》所云"风水，脉浮身重，汗出恶风者，防己黄芪汤主之"条文病机相符，故以该方治疗。药中以黄芪为君，合炙甘草扶正固表止汗，增加机体抗病力；防己、羌活、白术疏风散寒祛湿；生姜、大枣调和营卫。由于药证合拍，用药 9 剂诸症悉除。正如前人谓"用药之妙，如将用兵，兵不在多，独选其能，药不贵繁，惟取其功"。笔者体会，临床运用经方时，只要辨证准确，便可放胆投方，必收佳效。

14.61　下肢肿胀灼痛一例

胡某，男，53岁。2011年6月10日初诊。

主诉及现病史：述其两个月前在无明显诱因下，双足背开始灼热肿胀疼痛，并逐渐向踝关节、小腿处扩展，近十几天来加重。其间曾服独一味、伸筋丹、芬必得、奥沙新、地塞米松、炎痛喜康（吡罗昔康），以及静脉注射（药物不详）等治疗，效不明显，疼痛且逐日加剧。下午及夜间双下肢除疼痛外，并有灼热沉重不适感，难以入眠。近几日需服催眠止痛西药方能暂时入睡。查见双小腿下三分之一段、踝关节、足背肿胀色红，触之灼手。伴口腻口渴不欲饮，纳食不香。小便色黄，大便黏滞不爽。舌质红，苔黄腻，脉濡数。化验：抗链球菌溶血素"O"、血沉、类风湿因子、血常规均属正常范围。

诊断：下肢肿胀灼痛。

辨证：湿热久蕴，下注小腿、踝关节、足背，而呈色红肿胀灼热疼痛不安。

治则：清利湿热消炎，佐以活血通络。

处方：苍术10克，白术12克，茯苓12克，黄柏10克，牛膝10克，木瓜12克，薏苡仁30克，滑石10克，栀子10克，络石藤12克，忍冬藤30克，赤芍12克，木通5克，甘草6克。水煎服，每日1剂。

二诊：服药6剂后患处色红肿胀灼热疼痛症状明显减轻，行走有轻松感，晚间能安眠，二便正常，纳食已增。上方去木通、甘草，苍术易为6克，白术、茯苓易为9克，续服6剂。

三诊：上述部位皮损症状基本消失，肤色正常。为巩固疗效，患者要求续服，继进3剂后，诸症告愈。3个月后再访未发。

按语　本例下肢肿胀疼痛，迁延两月余。经内服注射中西药物数种罔效，且疼痛加剧，据症辨属湿热下注蕴结所发。清利湿热消炎，为疗此病之根本，所选药中苍术、白术、茯苓、黄柏、栀子、薏苡仁、络石藤、忍冬藤清利湿热消炎；木通、滑石、甘草导湿热下行；牛膝、赤芍引药下行，活血通络。药症相符，使湿热得以清解，炎症消散，皮损消退。

14.62　溃疡性结肠炎一例

孔某，女，33岁。1998年3月12日初诊。

主诉及现病史：自1995年1月始肠鸣腹痛腹泻，受寒后加重，大便呈稀糊状，兼有黏液脓血，腹痛时即有便意，便后腹痛缓解。曾服消炎止泻中西药多次，效果不佳。后经结肠镜检查发现横结肠、降结肠、乙状结肠、直肠黏膜均有糜烂及溃疡，距肛门6~7厘米较严重，诊为溃疡性结肠炎。某院以5%葡萄糖注射液、654-2（山莨菪碱）静脉滴注，谷维素、复合维生素B、甲氰咪胍（西咪替丁）、丽珠得乐（枸橼酸铋钾）等交替内服，并常用10%葡萄糖注射液、柳氮磺胺吡啶、地塞米松、灭滴灵（甲硝唑）、三七粉、锡类散保留灌肠，方能暂时维持。若3日不灌肠，每日数次泻下黏液脓血便。舌质淡，苔白，脉沉迟。

诊断：溃疡性结肠炎。

辨证：脾胃寒湿下注肠间，日久而发溃疡泄泻。

治则：健脾渗湿，温阳散寒，涩肠止血愈疡，收敛止泻。

处方：炒苍术 30 克，炒白术 30 克，茯苓 30 克，诃子 20 克，干姜 20 克，肉桂 20 克，丁香 20 克，五倍子 20 克，石榴皮 20 克，地榆炭 30 克，延胡索 30 克。

用法：上药共研细粉，入三七粉 40 克混匀，每日 1 次温开水调成稠糊状敷脐内，纱布覆盖，胶布固定，停灌肠及口服药。

二诊：用药 6 日后腹痛开始减轻，泻下次数每日减少 1 次。

三诊：25 日后所有症状更轻，腹泻次数明显减少。

四诊：70 日后诸症消失，大便恢复正常，每日 1 次。1 年后随访未再发。

按语 本例症状表现虽然在结肠、直肠，但究其主因是患者脾胃虚寒，运化失职，导致寒湿下注，故引起肠鸣漉漉，溃疡腹痛腹泻等一系列症状。因而治疗关键是健脾化湿，温阳散寒，收敛止血，涩肠止泻。脐，又名神阙穴，为任脉之穴，药物敷脐内药效经血液循环可直至胃肠病所，发挥效用。其中苍术辛苦性温，芳香能化湿，健脾止泻；白术甘苦性温，甘温补中，为补脾燥湿要药；茯苓甘淡性平，甘则能补，淡则能渗湿，治脾虚泄泻；诃子酸苦性平，涩肠止泻；干姜辛热性燥，擅除里寒以温脾胃之阳；肉桂辛甘大热，温通经脉，散寒止痛；丁香辛温，有特异芳香味，温暖脾胃；五倍子酸涩收敛；石榴皮酸涩性温，涩肠止泻；地榆炭苦酸，收敛止血；延胡索苦降温通，为止痛良药。药症相符，故疗效显著。

14.63　足趾肿痛一例

李某，男，71 岁。2014 年 3 月 1 日初诊。

主诉及现病史：述其 1 个月前无明显诱因下，双足趾自觉发热疼痛，行走活动受限，痛甚时夜不能眠，需服止痛药方能入睡几小时。经在社区服务站治疗多次效不显著。查见患处肤色发红略肿，无抓痕、渗出、鳞屑，触之灼手。口苦，二便正常。舌红，苔黄，脉数。详询发病前两个月饮酒食辛辣之物较多。心肺透视、血脂、血液流变学、血常规均正常。

诊断：足趾肿痛。

辨证：火热之邪下注，蕴于足趾部所发。

治则：清热泻火凉血。

处方：黄柏 30 克，栀子 30 克，牡丹皮 30 克，白薇 30 克，忍冬藤 30 克，蒲公英 30 克，地丁 30 克，连翘 30 克，延胡索 30 克。

用法：水煎适量待温，浸泡患处，每次 20 分钟，每日 3 次，3 日 1 剂。

二诊：用药 4 剂后双足趾部肤色由红转淡，灼热疼痛明显减轻，行走轻松，晚间能安眠。上方略作调整，继用 3 剂后诸症消失，行走如常。

按语 本例足趾疼痛，据症辨属火热下注，未得清解蕴结所致。取中药外洗为治疗较好之法，其中黄柏、栀子、牡丹皮、白薇清火祛热；忍冬藤、蒲公英、地丁、连翘消炎解毒；延胡索止痛。诸药互用，相得益彰，直至病所，发挥效用，而收佳效。

14.64　子宫炎性肿块一例

王某，女，32 岁。1999 年 9 月 16 日初诊。

主诉及现病史：半年来时常腹痛白带多，近两个月来不仅量多，且带血丝，每日均有。其间曾服白带丸等中成药取效不显。经 B 超检查，子宫形态增大，左后方探及 6.9 厘米×5.4 厘米低回声光团，边界不清。超声印象：子宫炎性肿块。遂静脉滴注青霉素、甲硝唑半月，外用康妇消炎栓、日舒安数次罔效。述胃脘腹部灼热，口中黏腻，纳食不香，渴不欲饮，小溲色黄，大便黏滞不爽，腹胀腹痛剧烈，痛甚时必服去痛片暂时维持 1～2 小时。舌质红，苔黄腻，脉濡数。

诊断：子宫炎性肿块。

辨证：脾胃湿热下注，蕴结日久而发炎性肿块。

治则：清湿热健脾消炎，佐以止痛。

处方：炒白术 12 克，茯苓 12 克，山药 20 克，黄连 10 克，栀子 10 克，佩兰 10 克，白蔻仁 10 克，车前子 10 克，炒白芍 20 克，延胡索 12 克，芥穗炭 6 克，金银花 30 克，蒲公英 30 克，木通 6 克，甘草 6 克。水煎服，每日 1 剂。

二诊：服药 9 剂后，口中黏腻感明显减轻，纳增，腹痛大减，觉轻微腹胀，白带血丝基本已无，脘腹舒适，二便正常。原方加减继服 8 剂。

三诊：诸症更轻，据症调药复服 6 剂，巩固疗效。B 超复查：子宫炎性肿块消失。

按语 本例患者迁延半年，以中西药物注射内服外用多次，取效不著。究其主因为脾胃湿热下注蕴结，而呈上述诸症。湿热不除，炎性肿块难以消散。故取白术、茯苓、山药、黄连、栀子、佩兰、白蔻仁、芥穗炭健脾祛湿，清热止带；金银花、蒲公英清热消炎；车前子、木通、甘草导热下行；白芍、延胡索缓急止痛，而收全功。

14.65　产后指掌麻胀一例

林某，女，26 岁。1996 年 12 月 13 日初诊。

主诉及现病史：是年 10 月分娩后常洗衣物，不久双手指麻木发胀，继则手掌亦有麻胀、针刺、蚁行感，并逐渐加重。用热水洗后上述症状能暂时缓解，过后仍如前状。经服中西药物（不详）及针灸治疗未效，受寒及轻微劳动后症状加剧。刻诊：双手肌肤欠温，形体虚弱，四肢乏力，头晕，面色萎黄。舌质淡，苔白，脉细无力。

诊断：产后指掌麻胀。

辨证：产后气血虚弱，卫阳不固，复感寒邪所发。

治则：益气养血助阳，散寒通络。

处方：黄芪 30 克，桂枝 12 克，当归 20 克，白芍 30 克，干姜 10 克，鸡血藤 20 克，红花 10 克。水煎服，每日 1 剂。

二诊：服药 6 剂后麻木蚁行感明显减轻，双手掌肌肤有温热感，余症俱轻。效不更方，继进 6 剂。

三诊：手指掌麻胀蚁行感消失，诸症告愈。

按语 此例发病之根本为产后气血虚弱，阳气不能达于四末，兼感寒凉所致。因而取黄芪、当归、白芍益气养血扶正；桂枝、干姜助阳散寒；红花、鸡血藤活血通络。药症相符，疗效显著。

14.66　腹泻一例

陈某，男，28 岁。1999 年 1 月 10 日初诊。

主诉及现病史：自 1998 年 8 月每日生吃或用白糖拌西红柿，连续食用约 10 日后，腹有痛感，开始腹泻，每日 4～6 次，泻下为少量清黄水样。曾按肠炎治疗，注射卡那霉素、庆大霉素，服吡哌酸、易蒙停（洛哌丁胺）等未见效。后经化验大便常规、胃肠钡透均无异常。复服中药 25 剂及未间断交替服参苓白术丸、人参健脾丸、附子理中丸，大便转稀，但次数未减。整日总登厕，有时在床上躺着亦有便意，痛苦难言。身体渐瘦，肢体乏力，纳差，肛门有坠胀感。舌质淡，苔薄，脉弱。

诊断：腹泻。

辨证：泄泻日久，气血两亏。

治则：补气养血，补脾止泻。

处方：乌鸡白凤丸（北京同仁堂制药厂出品）。每次 1 丸，每日 2 次。

二诊：服药 10 日后患者欣喜来告，诸症大有好转，在床上躺着已无便意，且泻下次数减少一半。纳食增加，精神振作，周身较前明显有力，余症皆轻。续服 10 日。

三诊：大便恢复正常，每日 1 次。

按语　本例是因过食西红柿引起脾、胃、肠功能受损，使运化失职，而呈现出一系列泄泻腹痛，肛门坠胀，时有便意感。据症详辨为泄泻日久，致脾胃气血俱虚是病之根本。故以一般单纯止泻药物非能及，唯脾胃气血双补，固涩止泻，方能奏效。乌鸡白凤丸由乌鸡、人参、牡蛎、当归、熟地等组成，主治妇科病变，为何予其服用此药，记得读《得配本草》书中，载有"乌鸡治脾泻"功效。为方便服药，因而联想到用乌鸡白凤丸治疗。药中乌鸡、人参为君，补脾胃之气，主脾泻；当归、熟地养血补血；牡蛎收敛固涩。因辨证比较贴切，服药 20 日果真收到满意疗效。

（整理人：马建国）

15 朱传伟医案 61 例

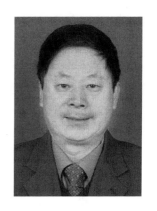

朱传伟，1958 年生人，主任医师。曲阜朱氏中医世家第五代传人。1975 年 12 月到曲阜县人民医院中医科跟师父亲中医带徒；1981 年参加济宁地区首届中医进修班学习（1 年半）；1987 年调入曲阜市中医院；1988 年毕业于山东中医药大学夜大专科；2013 年山东中医药大学成人教育本科毕业；2018 年 4 月退休。曾任山东省中医学会肝胆病、肾病专业委员会委员；济宁市中医学会肝胆病专业委员会副主任委员；济宁市中医学会络病专业委员会委员；曲阜市医学会中医专业委员会副主任委员。现为曲阜市中医院返聘专家；全国基层名老中医药专家传承工作室指导老师；济宁市第 1、2 批名中医药专家；山东省五级师承指导老师；曲阜市老科学技术工作者协会卫生专业委员会副主任委员。

从事中医临床 43 年。擅长中医内、妇、儿科。常见病及多发病的治疗。尤其对肝胆、心肺、脾胃、肾病；月经带下病、孕前调理、不孕不育、妊娠产后及妇科杂病，更年期综合征；小儿咳嗽、厌食、体质差；男性性功能障碍，前列腺病；银屑病，带状疱疹，脱发及各类痤疮等有深入研究；擅长中医治未病。先后在国家级核心期刊发表论文 30 余篇；取得地市级科研成果 2 项，主持完成济宁市科研项目"省名老中医朱鸿铭调补冲任法学术经验研究"；有多个科研项目、论文、著作获济宁市、曲阜市自然科学学术创新一、二、三等奖。主编《朱氏中医集锦》《孔子故里中医秘验方》，均获 2018 年济宁市自然科学学术创新一等奖；参编《中国灸法大全》、《农村中医临床顾问》、《中国膏敷疗法》、《孔孟之乡·杏林寻芳》等著作。

15.1 顽固性五更泻一例

孔某，男，65 岁，农民。2008 年 6 月 27 日就诊。

主诉及现病史：自诉因长年侍奉 80 多岁的老母亲，起早贪黑，每夜还要起床数次。自去年冬天因起夜受凉，渐发寅时小腹不适，腹痛欲便，便后舒适，每因着凉或饮食生冷而症状加重，按慢性肠炎治疗半年不见好转。因惧怕自己身体不支后，无法侍奉 80 多岁的老母亲而求予诊治。诊见患者面黄，消瘦，每日丑时即开始腹痛不适，继而腹泻，至天明泻 3～5 次，伴完谷不化，乏力，脘腹发凉，纳差，精神不振，面色㿠白，腰膝酸软，舌苔薄白，脉象沉而无力。

诊断：顽固性五更泻。

辨证：脾肾阳虚。

治则：温肾健脾，固肠止泻。

方药：自拟温肾止泻汤。

处方：党参 20 克，炒白术 12 克，茯苓 15 克，车前子 12 克，炒山药 15 克，炒白扁豆

15 克，薏苡仁 18 克，芡实 30 克，肉豆蔻 9 克，补骨脂 9 克，陈皮 6 克，防风 10 克，白芍 12 克，炮附子 6 克，甘草 3 克，大枣 6 枚。

用法：头煎 40 分钟以上，二煎 30 分钟，两煎混合，分早晚两次温服，每日 1 剂。

2008 年 7 月 7 日二诊：服上方 10 剂，症状无明显改善，仅腹痛稍减轻，腹泻次数如前，脘腹发凉，舌苔白，脉沉无力。考虑患者经常起夜受凉，且经中西医久治不愈，结合腰膝酸软、脘腹发凉之症，应为脾肾阳虚，尤其肾阳虚较重所致。因此，在治疗上应取其"益火之源，以消阴翳"之意，加重温补肾阳之品。

处方：党参 30 克，炒白术 15 克，茯苓 15 克，车前子 15 克，炒山药 20 克，炒白扁豆 20 克，薏苡仁 20 克，芡实 30 克，肉豆蔻 12 克，补骨脂 12 克，白芍 12 克，干姜 9 克，炮附子 6 克，吴茱萸 4 克，赤石脂 12 克，延胡索 12 克，甘草 3 克，大枣 6 枚。用法同前，每日 1 剂。

2008 年 7 月 16 日三诊：服上方 8 剂，腹痛大减，改为卯时后大便，每日 2～3 次，质软渐成形，时而感胃痛，舌苔白，脉沉但较前有力。药已中病，力显不足，上方加量。

处方：党参 30 克，炒白术 15 克，茯苓 20 克，车前子 20 克，炒山药 30 克，炒白扁豆 20 克，薏苡仁 30 克，芡实 30 克，肉豆蔻 12 克，补骨脂 12 克，白芍 12 克，干姜 15 克，炮附子 15 克，吴茱萸 6 克，砂仁 9 克，赤石脂 12 克，良姜 6 克，延胡索 12 克，甘草 3 克，大枣 6 枚。用法同前，每日 1 剂。

2008 年 7 月 30 日四诊：服上方 12 剂，面色渐转红润，腰膝酸软、气短乏力消失，偶有腹痛，每日大便 1～2 次，有时因受凉而大便次数稍有增多，继续用药则恢复正常。舌苔白，脉沉有力。考虑患者久病体虚，恢复较慢，虽有好转，欲求痊愈则较难，须继续服药巩固治疗方能圆满，故以上方稍作调整续服。

处方：党参 30 克，炒白术 15 克，茯苓 20 克，车前子 20 克，炒山药 30 克，炒白扁豆 30 克，薏苡仁 30 克，芡实 30 克，肉豆蔻 12 克，补骨脂 12 克，干姜 15 克，炮附子 20 克，吴茱萸 6 克，砂仁 9 克，赤石脂 15 克，良姜 9 克，炒麦芽 30 克，白豆蔻 6 克，荜茇 5 克，甘草 3 克，大枣 6 枚。用法同前，每日 1 剂。共服药 20 余剂，2008 年 9 月 10 日因来院办理新农合报销药费，随访其症状消失，恢复正常。

按语   顽固性五更泻是慢性五更泻的重型虚症，多因久治不愈，病情反复缠绵而成。西医治疗效果欠佳。笔者根据中医基本理论认为，本病是因脾之阳气与肾中真阳不足，命门之火不能助脾胃腐熟水谷、温煦脾土，运化失常，清浊不分混杂而下所致。正如《景岳全书·泄泻》指出："肾为胃之关，开窍于二阴，所以二便之开闭，皆肾脏所主，今肾中阳气不足，则命门火衰……阴气盛极之时，即令人洞泄不止也"，又言："浅者在脾，深者在肾"。因此，在治疗上，针对本病肾阳虚衰为主的特点，必须重用温补肾阳的附子、干姜、补骨脂、肉豆蔻、吴茱萸等，配合益气健脾、固肠止泻的党参、白术、山药、赤石脂等药物，且坚持长期服用，方能取得显著疗效。其次在治疗过程中，宜嘱患者保持心情舒畅，注意饮食调节，进食宜消化、少渣、低脂食物，忌食生冷之品，随时注意顾护胃气，避免复损脾肾之阳，以确保治疗效果。

15.2   肺胀一例

孔某，男，58 岁。1994 年 3 月 31 日初诊。

主诉及现病史：患者胸满气短 10 余年，常因感寒而诱发咳逆气喘，咯白色黏痰，中夹泡沫，多次 X 线透视诊断为慢性支气管炎、肺气肿。此次来诊，症见胸满气短，平卧加重，说话语声低微，行走喘甚，精神欠振，食纳不多。X 线摄片示：肺气肿。舌苔薄白、舌质淡、边有齿痕，脉象沉细弱。

诊断：肺胀（稳定期）。

辨证：肺肾气虚证（肺气肿缓解期）。

治法：补益肺肾，平喘止咳。

方药：自拟皱肺汤。

处方：五味子（打碎）10 克，力参 6 克，桂枝 9 克，紫菀 10 克，款冬花 9 克，甜杏仁 9 克，紫河车 7 克，山药 15 克，诃子 6 克，甘草 3 克。每日 1 剂，分早晚 2 次煎服。

二诊：服上方 12 剂后，胸满气短减轻，夜间已能平卧，语声较前响亮，活动后气喘已轻。继用 3 个月。

三诊：偶感风寒时有咳喘发作，但病情很轻微。遂将皱肺汤原方量加大 10 倍，打为细末，水泛为小丸，每次服 6 克，每日 3 次。以鸡子 1 枚，开水冲熟，送服药丸。

1995 年 3 月 20 日随访：胸满气短已除，活动气息平匀，已恢复工作。

按语　"肺胀病"（相当于西医的肺气肿或肺源性心脏病），经过恰当的治疗而进入稳定期后，医者与患者往往不再予以重视，以致放松治疗。一旦外邪侵袭，六淫犯肺，则肺气壅塞，肺脾肾功能愈加受损，致使肺胀病屡屡频发和加重。因此，在肺胀病的稳定期，如何巩固其疗效并防止复发非常重要。笔者认为，皱肺法应予充分重视。所谓皱肺，就是使肺胀复敛之意，也就是说，使已经失去收敛扩张的肺叶恢复正常的吐故纳新功能。临床上发现，凡咳喘气促，动则尤甚，久久不已者，在稳定期以此法持续服用，是可以使病情逐步减轻，疗效巩固，并防止复发的。

15.3　胃脘痛三例

★ 例一　颜某，男，47 岁。1997 年 6 月 3 日初诊。

主诉及现病史：胃脘疼痛 3 年，加重 1 年。胃镜检查诊为浅表—萎缩性胃炎，屡经西药治疗，迄未见效。现症：胃脘胀痛灼热，少食即饱，恶心，进食后嗳气频多，口苦口黏，肢体困重，倦怠乏力，大便臭黏不爽，小便短黄。素来有进食煎焯厚味、醇酒过量史。舌质红，苔黄腻，两关脉弦滑，尺中细数。

诊断：胃脘痛。

辨证：脾胃湿热，阻遏气机。

治法：清热化湿，理气降浊。

方药：自拟清热化湿汤加味。

处方：黄连 9 克，黄芩 10 克，蒲公英 15 克，栀子 10 克，厚朴 10 克，佩兰 10 克，薏苡仁 12 克，半夏 9 克，陈皮 10 克，竹茹 10 克，白蔻 6 克，枳实 9 克，大黄 4 克，木香 10 克，赤芍 9 克，甘草 3 克。每日 1 剂，水煎分 2 次服。嘱忌用辛辣油腻之品。

1997 年 7 月 2 日二诊：服药 24 剂，大便已恢复正常，上方改黄连 7 克，去黄芩、大黄，又服 12 剂。

1997 年 7 月 16 日三诊：行胃镜检查，诊为浅表性胃炎。守方服 1 个月，诸症均减轻，胃脘隐痛，纳食增加，苔略黄腻，脉象弦细，予"鲁胃宝"（本院制剂）。连服 2 个月后，又行胃镜复查：浅表性胃炎已愈。1 年后随访，未见复发。

按语   随着人们生活水平的提高，因酒食不节，损伤脾胃，导致脾胃湿热证者渐多，大约占胃脘痛就诊者的 40%。表现为脘腹痞闷，脘部灼热，嘈杂疼痛，呕恶厌食，口苦口腻，肢体困重，大便干结或不爽，其味臭秽，小便短赤；或兼有身热起伏，汗出热不解，面目皮肤隐黄，皮肤瘙痒，舌体胖大边有齿痕。舌苔黄腻，或有舌红，脉象濡数或弦缓。

在治疗上，脾胃湿热证宜清胃热、化脾湿。但因湿为阴邪，易阻遏气机；胃腑失于通降，气郁可化热，故二者多兼气机郁滞。因此，在清热化湿的前提下，亦佐加理气之药，以调畅气机，气行水湿行，气行则火降，从而有利于湿热的祛除。方中黄连、黄芩、蒲公英、栀子、竹茹、枳实清胃热、和胃气；厚朴、佩兰、薏苡仁、半夏、茯苓、白蔻、甘草化湿健脾；陈皮理气，与枳实、半夏、竹茹相伍又能理气降逆；白蔻性温味辛，可制约连、芩、竹茹之寒凉，芳香气清，适于湿浊阻胃之呕恶，与枳实相伍，一升一降，有助于脾胃功能的恢复。现代研究证实，清热、化湿、理气药能促进胃动力，调节胃液分泌，消减甚至消除胃黏膜充血、水肿、糜烂等炎症反应。

★ 例二   宋某，女，46 岁。2018 年 3 月 27 日初诊。

主诉及现病史：胃脘胀满疼痛不适半个月，半个月前因与他人生气，随发胃脘胀满，疼痛不适，伴嗳气，反酸，口气较重。舌苔薄黄，脉沉弦。

诊断：胃脘痛。

辨证：肝胃不和，胃热失降。

治则：疏肝理气，和胃降逆。

方药：自拟理气和胃汤加减。

处方：木香 12 克，厚朴 12 克，陈皮 10 克，法半夏 9 克，砂仁 10 克，紫苏梗 12 克，炒六神曲 15 克，炒麦芽 20 克，竹茹 12 克，金银花 12 克，炒莱菔子 8 克，枳实 12 克，蒲公英 15 克，海螵蛸 15 克，柿蒂 7 克。7 剂。

用法：水煎服，每日 1 剂。嘱禁忌辛辣油腻之品，保持心情舒畅。

2018 年 4 月 2 日二诊：患者服药平稳，胃脘胀满情况基本消失，偶有嗳气，已不疼痛，唯觉口干，舌苔薄黄，脉沉弦。上方去金银花，加麦冬 12 克。续服 7 剂，用法与禁忌同上。嘱服完 7 剂后如无明显不适，即可停药。

按语   本例是因肝气郁滞，犯及胃腑，致胃气上逆，故用上法而获效。方中木香、厚朴、陈皮、莱菔子、紫苏梗、柿蒂疏肝理气降逆；半夏、砂仁、炒六神曲、炒麦芽和胃降逆；蒲公英清热；海螵蛸抑酸和胃。二诊加麦冬养阴生津。辨证准确，用药及时，故效果显著。

★ 例三   孔某，男，58 岁。1993 年 3 月 31 日初诊。

主诉及现病史：罹患胃病 20 余年，加重 2 年余。胃镜及病理诊断：慢性萎缩性胃炎。患胃病多年，屡经治疗，迄今未效。现症胃脘胀痛，纳食量少，进食后脘胀嗳气，胃脘灼热干涩感，口干少津，倦怠乏力，大便干结。近日来胃痛频作。

诊断：胃脘痛（慢性萎缩性胃炎）。

辨证：胃痛日久，久病入络，胃阴已伤，胃失通降。

治法：辛柔通络，养阴和胃。

处方：生白芍12克，木香9克，香附9克，苏梗9克，延胡索10克，川楝子9克，枳壳9克，麦冬10克，生谷芽12克，甘草3克。水煎服，每日1剂。

1993年4月15日二诊：服上方12剂，痛势大减，又以滋阴通降法治之。

处方：沙参15克，玉竹15克，麦冬10克，生白芍10克，佛手9克，八月札12克，苏梗9克，荷梗12克，香附10克，白花蛇舌草15克，丹参15克，三七粉3克（冲）。服法同前。

1993年5月4日三诊：服药15剂，胃痛止，灼热减，口干亦轻，纳食增进，大便畅通。为彻底治愈，上方加减续进30剂，饮食如常，稍有口干，精神体力转佳。复查胃镜：胃窦部米粒大之隆起及点状糜烂已消失。仍守原方加减出入，调治两月余而愈。

15.4　顽固性失眠一例

孔某，女，46岁。1995年9月26日诊。

主诉及现病史：失眠1年，每晚服地西泮15毫克（安定）始能睡2～4小时。患者烦躁不安，心神不宁，多疑多虑，颜面虚浮，神色萎靡，舌苔薄黄干，脉虚大微数。

诊断：顽固性失眠。

辨证：心神失养，脑髓失济，心神亏虚。

治法：养心安神，镇静安脑。

方药：自拟十味安神汤加减。

处方：炒酸枣仁20克，柏子仁12克，夜交藤30克，丹参15克，延胡索10克，龙骨20克，牡蛎20克，珍珠母25克，黄精12克，太子参30克，远志肉9克，煅龙齿15克，6剂。

用法：水煎服，每日1剂。嘱于下午4时服第一煎，晚上9～10时睡前服第二煎。

1995年10月3日二诊：浮肿已消，不服安定已能入眠3小时，但多梦易醒。药已中病，继用12剂。

1995年10月16日三诊：每晚能睡5～6小时，仍感梦多惊悸，心悸头晕。原方加白芍12克，继续应用。

1995年12月26日四诊：上方服66剂，睡眠渐趋正常。遂将十味安神汤剂量加5倍：炒酸枣仁100克，柏子仁60克，夜交藤150克，丹参75克，延胡索50克，龙骨100克，牡蛎100克，珍珠母125克，黄精60克，太子参150克。共研细末，炼蜜为丸，每丸重9克，晚7时、10时各1丸，开水送服。

1996年8月28日随访，服丸剂后疗效巩固，恢复正常工作。

按语　中医学认为，人的正常睡眠，是阴阳之气自然而有规律的转化的结果。笔者观察发现，顽固性失眠均以内伤虚证为主，多有情志所伤史，尤以过喜、过怒、过思或过悲为常见。劳心过度，耗伤阴精，心火独炽，则扰动心脑神明；喜笑无度，心神激荡，则神魂不安；数谋虑不决，或暴怒伤肝，或气郁化火，或长期过量饮酒、吸烟，皆可使魂不能藏；过思则气结，脾不运化则化源不足，心神失养。正如《景岳全书》中说："盖寐本乎阴，神其主也，神安则寐，神不安则不寐。"

顽固性失眠的关键在于心神不安，故笔者确立养心安神、镇静安脑为本病的治法。方中炒酸枣仁养心阴、益肝血、宁心安神，刘惠民认为，酸枣仁是治疗失眠不寐之要药，久服能养心健脑，安五脏，强精神（《刘惠民医案》）；柏子仁养心安神、润肠通便，适用于虚烦不眠、惊悸怔忡；夜交藤养心安神，丹参、夜交藤配伍具养心安神之效；延胡索活血行气、止痛、镇静；龙骨镇静安神；牡蛎适用于阴虚阳亢所致的烦躁不安、心悸失眠、头晕目眩及耳鸣；珍珠母安魂魄、定惊痫；黄精润肺滋阴，补脾益气，蒲辅周认为，黄精能补益五脏，益精填髓，故神经衰弱之偏虚者，每喜用之；太子参补气生津，《江苏植物志》指出："治胃弱消化不良，神经衰弱。"以上 10 味为伍，共奏养心安神、镇静安脑之效。

15.5　妊娠恶阻一例

孔某，女，33 岁。2016 年 4 月 30 日初诊。

主诉及现病史：妊娠 5 周，胃脘不适半个月，纳呆，呕吐，舌苔灰褐，脉沉细无力。

诊断：妊娠恶阻。

辨证：肝胃郁热，冲气上逆，胃失和降。

治则：疏肝清热，和胃降逆。

处方：菟丝子 12 克，续断 12 克，桑寄生 15 克，杜仲 12 克，党参 12 克，炙甘草 6 克，砂仁 9 克，紫苏梗 10 克，苏叶 9 克，陈皮 8 克，白芷 7 克，竹茹 10 克，黄芩 5 克，豆蔻 6 克。用配方颗粒 6 剂。

用法：每日 1 剂，分二次用开水 50～100 毫升冲化后，每 3～5 分钟服 1 小口，吐后再服。嘱其禁食辛辣油腻之品。

2016 年 5 月 15 日二诊：患者服药未能控制呕吐，于昨日因体力不支入住我院妇产科，全面检查，补充能量，综合调理，并请中医会诊。诊见患者面色发黄，四肢无力，精神不振，呕吐不止，不能进食，水入即吐，伴胃脘灼热，口干口苦，大便干结。舌苔黄厚，脉滑数无力。辨证治则同前。

处方：菟丝子 12 克，续断 12 克，桑寄生 15 克，杜仲 12 克，炙甘草 6 克，砂仁 10 克，紫苏梗 10 克，苏叶 9 克，陈皮 8 克，白芷 7 克，竹茹 10 克，黄芩 7 克，黄连 6 克，豆蔻 6 克，广藿香 10 克，太子参 15 克。6 剂，用法同前。

2016 年 5 月 24 日三诊：呕吐减轻，能少量进食，仍胃脘灼热，口干口苦，大便干结。舌苔黄厚，脉滑数无力。针对脾胃湿热、胶滞难解之状况，改以清利湿热、和胃降逆法治疗。

处方：砂仁 12 克，紫苏梗 10 克，苏叶 9 克，陈皮 8 克，竹茹 15 克，黄芩 12 克，黄连 8 克，豆蔻 6 克，广藿香 12 克，太子参 15 克，炙甘草 6 克。连服 12 剂，用法同前。

2016 年 6 月 6 日四诊：呕吐渐止，饮食增加，但食后胃脘不适，灼热，口干口苦，乏力，便秘，舌苔黄厚，脉滑数无力。已于 3 天前出院，昨日轻度感冒，鼻塞，咳嗽，中医治疗仍以上方为主，酌加金银花 15 克、前胡 12 克、板蓝根 15 克清肺化痰止咳。6 剂，用法同前。

2016 年 6 月 20 日五诊：患者已孕 13 周，呕吐已止，时有恶心，能正常饮食，仍觉食后胃脘不适，灼热，口干口苦，乏力，便秘，舌苔黄厚，脉滑数无力。考虑仍为脾胃湿热未彻底清除，加之胎气上逆所致，故治疗上依然应当以清热、和胃、安胎为主。

处方：砂仁 12 克，紫苏梗 10 克，苏叶 9 克，陈皮 8 克，竹茹 15 克，黄芩 12 克，黄连 8 克，豆蔻 6 克，广藿香 12 克，太子参 15 克，炙甘草 6 克，菟丝子 12 克，续断 12 克，桑寄生 15 克，生地黄 12 克，阿胶 6 克（烊化）。每日 1 剂，开水冲服。

2016 年 8 月 1 日六诊：患者已孕 19 周，以上方为主，前后加减共服用 30 余剂，未再呕吐，偶感恶心，仍觉胃脘灼热不适，面色已转红润，大便较前好转。于近日行唐氏筛查、B超检查及妇科检查，胎儿发育正常，符合正常月份。嘱其停药观察，必要时可再服上方，禁忌辛辣油腻之品，避免感冒。2017年2月16日因乳汁不足来诊时得知顺产一健康男婴。

按语　妊娠恶阻是指妇女妊娠1～3个月期间，出现恶心、呕吐、眩晕、胸闷，甚至恶闻食味，或食入即吐等症状而言。多因平素胃气虚弱或肝热气逆，受孕后冲脉之气上逆，致使胃失和降，或引动肝热气火上冲所致。本例平素肝胃即有郁热，适逢妊娠胎气上逆之时，郁热与上逆之气相和，发为胃脘灼热，呕吐不止之恶阻重症。故治疗上以疏肝清热、和胃降逆为主，采用配方颗粒量少频服，吐后再服的方法，坚持服药调理3月有余，方收呕止胃安之功。

15.6　外感高热一例

王某，男，49岁。因发热2天，于1999年4月26日初诊。

主诉及现病史：患者于昨日发热头痛，经治疗热势不减来诊。症见高热烦躁，头痛谵妄，咽喉焮红疼痛，咳嗽吐黄黏痰，鼻塞流浊涕，肌肤灼热无汗，口渴，便秘，舌红苔黄，脉滑数。体温39.9℃，心率112次/分，白细胞计数5×10^9/L，中性粒细胞0.6。

诊断：外感高热。

辨证：风热感冒，邪入气分，肺气失宣。

治则：解毒宣肺，清气泻热。

处方：急予紫雪散，每次1克，每日服2次；并服汤剂：金银花15克，连翘12克，板蓝根15克，大青叶15克，野菊花12克，黄芩12克，黄连9克，生石膏15克，炒杏仁10克，鱼腥草20克，甘草3克。3剂，每剂水煎2次，每8小时服药1次。

1999年4月28日复诊：服紫雪散2克后体温降至37.1℃，烦躁、谵妄、头痛均止；服汤药3剂后热退神清，仅感轻咳，纳呆，予肃肺清胃法以善其后。

按语　素体肝胃热盛，又逢时令感冒，风热邪毒郁于肌表。风为阳邪，阳从热化，故见高热；风热与内热相合，充斥内外，故烦躁、谵妄、尿黄便秘、苔黄、舌红、脉滑数；风热上受，肺失清肃，故头痛、鼻塞、涕浊、咳嗽痰黄；热邪熏蒸于清道，故咽喉红痛、口渴。气分邪热炽盛，故选紫雪散急服速退高热。所服汤剂继以解毒宣肺清热，故收速效。

15.7　眩晕一例

夏某，女，46岁。1998年3月9日初诊。

主诉及现病史：患者平素性情急躁，时值春阳上升，近3天头晕目眩，巅顶胀痛，满面红热，目赤多眵，心烦易怒，口苦，胸胁胀满，小便黄少，大便秘结，舌红苔黄干，脉弦数。查脉搏98次/分，血压180/90mmHg。

诊断：眩晕。

辨证：肝阳暴张。

治则：平肝潜阳，清火熄风。

治法：急服紫雪散，每次1克，每日服2次；继服方药：龙胆草9克，黄连9克，栀子10克，黄芩10克，生石膏15克，藁本10克，生石决明30克，菊花12克，白蒺藜10

克，代赭石 15 克，桑寄生 20 克，夏枯草 12 克，地龙 10 克，瓜蒌 15 克。6 剂，水煎服，每日 1 剂。

1998 年 3 月 16 日二诊：上症均大减，舌红苔少，脉弦细数。血压 140/80mmHg，改滋肾养肝法服药 1 个月。半年后随访，未见复发。

按语 肝为风木之脏，体阴而用阳，其性刚劲，主动主升，故《内经》说："诸风掉眩皆属于肝。"患者阳盛体质，性情急躁，又值春阳上升之际，肝阳亢盛，上冒巅顶，故眩晕、头胀且痛，脉见弦象；肝阳升发太过，故易怒；"气有余便是火"，肝火偏盛，循经上炎，故面红目赤、口苦，脉弦且数；火热灼津，故便秘尿赤，舌红苔黄。方中紫雪散清热泻火，与龙胆草、栀子、黄芩配用，更能加强清肝泻热之力。紫雪散配瓜蒌，既能清热通腑，又可芳香开窍，并寓有防止亢热伤阴耗液而生变端之意。

15.8　胃癌一例

冯某，男，69 岁。2014 年 1 月 5 日初诊。

主诉及现病史：于 2013 年 6 月因吞咽不利，胃脘不适到医院检查，诊为胃癌（腺癌）。随即给以化疗 2 个疗程，出院回家调养并配合中药治疗。于 2014 年 1 月 5 日来我科就诊，症见胃脘隐痛，纳呆，乏力，消瘦，恶心，大便稀，时黏腻。舌苔白厚，脉沉。

诊断：胃癌。

辨证：脾虚气滞，痰浊瘀阻。

治法：健脾理气，化痰行瘀。

处方：紫苏梗 12 克，炒麦芽 20 克，砂仁 10 克，白花蛇舌草 20 克，半枝莲 20 克，枳实 12 克，延胡索 12 克，甘草 3 克，黄芪 15 克，金银花 15 克，茯苓 15 克，木香 15 克，陈皮 12 克，山药 15 克，车前子 12 克，鳖甲 15 克，白豆蔻 4 克，党参 15 克。6 剂，水煎服，每日 1 剂。

2014 年 1 月 24 日二诊：患者服药后平稳，胃脘隐痛减轻，饮食和气力增加。上方改白豆蔻 6 克，党参改太子参 20 克。10 剂，服法同前。

2014 年 2 月 16 日三诊：胃脘已不痛、不胀，饮食正常，不觉乏力，有时大便稀。上方去延胡索，10 剂，隔日 1 剂，水煎服。20 天后休息 7～10 天。

2018 年 2 月 16 日四诊：患者每月坚持服用上方 10 剂，前后已加减服药 4 年，现患者胃脘偶感不适，纳可，二便可，余无明显不适，自感身体状况良好。嘱其每 2 个月服 10 剂，不能饮酒，禁忌辛辣油腻生冷之品。

15.9　慢性盆腔炎一例

高某，女，23 岁。2017 年 7 月 12 日初诊。

主诉及现病史：经常腰部疼痛不适，无外伤，小腹隐痛，带下发黄，近 3 天加重，伴有口干口苦，便秘，舌苔薄黄，脉弦滑。患者平时嗜好辛辣油腻之品，有不洁性生活史。B 超检查示：盆腔积液。

诊断：慢性盆腔炎并积液（腹痛）。

辨证：肝胆湿热下注，胞脉瘀阻，不通则痛。

治法：清利湿热，活血化瘀，通腑止痛。

方药：龙胆泻肝汤加减。

处方：柴胡6克，金银花、连翘、紫花地丁各15克，败酱草、忍冬藤各20克，赤芍、麸炒苍术、茯苓、栀子各12克，当归、延胡索、车前子各10克，黄芩9克，甘草6克。

用法：水煎服，每日1剂。嘱其禁忌辛辣油腻之品，不能饮酒，保持心情舒畅。

2017年7月20日二诊：服上方6剂，腹痛减轻，带下减少，仍有腰痛，口干口苦，舌苔薄黄，脉弦滑。上方去柴胡、黄芩，加续断12克、桑寄生15克、黄连8克。10剂，水煎服，每日1剂。

2017年8月6日三诊：服上方10剂，腹痛已止，带下少许，已不黄，仍有时腰酸乏力，口干。舌苔薄黄，脉弦。上方去延胡索，加黄柏8克以清余热。

2018年3月4日四诊：患者来看月经不调病变时询问，服上方10剂后，未再发生腰腹疼痛。

按语 慢性盆腔炎当属中医癥瘕、腹痛范畴。本案患者平时嗜好辛辣油腻之品，极易导致肝胆胃湿热，湿热下移腹腔，气机不畅，则抵抗力下降。此时，如遇不洁性生活，极易导致气机壅滞，胞脉瘀阻，不通则痛，发生本病。方用龙胆泻肝汤清泻肝胆湿热，加金银花、紫花地丁等清热解毒，赤芍、延胡索活血止痛，续断、桑寄生补肾壮腰。由于治疗及时，方药对症，湿热得以清除，故炎症较快消除。

15.10 泌尿系感染二例

★ **例一** 王某，男，24岁。2017年6月10日初诊。

主诉及现病史：因尿频、尿急、尿痛、尿血1周，于2017年6月4日到本院泌尿外科就诊，诊为泌尿系感染，给以抗菌消炎药物治疗不见好转，随来名中医工作室就诊。症见尿频、尿急、尿痛、尿血，口渴，小腹不适，腰酸，舌苔薄黄，脉滑数。追问病史，患者近日因工作较忙，天气较热，饮水偏少。尿常规：蛋白（++），潜血（+++）。超声检查无异常。

诊断：泌尿系感染（热淋）。

辨证：下焦湿热，热伤血络。

治则：清热解毒，利尿通淋，凉血止血。

方药：八正散加减。

处方：金银花、蒲公英、茯苓、车前子（包煎）、滑石、淡竹叶各15克，石韦、萹蓄、茜草、栀子、瞿麦、侧柏炭各12克，白茅根、小蓟各30克，败酱草20克，甘草6克。6剂。

用法：水煎服，每日1剂。嘱禁忌辛辣油腻之品，多喝水。

2017年6月17日二诊：服用上方6剂，尿频、尿急、尿痛、尿血现象明显减轻，口渴大减，腰酸止。舌苔薄黄，脉滑数。尿常规：蛋白（+），潜血（++）。辨证治疗同前，考虑患者偏胖，药量稍弱，给以上方加量。

处方：金银花、蒲公英各20克，茯苓、车前子（包煎）、石韦、滑石、淡竹叶各15克，萹蓄、瞿麦、栀子、茜草、侧柏炭各12克，白茅根、小蓟各30克，败酱草20克，甘草6克。6剂，水煎服，每日1剂。禁忌同前，多喝水。

2017年6月25日三诊：服用上方6剂，尿频、尿急、尿痛现象消失，已不口渴，偶有腰酸乏力。舌苔薄黄，脉滑数。尿常规：蛋白（+），潜血（-）。辨证：热势已退，肾阴不足。治宜滋肾养阴，兼清余热，佐以固涩蛋白。

处方：金银花、蒲公英、茯苓、车前子（包煎）、石韦、淡竹叶各 15 克，萹蓄、茜草、女贞子、旱莲草、生地黄各 12 克，白茅根、小蓟、芡实各 15 克，甘草 6 克。水煎服，每日 1 剂。禁忌同前，多喝水。

四诊：上方加减调理半个月，诸症消失。尿常规检查无异常。随即停药。

按语   八正散出自《太平惠民和剂局方》，具有清热泻火、利尿通淋之功，为热淋之常用方。主治湿热淋证。症见尿频、尿急、尿痛，淋漓不畅，小腹拘急不适，口渴，舌苔黄，脉滑数。本病因湿热下注膀胱，热伤血络，肾气受损所致。膀胱乃津液之府，湿热阻滞，则小便不利，淋漓不畅，尿频、尿急、尿痛，小腹不适；邪热内蕴则口渴，舌苔黄，脉滑数；热伤血络则血尿。治宜清热利湿，利尿通淋，凉血止血。方以八正散清热利尿通淋；加金银花、蒲公英、败酱草、栀子增强清热解毒泻火之力；加白茅根、心悸、茜草、侧柏炭凉血止血。方药对症，故能及时控制病情。

★ 例二   刘某，女，56 岁。2018 年 4 月 27 日初诊。

主诉及现病史：患者近日工作劳累，喝水较少，出现尿热、尿频、尿急 3 天，有时尿痛，伴左侧腰痛，口臭，口渴。尿常规检查示：细菌较多。舌苔薄黄，脉滑数。

诊断：泌尿系感染（热淋）。

辨证：胆胃郁热，湿热下注。

治则：清利湿热，利尿通淋。

方药：八正散加减。

处方：金银花 15 克，连翘 15 克，蒲公英 15 克，茯苓 12 克，车前子 12 克，滑石 15 克，甘草 6 克，淡竹叶 15 克，石韦 12 克，萹蓄 12 克，白茅根 20 克，黄柏 9 克，败酱草 20 克，生地黄 15 克，续断 12 克，桑寄生 15 克，金樱子 10 克。配方颗粒 6 剂，开水冲服，每日 1 剂。嘱禁忌辛辣油腻之品，多喝水。

2018 年 5 月 3 日二诊：患者服药后症状减轻，仍觉腰痛，考虑为肾气不足所致。上方加菟丝子 12 克，续服 6 剂。用法禁忌同前。

2018 年 5 月 22 日三诊：尿热、尿频、尿急、尿痛症状基本消失，腰痛减轻，仍口臭，胃脘不适，舌苔薄黄，脉滑数。此为胃热之象，上方改黄柏 6 克，加黄连 7 克，续服 6 剂。用法禁忌同前。

2018 年 6 月 26 日四诊：尿热、尿频、尿急、尿痛症状已消失，腰痛已好转，仍口臭，发困，胃脘不适，舌苔薄黄，脉滑数。追问病史，既往有胆汁反流性胃炎，考虑为胆胃郁热所致，遂处方如下，巩固疗效。

处方：金银花 15 克，蒲公英 15 克，茯苓 12 克，车前子 12 克，滑石 15 克，甘草 6 克，淡竹叶 15 克，石韦 12 克，白茅根 20 克，黄柏 6 克，败酱草 20 克，生地黄 15，续断 12 克，桑寄生 15 克，菟丝子 12 克，黄连 7 克，砂仁 9 克，紫苏梗 10 克。配方颗粒 6 剂，开水冲服，每日 1 剂。嘱禁忌辛辣油腻之品，多喝水。

按语   本案素有胆胃郁热，因工作劳累，喝水较少，热势加重，下移膀胱而发尿热、尿频、尿急、尿痛等症。治当清利湿热，利尿通淋。方用八正散加减，切中病机，故病情很快得以控制。

15.11　癫痫一例

颜某，男，50岁。2016年1月29日初诊。

主诉及现病史：患有先天性癫痫病史，每年要发作3~4次，每于上火、内热、烦躁时易发作，伴有失眠多梦，尿黄，来诊前1日发作1次，表现为二目直视，牙关紧闭，握拳，抽搐，经家人呼叫、按压人中等措施，数分钟后缓解。舌苔黄厚，脉弦滑。平时用苯妥英钠控制，效果不明显。

诊断：癫痫。

辨证：肝胆郁热，痰热扰神，引动肝风。

治法：疏肝利胆，清热化痰，平肝熄风。

方药：天麻钩藤饮加减。

处方：石决明、龙骨、牡蛎各30克，夏枯草、丹参、钩藤各15克，菊花、金银花、竹茹、栀子各12克，天麻、当归、地龙、胆南星、僵蚕各10克，炒酸枣仁20克。7剂。

用法：水煎服，每日1剂。停用苯妥英钠。嘱禁忌辛辣油腻之品，忌酒，多喝水，保持心情舒畅。

2016年2月5日二诊：患者服药平稳，癫痫未发作，口干，失眠，便秘。此乃肝胆火郁未除，胆胃湿热郁结所致。上方加黄芩10克，大黄6克（后下）。7剂，服法同前。

2016年2月16日三诊：癫痫未发作，口干便秘减轻，入眠有所改善。舌苔薄黄，脉弦滑。胆胃湿热郁结之势渐衰，继用上方10剂，服法同前。

2016年2月26日四诊：患者服药平稳，癫痫未发作，有时口干，入眠稍差，便秘缓解。热势已去，上方去黄芩、大黄。嘱每个月坚持服用10~15剂，嘱禁忌辛辣油腻之品，忌酒，多喝水，保持心情舒畅。

2017年3月11日来诊：患者又来诊10余次，用上方加减调理，坚持每2~3日服药1剂，中间曾癫痫发作2次，一次是与他人生气后引起，另一次是饮酒吃辣椒上火引起，发时症状亦较初诊时为轻。自2017年4月18日至今未再发作。嘱继续用上方调理，禁忌辛辣油腻之品，忌酒，多喝水，保持心情舒畅。如有不适，随时来诊。

15.12　眩晕一例

林某，女，47岁。2018年3月1日初诊。

主诉及现病史：患者阵发性头晕不适半个月，时轻时重，伴头沉，恶心，纳呆，心悸，乏力，下午较重。舌苔薄白，脉沉。查血脂、血糖、血常规无异常发现。

诊断：眩晕。

辨证：气血不足，痰湿蒙窍。

治法：益气养血，化痰开窍。

方药：半夏白术天麻汤加减。

处方：姜半夏9克，白术、天麻各10克，泽泻、夏枯草、炙黄芪、党参各15克，龙骨30克，菊花、麸炒苍术、当归各12克，川芎9克，砂仁6克，甘草5克。6剂。

用法：水煎服，每日1剂。嘱禁忌辛辣油腻之品。

2018年3月7日二诊：眩晕大减，已不头沉、恶心，饮食好转，舌苔薄白，脉沉。上方去砂仁，加白豆蔻6克，改姜半夏7克。续服6剂，服法同前。

2018年3月16日，患者来为其爱人看病时得知，服上方后眩晕消失，饮食如常。

15.13　乳癖一例

孔某，女，56岁。2018年2月20日初诊。

主诉及现病史：患者素有乳腺增生病史多年，时轻时重，每于生气、经前或食辛辣后加重，已绝经4年。近日因过春节，饮食辛辣油腻较多，出现两乳房胀痛，左侧明显，有小包块，压痛，疼痛向左腋下放射，伴急躁易怒，口干，失眠，便秘。舌苔薄黄，脉弦滑。

诊断：乳癖。

辨证：平素肝阴不足，肝气欠舒，复遇饮食辛辣厚味，气机壅滞不通，胀痛时作。

治法：疏肝理气，调畅气机，消肿散结。

方药：自拟乳癖汤。

处方：柴胡6克，栀子、青皮各10克，生地黄、夏枯草、蒲公英、八月札、橘核、炒王不留行各15克，赤芍、醋香附、浙贝母、玄参、荔枝核、路路通各12克。6剂。

用法：水煎服，每日1剂。嘱禁忌辛辣油腻之品，勿饮酒，保持心情舒畅。

2018年2月28日二诊：患者服药平稳，乳房胀痛减轻，口已不干，仍大便不畅。上方加黄芩9克，续服6剂。服法同前。

2018年3月12日三诊：乳房胀痛消失，大便通畅，不再急躁，入眠尚可。舌苔薄黄，脉沉弦。病势渐去，上方继服6剂，巩固疗效。注意饮食调理，不畅心情舒畅。

15.14　行经乳痛一例

李某，女，20岁，学生。2017年7月26日初诊。

主诉及现病史：患者平素月经先期，量多，1周净。每于经前10～15天两侧乳房胀痛，向腋下放射，临近行经时疼痛加重，甚则乳头触衣时疼痛难忍，月经过后可自行缓解。现为经前1周，自觉乳房胀硬，疼痛不适，口干口苦，时而急躁，便秘。舌苔薄黄，脉弦滑。

诊断：行经乳痛。

辨证：肝经郁热，气机不畅，不通则痛。

治法：疏肝解郁，清热凉血，调畅气机，通络止痛。方用丹栀逍遥散合龙胆泻肝汤加减。

处方：柴胡、川楝子各6克，栀子、赤芍、玄参、橘核、醋香附、泽泻各12克，青皮、黄芩各9克，夏枯草、生地黄、金银花、蒲公英各15克。四川新绿配方颗粒6剂。

用法：开水冲服，每日1剂。嘱禁忌辛辣油腻之品，保持心情舒畅，避免熬夜。

2017年8月3日二诊：患者服药平稳，乳房胀痛程度较以往减轻，昨日行经，经量较前减少。给以上方去金银花，续服15剂，嘱休息1周后开始服用，服法及医嘱同上。

2017年9月4日三诊：乳房胀痛程度较以往大减，月经先期3天而至，经量较前减少，5天净。近日开学，上方去川楝子，带药15剂，服法及医嘱同上。

2017年10月5日四诊：患者乳房胀痛消失，月经正常，二便调和。嘱其停用中药，平时禁忌辛辣油腻之品，保持心情舒畅，避免熬夜。如遇上火或胸部稍有感觉时可服龙胆泻肝丸自行调理，每次 1 包，每日 2～3 次，温开水送服。

15.15　乳头溢液一例

刘某，女，54 岁。2014 年 9 月 10 初诊。

主诉及现病史：主诉乳头流黄水 1 周。患者平时嗜好辛辣油腻之品，已绝经 3 年，近 1 周来两乳头流黄水，乳房发胀，无明显压痛及包块，伴口干口苦，时而烦躁不安，尿黄灼热，大便干。舌苔薄黄，脉弦滑。超声检查：轻度乳腺增生。

诊断：乳头溢液。

辨证：肝经郁热，疏泄太过，迫液外溢。

治法：清肝泻火，凉血解郁。

方药：龙胆泻肝汤加减。

处方：柴胡、大黄各 6 克，川楝子 7 克，栀子、泽泻各 12 克，茵陈、蒲公英、夏枯草、生地黄各 15 克，郁金、黄芩、枳实各 10 克。6 剂。

用法：水煎服，每日 1 剂。嘱禁忌辛辣油腻之品，保持心情舒畅，避免熬夜。

2014 年 9 月 17 日二诊：患者服药平稳，乳头溢液减少，乳房胀痛消失，大便变软。上方去大黄，改黄芩 6 克，加怀牛膝 12 克引血下行，续服 6 剂，服法同前。

2014 年 9 月 24 日三诊：乳头溢液停止，乳房不胀，不再烦躁，大便调，舌苔薄黄，脉沉弦。病势已去，给以上方去黄芩、川楝子，续服 3 剂以巩固治疗。嘱其以后要注意禁忌辛辣油腻之品，保持心情舒畅，避免熬夜。

按语　乳头溢液的发生不外肝经郁热，疏泄太过，迫液外溢；或乳房肿瘤，致局部气血瘀滞，迫液外溢两端。本案平时嗜好辛辣油腻之品，出现两乳头流黄水，乳房发胀，口干口苦，烦躁不安，尿黄灼热，大便干，舌苔薄黄，脉弦滑，一派肝经郁热之象，且超声排除了肿瘤的可能，故以清肝泻火、凉血解郁法治之取得了可靠疗效。

15.16　急性咽炎一例

魏某，男，11 岁。2017 年 3 月 10 日初诊。

主诉及现病史：感冒后半个月，症状好转，留有咽痛不适，声音嘶哑，口干，便秘。查咽部发红，扁桃体不大。舌苔薄白，脉沉。曾服用抗生素、清热泻火药物疗效不明显。

诊断：急性咽炎（喑哑）。

辨证：肺热伤阴，肺失濡润。

治法：养阴清热。

方药：自拟养阴清肺汤。

处方：金银花、生地黄、芦根、蒲公英各 12 克，连翘、板蓝根、玄参、麦冬、百合、霜桑叶各 10 克，甘草 3 克。6 剂。

用法：水煎服，每日 1 剂。嘱禁忌辛辣油腻之品，多喝水。

2017 年 3 月 18 日二诊：患者服药平稳，喑哑消失，仍有时咽部不适，舌苔薄白，脉沉。上方加北沙参 7 克，续服 6 剂，巩固疗效，服法同前。

按语　外感后治不及时，往往遗留咽部不适、声音嘶哑、咳嗽无痰等表现，多因肺胃郁热伤阴，阴虚肺失所养，气道干涉所致，治以养阴清热、润肺止咳为原则。本案亦是如此，方中金银花、蒲公英、连翘、板蓝根清肺热；生地黄、玄参、麦冬、百合、桑叶养阴润肺。共奏养阴清热之功，故喑哑之疾能及时恢复。

15.17　口腔溃疡二例

★ 例一　杨某，女，63岁。2018年2月5日初诊。

主诉及现病史：患者经常发生口腔溃疡1年余，时轻时重。经常服用三黄片、知柏地黄丸、罗红霉素胶囊等药物，效果不明显。近日因食辛辣而致溃疡加重，疼痛不适，查下唇内有一个4毫米×5毫米溃疡面，色白。伴口干，口渴。舌苔薄黄，脉沉。

诊断：口腔溃疡（口疮）。

辨证：心肾阴虚，虚火上炎，心胃郁热。

治法：滋养心肾，清热解郁。

方药：自拟口腔溃疡汤。

处方：黄连6克，大青叶、板蓝根、金银花、连翘、夏枯草、生地黄各15克，青黛5克，麦冬、玄参各12克，肉桂、甘草各6克。

用法：水煎服，每日1剂。嘱禁忌酒及辛辣油腻之品，多喝水。

2018年2月21日二诊：服上方12剂，口腔溃疡面缩小，疼痛减轻，纳少，舌苔薄黄，脉沉。上方加炒六神曲15克，带药21剂去外地子女处服用。服法禁忌同前。

2018年3月21日三诊：口腔溃疡消失，已半个月未再新发，唯有时觉口干，纳可，舌苔薄黄，脉沉。上方去青黛，改配方颗粒9剂，每2日1剂，开水冲服，巩固疗效。嘱禁忌辛辣油腻之品，多喝水。

按语　口腔溃疡的成因有虚实之分，实者多因肝胆脾胃湿热，胃火上炎，热毒积聚于口腔而发，治当清热泻火解毒；虚者乃因肺胃肝肾阴虚，虚火上炎，或聚口腔而成，治当养阴清热，引火归元。实者易治，虚者难疗。本案口腔溃疡年余，时轻时重，久治不效，辨为心肾阴虚，虚火上炎，心胃郁热。自拟方口腔溃疡汤为虚证口腔溃疡而设，方中黄连、大青叶、板蓝根、金银花、连翘、夏枯草、青黛清热泻火，解毒散积；生地黄、麦冬、玄参养阴滋肾；肉桂引火归元；甘草调和诸药。合而共奏养阴清热、引火归元之效。因辨证确切，故疗效显著。

★ 例二　冯某，男，34岁。2018年7月26日初诊。

主诉及现病史：患者口腔内生疮多日，时轻时重，疼痛不适，伴纳呆，乏力，咳嗽，大便偏稀。舌边有齿痕，舌淡，苔薄白，脉沉。

诊断：口腔溃疡（口疮）。

辨证：脾肾不足，虚火上炎。

治则：健脾补肾，滋阴降火。

处方：党参12克，白术12克，山药15克，炒白扁豆15克，生地黄15克，芡实15克，茯苓12克，车前子12克，补骨脂10克，肉豆蔻9克，砂仁9克，炒六神曲15克，炒麦芽15克，板蓝根15克，金银花12克。配方颗粒6剂。

用法：每日1剂，开水冲服。禁忌生冷及辛辣油腻之品。

2018 年 8 月 2 日二诊：患者服药平稳，口腔溃疡已消，饮食增加，大便好转，仍有时咳嗽。上方去补骨脂，加炒苦杏仁 9 克，续服 6 剂，巩固疗效，用法禁忌同前。

1 个月后电话随访，未再发生口腔溃疡。

按语　本例口腔溃疡是因脾肾不足，虚火上炎。治当健脾补肾，滋阴降火。方中党参、白术、山药、炒白扁豆、芡实、茯苓、车前子健脾补肾，渗湿止泻；补骨脂、肉豆蔻温补肾阳，因虚火下行；砂仁、炒六神曲、炒麦芽健脾和胃；生地黄、板蓝根、金银花滋阴降火。辨证选药，切中病机，故疗效显著。

15.18　急性乳腺炎一例

束某，女，34 岁。2018 年 3 月 19 日初诊。

主诉及现病史：患者产后 42 天，因生气而发生右侧乳房胀痛半个月，经催乳师调理不见好转。现发热 38℃已 4 天，右侧乳房外上限肿块，灼热胀痛，伴口干口苦，大便秘结。舌苔黄厚，脉弦滑。曾应用青霉素输液治疗数日，热势不退。

诊断：急性乳腺炎（乳痈）。

辨证：肝气郁结，日久化热，气滞血瘀，阻滞乳络。

治法：疏肝解郁，清热解毒，凉血行瘀，疏通乳络。

方药：下乳涌泉散加减。

处方：柴胡、川芎、白芷各 6 克，栀子、通草各 10 克，夏枯草、漏芦、炒王不留行、连翘各 15 克，蒲公英 30 克，金银花 20 克，醋香附、赤芍、玄参各 12 克，甘草 3 克。四川新绿配方颗粒 3 剂。

用法：开水冲服，每日 1 剂。

外用蒲公英 60 克，夏枯草、牡蛎、漏芦、紫花地丁、金银花、连翘各 30 克。取配方颗粒用白开水加少许白醋化开，用纱布蘸药液贴敷患处，干后再加温水湿润，每次贴敷 1～2 小时，每日早晚各 1 次，2 日用药 1 剂。嘱其经常用吸奶器吸出患侧乳汁，以保持和促进乳腺通畅，禁忌辛辣油腻之品，多喝水，保持心情舒畅。

2018 年 3 月 22 日二诊：患者服药平稳，热势已退，仍右侧乳房胀硬，疼痛不适，已无灼热感，仍觉口干口渴，大便已不甚干，舌苔黄厚，脉弦滑。药已中病，上方改柴胡 7 克、栀子 12 克、夏枯草 20 克、漏芦 20 克，加炮山甲 3 克。续服 3 剂，服法禁忌及外用药同上。

2018 年 3 月 25 日三诊：患者服药平稳，未再发热，右侧乳房已不胀，疼痛消失，包块缩小并变软，稍有口干，大便已不干，舌苔黄厚，脉弦滑。病情逐渐好转，上方续服 6 剂，服法禁忌及外用药同上。

1 个月后随访，症状消失。

15.19　肝囊肿一例

孔某，女，45 岁。2017 年 6 月 22 日初诊。

主诉及现病史：查体时发现有肝囊肿，随即于 2017 年 6 月 17 日在济宁医学院附属医院行 CT 检查，诊为肝多发性囊肿。患者平时经常失眠，眼涩，经前乳房胀痛，肝区并无明显不适。舌苔薄黄，脉沉弦。

诊断：肝囊肿。

辨证：肝肾阴虚，肝经郁热，痰热结聚而成。

治法：疏肝理气解郁，清热化痰散结。

处方：柴胡、黄连、甘草各6克，栀子、郁金各10克，金银花、连翘、蒲公英、醋鳖甲、浙贝母、八月札、生地黄各15克，夏枯草20克，菊花、橘核、泽泻各12克。四川新绿配方颗粒6剂。

用法：开水冲服，每日1剂。嘱禁忌辛辣油腻之品，不要喝酒，多喝水，保持心情舒畅。

2017年6月29日二诊：患者服药平稳，近日左下肢外侧后缘疼痛不适，发凉。考虑为劳累受凉引起，上方加续断、杜仲、牛膝各12克，桑寄生、淫羊藿、女贞子各15克，桂枝10克。用配方颗粒，开水冲服，每日1剂。

2017年7月29日三诊：上方服21剂，左下肢疼痛消失。上方去治疗腿疼药物续服15剂。

2018年3月22日来诊其他病时得知，上方服完后即停药，自觉无明显不适，因工作较忙，当时未行超声复查，于2018年2月26日查体，超声检查肝胆胰脾肾无异常。

15.20　脓疱疮一例

李某，男，24岁。2017年3月23日初诊。

主诉及现病史：口唇疱疹半个月。半个月前无明显诱因出现口唇四周红色丘疹，继而渗出黄水，逐渐结痂，伴扁桃体肿大，口干，手足脱皮，大便干。曾在本院皮肤科治疗效果不明显。诊见口周密布黄色较厚的结痂，有黄色液体渗出。舌红少苔，脉滑数。

诊断：脓疱疮。

辨证：脾胃阴虚，脾经郁热，热毒外溢。

治法：清热解毒，泻火养阴。

处方：黄芩、栀子、牡丹皮、玄参各12克，黄连、地肤子、黄柏各10克，蒲公英、连翘、白鲜皮、白蒺藜、赤芍各15克，金银花20克，生地黄18克，苦参、甘草各6克。6剂。

用法：水煎服，每日1剂。嘱禁忌辛辣油腻之品，不能饮酒，多喝水。

2017年3月31日二诊：口唇结痂逐渐脱落，渗出减少，大便偏稀，舌红少苔，脉滑数。上方去黄芩，改黄柏8克、栀子10克，加麸炒苍术12克、夏枯草15克、浙贝母15克。续服6剂，服法禁忌同前。

2018年3月30日来诊扁桃体肿大，患者诉服上方后口唇皮疹消失，至今未再发。

15.21　小儿多动症一例

刘某，男，5岁8个月。2018年3月22日初诊。

主诉及现病史：其母代诉，患儿好动2~3年。平时手足小动作不断，挤眉弄眼，多言多语，在幼儿园亦不能听从老师的教导，比其他儿童明显多于好动。同时伴有口臭、口干、经常上火、大便干，经常梦语、喜欢往地上趴。曾服用中西药物治疗，未见明显好转。就诊时患儿不能安稳，手足动作不断，不能顺利完成正常的脉诊。舌苔白厚，脉濡数。

诊断：小儿多动症。

辨证：脾虚湿阻，肝郁血热，肝阳偏亢，风动不宁。

治则：健脾祛湿，疏肝解郁，平肝熄风。

处方：黄芩 7 克，栀子 7 克，泽泻 7 克，钩藤 7 克，黄连 6 克，淡竹叶 10 克，蒲公英 10 克，生地黄 10 克，金银花 10 克，夏枯草 10 克，僵蚕 5 克，龙骨 15 克，石决明 15 克，菊花 8 克，竹茹 8 克，甘草 3 克。用免煎配方颗粒，每日 1 剂，分早晚二次开水冲服。嘱禁忌辛辣油腻之品，避免吃零食，多喝水。

2018 年 4 月 7 日二诊：服上方 12 剂，症状略有改善，仍夜间磨牙，睡而不安，舌苔白厚，脉濡数。上方加广藿香 8 克，炒酸枣仁 12 克，合欢皮 10 克，首乌藤 12 克。开水冲服，每日 1 剂。

2018 年 4 月 27 日三诊：又服上方 12 剂，口干口臭基本消失，大便顺畅，手足多动改善仍不明显。考虑患儿病程较久，湿热黏腻难除，肝风一时难熄，非重剂不能缓解。遂将上方加量，佐加熄风止痉之品。

处方：黄芩 8 克，栀子 8 克，泽泻 8 克，钩藤 10 克，黄连 8 克，蒲公英 12 克，生地黄 12 克，金银花 12 克，夏枯草 10 克，僵蚕 7 克，龙骨 15 克，石决明 15 克，菊花 10 克，竹茹 8 克，炒酸枣仁 15 克，合欢皮 10 克，首乌藤 12 克，广藿香 10 克，全蝎 3 克，甘草 3 克。开水冲服，每日 1 剂。

2018 年 5 月 6 日四诊：服上方 6 剂，手足多动动作明显减少，已能安稳脉诊，舌苔已由厚变薄，脉仍有数象。效不更方，上方加胆南星 5 克，以增强祛除痰热之力。开水冲服，每日 1 剂。

2018 年 5 月 20 日五诊：服上方 12 剂，症状大减，手足偶发多动，不再梦语，已能正常上课，大小便正常，舌苔薄白，脉象缓和。随以上方续服 6 剂，巩固疗效。嘱其平时注意多喝水，禁忌辛辣油腻之品，避免上火。

1 个月后电话随访，患儿未再发生多动。

按语　本案因脾虚湿阻，肝郁血热，肝阳偏亢，致肝风动而不宁。正如《内经》所说："风胜则动"，"诸暴强直，皆属于风"。故治疗上当以健脾祛湿，疏肝解郁，平肝熄风为主。方中黄芩、栀子、黄连、蒲公英、藿香、金银花清热泻火，芳香化湿；泽泻、钩藤、菊花、夏枯草、生地黄滋阴凉血，清泻肝火；龙骨、石决明潜镇肝阳；竹茹化痰；炒酸枣仁、合欢皮、首乌藤宁心安神；僵蚕、全蝎熄风止痉。辨证准确，治疗得当，故疗效显著。

15.22　哺乳期发热一例

郭某，女，45 岁。2018 年 6 月 21 日初诊。

主诉及现病史：患者产后 6 个月，哺乳期，发热 3 天，体温在 37～38℃，时而恶寒，无咳嗽、鼻塞等症。舌苔黄厚腻，脉滑数。

诊断：哺乳期发热。

辨证：外感暑湿，肺热失宣。

治则：清热宣肺，解表祛湿。

方药：银翘散加减。

处方：金银花 20 克，连翘 15 克，板蓝根 15 克，白芷 10 克，荆芥 10 克，防风 10 克，淡竹叶 12 克，黄芩 9 克，鱼腥草 15 克，广藿香 15 克，芦根 20 克，通草 8 克，炒王不留行 15 克，甘草 3 克。3 剂，水煎服，每日 1 剂。

2018 年 7 月 25 日二诊：患者因患下肢湿疮病来诊。诉用上方后逐渐好转，热退身凉而告愈，正常哺乳。

按语   此案为哺乳期外感发热，西医因怕影响哺乳而不敢用药治疗。中医中药治疗哺乳期感冒发热，既不影响哺乳，又能及时解表、祛湿、退热，具有鲜明的特色。方中荆芥、防风、白芷、芦根、淡竹叶解表退热；金银花、连翘、板蓝根清热解毒；黄芩、鱼腥草清肺热；藿香芳香化湿；通草、王不留疏通乳腺，方药力影响哺乳；甘草调和诸药。合而共奏清热宣肺，解表祛湿。辨证准确，用药及时，故 3 剂而安。

15.23   儿童鹅掌风伴遗尿一例

孔某，女，8 岁，学生。2018 年 3 月 15 日初诊。

主诉及现病史：家长代诉，患儿经常手掌脱皮，近日脱皮明显，伴轻度瘙痒，手足心热，大便黏腻不爽，经常遗尿。舌苔薄黄，脉沉。

诊断：儿童鹅掌风，遗尿。

辨证：肝肾气阴不足而遗尿，血热生风而手掌脱皮。

治则：养阴清热，凉血祛风，收涩止逆。

方药：自拟清热凉血祛风汤加减。

处方：黄芩 7 克，黄连 5 克，栀子 8 克，蒲公英 10 克，金银花 12 克，白鲜皮 8 克，炒蒺藜 8 克，地肤子 7 克，牡丹皮 7 克，赤芍 8 克，甘草 3 克，桑螵蛸 6 克，益智仁 6 克。7 剂。

用法：水煎服，每日 1 剂。嘱禁忌辛辣油腻之品，睡前少喝水。

2018 年 3 月 21 日二诊：患儿手掌脱皮减轻，遗尿次数减少，仍有遗尿。上方加麸炒苍术 7 克，山茱萸 6 克。续服 7 剂，用法与禁忌同上。

2018 年 4 月 1 日三诊：手掌脱皮已愈，遗尿情况大为好转，已逐渐知道有小便喊大人。随将治疗重点改为补肾固涩为主。

处方：桑螵蛸 8 克，益智仁 8 克，山茱萸 6 克，金樱子 7 克，芡实 10 克，生地黄 10 克，金银花 10 克，牡丹皮 6 克，赤芍 8 克，蒲公英 10 克，炒栀子 8 克，黄芩 6 克，甘草 3 克。7 剂，水煎服，每日 1 剂。

嘱其经常服用核桃、山药等食疗之品。服药完毕，已不再遗尿。

按语   本例患儿是因阴虚血热生风而至手掌脱皮，肾之气阴不足而至遗尿。故用养阴清热，凉血祛风，收涩止逆之法而获效。一诊、二诊以黄芩、黄连、栀子、蒲公英、金银花、白鲜皮、炒蒺藜、地肤子、牡丹皮、赤芍养阴清热，凉血祛风，正所谓"治风先治血，血行风自灭"，故手掌脱皮很快痊愈。三诊治疗重点改为补肾固涩为主，以桑螵蛸、益智仁、山茱萸、金樱子、芡实、生地黄之协同作用，较快地控制了患儿的遗尿症状。

15.24   胎漏一例

佛某，女，30 岁。2018 年 3 月 9 日初诊。

主诉及现病史：患者于 2016 年自然流产 1 次，有多囊卵巢综合征病史。末次月经 2018

年 2 月 3 日。因自测早孕，怕再次发生自然流产而来诊。诊见停经 36 天，稍有恶心，腰酸乏力.舌苔白腻，脉滑数无力。

诊断：胎漏。

辨证：肾气虚，冲任不足，胎失所养。

治则：调补冲任，和胃安胎。

方药：加味寿胎丸合朱氏中医龙水汤加减。

处方：菟丝子 15 克，续断 12 克，杜仲 12 克，党参 15 克，山药 15 克，紫苏梗 12 克，炒白术 10 克，阿胶 6 克（烊化），槲寄生 15 克，砂仁 6 克。6 剂。

用法：水煎服，每日 1 剂。注意饮食调理，保持心情舒畅，避免劳累。

2018 年 3 月 14 日二诊：患者服药平稳，稍觉口干，舌苔薄黄，脉滑数。上方去阿胶，加黄芩 6 克。续服 7 剂，用法与注意事项同上。

2018 年 3 月 26 日三诊：服上方 7 剂，仍觉上火，改黄芩为 7 克，加金银花 12 克，续服 7 剂，嘱禁忌辛辣油腻之品。

2018 年 3 月 29 日四诊：患者因活动过度，昨日起阴道出现少许流血，腰酸乏力，无腹痛，伴恶心，纳呆，舌苔薄白，脉滑数无力。超声示：胎儿发育正常。此乃活动过度，损伤胎气，治当培补肾气，固护胎元，凉血止血。

处方：菟丝子 15 克，续断 12 克，党参 15 克，山药 15 克，麸炒白术 10 克，槲寄生 15 克，砂仁 9 克，黄芩 8 克，苎麻根 20 克，炙黄芪 15 克，紫苏梗 10 克，竹茹 12 克，炙甘草 6 克。水煎服，每日 1 剂。嘱其卧床休息，避免劳累，戒房事。

2018 年 4 月 8 日五诊：服上方 4 剂后流血即止，现已将所开中药服完。轻度小腹痛，舌苔薄白，脉滑数无力。治法改为培补肾气，固护胎元。

处方：菟丝子 15 克，续断 12 克，杜仲 12 克，党参 12 克，山药 12 克，麸炒白术 10 克，阿胶 6 克（烊化），槲寄生 15 克，砂仁 7 克，黄芩 7 克，金银花 12 克，炙甘草 6 克。水煎服，每日 1 剂。

2018 年 4 月 23 日六诊：患者服用上方 10 余剂，未有明显不适，饮食正常。妊娠已近 3 个月，胎儿生长基本稳定，嘱其停药观察，注意饮食调理，避免劳累，不适随诊。

按语 本例主因为肾气虚，冲任不足，胎失所养。故治疗当以补肾气，调补冲任为主，佐以和胃安胎。肾气虚，则胎元不固，过度劳累极易损伤胎气，以致发生自然流产。本例只是胎漏，所幸流血不多，治疗及时，调理得当，方才避免了堕胎之变。

15.25 糖尿病肾病蛋白尿一例

孔某，女，37 岁。2018 年 3 月 27 日初诊。

主诉及现病史：患者罹糖尿病 3 年，蛋白尿 2 年，时轻时重，伴腰酸乏力，尿频。查尿蛋白（++）。舌苔薄黄，脉沉。

诊断：糖尿病肾病蛋白尿。

辨证：肾虚湿热，精华外泄。

治则：清利湿热，补肾固精。

方药：自拟固肾清热化湿汤。

处方：金银花 15 克，蒲公英 15 克，茯苓 15 克，车前子 15 克，石韦 12 克，萹蓄 12 克，淡竹叶 15 克，黄柏 7 克，白茅根 15 克，败酱草 15 克，金樱子 12 克，山药 15 克，芡实 20 克，熟地黄 12 克，黄芪 15 克。水煎服，每日 1 剂。嘱其注意饮食调理，保持心情舒畅，避免感冒和劳累。

2018 年 4 月 17 日二诊：患者服上方 14 剂，复查尿蛋白消失，舌苔薄黄，脉沉。上方续服 7 剂，用法与注意事项同上。

2018 年 6 月 7 日三诊：服上方 7 剂，稍觉上火，复查尿蛋白（±），上方去熟地黄，加泽泻 12 克，黄芪改为炙黄芪，续服 7 剂，嘱禁忌辛辣油腻之品。

2018 年 6 月 26 日四诊：患者来取降糖药时复查尿蛋白（-），有时腰酸乏力，舌苔薄白，脉沉。此症仍为肾气不足之象，因患者不愿继续服用汤药，遂改为金匮肾气丸，每日 3 次，每次 9 克，开水冲服，以巩固疗效。

按语   本例患糖尿病多年，损伤肾脏，肾气不足，封藏失职，故精华外泄。自拟"固肾清热化湿汤"，能清利湿热，补肾固精。方中金银花、蒲公英、败酱草、石韦、萹蓄、淡竹叶、黄柏清热解毒，利湿通淋；茯苓、车前子、白茅根渗湿利小便；山药、芡实、熟地黄、黄芪调补肾气；金樱子收涩固精。辨证准确，用药合理，故尿蛋白很快消失。

15.26   大便不成形一例

徐某，男，55 岁。2018 年 2 月 27 日初诊。

主诉及现病史：患者大便每日 1 次，不成形已多年，时轻时重，伴纳食不香，小腹发凉，倦怠乏力。舌苔白厚，脉沉。

诊断：大便不成形。

辨证：脾肾阳虚，脾失健运。

治则：温补肾阳，健脾和胃。

方药：自拟温肾健脾和胃汤。

处方：党参 15 克，山药 15 克，麸炒白术 12 克，炒白扁豆 20 克，芡实 20 克，车前子 15 克，茯苓 15 克，补骨脂 10 克，肉豆蔻 9 克，干姜 6 克，砂仁 6 克，炒六神曲 15 克，炒麦芽 20 克，炙甘草 6 克，大枣 6 克。水煎服，每日 1 剂。禁忌生冷之品，避免受凉。

2018 年 3 月 5 日二诊：患者服上方 6 剂，大便改善不明显，舌苔白厚，脉沉。

处方：党参 20 克，山药 20 克，麸炒白术 12 克，炒白扁豆 20 克，芡实 20 克，车前子 15 克，茯苓 20 克，补骨脂 10 克，肉豆蔻 9 克，干姜 6 克，砂仁 6 克，炒六神曲 15 克，炒麦芽 20 克，麸炒苍术 12 克，炙甘草 6 克，大枣 6 克。续服 6 剂，服法同前。

2018 年 3 月 12 日三诊：服药舒适，大便好转，气力渐增，仍小腹发凉，舌苔白厚，脉沉。考虑脾肾阳虚日久，温煦之力较差，故以上方去炒六神曲，改车前子 20 克，茯苓 25 克，炒白扁豆 30 克，干姜 10 克，加黑附子 6 克（先煎 20 分钟）。续服 6 剂，服法同前。

2018 年 3 月 19 日四诊：患者大便渐成形，小腹渐温，舌苔稍退，脉沉。用药已显效，上方加量如下。

处方：党参 20 克，山药 30 克，麸炒白术 15 克，炒白扁豆 30 克，芡实 30 克，车前子 20 克，茯苓 25 克，补骨脂 10 克，肉豆蔻 9 克，干姜 10 克，炒麦芽 20 克，麸炒苍术 12 克，黑附子 9 克（先煎 20 分钟），炙甘草 6 克，大枣 7 克。续服 6 剂，服法同前。

2018 年 4 月 24 日五诊：服上方 12 剂，大便已成形，小腹不凉，纳可，乏力消失，舌苔薄白，脉沉。嘱以上方续服 6 剂，巩固疗效。

按语 本例为脾肾阳虚，脾失健运导致的大便不成形。故治疗上当以温补肾阳，健脾和胃为主。"温肾健脾和胃汤"为朱师多年临床经验方，方中党参、山药、白术、大枣益气健脾；炒白扁豆、芡实、车前子、茯苓、苍术健脾渗湿实大便；补骨脂、肉豆蔻、干姜、黑附子温补肾阳；炒麦芽健脾和胃；炙甘草调和诸药。辨证准确，用药适宜，故能取得明显疗效。

15.27 早泄一例

唐某，男，33 岁。2018 年 4 月 10 日初诊。

主诉及现病史：早泄数月，近日加重，伴活动后多汗，阴囊潮湿，腰膝酸软，倦怠乏力。舌苔薄黄，脉沉。

诊断：早泄。

辨证：心脾两虚，肾精不足，湿热下注。

治则：益气健脾，补肾填精，清利湿热。

方药：五子衍宗丸加减。

处方：菟丝子 15 克，枸杞 12 克，五味子 6 克，续断 12 克，杜仲 12 克，车前子 12 克，淫羊藿 12 克，山茱萸 9 克，女贞子 12 克，补骨脂 12 克，麸炒苍术 15 克，薏苡仁 15 克，炙黄芪 12 克，甘草 6 克，桑螵蛸 10 克。水煎服，每日 1 剂。嘱禁忌辛辣油腻之品。

百令胶囊，每次 1.0 克，每日 3 次，白开水冲服。

2018 年 4 月 17 日二诊：患者服上方 6 剂，气力渐增，阴囊潮湿减轻，早泄无明显改善。舌苔薄黄，脉沉。上方改杜仲 15 克，山茱萸 10 克，加金樱子 10 克，芡实 15 克。续服 6 剂。百令胶囊继服。

2018 年 4 月 24 日三诊：服药舒适，房事 2 次，未发早泄，阴囊潮湿消失，出汗减少，腰膝不再酸软。舌苔薄白，脉沉。病情大为改善，效不更方，仍以上方改芡实 20 克，续服 10 剂，巩固疗效。

按语 本例为心脾两虚，肾精不足，湿热下注引起的早泄。故治疗上当以益气健脾，补肾填精，清利湿热为主。五子衍宗丸加减治疗阳痿早泄，疗效显著，是笔者在临床中应用较多的经验方。方中菟丝子、枸杞、补骨脂、山茱萸、女贞子补肾填精；黄芪益气健脾；山茱萸配五味子、桑螵蛸涩精治早泄；续断、杜仲、淫羊藿补肾壮阳；车前子、麸炒苍术、薏苡仁清利下焦湿热；甘草调和诸药。辨证准确，方药对症，故能取得明显疗效。

15.28 唇舌麻木一例

朱某，男，52 岁，农民。2018 年 4 月 9 日初诊。

主诉及现病史：唇舌麻木半个月，近日加重，伴口干，口苦，口涩。舌苔黄厚腻，脉滑数。

诊断：唇舌麻木。

辨证：心脾胃湿热郁积，血热生风。

治则：清利湿热，凉血熄风。

处方：金银花 15 克，连翘 15 克，板蓝根 15 克，生地黄 15 克，玄参 12 克，黄芩 9 克，黄连 9 克，瓜蒌皮 12 克，麦冬 12 克，广藿香 15 克，生石膏 20 克，知母 12 克，蒲公英 15 克。水煎服，每日 1 剂。嘱禁忌辛辣油腻之品。

2018 年 4 月 16 日二诊：患者服上方 6 剂，口干口苦稍减，仍唇舌麻木，口涩，伴头晕，睡不沉。舌苔黄厚腻，脉滑数。考虑为心脾胃湿热郁积日久，血热引动肝风所致。遂改用清利湿热，凉肝熄风法。

处方：石决明 30 克，龙骨 30 克，牡蛎 30 克，地龙 9 克，僵蚕 7 克，菊花 15 克，夏枯草 15 克，制白附子 9 克，钩藤 12 克，黄连 9 克，黄芩 9 克，广藿香 15 克，蒲公英 15 克，生石膏 20 克，甘草 5 克。水煎服，每日 1 剂。

2018 年 4 月 24 日三诊：服药 6 剂，唇舌麻木稍有减轻，其余症状亦减，舌苔稍变薄，脉滑数。病情稍有改善，仍以上方加量如下。

处方：石决明 30 克，龙骨 30 克，牡蛎 30 克，地龙 9 克，僵蚕 9 克，菊花 15 克，夏枯草 20 克，制白附子 9 克，钩藤 15 克，黄连 10 克，黄芩 10 克，广藿香 20 克，蒲公英 15 克，生石膏 30 克，甘草 5 克。水煎服，每日 1 剂。

2018 年 5 月 1 日三诊：服药 6 剂，唇舌麻木基本消失，口干，舌苔已变薄，脉滑数。上方继服 6 剂，巩固疗效。

按语　本例为心脾胃湿热郁积，血热引动肝风导致唇舌麻木。故治疗上当以清利脾胃湿热，凉血平肝熄风为主。开始仅用清利湿热，凉血祛风法效果不明显，改为清利湿热，平肝熄风后，病情很快得到控制。通过本案例可以体会到，心脾积热较重时亦能引动肝风，故临证时当灵活辨证，据症用药，方能取得较好疗效。

15.29　脾胃湿热误补一例

孔某，女，63 岁。2018 年 7 月 26 日初诊。

主诉及现病史：因患者路远，身痛不适，不能前来，其子代母求医。诉母亲经常胃脘不适，纳呆，乏力，时轻时重，求余开方调理。推迟未果之际，书方如下。

诊断：胃脘痛。

辨证：脾虚胃不和。

治则：益气健脾和胃。

处方：广藿香 12 克，白芷 10 克，木香 12 克，厚朴 10 克，砂仁 10 克，炒六神曲 15 克，炒麦芽 20 克，陈皮 10 克，茯苓 10 克，党参 12 克，黄芪 15 克，紫苏梗 10 克，白豆蔻 7 克，炙甘草 6 克。6 剂，水煎服，每日 1 剂。

2018 年 7 月 28 日二诊：患者在儿子搀扶下来诊，诉服药 1 剂，头晕不适，胃脘胀满，烦闷不舒，口干口苦，反酸，不出汗，舌苔黄厚腻，脉滑数。诊为眩晕、胃脘痛，此乃脾胃湿热，气机不畅，上犯清窍所致，遂给以清利湿热，调畅气机法治之。

处方：广藿香 20 克，陈皮 10 克，木香 12 克，厚朴 12 克，砂仁 10 克，法半夏 10 克，炒六神曲 15 克，炒麦芽 20 克，竹茹 12 克，枳实 12 克，蒲公英 15 克，紫苏梗 12 克，白豆蔻 6 克，金银花 12 克，黄连 9 克。2 剂，水煎服，每日 1 剂。禁忌辛辣油腻之品。

2018 年 7 月 30 日三诊：患者服药平稳，自行来诊室，诉胃脘胀满、烦闷不舒、口干口苦、反酸情况减轻，大便干，仍舌苔黄厚腻，脉滑数。仍为脾胃湿热所致，上方加黄芩 9 克、生石膏 20 克、大黄 6 克。2 剂，水煎服，每日 1 剂。

2018 年 8 月 1 日四诊：大便已下，腹部舒适，胃脘胀满减轻。上方续服 2 剂。

2018 年 8 月 3 日五诊：仍觉胃脘不适，耳根胀痛，大便偏稀。舌苔黄厚，脉滑数。考虑脾胃湿热未完全解除，引发肝火上炎。上方加菊花 12 克，夏枯草 15 克，浙贝母 12 克。2 剂，水煎服，每日 1 剂，禁忌同前。

2018 年 8 月 6 日六诊：患者胃脘不适、耳根胀痛大减。嘱继续服用上方 3 剂，巩固疗效。

按语 本例患者平素当为脾胃湿热之体，初诊时其子叙述病情欠详，医者又缺乏舌脉之诊，误判为脾虚胃不和，误用参芪调补，以致助湿助热，气机不畅而病情加重。改用以清利湿热，调畅气机法治之，病情很快得到控制。通过本案可以体会到，医者临证时不得见症不见人，要四诊和参，方能辨证无误。

15.30 腰痛一例

王某，女，31 岁，教师。2018 年 7 月 15 日初诊。

主诉及现病史：患者长期站立和熬夜，腰痛 5 个月，时轻时重，腰部发凉，有沉重感，伴头晕，畏寒，脱发，眼眶发黑，眼睛干涩，晨起明显，月经按时，量少。舌苔白厚，脉沉无力。

诊断：腰痛。

辨证：肝肾阴虚，腰脊失养。

治则：补肝肾，壮筋骨，强腰脊。

方药：独活寄生汤加减。

处方：独活 12 克，威灵仙 15 克，当归 12 克，白芍 12 克，红花 10 克，杜仲 15 克，桂枝 10 克，怀牛膝 15 克，醋延胡索 12 克，续断 12 克，桑寄生 15 克，炙黄芪 15 克，淫羊藿 15 克，山药 15 克，巴戟天 10 克，枸杞 12 克，山茱萸 10 克，菟丝子 15 克，甘草 6 克。配方颗粒 6 剂，开水冲服，每日 1 剂。嘱避免劳累和受凉。

百令胶囊，每次 2 粒，每日 3 次，开水送服。

2018 年 7 月 28 日二诊：患者腰痛基本消失，其余症状大减，稍觉口干，舌脉如前。上方去巴戟天，加金银花 15 克，续服 6 剂，巩固疗效。百令胶囊继服 2 盒。

按语 本案身为教师，长期站立和熬夜，易致肝肾阴虚，腰脊失养而发腰痛。治疗当以补肝肾，壮筋骨，强腰脊为主。方用独活寄生汤加调补肝肾之品，用药准确，切中病机。方中独活、威灵仙、续断、桑寄生祛风湿，强筋骨；当归、白芍、红花、延胡索、桂枝温经活，通络止痛；杜仲、怀牛膝、炙黄芪、淫羊藿、山药、巴戟天、枸杞、山茱萸、菟丝子补肝肾，壮筋骨，强腰脊；甘草调和诸药。辨证准确，用药合理，故疗效显著。

15.31 盗汗五例

★ 例一 刘某，男，31 岁。2018 年 4 月 16 日初诊。

主诉及现病史：经常睡中出汗，乏力，心悸，口干。舌苔薄黄腻，脉沉细数。

诊断：盗汗。

辨证：肝肾阴虚，虚热迫津外泄。

治则：滋补肝肾，养阴止汗。

方药：自拟养阴止汗汤加减。

处方：黄芪 15 克，太子参 20 克，麦冬 12 克，五味子 6 克，白芍 12 克，酒黄精 12 克，煅龙骨 20 克，煅牡蛎 20 克，浮小麦 30 克，酒萸肉 9 克，当归 12 克，生地黄 15 克，胡黄连 7 克，炙甘草 10 克，金银花 10 克。配方颗粒 6 剂，开水冲服，每日 1 剂。

2018 年 4 月 25 日二诊：患者服药平稳，睡中出汗大减，仍觉乏力，舌脉如前。上方改黄芪 20 克，续服 6 剂，巩固疗效。

2018 年 5 月 2 日三诊：睡中已不出汗，乏力消失，舌脉如前。上方调整，续服 6 剂，巩固疗效。

处方：黄芪 15 克，太子参 15 克，麦冬 12 克，五味子 6 克，白芍 12 克，煅龙骨 15 克，浮小麦 20 克，酒萸肉 9 克，当归 10 克，生地黄 15 克，胡黄连 7 克，炙甘草 10 克，金银花 10 克。

★ 例二　孔某，男，78 岁。2018 年 3 月 15 日初诊。

主诉及现病史：近日睡中出汗，醒后睡衣全湿，伴腰酸乏力。舌苔薄黄，脉沉。

诊断：盗汗。

辨证：肝肾阴虚，虚热迫津外泄。

治则：滋补肝肾，养阴止汗。

方药：自拟养阴止汗汤加减。

处方：黄芪 15 克，党参 12 克，枸杞 12 克，当归 12 克，麦冬 12 克，五味子 6 克，白芍 12 克，酒黄精 12 克，煅龙骨 20 克，煅牡蛎 20 克，浮小麦 30 克，酒萸肉 12 克，白芍 12 克，桑寄生 15 克，生地黄 15 克，炙甘草 10 克。配方颗粒 6 剂，开水冲服，每日 1 剂。

2018 年 8 月 17 日来诊他病时告知，服上方 3 剂睡中出汗即止，坚持服完，未再发生睡中出汗。

★ 例三　孔某，男，47 岁。2014 年 6 月 24 日初诊。

主诉及现病史：睡中出汗半个月，伴腰酸乏力，心悸，纳可。既往有精神分裂症病史。舌苔薄白，脉沉。

诊断：盗汗。

辨证：肝肾阴虚，虚火上炎，迫液外泄。

治则：补益肝肾，滋阴清热，敛阴止汗。

方药：自拟养阴止汗汤加减。

处方：黄芪 20 克，太子参 20 克，麦冬 12 克，五味子 6 克，白芍 12 克，黄精 12 克，煅龙骨 30 克，煅牡蛎 20 克，炙甘草 6 克，浮小麦 30 克，生地黄 15 克，山茱萸 12 克，当归 12 克，枸杞 12 克。6 剂。水煎服，每日 1 剂。禁忌辛辣油腻之品。

2014 年 6 月 30 日二诊：患者服药平稳，睡中出汗减轻，入眠稍差。上方加炒酸枣仁 15 克。6 剂，水煎服，每日 1 剂。

2014 年 7 月 7 日三诊：患者睡中已不再出汗，睡眠平稳，腰酸乏力、心悸消失。给以黄芪精口服液，每次 10 毫升，每日 2 次，调理善后。

★ 例四　孔某，女，52 岁。2018 年 8 月 12 日初诊。

主诉及现病史：睡中出汗年余，时轻时重，已绝经 2 年，阵发性出汗。伴腰酸乏力，心悸，入眠差。舌苔薄白，脉沉。

诊断：盗汗。

辨证：肝肾阴虚，虚火上炎，迫液外泄。

治则：补益肝肾，滋阴清热，敛阴止汗。

方药：自拟养阴止汗汤加减。

处方：黄芪 20 克，太子参 20 克，麦冬 12 克，五味子 6 克，白芍 12 克，黄精 12 克，煅龙骨 30 克，煅牡蛎 20 克，炙甘草 6 克，浮小麦 30 克，生地黄 15 克，山茱萸 12 克，当归 12 克，枸杞 12 克。6 剂。水煎服，每日 1 剂。禁忌辛辣油腻之品。

2018 年 8 月 19 日二诊：患者睡中出汗、阵发性出汗减轻，腰酸乏力、心悸、入眠差情况好转，仍有时烦躁。上方加栀子 9 克，续服 6 剂。

2018 年 8 月 30 日三诊：患者睡中不再出汗，阵发性烦躁出汗消失，腰酸乏力、心悸、入眠差继续好转。嘱上方再服 6 剂，巩固疗效。

★ 例五　孔某，女，54 岁。2018 年 8 月 12 日初诊。

主诉及现病史：阵发性烦躁出汗年余，时轻时重，近日加重。刻诊：阵发性烦躁出汗，睡中出汗，醒后睡衣全湿，伴腰酸乏力，入眠差。舌苔薄黄，脉沉。

诊断：盗汗。

辨证：肝肾阴虚，虚热迫津外泄。

治则：滋补肝肾，养阴止汗。

方药：自拟养阴止汗汤加减。

处方：黄芪 20 克，太子参 20 克，枸杞 12 克，当归 12 克，麦冬 12 克，五味子 6 克，白芍 12 克，酒黄精 12 克，煅龙骨 20 克，煅牡蛎 20 克，浮小麦 40 克，酒萸肉 12 克，白芍 12 克，生地黄 15 克，炙甘草 10 克。配方颗粒 6 剂，开水冲服，每日 1 剂。

2018 年 8 月 19 日二诊：服药平稳，烦躁出汗大减，仍睡眠稍差。上方改浮小麦 50 克，龙骨 30 克，白芍 15 克，加炒酸枣仁 20 克。续服 6 剂，用法同前。

2018 年 8 月 30 日电话告知，已不再烦躁出汗。

按语　盗汗是一种临床常见病症，多因肝肾阴虚所致。阴虚则阳盛，虚热内生，阴气空虚，入睡后卫气乘虚陷入阴中，表无护卫，肌表不密，营中之火独旺于外，蒸热、迫津外泄则汗出；醒后气固于表，玄府密闭而汗止。因此，在治疗上，应以调补肝肾、养阴止汗为法。"养阴止汗汤"为朱师多年临证经验方。方以太子参、麦冬、五味子、枸杞子、山茱萸、生地黄、当归、白芍、黄精养阴气，补阴血；浮小麦、龙骨、牡蛎、黄芪、炙甘草益气固表止汗；胡黄连、金银花清虚热。阴气不虚，盗汗即止。

15.32　哮喘一例

胡某，男，62 岁。2018 年 3 月 3 日初诊。

主诉及现病史：素有哮喘 20 年，时常发作。现感冒后憋喘咳嗽 3 天，喘息有声，张口抬肩，吐白痰，晨起有黄痰，伴心悸乏力，睡中出汗。舌苔白厚，脉沉。

诊断：哮喘（喘证）。

辨证：肺脾肾气虚，肾不纳气，肺热宣降。

治则：益气养肺，补肾纳气，宣肺平喘，化痰止咳。

方药：自拟纳气平喘汤加减。

处方：黄芩9克，鱼腥草20克，炒苦杏仁10克，紫菀10克，款冬花10克，化橘红12克，法半夏9克，前胡12克，桑白皮12克，金银花15克，板蓝根15克，枇杷叶12克，厚朴9克，炙甘草6克，炒紫苏子9克，广藿香30克，砂仁9克，黄连8克。配方颗粒6剂，开水冲服，每日1剂。

百令胶囊，每次2粒，每日3次，白开水冲服。

复方鲜竹沥，每次口服20毫升，每日3次。

2018年5月3日二诊：患者服配方颗粒6剂，又在当地取煎剂10余剂，咳嗽、喘促憋气减轻。因自觉病情好转，工作较忙，未能前来复诊治疗，自认为加强营养即可，食用滋腻之品较多。近日觉口干口苦，活动后喘促憋气，舌苔黑厚褐，脉滑数。考虑为阴虚，肺胃郁热，调方如下。

处方：黄芩9克，炒苦杏仁10克，法半夏9克，前胡12克，桑白皮12克，金银花15克，板蓝根15克，枇杷叶12克，厚朴9克，甘草3克，广藿香30克，砂仁10克，黄连10克，佩兰10克，麸炒苍术15克，石膏20克。配方颗粒6剂，开水冲服，每日1剂。中成药继续服用。

2018年5月14日三诊：咳嗽、喘促憋气基本消失，不再口干，舌苔仍黄厚，脉滑数。考虑为阴虚肺部余热未清，上方调整如下。

处方：黄芩9克，炒苦杏仁10克，法半夏10克，前胡12克，桑白皮12克，金银花15克，厚朴9克，甘草3克，广藿香40克，砂仁10克，黄连12克，佩兰12克，麸炒苍术15克，石膏30克，薏苡仁15克，夏枯草15克，龙骨30克。配方颗粒6剂，开水冲服，每日1剂。中成药继续服用，巩固疗效。

按语 本案素有哮喘病史多年，肺脾肾气虚，不耐寒暑，每遇即发。此次因外感诱发喘促憋气，有黄痰，当辨为肺脾肾气虚，肾不纳气，肺热失宣。"纳气平喘汤"为朱师多年临证经验方，主治肺脾肾气虚所致的咳喘，与本例切中病机，故病情逐渐好转。二诊时病情虽有好转，但由于未能及时复诊用药，且饮食滋腻过度，致使肺胃郁热加重，改用养阴清热法，病情很快得到了控制。

15.33 胁痛一例

许某，女，47岁。2018年4月26日初诊。

主诉及现病史：患者素有慢性胃炎、慢性胆囊炎病史。近1年经常胃脘胀满，时轻时重，服药好转。近日因食辛辣较多，感右胁隐痛不适，口干口苦，胃脘胀满。舌苔白厚，脉弦滑。超声示：胆囊壁毛糙。

诊断：胁痛（慢性胆囊炎）。

辨证：胆胃郁热，气机不畅。

治则：清热利胆，理气和胃。

方药：柴胡疏肝散加减。

处方：柴胡 6 克，栀子 10 克，醋香附 12 克，赤芍 12 克，橘核 12 克，甘草 3 克，蒲公英 15 克，炒麦芽 15 克，砂仁 9 克，木香 12 克，郁金 12 克，醋延胡索 12 克，广藿香 15 克，茯苓 12 克，麸炒苍术 12 克。配方颗粒 6 剂，开水冲服，每日 1 剂。嘱禁忌辛辣油腻之品，多喝水。

2018 年 5 月 18 日二诊：患者服上方 10 余剂，症状大减，舌苔已变薄白，脉弦滑。上方改藿香 10 克，加金银花 12 克，续服 6 剂。用法禁忌同前。

2018 年 6 月 15 日三诊：胁痛基本消失，胃脘舒适，纳可，二便可，舌苔薄白，脉弦滑。上方续服 6 剂，巩固疗效。嘱禁忌生冷、辛辣油腻之品，忌酒。

按语 本案患者素有慢性胃炎、慢性胆囊炎病史，因食辛辣较多致胆囊炎复发。据其舌脉，辨为胆胃郁热，气机不畅。治当清热利胆，理气和胃。方中柴胡、醋香附、郁金、橘核疏肝利胆；赤芍、醋延胡索凉血活血止痛；蒲公英、栀子清热解毒；木香调理气机；炒麦芽、砂仁、广藿香、茯苓、苍术化湿和胃；甘草调和诸药。辨证准确，用药及时，故疗效显著。值得注意的是一定要嘱患者忌口，辛辣油腻之品对胆囊和胃的刺激较强，极易诱发胆胃郁热而形成胆囊炎、胃炎等病。

15.34 不寐三例

★ **例一** 朱某，女，43 岁，农民。2018 年 6 月 13 日初诊。

主诉及现病史：患者因睡眠差 10 天于今日到我院心内科就诊，查肝功能、血脂、血糖未见明显异常。诊为睡眠障碍，未作处理，转求中医治疗。诊见无明显诱因而出现乏力、睡眠差 10 天，没精神，有时头晕耳鸣，口干。舌苔薄白，部分剥脱，脉沉细。

诊断：不寐。

辨证：气阴不足，虚热扰神。

治则：益气养阴，清热安神。

处方：当归 12 克，生地黄 15 克，枸杞 12 克，山药 12 克，山茱萸 10 克，泽泻 10 克，牡丹皮 10 克，北沙参 12 克，太子参 20 克，炙黄芪 15 克，石斛 15 克，知母 12 克，玉竹 10 克，炒酸枣仁 15 克。

用配方颗粒 6 剂，开水冲服，每日 1 剂。嘱禁忌辛辣油腻及茶、咖啡等助火兴奋之品，多喝白开水。

2018 年 6 月 21 日二诊：服药平稳，睡眠明显好转，乏力减轻，咽部有痰，耳根热，舌苔薄黄，部分剥脱，脉沉细数。阴虚渐复，肝火偏旺，随以上方调整如下。

处方：当归 12 克，生地黄 15 克，枸杞 12 克，山药 12 克，山茱萸 10 克，泽泻 10 克，牡丹皮 10 克，北沙参 12 克，太子参 20 克，炙黄芪 15 克，石斛 15 克，知母 12 克，玉竹 10 克，炒酸枣仁 15 克，菊花 12 克，栀子 9 克。服用方法与禁忌同上。

2018 年 7 月 16 日来院办理其他事情时告知，服用上方后入睡平稳，其余症状基本消失。

按语 本案为气阴不足，虚热扰神引起的不寐，治当益气养阴，清热安神。药用当归、生地黄、枸杞、山茱萸、北沙参、石斛、玉竹滋补阴液；知母滋阴清热；泽泻、牡丹皮泻肝火；太子参、山药、炙黄芪益气养阴；酸枣仁安神。共奏益气养阴，清热安神之效。辨证准确，用药合理，故疗效显著。

★ 例二　张某，女，20 岁。2018 年 6 月 28 日初诊。

主诉及现病史：失眠，伴手足心热 1 个月。刻诊：近 1 个月来，经常失眠，多梦，早醒，手足心热，烦躁，月经量少。舌质红，舌苔白腻，脉弦数有力。

诊断：不寐。

辨证：肝郁血热，阴虚火旺。

治则：清热泻火，疏肝凉血，养阴安神。

方药：自拟十味安神汤加减。

处方：炒酸枣仁 20 克，柏子仁 12 克，煅龙骨 30 克，煅牡蛎 20 克，木香 10 克，砂仁 9 克，法半夏 7 克，广藿香 10 克，生地黄 10 克，百合 15 克，合欢皮 15 克，白芍 10 克，丹参 15 克。6 剂。

用法：水煎服，每日 1 剂。禁忌辛辣油腻之品，不喝茶。

2018 年 7 月 2 日二诊：睡眠有所好转，大便黏腻。上方加黄连 7 克。6 剂，用法禁忌同前。

2014 年 8 月 4 日三诊：上方服完后已能正常入眠，手足心热消失。近日因食辛辣油腻之品，又发失眠，手足心热，舌红，舌苔薄黄，脉弦滑数有力。仍以上方稍作调整如下。

处方：炒酸枣仁 30 克，柏子仁 12 克，煅龙骨 30 克，煅牡蛎 20 克，木香 10 克，砂仁 9 克，生地黄 15 克，百合 15 克，合欢皮 15 克，白芍 12 克，丹参 15 克，黄连 8 克，栀子 10 克，地骨皮 12 克，麸炒苍术 12 克。6 剂，用法禁忌同前。

2014 年 8 月 12 日四诊：睡眠大为好转，仍手足心热，大便黏腻。上方加栀子 12 克，续服 6 剂，巩固疗效。嘱以后要注意禁食辛辣油腻之品，不喝茶。

2 个月后电话随访，睡眠正常。

★ 例三　李某，女，33 岁。2018 年 6 月 4 日初诊。

主诉及现病史：经常失眠，每于经前失眠加重伴眩晕已半年多。刻诊：半年来，经常失眠，多梦，每于经前失眠加重，伴眩晕，脱发，鼻塞，流黄涕，便秘。舌质红，舌苔薄黄，脉沉弦。

诊断：不寐。

辨证：肝郁血热，肝火偏旺。

治则：清热泻火，疏肝解郁，凉血安神。

处方：炒酸枣仁 30 克，首乌藤 30 克，合欢皮 15 克，生地黄 15 克，白芍 12 克，柏子仁 12 克，煅龙骨 30 克，栀子 12 克，菊花 15 克，黄芩 9 克，桑白皮 12 克，金银花 15 克，木香 12 克，广藿香 12 克，夏枯草 15 克，石膏 15 克，泽泻 12 克。配方颗粒 6 剂。

用法：每日 1 剂，开水冲服。禁忌辛辣油腻之品，不喝茶。

2018 年 6 月 11 日二诊：睡眠有所好转，仍鼻塞，流黄涕。上方去泽泻，加辛夷 9 克，鱼腥草 15 克。6 剂，用法禁忌同前。

2018 年 6 月 22 日三诊：眩晕减轻，仍不能正常入眠。上方去石膏，改酸枣仁 40 克。续服 6 剂，用法禁忌同前。

2018 年 7 月 24 日四诊：时值经前，失眠眩晕加重，时而烦躁，焦虑，便秘。舌质红，苔薄黄，脉弦滑。考虑经前肝火偏旺，症状加重，调方如下。

处方：炒酸枣仁 40 克，首乌藤 30 克，合欢皮 15 克，生地黄 15 克，白芍 15 克，柏子仁

12克，煅龙骨30克，栀子12克，菊花15克，黄芩9克，金银花15克，夏枯草20克，泽泻12克，川牛膝12克，石决明20克，地骨皮15克。配方颗粒6剂。每日1剂，开水冲服，下午4～5点服药1次，晚睡前9～10点服药1次。

2018年8月3日五诊：经期已过，已能正常入眠，眩晕消失，不再烦躁，大便正常，舌苔薄黄，脉沉弦。考虑为肝郁血热，肝火偏旺之体，须长期服用，巩固治疗，方能有所改善。嘱以上方续服15剂，禁忌辛辣油腻之品，避免熬夜。

2个月后电话随访，入眠正常，经期未再出现失眠、眩晕等症。

15.35 呕吐一例

韦某，女，65岁。2018年6月19日初诊。

主诉及现病史：患者素有上消化道溃疡病史多年，4个月前无明显诱因出现恶心、呕吐，间断出现，呕吐物为黏液及胃内容物，无咖啡色液体及血迹，曾有咳嗽，憋喘。3个月前曾在本院住院治疗，未见明显好转。诊见面色无光，自述胃脘不适，纳呆，恶心呕吐，有时反酸，夜间难眠，舌苔白厚，脉沉。

诊断：呕吐。

辨证：脾胃湿热，胃气上逆。

治则：清利湿热，和胃降逆。

方药：自拟清热和胃煎加减。

处方：黄连9克，木香12克，厚朴10克，姜半夏9克，砂仁10克，炒六神曲15克，炒麦芽30克，海螵蛸15克，金银花12克，枇杷叶12克，竹茹12克，白豆蔻7克，广藿香15克，紫苏梗12克，太子参15克，炒酸枣仁20克，生姜4克，甘草3克。

用配方颗粒6剂，开水冲服，每日1剂。嘱禁忌辛辣油腻之品。

2018年6月24日二诊：服药平稳，呕吐减轻，睡眠有所好转，夜间轻度咳嗽，舌苔白厚，脉沉。考虑为脾胃湿热，影响肺气，肺热失宣所致。上方去厚朴、金银花，改广藿香20克，竹茹15克，白豆蔻8克，加前胡12克，陈皮9克。服用方法与禁忌同上。

2018年7月8日三诊：呕吐、咳嗽已止，仍失眠，舌苔较前变薄，脉沉。遂改为清热和胃安神法治之。

处方：黄连7克，木香12克，厚朴10克，砂仁8克，炒六神曲15克，炒麦芽15克，竹茹12克，白豆蔻6克，炒酸枣仁25克，柏子仁12克，合欢皮15克，龙骨20克，首乌藤20克，茯神15克，生姜4克，甘草3克。用配方颗粒，开水冲服，每日1剂，调理善后。嘱禁忌辛辣油腻之品，不要喝茶及咖啡。

按语 本案素有上消化道溃疡病史多年，脾胃虚弱，调养不当，脾胃积热致胃气上逆而发呕吐。采用清利湿热，和胃降逆法很快起效。"清热和胃煎"为朱师多年临证经验方，具有清利湿热，健脾和胃的作用。方中黄连、金银花清利湿热；姜半夏、砂仁、白豆蔻、广藿香、枇杷叶、竹茹、生姜芳香化湿，和胃降逆；木香、厚朴、紫苏梗理气和胃；炒六神曲、炒麦芽健脾和胃；海螵蛸抑制胃酸；太子参扶助胃气；炒酸枣仁镇静安神；甘草调和诸药。辨证用药恰当，故疗效显著。

15.36 湿疮一例

郭某，女，45 岁。2018 年 7 月 25 日初诊。

主诉及现病史：患者产后 10 个月，哺乳期，出现双下肢粟粒样大小不等的红色丘疹 20 天。1 周前曾到某医院皮肤科就医，诊为湿疮病，给予糠酸莫米松乳膏、重组牛碱性成纤维细胞因子凝胶 2100U 外用，未见明显好转。诊见双下肢粟粒样大小不等的红色丘疹，簇集成片，瘙痒不适，有抓痕及结痂，抓破后有黄色汁水渗出。舌质红，苔黄腻，脉滑数。

诊断：湿疮。

辨证：脾胃湿热，血热毒溢。

治则：清利湿热，凉血解毒。

处方：黄连 9 克，栀子 10 克，蒲公英 15 克，金银花 15 克，连翘 15 克，白鲜皮 12 克，炒蒺藜 15 克，地肤子 10 克，牡丹皮 12 克，赤芍 12 克，小蓟 15 克，通草 8 克，炒王不留行 15 克，黄柏 9 克，薏苡仁 15 克，甘草 6 克。

用配方颗粒 6 剂，开水冲服，每日 1 剂。嘱禁忌辛辣油腻之品。

2018 年 8 月 1 日二诊：服药平稳，未发生新起皮疹，初诊皮疹大部分已消退，颜色变淡，不再瘙痒，抓破处已结痂，舌苔仍黄厚，脉滑数。上方改黄连 10 克，白鲜皮 15 克，加黄芩 9 克。6 剂，服用方法与禁忌同上。

2018 年 8 月 10 日电话随访，皮疹已全部消退，饮食及二便正常，哺乳正常。

按语 本案为哺乳期，饮食调理偏于滋腻，日久脾胃积热，热毒郁结，溢于肌肤则易发皮疹，瘙痒不适。治当清利湿热，凉血解毒。方中黄连、栀子、黄柏、蒲公英、金银花、连翘、白鲜皮、炒蒺藜、地肤子清热解毒；牡丹皮、赤芍凉血；通草、炒王不留行防乳腺壅滞；薏苡仁祛湿；甘草调和诸药。合而共奏清利湿热、凉血解毒之功。辨证准确，用药恰当，故疗效显著。

15.37 面部麻木二例

★ 例一 周某，女，20 岁。2018 年 6 月 18 日初诊。

主诉及现病史：自诉平时嗜好辛辣油腻之品，近 1 个月来，经常感觉左侧面部麻木不适，1 周前曾到某医院皮肤科就医，诊为面神经炎，给予谷维素每次 20 毫克，每日 3 次口服，重组牛碱性成纤维细胞因子凝胶 2100U 外用，未见明显好转。刻诊：左侧面部麻木不适，易于急躁，伴失眠多梦，大便秘结。舌质红，苔薄黄，脉弦滑。

诊断：面部麻木（面神经炎）。

辨证：肝火偏旺，引动肝风，风伤面络，血行不畅。

治则：清泻肝火，凉血润肠，平肝熄风，活血通络。

方药：牵正散加减。

处方：制白附子 8 克，炒僵蚕 9 克，防风 9 克，白芷 9 克，川芎 6 克，钩藤 12 克，天麻 9 克，赤芍 12 克，炒酸枣仁 15 克，夏枯草 12 克，火麻仁 15 克，炒栀子 10 克，甘草 3 克。

用配方颗粒 6 剂，开水冲服，每日 1 剂。嘱禁忌辛辣油腻之品，避免熬夜。

2018年6月24日二诊：服药平稳，面部麻木消失，已能正常入眠，大便较前好转，舌苔薄黄，脉弦滑。上方去酸枣仁，续服6剂，巩固疗效。服用方法与禁忌同上。

2018年8月9日陪其他同学来诊时告知，未再发生面部麻木，睡眠及二便正常。

按语　本案患者平素嗜好辛辣油腻之品，日久肝经郁热，肝火偏旺，引动肝风，风伤面络，血行不畅而导致面部麻木。治当清泻肝火，清热凉血，平肝熄风，活血通络。方用牵正散加减，用药切中病机。方中夏枯草、栀子清泻肝火；制白附子、炒僵蚕、防风、钩藤、天麻、白芷平肝熄风；川芎、赤芍活血通络；酸枣仁镇静安神；火麻仁润肠通便；甘草调和诸药。辨证准确，用药及时，配伍恰当，故疗效显著。

★**例二**　张某，女，19岁。2018年6月18日初诊。

主诉及现病史：自诉平时嗜好辛辣油腻之品，月经先期，大便秘结。近1周来，感觉面部麻木不适，有时面部肌肉不自主颤动，3天前曾到某医院脑病科就医，因当时发作不频繁，医师怀疑是癔病，未作处理，嘱其观察，不适来诊。刻诊：面部麻木不适，时而肌肉颤动，部位不固定，易急躁，大便秘结。舌质红，苔薄黄，脉弦滑。

诊断：面部麻木（面神经炎）。

辨证：肝火偏旺，引动肝风，风伤面络，血行不畅。

治则：清泻肝火，凉血润肠，平肝熄风，活血通络。

方药：牵正散加减。

处方：制白附子9克，炒僵蚕10克，防风10克，白芷10克，川芎9克，黄芩9克，钩藤12克，赤芍12克，玄参12克，金银花12克，夏枯草15克，火麻仁15克，炒栀子10克，甘草3克。

用配方颗粒6剂，开水冲服，每日1剂。嘱禁忌辛辣油腻之品，避免熬夜。

2018年6月23日二诊：服药平稳，面部麻木、颤动消失，大便较前好转，舌苔薄黄，脉弦滑。上方去钩藤、川芎，续服6剂，巩固疗效。服用方法与禁忌同上。

2018年8月12日陪其他同学来诊时告知，未再发生面部麻木。

按语　本案患者平素嗜好辛辣油腻之品，日久肝经郁热，肝火偏旺，引动肝风，风伤面络，血行不畅而导致面部麻木。治当清泻肝火，清热凉血，平肝熄风，活血通络。方中夏枯草、栀子、金银花清泻肝火；制白附子、炒僵蚕、防风、钩藤、白芷平肝熄风；川芎、赤芍、玄参活血通络；火麻仁润肠通便；甘草调和诸药。辨证用药切中病机，故疗效显著。

15.38　消瘿误用升提一例

田某，女，57岁。2018年7月1日初诊。

主诉及现病史：自诉平时嗜好辛辣油腻之品，1周前开始出现左侧乳房胀痛，乳头溢液，近3天加重，伴右侧甲状腺肿大，发胀。诊见左侧乳房压痛，挤压乳头有淡黄色液体溢出，右侧甲状腺较左侧偏大，伴多汗，易急躁，阵发性胸中烦热，大便不成形。舌质红，苔薄黄，脉弦滑。

诊断：瘿病（甲状腺肿大）合并乳癖证。

辨证：肝火偏旺，灼伤乳络，痰火郁结，壅滞成瘿。

治则：清泻肝火，活络凉血，化痰散结，行滞消瘿。

处方：柴胡 7 克，法半夏 9 克，枳壳 10 克，醋香附 12 克，茯苓 12 克，牡蛎 30 克，夏枯球 30 克，浙贝母 15 克，赤芍 12 克，金银花 15 克，橘核 15 克，蒲公英 15 克，炒川楝子 7 克，青皮 10 克，甘草 6 克。

用配方颗粒 6 剂，开水冲服，每日 1 剂。嘱禁忌辛辣油腻之品，保持心情舒畅，避免熬夜。

2018 年 7 月 4 日二诊：服上方 3 剂，症状不减反增，遂停药来诊。诊见面红，烦躁加重，口干口苦，牙痛，头晕头胀，眼睛发胀，舌质红，苔黄厚，脉弦滑。分析前方用药，均为疏肝解郁、清热解毒、消瘿散结之品，唯柴胡一味，既能疏肝解郁，又能升提阳气，于本症不宜；炒川楝子能疏泄肝气，虽有小毒，但用量不大，不至于造成如此反应。遂调方并减量如下。

处方：醋香附 12 克，茯苓 12 克，牡蛎 20 克，夏枯球 15 克，浙贝母 12 克，赤芍 12 克，金银花 15 克，橘核 12 克，荔枝核 12 克，蒲公英 15 克，青皮 9 克，菊花 12 克，甘草 6 克。配方颗粒 6 剂，用法与禁忌同前。

2018 年 7 月 9 日三诊：服药平稳，诸症减轻。为求速愈，上方酌情加量如下。

处方：醋香附 12 克，茯苓 12 克，牡蛎 30 克，夏枯球 20 克，浙贝母 15 克，赤芍 12 克，金银花 15 克，橘核 12 克，荔枝核 12 克，蒲公英 20 克，青皮 10 克，菊花 12 克，栀子 10 克，甘草 6 克。6 剂，用法与禁忌同前。

2018 年 7 月 20 日四诊：服上方 10 剂，乳房胀痛及溢液消失，右侧甲状腺不再发胀，烦热已除，性情平稳，舌质红，苔薄黄，脉弦滑。病去大半，上方加预知子 15 克，续服 6 剂，巩固疗效。嘱停药后也要注意嘱禁忌辛辣油腻之品，保持心情舒畅，避免熬夜。

按语　本案患者平素嗜好辛辣油腻之品，日久肝经郁热，肝火偏旺，灼伤乳络而致乳房胀痛并溢液；痰火郁结，气机壅滞而成瘿。治当清泻肝火，活络凉血，化痰散结，行滞消瘿。初诊辨证妥当，用药适宜但病情不减反增，不得其解，仔细分析病情，揣摩药性，方知系柴胡一味所为。柴胡既能疏肝解郁，又能升提阳气，于本症不宜。川楝子有小毒，亦当慎用，遂调方并减量后获效。由本案获知，临证用药，只有详细辨证，细心琢磨，才能得出正确的解决方法，取得理想的治疗效果。

15.39　中风一例

牛某，男，67 岁。2018 年 7 月 16 日初诊。

主诉及现病史：半个月前，无明显诱因情况下，出现右侧肢体活动不灵伴言语不利，遂到某医院就医，诊为脑梗死并住院治疗，现好转出院后 2 天，求中医诊治。诊见患者神志清，精神差，言语欠利，口角右歪，右侧肢体活动欠灵，肌张力降低，轻度头晕，为非旋转性。舌质红，苔薄黄，脉弦滑。

诊断：中风。

辨证：肝肾阴虚，虚风内动，风中经络，血行不畅。

治则：益气养血，滋阴熄风，活血通络。

方药：自拟中风 4 号方。

处方：黄芪 20 克，生地黄 15 克，赤芍 15 克，川芎 10 克，当归 12 克，地龙 10 克，桃仁 10 克，红花 10 克，怀牛膝 15 克，槲寄生 15 克，丹参 15 克，鸡血藤 15 克，续断 12 克，制白附子9克，石菖蒲10克，炒僵蚕9克，甘草5克。6剂，水煎服，每日1剂。嘱禁忌辛辣油腻之品，保持心情舒畅。

2018年7月24日二诊：患者服药平稳，精神转佳，言语较前流利，口角右歪较前好转，右侧肢体活动已较前灵活，不再头晕，小便灼热不适。药已中病，上方加量如下。

处方：黄芪30克，生地黄15克，赤芍15克，川芎10克，当归12克，地龙10克，桃仁10克，红花10克，怀牛膝15克，桑寄生15克，丹参15克，鸡血藤20克，续断12克，制白附子9克，石菖蒲10克，炒僵蚕9克，石韦12克，车前子12克，天麻12克，甘草5克。6剂，水煎服，每日1剂。用法与禁忌同前，多喝水。

2018年8月2日三诊：服药平稳，言语流利，口角微微右歪，偶感头晕，右侧肢体活动自如，二便顺畅，舌质红，苔薄黄，脉弦滑。病去大半，上方加菊花12克，续服6剂，巩固疗效。

按语 本案为肝肾阴虚，虚风内动，风中经络，血行不畅引起的中风，治当益气养血，滋阴熄风，活血通络。中风4号方为朱师治疗中风病的系列方，主治阴血不足，筋脉失养导致的风中经络之中风病。方中黄芪、生地黄、怀牛膝、桑寄生、鸡血藤、续断益气养阴，补肾强筋；赤芍、川芎、当归、地龙、桃仁、红花、丹参活血通络；白附子、石菖蒲、炒僵蚕熄风止痉，醒神开窍；甘草调和诸药。辨证准确，用药合理，切中病机，故疗效显著。

15.40 顽固性腹股沟斜疝一例

秦某，男，78岁。2013年11月4日初诊。

主诉及现病史：右侧腹股沟处时有囊性肿物膨出半年。曾到某医院就诊，诊为腹股沟斜疝，建议手术治疗，因患者惧怕手术而求中医诊治。诊见右侧腹股沟处时有囊性肿物膨出半年余，时轻时重，劳累时明显。有时肿物可自行消失，有时须局部按压上托方可还纳复原。伴乏力，气短。舌苔薄白，脉沉。

诊断：顽固性腹股沟斜疝。

辨证：中气不足，升举无力，小肠从腹股沟处脱出所致。

治则：补中益气，升阳举陷。

方药：补中益气汤加味。

处方：党参20克，炒白术12克，当归10克，茯苓10克，升麻6克，柴胡6克，枳壳9克，黄芪20克，小茴香9克，橘核15克，荔枝核12克，炒山药15克，乌药10克，甘草5克。配方颗粒6剂，开水冲服，每日1剂。嘱禁忌生冷，避免受凉，保持心情舒畅。

2013年12月2日二诊：服上方12剂，腹股沟肿物脱出次数减少，乏力减轻。药已中病，上方党参改为30克、黄芪改为40克、炒山药改为20克，加山茱萸10克。配方颗粒6剂，用法与禁忌同前。

2013年12月23日三诊：服药平稳，腹股沟肿物脱出次数继续减少，不再感觉乏力。纳可，舌苔薄白，脉沉。上方黄芪改为50克、小茴香改为10克，继续服用，巩固疗效。

2014年4月16日四诊：患者以上方为主，上火时减轻黄芪用量，每个月坚持服用15～20天，前后共服用70余剂，腹股沟肿物不再脱出，病告痊愈。

按语 本案为老年人中气不足，升举无力，小肠从腹股沟处脱出所致。故治疗原则当以补中益气，升阳举陷为主。补中益气汤的主要作用就是补气升提。故用于本案非常适宜，疗效确切。

15.41　肾积水一例

姚某，女，26 岁。2014 年 6 月 9 日初诊。

主诉及现病史：近日腰部发胀，伴腰酸乏力，尿黄，有时不畅。舌苔薄黄，脉沉。超声检查示：轻度肾积水。

诊断：肾积水（轻度）。

辨证：肾气不足，膀胱湿热，津液代谢失常。

治则：调补肾气，清解毒热，渗湿利尿。

方药：八正散加减。

处方：金银花 15 克，连翘 15 克，蒲公英 15 克，茯苓 15 克，车前子 15 克，滑石 15 克，淡竹叶 15 克，石韦 12 克，甘草 6 克，黄柏 10 克，败酱草 20 克，白茅根 20 克，萹蓄 15 克，泽泻 12 克，益母草 12 克，桑寄生 15 克，续断 12 克。配方颗粒 6 剂。

用法：开水冲服，每日 1 剂。禁忌辛辣油腻之品，多喝水。

2014 年 6 月 16 日二诊：患者服药平稳，腰痛减轻，尿已不黄。效不更方，上方续服 12 剂。

2014 年 6 月 30 日三诊：上方共服 12 剂，腰痛大减，偶有腰部发胀、发凉，小便顺畅。考虑湿热渐去，肾气不足突显，改以补肾助气化为主，佐以清热利小便。调方如下。

处方：金银花 15 克，蒲公英 15 克，茯苓 15 克，车前子 15 克，石韦 12 克，甘草 6 克，白茅根 20 克，泽泻 12 克，益母草 12 克，菟丝子 15 克，枸杞 12 克，巴戟天 10 克，淫羊藿 12 克，黑附子 6 克，桑寄生 15 克，续断 12 克。配方颗粒 6 剂。用法同前。

2014 年 7 月 10 日四诊：患者腰痛基本消失，不再发胀，小便顺畅。效不更方，上方续服 6 剂，巩固疗效。嘱平时要禁忌辛辣油腻之品，多喝水，注意休息。10 天后复查超声示：肾积水消失。

15.42　脓耳、耳出血一例

冷某，女，24 岁。2018 年 7 月 28 日初诊。

主诉及现病史：左耳反复出血 3 天，近日到本院耳鼻喉科就诊，诊为中耳炎，因患者为哺乳期，未用西药治疗，求中医诊治。刻诊：患者素有中耳炎病史，嗜好辛辣，近 3 天左耳反复出血，听力下降，耳部压痛，伴口干口苦，大便干，眼胀。查：左耳道可见血性分泌物。舌质红，舌苔薄黄，脉弦滑。

诊断：脓耳、耳出血。

辨证：肝胆湿热，肝火偏旺，灼伤耳络。

治则：清肝泻火，凉血止血。

方药：龙胆泻肝汤加减。

处方：黄芩 9 克，栀子 12 克，黄连 8 克，金银花 15 克，生地黄 15 克，连翘 15 克，泽泻 12 克，淡竹叶 15 克，菊花 10 克，炒王不留行 15 克，小蓟 15 克，通草 7 克，广藿香 12 克，夏枯草 15 克，甘草 3 克。配方颗粒 6 剂。

用法：每日 1 剂，开水冲服。禁忌辛辣油腻之品，多喝水。

2018 年 8 月 6 日二诊：患者服药平稳，左耳未再出血，听力基本恢复，耳部压痛消失，口干口苦、眼胀减轻。上方加蒲公英 15 克，续服 6 剂，用法禁忌同前。

2018 年 8 月 13 日三诊：上述症状消失，大便偏干，左耳道无分泌物，舌苔薄黄，脉弦。热势已去，上方调整，以善其后。

处方：黄芩 9 克，栀子 12 克，黄连 8 克，金银花 15 克，生地黄 15 克，连翘 15 克，泽泻 12 克，淡竹叶 15 克，菊花 10 克，炒王不留行 15 克，通草 7 克，夏枯草 15 克，甘草 3 克。配方颗粒 6 剂。用法禁忌同前。

按语 素有中耳炎病史，嗜好辛辣，久则肝胆积热，肝火偏旺，灼伤耳络，导致脓耳、耳出血。治当清肝泻火，凉血止血。以龙胆泻肝汤清泻肝火，加小蓟、菊花、夏枯草等清肝凉血止血之品，切中病机，故疗效显著。

15.43 呃逆二例

★ 例一 吴某，男，53 岁。2015 年 2 月 16 日初诊。

主诉及现病史：因与他人生气而打嗝 1 周，曾多处就医不效。刻诊：打嗝 1 周，嗝声洪亮，连连而作，伴面红，胃脘胀满不适，口干口苦，有时胸闷，大便干。舌苔薄黄，脉弦滑。

诊断：呃逆。

辨证：肝气犯胃，胃中积热，气机不畅，胃气上逆。

治则：疏肝理气，清利湿热，调畅气机，和胃降逆。

方药：丁香柿蒂汤加减。

处方：丁香 2 克，柿蒂 12 克，姜厚朴 15 克，陈皮 12 克，砂仁 10 克，紫苏梗 10 克，竹茹 12 克，枳实 12 克，炒莱菔子 10 克，金银花 15 克，木香 15 克，黄连 10 克，石膏 20 克，黄芩 12 克。配方颗粒 10 剂。

用法：每日 1 剂，开水冲服。禁忌辛辣油腻之品，保持心情舒畅。

2015 年 2 月 25 日二诊：患者服药平稳，呃逆停止，轻微胃脘不适。效不更方，上方续服 6 剂，巩固疗效，用法禁忌同前。

1 个月后电话随访，未再复发。

按语 本例打嗝是因肝气犯胃，胃中积热，气机不畅，胃气上逆所致。治当疏肝理气，清利湿热，调畅气机，和胃降逆。丁香柿蒂汤为治疗呃逆的有效方剂，方中丁香、柿蒂平肝降逆；姜厚朴、陈皮、枳实、木香、炒莱菔子疏肝理气，调畅气机；砂仁、紫苏梗、竹茹和胃降逆；金银花、黄连、石膏、黄芩清利湿热。辨证选药，切中病机，故疗效显著。

★ 例二 孙某，男，79 岁。2014 年 8 月 23 日初诊。

主诉及现病史：素有糖尿病病史多年，近半个月来时发打嗝，曾多处就医不效。刻诊：打嗝半个月，嗝声低沉，连连而作，伴精神不振，乏力，胃脘不适，有时胸闷，二便可。舌苔白厚，脉滑数。

诊断：呃逆。

辨证：久病脾虚，痰湿阻滞，气机不畅，胃气上逆。

治则：益气健脾，祛痰利湿，调畅气机，和胃降逆。

方药：丁香柿蒂汤加减。

处方：丁香2克，柿蒂10克，木香12克，姜厚朴12克，陈皮10克，姜半夏9克，砂仁10克，紫苏梗10克，竹茹12克，枳实12克，炒莱菔子10克，代赭石12克，广藿香9克，党参12克。6剂。

用法：每日1剂，水煎服。禁忌生冷之品，保持心情舒畅。

2014年8月29日二诊：患者服药平稳，呃逆停止，胃脘稍有不适，乏力。上方去代赭石、莱菔子，防止降逆太过，损伤胃气，加茯苓10克、白术10克健脾祛湿，续服6剂，巩固疗效，用法禁忌同前。

1个月后电话随访，未再复发。

按语　本例打嗝是因久病脾虚，痰湿阻滞，气机不畅，胃气上逆所致。治当益气健脾，祛痰利湿，调畅气机，和胃降逆。用丁香柿蒂汤加益气健脾，祛痰利湿之剂而收良效。方中丁香、柿蒂、代赭石平降逆气；姜厚朴、陈皮、枳实、木香、炒莱菔子疏肝理气，调畅气机；姜半夏、砂仁、紫苏梗、竹茹、藿香化湿和胃降逆；党参益气健脾，固护胃气。辨证准确，故疗效确切。

15.44　臌胀一例

孔某，男，89岁。2014年6月18日初诊。

主诉及现病史：素有肝硬化多年，加重伴腹水半个月。刻诊：近半个月来，感冒后腹胀，踝部浮肿，乏力，纳呆。舌苔白，脉沉。超声示：肝硬化腹水。

诊断：臌胀（肝硬化腹水）。

辨证：肝郁脾虚，气机壅滞，水液代谢失常。

治则：疏肝理气，调畅气机，健脾利水。

方药：自拟舒肝消鼓汤。

处方：柴胡6克，郁金12克，桃仁10克，赤芍12克，木香15克，厚朴12克，大腹皮20克，茯苓20克，车前子15克，泽泻15克，泽兰12克，薏苡仁20克，黄芪30克，醋鳖甲15克，砂仁9克，炒麦芽30克，炒苦杏仁9克，桑白皮10克。6剂。

用法：每日1剂，水煎服。禁忌辛辣油腻之品，保持心情舒畅。

2014年7月22日二诊：患者服药平稳，腹胀、浮肿消失，乏力减轻，轻微胃脘不适，有时恶心，舌脉同前。上方去柴胡、桑白皮，加竹茹12克、姜半夏9克、广藿香10克。续服6剂，巩固疗效，用法禁忌同前。

1个月后电话随访，未发腹胀。

按语　本例是因肝硬化多年，复遇感冒，致肝郁脾虚，气机壅滞，水液代谢失常而发腹胀、腹水。"舒肝消鼓汤"为朱师多年临证经验方，能疏肝理气，调畅气机，健脾利水。方中柴胡、郁金、厚朴、大腹皮、木香疏肝理气，调畅气机；桃仁、赤芍、泽兰活血利水；茯苓、车前子、泽泻、薏苡仁健脾利水；黄芪补气行水；醋鳖甲软坚散结；砂仁、炒麦芽健脾和胃；炒苦杏仁、桑白皮宣肺利水。辨证精详，攻补兼施，切中病机，故疗效明显。

15.45　尿浊一例

孔某，女，58岁。2014年4月12日初诊。

主诉及现病史：小便浑浊，小腹下坠伴脱肛半个月。刻诊：近半个月来，小便浑浊，到尿盆时沉淀物较多，伴小腹下坠，脱肛，四肢无力。舌苔薄黄，脉沉。

诊断：尿浊。

辨证：脾肾气虚，泌别失职，中气不足，气虚下陷。

治则：健脾补肾，泌别清浊，补中益气，升阳举陷。

方药：金匮肾气丸合补中益气汤加减。

处方：金银花15克，连翘15克，茯苓15克，车前子12克，石韦12克，萹蓄12克，续断15克，桑寄生15克，旱莲草12克，杜仲12克，鸡血藤20克，黄芪15克，党参15克，萆薢15克，山药15克，甘草6克。配方颗粒6剂。

用法：每日1剂，开水冲服。可多吃核桃、山药、大枣，以补脾肾之气。

2014年4月22日二诊：患者服药平稳，尿浊减轻，仍小腹有下坠感，舌脉同前。上方改黄芪30克，山药20克，加升麻7克。续服6剂，巩固疗效，用法禁忌同前。

2014年7月21日三诊：患者服上方后不再尿浊，小腹下坠大减，脱肛减轻，因有事未能继续治疗。近日因受凉又发尿浊，小腹下坠及脱肛加重，舌苔薄白，脉沉。考虑年老脾肾气虚，中气不足，一时难以恢复，遂以上方加量继服。

处方：金银花15克，连翘15克，茯苓15克，车前子12克，续断15克，桑寄生15克，旱莲草12克，杜仲12克，鸡血藤20克，黄芪30克，党参15克，萆薢20克，山药20克，升麻4克，甘草6克。配方颗粒6剂，用法同前。

2014年7月21日四诊：患者服药后尿浊好转，小腹下坠大减，脱肛减轻。嘱其续服15剂，巩固疗效。

2个月后电话随访，小便正常。

按语　本例之尿浊是因老年脾肾气虚，泌别失职，中气不足，气虚下陷所致。金匮肾气丸合补中益气汤能健脾补肾，泌别清浊，补中益气，升阳举陷，用于本症，切中病机，故疗效明显。

15.46　小儿厌食症一例

叶某，男，6岁。2014年5月21日初诊。

主诉及现病史：从小偏瘦，纳呆，大便干。刻诊：消瘦，面色㿠白，厌食，挑食，精神不振，大便偏干。舌苔薄白，脉沉。

诊断：小儿厌食症。

辨证：脾虚胃不和。

治则：益气健脾，消食和胃。

方药：自拟方健脾和胃汤。

处方：麸炒白术6克，当归6克，火麻仁9克，砂仁7克，紫苏梗6克，炒鸡内金10克，炒麦芽15克，炒六神曲12克，党参10克，枸杞8克，焦山楂9克，大枣5克，甘草3克。配方颗粒6剂。

用法：每日1剂，开水冲服。可多吃核桃、山药、大枣，以益气健脾。

2014年6月16日二诊：患者服药平稳，饮食略有增加，睡而不沉，有时说梦话，舌脉同前。上方加升麻6克，钩藤10克，龙骨12克，柏子仁6克。续服15剂，每日1次，2日1剂，开水冲服。

2014 年 7 月 25 日三诊：患者服上方后饮食逐渐增加，气色较前明显好转，仍大便欠畅，入眠欠安，舌苔薄白，脉沉。上方调整如下。

处方：当归 8 克，火麻仁 10 克，砂仁 7 克，炒鸡内金 10 克，炒麦芽 15 克，炒六神曲 12 克，党参 10 克，枸杞 8 克，焦山楂 9 克，钩藤 10 克，龙骨 15 克，柏子仁 6 克，大黄 4 克，炒酸枣仁 12 克，首乌藤 15 克，甘草 3 克。配方颗粒 15 剂，每日 1 次，2 日 1 剂，开水冲服。

3 个月后电话告知，饮食正常，不再挑食，精神转佳，逐渐发胖，二便及睡眠正常。

按语　本例之消瘦厌食是因小时喂养不当，脾虚胃不和所致。治当益气健脾，消食和胃。"健脾和胃汤"为朱师多年临证经验方，专为小儿厌食症而设，有益气健脾、消食和胃的作用，用之本例，切中病机，故疗效明显。

15.47　面部出汗异常一例

孔某，男，60 岁。2018 年 8 月 8 日初诊。

主诉及现病史：右侧面部出汗欠佳 2 个月。刻诊：近 2 个月来，右侧面部出汗较左侧偏少，有时右侧不出汗，伴颈项不适。1 年前颈部曾有外伤史。舌苔薄黄，脉沉。

诊断：面部出汗异常。

辨证：营卫不和，面络不畅。

治则：调和营卫，活血通络。

处方：黄芪 15 克，当归 12 克，川芎 10 克，桑寄生 15 克，续断 12 克，白芍 12 克，葛根 12 克，桂枝 8 克，枸杞 12 克，浮小麦 20 克，白芷 9 克，甘草 3 克。配方颗粒 6 剂。

用法：每日 1 剂，开水冲服。注意避风寒。

2018 年 8 月 15 日二诊：右侧面部出汗较前增多，仍颈项不适，口干。上方葛根改为 15 克，加羌活 6 克、金银花 10 克、菊花 12 克、夏枯草 12 克。配方颗粒 6 剂，用法同前。

2018 年 8 月 20 日三诊：患者服药平稳，右侧面部出汗已大为好转，与左侧相比已无明显差别，仍有时感觉颈项不适，舌脉同前。效不更方，上方续服 6 剂，巩固疗效。

1 个月后电话随访，干活时面部两侧出汗正常。

按语　本例之面部出汗异常是因营卫不和，面络不畅所致。治当调和营卫，活血通络。方中黄芪、枸杞益营固卫；桂枝、白芍调和营卫；当归、川芎活血通络；桑寄生、续断、葛根益肾强脊，疏解项肌；浮小麦敛汗；白芷疏风散寒；甘草调和诸药。共奏调和营卫，活血通络之效。

15.48　两耳堵闷一例

郝某，女，21 岁。2018 年 8 月 5 日初诊。

主诉及现病史：因在德国留学，生活不习惯，经常上火，此次回国乘飞机时出现两耳堵闷不适。刻诊：两耳堵闷不适，伴口干口渴，便秘。舌苔薄黄，根部脱落，脉沉。

诊断：两耳堵闷。

辨证：肝经郁热，痰热上扰。

治则：疏肝解郁，清热化痰。

方药：龙胆泻肝汤加减。

处方：黄芩 7 克，栀子 12 克，车前子 10 克，泽泻 12 克，生地黄 15 克，黄连 8 克，连翘 12 克，金银花 15 克，淡竹叶 15 克，滑石 15 克，夏枯草 12 克，菊花 12 克，甘草 3 克。配方颗粒 6 剂。

用法：每日 1 剂，开水冲服。嘱禁忌辛辣油腻之品，多喝水。

2018 年 8 月 20 日二诊：患者服药平稳，两耳堵闷消失，左侧耳根胀痛，有时起疖，尿热。舌脉同前。考虑仍为肝火偏旺所致，上方夏枯草改为 15 克，淡竹叶改为 20 克，加石韦 12 克，续服 6 剂，用法禁忌同前，巩固疗效。

1 个月后电话随访，上述症状消失。

按语 本例之两耳堵闷一是因在外地生活不习惯，经常上火，致肝经郁热，痰热上扰；二是因乘飞机时气压失均所致。治当疏肝解郁，清热化痰。龙胆泻肝汤加减，用之于本例，辨证确切，切中病机，故疗效显著。

15.49 脱发一例

胡某，男，34 岁。2017 年 12 月 21 日初诊。

主诉及现病史：散在脱发，头发稀疏 2 个月。刻诊：近 2 个月来，散在性脱发较多，头发稀疏，头顶部明显，伴腰酸乏力。舌苔薄白，脉沉。

诊断：脱发。

辨证：肝肾阴虚，发根失养。

治则：滋肾养肝，养血生发。

处方：当归 12 克，生地黄 15 克，川芎 6 克，白芍 12 克，女贞子 15 克，旱莲草 15 克，枸杞 15 克，制何首乌 20 克，天冬 10 克，山茱萸 12 克，炙黄芪 20 克，黑芝麻 20 克，桑椹子 15 克，菟丝子 15 克，桑寄生 15 克，甘草 6 克。10 剂。

用法：水煎服，每日 1 剂。禁忌辛辣油腻之品，勿熬夜。

2018 年 1 月 5 日二诊：患者服药平稳，已停止脱发，身体渐觉有力。上方制何首乌改为 30 克、黑芝麻改为 30 克，加熟地黄 15 克，续服 10～20 剂。用法禁忌同前。

2018 年 8 月 2 日三诊：服上方 20 剂后，纤细之新发长出，随即停药。近半个月因单位经常加班，劳累过度，又出现散在脱发现象，伴乏力，舌苔薄白，脉沉。辨证同前，仍给以上方续服，嘱其最好坚持服用 1 个月，用法禁忌同前。

1 个月后电话告知，服上方 1 周后即停止脱发，共连服 30 剂，纤细新发已长出，要求停药。随告知其可以停药，要注意避免过度劳累，注意饮食调理，加强营养，预防复发。

按语 本例两次脱发均是因肝肾阴虚，发根失养所致。治当滋肾养肝，养血生发。方用当归、生地黄、川芎、白芍养血活血以生发；女贞子、旱莲草、枸杞、制何首乌、天冬、山茱萸、黑芝麻、桑椹子、菟丝子、桑寄生滋补肝肾，营养发根；炙黄芪益气养血；甘草调和诸药。共奏滋肾养肝，养血生发之效。辨证用药，切中病机，故疗效显著。

（整理人：朱正阳 柳国梁 李全树 王文涛 孔庆伦 郭燕明）

16　吕明忠医案1例

吕明忠，1958 年生人。1980 年 7 月毕业于山东省滕县卫校，2005 年 7 月毕业于北京中医药大学。2009～2012 年在济宁市第一人民医院肛肠科进修学习。1980 年在嘉祥县痔瘘医院工作，1990 年以引进人才调入曲阜市中医院，2018 年退休。为曲阜市肛肠科专业创始人，曾为济宁市重点专科学科带头人，山东省五级中医药师承教育项目指导老师。从事肛肠病的治疗与研究 39 年，擅长痔疮、肛裂、肛瘘、肛周脓肿的治疗，经验丰富。

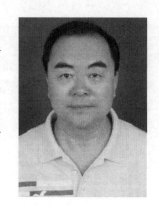

肠痈一例

王某，男，39 岁，工人。2008 年 3 月 8 日初诊。

主诉及现病史：2 年前因过度劳累，自觉右下腹部疼痛、发胀，此后经常发作。痛时或有突起，转侧不便，常喜蹉曲右腿，并有恶寒发热。自今年 1 月发作频繁，疼痛加重。本次发作已 4～5 天，发热恶寒，自汗，右下腹疼痛剧烈，拘急拒按，彻夜不眠，小便黄赤，大便秘结。舌苔白腻，脉弦稍数。

诊断：肠痈。

辨证：患者劳役无度，饥饱失常，久而久之，脾胃功能失调。脾失健运，湿浊停聚，湿滞日久，郁而化热，湿热郁阻肠络，气血运行阻滞，腐血蒸脓。故腹痛剧烈、拘急拒按。发热自汗、大便秘结、小便短赤、脉数苔腻，均为脓毒蕴结、阳明热盛之征。

治则：活血散瘀，清热解毒。方用大黄牡丹皮汤合苡仁附子败酱散加减。

处方：大黄 10 克，牡丹皮 10 克，冬瓜仁 12 克，薏苡仁 20 克，连翘 15 克，蒲公英 15 克，败酱草 20 克，杭芍 12 克，甘草 6 克。水煎服，每日 1 剂。

2008 年 3 月 12 日二诊：服药 3 剂，疼痛减轻，大便已通。效不更方，以原方去大黄，加当归 12 克，又服 3 剂，诸症消失，病告痊愈，嘱以清淡饮食调养之。

按语　《成方便读》说："肠中结聚不散，为肿为毒，非用下法，不能解散。"所以对肠痈的治疗，以泻热破瘀、散结消肿为宜。故方中用苦寒泻下之大黄清热解毒，牡丹皮凉血破瘀，配合大黄可将肠中热毒瘀滞荡涤于下；连翘、蒲公英、败酱草助大黄清热解毒；冬瓜仁、薏芯仁排脓散结；芍药、甘草缓急止痛。诸药合用可使热毒解，瘀滞去，解散消肿，而肠痈可愈。

（整理人：吕明忠）

17 颜景琏医案 15 例

颜景琏，1944 年生人。出身于中医世家，本科学历。受家庭影响，青少年时代对中医药就有一定认识，每逢节假日即随父待诊。在从医的道路上坚持刻苦研讨，广收博采，精勤不倦，躬身实践，并数次到上级院校深造，且得到医界老前辈诸如刘渡舟、张珍玉、张志远、陆永昌、廖子仰、李知春等的教诲，学业精进，医学理论扎实，临床诊治水平有了很大提高。从事中医临床 50 余年，撰写医学论文 30 余篇；多次参加全国性有关学术会议，并在大会发言交流；多篇论文在专业杂志上刊登。曾任中华临床医学会常务副理事；中华医学会癌症医学会理事；中华全国中医特色专科医师。医学成果收编在《中国名医大全》、《有突出贡献专家人才大典》等文献中。

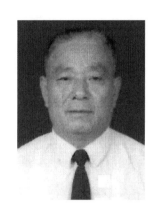

17.1 胃及十二指肠复合性溃疡一例

张某，男，47 岁。2010 年 8 月 15 日初诊。

主诉及现病史：患者上腹痛伴反酸数月，进食后疼痛缓解。长期服用解痉止痛制酸药，时好时复。刻诊：右上腹剧烈疼痛，难以忍受，腹部胀闷不适，食后更甚，嗳气反酸，且出现柏油样大便多日。面色㿠白无华，唇淡无血色，倦怠乏力。舌苔白腻，脉沉细。数日前曾在某医院行胃肠钡餐透视检查，提示为胃及十二指肠球部溃疡，胃肠黏膜糜烂，并见多处出血点，诊断为胃及十二指肠复合性溃疡。

诊断：胃及十二指肠复合性溃疡。

辨证：肝气横逆犯胃，致脾不统血，因下血过多而导致气血不足。

治则：疏肝健脾，补中益气，培脾统血。

方药：六君子汤、左金丸合乌贝散加减。

处方：党参 30 克，炙黄芪 30 克，炒白术 15 克，茯苓 15 克，炒白芍 15 克，姜半夏 12 克，黄连 6 克，吴茱萸 9 克，煅瓦楞子 30 克，海螵蛸 30 克，陈皮 12 克，砂仁 12 克，木香 12 克，炒白及 12 克，炙甘草 10 克。10 剂。

用法：水煎，早晚温服，每日 1 剂。禁忌辛辣油腻之品。

2010 年 8 月 27 日二诊：服药平稳，腹胀、疼痛、反酸等已不明显。且自觉精神状态好转，面色转红润，大便颜色已正常，大便镜检已无潜血。上方续服 6 剂，用法禁忌同前。

2010 年 9 月 4 日三诊：服药平稳，上述症状消失。上方续服 6 剂，巩固疗效。用法禁忌同前。

3 年后随访，未再出现胃部不适。

按语 本例以补中益气、疏肝健脾、和胃止血为主，以六君子汤、左金丸合乌贝散加减投治。以六君子汤补中益气健脾；左金丸疏肝制酸止痛；乌贝散乃山西中医药大学王药雨教授所创，用于治疗胃及十二指肠溃疡。方中海螵蛸富含碳酸钙、磷酸钙、胶质等成分，不仅对胃黏膜有保护作用，并能促进炎症、溃疡愈合，且有明显的止血作用。据《神农本草经》记载："白及主痈肿恶疮败疽、伤阴死肌、胃中邪气，痱缓不收。"此乃古人经验之谈。现代研究认为，白及含胶浆物质，能促进创面肉芽生长及愈合，且能形成人工血栓，使血细胞凝集，有明显止血作用，用于肺胃出血有殊效。经多年临床观察，用上方治疗胃及十二指肠溃疡有满意疗效。比服用常见的疏肝解痉止痛、制酸消胀的中西药品有明显优势，且疗效稳定，不易复发。

17.2　痛痹一例

张某，女，34岁。2013年10月26日初诊。

主诉及现病史：患者自诉腰腿酸麻疼痛，昼轻夜重，不能自转侧，缠绵半年有余。近日自觉潮热，头昏沉，神倦乏力，胃纳差。舌苔白腻，脉弦浮迟。

诊断：痛痹。

辨证：营卫气虚，风寒湿邪侵袭经络。

治则：养血祛风通络。

方药：独活寄生汤加减。

处方：羌活15克，独活15克，秦艽12克，桂枝15克，防风15克，川芎12克，全当归15克，海风藤15克，杜仲15克，木香12克，制乳香10克，制没药10克，玉竹15克，桑枝15克，威灵仙15克。5剂。

用法：水煎，早晚温服，每日1剂。嘱其避免受凉和劳累。

2013年11月1日二诊：服药平稳，潮热减轻，肢体略能转动，唯头昏神疲。考虑已罹疾多年，一时难以复元。宗前法加黄芪30克、党参30克、桑叶15克，续服5剂，用法禁忌同前。

2013年11月7日三诊：自觉筋骨酸麻疼痛已缓，肢体活动亦基本如常，但仍感乏力困倦，乃寒湿化而未尽，气血尚未复元。仍以调和营卫，温通经络治之。

处方：黄芪30克，党参30克，炒白术15克，茯苓15克，全当归15克，白芍15克，川芎12克，熟地黄30克，续断30克，桂枝15克，炒杜仲30克，鸡血藤30克，炙甘草10克。5剂。用法禁忌同前。

2013年11月13日三诊：叠进温通之剂，疼痛倦怠已明显好转，为巩固疗效，继投大补气血之剂，以实其下元而收全功。

处方：黄芪30克，党参30克，阿胶12克（烊化），怀牛膝30克，茯苓15克，全当归20克，白芍15克，丹参30克，熟地黄30克，桑寄生30克，陈皮12克，鸡血藤30克，炙甘草10克，生姜3片，大枣5枚。5剂。用法禁忌同前。

按语　此案系痛痹之症，乃风、寒、湿三气日久侵袭经络所致。盖经遂空虚，则寒湿乘虚蕴阻，气血不得宣通，致筋脉失养，不能束骨，故机关不利，致腰腿酸麻疼痛，不能转侧。治以祛风通络，养血温通。待邪去湿化，而以大补之法善其后而收全功。

17.3　梅核气一例

王某，女，55 岁。2014 年 3 月 17 日初诊。

主诉及现病史：咽部不适，有阻塞感半年余。自 2013 年初冬开始，自觉咽部有阻塞感。经食管钡餐透视检查提示，钡剂通过顺利，食管边缘整齐，无异常缺损及破坏。五官科检查，未发现其阳性体征。刻诊：患者性格内向，不爱言语，婆媳之间时常因家务事发生口角，自感胸胁闷胀不适，咽部似有所塞，犹如梅核如絮如膜，咯之不出，咽之不下，且腹部作胀，有气攻冲，大便秘结，得矢则舒。舌苔薄腻，脉沉弦。

诊断：梅核气。

辨证：气机不畅，痰凝气滞。

治则：化痰导滞。

处方：姜半夏 12 克，枳实 12 克，竹茹 15 克，莱菔子 15 克，全瓜蒌 20 克，紫苏叶 12 克，茯苓 12 克，厚朴 12 克，桔梗 12 克，玉蝴蝶 6 克，甘草 6 克，佛手 15 克。5 剂。

用法：水煎，早晚温服，每日 1 剂。保持心情舒畅。

2014 年 4 月 23 日二诊：服药平稳，咽部阻塞感消失，精神好转，随即停药。

按语　梅核气一症的特点是痰凝气滞。痰凝，则似有所塞；气滞，则腹胀不适。因此，辨证时要辨清气滞或是痰凝。若胸胁胀满，腹胀气滞，则以四逆散加减；若咽中如塞，如絮如膜，咯之不出，咽之不下，则以四七汤加减。肝气可以犯胃，使脾失健运，脾虚可使痰湿内生，因而在治疗时可以加入健脾利湿药，方取逍遥散意，疏肝理气，降逆和胃。并要疏导其少思虑、少劳神，心情娱悦，以利于早日康复。

17.4　面神经麻痹一例

郑某，男，36 岁。2016 年 10 月 7 日初诊。

主诉及现病史：平素经常头痛头晕半年余，突发口眼向左歪斜 3 天，到某医院就诊，确诊为面瘫，经针灸治疗 1 周无明显好转，求余诊治。刻诊：患者右侧面目呆滞，麻木瘫痪，不能做抬额、耸肩、示齿、鼓腮、吹口哨等动作。口角左歪，右侧额纹、鼻唇沟消失，眼睑闭合不全，流泪，伴有患侧头额耳后疼痛。舌苔薄白，脉沉弦。

诊断：面神经麻痹。

辨证：风邪客于面络，经气阻滞，肌肉纵缓不收。

治则：温经散寒，祛风通络，活血正歪。

处方：防风 12 克，僵蚕 12 克，钩藤 30 克，全蝎 6 克，菊花 12 克，白芷 12 克，赤芍 15 克，全当归 15 克，桂枝 12 克，制白附子 10 克。5 剂。

用法：水煎，早中晚 3 次温服，每日 1 剂。

共服上方 10 剂，痊愈。

按语　面神经麻痹中医称之为面瘫、口眼㖞斜等。本病可见于任何年龄，但以青壮年为多，大多发病突然。本病病因多为风寒或风热之邪客于面络，经气阻滞，肌肉纵缓不收所致。方中白附子、僵蚕、全蝎温经散寒，祛风通络；防风、桂枝祛风解表通阳；当归、赤芍、钩藤活血通络；白芷为阳明经引经药，引药直达病所。

加减：如因风热所致，症见面瘫，舌苔黄腻，舌尖红赤，脉细数者，原方去白附子、桂枝，加丹参、黄芩、白茅根；如病程在 2 个月以上者加杜仲、续断、菟丝子。

17.5 顽固性呃逆一例

孙某，男，34 岁。2017 年 5 月 20 日初诊。

主诉及现病史：自 2017 年 5 月初与同事因债务发生口角，引起争端，导致大打出手，犹忿交加，致数日不思饮食，经家人及友人多方劝慰，勉强进食面条一小碗，随即发生呃逆。终日呃逆频作，胸腹饱闷不适，且失眠多梦等，纳食不香，口干欲饮，小便微黄，大便数日不行。望其面容憔悴，精神不振。舌质偏红，舌苔黄，有裂纹，脉弦稍数。

诊断：顽固性呃逆。

辨证：大怒伤肝，肝气犯胃，肝胃气结，肝郁化火伤阴。

治则：宽中解郁散结，滋阴柔肝养胃。平肝降逆以止呕逆，清热凉肝以降肝火。

方药：丁香柿蒂汤合橘皮竹茹汤加味。

处方：丁香 10 克，柿蒂 10 克，连翘 12 克，川楝子 12 克，紫苏梗 15 克，藿香梗 15 克，荷梗 15 克，郁金 15 克，丹参 15 克，代赭石 30 克，白芍 15 克，牡蛎 30 克，乌梅 12 克。5 剂。

用法：水煎，早晚温服，每日 1 剂。保持心情舒畅。

2017 年 5 月 26 日二诊：服药平稳，心下痞闷不适已不显，呃逆停止，精神状态好转，仅感食欲差，口干口黏，失眠多梦。上方去柿蒂、代赭石、丁香，加谷芽 30 克、炒麦芽 30 克、夜交藤 30 克、炒酸枣仁 30 克、大黄 3 克，继服 3 剂。

按语 顽固性呃逆多表现为气亢、气结、火炎、阴伤。《内经》云"怒则气上，思则气结"，情志伤人为病者极为常见，但情志之伤，主病在肝，肝郁则横克脾土，肝气犯胃，胃失和降，则肝气更逆，如此往复，形成恶性循环，加重气逆，气结阴伤、火炎之势。故欲止呃逆，治当宽中解郁以散其结，欲散其结，必平肝降逆以制其亢；欲制其亢，则行气凉肝以清其火；欲清其火，应柔肝养胃以滋其阴。如是各得其平，何呃逆之有？故用郁金、三棱宽中解郁以散其结；牡蛎、白芍平肝以制其亢；柿蒂、代赭石以降其逆；连翘、川楝子行气凉肝以清其火；丹参、乌梅、白芍柔肝养胃以滋其阴。诸药合用，共奏行气降逆、清热养阴、理气散结之功。故用治顽固性呃逆，有理想之效果。

17.6 小儿外感咳嗽一例

张某，男，7 岁。2018 年 3 月 10 日初诊。

主诉及现病史：咳嗽周余，曾用抗菌药物及止咳剂治疗不效。刻诊：鼻塞流涕，咳嗽日轻夜重，吐泡沫痰，面色微红，唇红略干燥，咽部微红。舌苔薄白，脉数。

诊断：外感咳嗽。

辨证：先有内热，后感风寒，寒热错杂。

治则：散寒清里，化痰降逆，宣肺止咳。

处方：桑叶 10 克，蜜炙枇杷叶 10 克，紫苏叶 10 克，杏仁 9 克（捣），全瓜蒌 15 克，川贝母 9 克，生石膏 20 克，麦冬 12 克，蜜炙紫菀 12 克，蜜炙款冬花 12 克，鱼腥草 20 克，炙甘草 6 克。3 剂。

用法：水煎，早中晚 3 次温服，每日 1 剂。

二诊：服药 3 日，诸症悉除，唯饮食欠佳。上方去石膏、麦冬、川贝母，加炒六神曲 10 克、炒麦芽 10 克，继服 3 剂而愈。

按语 古人云"诸病易治，咳嗽难医"，之所以难治者，因咳嗽原因甚多，不止于肺也。《素问·咳论》云："五脏六腑皆令人咳，非独肺也。"小儿肺气娇嫩，感冒咳嗽者甚多。本症是因体内有热又外感风寒，使风寒之邪外闭，郁热内阻而致肺气闭塞，气机不宣，故有咳嗽不利，吐泡沫痰。此乃寒热错杂之证，独用清热则风寒不去；单用温散则肺热愈炽。故拟上方以少量苏叶解其外寒，用生石膏清其里热，用桑叶、枇杷叶、杏仁、瓜蒌宣肺而降逆，用川贝母、蜜紫菀、蜜款冬花以化痰止咳，稍加麦冬以润燥。全方配伍，使温散而不伤阴，清热而不致伤阳，共奏宣肺、润燥化痰、降逆宁嗽之效。

17.7 胆囊结石一例

路某，男，52 岁。2018 年 3 月 10 日初诊。

主诉及现病史：患胆囊结石数年。刻下常感右胁胀痛不适，口苦口干，纳呆，厌油腻，时作呕吐或嗳气不止，大便秘结，小便经常色黄如茶。舌暗红，舌苔黄腻，脉弦。医院超声检查示：胆囊结石。

诊断：胆囊结石。

辨证：肝郁气滞，肝胆湿热。

治则：疏肝理气，清利湿热，利胆排石。

处方：柴胡 15 克，金钱草 30 克，海金沙 30 克，川楝子 15 克，郁金 15 克，枳壳 12 克，黄芩 15 克，黄连 10 克，熟大黄 10 克，玉米须 20 克。

用法：水煎，早晚温服，每日 1 剂。

1 个月后复诊：上方共服 20 余剂，经医院超声复查，胆囊未见结石，右胁胀痛消失，饮食可，大便通畅，小便清长。

按语 本方治疗胆石症、胆囊炎效果良好。组方重在疏肝理气，清热利胆，散结通便，排石。方中金钱草清热利胆排石；海金沙清热利水通淋；郁金行气活血，疏利肝胆；川楝子、柴胡、枳壳疏肝理气止痛；黄连、大黄清热通便；玉米须亦有利胆、利水、降压排石作用。方症相符，故对胆结石、胆囊炎有显著疗效。值得注意的是，治疗期间饮食易清淡，少食肥甘厚味及油腻之品。

17.8 痔疮一例

宋某，男，29 岁。2016 年 5 月 6 日初诊。

主诉及现病史：内痔出血已多年，时好时复，求余诊治。刻诊：患者近日因劳累及心情不佳，痔疮出血加重，每次大便均有出血，血色鲜红，淋漓不止。伴肛门坠胀，疼痛不适，四肢无力，腹部有下坠感。面色苍白，贫血貌，痛苦疲惫面容。舌淡苔薄白，脉沉。

诊断：痔疮（便血）。

辨证：湿热内蕴，经络阻滞，瘀热下注。

治则：清热解毒，透毒散结，升提中气，活血化瘀。

处方：黄芪 30 克，党参 30 克，当归 20 克，升麻 6 克，柴胡 9 克，金银花 30 克，玄参 30 克，槐米 12 克，地榆 15 克，侧柏炭 10 克，陈皮 12 克，炙甘草 10 克。5 剂。

用法：水煎，早晚温服，每日 1 剂。

1 周后复诊：患者精神状态良好，乏力明显好转，大便可、每日 1 次、已无出血，小腹无坠胀感。上方略有加减，继服 5 剂，以善其后。

按语　痔疮是常见的肛门疾病之一，根据发病的部位不同，可分为内痔、外痔、混合痔三种，男女均可发生，以成年人多见。其发病率为 50%～70%。本病或因饮食不节，过食辛辣、生冷、肥甘等致胃肠受损，或因久坐、妊娠、慢性腹泻、经常便秘等，致使湿热内生，气血运行不畅，经络阻滞，瘀血下注肛门而成。治宜标本兼治，既要清热解毒，透毒散结；又要升提中气，方可取得满意疗效。

17.9　前列腺肥大一例

刘某，男，57 岁。2017 年 6 月 12 日初诊。

主诉及现病史：小便无力 2～3 年，尿后余沥，每逢冬季加重。刻下排尿困难，点滴而下，尿频，每日 10 余次，夜间需 6～7 次，严重影响睡眠。伴面色苍白，精神倦怠，小腹胀满微痛，肛周坠胀。舌淡略暗，苔白厚，脉缓而弦。

诊断：前列腺肥大（尿频）。

辨证：脾肾气阳不足而血行不畅。

治则：温阳化气通利。

处方：黄芪 40 克，炮附子 15 克（先煎），丹参 30 克，生白术 15 克，茯苓 20 克，通草 30 克，桂枝 12 克，滑石 30 克，车前子 20 克（包煎），生甘草 10 克，白茅根 30 克，薏苡仁 30 克。10 剂。

用法：水煎，早晚温服，每日 1 剂。

以上方为基础，根据临床症状略事加减，复诊 3 次，共服用 40 余剂，病情基本痊愈。嘱其继服桂附地黄丸 2 瓶，巩固疗效。

按语　前列腺肥大、增生，可压迫尿道而致小便不畅，余沥不尽，甚则癃闭而小腹胀满、肛门坠胀、小便点滴难出，且小便频数。从病理角度看，前列腺肥大应该是有形病变，当化瘀软坚，缩小肥大的前列腺，病因去则小便通。但以中医理论分析，则多为膀胱气化不利，当以温阳化气通利为治则，不可以以为不通皆为实证，独以攻破为治，作为辅助可也。按肺为水之上源，视病情所需，宣肺也不失为有效治则，揭其上盖而小便自通也。

17.10　咳喘一例

陈某，男，57 岁。2017 年 6 月 12 日初诊。

主诉及现病史：患咳喘 4 年。近日因咳喘严重，入某医院治疗，诊为慢性支气管炎急性发作，住院治疗 10 余天，好转出院。出院后因天冷受凉，又咳喘严重，求余诊治。刻诊：患者咳喘严重，咳出白色黏痰，胸闷气短，形寒怕冷，大便溏薄。舌淡苔薄白，脉沉细缓。

诊断：咳喘。

辨证：外寒入侵，肾阳不足，寒束痰饮于肺。

治则：温阳化饮，益气祛寒。

处方：炙麻黄 12 克，炮附子 15 克（先煎），党参 30 克，细辛 10 克，茯苓 20 克，杏仁 12 克（捣），白芥子 12 克（捣），五味子 15 克，干姜 10 克，炙甘草 10 克，生姜 3 片。5 剂。

用法：水煎，早晚温服，每日 1 剂。

二诊：咳喘已平，余症渐消。上方去白芥子、杏仁，继服 5 剂而愈。

按语 咳嗽、哮、喘病在肺，关乎脾与肾，致病因素有外感、内伤。外感责之于风、寒、燥、湿等邪气侵袭，肺气上逆；内伤责之于脾肾阳虚，津液不归正，化生为痰为饮，蓄积于肺而生咳喘。然"五脏六腑皆令人咳，非独肺也"。肺为娇脏，为五脏六腑之华盖，其他脏腑的病变都有浊气上逆而发作咳喘者，临床当审病求因，辨证论治，才能取得好的治疗效果。

17.11 高血压一例

刘某，男，39 岁。1999 年 3 月 15 日初诊。

主诉及现病史：患高血压 2 年，平时血压波动在 150～180/100～110mmHg。情绪不佳，劳累或睡眠不好时，每每引起血压波动较大。诊见患者面色红赤，性格急躁外向，头痛头晕。口苦口干，夜寐不安，大便偏干，小便黄热。舌质红，尤以舌边红为甚，舌苔黄腻，脉弦。

诊断：高血压（眩晕）。

辨证：肝火炽盛，湿热内蕴。

治则：清肝泻火，利湿泻热。

方药：龙胆泻肝汤加减。

处方：龙胆草 15 克，栀子 15 克，生地黄 30 克，黄芩 12 克，柴胡 10 克，木通 10 克，车前子 20 克（包煎），决明子 30 克，钩藤 20 克，生大黄 5 克（后下）。5 剂。

用法：水煎，早晚温服，每日 1 剂。禁忌辛辣油腻之品。

二诊：服上方头痛头晕缓解，睡眠明显改善，血压 110/85mmHg，大便每日 1～2 次，小便黄赤，热感已不明显。肝火上炎症候及湿热已趋消失，按上方继服 5 剂，巩固疗效。

三诊：患者情绪稳定，已无头痛头晕现象，睡眠良好，血压平稳，舌淡苔白。给以杞菊地黄丸口服，以善其后。

按语 高血压临床上最常见的是肝阳上亢，表现为头痛头晕，急躁易怒，口干口苦，舌红苔黄，小便黄，大便干结。本案症候表现显然属于肝火亢盛引起的血压升高，故用龙胆泻肝汤加减，苦寒泄热，以直折其火，火降则亢逆自平。龙胆泻肝汤乃清泻肝胆实热之专用方，适宜治疗肝胆之火上逆及肝胆湿热下注所引起的疾病。方中以大苦大寒之龙胆草上清肝胆实火，下清下焦湿热；泽泻、木通、车前子清热利湿；当归、生地黄养血益阴兼顾标本；以柴胡疏肝；决明子、钩藤清热泻热以降压；少加大黄泻热通腑，不仅有利于降压，且引热下行。总之，龙胆泻肝汤为清泻肝胆实火与湿热之良方，妙在无论其邪内蕴肝胆、上扰清窍或是下注阴器，都可应用。因此，临床应用甚广，用治肝阳上亢型高血压病有理想之效果，为众多医家所惯用。

17.12 眩晕、耳鸣一例

张某，男，46 岁。2015 年 4 月 10 日初诊。

主诉及现病史：患眩晕并耳鸣已 1 月有余，经某医院耳鼻喉科检查，诊为梅尼埃综合征。曾用西药治疗不见好转。刻诊：眩晕，每日发作数次，每次半小时到 1 小时，需卧床不能转动，自觉周围物体都在旋转，伴恶心呕吐，耳鸣，胸胁苦闷，食少，睡眠不好。舌质红润，舌苔薄腻，脉弦略滑。

诊断：眩晕、耳鸣。

辨证：肝气抑郁，脾失健运，风阳夹痰上扰。

治则：平肝降逆，和胃化痰熄风。

方药：温胆汤合泽泻汤化裁。

处方：枳实 12 克，法半夏 15 克，茯苓 30 克，竹茹 15 克，焦白术 30 克，泽泻 30 克，灵磁石 30 克，钩藤 30 克（后下），丹参 30 克，炒酸枣仁 30 克，陈皮 12 克，甘草 10 克。7 剂。

用法：水煎，早晚温服，每日 1 剂。禁忌辛辣油腻之品。

二诊：服上方 1 周后，眩晕耳鸣已不再发作，失眠情况明显改善，且食欲及精神状态都有好转。仍以上方为基础，略事加减，继服 5 剂而彻底治愈。

按语 《灵枢·海论》云："髓海不足，则脑转耳鸣，胫酸眩晕，目无所见。"《素问·至真要大论》云："诸风掉眩，皆属于肝。"本症虚实互见，因虚、因痰皆可发生。从脏腑定位而言，与肝、脾、肾三脏的功能失调有关，肾精亏虚，肝气郁滞，脾失健运，皆可导致本病的发生。上方为温胆汤合泽泻汤化裁而成。以温胆汤理气解郁，化痰清热；合泽泻汤淡渗利湿健脾。泽泻汤（《金匮要略》）用于治疗支饮，其人苦冒眩。临床上本人常用泽泻汤治疗水肿、眩晕、嘈杂等病因于痰饮、水湿者，疗效极佳。本案用上方治疗，因肝脾失调，痰浊中阻而致之眩晕耳鸣，当属对症之治，更加磁石、酸枣仁、钩藤、丹参以潜阳熄风，和血宁神，俾痰热除，肝风熄，气血和调而病瘥。

17.13 重用土茯苓治愈痛风一例

阮某，男，61 岁。2001 年 10 月 6 日初诊。

主诉及现病史：患顽固性痛风已 5 年之久，经医院查血尿酸为 950μmol/L；病理活检确诊为痛风结石；X 线片提示右足跖趾关节第五跖骨头外缘有半圆形掌齿状小透亮区。患者平素怕冷，面色无华，形体肥胖神疲，行走不便，声称极痛，难以忍受，几不欲生。曾服西药别嘌醇片等药，因胃肠道反应较重而停药。后经多处治疗而疗效不显。舌质淡，舌苔薄白，脉滑大。

诊断：痛风。

辨证：湿毒留滞经脉，痹闭不利。

治则：化湿毒，通经络，蠲痹阻。

处方：土茯苓 60 克，生黄芪 30 克，当归 15 克，泽泻 30 克，猪苓 15 克，滑石 30 克，僵蚕 10 克，全蝎 10 克，威灵仙 20 克，鸡血藤 30 克，薏苡仁 50 克，萆薢 30 克，徐长卿 30 克，络石藤 15 克，炙甘草 10 克。

用法：水煎，早晚温服，每日 1 剂。

以上方为基础，每 5 日复诊 1 次，处方略事加减，但每剂土茯苓均不少于 60 克。前后共治疗两月有余，血尿酸恢复到正常值，精神状态亦佳，临床基本治愈。嘱其忌食海鲜，少吃豆制品，不喝啤酒。

17.14　慢性胃炎一例

孙某，男，46 岁。2017 年 6 月 9 日初诊。

主诉及现病史：患者素体脾胃虚弱，经常消化不良，脘腹胀满，嗳腐吞酸。曾自购保和丸、胃舒平等药治疗，当时虽有小瘥，但不久又复作如故。病延多年，时轻时重，曾多方求治，但一直未愈。于 2017 年 6 月在某医院作胃镜检查，提示为浅表性胃炎，求余诊治。症见胃脘痞胀，如物堵塞，泛酸嘈杂，兼有呕恶，痛苦难耐。舌质红，舌苔黄稍腻，脉弦数。

诊断：慢性胃炎。

辨证：中虚寒热错杂，胃气上逆。

治则：和胃降逆，开结除痞，调和阴阳。

方药：半夏泻心汤加味。

处方：法半夏 15 克，黄连 10 克，茯苓 12 克，党参 30 克，干姜 10 克，枳壳 12 克，煅瓦楞子 30 克，海螵蛸 30 克，炙甘草 10 克，大枣 5 枚。

用法：水煎，早晚温服，每日 1 剂。

服上方 15 剂后，诸症尽失，经胃镜检查，提示病愈。

按语　本方是在医圣张仲景半夏泻心汤的基础上加味而成。半夏泻心汤乃《伤寒论》中太阳病误治变为痞证的救治方。痞证以痞、满、利、呕为临床特点。多年来，笔者用此方略事加减治疗慢性胃炎（包括浅表性胃炎、肥厚性胃炎、萎缩性胃炎），病机属中虚寒热错杂者，皆可取得满意疗效。在多年的临床中笔者发现，慢性胃炎病程较长，病情时好时复，久治失治则胃气日损，中阳渐衰；或感寒饮冷，或肝胃不和，或停痰积食，或湿浊留恋，或胃络瘀滞，日久皆可生热化火，从而形成寒热错杂、虚实并见之证。半夏泻心汤中用黄连苦寒以泻热，姜夏辛开以散痞，党、枣、草补脾以和中，是方寒热互用以调补中州，共奏和胃降逆、开结散痞之功，与中虚寒热错杂，脾胃升降失常之病机极为合拍。临证之中，余常在原方中增加煅瓦楞子、海螵蛸化痰开结制酸。加枳壳宽中下气，消痞开结之力更强，用治上证则丝丝入扣，效果满意。

17.15　腰腿痛一例

李某，男，55 岁。2014 年 1 月 12 日初诊。

主诉及现病史：患者常年在建筑工地打工，勤苦劳作，时常感觉腰腿痛，每逢阴雨天或天气变冷，就腰部僵硬板滞，弯腰困难，并疼痛难忍。来诊时患者因受凉腰痛加重，不能直立，活动受限，难以自理，面色紫暗，饮食可，小便色黄而热，大便稍干，睡眠较差。色淡苔薄黄，脉弦滑沉细。曾在某医院做 CT 检查，提示腰椎增生。

诊断：腰腿痛。

辨证：寒湿入侵，经络痹阻。

治则：温经散寒，活血通络。

方药：独活寄生汤加减。

处方：独活 30 克，续断 30 克，桑寄生 30 克，怀牛膝 30 克，杜仲 20 克，桂枝 15 克，秦艽15克，细辛10克，防风10克，党参30克，焦白术20克，当归15克，川芎12克，赤芍15克，生地黄20克，石斛20克，鸡血藤30克，黄芩12克，生甘草10克。5剂。

用法：水煎，早晚温服，每日1剂。

一周后复诊：患者腰腿痛已明显减轻，已能直腰，睡觉明显好转，生活基本可以自理。仍以上方为基础，略事加减，继服10剂。

20天后恢复如常，能下地劳作。

按语 祖国医学将风湿性关节炎、类风湿关节炎、坐骨神经痛、腰椎间盘突出症、强直性脊柱炎、腰椎骨质增生等现代疾病所造成的腰腿痛大多归结于痹证一类。本例为笔者临证验案，主要表现为腰腿疼痛，关节屈伸不利，腰难直立，或关节增生变形，影响功能。多畏寒喜暖，脉弦滑沉细。是因寒湿痹阻日久，肝肾不足，气血两虚，经络瘀滞所致的痹证。《内经》云："风、寒、湿三气杂至，合而为痹也，其风气胜者为行痹，寒气胜者为痛痹，湿气胜者为著痹也。"在此明确指出，痹证的成因是风、寒、湿三种邪气联合入侵人体。湿邪的特点是重着，黏滞，其致病特点是缠绵难愈。由于湿邪致病的这一特点，临床上痹证的治疗颇为棘手。病情时好时坏，反复发作。大部分患者病程日久而不愈，特别是天气不好时，病情容易发生或加重。因此，人们常习称此病为"不死的癌症"。

通过临床多年观察，本人认为用"独活寄生汤"治疗比较有效。独活寄生汤出自唐代名医孙思邈所著《备急千金要方》，方中独活、寄生、细辛、秦艽、防风能祛风散寒，除湿止痛；杜仲、怀牛膝、桑寄生、生地黄均能补益肝肾；党参、川芎、当归、赤芍、鸡血藤等补益气血，兼能活血。本方既能祛风散寒，除湿，又能滋补肝肾，用于临床痹证日久引起的腰腿疼痛，具有较好的远期疗效。

（整理人：颜景琏）

18　孔令臣医案 8 例

孔令臣，1940 年生人，主治医师。1968 年于南辛王庄卫生室工作；1979 年适逢曲阜县中医人才招考，进入尼山卫生院工作；1990 年调入曲阜市中医院。多次获医院优秀职工、先进工作者奖励。2004 年退休后仍坚持行医。熟谙《黄帝内经》、《伤寒论》、《金匮要略》、《温病学》等中医经典。擅长中医内科、妇科病症的治疗，尤擅长应用经方治疗呼吸道疾病、胃肠道疾病、月经病、妇科杂症等病症，疗效显著，在曲阜周围县市区群众中有较高的知名度。

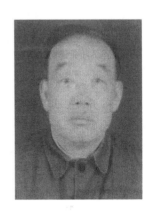

18.1　咳嗽一例

张某，男，60 岁。2005 年 12 月 29 日初诊。

主诉及现病史：咳嗽月余。近 1 个月来咳嗽频作，喉痒咽干，痰少，口干唇燥。舌苔薄黄，脉弱。

诊断：咳嗽。

辨证：肺气失宣，邪从热化。

治则：宣肺清热，止咳化痰。

方药：三拗汤合止嗽散加减。

处方：桑叶 10 克，桑白皮 10 克，桔梗 10 克，杏仁 10 克，白前 10 克，炙麻黄 1.5 克，前胡 10 克，炙百部 3 克，炙紫菀 10 克，黄芩 10 克，炙甘草 3 克。6 剂。

用法：每日 1 剂，水煎，分早晚两次温服。禁忌辛辣油腻之品。

2006 年 1 月 6 日二诊：服上方后咳嗽减轻，舌脉如前。前方去麻黄，加炙枇杷叶 10 克。续服 6 剂，用法禁忌同前。

1 个月后随访：咳嗽、喉痒、咽干等症状消失。

按语　本例系风寒束肺，肺热内蕴以致肺气失宣，上逆为咳。其邪不去故咳嗽久不愈，方用三拗汤加前胡、桔梗以宣肺祛邪；加桑叶、桑白皮、以清肺气；合止嗽散宣肺疏风，止咳痰；紫菀、百部温而不燥，苦能降逆以止咳。方症适宜，服 12 剂而愈。

18.2　哮喘二例

★ 例一　张某，男，60 岁。2006 年 10 月 28 日初诊。

主诉及现病史：咳嗽时发时愈已 10 余年，近年来发作尤甚，每逢秋冬加剧。日前因受凉而咳嗽加重，气急，时而憋喘，喉中痰鸣，不能平卧，周身疼痛，纳食减少，口干。舌质红，苔薄白，脉滑。

诊断：哮喘。

辨证：肺肾气虚，肺燥有热，复感寒，肺失宣肃，发作日久，外邪未彻，燥邪留恋肺络所致。

治则：清肺散寒，止咳平喘。

处方：炙麻黄4.5克，杏仁10克，生甘草4.5克，前胡10克，桑白皮10克，炙紫菀15克，炙百部10克，黄芩6克，海蛤粉15克，陈皮4.5克。3剂。

用法：每日1剂，水煎，分早晚2次温服。

2006年11月2日二诊：咳嗽减轻，痰量已少，仍周身疼痛。舌尖红，苔薄腻，脉小滑。肺气尚未清肃，卫阳不宣，再予前法。前方加苏叶9克。3剂，用法同前。

2006年11月5日三诊：咳嗽减轻，痰量减少，周身疼痛大减，口已不干。舌尖已不红，苔薄，脉小滑。再以前方改量。

处方：前胡10克，桑白皮10克，炙紫菀10克，炙百部10克，杏仁10克，陈皮6克，炙甘草3克，海浮石15克。3剂，用法同前。

2006年11月8日四诊：咳嗽已基本痊愈，原方再服6剂，巩固疗效。

按语　平素患者耕作劳苦，时为风雨所侵，适逢秋燥之令，感邪引动宿痰复发，即有周身疼痛、风寒外束的表证，又有咳嗽咽干舌红、肺有燥邪的热象，故以三拗汤合止嗽散加桑白皮、黄芩寒温并用，一则宣散风寒，一则润肺清热。

★ 例二　谢某，女，22岁。2010年12月20日初诊。

主诉及现病史：患者咳嗽5年有余，夏轻冬重，每逢冬季感寒遇劳即发作，近年尤甚。近日因学习紧张，复感风寒，宿疾又发，咳嗽多痰，胸闷气喘，伴有恶寒发热，头痛恶寒，周身疼痛，喉肿痰鸣不能平卧。舌苔薄腻，脉浮紧。

诊断：哮喘。

辨证：风寒外束，肺失清肃之气引动宿疾上逆为咳喘。

治则：解表散寒，宣肺化饮，止咳化痰。

处方：炙麻黄6克，杏仁10克，桂枝10克，细辛3克，干姜5克，白芍10克，五味子7克，炙甘草3克，大枣10枚，生姜10克，炒苏子10克。3剂。

用法：每日1剂，水煎，分早晚2次温服。

2010年12月25日二诊：服药咳喘减轻，痰亦减少，仍周身疼痛。舌苔薄腻，脉浮。前方减麻黄，加炙紫菀12克。3剂，用法同前。

2010年12月29日三诊：服药咳嗽渐平，周身已不疼痛，恶寒消失，无汗。苔薄，脉滑。再以温肺化痰为治。

处方：桂枝10克，厚朴10克，白芍10克，炙甘草6克，杏仁10克，炙紫菀10克，炒苏子10克，白术10克。4剂，用法同前。

2011年1月5日四诊：咳嗽吐痰喘促已除。为防复发，给以丸药，上午金匮肾气丸，下午六君子汤，连服半个月，以善其后。

按语　本例患者素有痰饮，留恋肺络，因感寒邪，引动宿疾而发。痰饮上逆为咳喘，外寒束肺，肺失宣散清肃之功，故以解表散寒，宣肺化痰止咳为治。方药对症，故服药疗效较佳。

18.3 闭经二例

★ 例一 邵某，女，30 岁。2008 年 10 月 15 日初诊。

主诉及现病史：患者 14 岁月经初潮，周期尚准，最多延迟 2 天，经期约 5 天，微有腹痛别无不适。2005 年足月顺产一女婴。现已 5 个月未行经，无妊娠迹象，无肌热，瘦削，纳食尚可，性情急躁，胸胀闷，时有窜痛，烦闷时欲太息，时心情烦躁，精神抑郁，事不顺心，尤其每临周期时小腹胀痛。口渴欲饮，饮食尚可，无头痛眩晕。舌苔薄黄，脉弦细而涩。

诊断：闭经。

辨证：肝失调养，肝木失荣，久则肝郁气滞，肝经郁热。

治则：行气解郁，养血调肝，通经散结，兼化郁热。

处方：柴胡 10 克，白术 10 克，牡丹皮 6 克，栀子 6 克，白芍 15 克，桃仁 10 克，炙甘草 6 克。4 剂。

用法：每日 1 剂，水煎，分早晚 2 次温服。禁忌辛辣油腻之品，保持心情舒畅。

2008 年 10 月 18 日二诊：服上方后觉腹胀痛，经尤未行。原方加牛膝 10 克，红花 10 克。再服 10 剂，用法禁忌同前。

加味逍遥丸，每天中午服 1 袋，连服 10 天。

半年后随访，服上方 2 天经水即行，经量可，微有腹痛。其后月经恢复正常。

按语 本例患者停经 5 个月，脉弦细涩，伴有胸胁胀闷，窜痛，性情急躁烦闷，纳可。脉弦为肝郁不疏，细涩为肝经不通，瘀血阻滞。故辨证当为肝失调养，肝木失荣，肝郁日久，郁而化热，涩而血瘀所致，治当行气解郁，养血调肝，通经散结，兼化郁热。故用逍遥散为基本方调治而愈。

★ 例二 孔某，女，30 岁。2008 年 10 月 20 日初诊。

主诉及现病史：患者 15 岁月经初潮，经期尚正常，经水微有黑色血块，腰部微痛。2004 年曾足月顺产一男婴。2006 年曾流产 1 次。此后月经后期，每 2～3 个月一次，量少。经后周身乏力。目前已 4 个月经水未行，且感神疲乏力，心悸气短，面色萎黄，多梦，时自汗，纳少便溏。舌质淡，苔薄白，脉沉细弱。

诊断：闭经。

辨证：心脾两虚，冲任不足。

治则：益气健脾，调补冲任，活血通经。

方药：归脾汤加减。

处方：黄芪 15 克，白术 10 克，远志 10 克，当归 10 克，炒枣仁 15 克，五味子 10 克，陈皮 6 克，桂圆肉 10 克，桃仁 10 克。6 剂。

用法：每日 1 剂，水煎，分早晚 2 次温服。

2008 年 10 月 27 日二诊：服药后纳食渐增，乏力减轻，仍多梦，经水未行。原方加川牛膝 10 克，鸡内金 12 克，生水蛭 6 克。再服 10 剂，用法同前。

八珍颗粒，每次 1 袋，每日 2 次。

乌鸡白凤丸，每次 1 丸，每日 1 次。

2008 年 11 月 6 日三诊：服用 5 天经水行，经量正常。继服人参归脾丸 3 盒，以善其后。

按语　本例闭经是因脾胃虚弱，纳食减少而形成。二阴之病发心脾，有不得隐。女子为阴。脾为后天之本，饮食入胃，脾主运输，宣五谷之味，熏肤充身，泽毛，使柔筋，冲脉盛，月事以时下。故给以益气健脾，调补冲任，活血通经法治之而愈。

18.4　胃脘痛三例

★ 例一　王某，男，50 岁。2006 年 5 月 7 日初诊。

主诉及现病史：胃脘疼痛，反复发作已七八年。两年前曾有上消化道出血史，去年 9 月起，除胃痛外，伴嘈杂不舒，得食嘈减，口干，乏力。近来形羸消瘦。舌苔根白腻，脉弦滑。

诊断：胃脘痛。

辨证：肝胃不和，气滞血瘀。

治则：疏肝和胃，理气化瘀。

处方：柴胡 10 克，白芍 20 克，木香 10 克，延胡索 10 克，川楝子 10 克，党参 20 克，陈皮 10 克，海螵蛸 12 克，红花 3 克。6 剂。

用法：每日 1 剂，水煎，分早晚 2 次温服。禁忌辛辣油腻之品，保持心情舒畅。

2006 年 5 月 24 日二诊：胃脘疼痛缓解，纳食渐增，口干消失，仍嘈杂不舒。再守原意，续服 6 剂，用法禁忌同前。

2006 年 6 月 1 日三诊：胃痛已除，嘈杂未减，胃纳进步。舌苔根白腻渐化，脉弦滑。上方去红花、川楝子，加黄芩 8 克、砂仁 9 克、炒麦芽 20 克。续服 6 剂。

2006 年 6 月 7 日四诊：胃痛、嘈杂已愈，近日咳嗽。原方加紫菀 10 克。续服 6 剂，巩固疗效。

按语　本例胃脘痛，嘈杂不适，是肝胃不和所致，不兼有胃热现象。痛嘈日久，纳食减少，形体消瘦，此乃胃气已虚，络有瘀阻之症，故应于疏肝和胃之中，佐以理气化瘀、益气健胃之品方为适宜。

★ 例二　冯某，女，25 岁。2006 年 12 月 3 日初诊。

主诉及现病史：胃脘胀闷疼痛半年，伴两肋胀痛，泛酸，嗳气则舒，便秘，头晕痰多。舌苔薄白，脉弦细。

诊断：胃脘痛。

辨证：血虚气滞，肝胃不和。

治则：疏肝理气，养血和胃。

处方：柴胡 10 克，白芍 15 克，当归 10 克，延胡索 10 克，炙香附 10 克，清半夏 10 克，青皮 10 克，陈皮 10 克，刺蒺藜 10 克，木香 10 克，瓜蒌 12 克。6 剂。

用法：每日 1 剂，水煎，分早晚 2 次温服。禁忌辛辣油腻之品，保持心情舒畅。

2006 年 12 月 17 日二诊：服药后胃脘胀闷疼痛减轻，大便亦通。上方继服 6 剂，巩固疗效。

1 个月后随访，上述症状消失。

按语　本例胃脘痛乃血虚气滞，肝胃不和所致，并伴有血虚便秘，治当疏肝理气，养血和胃。方中柴胡、青皮、陈皮、刺蒺藜、木香、炙香附疏肝理气；半夏、延胡索和胃止痛；

当归、白芍、瓜蒌活血润肠。辨证确切，用药适宜，故能取得明显疗效。

★ 例三　孙某，女，50 岁。2008 年 11 月 30 日初诊。

主诉及现病史：胃脘胀气，隐隐作痛，嗳气，面目虚浮，腰痛，月经无定期，量少，往往在胃脘痛时口有臭气。舌苔薄黄腻，脉细缓。

诊断：胃脘痛。

辨证：脾胃不健，肝脾失调，气火上升，肝胃郁热。

治则：疏肝健脾，泻肝和胃。

处方：白术 10 克，茯苓 10 克，香附 10 克，郁金 10 克，延胡索 10 克，川楝子 10 克，陈皮 10 克，白芍 15 克，栀子 10 克。6 剂。

用法：每日 1 剂，水煎，分早晚 2 次温服。禁忌辛辣油腻之品，保持心情舒畅。

2008 年 12 月 6 日二诊：服药后腹胀大减，仍有隐痛，口臭亦愈，面浮未退。再以前方去茯苓，加茯苓皮 15 克、泽泻 12 克。续服 6 剂，巩固疗效。

1 个月后随访，上述症状消失。

按语　本例为脾胃不健，肝脾失调，气火上升，肝胃郁热引起的胃脘痛。脾胃不健则面目浮肿，肝胃不和则胃脘胀痛。治当疏肝健脾，泻肝和胃。方中白术、茯苓、陈皮健脾理气；香附、延胡索、郁金、川楝子泻肝和胃；栀子清肝泻火，减口臭之证；白芍、茯苓皮、泽泻抑面目虚浮。

（整理人：孔德洋）

19 乔尚熠医案 7 例

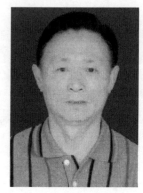

乔尚熠，1948 年生人，乔氏中医第五代传人。自幼随祖父习医，跟祖父学习医理和临床实践，挤时间学习文化知识，熟读《药性赋》、《汤头歌诀》、《黄帝内经》、《医宗金鉴》等多部医书。祖父常谓："中医也为儒家之学，要刻苦学之，只有打下良好的文学基础，才能学好中医学，行医是大爱之道，救死扶伤，不分贵贱，用心皆一，要有高尚的医德。"遵祖父教诲，刻苦学习中医理论和针灸技术，免费为父老乡亲诊治小病，深受当地群众的好评。1972 年被推荐到村卫生室担任中医工作，继续为乡亲们的医疗保健服务。1974 年所在卫生室被曲阜县卫生局评为先进卫生室。1987 年，阔别四十余年的父亲从台湾归来，父亲在中医内科和针灸方面造诣很深，著有医书十几卷，远播海外，回曲阜定居后在曲阜市有朋路开设中医诊所，其随父待诊，得以亲睹其高超医技 6 年之久，在医术上受益匪浅。1985 年参加健康报社举办的"振兴中医刊授学院"学习 3 年，经考核成绩合格，获取了毕业证书；2000 年参加全国执业医师考试，取得了师承执业医师职称。1999 年开始任社区卫生所长，曾获八个年度先进乡村医生奖。2009 年获济宁市基层中医工作先进个人。2014 年被评为曲阜首届基层名医称号。为发挥余热，服务百姓，自设中医诊所名"曲阜乔尚熠中医诊所"。

从事中医临床 50 余年，擅长治疗精神分裂症、胃肠疾病、心脏疾病等疑难杂症；对妇科病、不孕症、不育病有一定的研究；长于针灸治疗急症、扭伤、落枕、顽固性头痛、腰间盘突出、增生颈椎病等。倡导未病先防，强身健体少生病，极力提倡养生之道，总结乔氏健身按摩疗法，广为流传，深受广大居民的好评。

19.1 感冒三例

★ 例一 颜某，女，9 岁。2018 年 2 月 19 日初诊。

主诉及现病史：外感发热 2 天，体温达 40℃。曾在某医院住院 2 天，给以输液及退热治疗，体温均未减退，患儿家长心急如焚，求助于余。刻诊：患儿发热，恶寒甚重，虽覆厚棉被仍洒淅恶寒，发抖，周身关节酸痛，无汗，皮肤滚烫，咳嗽不止。舌苔薄白，脉浮紧有力。

诊断：感冒（伤寒表实证）。

辨证：风寒客于太阳之表，卫阳被遏，营阴郁滞。

治则：辛温发汗，解表散寒。

方药：方用麻黄汤。

处方：麻黄 7 克，桂枝 6 克，杏仁 10 克，炙甘草 3 克。2 剂。

用法：将麻黄先煎去沫，再入后三味药，加水 500 毫升，加入生姜 10 克（切片），大枣

3枚（用刀劈开），老葱白头（连须）3棵，浸泡半小时。用武火煎开改小火煎煮20分钟即可。倒出250毫升，分2次温服，再饮小米粥1碗，并卧床盖棉被，以助汗出。

服药须臾，通身汗出，热退身凉，诸症消失。

按语 本例为笔者临证验案，是由风寒客于太阳之表，卫阳被遏，营阴郁滞所致之伤寒表实证。《伤寒论》云："太阳病，或已发热，或未发热，必恶寒，体痛呕逆，脉阴阳俱紧者，名为伤寒。"治当辛温发汗，解表散寒。方用麻黄汤治之。麻黄汤为太阳表实而设，能发汗解表，宣通肺卫，畅达营阴，使寒邪从汗而解。本方乃发汗之峻剂，用之不当，易生它变。今之许多临床医生不明《伤寒论》，一见发热，便视为温热之证，滥用辛凉之品，反令寒邪郁闭，久热不解，或致久咳不已，或致低热不退，或致咽喉不利等，不一而足。盖表实发热，乃卫阳郁闭，正邪交争所致，故发热必伴有恶寒，此伤寒表实证，发高热而不愿饮水，口不渴为特征。这与温热病的发热不恶寒、口渴伤津之候有其本质的区别。风寒郁闭卫阳，直须辛温发汗，寒随汗出，卫阳一通，则发热自退，即《内经》所谓"体若燔炭，汗出而散"也。

使用麻黄汤时应注意以下两点：一是麻黄剂量应大于桂枝、甘草，否则将起不到发汗解表的作用，这是因为桂枝、甘草能监制麻黄之发散，若麻黄量小，则失去发汗解表之意义；二是应先煎麻黄，去上沫，以免使人服后发生心烦。

★ **例二** 吴某，女，17岁。2017年10月12日初诊。

主诉及现病史：感冒发热，持续2天高热不退。曾在某诊所注射退热针剂，无明显疗效，求余诊治。刻诊：体温39.4℃，发热与恶寒交替出现，类似疟疾，晚间发热更甚，身痛无汗，头痛眩晕，口苦，口干，口渴，呕恶，不思饮食，胸胁满闷。舌红，舌苔微黄，脉弦数。

诊断：感冒。

辨证：邪客少阳之半表半里，正邪相争。

治则：和解少阳，兼清阳明之热。

处方：柴胡12克，清半夏12克，党参10克，黄芩10克，桔梗8克，枳壳10克，连翘10克，石膏40克，板蓝根15克，大青叶15克，甘草5克。生姜10克，大枣5枚（劈）为引。水煎服，每日1剂。

服药2剂，汗出热退，体温降至37.6℃。再服2剂，寒热未发，脉静身凉。

按语 本例寒热往来为邪在少阳，少阳居于半表半里之间，为三阳之枢纽。伤寒邪传少阳，正邪交争，正胜则热，邪胜则寒，故见寒热往来，交替出现；更有口苦，口干，口渴，呕恶，不思饮食，胸胁满闷等症，则断定为少阳证无疑。治疗以小柴胡汤为主加减，本方能和解少阳，斡旋气机为主，兼以清解气分热毒，用此方可恢复肝胆出入之机转，从而鼓正祛邪。方中枳壳、桔梗一升一降，疏理上下气机。因兼有阳明气分之热毒，则选用生石膏、连翘、大青叶、板蓝根彻而清之。诸药配伍，和畅气机，宣通内外，调适上下，疏利三焦。服之则少阳和畅，枢转气活，自能鼓邪热随汗出而解。

★ **例三** 孔某，男，54岁。2018年8月20日初诊。

主诉及现病史：患者平时气短乏力，易患感冒，四肢时发浮肿。10日前因初秋季节，天气变凉患感冒，在家自服抗菌药物和银翘感冒片及速效感冒胶囊，病情无有改善，求余诊治。刻下恶风，微发热，无汗，微咳，口干咽痒。舌尖偏红，舌苔薄白稍腻，脉浮缓。查下肢轻度浮肿，尿检正常。

诊断：感冒。

辨证：外邪犯肺，肺失宣肃，兼脾虚湿注。

治则：宣肺解表，佐以利湿退肿。

处方：荆芥穗 7 克，炒苦杏仁 12 克（研），桔梗 10 克，金银花 12 克，连翘 10 克，陈皮 12 克，茯苓皮 30 克，赤小豆 30 克，薏苡仁 30 克，枳壳 10 克，芦根 20 克，焦山楂 20 克，炒神曲 20 克，嫩桂枝 10 克，白芍 15 克，甘草 6 克。生姜 15 克，大枣 3 枚为引。4 剂。水煎服，每日 1 剂。禁忌辛辣油腻之品，慎避风寒。

二诊：服上方感冒症状均愈，唯气短乏力、下肢浮肿未见好转。舌苔薄腻，脉沉缓。症属脾虚失运，水湿下注。方以益气健脾利湿为治。

处方：黄芪 25 克，白术 12 克，麸炒苍术 10 克，陈皮 10 克，茯苓皮 20 克，大腹皮 12 克，生薏苡仁 30 克，赤小豆 30 克，炒泽泻 10 克，砂仁 7 克（捣），焦山楂 20 克，炒麦芽 20 克，党参 15 克，木香 12 克，炙甘草 8 克。生姜 3 片，大枣 5 枚为引。6 剂。用法同前。

三诊：服用后下肢浮肿明显消退，气短乏力减轻。嘱其以后经常服用人参健脾丸，每次 6 克，每日 2 次，连服半个月。注意调节饮食，适当锻炼。

半年后来告，体质增强，很少再患感冒。

按语　本例为正虚邪实之证。所谓正虚，即脾气虚弱，卫表气虚；邪实即新感表邪，水湿停聚。急则治标，缓则治本。初诊以宣肺解表为主攻方向，全力祛除表邪，为进一步健脾扶正创造条件。二诊表患解而正气未复，遂以健脾益气为治，以健脾扶正，增强抗御外邪之力。三诊改为丸剂，继续健脾益气，扶正强身，巩固疗效。自始至终，将利湿贯于治疗始终，是因水湿之邪难去。水湿消除，有利于脾气的复常。如此治疗，主次分明，缓急有序，药证合拍，疗效可靠。

19.2　不育症一例

李某，男，28 岁。2017 年 10 月 12 日初诊。

主诉及现病史：婚后 4 年未育。2017 年 7 月在某医院查精液常规示：精液稀薄，死精较多，精子活力 7.2%，正常形态 44.5%，异常形态 55.5%。经人介绍，求余诊治。症见时常腰膝酸软乏力，畏寒肢冷不温，性欲淡漠，早泄，房事后浑身出汗，身体偏瘦。舌质淡，苔薄白，脉弱。

诊断：不育症。

辨证：肾精不足。

治则：补肾填精。

方药：金匮肾气丸合五子衍宗丸加减。

处方：熟地黄 20 克，山茱萸 15 克，山药 20 克，泽泻 10 克，茯苓 12 克，炮附子 8 克（先煎），肉桂 7 克，菟丝子 15 克，枸杞子 15 克，五味子 8 克，覆盆子 12 克，车前子 12 克（包煎），怀牛膝 15 克，杜仲 12 克，续断 15 克，炙淫羊藿 12 克，补骨脂 12 克，韭菜籽 15 克，制何首乌 15 克，肉苁蓉 15 克，巴戟天 15 克，威灵仙 20 克，砂仁 8 克，焦山楂 20 克，鸡内金 15 克。生姜 3 片，大枣 5 枚（劈），核桃 3 枚（破开）为引。

用法：水煎服，每日 1 剂。将药浸泡 2 小时，用砂锅或不锈钢锅煎药。先用武火煎开，然后改为文火煎煮 50 分钟即可。连煎 2 遍，每遍倒出药汁 200～300 毫升，将 2 次药汁混合，分早晚 2 次温服。禁忌生冷辛辣及浓茶。嘱其服 6 剂休息 3 日，再来就诊。

2017 年 10 月 21 日二诊：精神、体力大有好转，房事大有改善，四肢较前转温，脉象较前有力。效不更方，上方加锁阳 15 克、金樱子 15 克、沙苑子 15 克。6 剂，用法禁忌同前。

2017 年 10 月 29 日三诊：已服药 12 剂，精神大振，腰膝有力。嘱其服药期间尽量戒房事，以备受孕。效不更方，再进 10 剂，用法禁忌同前。嘱其服完 10 剂，房事 1 次，3 日后复查精液常规。

2017 年 11 月 15 日电话告知，精液检查结果：正常形态精子 79.9%，异常形态精子 20.1%，前向运动精子 95.5%。春节前又来电报喜，其妻已怀孕 4 周。

19.3 胸痹三例

★ 例一　王某，男，59 岁。2016 年 3 月 14 日初诊。

主诉及现病史：患冠心病心绞痛 3 年余，每因劳累或气候变化时即感胸骨后闷痛，痛引肩背，心中痞塞，气憋乏力，纳少。每逢回家登 5 楼时需层层停歇，并张口气喘，夜间休息醒后浑身汗出如油。面色淡黄晦暗，口唇紫暗，舌淡暗，苔薄白，脉沉而弦滑。

诊断：胸痹。

辨证：胸阳不振，痰湿阻滞。

治则：通阳宣痹，理气化浊。

处方：瓜蒌 20 克，薤白 12 克，法半夏 12 克，枳壳 10 克，桂枝 12 克，茯苓 15 克，石菖蒲 10 克，陈皮 12 克，香附 12 克，降香 12 克，郁金 15 克，桃仁 12 克（捣），红花 8 克，黄芪 20 克，丹参 20 克，淮小麦 20 克，太子参 15 克，延胡索 12 克（捣），炙甘草 8 克。生姜 3 片，大枣 6 枚（劈）为引。

用法：1 剂药连煎 2 遍，每遍倒出药汁 300 毫升，将 2 次药汁混合，分 3 次服完，每日早晚 2 次温服，每剂药服 1 天半。禁忌生冷辛辣及浓茶。

上方随症加减，连服 30 余剂，上述症状大为好转。其后多次电话随访，病情稳定，情况良好。

★ 例二　丛某，女，63 岁。2017 年 1 月 10 日初诊。

主诉及现病史：心前区憋闷，疼痛不适 3 年余。经医院检查诊断为冠心病心绞痛。心电图提示：慢性冠状动脉供血不足。曾多次住院治疗，略有好转。近日因儿媳分娩，家务活较多而过劳，导致心绞痛复发而来诊。诊见胸前憋闷，有时刺痛，牵引左肩背。舌质暗，舌下血管怒张，颜色紫暗，口唇紫暗，舌苔薄白，脉沉弦，脉率不齐。

诊断：胸痹。

辨证：气滞血瘀，脉络受阻。

治则：活血化瘀，温心通阳。

方药：血府逐瘀汤加味。

处方：当归 12 克，白芍 10 克，赤芍 12 克，生地黄 15 克，桃仁 12 克，红花 10 克，柴胡 6 克，枳壳 10 克，川牛膝 15 克，桔梗 8 克，丹参 20 克，桂枝 10 克，瓜蒌 20 克，薤白 10 克，降香 12 克，郁金 15 克，延胡索 15 克，苏木 20 克，丝瓜络 20 克，炙甘草 10 克。

用法：1 剂药连煎 2 遍，每遍倒出药汁 300 毫升，将 2 次药汁混合，分 3 次服完，每日早晚 2 次温服，每剂药服 1 天半。禁忌生冷辛辣及浓茶。

以上方随症加减治疗月余，病情基本治愈。嘱其平时注意精神调养，饮食粗细搭配，清淡为宜，少吃油腻，尽量不熬夜，适当运动。

★ 例三　孔某，男，52 岁。2017 年 10 月 9 日初诊。

主诉及现病史：既往有冠心病病史 4 年，时有心绞痛发作，今日上午因情绪激动又突然发作心绞痛来诊。刻下胸骨后压榨性疼痛，心悸胸闷，血压偏低，自觉全身乏力，食欲较差，失眠多梦。舌质淡，苔薄白，脉沉弦而迟缓，时有结代。心电图提示：有室性早搏，ST-T 改变。

诊断：胸痹。

辨证：心气虚，心血不足，心营痹阻，兼脾虚不和。

治则：益气养心，和血健脾。

方药：人参归脾汤加减。

处方：太子参 15 克，炒白术 15 克，黄芪 30 克，当归 15 克，远志 12 克，茯神 15 克，炒酸枣仁 15 克，木香 15 克，桂圆肉 15 克，丹参 20 克，川芎 10 克，石菖蒲 10 克，延胡索 12 克（捣），桂枝 10 克，炙甘草 7 克，厚朴 12 克，枳实 12 克，淮小麦 20 克，焦山楂 20 克，檀香 7 克，桃仁 12 克（捣），红花 8 克。生姜 3 片，大枣 6 枚（劈）为引。水煎服，每日 1 剂。

二诊：以上方连服 15 剂，全身乏力好转，心绞痛已止，病情日趋稳定，心功能渐恢复。为巩固治疗，上方再进 10 剂，煎服方法同上，1 天半服 1 剂。

三诊：病情稳定，心悸气短减轻，有时感头晕，畏寒肢冷。此乃心肾气虚所致，上方加菊花 10 克、炮附子 10 克（先煎）、肉桂 6 克。续服 10 剂，巩固疗效，用法同前。

按语　冠心病属中医"胸痹"、"真心痛"范畴。心以阳气为本，《内经》称心为"阳中之太阳"。心阳即指心脏功能，心脏之所以不息的搏动，从生到死，无有歇时，全赖其阳气的运动。心主血脉与神志，也无不依赖于阳气的推动。由于心脏以阳气为本，故心病阳气虚弱者居多。心痹之病以中老年人发病率较多，临床常见心前区疼痛，向左肩背部放射，胸闷气短，心悸怔忡，或心烦易怒，乏力多汗，畏寒肢冷等。舌质紫暗，舌苔薄白，脉弦细或沉缓无力，T 波改变。

（整理人：乔尚熠）

20 康运吉医案 10 例

康运吉，1947 年生人，字璇卿，号谨斋。20 世纪 60 年代拜师于曲阜老中医徐景泉（字乙海）先生门下，系统学习中医及针灸，并随师实习临床。从事中医临床 50 余年，临床经验丰富。现坐诊于曲阜城内仓巷社区卫生所。

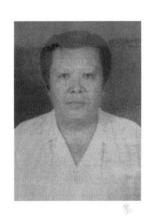

20.1 胸痹一例

王某，女，54 岁。2013 年 6 月 8 日初诊。

主诉及现病史：患者胸闷气短年余，胸痛瞬间连及左臂，行则气短亦甚，时而心悸失眠，动则汗出，唇舌青紫。舌暗红少苔，脉涩。血压 140/90mmHg，心电图提示 T 波倒置。

诊断：胸痹。

辨证：气滞血瘀，脉络瘀阻。

治则：振奋心阳，活血化瘀。

方药：活血效灵丹加味。

处方：黄芪 12 克，当归 10 克，丹参 10 克，生乳香 6 克，生没药 6 克，炒枣仁 12 克，远志 6 克，醋延胡索 9 克，瓜蒌 10 克，炙甘草 6 克，川芎 6 克。3 剂。

用法：水煎，早晚温服，每日 1 剂。

二诊：胸痛减轻，效不更方，上方续服 3 剂。

三诊：诸症减轻，唯心悸失眠效差，时有痰涎。上方加柏子仁 6 克、煅龙骨 6 克、石菖蒲 6 克，再进 3 剂。

四诊：上述症状消失，上方续服 3 剂，巩固疗效。嘱平时可每日用黄芪 10 克，丹参 5 克，当归 10 克，炒酸枣仁 10 克。开水冲泡，代茶饮半个月，以善其后。

按语 本患者营业饭店多年，早起晚睡，辛劳不休，3 年前就发过心痹，服药后减轻则不治，延至 3 年而成上述症候。此乃气滞血瘀，脉络瘀阻所致。治当振奋心阳，活血化瘀。

20.2 肺炎一例

汤某，男，42 岁。2014 年 7 月 26 日初诊。

主诉及现病史：因咳嗽查为肺炎，住院治疗 1 周，随即出院带针药继续治疗 1 周，咳嗽不见明显好转而来诊。诊见面色黄白，气短乏力，咳嗽频频，先吐黄痰后吐白痰，时带血丝，口干舌燥。舌质红，苔薄黄，脉沉数。

诊断：肺炎。

辨证：阴虚肺热。

治则：养肺生津，清热化痰。

处方：桑白皮 9 克，炒杏仁 6 克，薄荷 9 克，连翘 10 克，清竹茹 9 克，生地黄 10 克，玄参 10 克，麦冬 10 克，桔梗 10 克，款冬花 9 克，前胡 6 克，天花粉 10 克，北沙参 10 克，怀山药 10 克，茯苓 10 克，清半夏 9 克。5 剂。

用法：水煎，早晚温服，每日 1 剂。

二诊：咳嗽减轻，黄痰减少，口干舌燥好转，上方生地黄改为 12 克、玄参改为 12 克、麦冬改为 12 克，续服 5 剂。

三诊：诸症减轻，唯感气短乏力。上方加太子参 9 克、黄芪 10 克，再进 5 剂。

四诊：上述症状消失，上方续服 5 剂，巩固疗效。嘱平时可每日用冰糖加百合、梨，熬水代茶饮 1 周，以善其后。

按语 本例为阴虚肺热所致。患者病久伤肺而致少津，口舌干燥，气短乏力；咳嗽频频，先吐黄痰后吐白痰，时带血丝，舌质红，苔薄黄，脉沉数，此乃肺热所致。治宜养肺生津，清热化痰。肺热得清，阴虚得养，则诸症若失。

20.3　脉管炎一例

赵某，男，70 岁。2015 年 3 月 8 日初诊。

主诉及现病史：患者年轻时常捕鱼，腿部受凉，中年后腿亦伤之。及至古稀之年，右腿疼痛不适。曾在某医院就医，诊为脉管炎，久治不愈。刻诊：右腿红暗热痛。舌暗红，有瘀点，脉涩。

诊断：脉管炎。

辨证：气滞血瘀。

治则：益气养血，活血化瘀。

处方：黄芪 50 克，当归 15 克，玄参 15 克，金银花 15 克，桃仁泥 9 克，红花 10 克，赤芍 10 克，白芍 10 克，生乳香 6 克，生没药 6 克，川牛膝 10 克，熟地黄 10 克，生甘草 10 克，桂枝尖 3 克，丹参 10 克。5 剂。

用法：水煎，早晚温服，每日 1 剂。

二诊：疼痛减轻，续服 5 剂。

三诊：疼痛减轻，局部由暗转红。上方去乳香、没药，加薏苡仁 10 克、茯苓 10 克，再进 5 剂。

四诊：上述症状继续减轻，上方黄芪改为 30 克、金银花改为 10 克、生甘草改为 6 克，续服 5 剂，巩固疗效。嘱其以上方服 1 周，休息 1 周，直至痊愈。

按语 本例是因常年受凉，日久气滞血瘀，不通则痛。治宜益气养血，活血化瘀。方中重用黄芪补气养血，气行则血行；当归、红花、桃仁、川牛膝、乳香、没药、丹参活血化瘀，通络止痛；金银花、玄参清热凉血；生地黄养血；桂枝温经通络；甘草调和诸药。合而共奏益气养血、活血化瘀之效。

20.4　月经后期一例

王某，女，33 岁。2013 年 8 月 6 日初诊。

主诉及现病史：2 个月前，患者行经第一天与他人发生口角，随即月经闭止。其后月经后期，量少，乳房胀痛，连及两胁，少腹胀痛，嗳气不断，心情抑郁。舌暗红，有瘀点，脉沉涩。

诊断：月经后期。

辨证：气滞血瘀。

治则：疏肝理气，活血化瘀。

处方：柴胡 9 克，当归 12 克，茯苓 10 克，炒白术 10 克，薄荷 9 克，红花 9 克，桃仁泥 8 克，白芍 12 克，郁金 6 克，醋香附 9 克，陈皮 9 克，醋延胡索 9 克，生甘草 6 克，黄芩 9 克，炒枳壳 9 克。3 剂。

用法：水煎，早晚温服，每日 1 剂。

二诊：上述症状减轻，上方加青皮 6 克、茺蔚子 6 克，再进 3 剂。

三诊：月经按期来潮，无乳房、少腹胀痛等症发生，稍有嗳气，饮食不香。以舒肝健胃丸，每次 6 克，每日 2 次，善其后。

按语　本例是因肝气郁滞，气血不和导致的月经后期。治宜疏肝理气，活血化瘀。方中柴胡、郁金、醋香附、陈皮、炒枳壳、薄荷疏肝理气；当归、红花、桃仁泥、白芍、醋延胡索活血化瘀止痛；茯苓、炒白术健脾；黄芩清热；甘草调和诸药。合而共奏疏肝理气，活血化瘀之效。

20.5　梅核气一例

陈某，女，26 岁。2010 年 5 月 20 日初诊。

主诉及现病史：患者近 1 年来性情急躁，情绪易激动，每于不随己见则生气恼怒。伴口舌干燥，咽部异物感，吐之不出，咽之不下，时而干咳。舌红无苔，脉细数。

诊断：梅核气。

辨证：肝郁气滞，阴虚内热，虚火上炎。

治则：疏肝理气，清喉利咽。

处方：生地黄 15 克，玄参 12 克，麦冬 10 克，桔梗 10 克，黄芩 9 克，栀子 6 克，茯苓 10 克，清半夏 9 克，陈皮 9 克，厚朴 9 克，胖大海 6 克，当归 10 克，生甘草 6 克，白芍 10 克，青果 5 克，桑白皮 10 克。3 剂。

用法：水煎，早晚温服，每日 1 剂。

二诊：上述症状明显改善，上方加天花粉 10 克、炒牛蒡子 3 克，再进 3 剂。

三诊：不再急躁，咽部异物感消失，偶有口干。上方加北沙参 10 克，续服 3 剂。

嘱其以胖大海 2 克，炒牛蒡子 3 克，麦冬 10 克，北沙参 10 克，桑白皮 5 克，每日 1 剂，水煎代茶饮，连服 1 周，以善其后。

按语　本例梅核气是因肝郁气滞，阴虚内热，虚火上炎所致。治宜疏肝理气，清喉利咽。

平时要注意禁忌辛辣油腻之品，多喝水，保持心情舒畅。

20.6   虚劳一例

陈某，男，38 岁。2010 年 1 月 7 日初诊。

主诉及现病史：平素喜食膏粱厚味，饮食失节，脾伤积湿。下井挖煤，劳力之苦。34 岁新婚而房劳，以致虚劳而损身。刻诊：神疲乏力，汗出腿软，失眠易惊，腰背酸痛，面色萎黄，大便溏泻。舌淡苔白，边有齿痕，脉软弱无力。

诊断：虚劳。

辨证：脾肾气虚，气血不足。

治则：益气健脾，补肾强腰。

处方：黄芪 12 克，山药 10 克，党参 10 克，炒白术 10 克，茯苓 10 克，白芍 10 克，熟地黄 12 克，山茱萸 10 克，巴戟天 10 克，续断 10 克，菟丝子 10 克，芡实 10 克，薏苡仁 12 克，煅牡蛎 10 克（先煎），煅龙骨 6 克（先煎），炙甘草 6 克，鸡内金 3 克。6 剂。

用法：水煎，早晚温服，每日 1 剂。

二诊：上述症状明显好转，效不更方，再进 3 剂。

三诊：效佳似愈，精气神俱转正常，再进 3 剂，巩固疗效。

嘱其平时注意坚持用山药、薏苡仁、大枣、枸杞煮粥服用；勿过劳累；节制房事；每日进补核桃 2 枚。预防复发。

20.7   产后腹泻一例

孔某，女，38 岁。2000 年 8 月 18 日初诊。

主诉及现病史：高龄顺产第二天，腹泻不止，水样便，无腹痛，神疲乏力，汗出。舌淡苔白，脉细弱。

诊断：产后腹泻。

辨证：脾肾气虚，生产感寒，运化失职。

治则：益气健脾补肾，渗湿利水止泻。

处方：潞党参 9 克，炒白术 10 克，怀山药 12 克，茯苓 9 克，炒苍术 6 克，泽泻 3 克，车前子 9 克（包煎），猪苓 3 克，厚朴 4.5 克，炒枳实 3 克，诃子肉 9 克，广陈皮 3 克，酒黄芩 4.5 克。1 剂。

用法：水煎，早晚温服。

二诊：服药平稳，晚上只泻 2 次，进粥补食 2 次，精神大增。再按前方进药 1 剂。

三诊：腹泻止，精神佳，进食顺，一如产前。嘱其进粥食，勿着凉，病愈药止。

20.8   皮肤瘙痒症一例

陈某，男，27 岁。1989 年 6 月 4 日初诊。

主诉及现病史：劳动后汗出不止，随用凉水冲洗，继而当风散热，饭后便全身起荨麻疹，经某医院脱敏治疗而愈。而后遇风着凉即感全身瘙痒不止，无疹块，色不红，只是手抓不休。

舌苔薄白，脉沉。

诊断：皮肤瘙痒症。

辨证：阴虚血热生风。

治则：清热凉血，散风止痒。

处方：生地黄 10 克，牡丹皮 6 克，荆芥穗 6 克，防风 9 克，白鲜皮 9 克，金银花 9 克，连翘 9 克，蒲公英 12 克，蛇床子 6 克，地肤子 6 克，川萆薢 6 克，甘草 6 克。3 剂。

用法：先泡药 2 小时，头煎半小时取液，二煎 20 分钟取液，两次药液混合，分早晚 2 次温服。第三煎加花椒 30 克，加水煎煮 20 分钟，趁温取药液擦洗全身。嘱其用药期间禁忌辛辣油腻之品，避风。

二诊：服药平稳，已无瘙痒之感，虽当风或凉水洗手亦无感觉。上方续服 3 剂，并以上法擦洗，巩固疗效。

三诊：效佳已愈，嘱其勿当风洗漱，勿贪凉，近周勿食辛辣油腻之物，以巩固之。

20.9　面部褐斑一例

陈某，女，42 岁。2014 年 9 月 18 日初诊。

主诉及现病史：27 岁结婚，经多次调理月经方才受孕。35 岁产一女婴，后面部留有黑褐斑，两颧部明显，色紫暗，伴月经后期，量少，痛经。气短而汗出，易感冒。舌暗红，有瘀点，脉涩。

诊断：面部褐斑。

辨证：卫气不足，血流不畅。

治则：活血化瘀，益气固表。

处方：桃仁泥 8 克，红花 9 克，全当归 10 克，生地黄 10 克，川芎 9 克，黄芪 12 克，太子参 9 克，桑白皮 9 克，白鲜皮 6 克，陈皮 6 克，连翘 9 克，黄芩 9 克，白芷 6 克，山萸肉 9 克。10 剂。

用法：每日 1 剂，水煎分 2 次服用。

二诊：服药平稳，汗止神清，斑色变浅，疗效满意。上方再加升麻 6 克，续服 10 剂。

三诊：效佳，上方再加沙参 9 克，再进 10 剂，以巩固之。

四诊：月经正常，面部肤色基本恢复，精神已复。嘱其停药，1 个月后再调理。平时要注意饮食起居，勿用含激素化妆品，防日晒。

20.10　眩晕一例

李某，女，61 岁。2011 年 3 月 6 日初诊。

主诉及现病史：患者因儿子分家，心情不畅，怒而自咽，气郁化火，继而发生头痛眩晕。曾到某医院诊为高血压，给予降压药物治疗未见明显好转。刻诊：头痛头晕，眼花，烦躁，口苦咽干，失眠易怒。舌苔薄黄，脉数。血压：145/95mmHg。

诊断：眩晕。

辨证：肝阳上亢。

治则：平肝潜阳，滋养肝肾。

处方：钩藤 10 克（后下），石决明 10 克，炒杜仲 10 克，薄荷 9 克，怀牛膝 12 克，黄芩 9 克，白芍 10 克，生栀子 6 克，牡丹皮 6 克，代赭石 10 克（先煎），生地黄 10 克，麦冬 10 克，山萸肉 10 克，菊花 9 克，煅龙骨 6 克（先煎），煅牡蛎 10 克（先煎），柴胡 9 克。4 剂。

用法：每日 1 剂，水煎分 2 次服用。

二诊：服药平稳，头晕好转，睡眠可，口苦减轻。上方加泽泻 6 克、车前子 9 克（包煎），续服 3 剂。

三诊：诸症大减，去薄荷，改龙胆草 6 克，加当归 10 克，再进 3 剂，以巩固之。

四诊：病愈停药。嘱其保持冷静，顺其自然，自重保养。

（整理人：康运吉）

21 班庆桐医案 1 例

班庆桐，1945 年生人，主治医师。1969 年在陵城镇西果庄村任乡村医生。1979 年经山东省中医考核聘用，到曲阜小雪中心卫生院工作，后经山东中医自学考试，于 1992 年获得大学专科学历。从事中医临床 40 多年，临床经验丰富。擅长应用单验方治疗常见病。

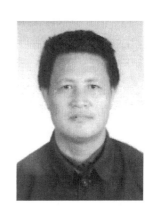

血管神经性水肿一例

刘某，30 岁，女。1987 年 6 月 24 日初诊。

主诉及现病史：近日上午突发上口唇瘙痒、麻木，继则出现浮肿，非常难受，下午 5 时来本院就诊。诊见上口唇浮肿，按压中等硬度，疼痛不明显，语言稍有不畅，舌脉正常。

诊断：血管神经性水肿。

辨证：肠胃积热，腑气不下，郁于肌肤而发。

治则：疏风散热。

治法：针刺取穴：上星、曲池、合谷、内庭、足三里。手法：上星向下平刺，进针 1 寸；合谷、内庭直刺各 1 寸；曲池、足三里进针 1.5 寸。以上五穴均采用平补平泻法。

1 小时后，患者局部的麻木、痛痒消失，肿块变软，自觉有轻度舒适感，夜半后诸症皆除，复原如故。

15 天后，患者又出现同样病症，笔者依样治愈，至今未发。

按语 本病又名巨大荨麻疹，属于中医瘾疹的范畴。多因患者禀赋不足，气血虚弱，腠理空疏，风邪乘虚侵袭；或由于肠胃积热，腑气不下，内不能泻，外不能达，郁于肌肤而发。在治疗上，虽有内治、外洗多种治法，但笔者根据中医理论，采用针刺治疗，效果良好。曾总结治疗 26 例，针刺 1～2 次痊愈者 19 例，2 次以上痊愈者 7 例。

（整理人：班庆桐）

22 王立君医案 2 例

王立君，1941 年生人，曲阜吴村东杨家院人。三代中医世家。擅长治疗高血压、冠心病、短暂性脑缺血发作、血管性痴呆、中风后遗症等心脑血管疾病，以及多种原因发热、急慢性胃炎、小儿顽固性咳喘、消化不良、急慢性腹泻、便秘、胃黏膜脱垂等消化系统疾病；尤其在外科疮疡等方面有独到之处。

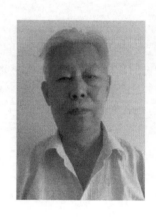

22.1 心悸一例

王某，男，69 岁。1998 年 3 月 20 日初诊。

主诉及现病史：有冠心病病史约 15 年，常年感觉气短、乏力、头目眩晕、健忘，少寐多梦，面色无华。舌白苔薄，脉细弱。

诊断：心悸。

辨证：心气虚、心血不足。

治则：补心气，养心血，宽胸利气。

方药：养心汤加减。

处方：川芎 20 克，黄芪 20 克，制附子 6 克，丹参 20 克，人参 10 克，肉桂 6 克，当归 20 克，白术 20 克，大黄 6 克，红花 10 克，茯苓 20 克，瓜蒌 10 克，延胡索 10 克，泽泻 10 克，薤白 6 克，葛根 3 克，猪苓 10 克，枳实 10 克。6 剂。

用法：水煎服，每日 2 剂。

二诊：服药平稳，近日咳嗽、咽痛。上方加麻黄 6 克，金银花、连翘各 20 克，继续服用 6 剂，用法同前。

三诊：咳嗽、咽痛好转。嘱其以上方加减调理，继续服用。

共调理服用 170 余剂，患者自感上述症状基本消失。

22.2 肺痈一例

孔某，女，22 岁。1992 年 2 月 19 日初诊。

主诉及现病史：患者因咳嗽、憋喘、痰多，服用大量西药无显著改变而来诊。症见咳嗽、憋喘、痰多。舌红，苔薄黄，脉数。

诊断：肺痈。

辨证：邪热郁肺，蒸液成痰，痰热痈阻肺络，血滞为瘀，痰热与瘀血互结，酝酿成痈，血败肉腐化脓，肺络损伤，脓疡内溃外泄。其成痈化脓的病理基础，主要在热壅血瘀。

治则：清肺化痰，润肺止咳。

方药：清肺汤。

处方：麻黄6克，陈皮6克，茯苓20克，川贝母10克，半夏10克，泽泻10克，麦冬10克，川朴10克，五味子6克，百合20克，枳实10克，桔梗10克，细辛1克，大黄6克，甘草6克，制附子6克（先煎半小时），沙参10克，肉桂6克，白术20克。6剂。

用法：水煎服，每日2剂。

二诊：咳嗽减轻，近日又出现胃脘不适等症状。上方加砂仁、陈皮各10克，继续服用。

三诊：患者以上方加减服用2个月，自感上述症状基本消失，嘱其再服10剂，巩固疗效。

（整理人：王立君）

23　陈贞来医案 10 例

陈贞来，1950 年生人，陈氏中医第五代传人。于 1965 年 10 月在曲阜县吴村区蒋家寨卫校学习半年；1985 年 1 月～1988 年 4 月在卫生部和健康报联合举办的振兴中医刊授学院学习 3 年；2000 年 12 月于曲阜中医药学校中专毕业；1965 年 10 月至今在吴村卫生院白塔卫生所工作。继承家传，独专中医外科，擅长疮疡的治疗，闻名乡里。

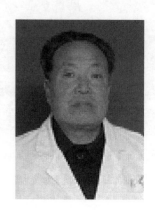

23.1　盗汗一例

王某，男，64 岁。2010 年 2 月 10 日诊。

主诉及现病史：自述每天凌晨 3～5 点定时感觉身体疲劳，身热出汗而来诊。现舌红苔薄黄，脉细数。

诊断：盗汗证。

辨证：气阴不足。

治则：益气养阴止汗。

处方：补中益气丸合养阴清肺丸。

用法：口服，每日 2 次，每次各 9 克。禁忌牛羊肉和生姜等。嘱每晚吃梨 1 个。

二诊：服药后，当日见效，继服半个月症状消失。

23.2　新生儿黄疸一例

王某，女，出生 3 天。2008 年 2 月 16 日诊。

主诉及现病史：出生后出现皮肤黄疸 1 天。实验室检测黄疸指数 20 单位，转氨酶轻度增高。

诊断：新生儿黄疸。

辨证：胎毒郁结，疏泄失常，郁而发黄。

治则：利胆退黄。

处方：酒炒大黄 3 克，茵陈 30 克，当归 5 克，栀子 3 克，大枣 3 枚。

用法：水煎，每日数次，每次当水饮。

二诊：服药 20 天后，黄疸消退，经某医院复查一切正常。

23.3 痈疽一例

李某，女，36 岁。2015 年 3 月 12 日就诊。

主诉及现病史：患者腰部肿块疼痛 10 余天，静脉输液（具体药物不详）无效来诊。现肿块大小直径为 3～4 厘米，表面红肿热痛，触诊有波动感。舌红苔黄，有瘀斑，脉象数滑。

诊断：痈疽（溃脓期）。

治则：祛瘀生新。

处理：切开引流，并给以生肌丹换药。换药 4 次，腐肉已去，新鲜肉芽长出。再用生肌散撒上少许后，抹上药膏，纱布覆盖，换药 4 次，同时给予口服连翘败毒片，每日 2 次，每次 4 片，直至痊愈。

23.4 肛周脓肿一例

万某，男，48 岁。2017 年 10 月 20 日初诊。

主诉及现病史：患肛周脓肿多年。现症肛周红肿、有灼热感。舌红苔黄腻，脉细数。

诊断：肛周脓肿。

辨证：中气不足，湿热郁结，血行不畅。

治则：补气升提，清热凉血，活血化瘀。

处方：黄芪 40 克，西洋参 10 克，升麻 10 克，桔梗 10 克，当归 30 克，川芎 10 克，赤芍 30 克，桃仁 10 克，玄参 30 克，浙贝母 10 克，大黄 10 克，金银花 30 克，蒲公英 30 克，防风 12 克，甘草 6 克，乳香 10 克，没药 10 克。水煎服，每日 1 剂。

2017 年 10 月 25 日二诊：肿块明显消退，触诊边缘硬块消失，上方续服 10 余剂，直至痊愈。

23.5 前列腺囊肿术后切口不愈合一例

杨某，男，74 岁。2018 年 2 月 28 日初诊。

主诉及现病史：患者行前列腺囊肿术后 1 周。现症切口处 3 厘米×1 厘米红肿，有白色样异物外流。舌红苔黄，脉洪数。

诊断：前列腺囊肿术后切口不愈合。

治则：活血化瘀，去腐生肌。

处方：生肌散。

用法：清洁切口，外撒生肌散，无菌纱布包扎。每日或隔日换药 1 次。禁忌辛辣油腻之品。

2018 年 3 月 5 日二诊：切口无异物外流，出现新的肉芽组织。继用上法，直至切口愈合。

23.6 颈部脂肪瘤术后感染一例

倪某，女，60 岁。2018 年 8 月 19 日初诊。

主诉及现病史：患者因颈后部脂肪瘤，在某医院行相关手术，复发来诊。诊见颈后部红肿热痛，有波动感，边缘清晰，直径大小 2 厘米×3 厘米。

诊断：颈部脂肪瘤术后感染。

治疗：给予针刀放脓治疗，术后流出黄白色脓液，有豆腐渣样分泌物渗出。清洁疮口，插入黄丹药药捻，接着外敷红丹药（自制药），包扎固定，每日换药 1 次。禁忌辛辣油腻之品。1 周后疮口愈合。

23.7　阑尾炎术后感染一例

李某，女，54 岁。2018 年 8 月 10 日初诊。

主诉及现病史：患者在某医院行阑尾炎手术，因术后切口不愈合来诊。诊见切口位于右下腹部，红肿热痛，有少许脓液。

诊断：阑尾炎术后感染。

治疗：先清除坏死组织，再给予插入黄丹药纱布外敷，包扎固定，每日换药 1 次。反复治疗 1 周，伤口愈合。

23.8　乳痈一例

赵某，女，27 岁。2018 年 9 月 5 日初诊。

主诉及现病史：患者因左侧乳房胀痛 40 余天，在某医院就诊，诊断为左乳腺炎，给予抗炎治疗，服药 3 天后，无明显效果，来余处就诊。诊见患者左乳房下方疼痛，肿块大小约 3 厘米×2.5 厘米，红肿热痛，周边肿块溃烂。

诊断：乳痈（乳腺炎）。

治疗：先清除坏死组织，插入红丹药药捻，纱布外敷，包扎固定，每日换药 1 次。治疗 10 日，伤口愈合。

23.9　甲沟炎一例

赵某，女，56 岁。2018 年 8 月 15 日初诊。

主诉及现病史：患者左手拇指疼痛 7 天，服药和输液治疗无效来诊。现患者左拇指指甲颜色灰暗，触及疼痛，甲根红肿。

诊断：甲沟炎（蛇眼疔）。

治疗：给予指甲前端切开放脓，外敷红丹药及药膏，纱布包扎固定，每日换药 1 次，数日后疼痛减轻，继而伤口愈合。

23.10　淋巴结核一例

蒋某，女，35 岁。2018 年 8 月 17 日初诊。

主诉及现病史：患者因左侧颈部肿物半年余，曾在各大医院就诊，怀疑淋巴结核，进行结核菌培养结果示：不排除淋巴结核。给予保守治疗，大约半年后，肿块不消，来余处就诊。

现肿块局部红肿，中间有波动感。舌红苔白，脉沉数滑。

诊断：淋巴结核。

治疗：给予切开放脓，外敷红丹药及药膏，纱布包扎固定，每日换药 1 次，数次后疼痛减轻，直至伤口愈合。

（整理人：陈贞来）

24 刘天保医案 4 例

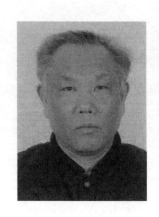

刘天保，1947 年生人，曲阜大庄刘氏中医世家传人。受祖父（刘梦瀛，一代名医，孔府御医）、父亲（刘长厚，孔府御医）的熏陶，酷爱中医药学。在父亲的教导下，刻苦阅读家中中医药书籍，临床与实践相结合，掌握了常见的治病救人医术。1969 年服役后被安排在大庄村卫生室。行医 40 余年，全心全意为百姓服务，并多次受到上级卫生部门的表彰。

24.1 痛经一例

李某，女，21 岁，未婚。2017 年 4 月 2 日初诊。

主诉及现病史：经行腹痛 4 年，每于经期前后，腰腹痛甚，月经量少，痛甚时四肢亦痛，小腿发酸，时有冷汗出，恶心。脉右沉细，左沉数无力，尺沉涩，舌边色紫暗，苔薄白。

诊断：痛经。

辨证：寒凝血瘀。

治则：温阳活血消瘀，温经止痛。

处方：当归 15 克，川芎 15 克，炒白芍 15 克，肉桂 6 克，炮姜 6 克，炒小茴香 15 克，香附 15 克，延胡索 12 克，炒灵脂 15 克，吴茱萸 15 克，白芥子 15 克，甘草 6 克。水煎服，每日 1 剂。

2017 年 4 月 10 日二诊：服上方 6 剂，腹未痛，食纳好转，腰腿仍酸，目涩口干，气短，易醒多梦，二便正常。舌苔薄灰白，边微紫，脉右寸数，关尺沉弱，左沉无力。治宜温经散寒，通络止痛。

处方：益母草 15 克，生牡蛎 20 克（先煎），炙鳖甲 15 克（先煎），赤芍 12 克，白芍 12 克，连翘 12 克，香附 12 克，延胡索 15 克，川续断 20 克，海藻 15 克，生蒲黄 15 克，炒五灵脂 15 克，杜仲 15 克。6 剂，水煎服，每日 1 剂。

2017 年 4 月 20 日三诊：经行无疼痛现象，量少色淡，夹有黑血块，腰酸已轻，食寐均佳，口干，肠鸣，大便日行 2 次，小便正常，舌微紫，苔少，脉同前。治宜活血理气。

处方：当归 15 克，川芎 15 克，赤芍 10 克，生地黄 10 克，延胡索 10 克，五灵脂 10 克，香附 10 克，鸡血藤 10 克，桃仁 10 克，红花 15 克。6 剂，水煎服，每日 1 剂。

2017 年 5 月 12 日四诊：月经按时，量较前增多，无血块。平时胃有压痛，不敢多食。舌苔少，脉沉细。治宜温经活血。

处方：当归 15 克，川芎 15 克，白芍 10 克，熟地黄 15 克，桂枝 6 克，乳香 15 克，没药

15 克，黑豆 20 克。6 剂，水煎服，每日 1 剂。

按语　本案为寒凝血瘀引起的痛经，以温阳、消瘀、散寒、止痛法调理 4 次而治愈。

24.2　口腔溃疡一例

范某，女，25 岁。1992 年 10 月 10 日初诊。

主诉及现病史：近几年来，经常口腔溃疡，有时咽喉部也有溃疡，牙、耳均有阵发性疼痛，有时恶心，胃脘疼痛，食纳尚可，大便正常，小便黄，月经近来周期或前或后，血量或多或少，有血块，色黑红，腹痛。脉沉细数无力，右关弦急，舌红无苔。

诊断：口腔溃疡。

辨证：阴虚液少，虚热上犯。

治则：益阴增液，补土伏火。

处方：当归 10 克，熟地黄 15 克，牡丹皮 10 克，天冬 10 克，炒黄柏 10 克，山药 15 克，枸杞子 10 克，茯苓 15 克，炙甘草 6 克，白芍 15 克。7 剂，水煎服，隔日 1 剂。

1992 年 10 月 24 号二诊：服药后口腔及咽部溃疡好转，口干亦减，食纳尚可，腰酸痛，睡后尤乏，肢酸难抬，头痛，头晕，恶心，大便正常，小便微黄。此次月经有血块，量多，腹痛，现已净。舌红无苔，脉右沉缓有力，左沉细稍弱。此乃阴虚脾热所致，宗原方加煅石决明 15 克、石斛 10 克、白蒺藜 10 克、黄柏 10 克。再服 7 剂，水煎服，隔日 1 剂。

1992 年 11 月 19 号三诊：服上方后溃疡已愈，精神食纳均好，头晕痛及腰痛均减，口干思饮，睡眠也见好转，大小便正常。舌正无苔，脉沉弦缓。宜原方加吴茱萸 10 克，桑寄生 10 克，五加皮 10 克。再服 5 剂。

1992 年 12 月 8 号四诊：尚有头痛，头晕，疲倦乏力，大小便正常。舌正无苔，脉右浮滑，左浮弦。

处方：黄柏（盐水炒）6 克，砂仁 15 克，炙甘草 6 克，白蒺藜 10 克，菊花 10 克，钩藤 10 克，天麻 6 克，木香 10 克，桑叶 6 克。5 剂。用法同前。

1992 年 12 月 15 号五诊：头痛、头晕均减，口腔溃疡未犯，精神食纳均见好转，月经已调，腹胀痛消失。

按语　脾开窍于口，口腔溃疡一为实火，一为虚火。本例久患口疮，口干思饮，小便黄，舌红无苔，脉细数，左关弦急，乃属阴虚脾热，本着"实者泻之"、"虚则补之"的原则，一要驱除病邪，二要扶助正气，调整气血阴阳的偏盛偏衰，标本兼治，益阴增液，补土伏火，才有一定疗效。

24.3　不寐、耳鸣一例

李某，女，46 岁。1990 年 1 月 15 日初诊。

主诉及现病史：失眠、耳鸣已有 7 年。7 年来，失眠、耳鸣，经前加重，难以入眠，易醒，多梦，纳差无味，腹胀噫气。脉两寸沉细，左关弦大，右关沉迟，尺沉弱，舌质淡，苔白腻。

诊断：不寐、耳鸣。

辨证：阴虚脾弱，脏腑功能紊乱，肝脾失调，阴阳失于平衡。

治则：养阴柔肝，兼调脾胃。

处方：党参 15 克，茯苓 20 克，白术 10 克，炙甘草 6 克，黄精 10 克，炒酸枣仁 60 克，山药 15 克，山萸肉 15 克，桑寄生 10 克，远志 10 克，五味子 10 克，夜交藤 30 克，浮小麦 20 克，地骨皮 10 克。7 剂，水煎服，隔日 1 剂。

二诊：精神好转，耳鸣、失眠亦减轻，饮食增加，大便转正常，脉已不弦大，舌质正常。继宜养阴潜阳，原方加龟板 20 克、枸杞 20 克，继服 7 剂，水煎服，隔日 1 剂。

三诊：服药后病情再减，给以柏子养心丸，每次 9 克，早晚服用，以善其后。

按语 本例失眠、耳鸣、纳差，消化不好，证属阳虚脾弱，阴阳平衡失调所致，用"四君"和养肝之品加减，调理肝脾，养心安神，很快痊愈。

24.4 乳腺结节一例

郑某，女，44 岁。1992 年 10 月 24 日初诊。

主诉及现病史：发现左侧乳房有肿块，呈条索状，质稍硬，推之可动，乳房胀痛明显，窜及胁肋，心烦多梦，大便干结，数日一行，月经将至，小腹微痛。脉浮弦，舌正无苔。

诊断：乳腺结节。

辨证：肝气郁结，气血不调。

治则：疏肝散郁，调理气血。

处方：全当归 15 克，川芎 10 克，柴胡 12 克，郁金 12 克，炒川楝子 12 克，茯苓 15 克，白术 15 克，陈皮 6 克，蒲公英 30 克，浙贝母 10 克，青皮 10 克，白花蛇舌草 30 克，炙甘草 10 克。5 剂。

用法：水煎服，每日 1 剂。禁忌辛辣油腻之品，保持心情舒畅。

二诊：左侧乳房疼痛减轻，头晕，睡眠不佳，多梦，心慌，耳鸣，大便不成形，每日 1～2 次，尿黄，月经提前，下肢发冷，脉沉细，左关独弦急，舌嫩红无苔。此为肝阴虚，风寒郁闭。治宜滋补气血，温经散寒。

处方：当归 15 克，熟地黄 15 克，肉桂 10 克，干姜 5 克，鹿角胶 10 克（烊化），炙甘草 6 克，麻黄 6 克。3 剂，用法禁忌同前。

三诊：服药后，左乳房疼痛又减，肿块缩小，下腹微痛，月经尚未净，脉同前，舌好转。原方加乳香 10 克，没药 10 克。5 剂，用法禁忌同前。

四诊：乳房结块继续缩小，但未消尽，舌正无苔，脉沉细。治宜补血为主，兼以化结，原方加熟地黄 15 克、王不留行 10 克、皂角刺 10 克。5 剂，用法禁忌同前。

五诊：乳房硬结消失，脉迟弱，舌嫩红无苔，属气血不足。治宜滋补气血。

处方：黄芪 20 克，党参 15 克，茯苓 10 克，白术 10 克，白芍 10 克，川芎 10 克，当归 15 克，熟地黄 10 克，肉桂 10 克，远志 10 克，大枣 3 枚，生姜 3 片。

服药 5 剂后，乳房结块消失。

按语 本例乳房结块，是由肝郁气滞，冲任失调，气滞痰凝，乳络不畅而成。以柴胡疏肝散加味，侧重疏肝解郁，肝气得疏，肿块得消，后用十全大补汤加味，调理气血，疏肝消散而获效。

（整理人：刘天保）

25 颜秉甲医案 69 例

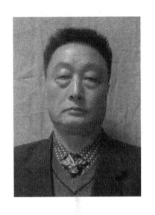

颜秉甲，1959 年生人，颜氏中医世家第十四代传人，中医师。现行医于曲阜市北关颜秉甲中医诊所。从事中医临床工作 44 年，擅长运用中医理论治疗各种疑难杂症及多发病，尤其对哮喘、支气管炎、胃痛、面瘫、偏瘫（半身不遂）、不育、高血压、冠心病、腰痛、糖尿病等病疗效独到。

25.1 感冒十例

★ 例一 孔某，女，56 岁。1990 年 2 月 1 日初诊。

主诉及现病史：患者 20 年前曾在某医院行阑尾炎手术，其后一直身体虚弱。刻诊：自觉鼻塞声重，鼻痒喷嚏，流涕清稀，咳嗽痰多清稀，发热恶寒，头痛无汗，身体酸痛，小便色清。舌苔薄白，脉浮紧。曾自行服药，曾在某诊所治疗，未见明显好转。

诊断：风寒感冒。

辨证：外感风寒表实症。

治则：辛温解表，宣肺散寒。

方药：荆防败毒散加减。

处方：荆芥 9 克，防风 10 克，柴胡 9 克，川芎 9 克，杏仁 9 克，炒枳壳 10 克，羌活 9 克，独活 10 克，茯苓 9 克，桔梗 9 克，前胡 10 克，贯众 9 克，甘草 3 克。3 剂。

用法：水煎，早晚温服，每日 1 剂。禁忌辛辣油腻之品。

1990 年 2 月 4 日二诊：发热恶寒已止，头痛减轻，有汗，余症消失。上方续服 2 剂痊愈。

按语 本例为笔者临证案例。表实之体，营卫俱病，风寒之邪伤及营卫，腠理郁闭，营卫不和。通过发汗解表祛毒，散风祛湿，则腠理疏，营卫和，外感风寒湿邪毒祛，感冒痊愈。

★ 例二 王某，男，46 岁。1990 年 2 月 16 日初诊。

主诉及现病史：近日外感发热，微恶寒，时有汗出，头痛，鼻塞涕浊，咳痰黄稠，口干欲饮，咽喉焮红疼痛。舌质边尖红，苔薄黄，脉浮数。

诊断：风热感冒。

辨证：外感风热。

治则：辛凉解表，宣肺清热。

方药：银翘散加味。

处方：金银花 15 克，连翘 10 克，桔梗 9 克，薄荷 6 克，板蓝根 12 克，淡竹叶 10 克，荆芥穗 6 克，淡豆豉 9 克，牛蒡子 9 克，白芷 9 克，黄芩 12 克，大青叶 15 克，鲜芦根 12 克，辛夷 9 克（包煎），玄参 12 克，甘草 6 克。3 剂。

用法：水煎，早晚温服，每日 1 剂。禁忌辛辣油腻之品。

1990 年 2 月 20 日二诊：服药平稳，发热已退，余症消失。上方续服 3 剂痊愈。

按语 风为阳邪，阳从热化，风热邪气郁于肌表，腠理不密，故见发热恶风，有汗不解；发热上受，肺失清肃，则头痛、鼻塞、涕浊、咳痰黄稠；风热熏蒸于清道，窍道不利，则咽痛口渴；舌质边尖红，苔薄黄，脉浮数均为发热客于皮毛之象。

★ 例三 王某，男，26 岁。1991 年 7 月 20 日初诊。

主诉及现病史：自觉身热，微恶风寒，少汗，肢体酸重疼痛，头昏重且胀痛，咳嗽痰黏，鼻塞流涕，胸脘痞闷，恶心呕吐，口中黏腻，渴饮不多，心烦，小便短赤。舌苔薄黄腻，脉濡数。

诊断：暑湿感冒。

辨证：外感暑湿。

治则：清暑祛湿，宣肺解表。

方药：五味香薷饮加味。

处方：香薷 9 克，白扁豆 10 克，厚朴 12 克，茯苓 10 克，青蒿 12 克（后下），炒栀子 10 克，藿香 9 克，鲜荷叶 30 克，佩兰 9 克，苍术 9 克，白蔻仁 9 克，清半夏 9 克，陈皮 12 克，滑石 15 克，甘草 3 克。3 剂。

用法：水煎，早晚温服，每日 1 剂。禁忌辛辣油腻之品。

1991 年 7 月 24 日二诊：服药平稳，症状减轻。上方续服 2 剂痊愈。

按语 本例为笔者治疗暑湿感冒的临证案例。暑多夹湿，每多暑湿并重。暑湿伤表，营卫不和，故身热微恶风寒，少汗，肢体酸重疼痛；暑湿上犯清窍，则头昏重且胀痛；暑湿犯肺，肺失宣降，故咳嗽痰黏，鼻塞流涕；暑热内扰，热灼津液，则口渴，心烦，小便短赤；暑热中阻，气机不畅，故胸脘痞闷，恶心呕吐，口中黏腻，渴饮不多。舌苔薄黄腻，脉濡数为暑热夹湿之征。方用五味香薷饮加味能清暑祛湿，宣肺解表。方中以香薷辛温芳香，解表散寒，兼能祛暑化湿；厚朴辛苦温，能行气宽中化湿；白扁豆健脾和中，兼能利湿消暑；茯苓、青蒿、炒栀子、藿香、佩兰、苍术、白豆蔻、半夏、陈皮、滑石清暑利湿；甘草调和诸药。诸药为伍恰当，共奏散寒清暑祛湿、宣肺解表、化湿和中之功。

★ 例四 陈某，女，36 岁。1991 年 3 月 10 日初诊。

主诉及现病史：患者经常感冒，曾在当地卫生院治疗，又到某医院住院治疗，均未见好转。刻诊：发热恶寒，头身疼痛，鼻塞咳嗽，自汗出，倦怠乏力，少气懒言，不欲动。舌淡苔白，脉浮无力。

诊断：气虚感冒。

辨证：素体虚弱，卫阳不固。

治则：益气解表，调和营卫。

方药：参苏饮合玉屏风散加味。

处方：黄芪 18 克，焦白术 10 克，防风 9 克，人参 9 克（先煎），茯苓 9 克，紫苏叶 9

克，葛根 10 克，法半夏 9 克，陈皮 12 克，前胡 10 克，桔梗 9 克，木香 12 克，炒枳壳 10 克，生姜 3 片，大枣 3 枚，甘草 3 克。3 剂。

用法：水煎，早晚温服，每日 1 剂。禁忌辛辣油腻之品。

1991 年 2 月 14 日二诊：服药平稳，症状减轻。上方续服 3 剂痊愈。

按语 本例经常感冒，是因肺肾气虚，卫气不固，外感风寒，托运无力所致。大多应用抗生素较多，产生耐药，邪不易解而出现恶寒较甚，发热，无汗，身痛倦怠，不欲动，咳嗽咯痰无力，色淡苔白，脉浮无力。给予益气解表，调和营卫。方用人参、茯苓、甘草、补气以祛邪；苏叶、葛根、前胡、防风疏风解表；半夏、枳壳、桔梗理气宣肺，化痰止咳；陈皮、木香理气和中。诸药合用，起到益气固本、增强抗病能力、预防感冒的作用。

★ 例五　孔某，女，52 岁。1991 年 2 月 26 日初诊。

主诉及现病史：发热，微恶寒，无汗，头痛，面色无华，唇甲色淡，心悸头晕。色淡苔白，脉细。

诊断：血虚感冒。

辨证：血虚，营卫失养。

治则：养血解表，疏风散寒。

方药：葱白七味饮加味。

处方：葱白 3 段，淡豆豉 9 克，葛根 10 克，生地黄 15 克，麦冬 10 克，芦根 15 克，防风 9 克，黄芪 18 克，生姜 3 片。3 剂。

用法：水煎，早晚温服，每日 1 剂。禁忌辛辣油腻之品。

1991 年 2 月 30 日二诊：服药平稳，症状好转。上方续服 2 剂痊愈。

按语 葱白七味饮以葱白为主药，既能辛温解表，又能温通血脉，特别适宜于血虚感冒。方中用葱白、淡豆豉、葛根、生姜、芦根解表的同时，配合生地黄、麦冬滋阴养血。因恶寒，加黄芪、防风，以增强固护卫气效力。

★ 例六　孔某，男，56 岁。1991 年 2 月 26 日初诊。

主诉及现病史：感冒 2 天，发热，恶寒，无汗，头痛，肢体酸痛，心烦，咳嗽气急，声音嘶哑，咽喉肿痛。舌尖红，苔微黄，脉数。

诊断：内热感冒。

辨证：寒客于表，热蕴于里。

治则：宣肺散寒，清热止咳。

方药：麻杏石甘汤加味。

处方：麻黄 6 克，炒杏仁 9 克，生石膏 30 克，羌活 9 克，黄芩 12 克，炒栀子 9 克，鱼腥草 15 克，桑白皮 12 克，前胡 10 克，炙甘草 6 克。3 剂。

用法：水煎，早晚温服，每日 1 剂。禁忌辛辣油腻之品。

1991 年 3 月 2 日二诊：服药平稳，症状好转。上方续服 3 剂痊愈。

按语 素体热盛，痰火壅滞，复感风寒之邪，热郁于里，寒客于表，形成表寒里热症，即所谓"寒包火"，表现为发热，恶寒，无汗，头痛，肢体酸痛之风寒表证。咽痛、咳嗽气急，舌尖红，苔微黄为里热之征。无汗咳嗽气急，为热闭于肺。以麻杏石甘汤治之，切中病机，故疗效显著。

★ 例七　宋某，男，12 岁。1991 年 4 月 10 日初诊。

主诉及现病史：平时手足心热，虚火时炎，口燥。现身热微恶风寒，无汗，头痛，肢体酸痛，头晕心烦，口渴咽干，咳嗽少痰，手足心热。舌红少苔，脉细数。

诊断：阴虚感冒。

辨证：素体阴虚，复感燥邪，营卫不和。

治则：滋阴解表，疏风宣肺。

方药：葳蕤汤加味。

处方：玉竹 10 克，葱白 3 段，淡豆豉 10 克，桔梗 9 克，薄荷 6 克，白薇 12 克，地骨皮 12 克，大枣 3 枚，甘草 3 克。3 剂。

用法：水煎，早晚温服，每日 1 剂。禁忌辛辣油腻之品。

1991 年 4 月 14 日二诊：服药平稳，症状好转。上方续服 3 剂痊愈。

按语　本例为阴虚感冒，治当滋阴解表，疏风宣肺。方中玉竹滋阴生津以资汗源；葱白、淡豆豉、桔梗、薄荷、白薇、地骨皮解表宣肺退热，发汗而不峻；甘草、大枣甘润和中而不腻。

★ 例八　李某，男，47 岁。1991 年 4 月 6 日初诊。

主诉及现病史：患者近日感冒，曾在某诊所治疗未见好转。刻诊：自觉恶寒重，发热轻，头身疼痛，鼻塞咳嗽，吐白痰，自汗，面色㿠白，形寒肢冷，少气懒言，语声低微。色淡胖苔白，脉沉无力。

诊断：阳虚感冒。

辨证：阳气虚衰，气化不足，抗邪无力。

治则：温阳解表，宣肺止咳。

方药：麻黄附子细辛汤加味。

处方：麻黄 6 克，炮附子 6 克，细辛 2 克，炒杏仁 9 克，姜半夏 9 克，浙贝母 9 克。3 剂。

用法：水煎，早晚温服，每日 1 剂。禁忌辛辣油腻之品。

1991 年 4 月 10 日二诊：服药平稳，症状减轻。上方续服 2 剂痊愈。

按语　阳虚之体，感受风寒，宜温里散寒以托邪外出。方中附子、细辛助阳，温里以驱寒；麻黄辛温解表散寒，开腠理，使阳气充沛，腠理温煦，则风寒之邪自能从外而解；杏仁、浙贝母、半夏宣肺化痰止咳。共奏温阳解表、宣肺止咳的效果。

★ 例九　李某，女，30 岁。1991 年 3 月 2 日初诊。

主诉及现病史：近几天自觉恶寒，少汗，头重如裹，全身关节酸楚疼痛，咳嗽声重，痰多，鼻塞流涕。舌苔白腻，脉濡。曾在某医院治疗数日不见好转。

诊断：风寒夹湿感冒。

辨证：风寒湿外束，卫表郁闭。

治则：疏风祛湿，散寒解表。

方药：羌活胜湿汤合二陈汤加味。

处方：羌活 9 克，独活 12 克，藁本 9 克，川芎 10 克，防风 9 克，蔓荆子 9 克，茯苓 9 克，苍术 9 克，姜半夏 9 克，陈皮 12 克，川贝母 6 克，甘草 3 克。3 剂。

用法：水煎，早晚温服，每日1剂。禁忌辛辣油腻之品。

1991年3月6日二诊：服药平稳，症状减轻一半。上方续服3剂痊愈。

按语　本例为风寒夹湿感冒。湿邪重浊而黏腻，阻碍人体卫分气机，使"清阳不升"，"浊阴不降"，而出现头重如裹，全身关节酸楚疼痛。治当疏风祛湿，散寒解表。方用羌活胜湿汤合二陈汤加苍术，能疏风祛湿，散寒解表，增强调节气机、祛湿化痰止咳的效果。辨证确切，切中病机，故能取得明显疗效。

★　例十　孔某，男，26岁。1991年5月6日初诊。

主诉及现病史：近几天身热微恶风寒，鼻干咽燥，咳嗽痰少，头身痛，口渴。舌红少苔，少津，脉浮数。

诊断：风热夹燥感冒。

辨证：风阳化热，燥热伤津。

治则：疏风清热，润燥止咳。

方药：银翘散合桑杏汤加味。

处方：金银花15克，连翘10克，牛蒡子9克，荆芥穗6克，防风9克，淡竹叶9克，薄荷9克，淡豆豉9克，炒杏仁9克，桔梗9克，芦根12克，北沙参10克，玄参12克，桑叶9克，浙贝母9克，炒栀子9克，梨皮6克，甘草6克。3剂。

用法：水煎，早晚温服，每日1剂。禁忌辛辣油腻之品，多喝水。

1991年5月10日二诊：服药平稳，全身感觉好转，口干咽燥已轻。上方续服3剂痊愈。

按语　本例为风热夹燥感冒。初起时邪在卫分，邪正相争故发热、微恶风寒，头痛；肺失宣降，故咳嗽；风热夹燥上壅于咽喉，故口鼻干燥；感于燥邪，肺气先伤，耗津灼液，故口渴，舌红少苔，少津，脉浮数。治当疏风清热解毒，润燥止咳。方中金银花、连翘、桑叶、杏仁清热解毒，疏风清热，轻宣透表，宣肺止咳化痰，为君药；荆芥、防风、薄荷、淡豆豉、淡竹叶、玄参、浙贝母、芦根、沙参、栀子、梨皮、桔梗、甘草共为佐使药。共奏透热外出解表，利咽散结，清热生津止渴，凉燥，气畅，痰消之功。

25.2　风温一例

孔某，女，54岁。1991年3月9日初诊。

主诉及现病史：发热，微恶风寒，无汗，头痛，咳嗽，胸闷胸痛，口微渴。舌边尖红，苔薄白，脉浮数。

诊断：风温。

辨证：风温犯肺，邪在卫分。

治则：辛凉解表，宣泻肺热。

方药：银翘散加味。

处方：金银花15克，连翘12克，桔梗9克，薄荷9克，淡竹叶10克，荆芥穗6克，淡豆豉10克，牛蒡子9克，鲜芦根12克，藿香9克，郁金10克，炒杏仁9克，天花粉15克，甘草6克。3剂。

用法：水煎，早晚温服，每日1剂。禁忌辛辣油腻之品。

1991年3月12日二诊：服药平稳，发热已退，恶风寒消失，余症好转。上方续服3剂痊愈。

按语　本例为风温病。温邪袭肺，起初在卫分，邪正相争故发热、微恶风寒，无汗，头痛；肺失宣降，故咳嗽，胸闷胸痛；感于温邪，故口渴。治宜辛凉解表，宣肺泻热。方中金银花、连翘清热解毒，轻宣透表；荆芥、薄荷、淡豆豉辛散表邪，透热外出；淡竹叶、芦根配伍，温性被制，可增强本方辛散解表之功；牛蒡子、桔梗、甘草合用，能解毒、利咽散结、宣肺祛痰；淡竹叶、芦根、天花粉，甘凉清轻，清热生津以止渴。共奏疏散风热，清温热，解毒之功。

25.3　春温十三例

★ 例一　张某，男，18岁。1981年4月6日初诊。

主诉及现病史：自觉发热不恶寒，口苦口渴，干呕心烦，胸胁胀闷不舒，小便短赤。舌红，苔黄，脉弦数。

诊断：春温。

辨证：里热初发，邪在卫分。

治则：苦寒清热，宣郁透邪。

方药：黄芩汤加豆豉、玄参方。

处方：黄芩12克，白芍10克，大枣3枚，豆豉9克，玄参15克，甘草6克。3剂。

用法：水煎，早晚温服，每日1剂。禁忌辛辣油腻之品。

1981年4月10日二诊：服药平稳，发热已退，余症有明显好转。上方续服3剂痊愈。

按语　本例为里热初发，邪在卫分之春温。此时正气抗邪能力较强，病情尚轻，里热内郁于胆经所致。治宜苦寒清热，宣郁透邪。方用黄芩汤苦寒清里热，加豆豉宣郁透邪，玄参滋阴凉血，共同起到苦寒清热、宣郁透邪的作用，使里热得以宣透而解。

★ 例二　孔某，男，28岁。1981年4月7日初诊。

主诉及现病史：患者身热夜甚，咽干，口干不甚渴饮，心烦躁扰，时有谵语，斑疹隐隐。舌质红绛，苔少，脉细数。

诊断：春温。

辨证：里热初发，邪在营分。

治则：清营泻热。

方药：清营汤加减。

处方：水牛角15克（锉碎先煎），生地黄15克，麦冬12克，淡竹叶心12克，连翘12克，丹参15克，黄连6克，金银花15克。3剂。

用法：水煎，早晚温服，每日1剂。禁忌辛辣油腻之品。

1981年4月14日二诊：服药平稳，发热已退，谵语及斑疹消失，余症好转。上方续服3剂痊愈。

按语　本例为里热初发，邪在营分之春温。治宜清营泻热。清营汤为清营透气的代表方。邪在营分，故身热夜甚，咽干，口多不渴，舌质红绛；营气通于心，邪热入营，神明被扰，故心烦躁扰，时有谵语；邪热入营，血热妄行，溢于肌肤，则斑疹隐隐。"热淫于内，治以咸寒，佐以甘苦"是以治宜咸寒清泻营分之热为主。方中用水牛角代替犀角，咸寒清泻营分之热毒；热盛伤阴，故以玄参、生地黄、麦冬甘寒清热养阴；温邪初入营分，根据叶天士《外感温热篇》提出的"入营犹可透热转气"理论，以黄连、淡竹叶心、连翘、金银花清热解毒，并透热于外，使邪热转出气分而解，体现了本方气营两清之治法。否则，邪热进一步内陷，则有热闭心包或热盛动血之虑，本方立意，即在于此。丹参清热凉血，并能活血散瘀，以防血与热结。合而共奏清营解毒，透热养阴之效。

★ 例三 孔某，女，32岁。1982年4月9日初诊。

主诉及现病史：身热，不恶寒，大便秘结不下，腹满，口唇干裂。舌苔焦躁，脉沉细。

诊断：春温。

辨证：热结阳明，阴液亏虚。

治则：滋阴通便。

方药：增液承气汤加减。

处方：玄参25克，麦冬15克，细生地黄25克，大黄9克，芒硝6克（兑入）。2剂。

用法：水煎，早晚温服，每日1剂。禁忌辛辣油腻之品。

1982年4月11日二诊：服药平稳，身热退，大便通，余症减轻。上方去大黄、芒硝，加当归12克、北沙参10克、白芍10克、甘草3克。3剂病愈。

按语 本例是因热病伤阴，阴液亏虚所致。治宜滋养阴液，润燥通便为主。方中重用玄参养阴生津，润燥清热；麦冬滋阴润燥；生地黄养阴清热。三味均属质润之品，合用有滋阴清热、润肠通便的作用。加当归、白芍、沙参，以增强养血少津、滋阴通便之力。

★ 例四 马某，女，36岁。1982年3月28日初诊。

主诉及现病史：身热，便秘，腹满腹痛，口干咽燥，倦怠少气，撮空理线，循衣摸床，肢体震颤，目不了了。舌苔干黄，焦黑，脉沉细弱。

诊断：春温。

辨证：热结阳明，气阴亏虚。

治则：益气养阴，攻下腑实。

方药：新加黄龙汤。

处方：玄参15克，麦冬15克，生地黄25克，大黄9克，芒硝6克（兑入），人参9克，当归12克，海参20克，姜汁6滴。2剂。

用法：水煎，早晚温服，每日1剂。禁忌辛辣油腻之品。

1982年3月30日二诊：服药平稳，身热退，大便通，不再撮空理线，循衣摸床，肢体震颤，双目灵活，余症好转。上方去大黄、芒硝、姜汁，加黄芪18克、焦白术10克。3剂，用法禁忌同前。

1982年4月3日三诊：上述症状基本消失，上方续服3剂，巩固疗效。

按语 本例为标实本虚之春温。温热之邪本易耗气伤阴，中气不足甚则不能胜邪，则火热壅闭，耗气搏血，精神殆尽，邪火独存，以致撮空理线，循衣摸床，肉瞤筋惕，肢体震颤，目不了了。本方出自《温病条辨》，主治腹满，便秘，口干咽燥，唇裂舌焦，倦怠少气，苔黄，焦黑，脉沉弱。

★ 例五　张某，女，26 岁。1981 年 3 月 26 日初诊。

主诉及现病史：身热，大便秘结，小便淋漓不畅，尿时疼痛，尿热红赤，烦渴欲饮。舌红少津，苔黄，脉数。

诊断：春温。

辨证：阳明腑实，小肠热盛。

治则：攻下热结，清泄小肠。

方药：导赤承气汤。

处方：赤芍 10 克，生地黄 15 克，大黄 9 克，芒硝 6 克（兑入），黄连 6 克，黄柏 9 克。2 剂。

用法：水煎，早晚温服，每日 1 剂。禁忌辛辣油腻之品。

1981 年 3 月 28 日二诊：服药平稳，身热退，大便通畅，余症明显好转。上方去大黄、芒硝，加炒栀子 9 克、淡竹叶 9 克。3 剂后病愈。

按语　本例系阳明腑实，小肠热盛引起。治宜攻下热结，清泄小肠。导赤承气汤乃《温病条辨》方，主治阳明温病，大便不通，小便赤痛，时时烦渴者。

★ 例六　张某，女，57 岁。1981 年 3 月 29 日初诊。

主诉及现病史：壮热口渴，口干齿燥，心烦躁扰，夜寐不安，时有谵语。舌绛，苔黄，脉数。

诊断：春温。

辨证：气营两燔。

治则：气营两清。

方药：玉女煎加减。

处方：生石膏 30 克，知母 9 克，玄参 15 克，生地黄 15 克，麦冬 12 克，白茅根 30 克。3 剂。

用法：水煎，早晚温服，每日 1 剂。禁忌辛辣油腻之品。

1981 年 4 月 2 日二诊：上述症状明显好转，续服 3 剂后病愈。

按语　本例系气营两燔所致。阳明热盛，故壮热口渴，口干齿燥；邪热入营，神明欲乱，故心烦躁扰，夜寐不安，时有谵语，舌绛，苔黄，脉数。方中石膏辛甘大寒，清泄气营，除烦热；知母苦寒，清泻肺胃郁热，质润以滋干燥；生地黄、玄参、麦冬、白茅根清热凉血，养阴除烦。诸药合用，共奏气营两清、除热生津之功。

★ 例七　李某，男，43 岁。1981 年 4 月 20 日初诊。

主诉及现病史：身体灼热，躁扰不安，时有昏狂谵语，斑疹显露，疹色紫黑，鼻出血，尿血。舌质深绛，脉数。

诊断：春温。

辨证：邪热入营动血。

治则：清热解毒，凉血散血。

方药：犀角地黄汤加味。

处方：水牛角 15 克（锉碎先煎），干地黄 15 克，赤芍 10 克，白芍 10 克，牡丹皮 10 克，大青叶 15 克，丹参 15 克，玄参 15 克，紫草 10 克，白茅根 30 克，茜草 10 克，炒侧柏叶 20 克，蒲黄 10 克。3 剂。

用法：水煎，早晚温服，每日 1 剂。禁忌辛辣油腻之品。

安宫牛黄丸，每次 1 丸，每日 2 次，开水送服。

1981 年 4 月 25 日二诊：服药平稳，已不昏狂谵语，其余症状明显好转。上方续服 3 剂后病愈。

按语 本例系邪热入营动血，热毒炽盛于血分所致。治当清热解毒，凉血散血。犀角地黄汤专为温毒之邪燔于血分而设。热入血分，迫血妄行，上出则为鼻出血，下泄则为尿血，溢于肌肤则斑疹显露；热扰神明则躁扰不安，昏狂谵语。《温热经纬》"入血就恐耗血散血，直须凉血散血"之说，即指此而言。方中水牛角代替犀角，清营凉血，清热解毒为主药；生地黄清热凉血，协助水牛角清解血分之毒并能养阴，以治热盛伤阴为辅药；赤芍、白芍、牡丹皮清热凉血，活血散瘀，既能增强凉血之力，又能防止瘀血停滞，加味诸药共为佐使。诸药合用，清热之中兼以养阴，使热清血宁而无耗血之虑，凉血之中兼以散瘀，使血止而无留瘀之弊。

★ **例八** 朱某，女，40 岁。1983 年 4 月 26 日初诊。

主诉及现病史：发热，夜热昼凉，少腹坚满，疼痛拒按，大便色黑，小便自利，神志如狂，时清时乱，口干，但欲漱水不欲咽。舌质紫绛而暗，脉沉实。

诊断：春温。

辨证：瘀热互结。

治则：攻下泻热，活血逐瘀。

方药：桃仁承气汤合抵当汤加味。

处方：大黄 12 克，芒硝 6 克（兑入），桃仁 12 克，赤芍 12 克，白芍 12 克，牡丹皮 10 克，当归 12 克，水蛭 9 克，炙甘草 6 克。2 剂。

用法：水煎，早晚温服，每日 1 剂。禁忌辛辣油腻之品。

1983 年 4 月 28 日二诊：服药平稳，发热已退，其余症状明显好转。上方去芒硝，续服 2 剂，用法禁忌同前。

1983 年 4 月 30 日三诊：症状基本消失，上方去大黄，再服 2 剂痊愈。

按语 本例系热与血结，瘀热互结之蓄血证。瘀热结于下焦，故少腹坚满，疼痛拒按；因系下焦蓄血而非蓄水，故小便自利；热在血分，故夜热早凉；瘀热上扰心神，故神志如狂，时清时乱；热入血分，故口干，但欲漱水不欲咽。治当攻下泻热，活血逐瘀。方中桃仁破血逐瘀，大黄攻下瘀积，荡涤邪热，二者合用，瘀热并治，共为主药；芒硝软坚散结，助大黄通便泻热与加味诸药以增强药效，共为辅药；炙甘草调胃安中，并缓和诸药峻烈之性，以为佐使。全方共奏破血下瘀之功。

★ **例九** 丰某，男，33 岁。1983 年 4 月 23 日初诊。

主诉及现病史：身热壮盛，头晕胀痛，手足躁扰，项背强直，烦躁谵语，有时神昏狂乱，四肢厥逆。舌质红苔燥，脉弦数。

诊断：春温。

辨证：邪热内传营血，热极动风，兼有阴伤。

治则：清热养阴，凉肝熄风。

方药：羚羊钩藤汤加减。

处方：羚羊粉 2 克（冲服），桑叶 9 克，川贝母 9 克，白芍 12 克，鲜生地黄 30 克，钩藤 15 克，菊花 9 克，茯苓 10 克，生石膏 30 克，夏枯草 15 克，大青叶 15 克，板蓝根 15 克，知母 10 克，鲜竹沥 10 毫升（兑入），全蝎 10 克，蜈蚣 2 条，炒僵蚕 12 克，牡丹皮 10 克，玄参 15 克，茯神 9 克，炙甘草 6 克。3 剂。

用法：水煎，早晚温服，每日 1 剂。禁忌辛辣油腻之品。

安宫牛黄丸，每次 1 丸，每日 2 次，白开水送服。

1983 年 4 月 26 日二诊：服药平稳，诸症明显好转。上方续服 3 剂，用法禁忌同前。

1983 年 4 月 29 日三诊：症状基本消失，精神好转，能自由走动。上方再服 3 剂痊愈。

按语　本例系温热之邪，内传营血，热极动风，兼有阴伤之证。治疗当以清热养阴，凉肝熄风为法。方中羚羊粉、钩藤、菊花、桑叶清热凉肝，熄风止痉为主药；白芍、生地黄、甘草养阴增液，柔肝舒筋；川贝母、鲜竹沥清化热痰；茯神宁心安神。加诸药增强药效，共为佐药。烦躁谵语，神昏狂乱，乃温热之邪扰及神明所致，故用安宫牛黄丸清热透窍以醒神。

★ **例十**　孔某，男，40 岁。1982 年 4 月 16 日初诊。

主诉及现病史：发热，心烦，不能平卧，口燥咽干。舌质红绛而干，脉细数。

诊断：春温。

辨证：阴虚火旺。

治则：育阴清热。

方药：黄连阿胶汤加减。

处方：黄连 9 克，阿胶 10 克（烊化），白芍 10 克，炒栀子 10 克，鲜竹叶 20 克，玄参 15 克，麦冬 10 克，石斛 12 克，鸡子黄 2 枚（待汤药稍冷后纳入搅拌）。3 剂。

用法：水煎，早晚温服，每日 1 剂。禁忌辛辣油腻之品。

1982 年 4 月 19 日二诊：服药平稳，热退，诸症明显好转。上方续服 3 剂，用法禁忌同前，痊愈。

按语　本例系由阴虚火旺引起的春温，治宜育阴清热。方中黄连、黄芩、炒栀子清热泻火；白芍酸甘敛阴；鲜竹叶清心除烦；阿胶、鸡子黄滋阴养液；玄参泻无根之热兼养阴；麦冬、石斛清心胃，养阴液。诸药配伍，滋阴清热，疗效显著。值得注意的是鸡子黄的用法，要待煎好的药液稍冷后再纳入鸡子黄，搅合均匀后服用，也可以单用白开水冲服鸡子黄。

★ **例十一**　高某，男，41 岁。1979 年 3 月 29 日初诊。

主诉及现病史：身热不退，热势不甚，口干舌燥，手足心热，神疲欲寐。舌质干绛，脉虚大。

诊断：春温。

辨证：邪热久留不去，阴液亏虚。

治则：滋阴养液。

方药：加减复脉汤加玄参。

处方：干地黄 20 克，阿胶 10 克（烊化），生白芍 18 克，火麻仁 10 克，炙甘草 6 克，玄参 15 克，麦冬 15 克。3 剂。

用法：水煎，早晚温服，每日 1 剂。禁忌辛辣油腻之品。

1979 年 4 月 2 日二诊：服药平稳，热退，诸症明显好转。上方续服 6 剂，用法禁忌同前，痊愈。

按语　本例系由温热之邪久留不去，阴液亏虚，肾阴耗损引起的春温。治疗当以滋阴养液，养血敛阴，清热生津为主。

★ 例十二　孔某，女，42 岁。1979 年 4 月 16 日初诊。

主诉及现病史：身热不甚，四肢厥逆，手足蠕动，心中悸动，形削神疲，齿黑唇裂。舌质干绛，少苔，脉虚。

诊断：春温。

辨证：肝肾阴虚，虚风内动。

治则：滋养真阴，柔肝熄风。

方药：三甲复脉汤合大定风珠加减。

处方：干地黄 15 克，生牡蛎 15 克，制鳖甲 15 克，制龟板 12 克，生白芍 18 克，麦冬 18 克，阿胶 10 克（烊化），鸡子黄 2 枚（待汤药稍冷后纳入搅拌），北五味子 10 克，炙甘草 12 克，火麻仁 6 克。3 剂。

用法：水煎，早晚温服，每日 1 剂。禁忌辛辣油腻之品。

1979 年 4 月 19 日二诊：服药平稳，身热已退，诸症明显好转。上方续服 3 剂，用法禁忌同前。

1979 年 4 月 22 日三诊：症状消失。上方续服 3 剂，巩固疗效，用法禁忌同前。

按语　本例系由温热之邪伤及肝肾之真阴，虚风内动引起的春温，治疗当以滋养真阴，柔肝熄风为主。真阴大亏，故见神倦，脉虚，舌绛少苔，有时时欲脱之势；虚风内动，故手足蠕动，心中悸动。此时邪气已去八九，真阴仅存一二，故治用味厚滋补的药物为主，以滋阴养液，填补欲竭之真阴，平熄内动之虚风。方中加重阿胶滋阴养液以熄内风，为君药；生地黄、麦冬、白芍滋阴柔肝；龟板、鳖甲，滋阴潜阳，均为臣药；火麻仁养阴润燥；牡蛎平肝潜阳；五味子、炙甘草酸甘化阴，以加强滋阴熄风之功，均为佐使药。合而共奏滋养真阴，柔肝熄风之效。

★ 例十三　王某，女，36 岁。1983 年 4 月 20 日初诊。

主诉及现病史：夜热早凉，热退无汗，形体消瘦，精神倦怠，气短懒言。舌质红，少苔，脉沉细略数。

诊断：春温。

辨证：春温后期，邪伏阴分。

治则：滋阴透热。

方药：青蒿鳖甲汤加减。

处方：青蒿 6 克，制鳖甲 15 克，细生地黄 15 克，知母 10 克，牡丹皮 10 克。3 剂。

用法：水煎，早晚温服，每日 1 剂。禁忌辛辣油腻之品。

1983 年 4 月 23 日二诊：服药平稳，上症明显好转。上方续服 6 剂，用法禁忌同前。痊愈。

按语　本例为温病后期，阴液耗伤，阴虚邪伏所致。邪伏阴分，未能尽解，则夜热早凉；阴津不足，汗源亏乏，故热退无汗。治疗当以滋阴透热为主。方中鳖甲滋阴退热，"入络搜邪"；青蒿芳香清热透络，引邪外出；生地黄甘凉滋阴；知母苦寒滋润，与鳖甲、青蒿相配以养阴透热；牡丹皮配青蒿，内清血分伏热，外透伏阴之邪。全方配伍，"有先入后出之妙。青蒿不能直入血分，有鳖甲领之入也；鳖甲不能转出阳分，有青蒿领之出也"，意思是说阴虚邪伏之热，必须滋阴透邪并进，亦即标本兼顾之法，方能有效。

25.4　湿温病湿重于热五例

★ 例一　孔某，男，26 岁。1992 年 8 月 6 日初诊。

主诉及现病史：患者恶寒 2 天，无汗，身热不扬，头重如裹，身重肢倦，胸闷脘痞，口不渴。舌苔白腻，脉濡缓。

诊断：湿温病（邪在卫分）。

辨证：外感湿邪，阻遏卫气。

治则：芳香化湿，畅中宣表。

方药：藿朴夏苓汤。

处方：藿香 9 克，厚朴 3 克，制半夏 6 克，赤茯苓 9 克，炒杏仁 9 克，生薏苡仁 12 克，白蔻仁 6 克，猪苓 6 克，泽泻 6 克，淡豆豉 9 克。3 剂。

用法：水煎，早晚温服，每日 1 剂。禁忌辛辣油腻之品。

1992 年 8 月 10 日二诊：服药平稳，症状减轻。上方续服 3 剂痊愈。

按语　本例为笔者治疗湿温病的临证案例。证属湿温初起，一方面由于客邪在表，湿为阴邪，阻遏卫阳，使之不得敷布，故恶寒无汗，身重肢倦，身热不扬；另一方面，在里之湿邪，为客邪引动，阻滞气机，而使清阳不升，故头重如裹，胸闷脘痞，口不渴。舌苔白腻，脉濡缓皆为湿盛之象。本方功能解表化湿，治湿温初起疗效较好。

★ 例二　刘某，男，29 岁。1986 年 7 月 26 日初诊。

主诉及现病史：身热不扬，午后热甚，恶心欲吐，口不渴，脘腹胀满，大便溏泻，小便浑浊。舌苔白腻，脉濡缓。

诊断：湿温病（湿困中焦）。

辨证：邪犯中焦，脾失运化。

治则：燥湿化浊。

方药：雷氏芳香化浊法。

处方：藿香叶 10 克，佩兰叶 9 克，制半夏 9 克，陈皮 12 克，炒大腹皮 12 克，厚朴 6 克，鲜荷叶 15 克为引。3 剂。

用法：水煎，早晚温服，每日 1 剂。禁忌辛辣油腻之品。

二诊：服药平稳，诸症明显好转。上方续服 3 剂痊愈。

按语　本例为笔者治疗湿温病的临证案例。证属病入气分，湿遏热伏，湿重而热轻，所以身热不扬；午后热甚，乃阳明旺于申酉，正邪相争，有化燥的趋势，故午后日晡其热转盛。湿热困扰，脾失健运，故恶心欲吐，脘腹胀满，大便溏泻，小便浑浊。苔白腻，脉濡缓为湿象。本方出自清代雷丰所著《时病论》，原文："芳香化浊法：治五月霉湿，并治秽浊之气。藿香叶一钱，佩兰叶一钱，广陈皮一钱五分，制半夏一钱五分，大腹皮一钱（酒洗），厚朴八分（姜汁炒），加鲜荷叶三钱为引。此法因秽浊霉湿而立也。君藿、兰之芳香，以化其浊；臣陈夏之温燥，以化其湿；佐腹皮宽其胸腹，厚朴畅其脾胃，上中气机，一得宽畅，则湿浊不克凝留；使荷叶之升清，清升则浊自降。"

★ 例三　陈某，女，32 岁。1985 年 8 月 6 日初诊。

主诉及现病史：患者因发热在当地医院治疗效果不佳而来诊。诊见寒热如疟，寒甚热微，周身酸痛，汗出，腹胀脘痞，呕逆纳呆。舌苔白厚腻浊，脉缓。

诊断：湿温病（邪阻膜原）。

辨证：邪入胸膜与膈肌之间，半表半里。

治则：疏利湿浊，宣透膜原。

方药：雷氏宣透膜原法。

处方：藿香叶 6 克，黄芩 6 克，姜制半夏 6 克，大腹皮 12 克，竹茹 12 克，白蔻仁 6 克，厚朴 6 克，槟榔片 6 克，草果仁 3 克，柿蒂 3 个，生姜 3 片为引。3 剂。

用法：水煎，早晚温服，每日 1 剂。禁忌辛辣油腻之品。

二诊：服药平稳，诸症大有好转。上方续服 3 剂，病告痊愈。

按语　本例为笔者治疗湿温病的临证案例。证属湿重于热，邪阻膜原，邪入胸膜与膈肌之间，半表半里。雷氏宣透膜原法专为湿温秽浊，邪伏膜原，湿重于热而设。方中槟榔辛散湿邪，化痰破结，使邪速溃，为君药；厚朴芳香化浊、理气祛湿，草果辛香化浊、辟秽止呕、宣透伏邪，共为臣药。以上三味气味辛烈，可直达膜原，逐邪外出。黄芩苦寒，清热燥湿；藿香芳香辛散；半夏辛温，燥湿化痰，降逆止呕，消痞散结；柿蒂苦平，降逆止呕；竹茹甘、微寒，清热除烦止呕；大腹皮下气宽中运脾气；白蔻仁化浊行气，和中止呕，共为佐药。配甘草为使药，既能清热解毒，又可调和诸药。全方共奏开达膜原，疏利湿浊之功。

★ 例四　张某，女，52 岁。1985 年 8 月 10 日初诊。

主诉及现病史：患者身热微恶寒，热蒸头胀，小便不通或不畅，渴不多饮，恶心呕逆。舌苔白腻，脉濡。

诊断：湿温病（湿浊蒙窍）。

辨证：湿热之邪入里，上蒙清窍，阻滞下焦，泌别失职。

治则：芳香开窍，淡渗利湿。

方药：茯苓皮汤合苏合香丸加减。

处方：茯苓皮 15 克，生薏苡仁 15 克，猪苓 9 克，淡竹叶 6 克，大腹皮 9 克，白通草 9 克。3 剂。

用法：水煎，早晚温服，每日 1 剂。禁忌辛辣油腻之品。

苏合香丸，每次 1 丸，每日 2 次，开水送服。

二诊：服药平稳，诸症明显好转。停服苏合香丸，上方续服 3 剂，病告痊愈。

按语　本例为笔者治疗湿温病的临证案例。证属湿重于热，湿热之邪入里，上蒙清窍，阻滞下焦，泌别失职。方中茯苓皮、猪苓淡渗利湿；生薏苡仁、淡竹叶、白通草利湿兼以清热，导湿热以从小便而出，且生薏苡仁还有健脾之功。大腹皮理气燥湿，疏畅气机，使水湿易祛。苏合香丸芳香开窍，行气止痛。诸药配合，共奏利湿清热、宣畅气机之功，使阳气宣畅，水道通调，小便自然通利，则湿邪由下而出矣。

★ 例五　孔某，男，31 岁。1985 年 8 月 6 日初诊。

主诉及现病史：患者身热不退，大便不通，神志如蒙，时醒时寐，少腹硬满。苔垢腻，脉濡。

诊断：湿温病（湿阻肠道）。

辨证：湿热之邪入里，上蒙清窍，阻滞肠道，气机不畅。

治则：宣通气机，清化湿浊。

方药：宣清导浊汤加味。

处方：茯苓 15 克，寒水石 18 克，猪苓 15 克，晚蚕沙 12 克，皂荚子 9 克，石菖蒲 9 克，郁金 12 克。3 剂。

用法：水煎，早晚温服，每日 1 剂。禁忌辛辣油腻之品。

二诊：服药平稳，身热退，神志清，余症好转。上方续服 3 剂。

三诊：大便通，少腹硬满已消。上方再服 3 剂，病告痊愈。

按语　本例为笔者治疗湿温病的临证案例。证属湿重于热，湿热之邪入里，上蒙清窍，阻滞肠道，气机不畅所致。方中晚蚕沙甘辛温，入大肠经，化湿浊而肠腑；皂荚子辛温，其性走窜，有燥湿开郁、宣畅气机、通利上下关窍之功。二药配伍，化湿浊，宣清气，畅气机，使腑气通，大便畅，浊气自下，故方名宣清导浊汤。茯苓健脾利湿，猪苓淡渗利湿，二药相配，利湿浊由小便而泄，使大肠湿浊分清而解。寒水石清下焦之热，由肺直达肛门。加石菖蒲辛温，开窍宁神，化湿和胃。郁金辛苦寒，行气解郁，凉血清心。诸药配伍，共成宣清导浊、行气通腑、宣畅气机、清化湿浊、分利湿热之方。

25.5　湿温病湿热并重八例

★ 例一　唐某，男，32 岁。1985 年 7 月 28 日初诊。

主诉及现病史：患病后在当地治疗不效来诊。发热不恶寒，心烦懊恼，胸闷脘痞，不饥不食，呕而口渴，但渴不多饮。舌苔腻，黄白相兼，脉濡略数。

诊断：湿温病（湿热郁阻胸膈）。

辨证：湿热之邪入里，郁阻胸膈，困于脾胃，机窍不灵。

治则：芳香宣化，轻清泻热。

方药：三香汤加味。

处方：瓜蒌皮 10 克，桔梗 9 克，炒栀子 6 克，炒枳壳 6 克，郁金 6 克，香豆豉 6 克，降香末 9 克，炒神曲 15 克，白蔻仁 6 克，姜半夏 9 克，陈皮 12 克。3 剂。

用法：水煎，早晚温服，每日 1 剂。禁忌辛辣油腻之品。

二诊：服药平稳，发热退，心情平静，余症好转。上方续服 3 剂。

三诊：诸症完全消失，病告痊愈。

按语　本例为笔者治疗湿温病的临证案例。证属湿热并重，湿热之邪入里，郁阻胸膈，困于脾胃，机窍不灵所致。本方为微苦、微辛、微寒兼芳香法。方中瓜蒌皮、桔梗、枳壳微苦微辛开上；栀子轻浮微苦，清热除烦；豆豉、郁金、降香化中之秽浊而开郁，因上焦为邪之出路，故用轻。加炒神曲、白蔻仁、半夏、陈皮以醒脾健胃，增强药效。

★ 例二　孔某，男，26 岁。1983 年 8 月 10 日初诊。

主诉及现病史：发热数日，寒热往来，寒少热多，胸闷脘痞，口苦呕逆，腹胀溲赤。舌苔黄腻，脉弦数。

诊断：湿温病（湿热郁阻少阳）。

辨证：湿热留恋三焦，寒热起伏，气机不畅。

治则：宣展气机，分消湿热。

方药：黄连温胆汤加青蒿、黄芩。

处方：黄连3克，姜半夏9克，陈皮6克，茯苓9克，炒枳实5克，竹茹9克，青蒿10克，黄芩10克，甘草3克，大枣5枚。3剂。

用法：水煎，早晚温服，每日1剂。禁忌辛辣油腻之品。

二诊：服药平稳，寒热往来，寒少热多已平息；其余诸症减轻。上方续服3剂告愈。

按语 本例为笔者治疗湿温病的临证案例。证属湿热并重，湿热郁阻少阳，留恋三焦，寒热起伏，气机不畅所致。方中以半夏为君，燥湿降逆和胃；臣以竹茹清胆和胃止呕逆。二者配伍，清胆和胃，化痰止呕之功备矣。黄连助半夏燥湿降逆，助竹茹清胆和胃止呕。肝郁则气滞，气滞则痰结，故加入枳实、陈皮理气，使气行则木达，气顺则湿热痰消。佐以茯苓，健脾渗湿，黄芩、青蒿清热燥湿，和解少阳，不再寒热往来，以杜生痰之源。使以大枣、甘草益脾和胃而协诸药。

★ 例三 孔某，男，37岁。1983年8月10日初诊。

主诉及现病史：发热，汗出热不退，口渴不欲多饮，胸闷脘痞，恶心欲吐，心烦不安，大便溏薄色黄，小便短赤。舌苔黄滑腻，脉濡数。

诊断：湿温病（湿热胶结中焦）。

辨证：湿热困阻中焦胃肠，气机不畅。

治则：清化湿热。

方药：王氏连朴饮加减。

处方：黄连3克，姜半夏3克，厚朴6克，石菖蒲3克，淡豆豉9克，炒栀子9克，芦根60克。3剂。

用法：水煎，早晚温服，每日1剂。禁忌辛辣油腻之品。

二诊：服药平稳，热退汗止；其余诸症均好转。上方续服4剂后告愈。

按语 本例为笔者治疗湿温病的临证案例。证属湿热并重，湿热胶结中焦，困阻胃肠，气机不畅所致。治当清热与燥湿并行。方中黄连苦寒清热燥湿；栀子、豆豉轻宣郁热；厚朴、半夏辛苦温，辛开苦泄，燥湿化浊；芦根清热生津。全方苦辛并进，寒温并用，分解湿热，共成辛开苦降、燥湿清热之功。

★ 例四 李某，男，39岁。1983年8月16日初诊。

主诉及现病史：发热，汗出不解，时有汗出热减，继而复热，咳嗽痰多，胸闷脘痞，心烦失眠，呕恶欲吐，口干而渴不欲饮，知饥不欲食，头晕胀痛，小腹胀满，小便短赤，大便黏腻不爽。舌尖红，苔黄而滑，脉滑数。

诊断：湿温病（湿热弥漫三焦）。

辨证：三焦湿热，气机不畅。

治则：清热利湿，分消走泄。

方药：杏仁滑石汤。

处方：炒杏仁9克，滑石9克，通草3克，厚朴6克，黄芩6克，黄连3克，郁金6克，化橘红6克，姜半夏9克。3剂。

用法：水煎，早晚温服，每日 1 剂。禁忌辛辣油腻之品。

二诊：服药平稳，发热退，汗出正常，不再复热；其余诸症均明显好转。上方续服 3 剂后告愈。

按语　本例为笔者治疗湿温病的临证案例。证属湿热并重，湿热弥漫三焦，气机不畅所致。治当清热利湿，分消走泄。方中杏仁、滑石、通草宣肺利湿；厚朴苦温，宽胸理气除满；黄芩、黄连清里热而止湿热之利；郁金芳香走窍而开闭结；橘红、半夏强胃而宣湿化痰止呕恶。诸药相和，使上焦混处之邪各得分解矣。

★ 例五　郭某，男，38 岁。1983 年 8 月 26 日初诊。

主诉及现病史：发热口渴，渴不多饮，面赤咽肿，疼痛不适，脘痞腹胀，腰酸倦怠，尿赤而黄。舌红，苔黄而腻，脉滑数。

诊断：湿温病（湿热蕴毒）。

辨证：湿热留恋气分，气机不畅。

治则：化浊利湿，清热解毒。

方药：《温热经纬》中的甘露消毒丹加减。

处方：飞滑石 45 克，淡黄芩 30 克，茵陈 30 克，石菖蒲 18 克，川贝母 15 克，木通 15 克，广藿香 12 克，连翘 12 克，白蔻仁 12 克，薄荷 12 克，射干 12 克。1 料。

用法：生晒，研末，每服 9 克，每日早晚白开水送服。或用神曲糊丸，如弹子大，每服 9 克，每日早晚白开水送服。禁忌辛辣油腻之品。

二诊：服药 3 天，诸症基本消失。嘱其续服 3 天，巩固疗效。

按语　本例为笔者治疗湿温病的临证案例。证属湿热并重，湿热蕴毒，湿热留恋气分，气机不畅所致。治当化浊利湿，清热解毒。方中重用滑石、茵陈、黄芩利水渗湿，清热解暑，泻火解毒，正合湿热并重之病机；湿热留滞，易阻气机，故以石菖蒲、藿香、白蔻仁行气化湿，悦脾和中令气畅湿行；木通清热利湿通淋，导湿热从小便而去，一益其清热利湿之力；热毒上攻，面赤咽肿，疼痛不适，故以连翘、射干、川贝母、薄荷清热解毒，消肿散结而利咽止痛。全方利湿清热，两项兼顾，故疗效较好。

★ 例六　张某，男，39 岁。1983 年 8 月 21 日初诊。

主诉及现病史：身热不退，朝轻暮重，神识昏蒙，似清似昧或时轻时昧，时或谵语。舌苔黄腻，脉濡而数。

诊断：湿温病（湿热蒙蔽心包）。

辨证：湿热酿痰，蒙蔽心包。

治则：清热利湿，豁痰开窍。

方药：方用《温病全书》中的菖蒲郁金汤治之。

处方：鲜石菖蒲 9 克，鲜竹叶 9 克，郁金 6 克，细木通 4.5 克，炒栀子 9 克，青连翘 6 克，牡丹皮 9 克，淡竹叶 15 克，鲜竹沥 10 毫升（兑入），灯心草 6 克，玉枢丹 1.5 克（冲服）。3 剂。

用法：水煎，早晚温服，每日 1 剂。禁忌辛辣油腻之品。

二诊：服上药诸症好转。续服 3 天，诸症悉平。

按语　本例为笔者治疗湿温病的临证案例。证属湿热酿痰，蒙蔽心包所致。治当清热利湿，豁痰开窍。方中石菖蒲辛温芳香，化湿痰，开心窍；郁金辛寒，行气开郁，与石菖蒲相配，相辅相成，共奏行气化痰开窍之功。连翘、竹叶轻清宣透，宣泻湿热邪气。栀子、木通、灯心草导湿热从小便外泄。竹沥苦寒，清化热痰。牡丹皮行血脉，泻血中伏热。诸药共用，主治湿热酿痰、蒙蔽心包之证。

★ **例七**　东某，男，42岁。1983年8月6日初诊。

主诉及现病史：发热，汗出不退，周身酸痛，胸脘痞闷，呕恶便溏，肌肤出现白㾦，状如水晶，颈项、胸腹较多，背部较少。舌苔黄腻，脉象濡数。

诊断：湿温病（湿热郁发白㾦）。

辨证：湿郁经脉，湿停郁热。

治则：清热利湿，透邪外达。

方药：方用吴鞠通薏苡竹叶散。

处方：薏苡仁15克，竹叶9克，滑石15克，白蔻仁5克，连翘9克，茯苓皮15克，通草4.5克。3剂。

用法：共为细末，每服15克，白开水送服，每日3次，连服3天。

二诊：服上药3天，发热退，汗出已解，白㾦消除，余症好转。上药续服3天，诸症消失。

按语　本例为笔者治疗湿温病的临证案例。证属湿热郁发白㾦，湿郁经脉，湿停郁热所致。湿郁则气血运行受阻，故周身酸痛；郁而化热则发热；风温湿浊和热外蒸，则汗出；湿困脾土，则胸脘痞闷，呕恶便溏；白㾦乃风湿郁于孙络毛窍之证。治当清热利湿，透邪外达。本方为湿热之邪郁于经脉而设，方中薏苡仁、滑石、茯苓、通草甘淡渗利，利小便以祛湿，从里而治。竹叶、连翘、白蔻仁轻清宣散，辛凉发表。七药为伍，辛凉淡渗，表里双解。

★ **例八**　宋某，男，36岁。1983年7月28日初诊。

主诉及现病史：身体壮热，面赤目红，口渴欲饮，大汗出，呼吸气粗，身重脘痞。舌苔黄微腻，脉洪大滑数。

诊断：湿温病（热重于湿）。

辨证：湿郁经脉，湿停郁热。

治则：清气泻热，兼化湿邪。

方药：白虎加苍术汤。

处方：知母10克，甘草6克，生石膏30克，苍术9克，粳米9克。2剂。

用法：水煎，早晚温服，每日1剂。禁忌辛辣油腻之品。

二诊：服上药后壮热平，大汗止，余症好转。上药续服3天，诸症消失。

按语　本例为笔者治疗湿温病的临证案例。证属热重于湿，湿温之邪传气分。邪从内传，里热正盛，故见壮热，面赤目红；热灼津液，则口渴欲饮；热蒸外越，故大汗出；湿热内阻，故呼吸气粗，身重脘痞；舌苔黄微腻，脉洪大滑数，皆为热盛于经所致。方中用石膏为君，取其辛甘大寒，以制阳明（气分）内盛之热；以知母苦寒质润为臣，助石膏清肺胃之热，润燥滋阴；用甘草、粳米既可益胃护津，又可防止大寒伤中之偏；苍术燥湿健脾，共为佐使。

25.6　湿温变证二例

★ **例一**　王某，女，41 岁。1984 年 8 月 20 日初诊。

主诉及现病史：大便下血 2 天，灼热，烦躁，时有昏狂谵语，神识欠清。舌质红绛，脉象细数。

诊断：湿温变证。

辨证：湿热化燥，热甚动血，灼伤肠络，大便下血。

治则：凉血解毒止血。

方药：犀角地黄汤。

处方：水牛角 15 克（锉末），生地黄 30 克，白芍 12 克，牡丹皮 9 克。3 剂。

用法：水煎，早晚温服，每日 1 剂。禁忌辛辣油腻之品。

二诊：服上药大便下血止，余症好转。上药续服 3 天，诸症消失。

按语　本例为笔者治疗湿温病的临证案例。证属湿温变证之湿热化燥，热甚动血，灼伤肠络，大便下血。热入血分，迫血妄行，下泄则为便血；热扰神明，则时有昏狂谵语，神识欠清。《温热经纬》有"入营就恐耗血动血，直须凉血散血"之说，即指此而言。方中水牛角清营凉血，清热解毒；生地黄清热凉血，助水牛角清解血分热毒并能养阴；白芍、牡丹皮清热凉血，活血散瘀，既能增强凉血之力，又可防止瘀血停滞。四药合用，清热之中兼以养阴，使热清血宁而无耗血之虑，凉血之中兼以散瘀，使血止而无留瘀之弊。药物虽少，但配伍周密。

★ **例二**　杨某，男，46 岁。1984 年 8 月 20 日初诊。

主诉及现病史：形寒神疲，心悸头晕，面浮肢肿，小便短少。舌淡苔白，脉沉细而弱。

诊断：湿温变证（湿胜阳微）。

辨证：脾肾阳虚，阳不化水。

治则：温阳利水。

方药：真武汤。

处方：茯苓 9 克，焦白术 6 克，白芍 9 克，炮附子 9 克，生姜 9 克。3 剂。

用法：水煎，早晚温服，每日 1 剂。禁忌辛辣油腻之品。

二诊：服上药诸症明显好转。上药续服 6 天，诸症消失。

按语　本例为笔者治疗湿温病的临证案例。证属湿温变证之湿胜阳微，脾肾阳虚，阳不化水。本方为治疗脾肾阳虚，水气内停之方剂。水之所制在脾，水之所主在肾。脾阳虚，则湿积而为水；肾阳虚，则聚水而其类。水湿聚而不化，溢于肌肤，则面浮肢肿；聚而不行，则小便短少；清阳不升，则形寒神疲，心悸头晕。方中附子辛热，温肾暖土以助阳气；茯苓甘淡渗利，健脾渗湿，以利水邪；生姜辛温，既助附子温阳祛寒，又伍茯苓温散水气；白术健脾燥湿，扶脾运化；白芍利小便，缓急止痛。诸药相伍，温中散寒，利中有化，脾肾双补，阴水得制，故病情向愈。

25.7 湿温病余邪未清一例

孟某，男，34 岁。1984 年 8 月 12 日初诊。

主诉及现病史：身热已退，脘中微闷，知饥不食，口淡无味，倦怠乏力。舌淡薄腻，脉缓无力。

诊断：湿温病（余邪未清）。

辨证：余邪未清，蒙蔽清窍。

治则：宣气醒脾，清涤余邪。

方药：薛氏五叶芦根汤。

处方：藿香叶、佩兰叶、薄荷叶、鲜荷叶、淡竹叶各 3 克，枇杷叶（去毛）30 克，鲜冬瓜皮、鲜芦根各 60 克。3 剂。

用法：水煎，代茶饮，每日 1 剂。

二诊：服上药诸症基本好转。上药续服 7 天，告愈。

按语 本例为笔者治疗湿温病的临证案例。证属湿温病余邪未清。薛生白在《湿热病篇》中云："此湿热已解，余邪蒙蔽清阳，胃气不舒，宜用极轻清之品以宣上焦阳气，若投味重之剂，是与本期不相涉矣。"脘中微闷，知饥不食之症，属湿温时疫之邪入侵，阻碍气机，蒙蔽清阳所致。治宜选芳香之品，轻扬发散，使气机宣畅，湿温祛除。方用藿香叶芳香化浊，调畅气机；佩兰叶加强芳香发表之功；薄荷叶、鲜荷叶既能祛湿，又能反佐藿、佩温燥之性，且薄荷疏肝调达，荷叶利尿祛湿，可谓异曲同工；枇杷叶清胃降逆；冬瓜皮、芦根利尿渗湿。共达湿除气顺，清阳得复之目的。药物以叶为主，正取轻清升散、轻扬发表之用。诸药合用，宣上、畅中、渗下，使湿热分消，不失为一首治疗余邪未尽、阳郁气阻的湿温时疫后期的有效方剂。

25.8 哮喘三例

★ **例一** 周某，男，9 岁。2002 年 10 月 1 日就诊。

主诉及现病史：自幼患哮喘，感冒反复发作，在某院治疗无效。近 1 年逐渐加重，咳嗽，喘促，胸闷，呼多吸少，张口抬肩，喉中有声，面红，口干，吐黄白痰，咳喘不能卧，由祖父抱着睡觉，夜间出汗多年，鼻炎，舌苔薄黄，脉滑数。

诊断：哮喘。

辨证：肺肾气虚，肺失宣降。

治则：补益肺肾，宣肺平喘。

方药：自拟"宣肺平喘汤"。

处方：金银花 15 克，黄芪 15 克，防风 7 克，桂枝 6 克，大青叶 10 克，板蓝根 10 克，连翘 7 克，白芍 6 克，玄参 9 克，黄芩 9 克，白前 9 克，炒杏仁 6 克，前胡 9 克，陈皮 9 克，橘红 9 克，姜半夏 6 克，炒紫苏子 9 克，茯苓 7 克，炒枳壳 6 克，川厚朴 7 克，款冬花（布包）7 克，川贝母 6 克，人参 6 克，当归 9 克，紫菀 9 克，北五味子 9 克，海螵蛸 10 克，菟丝子 9 克，炒怀山药 10 克，枸杞子 9 克，生地黄 9 克，甘草 3 克。

用法：水煎两遍，取药汁 250 毫升，早晚温服。

2002年10月20日二诊：服上方15剂，上述症状消失，能自己睡觉。效不更方，上方继服15天，巩固疗效。

2002年12月12日电话随访，哮喘未再发作。

★例二　刘某，女，37岁。1994年6月15日就诊。

主诉及现病史：患哮喘十几年，经常发作，多家医院治疗无效。现咳嗽，喘憋，胸闷难受，吐黄白黏痰，气短，心悸，呼多吸少不能劳动。舌苔薄黄，脉弦滑。

诊断：哮喘。

辨证：肺肾气虚，肺热宣降。

治则：补益肺肾，宣肺平喘。

方药：自拟"宣肺平喘汤"。

处方：金银花20克，黄芪30克，防风10克，桂枝9克，大青叶15克，板蓝根15克，连翘10克，白芍9克，玄参12克，黄芩12克，白前15克，炒杏仁9克，前胡12克，陈皮12克，化橘红12克，姜半夏9克，炒紫苏子15克，茯苓10克，炒枳壳10克，北五味子12克，川厚朴12克，款冬花12克（布包），川贝母10克，人参9克，当归12克，紫菀12克，海螵蛸15克，菟丝子15克，炒怀山药15克，枸杞子15克，生地黄12克，甘草6克。

用法：水煎2遍，取药汁300毫升，早晚温服。

1994年7月2日二诊：服上方15剂，上述症状减轻。效不更方，上方继服20剂，巩固疗效。

1994年8月20日电话随访，哮喘未再发作。

★例三　郭某，男，70岁。2002年2月5日就诊。

主诉及现病史：原有哮喘、高血压、心脏病，经某医院治疗无效。现外感咳喘，动则呼吸困难，胸闷气短，全身无力，咳嗽吐痰，白黄黏痰多。舌淡红，苔白腻，脉浮滑。

诊断：哮喘。

辨证：肺肾气虚，肺热失宣。

治则：补益肺肾，宣肺平喘。

方药：自拟"宣肺平喘汤"。

处方：金银花20克，黄芪30克，防风10克，桂枝9克，大青叶15克，板蓝根15克，连翘10克，白芍9克，玄参12克，黄芩12克，白前15克，炒杏仁9克，前胡12克，陈皮12克，化橘红12克，姜半夏9克，炒紫苏子15克，茯苓10克，炒枳壳10克，北五味子12克，川厚朴12克，款冬花12克（布包煎），川贝母10克，人参9克，当归12克，紫菀12克，海螵蛸15克，菟丝子15克，炒怀山药15克，枸杞子15克，生地黄12克，甘草6克。

用法：水煎2遍，取药汁300毫升，早晚温服。禁忌生冷、辛辣，忌酒。

2002年2月23日二诊：服上方15剂，症状大减，喘息渐平，气力渐增。方症相符，续服15剂。用法同上。

2002年3月20日三诊：上述症状基本消失，嘱再服15天巩固疗效。

按语　本病常以肺脾肾气虚为本，宿痰内伏，遇外感风寒、风热、温热、病毒等反复发作不解，见里热、里热未清、痰浊蕴肺，痰浊阻肺未除，饮食不当，情志过激，肺肾不足，导致体内津液不归正化，凝聚成痰，相互交织搏结于肺，壅塞气道及其他脏腑，寒热错杂，六淫外感邪热，水饮痰热内蓄，以及久病体虚等形成得以难辨复杂顽固损害他脏病因病机的哮喘病症。其是呼吸困难，胸闷，咳嗽，喉鸣有声，甚至张口抬肩，面红，鼻翼煽动，不能平卧等的一种病症。治当"攻补兼施，标本同治"，宣利疏泄其上，补益其下，权衡主次轻重，酌情兼顾，故以自拟"宣肺平喘汤"治之，通过解表祛邪，清热解毒，宣利疏泄其上，补益其下，补肺气，益肾脾和中（胃）"祛邪扶正标本兼治"，而起到治疗作用。

25.9　面瘫三例

★ 例一　颜某，男，35 岁。1990 年 6 月 20 日就诊。

主诉及现病史：因开车外出劳累，突然口歪眼斜，眼不可闭合，口角下垂，面部麻木，面肌松弛，吃饭说话口不利。舌质淡苔薄白，脉浮。

诊断：面瘫。

辨证：体虚受风，风入颊口之络，脉络气血痹阻所致。

治则：祛风通络，养血和营。

方药：自拟"芪羌八珍牵正汤"。

处方：黄芪 30 克，羌活 10 克，白芷 12 克，全蝎 10 克，地龙 10 克，防风 10 克，川芎 10 克，当归 12 克，制白附子 10 克，菊花 9 克，红花 10 克，丹参 12 克，生地黄 12 克，茯苓 9 克，枸杞子 15 克，天麻 10 克，蜈蚣 1 条，陈皮 12 克，焦白术 10 克，人参 9 克，炒僵蚕 10 克，鸡血藤 15 克，荆芥 9 克，葛根 10 克，白芍 10 克，甘草 6 克。7 剂。

用法：每日 1 剂，水煎 300 毫升，早晚温服。忌食生冷，辛辣油腻，避风寒，勿劳累。

1990 年 6 月 29 日二诊：患者服药平稳，症状减轻。上方续服 7 剂。用法禁忌同前。

1990 年 7 月 10 日三诊：口㖞眼斜基本恢复，面部稍有麻木，吃饭说话已恢复正常。舌质淡苔薄白，脉浮。上方改全蝎 6 克，续服 7 剂，巩固疗效。

1990 年 8 月 30 日随访，已恢复正常。

★ 例二　张某，男，28 岁。1999 年 4 月 16 日就诊。

主诉及现病史：口眼㖞斜，口角下垂发紧抽动，口角流水，面部麻木。舌质淡，苔薄白，脉浮紧。

诊断：面瘫。

辨证：风邪外袭面部脉络，气血痹阻所致。

治则：祛风通络，养血和营。

方药：自拟"芪羌八珍牵正汤"。

处方：黄芪 20 克，羌活 10 克，白芷 12 克，全蝎 9 克，地龙 10 克，防风 10 克，川芎 10 克，当归 12 克，制白附子 10 克，菊花 9 克，红花 9 克，丹参 12 克，生地黄 12 克，茯苓 9 克，枸杞子 15 克，天麻 10 克，蜈蚣 2 条，陈皮 12 克，焦白术 10 克，人参 9 克，炒僵蚕 10 克，鸡血藤 15 克，荆芥 9 克，葛根 10 克，白芍 10 克，甘草 6 克。

用法：每日 1 剂，水煎 300 毫升，早晚温服。忌食生冷，辛辣油腻，避风寒，勿劳累。

1999 年 4 月 28 日二诊：服上方 10 剂，症状基本消失，微笑时仍能看出口眼稍微㖞斜。效不更方，上方续服 12 剂，巩固疗效。

1 个月后电话随访，上述症状消失而痊愈。

★ 例三　颜某，男，32 岁，2000 年 6 月 3 日。

主诉及现病史：患口眼喝斜 8 个月，现口眼喝斜，左眼不能合，面部麻木，口吹漏气。舌质淡，苔薄白，脉沉细。

诊断：面瘫。

辨证：外感风邪，伤及面络，治不及时，气滞血瘀，痰浊阻滞，壅塞脉络。

治则：祛风通络，行气活血，化痰行滞，养血和营。

方药：自拟"芪羌八珍牵正汤"。

处方：黄芪 30 克，羌活 10 克，白芷 10 克，全蝎 10 克，地龙 10 克，防风 10 克，川芎 10 克，当归 12 克，制白附子 10 克，菊花 9 克，红花 12 克，丹参 12 克，生地黄 12 克，茯苓 10 克，枸杞子 15 克，天麻 10 克，蜈蚣 2 条，陈皮 12 克，焦白术 10 克，人参 9 克，炒僵蚕 10 克，荆芥 9 克，葛根 9 克，白芍 10 克，鸡血藤 15 克，甘草 3 克。

用法：每日 1 剂，水煎 300 毫升，早晚温服。忌食生冷，辛辣油腻，避风寒，勿劳累。

2000 年 6 月 20 日二诊：服上方 15 剂，口眼喝斜、眼不能合、面部麻木情况转好，无其他不适。依上法再服 20 剂。

2000 年 7 月 16 日三诊：症状基本消失，微左眼闭合欠佳。因患病较久，难以速愈，建议以上方再服 20 剂，巩固疗效。

后经电话随访，面瘫痊愈。

按语　本病多由体虚受风，风入颊口之络，脉络气血痹阻所致，为风中脉络，病邪尚浅。治疗及时确当，一般 2～3 个星期即可恢复，1～2 个月可完全恢复正常。若逾期未恢复者，多为病久气滞，痰浊瘀血，壅塞脉络，恢复较慢；若经治疗 6 个月以上，仍效果不佳者，往往恢复比较困难。治当祛风通络，养血和营。上方名曰"芪羌八珍牵正汤"，可扶正祛邪，祛风解肌，祛痰通络，疏肝解郁，调和脉络，补气养血，活血通络，养血和营。曾观察治疗 320 例，治愈率达 98% 以上。

25.10　盆腔积液一例

史某，女，35 岁。2000 年 9 月 5 日初诊。

主诉及现病史：经常小腹疼痛不适半年余。曾在某医院行 B 超检查，诊为盆腔积液，治疗效果不佳而来诊。诊见患者小腹隐痛，白带多，发黄，月经先期，有时急躁。舌苔薄黄，脉弦滑。

诊断：盆腔积液（腹痛）。

辨证：脾虚肝郁，下焦湿热。

治则：疏肝健脾，清利湿热。

处方：当归、茯苓、连翘、炒白术、小茴香各 10 克，薏苡仁、车前子（包煎）、乌药、益母草、炒山药、炒延胡索各 15 克，陈皮、萹蓄、醋香附、没药各 9 克，甘草 3 克。

用法：水煎服，每日 1 剂。禁忌辛辣油腻之品。

2000 年 9 月 12 日二诊：服上方 6 剂，腹痛减轻，白带减少。上方改没药 6 克，续服 6 剂。用法禁忌同前。

2000 年 9 月 24 日三诊：患者腹痛基本消失，仍白带偏多。上方加苍术 12 克，继续服用 6 剂，巩固疗效。

25.11　水肿一例

孔某，女，36岁。2010年9月3日初诊。

主诉及现病史：患者面目及下肢浮肿月余，时轻时重。曾在某医院检查并住院治疗，诊为肾炎，好转出院。经他人介绍来我处求中医治疗。诊见患者面目及下肢轻度浮肿，有时腰痛，乏力，纳可，二便可，尿蛋白（＋）。舌苔白厚，脉沉。

诊断：水肿（慢性肾炎）。

辨证：脾肾气虚，水液代谢失常。

治则：健脾补肾，渗湿利尿。

处方：当归、泽泻、萹蓄、枳壳、陈皮、熟地黄各12克，薏苡仁、车前子（包煎）、大腹皮、金银花、生地黄、玄参、蒲公英各15克，茯苓、防风、牡丹皮、连翘各10克，甘草3克。6剂。

用法：水煎服，每日1剂。禁忌辛辣油腻之品，避免感冒和劳累。

2010年9月10日二诊：患者服药平稳，浮肿稍减，腰痛减轻。上方加猪苓10克，桂枝10克，续服10剂。用法与禁忌同前。

2010年9月23日三诊：不再浮肿，腰已不痛，稍有乏力，纳可，二便可。查尿蛋白（±），舌苔薄白，脉沉。病情逐渐好转，上方去防风，再服10剂。

2010年10月6日四诊：病情无反复，复查尿蛋白（－）。嘱患者续服上方10剂，巩固疗效。共加减调理月余，恢复正常。

25.12　眩晕二例

★ 例一　宋某，男，46岁。2010年10月6日初诊。

主诉及现病史：患高血压2年，时常头晕不适，常服降压0号等药，仍时轻时重。现头晕不适，耳鸣，入眠差，血压146/90mmHg。舌苔薄黄，脉弦滑。

诊断：眩晕（高血压）。

辨证：肝肾阴虚，肝阳偏亢。

治则：滋肾养肝，平肝潜阳。

处方：当归、枳壳、黄芩、钩藤、陈皮、豨莶草各12克，石决明、夏枯草、生地黄、玄参各15克，牡丹皮、地龙、白芍、天麻、郁金各10克，龙骨、牡蛎各20克，菊花、薄荷各9克，甘草3克。

用法：水煎服，每日1剂。禁忌辛辣油腻之品，忌酒。正常服用西药，与汤药饮用时间隔开1小时。

2010年10月14日二诊：服上方6剂，眩晕减轻，仍入眠较差。上方加炒酸枣仁15克，续服10剂。用法与禁忌同前。

2010年10月28日三诊：头晕大减，耳鸣消失，睡眠好转，血压130/84mmHg，舌苔薄黄，脉弦滑。上方去薄荷、郁金，续服10剂，巩固疗效。

电话回访2个月，上述症状消失，恢复正常。

★ 例二   郭某，男，67 岁。2007 年 8 月 15 日初诊。

主诉及现病史：患者经常头晕目眩，时轻时重，近日因劳累症状加重，伴纳差，乏力，耳鸣，心悸，入眠差，舌苔薄白，脉沉无力。

诊断：眩晕。

辨证：气血不足，脑窍失养。

治则：益气养血，益智健脑。

处方：当归、生地黄、杜仲各 12 克，丹参、太子参、党参、山药、焦山楂各 15 克，菊花、白芍、川芎、红花、炒白术、茯苓各 10 克，黄芪 30 克，甘草 3 克。

用法：水煎服，每日 1 剂。

2007 年 8 月 23 日二诊：服上方 6 剂，眩晕、心悸减轻，仍入眠较差。上方加炒酸枣仁 15 克，柏子仁 10 克，续服 10 剂。用法同前。

2007 年 9 月 6 日三诊：头晕、心悸大减，气力渐增，睡眠正常，舌苔薄白，脉沉。上方续服 10 剂，巩固疗效。

电话回访 2 个月，上述症状消失，恢复正常。

25.13   咽痛一例

张某，男，74 岁。2008 年 5 月 7 日初诊。

主诉及现病史：自述口干咽燥月余，加重 3 天，诊见咽部隐痛不适，发红。舌红少苔，脉细数。

诊断：咽痛（慢性咽炎）。

辨证：肺胃阴虚，虚火上炎。

治则：养阴清热，去火利咽。

处方：金银花、黄芩、生地黄、芦根、当归、炒枳壳、陈皮、女贞子、旱莲草、白薇各 12 克，玄参、蒲公英、紫花地丁各 15 克，牡丹皮、北沙参、木香各 10 克，连翘 9 克，射干 6 克，甘草 3 克。6 剂。

用法：水煎服，每日 1 剂。禁忌辛辣油腻之品，多喝水。

2008 年 5 月 15 日二诊：患者服药平稳，咽痛减轻，仍咽干口渴。上方去枳壳、陈皮、射干，加石斛 12 克，续服 6 剂。用法禁忌同前。

2008 年 5 月 24 日三诊：咽部干燥、疼痛消失，稍有发红，舌苔薄黄，脉细数。嘱续服上方 6 剂，巩固疗效。平时要禁忌辛辣油腻之品，多喝水，预防复发。

25.14   半身不遂一例

孔某，男，53 岁。2008 年 5 月 14 日初诊。

主诉及现病史：患脑梗死 2 个月。曾在某医院住院治疗月余，好转出院。现仍言语欠利，右侧肢体半身不遂，由家人搀扶来诊。血压正常，纳可，二便可。舌苔薄黄，脉弦滑。

诊断：半身不遂（脑梗死恢复期）。

辨证：肝肾阴虚，肝风内动，风痰阻络，筋脉失养。

治则：滋阴养血，平肝熄风，活血通络。

处方：黄芪60克，当归、赤芍、葛根、陈皮、钩藤各12克，红花、丹参、豨莶草、威灵仙、炒杜仲各15克，川芎、地龙、桃仁、天麻、郁金、茯苓、乌梢蛇各10克，全蝎、姜半夏、石菖蒲9克，射干6克，蜈蚣1条，甘草3克。6剂。

用法：上方水煎服，每日1剂。禁忌辛辣油腻之品，保持心情舒畅，加强功能锻炼。

2008年5月22日二诊：患者服药平稳，言语较前好转，肢体活动未见明显变化。上方续服10剂，用法禁忌同前。

2008年6月6日三诊：患者言语逐渐清晰，右侧肢体肌力渐增，有时能借助辅助物短暂站立，稍作活动。上方去陈皮，加僵蚕9克。继续服用10剂，用法禁忌同前。

2008年6月20日四诊：患者服药平稳，已能借助拐杖行走几步。效不更方，上方续服10剂，用法禁忌同前。

2008年7月5日五诊：病情好转，言语可，右侧肢体肌力增加，已能借助拐杖行走。

25.15 慢性支气管炎一例

张某，男，36岁。2008年2月12日来诊。

主诉及现病史：患慢性支气管炎5年余，时轻时重，每于入冬更为严重，经常感冒，咳喘不适，吐白痰，乏力，纳差。舌苔薄白，脉沉。

诊断：慢性支气管炎（咳嗽）。

辨证：肺肾气虚，失于宣降。

治则：补益肺肾，宣肺止咳。

处方：前胡、桑白皮、芦根、化橘红各12克，金银花、鱼腥草、生地黄各15克，北沙参、炒苦杏仁、紫菀、款冬花、桔梗各10克，黄芩、姜半夏各9克，蛤蚧、甘草各3克。6剂。

用法：上方水煎服，每日1剂。嘱其避风寒，加强营养，避免劳累，勿闻异味。

2008年2月20日二诊：患者服药平稳，咳喘减轻，气力稍增。上方加山药15克，炙黄芪15克以增强补益肺肾之力。10剂。用法禁忌同前。

2008年3月6日三诊：服药平稳，咳喘渐止，已不觉乏力，纳可，二便可，近日未再感冒。效不更方，上方续服10剂。

2008年3月20日四诊：患者咳喘消失，未发感冒。上方去芦根、半夏，续服6剂，巩固疗效。嘱其避风寒，加强营养，可多食山药、核桃、大枣等益气健脾之品，避免劳累，勿闻异味。

25.16 更年期眩晕一例

颜某，女，50岁。2008年2月20日来诊。

主诉及现病史：患者时常头晕耳鸣，阵发性烦躁出汗，入眠差，易急躁，便秘等，血压稍微偏高但不服降压药。舌苔薄黄，脉沉弦。

诊断：更年期眩晕。

辨证：肝肾阴虚，肝阳偏亢。

治则：滋肾养肝，平肝潜阳。

处方：黄芩、当归、陈皮、女贞子、旱莲草、白芍、菊花、夏枯草各 12 克，生地黄、玄参、牡蛎、龙骨、枸杞、菟丝子各 15 克，北沙参、知母、牡丹皮各 10 克，浮小麦 20 克，甘草 3 克。6 剂。

用法：上方水煎服，每日 1 剂。嘱其禁忌辛辣油腻之品，勿生气。

2008 年 2 月 30 日二诊：患者服药平稳，头晕耳鸣减轻，仍阵发性烦躁出汗，入眠差。上方改浮小麦 30 克，龙骨、牡蛎改 20 克，菊花、夏枯草改 15 克。续服 10 剂。用法禁忌同前。

2008 年 3 月 16 日三诊：头晕耳鸣消失，阵发性烦躁出汗次数大为减少，睡觉平稳，不再急躁，大便调，舌苔薄黄，脉沉。上方调整如下。

处方：黄芩 9 克，当归、陈皮、女贞子、旱莲草、白芍各 12 克，菊花、夏枯草、生地黄、玄参、枸杞、菟丝子各 15 克，北沙参、知母、牡丹皮各 10 克，牡蛎、龙骨各 20 克，浮小麦 40 克，甘草 3 克。10 剂，用法禁忌同前。

1 个月后电话随访，上述症状消失。

25.17　头面抽动证一例

东某，男，82 岁。2007 年 7 月 8 日初诊。

主诉及现病史：患者左侧面部抽动 1 周，伴面部麻木不适，头晕耳鸣，口干，入眠差，便秘。血压 160/90mmHg。舌苔薄黄，脉沉弦。

诊断：头面抽动证。

辨证：肝肾阴虚，肝阳偏亢，肝风欲动。

治则：滋阴潜阳，平肝熄风。

处方：天麻、当归、白芍、黄芩、陈皮各 12 克，生地黄、牡蛎、龙骨各 15 克，防风、白芷、白附子、僵蚕、栀子、牡丹皮、郁金各 10 克，川芎、荆芥、红花、茯苓各 9 克，甘草 3 克。6 剂。

用法：上方水煎服，每日 1 剂。嘱其禁忌辛辣油腻之品，勿生气。

2007 年 7 月 16 日二诊：患者服药平稳，左侧面部抽动、麻木不适减轻，仍觉头晕耳鸣，血压 156/90mmHg，舌苔薄黄，脉沉弦。上方去荆芥，改牡蛎、龙骨各 30 克，续服 10 剂，用法禁忌同前。

2007 年 7 月 30 日三诊：左侧面部抽动次数明显减少，轻微麻木不适，头晕耳鸣减轻，大便偏稀，血压 150/90mmHg，舌苔薄黄，脉沉弦。上方稍作调整。

处方：天麻、当归、白芍、茯苓、陈皮各 12 克，牡蛎、龙骨各 30 克，生地黄 15 克，防风、白芷、白附子、僵蚕、牡丹皮、郁金各 10 克，川芎、红花 9 克，甘草 3 克。10 剂，用法禁忌同前。

2007 年 8 月 14 日四诊：患者左侧面部抽动消失，不再麻木，头晕耳鸣已止，入眠可，大便可，血压 140/90mmHg，舌苔薄黄，脉沉弦。病情基本痊愈，嘱续服 6 剂，巩固疗效，预防复发。平时禁忌辛辣油腻之品，保持心情舒畅。

25.18　崩漏一例

倪某，女，34 岁。2007 年 7 月 20 日初诊。

主诉及现病史：患者平时月经不规律，忽前忽后。现月经淋漓不断半个月，开始时量多，现已量少，色暗，伴腰痛，乏力。舌苔薄白，脉沉。

诊断：崩漏。

辨证：脾肾气虚，冲任失调。

治则：益气健脾，调补冲任。

处方：黄芪20克，生地炭、女贞子、旱莲草、陈皮各12克，生地黄、牡蛎、海螵蛸、棕榈炭、党参、枸杞、炒山药、菟丝子、仙鹤草各15克，炒蒲黄、白芍、当归各10克，炒白术9克，升麻炭6克，甘草3克。6剂。

用法：水煎服，每日1剂。注意休息。

2007年7月27日二诊：患者服药平稳，经血已止，腰痛，乏力，舌苔薄白，脉沉。上方去棕榈炭、升麻炭、炒蒲黄，改黄芪30克，加杜仲12克、续断12克、桑寄生15克。续服6剂。用法同前。

2007年8月6日三诊：患者未再流血，腰酸乏力减轻，舌苔薄白，脉沉。嘱上方续服6剂，巩固疗效。病告痊愈。

25.19　不孕一例

牛某，女，24岁。2007年7月5日初诊。

主诉及现病史：婚后2年未孕，平时月经后期，量少，小腹发凉，腰膝酸软。末次月经2017年6月26日。舌苔薄白，脉沉无力。

诊断：不孕。

辨证：肾虚冲任不足。

治则：益肾养血，调补冲任。

处方：当归、生地黄、女贞子、旱莲草、太子参、陈皮各12克，续断、枸杞、菟丝子、玄参、山药各15克，牡丹皮、川芎、茯苓、醋香附、炒白术、麦冬、白芍各9克，升麻炭6克，甘草3克。6剂。

用法：水煎服，每日1剂。

2007年7月13日二诊：服药平稳，腰膝酸软稍减，仍小腹发凉。此乃肾阳虚，胞宫虚寒所致，上方去升麻炭、生地黄，加熟地黄15克、肉桂7克、鹿角霜10克、紫石英30克。续服10剂，用法同前。

2007年7月26日三诊：患者服药平稳，不再腰酸，小腹凉减轻，现为经前期，上方调整如下。

处方：当归15克，熟地黄、女贞子、旱莲草、陈皮各12克，续断、枸杞、菟丝子、山药各15克，牡丹皮、川芎、红花、醋香附、炒白术、川牛膝、赤芍各10克，甘草3克。6剂，用法同前。

2007年8月5日四诊：服上方4剂，月经来潮，量较前增多，现月经渐净。给以促进卵泡发育方调理。

处方：当归10克，熟地黄、菟丝子、女贞子、旱莲草、续断、枸杞、菟丝子、山药各12克，山茱萸、巴戟天、鹿角霜各10克，紫石英30克，甘草3克。10剂，用法同前。

2个月后电话随访，已受孕。

25.20   胸痹一例

李某，男，76岁。2007年9月26日初诊。

主诉及现病史：经常感觉胸痛，胸闷，心悸，乏力，加重1周，伴纳差，大便偏稀。舌苔薄白，脉沉。

诊断：胸痹。

辨证：气血不足，心脉失养。

治则：益气养血，活血通脉。

处方：黄芪20克，丹参、续断、山药、枸杞、菟丝子、太子参各15克，当归、生地黄、陈皮各12克，红参、川芎、白芍、炒白术、红花、茯苓、木香、北沙参各10克，炙甘草9克。6剂。

用法：水煎服，每日1剂。避免生气和劳累。

2007年10月5日二诊：服药平稳，胸痛胸闷减轻，仍心悸乏力。上方改黄芪30克，太子参20克，加黄精12克。续服10剂，用法同前。

2007年10月18日三诊：患者偶有胸痛胸闷，心悸乏力情况减轻，饮食增加，大便已成形。上方去陈皮，加瓜蒌10克，续服10剂。

2007年11月4日四诊：患者胸痛胸闷消失，不再心慌，仍觉乏力，饮食可，二便可。舌苔薄白，脉沉。上方续服6剂，巩固疗效。2个月后电话随访，未再出现上述症状。

25.21   痛经一例

孔某，女，31岁。2008年8月26日初诊。

主诉及现病史：患者月经后期已半年，行经腹痛，小腹发胀，月经量少，色暗，乏力，腰膝酸软。末次月经2008年8月5日。舌苔薄黄，脉沉弦。

诊断：痛经。

辨证：肾虚肝郁。

治则：疏肝解郁，温肾养血，调理冲任。

处方：丹参、生地黄、枸杞、菟丝子、山药各15克，当归、赤芍、女贞子、旱莲草、陈皮、枳壳、熟地黄、怀牛膝各12克，红花、醋延胡索、川芎、白芍、牡丹皮、柴胡、炒白术、茯苓各10克，甘草3克。6剂。

用法：水煎服，每日1剂。嘱平时保持心情舒畅，禁忌辛辣油腻之品。

2008年9月5日二诊：患者服药平稳，胸部轻度胀痛，小腹发胀，现为经前期，上方加重温经活血之品，以促经来。

处方：丹参、生地黄、枸杞、菟丝子、当归、山药各15克，赤芍、女贞子、旱莲草、陈皮、醋延胡索、川牛膝各12克，红花、川芎、白芍、牡丹皮、柴胡、桃仁、蒲黄各10克，益母草20克，甘草3克。6剂。用法禁忌同前。

2008年9月13日三诊：行经3天，轻微腹痛，血量较前增多，胸部胀痛消失，腰酸乏力情况亦较前为轻。改舒肝解郁，温肾养血，调理冲任之法。

处方：生地黄、枸杞、菟丝子、桑寄生、山药各15克，当归、赤芍、女贞子、旱莲草、陈皮、枳壳、续断、熟地黄各12克，柴胡、炒白术、茯苓各10克，甘草3克。10剂。

待月经干净后开始服用，隔日1剂，用法同前。下次月经前改用二诊方6剂。

3个月后电话随访，行经正常。

25.22　月经过少一例

孔某，女，23岁。2007年11月3日初诊。

主诉及现病史：患者体质较弱，消瘦，平时月经后期，量少，1天净，色淡，乏力，腰膝酸软。末次月经2007年10月13日。舌苔薄白，脉沉无力。

诊断：月经过少。

辨证：心脾两虚，冲任不足。

治则：益气健脾，调补冲任。

处方：生地黄、党参、枸杞、黄芪、山药各15克，当归、菟丝子、女贞子、旱莲草、陈皮、熟地黄各12克，炒白术、川芎、白芍、醋香附、红花、茯苓各10克，甘草3克。6剂。

用法：水煎服，每日1剂。

2007年11月10日二诊：患者服药平稳，腰膝酸软减轻。考虑为经前期，上方加重活血通经之剂以催促经来。

处方：生地黄、党参、枸杞、黄芪、当归、山药各15克，菟丝子、女贞子、旱莲草、陈皮、川牛膝、熟地黄各12克，川芎、赤芍、醋香附、红花、桃仁各10克，益母草20克，甘草3克。6剂。用法同前。

2007年11月19日三诊：昨日月经来潮，经量较前增多，无腹痛，轻微腰酸。憋气有所改善，改用益气健脾、调补冲任法治之。

处方：生地黄、党参、枸杞、黄芪、山药各15克，当归、菟丝子、女贞子、旱莲草、熟地黄各12克，炒白术、白芍、醋香附、茯苓各10克，阿胶（烊化）9克，甘草3克。15剂，用法同前，20天左右服完。待下次行经再诊。

2007年12月20日四诊：患者服药平稳，腰膝酸软消失，不再乏力，精神转佳。昨日月经来潮，经量已达正常水平。效不更方，嘱患者月经过后再服上方10剂，巩固疗效。

25.23　尿频一例

贾某，男，81岁。2007年10月7日初诊。

主诉及现病史：患者尿频，遇冷加重，夜尿3～5次，伴乏力，腰膝酸软。舌苔薄白，脉沉无力。

诊断：尿频。

辨证：肾气不足，固摄无权。

治则：补肾益气，固涩小便。

处方：黄芪20克，菟丝子、玄参、枸杞、牡蛎、续断各15克，当归、生地黄、益智仁、女贞子、旱莲草各12克，红参、炒白术、知母、川芎、白芍、牡丹皮、桑螵蛸各10克，甘草3克。6剂。

用法：水煎服，每日1剂。

2007 年 10 月 15 日二诊：服药平稳，腰膝酸软减轻，小便次数无明显改善。考虑年老肾虚日久，难以一时纠正，故以上方加量续服。

处方：黄芪 30 克，菟丝子、枸杞、牡蛎、山药、续断各 15 克，当归、生地黄、益智仁、女贞子、桑螵蛸、旱莲草各 12 克，红参、炒白术、知母、川芎、白芍、牡丹皮、金樱子各 10 克，甘草 3 克。10 剂，用法同前。

2007 年 10 月 29 日三诊：患者夜尿次数较前明显减少，已不腰酸，腿觉有力。效不更方，上方续服 10 剂，巩固疗效。嘱其常服山药、核桃等，以善其后。

25.24 皮肤瘙痒症一例

魏某，男，33 岁。2006 年 12 月 17 日初诊。

主诉及现病史：患者经常皮肤瘙痒，近日加重，伴口干，乏力，便秘，平时喜食辛辣之品。舌苔薄黄，脉弦滑。

诊断：皮肤瘙痒症。

辨证：阴虚内热，血热生风。

治则：滋阴清热，凉血祛风。

处方：白鲜皮、生地黄、金银花、蛇床子、连翘、玄参各 15 克，板蓝根、地肤子、当归、赤芍、黄芩、枳壳各 12 克，防风、丹参、牡丹皮、秦皮各 10 克，甘草 3 克。6 剂。

用法：水煎服，每日 1 剂。禁忌辛辣油腻之品，忌酒，多喝水。

2006 年 12 月 26 日二诊：服药平稳，皮肤瘙痒减轻，仍大便不畅。上方去秦皮，加炒蒺藜 15 克，10 剂，用法禁忌同前。

2007 年 1 月 9 日三诊：服上方皮肤瘙痒基本消失，大便通畅，舌苔薄黄，脉弦滑。效不更方，上方续服 10 剂，巩固疗效。如果不再瘙痒，即可停药。禁忌辛辣油腻之品，忌酒，多喝水。

3 个月后电话随访，未再发生皮肤瘙痒。

25.25 便秘一例

曹某，男，16 岁。2006 年 11 月 11 日初诊。

主诉及现病史：经常便秘，2 日 1 次，时轻时重，口唇干燥，平时学习紧张，因怕上厕所而喝水较少。舌苔薄黄，脉沉弦。

诊断：便秘。

辨证：脾阴虚，大肠失于濡润。

治则：养阴健脾，润肠通便。

处方：火麻仁、生地黄、制何首乌、炒六神曲、焦山楂各 15 克，当归、麦冬、赤芍、玄参、知母各 12 克，陈皮、枳实各 10 克，甘草 3 克。6 剂。

用法：水煎服，每日 1 剂。嘱其平时禁忌辛辣油腻之品，多喝水。

2006 年 11 月 19 日二诊：服药平稳，便秘有所减轻，能每日 1 次，仍口干，舌苔薄黄，脉沉弦。考虑上方药力较轻，少许加量再服。

处方：火麻仁 20 克，生地黄、制何首乌、炒六神曲、焦山楂各 15 克，当归、麦冬、赤芍、玄参、郁李仁、知母各 12 克，陈皮、枳实各 10 克，甘草 3 克。10 剂。用法禁忌同前。

2006 年 12 月 6 日二诊：大便每日 1 次，基本通畅，不再口干。上方续服 10 剂，隔日 1 剂，用法同前。嘱其平时禁忌辛辣油腻之品，多喝水。

2 个月后电话随访，大便正常。

25.26　消渴一例

娄某，女，76 岁。2006 年 11 月 4 日初诊。

主诉及现病史：患糖尿病 10 余年，时轻时重，平时口服二甲双胍等降糖药物，血糖控制尚可。近日因饮食未完全注意，血糖增高，昨日查空腹血糖：10.3mmol/L，伴口渴，乏力，多汗，前来求中医治疗。舌苔薄黄，脉沉。

诊断：消渴（糖尿病）。

辨证：阴虚内热。

治则：养阴清热。

处方：玄参、天花粉、生地黄、牡蛎、山药各 15 克，葛根、黄芩、女贞子、旱莲草、炒枳壳、夏枯草、金银花、桑白皮、芦根、知母各 12 克，北沙参、牡丹皮、白芍、炒栀子各 10 克。6 剂。

用法：水煎服，每日 1 剂。嘱其平时禁忌辛辣油腻之品，注意按糖尿病饮食调理，多喝水。

2006 年 11 月 12 日二诊：服药平稳，口渴减轻，仍乏力。上方加黄芪 15 克，太子参 15 克。10 剂，用法禁忌同前。

2006 年 11 月 26 日三诊：口渴大减，渐觉有力，出汗减少，空腹血糖：8.2mmol/L，血糖较前有所下降。上方去牡蛎、枳壳，加麦冬 12 克。继服 10 剂，用法禁忌同前。

2006 年 12 月 10 日四诊：口渴症状基本消失，不再乏力，有时出汗，空腹血糖：7.2mmol/L，血糖渐趋正常。嘱上方续服 10 剂，巩固疗效。平时禁忌辛辣油腻之品，注意按糖尿病饮食调理，多喝水。

25.27　经期延长一例

宋某，女，27 岁。2006 年 10 月 7 日初诊。

主诉及现病史：平时月经按时，行经时间长，10 余天方净。现行经 10 天，量少，色暗，腰酸乏力。舌苔薄白，脉沉弦。

诊断：经期延长。

辨证：脾虚肝郁，冲任失调。

治则：疏肝健脾，调理冲任。

处方：当归、八月札、女贞子、旱莲草各 12 克，生地黄、枸杞、菟丝子、续断、山药、小蓟、侧柏炭、玄参各 15 克，白芍、枳壳、麦冬、炒白术、醋香附各 10 克，甘草 3 克。6 剂。

用法：水煎服，每日 1 剂。禁忌辛辣油腻之品，注意休息。

2006 年 10 月 15 日二诊：服药后流血停止。上方去侧柏炭，加山药 15 克，续服 10 剂，用法禁忌同前。

2006 年 10 月 29 日三诊：患者服药平稳，已行经 3 天，经量较前增多，腰酸乏力减轻。上方加侧柏炭 15 克、茜草 12 克，续服 6 剂。

2006 年 11 月 8 日三诊：行经 5 天经净，现无明显不适。为巩固疗效，二诊方续服 6 剂以善其后。

25.28 月经过多一例

李某，女，35 岁。2005 年 12 月 16 日初诊。

主诉及现病史：患者经常月经量多，1 周净。现行经 3 天，量多，伴心悸，乏力，面白无华，腰膝酸软。舌苔薄白，脉沉无力。

诊断：月经过多。

辨证：心脾两虚，冲任不足。

治则：益气健脾，调补冲任。

处方：黄芪 30 克，当归、菟丝子、旱莲草、生地炭各 12 克，熟地黄、枸杞、续断、山药、党参、桑寄生、女贞子、小蓟各 15 克，炒白术、醋香附、阿胶（烊化）、茜草各 10 克，甘草 3 克。6 剂。

用法：水煎服，每日 1 剂。

2005 年 12 月 23 日二诊：服上方 3 天经净，心悸乏力减轻。上方去茜草、小蓟，10 剂，用法同前。

2006 年 1 月 6 日三诊：服药平稳，无明显不适，上方去阿胶，续服 6 剂。

2006 年 1 月 18 日四诊：患者行经 3 天，经量较前减少，无明显不适。舌苔薄白，脉沉。上方续服 10 剂，巩固疗效。

3 个月后电话随访，月经按时，经量正常。

25.29 腰腿痛一例

孔某，女，46 岁。2005 年 11 月 3 日初诊。

主诉及现病史：患者经常腰痛，时轻时重，劳累受凉时更为明显。近日因外出劳动，劳累受凉，腰痛加重，伴右侧腿疼不适，发凉。舌苔薄白，脉沉。

诊断：腰腿痛（寒痹）。

辨证：肾虚感寒，筋脉失养。

治则：温经散寒，舒筋活络。

处方：黄芪 30 克，鸡血藤 20 克，当归、生地黄、女贞子、杜仲、木香、独活、伸筋草各 12 克，续断、枸杞、淫羊藿、狗脊各 15 克，川芎、白芍、炒白术、茯苓、红花各 10 克，甘草 3 克。6 剂。

用法：水煎服，每日 1 剂。嘱其避免劳累受凉。

2005 年 11 月 10 日二诊：患者服药平稳，腰痛减轻，仍下肢发凉。上方去茯苓，改杜仲 15 克，加桑寄生 15 克。10 剂。用法同前。

2005 年 11 月 24 日三诊：腰痛大减，下肢发凉好转，上方去木香、白术，加桂枝 10 克，续服 10 剂。

2005 年 12 月 8 日四诊：腰痛已止，下肢不再发凉，唯稍觉乏力。加党参 15 克，6 剂，巩固疗效。

25.30　乳汁不足一例

东某，女，27 岁。2004 年 10 月 25 日初诊。

主诉及现病史：患者产后 1 周，乳汁不足，纳可，乏力，气短。舌苔薄白，脉沉。

诊断：乳汁不足。

辨证：产后血虚。

治则：益气，养血，通乳。

处方：黄芪 20 克，当归、生地黄各 12 克，炒王不留行、通草、路路通、益母草、党参各 15 克，川芎、红花、白芷、炮穿山甲、桔梗各 10 克，甘草 3 克。3 剂。

用法：水煎服，每日 1 剂。

2004 年 10 月 29 日二诊：服药平稳，乳量开始增多，仍觉气短乏力。上方黄芪改为 30 克，党参改为 20 克，续服 6 剂，用法同前。

2004 年 11 月 6 日三诊：乳量增多，基本满足婴儿需求，有时感觉气短乏力。舌苔薄白，脉沉。嘱上方续服 3 剂，巩固疗效。

25.31　鼻衄一例

孔某，女，56 岁。2004 年 10 月 26 日初诊。

主诉及现病史：患者经常上火，鼻腔干燥，近日因食辛辣过多，出现鼻出血 2 次，量多，伴口干口苦，便秘。舌苔薄黄，脉弦滑。

诊断：鼻衄。

辨证：肺胃郁热，迫血妄行。

治则：清解郁热，引血下行。

处方：棕榈炭、旱莲草、枳壳、生地炭、白薇各 12 克，生地黄、玄参、黄芩、金银花、蒲公英、板蓝根、前胡、怀牛膝、白茅根、仙鹤草各 15 克，牡丹皮、赤芍、栀子、北沙参、知母、茜草、地骨皮各 10 克，甘草 3 克。6 剂。

用法：水煎服，每日 1 剂。禁忌辛辣油腻之品，多喝水。

2004 年 11 月 4 日二诊：患者服药平稳，未再发生鼻出血，口干口苦减轻，大便较前好转。舌苔薄黄，脉弦滑。上方去棕榈炭，续服 6 剂，巩固疗效。

1 个月后电话随访，未发鼻衄。

（整理人：颜秉甲）

26　颜世蝶医案 11 例

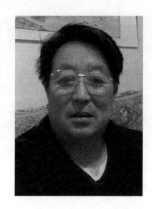

颜世蝶，1956 年生人，出身中医世家。16 岁开始随父学医，24 岁独自行医。1989 年考取中医医师合格证书；1995 年参加联合诊所；2013 年考为四级针灸师。擅长使用中医药治疗常见病、多发病、疑难病。

26.1　心悸一例

张某，女，48 岁。2013 年 3 月 14 日初诊。

主诉及现病史：素有心跳、心慌 20 年之久，呈阵发性发作，有时痛苦不堪，胃脘部喜顶一硬物方感舒适。曾服用补心丹、朱砂安神丸、中药汤剂等未效。刻诊：心跳、心慌，胃脘空虚不适，四肢无力。查其腹部平软无肿物，纳可，二便正常。舌质淡红，苔白而滑，脉弦细。

诊断：心悸。

辨证：水饮停留，上泛凌心。

治则：健脾祛湿，温化痰饮。

方药：苓桂术甘汤加味。

处方：茯苓 18 克，桂枝 6 克，炒白术 10 克，白芍 15 克，椿根白皮 12 克，川芎 10 克，当归 10 克，姜半夏 15 克，黄芩 10 克，甘草 10 克，葛根 15 克，生姜 10 克。水煎服，每日 1 剂。

2013 年 3 月 25 日二诊：服上方 6 剂，心跳、心慌、脘腹部不适症状基本消失，睡眠稍差。上方加炒酸枣仁 30 克，继续服用 6 剂。

1 年后随访，共服药 12 剂，诸症消失，至今未再发作。

按语　苓桂术甘汤记载于《伤寒论》第 67 条，为温阳化饮之剂。本例心悸初发病时，大多在夜半以后，此时多为阳生阴消之际，由于阳气不足，不能承顺阴阳消长之功，而发生口干不欲饮、舌苔白而滑等湿浊偏盛之候，故曰"水饮停留，上泛凌心"，发为心悸。用苓桂术甘汤为主，以温阳化饮；针对舌淡红、脉弦细等阴血不足之证，加入当归、川芎、白芍、葛根等敛阴养血，且可防茯苓、桂枝、白术、半夏辛甘淡渗太过；佐以黄芩、椿根白皮清热利湿，使水饮得化，阴血虚损得补，阴阳调和，诸症悉除。

26.2　多眠症一例

王某，男，36 岁。2017 年 12 月 6 日初诊。

主诉及现病史：患者时常嗜睡，日发多次，每次 10 分钟至半小时，有时骑自行车也可入睡，伴面部浮肿，气逆，纳呆，倦怠乏力，多汗便溏。舌质淡，苔薄白，脉缓滑无力。

诊断：多眠症。

辨证：脾胃虚弱，中气不和。

治则：健脾和胃，调和中气。

方药：五味异功散加减。

处方：党参 10 克，茯苓 10 克，白术 10 克，陈皮 10 克，生酸枣仁 10 克，远志 10 克，九节菖蒲 10 克，甘草 10 克，生姜 3 克，大枣 5 枚。水煎服，每日 1 剂。

2017 年 12 月 21 日二诊：上方服 3 剂后，嗜睡症状即好转，但仍时有睡意。上方加黄芪 30 克，嘱其服用 1 个月。

半年后随访，嗜睡症状治愈。

26.3　流行性腮腺炎一例

白某，男，16 岁。1994 年 3 月 20 日初诊。

主诉及现病史：今晨起床后发现两腮肿胀，稍感发热，饮食、睡眠正常，小便偏黄。查两侧腮腺明显肿大。舌苔薄黄，脉弦。

诊断：流行性腮腺炎。

辨证：素有积热，复感瘟毒，热毒郁积。

治则：清热解毒，消肿散结。

处方：金银花 12 克，板蓝根 12 克，马勃 3 克，芦根 20 克，生地黄 30 克，黄芩 10 克，连翘 12 克，丹参 10 克。

用法：水煎服，每日 1 剂。禁忌辛辣油腻之品。

1994 年 3 月 24 日二诊：服上方 3 剂，病情明显好转，腮腺肿大已消，昨晚发现右侧睾丸肿大，舌脉同前。上方板蓝根改为 15 克，加栀子 10 克、柴胡根 10 克。续服 2 剂，用法禁忌同前。

1994 年 3 月 27 日三诊：服药平稳，腮腺不再肿大，睾丸肿大已消。嘱其停药，以后要注意禁忌辛辣油腻之品，多喝水。

按语　本病多因平素积热，复遇瘟毒，热毒郁积而发。治当清热解毒，消肿散结。方中金银花、板蓝根、马勃、连翘、黄芩清热解毒，消肿散结；芦根、生地黄、丹参滋阴凉血，活血消肿。治疗及时，方药对症，故很快痊愈。

26.4　眩晕二例

★ 例一　曼某，女，46 岁。2008 年 8 月 29 日初诊。

主诉及现病史：患者经常头晕，昏沉不适，心慌乏力 3 个月，血压偏低。刻诊：头晕，昏沉不适，心慌乏力，面色苍白。舌质淡，苔薄白，脉沉细，双关偏弦。血压：100/80mmHg。

诊断：眩晕。

辨证：血虚肝旺。

治则：养血柔肝。

处方：生地黄30克，丹参30克，焦山楂30克。

用法：水煎服，每日1剂。

2008年9月8日二诊：服上方7剂，眩晕、心慌减轻，仍头部稍有不适。血压114/70mmHg。上方加川芎10克，牡丹皮10克。续服7剂，用法同前。

1个月后电话随访，上述症状消失。

按语　眩晕有虚实之分。本例除眩晕外，伴心慌乏力，面色苍白。舌质淡，实属血虚症状；脉细，双关弦为血虚肝旺之病。取丹参、生地黄、山楂养血潜阳为主，佐以和胃为治，加牡丹皮、川芎凉血清脑而获效。

★ **例二**　孔某，男，52岁。2018年10月15日初诊。

主诉及现病史：因工作之需，经常搞接待工作，无奈饮酒过多，常食辛辣之物，晚间再加班书写材料，熬夜过多，休息较少，有失生活规律。刻诊：头胀头晕，急躁易怒，口苦咽干，失眠多梦。舌边尖红赤，舌苔黄厚，脉象细弦数。血压：160/100mmHg。

诊断：眩晕（高血压）。

辨证：肝火偏旺，扰乱神明。

治则：平肝潜阳，滋养肝肾。

处方：龙胆草6克，代赭石12克，怀牛膝12克，杭菊花9克，杭白芍12克，钩藤10克，薄荷9克（后下），生栀子6克，黄芩9克，麦冬10克，玄参10克，生地黄10克，柴胡9克，生石膏10克，车前子9克（包煎），当归10克，石决明10克，甘草3克。3剂。

用法：水煎服，每日1剂。

2018年10月18日二诊：服上方症状减轻，血压150/95mmHg。上方加煅牡蛎10克，煅龙骨6克。续服3剂，用法同前。

2018年10月22日三诊：服上方症状继续减轻，血压140/90mmHg，已趋正常，余症悉减。近感腰部不适，上方加杜仲炭10克、续断10克。再进3剂，用法同前。

2018年10月25日四诊：急躁易怒，口苦咽干，失眠多梦已愈，血压正常，心情平稳，舌苔已正常，脉细数不弦。上方加知母6克，续服3剂，巩固疗效。如无其他情况，即可停药。

26.5　脏躁一例

李某，女，48岁。2003年4月5日初诊。

主诉及现病史：因精神刺激导致失眠，头晕健忘，寡言少语，怕见人，精神萎靡不振，有时自言自语，悲伤流泪。虽经治疗，精神渐觉好转，但神志一直不正常，时而哭笑无常，意识朦胧，模糊不清，语无伦次，胆小易惊，善于独自行走。舌淡苔白，脉细数。曾用多种镇静剂无效。

诊断：脏躁（重症神经官能症）。

辨证：平素胆虚郁热，复遇外界刺激，肝气不舒，气火痰郁结，蒙蔽神明。

治则：疏肝利胆，调节气机，清热利湿，豁痰开窍。

方药：方用十味温胆汤合甘麦大枣汤。

处方：茯苓 15 克，陈皮 10 克，法半夏 10 克，甘草 10 克，青竹茹 10 克，枳壳 10 克，生地黄 15 克，九节菖蒲 6 克，远志 6 克，太子参 15 克，大枣 8 枚，浮小麦 45 克。水煎服，每日 1 剂。禁忌辛辣油腻之品，保持心情舒畅。

2003 年 4 月 25 日二诊：上方加减调理 15 剂，上述症状基本消失，唯有时失眠。上方加炒酸枣仁 15 克、首乌藤 15 克，嘱再服 5 剂，巩固疗效。

2003 年 5 月 1 日三诊：精神正常，不适随诊。嘱禁忌辛辣油腻之品，保持心情舒畅。

26.6 口腔疼痛一例

赵某，男，42 岁。2013 年 9 月 16 日初诊。

主诉及现病史：4 天前曾患感冒，继之全口腔疼痛不适，不能咀嚼食物，口唇肿胀，似有肿块感，无寒热，大便干。平素嗜酒。舌净无苔，咽稍红赤而不肿，口唇稍暗，脉细。心肺及腹部均无阳性体征。

诊断：口腔疼痛。

辨证：平素嗜酒，伤及阴分，复感秋燥之邪，复伤阴分。

治则：滋阴清胃，佐以解毒清肝。

方药：玉女煎加味。

处方：知母 12 克，生石膏 18 克，牛膝 5 克，天冬 10 克，鲜生地黄 15 克，金银花 15 克，连翘 15 克，大青叶 6 克，马勃 4.5 克，白芍 10 克。3 剂，水煎服，每日 1 剂。禁忌辛辣油腻之品。

2013 年 9 月 21 日二诊：上方服 3 剂后，口腔疼痛症状基本消失，只残有咽干，左耳稍痛。上方加知母 15 克、龙胆草 7 克，继服 3 剂而愈。

按语 口腔多属脾胃之病，早在《灵素·脉度》就有"脾气通于口，脾和则口能知五谷矣"的记载。因此，对口腔疼痛的辨证治疗应从脾胃着眼。本例患者经常嗜酒，又遇秋燥，则脾阴虚，脾胃不和，口腔隐痛，唇红，脉细便干。此乃阴虚不能上润、下泽之候，治宜滋阴清胃为主，佐以解毒清肝。辨证用药正确，故能很快获愈。

26.7 前列腺增生一例

孔某，男，63 岁。2018 年 9 月 23 日初诊。

主诉及现病史：平时尿细，尿少，尿不尽感，每晚起夜七八次之多，排尿不尽，时而中断。曾住院治疗 1 周，疗效不佳，求余诊治。诊见面色㿠白，神疲乏力，口舌干燥，心烦失眠，大便秘结，尿无力，尿不尽。舌苔白腻，脉沉细。

诊断：前列腺增生。

辨证：脾气不足，肾阴虚弱。

治则：益气滋阴。

处方：熟地黄 12 克，山茱萸 10 克，茯苓 10 克，泽泻 6 克，怀山药 10 克，黄芪 10 克，太子参 9 克，车前子 10 克（包煎），菟丝子 10 克，巴戟天 6 克，猪苓 6 克，玄参 10 克，麦冬 10 克，知母 6 克，薏苡仁 10 克。3 剂，水煎服，每日 1 剂。禁忌辛辣油腻之品。

2018 年 9 月 27 日二诊：服药平稳，感觉内热。上方去熟地黄，加盐黄柏 6 克、萆薢 9 克，继服 3 剂，用法禁忌同前。

2018 年 10 月 2 日三诊：服药平稳，诸症悉减。上方加枸杞 10 克，继服 3 剂，用法禁忌同前。

2018 年 10 月 7 日四诊：诸症尽失，如若平人。为善其后，给以下方。

处方：巴戟天 6 克，萆薢 6 克，猪苓 6 克，茯苓 10 克，枸杞 9 克，生地黄 10 克。继用 5 天，水煎代茶饮，每日 1 剂。

26.8　反流性食管炎一例

孔某，女，55 岁，工人。2018 年 7 月 9 日初诊。

主诉及现病史：胃脘灼热疼痛半年，胸脘胀满，食后反酸，并吐出食物二、三口。曾在某医院检查，确诊为反流性食管炎。近日胃脘胀满加重，食管热极，食后反流，皆为酸味，时轻时重，伴有噎涩感，饮食不顺，嗳气不舒，心烦纳呆，面色萎黄，精神疲乏，情绪低落，语低话少，嗳气吞声。舌苔薄黄，脉滑数。

诊断：反流性食管炎。

辨证：肝气不舒，肝胃不和。

治则：疏肝理气，和胃降逆。

处方：清半夏 9 克，陈皮 9 克，茯苓 10 克，厚朴 9 克，柴胡 9 克，炒枳实 9 克，白芍 10 克，代赭石 10 克，鸡内金 6 克，连翘 10 克，黄芩 9 克，竹茹 10 克，知母 6 克，炒麦芽 10 克，生姜 3 片，大枣 3 枚。3 剂。

用法：每日 1 剂，水煎，分早晚 2 次温服。禁忌辛辣油腻之品，保持心情舒畅。

2018 年 7 月 13 日二诊：服药平稳，情绪稳定，诸症减轻。上方加麦冬 10 克、甘草 6 克，继服 3 剂，用法禁忌同前。

2018 年 7 月 18 日三诊：诸症继续悉减，唯胃酸未除，气短乏力。上方加海螵蛸 10 克、太子参 6 克，继服 3 剂，用法禁忌同前。

2018 年 7 月 22 日四诊：余症悉减，上方加香附 10 克、砂仁 6 克，继服 3 剂。

2018 年 7 月 25 日五诊：饮食正常，精神尚佳，情绪乐观，自感无不适。不再开药，嘱其饮食要有节制，生活有规律，精神亦愉快乐观，少食辛辣、甜食，近日多食汤粥，缓而养之。

26.9　郁证一例

王某，女，80 岁。2018 年 8 月 21 日初诊。

主诉及现病史：1 个月前因伤子之痛而出现精神抑郁，郁闷不乐，每日嗳气频频，食之无味，每日饮食很少，胸闷气短，时而恶心呕吐，情绪低落。近日口舌干燥，咳吐痰涎。舌红，舌苔白腻，脉弦数。

诊断：郁证。

辨证：肝气郁结。

治则：疏理肝气，化解郁结。

处方：北柴胡 9 克，炒枳壳 9 克，杭白芍 10 克，清半夏 9 克，黄芩 9 克，全当归 10 克，茯苓 10 克，薄荷 9 克，知母 6 克，生石膏 10 克，麸炒苍术 6 克，香附 10 克，鸡内金 6 克，陈皮 9 克，生姜 3 片，大枣 3 枚，藕节 3 个。3 剂。

用法：每日 1 剂，水煎，分早晚 2 次温服。禁忌辛辣油腻之品，保持心情舒畅。

2018 年 8 月 26 日二诊：服药平稳，诸症减轻。上方加青皮 6 克，继服 3 剂，用法禁忌同前。

2018 年 8 月 30 日三诊：诸症继续悉减，上方加郁金 6 克、竹茹 9 克，继服 3 剂，用法禁忌同前。

2018 年 9 月 2 日四诊：余症悉减，大便秘结，上方加大黄 4 克（后下），继服 3 剂。

2018 年 9 月 5 日五诊：大便已顺畅，余症消失，饮食正常，精神转佳，情绪乐观，自感无不适，病愈停药。

26.10　口腔溃疡一例

周某，女，17 岁。2016 年 2 月 9 日初诊。

主诉及现病史：患者感冒后 2 天，口腔及咽部疼痛不适，无发热、咳嗽。既往每次感冒后均发口腔及咽部疼痛，无其他病史及自觉症状。尿黄，大便可。查咽部红赤，咽部淋巴滤泡增生，软腭左侧有绿豆大溃疡面，色鲜红。舌苔薄白，脉滑数。

诊断：口腔溃疡。

辨证：肺胃郁热。

治则：清热泻火。

方药：三黄泻心汤加味。

处方：黄芩 10 克，黄连 10 克，大黄 6 克，大青叶 30 克，生甘草 6 克，蒲公英 30 克。3 剂。

用法：每日 1 剂，水煎，分早晚 2 次温服。禁忌辛辣油腻之品。

2016 年 2 月 13 日二诊：服药平稳，诸症减轻，仍尿黄。上方加黄柏 6 克、木通 3 克，继服 3 剂，用法禁忌同前。

上方服完，症状消失。

按语　肺胃郁热，热邪上行则易发溃疡。三黄泻心汤能去除肺胃郁热，故口腔溃疡能较快治愈。"肺为气之门，肾为气之根"，尿黄乃余火在肾所致，故加黄柏、木通去肾家湿热，尿黄好转。

（整理人：颜世蝶）

27　刘仲芹医案 3 例

刘仲芹，1950 年生人，曲阜德正堂第三代传人。中学毕业后随父从医，刻苦钻研医术，20 岁就开始坐堂行医，一生秉承"术道并重"祖训，每有重症均免费上门医治，行医近 50 年，在中医妇科、内科方面有很深的造诣。尤善治不孕不育、男子肾虚、少精、弱精、精液不液化等原因引起的不育症；妇女月经不调、痛经、宫寒、妇科炎症、卵巢早衰、子宫发育不良、多囊卵巢综合征等引起的不孕症；胎儿发育不良、小产、死胎、胎停等病症。总结多年临床经验，结合家学渊源，发挥中药在调经、促排卵、助孕方面的优势，取得了很好的疗效。

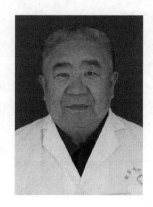

27.1　带下病一例

朱某，女，38 岁。1996 年 1 月 10 日初诊。

主诉及现病史：白带量多 2 个月。近期因工作劳累，饮食不规律造成白带明显增多，色白，质稀，无味，小腹坠胀，腰膝酸软，疲乏无力，纳少，二便可。月经经期 5～6 天，周期 23～24 天，量可，色暗红。舌淡苔白，脉细弱。

诊断：带下病。

辨证：脾虚肾亏，任带失固。

治法：健脾固肾，除湿升阳。

处方：党参 15 克，黄芪 15 克，山药 30 克，白术 20 克，茯苓 15 克，苍术 15 克，陈皮 12 克，车前子 15 克，狗脊 12 克，金樱子 15 克，海螵蛸 15 克，炙甘草 6 克。5 剂，水煎服，每日 1 剂。

1996 年 1 月 16 日二诊：白带略减，全身略感有力，小腹仍有坠胀，腰酸。上方加杜仲 15 克、枸杞 15 克，黄芪增加到 30 克。5 剂，每日 1 剂，水煎服。

1996 年 1 月 22 日三诊：白带明显减少，腰腹症状消失，精力较好，嘱继续服 5 剂。用法同前。

嘱其避免劳累；保持外阴清洁，勤换内裤；加强营养，多吃富含蛋白质、维生素、矿物质的食物，如瘦肉、蛋类、蔬菜、水果等，忌食生冷肥甘；调节心情。

按语　白带一症多因脾虚肾亏，任带失固所致。治以健脾益气，生阳除湿为主。脾为湿浊产生之源，是带下病产生的关键。健脾益气，复其运化之职，使湿无从产生，带无有以得，再加固肾摄精止带之品，使脾健肾强，阴精得固。

27.2 产后便秘一例

刘某，女，23 岁。1996 年 8 月 21 日初诊。

主诉及现病史：产后 20 天，排便困难。刻诊：20 天前足月顺产一女婴，产时有会阴侧切，产后第 3 天排便 1 次，质干，排便时伤口疼痛。出院后，畏惧会阴切口疼痛，大便时不敢用力，致使数日不便，现已 5 天未解。3 天前已有便意，感轻微腹胀。舌红苔薄，脉细数。

诊断：产后便秘。

辨证：血虚津亏肠燥。

治法：①灌肠：用 500 毫升温生理盐水灌肠，灌肠 1 小时后，顺利排出较硬宿便数枚，其后为软便。②内服中药：当归 30 克，生地黄 30 克，熟地黄 30 克，太子参 15 克，麦冬 12 克，桃仁 10 克，牡丹皮 12 克，木香 10 克，香附 15 克，肉苁蓉 12 克，杜仲 12 克，郁李仁 15 克，火麻仁 12 克，柏子仁 12 克，甘草 6 克。5 剂，每日 1 剂，水煎服。

1996 年 8 月 27 日二诊：患者诉服中药后大便较前软，仍干燥，1～2 日一行，5 剂服完大便如常。嘱其多食青菜，多喝水，不适随诊。

按语 本病多由产后亡血伤津，肠道燥涩，兼气虚推动无力，大肠传导不利所致。治宜补润，使之化源充足，肠道得润，不可用苦寒峻泻的药物，以免伤阴。在补润中加行气活血之品，使气机得畅。要嘱患者产后尽早起床适当活动，摩腹促进肠功能恢复，多饮水，多吃蔬菜水果，禁食辛辣油炸食品。

27.3 痛经一例

王某，女，16 岁。1987 年 6 月 24 日初诊。

主诉及现病史：行经腹痛 2 年余。刻诊：患者 13 岁月经来潮，近 2 年来每次行经第 1 天略感腹痛，不影响学习，持续 10 小时左右渐缓解。近半年来，逐渐加重，末次月经疼痛剧烈，甚至呕吐，口服月月舒颗粒不能缓解。平素月经周期正常，第 1 天量少，色暗，有小血块，第 2 天经量渐多，疼痛随之缓解。今经净 12 天，舌红苔薄黄，脉沉细。

诊断：痛经。

辨证：气滞血瘀证。

治则：理气调经，化瘀止痛。

处方：当归 15 克，川芎 12 克，桃仁 12 克，红花 15 克，鸡血藤 30 克，怀牛膝 10 克，香附 12 克，乌药 10 克，蒲黄 10 克，五灵脂 10 克，狗脊 10 克，白花蛇舌草 20 克，姜半夏 6 克，炮姜 6 克，炒薏苡仁 20 克，甘草 6 克。10 剂，每日 1 剂，水煎服。

1987 年 7 月 20 日二诊：月经提前 3 天来潮，5 天净，腹痛明显减轻，疼痛 3～4 小时消失。原方 10 剂，继续服。

1987 年 11 月 9 日随访，其母代诉，服药后近 3 个月月经周期未出现明显疼痛。嘱避寒凉，调压力，控制情绪波动。

（整理人：刘仲芹）

28　陈祥喜医案 2 例

陈祥喜，1949 年生人，出身中医世家。自幼随父（陈凡帧，曲阜老中医，擅长治疗不孕不育、偏瘫后遗症、颈肩腰腿痛等各种疑难杂症）学习中医。熟读各类中医书籍，博取百家之长。擅长运用中西医结合治疗不孕不育、偏瘫后遗症、颈肩腰腿痛等病证，疗效显著，深受当地百姓好评。

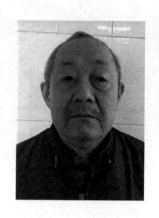

28.1　不孕症一例

王某，女，26 岁，公务员。2015 年 3 月 10 日初诊。

主诉及现病史：结婚 2 年，未采取避孕措施，一直不孕。平素经脉不调，时断时续，带下白浊，腹痛，腰酸冷痛，头晕乏力，饮食不香，瘦弱不孕。舌淡苔薄白，脉沉细无力。

诊断：不孕症。

辨证：气血俱虚，经脉不调。

治则：补益气血，补肾调经。

方药：毓麟珠加减。

处方：人参、白术（土炒）、茯苓、芍药（酒炒）、川芎、炙甘草、杜仲（酒炒）、鹿角霜、川椒各 15 克，当归、熟地黄（蒸，捣）、菟丝子（制）各 20 克，肉桂 6 克。10 剂。

用法：每日 1 剂，水煎，分早晚 2 次温服。忌食辛辣油腻，保持心情舒畅。

2015 年 3 月 20 日二诊：服上药后，感觉头晕乏力减轻，饮食有所改善。上方加黄芪 15 克，续服 10 剂，用法禁忌同前。

2015 年 3 月 31 日三诊：27 日月经来潮，腰腹疼痛缓解，月经量可。上方加泽兰、当归、红花、赤芍、丹参、香附、茺蔚子各 10 克，以活血化瘀，行气通滞促排卵。6 剂，用法禁忌同前。

2015 年 4 月 7 日四诊：上述症状减轻。去泽兰、当归、红花、赤芍、丹参、香附，加菟丝子 10 克、覆盆子 10 克、紫石英 15 克，以促孕。

1 年后随访，上方服完即怀孕，妊娠顺利，足月分娩 1 子。

按语　毓麟珠加减主治妇人气血不足，肝肾两虚，月经不调或后错色淡，或量少腹痛，或淋漓不断，腰膝酸软，小腹冷痛，性欲减退，身体瘦弱，久不受孕等症。方中以人参、白术、茯苓、甘草健脾补气；熟地黄、川芎、当归、白芍补血养肝，固冲任；菟丝子、杜仲、鹿角霜温肾养肝，益精补冲；川椒补命门之火，温煦胞宫，暖督助阳。诸药相合而达温养先天肾气以生精，培补后天脾气以化血，调摄冲任，暖宫助孕之效。经过 2 个月治疗调理而怀孕。

28.2　胁痛一例

张某，男，46 岁。1999 年 2 月 8 日初诊。

主诉及临床表现：胸胁苦满，往来寒热，呕不止，郁郁微烦，心下痞硬，有时隐痛，大便稀而灼热。舌苔黄，脉弦数有力。

诊断：胁痛。

辨证：少阳阳明合病。

治则：和解少阳，内泻热结。

方药：大柴胡汤。

处方：柴胡 12 克，黄芩、白芍、半夏、枳实各 9 克，生姜 15 克，大枣 4 枚，大黄 6 克。6 剂。

用法：每日 1 剂，水煎，分早晚各 1 次温服。忌辛辣油腻，保持心情舒畅。

1999 年 2 月 13 日二诊：服上方后胁痛减轻，吐泻消失，舌脉如前。上方去大黄，续服 6 剂。用法禁忌同前。

20 天后随访：胁痛、往来寒热等症状均消失。

按语　本证多由邪入阳明，化热成实所致。治宜和解少阳，内泻热结为主。往来寒热，胸胁苦满，表明病变部位仍未离少阳；呕不止与郁郁微烦，则较小柴胡汤证之心烦喜呕为重，再与心下痞硬或满痛、便秘或下利、舌苔黄、脉弦数有力等合参，说明病邪已进入阳明，有化热成实的热结之象。方中重用柴胡为君药，配臣药黄芩和解清热，以除少阳之邪；轻用大黄配枳实以内泻阳明热结，行气消痞，亦为臣药。芍药柔肝缓急止痛，与大黄相配可治腹中实痛，与枳实相伍可以理气和血，以除心下满痛；半夏和胃降逆，配伍大量生姜，以治呕逆不止，共为佐药。大枣与生姜相配，能和营卫而行津液，并调和脾胃，功兼佐使。方症相宜，共奏和解少阳、内泻热结之效。

（整理人：陈淑梅）

29　赵海臣医案1例

赵海臣，1947年生人。1963年在吴村联合卫生室随贾德明、陈良柱学习中医；1964年在吴村卫校（由山东省医疗队办）学习毕业；1966年回曲阜县吴村公社崔家屯村办卫生室；2000年所在馥森院卫生室纳入曲阜市第二人民医院一体化管理；2000~2006年4次被评为先进个人；2003年获曲阜市第二人民医院及曲阜市卫生局嘉奖；2013年4月光荣退休。擅长脾胃病、妇科病、心脑血管病的治疗。

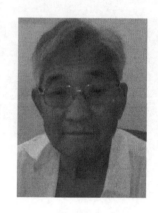

肾病综合征一例

张某，男，63岁。2017年6月16日初诊。

主诉及现病史：患者因头晕，面部及下肢浮肿，在山西省临汾市人民医院诊断为肾病综合征，住院治疗6个月未见好转，且逐渐加重，并下达了病危通知书。经朋友介绍来求余诊治。诊见全身浮肿，伴头晕乏力，动则喘促，面色黄，精神极差，舌苔白厚，脉沉无力。2017年6月13日实验室检查结果示：尿素10.5mmol/L，肌酐152.5μmol/L，血糖7.48mmol/L，总胆固醇8.25mmol/L，三酰甘油3.2mmol/L，低密度脂蛋白5.2mmol/L，血白细胞13.5×10⁹/L，血红蛋白117g/L，尿蛋白+++，尿潜血±，尿糖+，糖化血红蛋白7.6%。

诊断：肾病综合征。

辨证：肾气不足，肾阳虚。

治则：温补肾阳，益气养血。

处方：茯苓30克，猪苓30克，炒泽泻30克，炒车前子30克（包煎），瓜蒌皮30克，地骨皮30克，陈皮30克，汉防己15克，广木通20克，茵陈30克，辽五味子30克，远志30克，人参15克，蜜炙黄芪200克，山茱萸30克，蛇床子30克，川续断30克，巴戟天30克，土炒白术30克，炒白扁豆30克，滑石30克，海金沙30克，生甘草10克。水煎服，每2日1剂，分4次早晚服之，10剂为1个疗程。

二诊：服上方10剂，病情大有好转，精神转佳，面色红润。查血尿及蛋白尿消失，并能下地行走。按上方继服10剂，巩固疗效。

共服上方20剂，病愈。

（整理人：赵海臣）

30 孔宪章医案 15 例

孔宪章，1943 年生人。大专文化，副主任医师。自幼酷爱中医学，1958 年拜小雪前彭村三代中医世医陈高华先生为师，深得其传。参加工作后，边行医边刻苦深研中医医学，又承山东省中医学院沈梦周教授培养和教诲，学业渐进。1981 年到济宁地区首届中医进修班学习（1 年半）。从事中医临床工作 50 余载，精于中医肝病、肾病、心脑血管病和老年疑难杂症的治疗，尤其对胃脘痛、牛皮癣、不孕不育和小儿腹泻等疑难病症的治疗经验丰富。擅长重用附子屡起重症。参与编撰著作 3 部，在国家级和省级刊物上发表论文 38 篇，荣获优秀论文奖 15 篇。

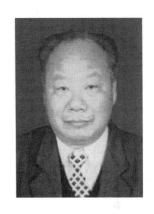

30.1 脱证一例

于某，女，71 岁。2012 年 5 月 9 日初诊。

主诉及现病史：患者体瘦多病，患高血压、冠心病多年。2006 年心脏介入 2 个支架，2008 年装心脏起搏器维持生命，2012 年 3 月切除子宫肌瘤。多次住院，寻医求药，久治不愈。刻诊：形体羸瘦，贫血貌，喘息抬肩，声音低微，心悸大汗，四肢厥冷，手凉过肘，足凉过膝，纳差，便秘，2~3 天 1 次，右手震颤不停。舌淡苔白少津，有齿痕，脉散乱如雀啄屋漏。

诊断：脱证。

辨证：亡阳欲脱（五脏俱虚）。

治则：救阳固脱，温肾纳气，益阴潜阳，活络通便。

方药：四逆汤加味。

处方：生鳖甲、生龟甲各 15 克（研碎，先煎），生龙骨、牡蛎各 30 克（研碎，先煎），煅磁石 30 克（研碎，先煎），当归 25 克，炒白芍 20 克，熟附片 150 克（先煎 1 小时），山萸肉 30 克，生山药 30 克，阿胶 10 克（烊化服），干姜 30 克，肉桂 10 克（研后下），生晒参 30 克，麦冬 10 克，五味子 15 克，葛根 30 克，黄芪 100 克，云苓 15 克，砂仁 6 克（研后下），丹参 20 克，炒麻仁 30 克（研），广地龙 12 克，全虫 10 克，蜈蚣 2 条，炙甘草 30 克，大枣 6 枚，鸡子黄 2 枚，蜂蜜为引。5 剂。

用法：水煎服，每 2 日 1 剂，每日 3 次，饭前服。忌生冷辛辣，注意保暖。

2012 年 5 月 19 日二诊：服药平稳，手抽搐甚，温热药轻，加活血药。

处方：龟板胶 10 克（烊化服），生龙骨、牡蛎各 30 克（研碎，先煎），煅磁石 30 克（研碎，先煎），当归 30 克，炒赤芍、炒白芍各 15 克，熟附片 250 克（先煎 1 小时），干姜 50

克，山萸肉 30 克，生山药 30 克，辽细辛 15 克，阿胶 10 克（烊化服），桂枝 20 克，葛根 50 克，全虫 9 克，蜈蚣 2 条，黄芪 120 克，炒桃仁 10 克（研），红花 10 克，肉苁蓉 20 克，鹿角胶 10 克（烊化服），炒麻仁 30 克（研），广地龙 12 克，力参 20 克，炒枳壳 15 克，炙甘草 30 克，生白术 50 克，三七粉 3 克（冲服），大枣 5 枚，鸡子黄 2 枚，黄酒半斤，蜂蜜为引。5 剂，水煎服，每 2 日 1 剂，每日 3 次，饭前服。

2012 年 6 月 2 日三诊：服药后，汗少，身体转温，心悸轻，能入睡，大便通，右手微有力，舌淡红，苔薄白，脉沉细无力。

处方：龟板胶 10 克（烊化服），天麻 10 克（研），生龙骨、牡蛎各 30 克（研碎，先煎），煅磁石 30 克（研碎，先煎），生山药 50 克，干姜 90 克（研），辽细辛 15 克，阿胶 10 克（烊化服），桂枝 30 克，葛根 30 克，当归 30 克，炒赤芍、炒白芍各 15 克，川芎 10 克，熟附片 400 克（先煎 1 小时），山萸肉 90 克，鹿角胶 10 克（烊化服），黄芪 120 克，广地龙 12 克，炒桃仁 10 克，红花 10 克，力参 20 克，生白术 50 克，丹参 20 克，灵芝 15 克，炒枳壳 15 克，炙甘草 30 克，大枣 6 枚，鸡子黄 2 枚，黄酒半斤，蜂蜜为引。5 剂，水煎服，2 天 1 剂，每日 3 次，饭前服。嘱其轻微活动，多晒太阳。

此后视病情变化，以上方加减调理半年而康复，并延长寿命 5 年余，2016 年 7 月因心衰病故医院。

按语　本案遵医圣《伤寒论》少阳证，脉细微，但欲寐。为亡阳欲脱之证，治以四逆汤为宗旨，回阳救逆。此为火神派新推崇"阳药运行，阴邪化去"之法，屡克危急重症，疑难杂症，有回天之力，值得学习研究和传承。

30.2　头痛（顽症）一例

孔某，男，13 岁。2000 年 10 月 13 日初诊。

主诉及现病史：患者头痛 2 年余，每于寅时（夜间 4 点）发病，部位从前额到巅顶，痛如刀劈。曾多次在省、市、县级医院就诊，行颅脑 CT、磁共振检查未发现异常，病服用多种西药治疗未效。刻诊：体重超标，神衰气短，困倦，无汗，不发热，口不渴。舌淡胖，齿痕深，脉沉紧。

诊断：头痛（顽症）。

辨证：寒湿瘀阻，太阳少阴证。

治疗：扶阳解表，峻逐寒湿。

方药：麻黄附子细辛汤加味。

处方：麻黄 10 克，制附子 60 克（先煎 1 小时），辽细辛 10 克，桂枝 15 克，干姜 50 克（研），川羌活 10 克，蔓荆子 10 克（研），全虫 6 克，蜈蚣 2 条，甘草 30 克，生姜 100 克，大枣 6 枚。3 剂。

用法：水煎服，每日 1 剂。每剂药煎药汁 3 碗，每晚服 2 次，服药后半小时喝热粥以助药力。加厚衣被，微微出汗为宜。禁忌辛辣油腻，多喝水，避免受凉。

二诊：服药无汗出，余症略同。因病久寒湿重，制附子、干姜量轻难以奏效。

处方：麻黄 10 克，制附子 120 克（先煎 1 小时），辽细辛 10 克，桂枝 15 克，干姜 80 克（研），川羌活 10 克，蔓荆子 10 克（研），全虫 9 克，蜈蚣 2 条，甘草 30 克，生姜 120 克，大枣 5 枚。3 剂，服法同上。

三诊：服药后晚 10 点腹有肠鸣，身微汗，水泄 2 次，无腹痛，头痛大减，已能入睡。因体胖长期受冷挟湿，病长体虚，舌淡苔白腻，脉弦滑。治以健脾化湿。改用半夏白术天麻汤加减。

处方：炒山药 30 克，生半夏 30 克，云苓 30 克，陈皮 10 克，天麻 10 克，厚朴 10 克，砂仁 10 克（研后下），泽泻 12 克，蔓荆子 12 克（研），甘草 10 克，生姜 30 克，大枣 5 枚。5 剂，水煎服，每 2 日 1 剂，饭前服，避免受凉。

四诊：精神好，头痛轻，入睡甜，纳增，随后复诊 2 次，共投 10 剂，痊愈。

随访一个月，头痛再未复发，2017 年结婚生女婴已 10 个月。

按语　《黄帝内经》曰："真气从之，病安从来。"患者体胖怕热，几年来，暑天祖父放其头顶处电风扇降温，直吹半夜，日久天长，使寒邪循太阳经入里，阳气大伤，寒中少阴之经，又复外逢太阳，督脉大伤，以致发生顽固性头痛。头为诸阳之汇，痛为不通。头痛时间为凌晨 3～5 点，为寅时足太阳膀胱经，寒凝瘀阻阳气至巅顶（百会穴），故不通而痛。

30.3　婴儿发热误汗一例

孔某，男婴，近 4 个月。1986 年 8 月 8 日初诊。

主诉及现病史：其母代诉患儿发热半天，下午到卫生室诊治，体温 38.9℃，无咳嗽、呕吐，诊为小儿感冒发热，给以注射及口服退热药物（药品不详）治疗，并嘱服药后多喝水。用药后晚 10 点热退，并开始出汗，至天明患儿出汗过多，巾被已浸湿一半，眼不睁，喘甚，急送某院救治。住院半个月时好时坏，身体十分虚弱，之后回家调养，家人担心，求余诊治。诊见患儿面色苍白，瘦弱，喘息无力，不吃乳，腹不胀，手脚发凉，用手摸患儿后背，微温并潮湿。

诊断：婴儿发热误汗（少阴证）。

辨证：发热误汗，损伤阳气。

治则：温阳救逆。

方药：四逆汤加味。

处方：力参 10 克，制附片 10 克（先煎 1 小时），干姜 6 克（研），山萸肉 10 克，炙甘草 15 克，葱白 2 根。

用法：1 剂煎 2 次，滤出药汁约 250 毫升，1 小时服 1 次，每次服 10～15 毫升，药要热服，注意保暖。

1986 年 8 月 9 日二诊：早晨来人诉说，灌药顺利，眉头有点汗，手欲动，大喜过望，再服 1 剂。

1986 年 8 月 10 日三诊：眼微睁，体温，有微汗。病重药轻，调方如下。

处方：制附片 30 克（先煎 1 小时），干姜 12 克（研），五味子 3 克（研）。1 剂，服法同上。

1986 年 8 月 14 日四诊：大便 1 次，有哭闹声，能哺乳，一切正常，遂即停药并嘱其加强调护。

随访 30 余年，无任何疾患，身心健康。

按语　患儿发热一般为伤寒证，治疗都以清热解毒退热为原则，因用药不当，误汗（亡阳）很少见，这对 4 个月的婴儿实乃亡阳之危。伤寒论"四逆汤"回阳救逆是救命主方，重用附子、干姜，达到温药运行，维持一个有益的体温环境，从而达到助力驱邪的目的，为"火神派"一大特色经验。先辈祝味菊先生在《伤寒质难》中说"所以克奏平乱祛邪之功者，阳气之力也，夫邪正消长之机，一以阳气盛衰为转归，善护真阳者，即善治伤寒此要诀也"。

小儿为哑科，稚阴稚阳，变化极大，诊以望、问、触为主要手段，背属阳，温而有汗，为生机特征。这也是先辈陈高华尊师的经验。

30.4　萎缩性胃炎一例

董某，女，43岁。1981年4月10日初诊。

主诉及现病史：患慢性胃炎1年余，中、西药治疗未间断，时好时坏，又服泻下中药数次，病情更严重，纳少，大便干，体瘦无力。1979年4月胃镜确诊为：萎缩性胃炎，胃张力较低，蠕动也缓慢减弱，隆起的纤维样皱裂纹理变细，为中重度。曾多次住院治疗，效果不显。刻诊：形体羸瘦，重度贫血，搀扶才能活动，气短懒言，神疲乏力，畏寒肢冷，厌食，胃胀不通，干渴喜热饮，大便数日1次，很难解（解时必用开塞露，状如羊屎）。舌淡白，有很深齿痕，脉沉伏无力。

诊断：萎缩性胃炎（胃脘痛）。

辨证：脾肾阳虚，中焦升降失调。

方药：附子理中汤合温脾汤加味。

处方：红参10克，干姜30克（研），生白术80克，木香6克，砂仁6克（研后下），制附片60克（先煎1小时），当归30克，肉苁蓉30克，熟川军6克，炒麻仁30克（研），炙甘草30克，大枣6枚，蜂蜜30克为引。6剂。

用法：水煎服，每日1剂，分3次温服。禁忌生凉辛辣油腻，食以小米粥，注意保暖。

1981年4月18日二诊：服药后无不舒，精神好转，余症同前，病重药轻，效不显。上方加量。

处方：制附片150克（先煎1小时），干姜60克，熟川军改生川军9克同煎。6剂，服法同上。

1981年4月30日三诊：胃胀减轻，有肠鸣音，畏寒轻，大便已通。

以上方为基础方，揆度奇恒，辛开苦降。方药以四君子汤、当归补血汤、建中汤、泻心汤、猪肤汤等加减调理3月余，胃胀大减，食欲渐增，能下床活动，大便能解，2日1次，大喜过望，又坚持治疗半年，基本恢复正常。1985年钡餐透视胃呈瀑布型，有张力。病情已基本康复，体重为60公斤，月经来潮2次，能操持家务，心中十分感激。于2016年11月因冠心病去世，享年72岁。

按语　萎缩性胃炎属中医"胃脘痛"、"痞满"等范畴。本案为脾肾阳虚，病久失治，气血双亏，胃失濡养，为虚虚实实疑难杂症，治疗颇为棘手。"肾主二关"，"通则不痛"，治疗上当以标本兼治，温肾通阳为主，佐以健脾和胃，调理中焦，补气和血，佐以通下。为防癌变，后期方中应用了半枝莲、白花蛇草清热解毒；通便重用鸡屎藤30～120克、川军猪肤汤；活血化瘀药石见穿、莪术、当归、桃仁、赤芍等；虫类药九香虫、蜣螂、全虫搜风剔毒；保护胃黏膜药用鸡内金、凤凰衣、蜂蜜、猪胃（以胃补胃）；针对胃阴不足，以沙参、乌梅、芍药甘草汤等酸甘化阴，白芍量30～100克。针对病机，救阳扶逆药物药量要重，如制附子量60～300克，干姜30～100克，肉桂10～30克，以达"阳药运行，阴邪化去"之目的。这也是火神派的经验认识。

另外，对于慢性病患者，治疗时切记要诊断明确，不要盲目用药，不要心急贪功，需谨守病机"因机灵变，精准治疗，一人一方，做到丝丝相扣，有效守方，以静观变而达到治疗目的"。这也是治疗疑难杂症的亲历体会，临症 10 余例危重患者均脱险而愈。

30.5 湿疹性皮炎一例

吉某，女，59 岁。2017 年 5 月 4 日初诊。

主诉及现病史：患者平素健康，嗜浓茶、肉类食品，喜凉怕热，久之全身皮肤经常作痒出皮疹，瘙痒，有灼热感。经抗过敏治疗后，稍有好转，但不久皮肤又作痒，反复多年，夜间更甚，影响睡眠，挠抓至出血，方能解苦。两年来曾多次到多家医院求治，效果不明显。刻诊：形体消瘦，痛苦面容，烦躁不安，全身皮肤粗糙，整个背部皮肤破损，色素沉着，糜烂，溃疡处不断渗出液体，味臭，部分皮肤剥落，呈苔藓样变，口干，大便干结，数日一解。舌暗红，苔白腻略黄，脉沉细数无力。

诊断：湿疹性皮炎。

辨证：湿热内蕴，血燥生风，肌肤失养。

治法：清利湿热，祛风润燥，解毒止痒。

方药：桃红四物汤合消风散加味。

处方：荆芥 15 克，防风 10 克，生地黄 30 克，当归 20 克，赤芍 30 克，川芎 30 克，炒桃仁 10 克（研），红花 10 克，乌梢蛇 30 克，制何首乌 30 克，白鲜皮 30 克，牡丹皮 12 克，炒栀子 10 克，全虫 10 克，蜈蚣 3 条，生石膏 50 克，知母 15 克，苦参 20 克，乌梅 10 克，蜂房 10 克，川军 15 克，土茯苓 20 克，忍冬藤 30 克，路路通 15 克，生甘草 15 克。5 剂。

服法：水煎服，每日 1 剂，第 4 煎加花椒 30 克煎水外洗患处。禁忌辛辣油腻之品、生气、浓茶。微出汗，避风寒。

2017 年 5 月 8 日二诊：背部病位全部结痂，如霜样，瘙痒轻，泻下 10 余次，舌暗苔退，脉沉细。药已中病，患者大喜过望。热毒渐去，阳虚湿瘀之象已现，改为温阳健脾，化湿祛瘀法治之。

处方：生地黄 30 克，当归 20 克，赤芍 30 克，川芎 15 克，炒桃仁 10 克，红花 10 克，乌梢蛇 30 克，制何首乌 30 克，白鲜皮 30 克，熟附片 60 克（先煎 1 小时），干姜 30 克，土茯苓 30 克，炒苍术 30 克，薏苡仁 30 克，桂枝 30 克，沙苑子 15 克，地肤子 15 克，川军 10 克，蜂房 10 克，苦参 20 克，黄芪 60 克，鸡血藤 60 克，路路通 15 克，甘草 15 克。10 剂，服法同上。

10 剂服完，脱屑尽去，无一点痕迹，痊愈。随访至今，安然如故，顽疾从未复发。

按语 湿疹是一种常见的皮肤病，病因繁多，变化无常，有些患者常年累月不愈，反反复复，成为一种长期慢性皮肤病，治疗很棘手。本例患者素为湿热之体，久之肝脾肺失调，形成湿疹，长期挠抓皮肤破损溃烂出血，肌肤失养，血不荣肌，便形成湿疹性皮炎。治疗取桃红四物汤调血之功，其中生地黄清热凉血；当归、赤芍、川芎、桃仁、红花有祛瘀之功，配栀子、牡丹皮、生石膏、忍冬藤、川军清热泻下解毒，邪去正自安；荆芥、防风、乌梢蛇、刺蒺藜祛血中之风；白鲜皮、土茯苓、何首乌、乌梅、苦参、蛇床子清利湿热，润燥止痒；久病入络，风燥邪毒客于经络之间，故用全虫、蜈蚣、蜂房搜风剔毒，消瘀解痉；生甘草调和诸药，共奏奇效。

外之腠理，内之五脏六腑，全赖肾中阳气之温煦。肾为一身阳气之根本，阳气不足则体表卫阳不充，难以发挥于固护津阴、调和营卫之功能。背为阳，腹为阴，二诊从舌脉辨证为一派湿性阳虚证，治疗以扶阳抑阴、健脾利湿为本。方中重用熟附片、干姜、薏苡仁、苍术、土茯苓、黄芪益气健脾祛湿；桂枝、鸡血藤温经活血，"温药运行，阴邪化祛"，这是火神派治疗疑难杂症的特色之一。笔者曾以上述方法，用于 8 例牛皮癣患者，治愈 7 例，好转 1 例，效果显著；21 例湿疹性患者，治愈 17 例，好转 4 例，另外 1 例 6 年多的皮炎，加服防风通圣丸 2 盒，痊愈。

30.6　慢性泄泻一例

苏某，男，65 岁。2015 年 11 月 10 日初诊。

主诉及现病史：患者泄泻 10 余年，形体虚弱，脏腑失调，脑梗死 5 年余，做心脏搭桥术 1 次，介入支撑架 1 次，血糖偏高。每年多次住院，腹泻时好时坏，至少每天 3~4 次。2014 年秋突发暴泻，昼夜 30 余次。刻诊：慢性病容，形体虚弱，大肉尚未脱，纳少，泄泻完谷不化，喜热饮，恶寒，腰膝冷疼，四肢不温。舌淡胖白滑，有齿痕，脉沉细弱，右手尤甚。

诊断：慢性泄泻。

辨证：命门火衰，脾土不温。

治则：补火暖土，固涩止泻。

方药：理中汤合桃花汤加味。

处方：熟附片 100 克（先煎 1 小时），干姜 60 克，炮姜 30 克，党参 30 克，炒苍白术各 30 克，云苓 30 克，煨肉蔻 10 克，炒补骨脂 30 克，肉桂 10 克（后下），炒芡实 15 克，赤石脂 100 克，禹余粮 30 克，仙鹤草 120 克，诃子肉 12 克，乌梅炭 10 克，胡椒 5 克，炒神曲 15 克，甘草 10 克，大枣 6 枚。5 剂。

服法：水煎服，每日 1 剂，饭前服。禁忌生冷油腻及凉气，注意保暖。

2015 年 11 月 16 日二诊：服药无变化，上方续服 5 剂，服法同上。

2015 年 11 月 22 日三诊：泄泻减轻，食物已化，溲少，脉沉弱。以理中汤、参苓白术散、四神丸加味，续服 5 剂，服法同上。

2015 年 11 月 28 日四诊：每日泄泻 2 次，纳增。辨证仍为脾肾阳虚之象，制附片改为 300 克（先煎 1 小时）、改为炮姜 50 克，续服 5 剂，服法同上。

以上方加减治疗 3 个月，体征好转，大便每日 1 次，体重增加约 10 斤。继续巩固治疗半年，10 多年痼疾痊愈。随访 2 年无大病反复，在家疗养，身体良好，从未再住院。

按语　患者泄泻 10 余年，常年住院，加之大病久病及手术多种因素，导致中阳被伤，脾阳虚损，运化失司，使泄泻常年不愈，气血生化无源，以致身体虚羸，先后天并损，中州、五脏、六腑损伤，穷必及肾，下元亏虚，命门火衰，肾阳不振。王和安云："但温其中宜理中，温其中兼温其下宜四逆。"故治以四逆、理中为大法。本案实为疑难杂症，治疗十分棘手，需要医患双方树立长期治疗的信心，一定不要急躁，医者不要贪功，急于求成。要谨守病机，辨病与辨证相结合，用药上环环相扣，要做到效中守方，治病求本。笔者体会：肾阳不足，命门火衰的治疗，非重剂而不效，制附子一般用量在 100~400 克，干姜 30~100 克，炮姜 15~50 克。方中肉桂能加强温阳之功，合赤石脂固肠止泻，两者相须为用，相反相成，合而用之故立见成效。这是火神派用药真机中的最重要之处，依此法临床治疗 50 例均收到良好效果，同时治疗期间禁忌辛辣油腻生冷之品，亦十分重要。

30.7 亚健康状态一例

张某，男，84 岁。2018 年 4 月 7 日初诊。

主诉及现病史：患者牙痛，牙龈出血 2 月余。曾 3 次住院治疗，效不显著，时好时坏。曾患糜烂性胃炎 30 余年；肺结核病史多年。自述每年查体各项指标都在正常范围，自觉身体虚弱。刻诊：面黄羸瘦，体重 36 公斤，中度贫血。耳聋 20 余年，纳少，胃脘胀满，大便干，3～5 天 1 次。常觉畏寒，四肢凉如冰（手凉过肘，足凉过膝），夏季仍穿秋装，睡眠差，口不渴。舌淡红苔薄白，脉沉细无力。

诊断：亚健康状态。

辨证：上实下虚，阴盛格阳。

治则：扶阳育阴，引火归源，健脾和胃，温经散寒通络。

方药：先实后虚，先标后本，潜阳封髓丹，温脾汤加味；而后标本兼治，整体调理，益气温经，当归四逆汤加味。

处方：制附子 30 克（先煎 1 小时），生龟板 30 克，肉桂 9 克（研末冲服），砂仁 6 克（研后下），盐黄柏 12 克，辽细辛 6 克，白芷 9 克，蜂房 10 克，生晒参 20 克，当归 30 克，炮姜 10 克，川军 10 克，全虫 6 克，荜茇 5 克，甘草 6 克。3 剂，水煎服，每日 1 剂，每日 3 次凉服。

2018 年 4 月 10 日二诊：服后大便泻 3～5 次，牙痛减轻，效不更方，继服 3 剂，服法同上。

2018 年 4 月 14 日三诊：大便通，牙痛愈，胃开思食，精神好转，舌淡红，脉沉细。改为益气潜阳，标本兼治。

处方：熟附片 50 克（先煎 1 小时），煅磁石 30 克（先煎 1 小时），生龟板 20 克（先煎 1 小时），肉桂 6 克（研末冲服），生晒参 20 克，当归 20 克，炒麻仁 20 克（研），肉苁蓉 20 克，川军 9 克，生白术 80 克，生黄芪 60 克，鸡血藤 60 克，炒桃仁 10 克，红花 10 克，红景天 20 克，炒枳壳 20 克，辽细辛 6 克，桂枝 15 克，甘草 6 克。5 剂，水煎服，2 日 1 剂，每日 3 次温服。药渣煎后烫脚半小时，每日 1 次。

2018 年 5 月 7 日四诊：服药半月余，牙痛痊愈，大便 2 日 1 次，纳增，四肢渐温。仍无力，身体较舒服，心情好转。舌淡白，脉沉细无力。方以当归四逆汤加味，回阳救逆。

方药：熟附子 100 克（先煎 1 小时），桂枝 20 克，干姜 40 克，黄芪 100 克，当归 30 克，赤芍 15 克，川芎 10 克，生晒参 10 克，生白术 80 克，炒桃仁 10 克，红花 10 克，鸡血藤 60 克，肉苁蓉 20 克，川牛膝 15 克，炒枳壳 15 克，川乌、草乌各 20 克，鹿角胶 10 克（烊化服），紫河车 9 克，广地龙 12 克，红景天 30 克，炒神曲 15 克，炙甘草 10 克，生姜 30 克，大枣 6 枚，黄酒半斤。5 剂，水煎服，2～3 日 1 剂，每日 2 次温服，多食粥养胃，药渣仍烫脚，需多活动。

2018 年 6 月 1 日五诊：服药 20 余天，大便 2 日 1 次，纳增，脉沉细有力，四肢转温，身感有气力，想活动，入睡可。舌淡红无苔，脉沉细有力，上方略有加减。

处方：熟附片 150 克（先煎 1 小时），桂枝 30 克，干姜 60 克，生晒参 15 克，生白术 80 克，熟地黄 20 克，当归 30 克，黄芪 120 克，炒桃仁 10 克，红花 10 克，鸡血藤 60 克，赤芍 15 克，川芎 15 克，肉苁蓉 15 克，金毛狗脊 15 克，麦冬 10 克，五味子 10 克，脱力草 120 克，功劳叶 15 克，炒神曲 15 克，炒枳壳 15 克，炙甘草 15 克。5 剂，服法同上。

2018 年 6 月 20 日六诊：四肢转温，大便 2 日 1 次，食渐增，舌脉同上，为巩固疗效，继服 5 剂。

2 月余共服 30 余剂，身体基本康复。元旦随访，厥冷已除，有温热感，入冬后手足未再发生冻伤。

按语   笔者认为：老年亚健康状态较为常见，治疗非易，大多一身尽病，处方用药往往无处下手。《素问·生气通天论》中说："阳气者，若天与日，失其所则折寿而不彰，故天运当以日光明。"鉴于此，笔者认为年老体弱，五脏俱衰，主要是先后天衰弱，机体失调，形成虚虚实实，虚实夹杂，"阴盛格阳"。所以临床治疗需从中医学宏观的辨证，以整体观念来调整。该患者为特禀性体质，"阴盛阳衰"，上实下虚，寒热错杂。《伤寒论》曰："手足厥寒，脉细欲绝者，当归四逆汤主之。"当归四逆汤为仲景之奇方。临床需结合患者体质症状来选方用药，无论是经方时方以有效为准则。需谨守病机，精准治疗，"急则治其标，缓则治其本"，或标本兼治。孔子曰："仁者寿，智者乐，仁者见仁。""四逆汤"为回阳救逆的神丹妙药。扶阳育阴，温阳潜镇对虚实夹杂、阴阳失调亚健康状态的疑难杂症亦有回天之力。结合临症或选用补晓岚前辈的补一大药汤加味（干姜、川芎、云苓、泽泻、酒大黄、蔓荆子、川羌活、防风、天麻、藁本、白芷、细辛、麻黄、肉桂、附子、半夏、桔梗各 10 克，葛根 60 克），再结合近代王幸福老中医单味药重剂量的用法，如脱力草、鸡血藤、黄芪等都有特效功能，能达到有病治病，无病强身，抗衰老，增免疫的作用，再加上血肉有情之品，以及虫类药搜剔活络，对于治疗各类亚健康状态患者，需进一步探讨和观察。另外，对于四肢厥冷，冬季手足冰凉为特征的多数女性患者，也为正治之方，临床治疗效果更为显著。

30.8   足部溃疡一例

孔某，女，46 岁。2015 年 8 月 28 日初诊。

主诉及现病史：患者自述今年夏季右脚面被蚊虫叮咬 2 月余，继发感染成溃疡，惧怕移皮手术，改服中药治疗。刻诊：精神倦怠，痛苦面容，脚肿如榔头，色黑痛不甚，发硬流血水，味臭。溃疡凹陷处能放入一个鸡蛋黄，脚发凉。舌淡苔薄白，脉沉细无力。

诊断：足部溃疡。

辨证：阳虚外越，化毒生疮。

治则：温阳解毒，托疮生肌。

方药：薏苡附子败酱散合神效托里散加味。

处方：制附子 60 克（先煎 1 小时），炒薏仁 50 克，败酱草 30 克，生黄芪 100 克，力参 20 克，肉桂 10 克（研后下），白芷 10 克，当归 20 克，淫羊藿 20 克，炒白术 30 克，制乳香、制没药各 10 克，皂刺 15 克，金银花 60 克，甘草 15 克。5 剂，水煎服，每日 1 剂。禁忌辛辣，多食营养品，卧床休息。

外用徐氏生肌纱布覆盖包扎。

徐氏生肌纱布制法：取香油 250 克，用文火加热 100 度，持续 20 分钟，放入冰片 2 克，加入食用白糖 10 克，搅匀，以不出现黄色沉淀物为度，如有之，可用玻璃棒捞出，稍冷放入无菌的纱布条即可应用。主治溃肉已脱的各类疮口，外用，每天换药 1 次。

2015 年 9 月 2 日二诊：脚肿减轻，有痒感，舌淡红，脉沉细数。上方加炙穿山甲 10 克。5 剂，服法同上。

2015 年 9 月 10 日三诊：脚部转温，黑色减退，局部作痒，溃疡处颜色转红。原方改制附子 100 克（先煎 1 小时），加干姜 50 克、红花 10 克、辽细辛 10 克。5 剂，服法同上。

2015 年 9 月 22 日四诊：疮口全部肉芽萌出，色如石榴籽，鲜红可爱，黑暗色全退。上方继用 5 剂，服法同上。

2015 年 10 月 3 日五诊：疮口已平，脚有时出汗，更痒，嘱用力活动，以防复发，又进 5 剂。经治 40 余天，方药 25 剂，完全康复。随访至今，无任何不适。

按语　蚊虫叮咬，局部感染属阳热之证，西药消炎、中药清热解毒，久治不效，反而越治越重。患者全身一派阳虚寒凝之象，阳虚阴盛，阴盛格阳，虚阳外越，化热生毒，溃疡无痛无痒，色黑发硬而肿，已成死肌，为"阴疽证"。故治疗一方面扶阳抑阴，一方面解毒消肿，阳气得生，正气得复，阳热之毒，又得以清解化消，看似矛盾，实属互补互用，各走其经，相互为用，"温药运行，阴邪化去"。方用张仲景，薏仁附子败酱散加白芷、淫羊藿以扶阳解毒化瘀疮，补消对理，托毒生肌，与神效托里散合用，正气得升，浮阳下潜，热毒得化，故而疮愈未再复发。凡疮口久而不敛，多属元气大伤，不能化毒生肌，宜大剂回阳，阳回气旺，犹如阳光普照阴霾自散，其毒自消，其口自敛。切记养阴清凉，见疮治疮。中药温解之法，是行之有效的大法之一。治疮并非只清热解毒一条路可走。

笔者早在 2013 年 8 月曾用此法治愈患者李某，其右手无名指、小指外伤感染后需做截肢手术，以药代刀刑术，安全又经济。

30.9　顽固性口腔溃疡一例

胡某，男，30 岁。2018 年 1 月 16 日初诊。

主诉及现病史：患者有复发性口疮病史数十年余，多医不效，用土单验方只能暂缓一时，甚为痛苦，婚姻亦受到影响，很是烦恼。刻诊：口腔黏膜多处溃烂，舌边溃烂，疮面苍白，疼痛难忍，不敢进食热、冷、刺激性食物，吃饭有时都困难。白天困倦懈怠，夜间难以入睡，经常"上火"至咽喉，生气更甚。伴全身畏寒，四肢发凉，双下肢尤甚，冬天加剧，喜热恶凉。舌淡胖边有齿痕，唇肿，流口水，嘴角溃烂，花白苔，脉沉数无力。

诊断：顽固性口腔溃疡（口疮）。

辨证：虚阳上越。

治则：温阳潜镇。

方药：潜阳封髓丹合甘草泻心汤加重生蒲黄用量。

处方：制附片 30 克（先煎 1 小时），生龟板 30 克（先煎 1 小时），盐黄柏 15 克，干姜 15 克，砂仁 10 克（研后下），肉桂 9 克（研末冲服），天冬 15 克，生地黄、熟地黄各 30 克，太子参 30 克，川连 10 克，胡黄连 15 克（研），炒苍术 20 克，生半夏 15 克，陈皮 10 克，蒲公英 30 克，徐长卿 20 克，节菖蒲 15 克，生蒲黄 30 克（布包煎），生龙骨、生牡蛎各 30 克（先煎 1 小时），灵磁石 30 克（先煎 1 小时），生甘草 10 克。5 剂，水煎服，每日 1 剂，频频温服。忌辛辣油腻、生气。

2018 年 1 月 27 日二诊：服药后，口疮几乎消失，口腔舌边溃烂减有一半，咽痛消失，舌淡红无苔，脉沉细数。原方略有加减。

处方：制附片 60 克（先煎 1 小时），肉桂 9 克（冲），煅磁石 50 克（先煎 1 小时），生龟板 30 克（先煎 1 小时），干姜 30 克，炮姜 30 克，盐黄柏 15 克，砂仁 9 克（研后下），天冬

15 克, 生地黄、熟地黄各 30 克, 当归 15 克, 赤芍 20 克, 炒栀子 10 克, 粉丹皮 12 克, 胡黄连 15 克, 川连 15 克, 苦参 15 克, 升麻 10 克, 生蒲黄 30 克 (布包煎), 鸡内金 15 克, 蒲公英 30 克, 太子参 30 克, 生甘草 15 克。5 剂, 服法同上。

2018 年 2 月 10 日三诊: 共服上方 10 剂, 痊愈。为巩固治疗, 患者要求再服 10 剂。随访至今, 未再复发。

按语 本例为顽固性口腔溃疡 (口疮), 久治不愈, 方法用尽, 只暂时缓解, 没有根治, 属中医 "口疮" 范畴。其发病多见于青壮年, 好发于唇舌、口腔部, 且复发率较高。《灵枢·脉度》说: "脾气通于口, 脾和则口能知五谷矣。" 因此口腔溃疡的辨证治疗, 首先应从脾胃运化功能着眼, 并根据全身情况对口腔的影响, 首先辨清属虚属实两方面, 再对症下药。火神派郑钦安先辈认为: 面部疾患无 "实火", 多为虚阳上越之 "阴火" 证。治疗依祝味菊先师 "温阳潜镇" 为大法。方用 "潜阳封髓丹" 镇潜龙雷之火, 交通心肾以治本。二诊加重熟附片、干姜药量, 以助阳升阴降。甘草泻心汤, 辛开苦降, 以治脾胃虚弱, 湿热留恋。方中生蒲黄、胡黄连、苦参等药为王幸福老师临证独到用药经验, 可起桴鼓之应。笔者几年来应用温阳潜镇治疗大法, 对 25 例慢性口腔溃疡患者进行治疗均取得满意效果。同时禁忌油腻辛辣食物, 实为经验之谈。

30.10　甲状腺囊肿一例

王某, 女, 72 岁。2012 年 3 月 11 日初诊。

主诉及现病史: 1 周前洗头时突然发现颈前右侧包块如鸭蛋大, 转颈不受限, 质中等硬, 随吞咽上下活动。超声波提示: 甲状腺瘤 5 厘米×8 厘米。因惧怕手术, 求余诊治。诊见形体偏瘦, 精神可, 右下颌肿块绵软不硬, 表面光滑, 为柔软而有弹性的无痛性囊状肿物, 界线分明, 皮色不变。舌淡白, 脉沉弦细。

诊断: 甲状腺囊肿。

辨证: 肝郁气滞, 痰浊内盛, 气郁痰结。

治则: 健脾理气, 化痰散结。

方药: 自拟扶正消瘿汤。

处方: 柴胡 10 克, 党参 10 克, 白术 15 克, 云苓 15 克, 生半夏 12 克, 陈皮 10 克, 郁金 15 克, 浙贝母 10 克, 黄药子 10 克, 昆布 30 克, 海藻 30 克, 炒白芥子 10 克, 夏枯草 20 克, 煅牡蛎 30 克 (先煎 1 小时), 当归 15 克, 蜣螂 10 克, 土鳖虫 15 克, 蜈蚣 2 条, 酒川军 10 克, 生甘草 6 克, 生姜 3 片, 大枣 3 枚为引。水煎服, 每日 1 剂。禁忌辛辣油腻之品, 勿生气。

以上方加减服药 30 余剂, 疗效满意。

按语 "甲状腺囊肿" 属中医 "瘿" 病的范畴。《外科正宗》云: "夫人生瘿瘤之证, 非阴阳正气结肿, 乃五脏瘀血, 浊气痰滞而成。" 脾胃失于健运, 肝气郁滞而形成气滞血瘀、痰浊等病理产物, 是本病的主要病机。治疗当以扶正祛邪为大法。

"扶正消瘿汤" 为笔者多年临证经验方, 方以四君益气, 健脾和胃, 以养后天, 扶助正气, 调节机体的内环境, 从根本上解除疾病的生成原因, 佐以疏肝化痰散结清热等祛邪之品, 协助机体本身的祛邪能力; 以二陈汤理气化痰; 浙贝母、昆布、海藻破解痰结; 蜣螂破瘀消肿, 《本草纲目》称其治瘿病为君药; 土鳖虫活血止痛、破血通经, 蜈蚣解毒散结、通络止痛, 两者皆归肝经，咸寒辛温互补共为臣药；柴胡疏肝解郁，入肝胆经，既入气分又入血分，与郁金、桃仁相配，协调诸药，疏肝化瘀；黄药子可凉血解毒消瘿，为历来治瘿专用之圣药（经历代古籍文献中治疗瘿病用药类别及频次的研究发现）；酒大黄经酒炙法炒后泻下之力减弱，反而增强了其活血化痰之效，故治疗瘀血阻滞之瘿病效果更甚；海藻、昆布与甘草相反相成，合而用之效能事半功倍，历来应用均无出现不良反应。全方标本兼治，药到病除。加减：肿块坚硬酌加三棱、莪术、炙穿山甲；气滞甚者加木香、青皮、枳实；若顽痰加浙贝母、海浮石；热甚者加连翘、龙胆草；血瘀加桃仁、红花、赤芍、川芎、丹参；肝气郁结，阴虚火旺，火灼津液成痰加元参、知母、生地黄、麦冬、天冬养心降火以化热痰；有心悸、多梦、烦躁、震颤等甲亢证加远志、酸枣仁、灵磁石或天王补心丹；对于青春期、更年期的结节性甲状腺肿患者，在疏肝健脾的基础上加调理冲任的二至丸、丹参；伴有甲状腺功能亢进者，在健脾化痰的基础上加养阴清热的元参、麦冬、黄精；伴甲状腺功能低下者加温补肾阳药物如淫羊藿、巴戟天、肉苁蓉，以激发机体功能；气血虚弱者加黄芪、党参；病情长者、结节质硬者，加莪术、山慈菇、白花蛇舌草以解毒散结。笔者多年来用此法治疗石瘿 3 例，其中一例随访 15 年，至今安然无恙；气瘿 16 例，均获得满意疗效。

30.11　冠心病一例

孔某，男，57 岁。2011 年 7 月 5 日初诊。

主诉及现病史：左胸疼痛，心悸气短，时好时发已 3 年余，西医确诊为"冠心病"。近来因劳累病情突然加重，到医院检查提示病情加重，需行冠脉支架植入术，否则会有生命危险。因家中经济困难，求中医诊治。现症：面色灰暗，体瘦无力，动则作喘，胸腹闷胀，心悸自汗，胸前区间歇针刺疼痛，放射到左肩。心率 50 次/分钟，心律不齐，血压 200/100mmHg。畏寒作冷，多饮思纳，口不渴，大便不爽。平素嗜好抽烟，每天 1 包。舌淡灰暗，苔薄黄腻，舌底静脉粗大紫暗，脉沉滑代无力。

诊断：冠心病。

辨证：心阳亏虚，湿浊瘀阻，虚阳上亢。

治则：温阳潜镇，化浊开窍，祛瘀通痹。

处方：熟附片 30 克（先煎 1 小时），干姜 20 克，生晒参 30 克，煅磁石 30 克（先煎 1 小时），紫贝齿 30 克（先煎 1 小时），紫石英 30 克（先煎 1 小时），石决明 30 克（先煎 1 小时），代赭石 30 克（先煎 1 小时），瓜蒌 15 克，陈皮 10 克，生半夏 20 克，云苓 30 克，丹参 30 克，郁金 15 克，桃仁 12 克，节菖蒲 15 克，檀香 10 克，炒枳实 15 克，川军 12 克，苦参 10 克，生甘草 10 克，三七粉 5 克（分 2 次冲服），生姜 3 片，大枣 5 枚为引。3 剂，水煎服，每日 1 剂，忌辛辣油腻、气恼劳累，完全休息，戒烟酒。

2011 年 7 月 9 日二诊：服药泻下多次，胸腹胀闷减轻。舌淡苔薄黄，脉沉缓滑。血压 180/100mmHg。

处方：熟附片 50 克（先煎 1 小时），干姜 15 克，生晒参 30 克，灵磁石 30 克（先煎 1 小时），紫贝齿 30 克（先煎 1 小时），紫石英 30 克（先煎 1 小时），石决明 30 克（先煎 1 小时），代赭石 30 克（先煎 1 小时），生龙骨、生牡蛎各 30 克（先煎 1 小时），瓜蒌 15 克，生半夏 15 克，云苓 30 克，橘红 10 克，丹参 30 克，郁金 15 克，节菖蒲 15 克，桃仁 10 克，红花 10 克，土鳖虫 15 克，广地龙 15 克，生黄芪 60 克，川军 6 克，当归 15 克，怀牛膝 15 克，枳实 10 克，苦参 10 克，甘草 6 克，三七粉 5 克（分 2 次冲服）。3 剂，服法同上。

2011 年 7 月 16 日三诊：心胸腹闷痛大减，食欲大增，精神佳，舌淡苔白薄，脉扎滑大无力。血压 160/100mmHg。治以益气健脾，温阳豁痰，活血化瘀。

处方：熟附片 50 克（先煎 1 小时），干姜 15 克，生晒参 30 克，炒苍白术各 15 克，生半夏 15 克，云苓 30 克，橘红 10 克，当归 20 克，赤芍 15 克，川军 12 克，丹参 30 克，郁金 12 克，桃仁 10 克，红花 10 克，辽细辛 10 克，节菖蒲 15 克，桂枝 30 克，黄芪 100 克，土鳖虫 15 克，广地龙 15 克，蜈蚣 2 条，水蛭粉 3 克（分 2 次冲服），灵磁石 20 克（先煎 1 小时），紫石英 20 克（先煎 1 小时），三七粉 5 克（分 2 次冲服），生甘草 5 克。5 剂，水煎服，每日 1 剂，服法同上。

2011 年 7 月 27 日四诊：胸腹不痛，自汗重，口作渴，睡眠不佳。舌淡红苔薄白，脉扎滑无力。治以益气养阴，交通心肾。

处方：生晒参 30 克，麦冬 10 克，五味子 10 克，生山药 30 克，牡丹皮 9 克，山萸肉 30 克，黄精 30 克，云苓 10 克，熟地黄 30 克，当归 15 克，白芍 15 克，川芎 10 克，川连 6 克，肉桂粉 3 克（冲），制附片 15 克（先煎 1 小时），煅龙骨、煅牡蛎各 30 克（先煎 1 小时），鸡内金 15 克，炒神曲 15 克，枳实 10 克，炙甘草 15 克，三七粉 3 克（分 2 次冲服），浮小麦 50 克，大枣 10 枚切碎为引。5 剂，2 日 1 剂，少吃多餐，多清淡食品。

2011 年 8 月 7 日五诊：心悸自汗轻，精气有力。舌淡红苔少润，舌底静脉色淡红变细，脉沉细数无力。血压 140/80mmHg。治法不变。

处方：制附片 10 克（先煎 1 小时），肉桂粉 3 克（冲），生晒参 30 克，麦冬 15 克，五味子 10 克，远志 10 克，川连 6 克，生山药 30 克，山萸肉 30 克，云苓 10 克，丹参 20 克，炒枣仁 30 克，绞股蓝 30 克，黄精 30 克，煅牡蛎 30 克（先煎 1 小时），灵磁石 20 克（先煎 1 小时），黄芪 150 克，当归 20 克，白芍 15 克，川芎 10 克，桃仁 10 克，红花 10 克，广地龙 12 克，水蛭粉 3 克（冲），三七粉 3 克（冲），炙甘草 30 克，浮小麦 50 克，大枣 10 枚。5 剂，服法同上。

2011 年 8 月 17 日六诊：共服药 21 剂，基本痊愈。经全面复查，病情稳定。为预防反复，嘱患者取上药 10 剂，研为细末，炼蜜为丸，每丸 10 克，每日 3 次，每次 1 丸，白开水送服。另外每日服三七 3 克、西洋参 5 克，连服 30 天。

随访至今，身心健康，能坚持打工，病无反复。

按语　冠心病是指冠状动脉粥样硬化，管腔狭细，甚至栓塞，引起心肌血液供应障碍的一种疾病。中医典籍中记载的"胸痹"、"厥心痛"、"真心痛"都和冠心病中的心绞痛、心肌梗死相吻合。"通则不痛"，要缓解疼痛，化瘀通脉，是临床治疗的主要方法。"正气存内，邪不可干"。气为养生之本，正气虚则致"心痹者脉不通"，痰瘀痹阻心络。痰阻气机多舌苔厚浊或腻，脉弦滑或兼结代。瘀阻气机多舌有瘀质或舌体紫红而润少苔，脉涩或促、结、代。治法上宜根据患者临床表现不同而采用"急则治标，缓则治本"、"先攻后补"、"先补而后攻"、"攻补兼治"等法，切不能攻补到底或只补虚而忽视疏导祛瘀。

该患者病情虚实夹杂，为胸阳不振，心阳亏虚，中焦湿阻形成气滞血瘀而致"胸痹"证，下元亏虚，形成肝阳上亢"高血压"。治疗需谨守病机，各司其属，有则求之，无则求之。圆机活法，随证治之。笔者对该患者治疗分为 3 步。

第一步：温阳潜镇，贯穿始终。方中煅磁石、紫贝齿、紫石英、石决明、代赭石潜镇熄风平肝，以防心脑卒中；熟附片、生晒参、干姜、甘草温补脾胃，实属扶正；川军、苦参清热导下，通腑祛瘀排毒；瓜蒌、半夏、云苓、枳实、檀香、节菖蒲宣痹散结，化痰镇心阳；当归、丹参、三七、桃仁活血化瘀，增加血流量以通心痹；郁金理气止痛，安心神；甘草调和诸药。

第二步（三、四诊）：攻脉积，逐瘀散结，涤痰荡秽，虫类药搜剔经络效更强。用黄芪、桂枝、细辛、赤芍、丹皮益气通血，调和营卫；水蛭、土鳖虫、广地龙、蜈蚣搜剔走窜经络，通血脉以恢复心功能。

第三步（五、六诊）：调气机，益气养阴，流水不腐；安五脏，促进病情更稳定。心阴虚损（兼痰、兼瘀），临证除以心悸、心痛，并有自汗、盗汗，夜睡不安，还有气短乏力，肺脾气虚等症。益气养阴，交通心肾，安五脏，更是重要一环。生脉饮、黄精、白芍、百合、石斛、酸枣仁、山萸肉是治疗冠心病的另一种方法。以补气、清虚热、滋阴、敛阴四法。养阴能增加气血的来源，益气能补增物质与能量，"气为血之帅，血为气之母"，又能促进活血化瘀的作用。据现代药理研究，生脉饮有稳定而持久强心的作用，对已经损伤的冠状动脉内壁有修补作用，同时还稳定正常的血压。

30.12　尺桡骨神经炎一例

孔某，男，65 岁。2017 年 10 月 8 日初诊。

主诉及现病史： 患者自述 2 周前左手活动不方便，胳膊向上翻伸直后手腕不能向上打弯，向下翻胳膊伸直后手抓不住任何东西，十分无力。曾到卫生室就诊，给服伸筋丹、天麻丸等药不效，求余诊治。刻诊：症如前诉，形体偏胖，精神佳，血压偏高，头痛，言语清楚，声音洪亮，纳可，大便偏干。舌淡红苔薄白，脉沉细数无力。血压 120/80mmHg。磁共振检查示：尺桡骨第 6 对神经炎。

诊断： 尺桡骨神经炎（痿证）。

辨证： 阴精不足，筋脉失养，络脉瘀滞。

治则： 育阴潜阳，养肝益肾，搜风通络，通窍醒脑。

处方： 制附子 30 克（先煎 1 小时），煅磁石 30 克（先煎 1 小时），紫贝齿 30 克（先煎 1 小时），紫石英 30 克，节菖蒲 18 克，天麻 18 克，生熟地黄各 30 克，当归 20 克，赤芍 20 克，川芎 20 克，桃仁 12 克，红花 10 克，生晒参 30 克，生白术 30 克，云苓 10 克，鸡血藤 60 克，全虫 10 克，蜈蚣 2 条，炙穿山甲 10 克，穿山龙 30 克，川军 10 克，陈皮 10 克，生半夏 15 克，生甘草 6 克，三七粉 5 克（分 2 次冲服），麝香 0.3 克（分 2 次冲服），生姜 30 克，大枣 6 枚，葱白 3 根，黄酒半斤。5 剂，水煎，每日 1 剂，每日 3 次，饭前服。忌劳累受凉。

2017 年 10 月 14 日二诊：服药后微微出汗，身感轻松，泻下 6、7 次，无其他不适。方中加生葛根 30 克，制马钱子粉 0.3 克（装入胶囊，每日 1 次）。5 剂，2 日 1 剂，服法同上。

2017 年 10 月 25 日三诊：服药后患侧感到有力，上、下、左、右翻动自如，手抓东西不掉，能坚持 20 分钟。原方去川军、麝香、制马钱子，加黄芪 100 克、桂枝 30 克、细辛 15 克。5 剂，服法同上。

2017 年 11 月 12 日四诊：上药服完，已休息 1 周，病情稳定。上方续服 5 剂，巩固疗效。共服药 20 剂，痿证痊愈。3 个月后随访，无任何异常，身心健康。

按语　"尺桡骨神经炎"类似中医指肢体筋脉弛缓，手足痿软无力的一种病症，故有"痿躄"之症，属五痿中"筋痿"。病机"十九条"曰："诸痿喘呕皆属于上。"因体虚久病，肝肾亏虚，精血不足，不能濡养筋骨，或瘀阻脉络等因而成。笔者采用温阳潜镇大法，方中制附子、煅磁石、紫贝齿、紫石英、天麻平肝潜阳治其标，四君、四物益气养血，补脾滋肾治其本。全虫、蜈蚣、炙穿山甲等虫类药始终贯穿治疗全过程，它们不仅能活血化瘀，且有熄风定惊、搜风通络止痉等作用。正如叶天士所谓："久病邪正混处其间，草木不能见效，当以虫蚁疏风逐邪。"桃仁、红花、鸡血藤、三七、川军佐以活血祛瘀；节菖蒲、麝香开窍醒脑；二陈健脾化湿；制马钱子通经络除风寒湿痹证；生姜、大枣、葱、黄酒通表里调营卫。

现代医学中的多发性神经炎、急性脊髓炎、进行性肌萎缩、重症肌无力、周期性麻痹、肌营养不良症、癔病性瘫痪及表现为软瘫的中枢神经系统感染后遗症等，均可参考痿证进行辨证施治。

30.13　不孕症一例

蒋某，女，40 岁。2018 年 3 月 17 日初诊。

主诉及现病史：医院妇科检查发现慢性附件炎，双侧输卵管不通，为求生二胎，前来诊治。诊见中等身材，形体偏胖，月经不调 2 年，经量多少不一，色黑有包块，两少腹痛，小腹作胀不舒，或腰骶骨痛，血块下则痛减，经期因腹痛有时不能上班，二便可，饮食如故。舌淡红有瘀点，舌下瘀络，脉沉细无力。

诊断：不孕症。

辨证：气滞血瘀，瘀阻胞宫，冲任失调，故而不孕。

治则：祛瘀通经，疏通输卵管。继以温肾暖宫，通经促卵。

方药：少腹逐瘀汤、膈下逐淤汤、桂枝茯苓丸、薏苡附子败酱散、三妙丸加搜剔通络的虫类药。

处方：小茴香 15 克，熟附片 40 克（先煎 1 小时），干姜 15 克，肉桂 10 克，延胡索 15 克，制没药 10 克，当归 20 克，赤芍 20 克，川芎 10 克，生蒲黄 20 克（布包煎），生五灵脂 15 克，桃仁 12 克，红花 10 克，牡丹皮 12 克，乌药 10 克，香附 10 克，红参 15 克，炒苍术 15 克，红藤 30 克，莪术 15 克，三棱 10 克，川牛膝 20 克，败酱草 30 克，川军 12 克，炒薏仁 30 克，云苓 15 克，雪莲花 15 克，制穿山甲 15 克，土鳖虫 15 克，甘草 10 克，生姜 5 片，大枣 5 枚，黄酒半斤，生水蛭粉、三七粉各 5 克（冲服每日 1 次），麝香 0.2 克（冲服每日 1 次）。10 剂，每日 1 剂，水煎，每日 3 次服。药渣热敷少腹 2 次。

2018 年 3 月 28 日二诊：服药后泻下多次，行经腹痛大减，量多色黑，身感轻松舒服。舌淡红，脉沉细数，经后妇检右侧输卵管通畅。为确保全通，继服 10 剂。

2018 年 4 月 9 日三诊：输卵管已通，改为温肾暖宫，通经促卵法。方以少腹逐瘀汤、五子衍宗丸、二仙汤加味。

处方：小茴香 15 克，干姜 10 克，延胡索 12 克，官桂 10 克，当归 20 克，赤芍 15 克，川芎 10 克，力参 12 克，炒白术 15 克，菟丝子 15 克，枸杞子 15 克，五味子 10 克，覆盆子 15 克，淫羊藿 20 克，仙茅 12 克，紫河车 10 克，鹿角胶 10 克（烊化），车前子 12 克，甘草 6 克，生姜 5 片，大枣 5 枚，黄酒半斤。10 剂，水煎，每日 1 剂，每日 3 次服。勿劳累，忌生冷食物。

调理月余而孕，于 2019 年 1 月生一健康女婴。

按语 本例因慢性附件炎致输卵管阻塞不通而致不孕，为寒凝瘀血，阻滞胞宫冲任所致。治宜活血化瘀，调理冲任阴阳。下焦久瘀，易夹湿热而致湿热瘀血受阻，故化瘀兼清湿热也甚重要，均配三妙散加败酱草、红藤等；舌淡红，脉细弱，乃脾肾虚内湿盛之证，故选用温通为大法，熟附片、干姜、肉桂温中助阳，散寒除湿为主药；力参、苍术、云苓、乌药健脾宽中，理气除湿。方中附子温阳配川军攻下，乃温通大法，是经验体会，川军迅速善走，直达下焦，涤荡积垢之力甚强，寒热并用，扬长避短，相得益彰，初诊后痛下瘀即是明证，其他随症加减，紧扣疾病本质，主次分明：温解—导滞—祛瘀—通经—促卵，继守原法原方而获效。

笔者应用本法治疗子宫肌瘤、盆腔炎症、痛经等不同的妇科疾病，也收到了一定效果。

30.14 慢性咽炎一例

王某，男，50 岁。2017 年 9 月 12 日初诊。

主诉及现病史：患者自诉 2 年来因治慢性咽炎，误服过多清热泻下养阴中药及消炎抗过敏西药，但咽炎越来越重。胃痛、胃胀、泄泻及鼻炎已半年多，形体愈加瘦弱，难以支持，前来就诊。症见：面色苍白，痛苦面容，体瘦倦怠，言语无力，咽干不舒，水粥不多食，咽喉部淡红，鼻塞不通，前额有时胀痛。胃胀、纳呆、大便溏薄，每日 2～3 次，无腹痛，自汗、畏寒、四肢冷、口不渴。舌光滑无苔，中有裂纹，脉沉细无力。

诊断：慢性咽炎。

辨证：寒入少阳，致使阴虚寒水上逼虚火而成。

治则：扶阳抑阴，温肾益脾，标本兼治。

方药：四逆汤合潜阳封髓丹加味。

处方：制附片 60 克（先煎 1 小时），肉桂 10 克（研后下），干姜 30 克，炮姜 30 克，煅磁石 30 克（研先煎），盐黄柏 12 克，砂仁 9 克（研后下），党参 20 克，炒白术 15 克，炒山药 30 克，莲子 10 克（研），云苓 15 克，补骨脂 15 克（炒研），炒神曲 15 克，炒芡实 15 克，乌梅 10 克，甘草 5 克，大枣 6 枚。5 剂，水煎，每日 3 次，饭前温服，徐徐咽下。忌生冷油腻。

2017 年 9 月 16 日二诊：服后咽部、泄泻均减轻，有时咳吐稀痰，舌脉同上。改用益气通阳，健脾宣肺通络方。

处方：制附片 100 克（先煎 1 小时），肉桂 9 克（研冲），干姜 30 克，党参 30 克，炒苍术、炒白术各 20 克，生半夏 15 克，茯苓 30 克，广陈皮 10 克，砂仁 10 克（研后下），炙麻黄 5 克，桔梗 9 克，辽细辛 10 克，炒补骨脂 15 克（研），炒山药 30 克，莲子 12 克（研），炒芡实 15 克，炒薏仁 30 克，紫苏 10 克，鹅不食草 30 克，甘草 5 克。5 剂，服法同上。

2017 年 9 月 29 日三诊：服药后咽舒鼻通，目清，大便成形，日解 2 次，纳增，有气力，精神佳，舌淡无苔，有齿痕，脉沉缓弱。治宜：温肾补脾，固肠止泻。

处方：制附片 100 克（先煎 1 小时），肉桂 9 克（研冲），干姜 50 克，炮姜 20 克，党参 30 克，炒山药 30 克，炒白术 20 克，云苓 15 克，桔梗 10 克，肉豆蔻 10 克（煨），炒补骨脂 15 克，五味子 9 克，赤石脂 100 克（先煎 1 小时），禹余粮 30 克（先煎 1 小时），莲子 12 克（研），辽细辛 10 克，炙麻黄 6 克，木蝴蝶 10 克，脱力草 100 克，甘草 6 克，大枣 5 枚。5

剂，水煎服，2日1剂，每日3次，饭前服。

2017年10月2日四诊：已服中药15剂，腹泻基本稳定，纳增，胃不胀，鼻咽无不舒。为巩固疗效，给以八味地黄丸，参苓白术丸交替服用，调治月余而痊愈。

2018年元旦随访，诸症无恙。

按语 慢性咽炎，属中医喉痹范畴，辨治时需分清阴阳。本例为一派虚寒阳虚之症，阳衰失于统摄，命门火衰，阴邪闭束少阴，经络不通，虚火上浮，冲于咽喉所致。《黄帝内经》云"足少阴之脉"，循喉咙挟舌本。患者因误服大量清热导泻之品，雪上加霜，使病情不减反而加重，伤脾久之伤肾，升降失调，形成"上实下虚"。上实：咽部不舒，缠绵难治，肺气虚弱，肺窍不通，呈为鼻炎。下虚，纳呆，腹胀，慢性泄泻，完谷不化，畏寒作冷，四肢凉。寒塞咽痛，喉痹日久，邪聚益甚，且少阴寒化之证，屡见不鲜。参之舌脉诸症，显然与风燥热等邪实喉痛有原则区别。根据全身病情，首先应辨清属虚属实两方面再对症下药，静观其变，精准治疗。火神派郑钦安先辈认为面部疾患无"实火"，多为"虚阳上越"、"阴火"之证。《黄帝内经》云"治病必求于本"。这个本乃是落实在"阴阳"两字上。依据祝味菊先师"温阳潜镇"为大法，扶阳抑阴镇潜龙雷之火，交通心肾，方以四逆汤加味，回阳救逆，处处顾护阳气，实属扶阳治本之道。《黄帝内经》云"阳气者，若天与日，失其所，则折寿而不彰"，"温药运行，阴邪化祛"。阳回而阴气自散，故出现腹痛、泄泻、畏寒作冷及咽喉疾患均不治而自愈，善哉！

古人云："授人以鱼，不如授之以渔。"笔者尊"扶阳抑阴"之大法，于2019年2月又治愈患者苏某6年多及尚某10年以上的"喉痹"2例。通过这些实际病例，充分显示了"扶阳抑阴"理论的重要性。

30.15 肝硬化腹水一例

张某，女，60岁。2018年4月6日初诊。

主诉及现病史：中等身材偏矮，自幼瘦弱，餐饮业工作近20年，查体无肝炎病史，因工作早起晚睡，生活无规律，过度劳累，成为亚健康体质。2014年查出肝硬变，经常纳呆，腹胀腹痛，治疗时好时坏，并逐渐加重。2017年发展成肝硬化腹水，住院3次，先后放水3次。近半年病势加重，腹胀难消，前来就诊。现症：面黄羸瘦，重度贫血，体重约74斤，血红蛋白50g/L左右，腹大如鼓，腰围96厘米，腹部青筋暴露，按之绷紧，下肢肿胀，伴气喘无力，纳呆，腹泻，每日3~5次，恶心，有时呕吐清水，口不渴，小便少并畏寒作冷。舌淡苔薄白，脉沉细无力。

诊断：肝硬化腹水。

辨证：脾肾气虚，水湿内停。

治则：温肾健脾，益气利水。

方药：真武汤合五苓散、四君子汤加味。

处方：党参30克，炒苍术、炒白术各20克，带皮茯苓30克，猪苓15克，泽泻10克，熟附片65克（先煎1小时），肉桂15克（研后下），干姜30克，大腹皮30克，广陈皮10克，炒山药30克，生牡蛎30克（研先煎），砂仁10克（研后下），炒薏仁30克，炒芡实15克，炒白扁豆15克，炙鳖甲30克（研先煎），甘草5克，生姜皮50克，大枣6枚。5剂，水煎，每日1剂，3次分服，饭前服。

另用琥珀 3 克、沉香 3 克，2 味共研细末冲服，每日 1 次。注意低盐饮食，禁忌辛辣油腻之品、气恼，注意卧床休息。

2018 年 4 月 14 日二诊：服药无不舒，小便量增多。脉舌同上，上方略加减。

处方：制附片 120 克（开水先煎），干姜 50 克，带皮茯苓 30 克，猪苓 18 克，泽泻 12 克，党参 50 克，炒苍术、炒白术各 20 克，肉桂 15 克（研后下），炒山药 50 克，炒薏仁 30 克，炒芡实 15 克，炒白扁豆 15 克，大腹皮 30 克，黄芪 60 克，防己 15 克，炒白芍 15 克，炒神曲 15 克，炒麦芽 30 克，炒车前子 15 克，生牡蛎 30 克（研先煎），炙鳖甲 30 克（研先煎），生姜皮 80 克，大枣 10 枚。5 剂，服法同上。改琥珀 6 克、沉香 6 克，2 味共研细末冲服，早晚各 1 次。

2018 年 4 月 30 日三诊：服药后腹胀消减大半，腹围减至 80 厘米，饮食倍增，精神佳，贫血好转，大便每日解 2 次，尿量每天增 2500 毫升。舌淡红，苔薄白，脉沉细数有力。继以温肾健脾，益气养血，软肝化瘀，方用金匮肾气丸、六君子汤加活血祛瘀之品。

处方：熟附子 100 克（先煎 1 小时），干姜 30 克，肉桂 10 克（研后下），党参 30 克，炒苍术、炒白术各 20 克，云苓 15 克，炒山药 30 克，牡丹皮 10 克，山萸肉 20 克，黄芪 100 克，当归 20 克，赤芍 15 克，制鳖甲 20 克（先煎 1 小时），莪术 12 克，三棱 10 克，生牡蛎 30 克（先煎 1 小时），炒鸡内金 12 克（研），枸杞 15 克，炒补骨脂 15 克，砂仁 10 克（后下），田基黄 30 克，甘草 10 克，三七粉 5 克（冲服，每日 1 次），大枣 6 枚。5 剂，服法同上。

2018 年 5 月 3 日四诊：不再腹胀，大小便正常，食欲大增。身感有气力。舌脉同上，上方加减，以资巩固。

处方：制附子 60 克（先煎 1 小时），枸杞 15 克，山萸肉 30 克，熟地黄 60 克，肉桂 10 克（后下），仙茅 12 克，生龟板 20 克（研先煎），生鳖甲 20 克（研先煎），炒鸡内金 12 克，炒山药 30 克，牡丹皮 10 克，云苓 20 克，蝼蛄 12 克，党参 30 克，炒白术 20 克，当归 20 克，赤芍、白芍各 20 克，砂仁 10 克（后下），白花蛇舌草 50 克，脱力草 100 克，生谷芽、生麦芽各 30 克，丹参 30 克，郁金 15 克，土鳖虫 15 克，桃仁 10 克，红花 10 克，三棱 10 克，莪术 15 克，甘草 10 克，大枣 10 枚。5 剂，服法同上，勿劳累受凉。

2018 年 6 月 23 日五诊：腹胀全消，血红蛋白 110g/L，体重 85 斤，基本康复，停止服药。

2019 年春节随访，身体安然无恙。

按语　肝炎、肝硬化属中医"臌胀"范畴，亦是中医风、痨、臌、膈四大顽症之一，病情缠隐难治，十分棘手。

《杂病源流犀烛》论载：臌胀是怒气伤肝，渐蚀其脾，脾之虚极，故阴阳不交；清浊相混，隧道不通，故其腹胀大。其指出了膨胀症候病因病机。

"见肝之病，知肝传脾，当先实脾"。肝硬化腹水已是肝病晚期，治疗不当，会出现癌变，十分可怕。本例患者表现为寒湿阴盛之象，阳气虚衰，不能蒸腾气化，水湿无以宣化（气化），积聚在腹而至肝脾大形成腹水；大便溏薄，纳呆，四肢发凉，畏寒作冷，小便癃闭，诸病丛生。这说明肝硬化腹水为"冰冻三尺，非一日之寒"之积，肝病"气虚在脾，阳虚在肾"。治疗旨在温煦肾寒，健运脾湿，化气行水，疏肝解郁。因此，在治疗上注重温补肝肾之阳，应用大剂量制附子、干姜，适当加入活血化瘀通络之品，患者的生存质量才能得到明显改善。"肝为罢极之本"，方用真武汤、五苓散、四君子汤加减化裁，施以温化之剂，标本兼用，见效极快。犹如"春和日暖，冰雪消融"，服药后即有热感。后以八味地黄丸为基础方加减化裁，服药半年余，终见奇功。

　　综上所述，治疗肝病的关键是恢复肝阳，"肝体阴而用阳"，肝脏实属阴而功能属阳。肝藏血，血为阴，故肝体为阴，肝主疏泄，内容相火，为风木之脏，易动风化火，故功能属阳。肾为先天之本，藏精生髓，司主二便，为肝肾同源。治疗上推崇故人郑钦安、祝味菊等"火神派"先辈的扶阳抑阴的治疗观点，在临床上有着十分重要的实用价值。

（整理人：孔宪章)

下　篇

中青年中医医案

31 孔令誉医案5例

孔令誉，孔伯华嫡孙，自幼跟随父亲孔祥琳学习，后师从叔叔孔祥琦、孔少华，尽得真传。现任孔伯华医馆门诊部主任。从事中医临床30年，临床经验丰富。参与编写《孔伯华及传人医案》，为"孔伯华中医世家"非物质文化遗产继承人。本案摘录于孔令谦著《孔伯华中医世家医学传习录》一书。

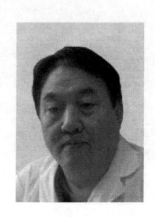

31.1 腔隙性脑血栓一例

李某，女，71岁。2009年2月12日诊。

主诉及现病史：患者诉自去年10月猝发"腔隙性脑血栓"后，身体渐差，遇寒则咳嗽不止，稍动则心慌、气短、头沉，饭后胃中微胀伴心慌。患高血压13年，气管炎7年。刻下症见喉中痰鸣，头沉微痛，纳差，二便可。舌红苔白腻，脉弦。

诊断：腔隙性脑血栓。

辨证：肝胃蕴热，气血失和，上犯于肺，扰于清窍。

治则：宣肺化痰，平肝潜阳，和胃理气，以调气血。

处方：生石膏30克（先下），旋覆花12克（包煎），代赭石12克，苏子10克，炒知母、炒黄柏各10克，杭白菊12克，白蒺藜15克，青竹茹15克，丝瓜络10克，云茯苓30克，滑石块15克，车前子15克，川厚朴6克，藁本10克，川芎10克，地龙肉10克。7剂，水煎服，每日1剂。

另配羚羊粉0.6克（早上冲服）、珍珠粉0.6克（晚上冲服）。

2009年2月26日二诊：服前方痰已少，头沉头痛已无，饮食后心慌渐轻，却增太息之症，舌脉如前，依前化裁。

处方：生石膏12克（先下），旋覆花12克（包煎），代赭石12克，苏子10克，炒知母、炒黄柏各10克，杭白菊12克，白蒺藜15克，青竹茹15克，丝瓜络10克，川厚朴6克，云茯苓30克，滑石块15克，车前子15克，地龙肉10克，川芎5克，血琥珀5克，藁本5克。7剂，水煎服，每日1剂。

另配珍珠粉0.6克（晚上冲服）。

2009年3月5日三诊：服前方痰已无，食后无心慌，太息之症亦渐轻，舌脉如前，依前化裁。

处方：生石膏 12 克（先下），旋覆花 12 克（包），代赭石 12 克，苏子 10 克，炒知母、炒黄柏各 10 克，杭白菊 12 克，白蒺藜 15 克，青竹茹 15 克，丝瓜络 10 克，川厚朴 6 克，云茯苓 30 克，滑石块 15 克，车前子 15 克，藁本 5 克，地龙肉 10 克，川芎 5 克，血琥珀 5 克，天花粉 12 克，桑寄生 12 克，桑枝 6 克。7 剂，水煎服，每日 1 剂。

另配珍珠粉 0.6 克（晚上冲服）。

31.2　冠心病、胸闷一例

魏某，女，85 岁。2009 年 2 月 26 日诊。

主诉及现病史：患者有心脏病 10 年，6 年前因心肌梗死做心脏支架 2 个。近 1 个月来，时感头晕，胸口憋闷。既往有高血压病史 20 年，长期服用降压药（具体用药未诉）。刻下症见头晕时发，胸闷气短，食欲不振，咳嗽痰白，小便可，大便 2 日 1 行。脉弦数，舌红苔白厚腻。

诊断：冠心病、胸闷。

辨证：肝热脾湿。

治则：滋阴安神，平肝潜阳，化痰止咳，健脾化湿。

处方：炙鳖甲 10 克，嫩青蒿 15 克，地骨皮 15 克，炒知母、炒黄柏各 10 克，白薇 10 克，杭白菊 12 克，白蒺藜 15 克，全瓜蒌 30 克，火麻仁 15 克，酒川军 5 克，旋覆花 12 克（包），代赭石 12 克，苏子 10 克，夏枯草 15 克，浙贝母 10 克，太子参 15 克，清竹茹 15 克，云茯苓 30 克，滑石块 15 克，车前子 15 克，炒山楂 15 克。7 剂，水煎服，每日 1 剂。

另配羚羊粉 0.6 克（冲服，早），珍珠粉 0.6 克（冲服，晚）。

2009 年 3 月 5 日二诊：前方晋后，头晕好转，咳嗽好转，痰已少，胸闷气短之症已无，食欲仍不振，舌红苔白腻，脉弦。仍属肝热脾湿，依前化裁。

处方：嫩青蒿 15 克，炒知母、炒黄柏各 10 克，杭白菊 12 克，白蒺藜 15 克，瓜蒌仁 10 克，苏子 5 克，生牡蛎 15 克，石决明 30 克，代赭石 12 克，清竹茹 15 克，云茯苓 30 克，旋覆花 12 克（布包煎），太子参 5 克，炒山楂 15 克，滑石块 15 克，车前子 15 克，炒苍术 5 克，广木香 3 克，炒枳壳 10 克。7 剂，水煎服，每日 1 剂。

另配珍珠粉 0.6 克（冲服，晚）。

2009 年 3 月 21 日三诊：前方晋后，头晕、咳嗽、胸闷已无，气短仍在，食欲稍好，舌红苔白腻，脉弦。仍属肝热脾湿，依前化裁。

处方：嫩青蒿 15 克，炒知母、炒黄柏各 10 克，杭白菊 12 克，白蒺藜 15 克，瓜蒌仁 10 克，苏子 5 克，生牡蛎 15 克，石决明 30 克，代赭石 12 克，清竹茹 15 克，云茯苓 30 克，旋覆花 12 克（布包煎），炒山楂 15 克，滑石块 15 克，车前子 15 克，炒枳壳 10 克，炒苍术 5 克，广木香 3 克。7 剂，水煎服，每日 1 剂。

另配珍珠粉 0.6 克（冲服，晚）、西洋参片 6 克（单煎代茶饮）。

31.3　再生障碍性贫血一例

石某，女，25 岁。2009 年 2 月 21 日诊。

主诉及现病史：患者诉患"再障性贫血"已2年，曾住院治疗。刻下症见饮食尚佳，入睡尚可，然睡中闻声则醒，心慌，大便调，小便红赤，脉弱，舌红苔白。

诊断：再生障碍性贫血。

辨证：阴虚脾湿。

治则：清心宁神，滋阴养血，健脾化湿。

处方：生石膏30克，淡竹叶10克，莲子心3克，炒知柏各10克，粉丹皮10克，白茅根30克，云茯苓30克，炒白术15克，滑石块15克，车前子15克，北沙参25克，麦冬12克，五味子2克，干百合30克，炙鳖甲10克，白薇10克，石菖蒲15克，远志肉5克，清竹茹15克，血琥珀5克。7剂，水煎服，每日1剂。

另配羚羊粉0.6克（冲服，早），珍珠粉0.6克（冲服，晚）。

2009年3月14日二诊：服前药诸症好转，体力尚佳，唯前日又发头痛之症，两侧痛而胀。查脉仍弱，舌红苔白。此湿热虽清，气血仍不足，依前化裁。

处方：炙鳖甲10克，嫩青蒿15克，地骨皮15克，炒知母、炒黄柏各10克，北沙参25克，麦冬12克，五味子2克，干百合30克，白薇10克，炒白术15克，车前子15克，云茯苓30克，阿胶珠5克，炒当归12克，鸡血藤15克，地龙肉10克，川芎10克，嫩白芷5克，滑石块10克，藁本10克。7剂，水煎服，每日1剂。

2009年3月28日三诊：服前药头痛减轻，睡眠好转，纳可，便调，脉如前，舌红少苔而微干。依前化裁，酌加滋阴之品，以防化燥之变。

处方：炙鳖甲10克，怀山药15克，地骨皮15克，炒知母、炒黄柏各10克，北沙参25克，麦冬12克，五味子2克，干百合30克，白薇10克，炒白术15克，车前子15克，云茯苓30克，阿胶珠5克，炒当归12克，鸡血藤15克，地龙肉10克，川芎5克，嫩白芷5克，滑石块10克，藁本5克，太子参15克，三七粉1.5克（冲服）。7剂，水煎服，每日1剂。

31.4　慢性支气管炎一例

赵某，女，34岁。2009年2月14日诊。

主诉及现病史：患者诉5年前患支气管炎，以后一到春天即发咳嗽，吃药或输液治疗后才能缓解，今年又有发作。刻下症见咳嗽痰多，痰色黄，夜间加重，以致咳嗽连声不得卧，饮食尚可，睡眠差，大便2日1行，晨起时小便微热，经来腹痛且有血块。浮数而弦，舌红少苔。

诊断：慢性支气管炎。

辨证：上焦蕴热，脾气虚弱。

治则：宣肺化痰，健脾理气。

处方：生石膏30克（先下），旋覆花12克（布包煎），代赭石12克，苏子10克，炒知母、炒黄柏各10克，青竹茹15克，杏仁泥10克，甜葶苈20克，丝瓜络10克，云茯苓30克，滑石块15克，车前子15克，夏枯草15克，川黄连5克，浙贝母10克，火麻仁15克，炒白术10克。7剂，水煎服，每日1剂。

2009年2月21日二诊：咳嗽减少，夜间已能睡好，痰减少，但痰色仍黄，大便可，小便调。脉弦，舌红少苔。依前化裁，宣肺健脾。

处方：生石膏30克（先下），旋覆花12克（布包煎），代赭石12克，苏子10克，炒知母、炒黄柏各 10 克，青竹茹 15 克，杏仁泥 10 克，丝瓜络 10 克，云茯苓 30 克，滑石块 15 克，车前子 15 克，夏枯草 15 克，川黄连 5 克，浙贝母 10 克，炒白术 10 克。7 剂，水煎服，每日 1 剂。

2009 年 2 月 26 日三诊：咳嗽已无，睡眠好，痰亦无，纳可，二便调，口干，脉缓，舌红少苔。依前化裁，养肺健脾滋阴为要，药以 7 剂调养。

处方：生石膏 15 克（先下），旋覆花 12 克（布包煎），代赭石 12 克，苏子 10 克，炒知母、炒黄柏各 10 克，青竹茹 15 克，杏仁泥 5 克，丝瓜络 10 克，云茯苓 30 克，滑石块 10 克，车前子 10 克，夏枯草 15 克，浙贝母 10 克，麦冬 12 克，炒白术 10 克，北沙参 25 克，干百合 30 克。服法同前。

31.5 糖尿病一例

牛某，女，59 岁。2009 年 2 月 14 日诊。

主诉及现病史：患者诉糖尿病 10 年，近 3 年来需注射胰岛素（每日 2 次，具体用量不详），同时有心脏病、高血压病史，服用心脏病、高血压药已经 7 年。近 2 个月来出现乏力，胸闷，下肢浮肿现象，欲求中药调养，故来就诊。刻下症见下肢微肿，四肢乏力，饥不欲食，入睡困难（辗转反侧达 2 小时才可入睡），视物昏花，大便 3 日 1 行，便干不下，小便少。舌淡苔薄，脉沉迟。

诊断：糖尿病。

辨证：阴虚脾湿，气血失和。

治则：健脾化湿滋阴，以达气血调和。

处方：炙鳖甲 10 克，嫩青蒿 15 克，地骨皮 15 克，炒知母、炒黄柏各 10 克，白薇 5 克，全瓜蒌 30 克，火麻仁 15 克，酒川军 5 克，玄明粉 9 克，桑寄生 30 克，夜交藤 25 克，合欢皮 15 克，杭菊花 12 克，枸杞子 10 克，云茯苓 30 克，炒白术 10 克，滑石块 15 克，车前子 15 克，青竹茹 15 克。7 剂，水煎服，每日 1 剂。

2009 年 2 月 26 日二诊：服前药自觉胃口好转，入睡好转，大约 1 小时可入睡，水肿仍在，视物昏花，大便已下，微溏，小便少，四肢乏力，脉沉迟，舌淡苔薄。依前化裁，酌加健脾化湿行气之品。

处方：炙鳖甲 10 克，嫩青蒿 15 克，地骨皮 15 克，炒知母、炒黄柏各 10 克，桑寄生 30 克，夜交藤 25 克，合欢皮 15 克，杭菊花 12 克，枸杞子 10 克，云茯苓 30 克，炒白术 10 克，桂枝尖 5 克，木香 3 克，太子参 15 克，全瓜蒌 30 克，细辛 2 克，白薇 5 克，滑石块 15 克，车前子 15 克。7 剂，水煎服，每日 1 剂。

2009 年 3 月 5 日三诊：服前药入睡如前，四肢乏力好转，视物仍昏花，大便 1 日 1 行，微溏，小便已有，脉沉迟，舌淡苔薄。依前化裁，再加健脾之品，以化水湿。

处方：炙鳖甲 10 克，嫩青蒿 10 克，地骨皮 15 克，炒知母、炒黄柏各 10 克，桑寄生 30 克，夜交藤 25 克，合欢皮 15 克，杭菊花 12 克，枸杞子 10 克，云茯苓 30 克，炒白术 10 克，桂枝尖 5 克，广木香 3 克，太子参 15 克，全瓜蒌 30 克，北细辛 2 克，滑石块 10 克，车前子 10 克，炒苍术 10 克，白薇 5 克。7 剂，水煎服，每日 1 剂。

（整理人：孔令誉）

32 桂清民医案 28 例

桂清民，1965 年生人，本科，主任医师。济宁医学院兼职教授；济宁市知名专家；济宁市名中医药专家；针刀医学创始人朱汉章教授嫡传弟子；山东省针刀医学专业学科带头人；曲阜市针灸推拿专业学科带头人。现任国家中医药管理局中医重点专科针灸康复特色专科学科带头人；国家中医药管理局中医药标准化项目《全国针刀医学诊疗指南》《中医整脊科诊疗指南》编审专家委员会专家；世界中医药学会联合会针刀专业委员会常务理事；世界中医药学会联合会疼痛康复专业委员会常务理事；世界中医药学会联合会脊柱健康专业委员会常务理事；中华中医药学会针刀医学分会常务委员；中华中医药学会整脊分会常务委员；中国针灸学会针推结合专业委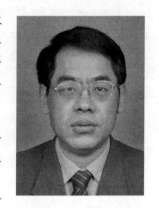
员会常务委员；山东针灸学会理事；山东省针灸临床专业委员会副主任委员；山东中医药学会针刀医学会副主任委员；山东中医药学会整脊分会副主任委员；济宁市针刀学会主任委员；济宁市针灸学会副主任委员；《中国组织工程研究杂志》《风湿病与关节炎》杂志编委、审稿专家。从事针刀医学、针灸、整脊学临床教学科研 32 年，在脊柱病、脊柱相关性疾病、骨性关节病专业理论和诊疗技术方面具有较高的造诣，参加编审了国家中医药管理局、中华中医药学会《全国针刀医学诊疗指南》《中医整脊科诊疗指南》两项国家标准诊疗指南；参加编写了新世纪全国高等中医院校本科规划教材《针刀医学诊断学》等教材；参加的"针刀医学原创性研究及推广应用"科研项目获中华人民共和国教育部科技成果三等奖；"中医整脊学机理及临床应用"获中华中医药学会科学技术三等奖。主持省地级科研项目 5 项，分别获一、二、三等奖。先后获"全国十大针刀医学名家"，"全国职业大典中医药行业调研先进工作者"，"全国中医整脊推拿优秀人才"，"济宁市卫生科技学科贡献奖"，"济宁市优秀科技工作者"等荣誉称号；济宁市三等功奖励。主编参编医学著作 6 部，在国家级、省级医学刊物发表学术论文 60 余篇。

32.1 眩晕一例

孔某，男，36 岁。2017 年 7 月 6 日初诊。

主诉及现病史：枕颈部疼痛 2 年，加重伴眩晕 1 年。2 年前无明显诱因出现枕颈部持续疼痛，曾于 2015 年 9 月到我院脑病科就诊，头颅 CT 检查未见明显异常。给以天麻钩藤饮加减治疗，疗效不明显。近 1 年来枕颈部疼痛加重，痛处固定，拒按，并伴随眩晕症状，视物模糊，健忘。刻诊：枕颈部疼痛不适，舌质暗，苔厚腻，脉滑。行颈部正侧双斜位放射检查示：颈椎生理曲度反屈，椎列连续，钩椎关节突增生变尖，$C_{4\sim7}$ 椎体缘见骨质增生影，$C_{5/6}$ 椎间隙略变窄。行脊柱摄片检查示：颈椎反曲，椎列连续；$C_{4\sim7}$ 椎体缘见轻度唇状骨质增生影，后缘较明显；$C_{5/6}$ 椎间隙狭窄。经颅多普勒检查示：椎基底动脉血流速度增快。

诊断：眩晕。

辨证：痰瘀阻窍。

治则：活血化痰，通络开窍。

方用：定眩汤（经验方）。

处方：半夏 9 克，茯苓 10 克，白术 12 克，天麻 12 克，陈皮 9 克，黄芪 15 克，党参 12 克，赤芍 10 克，桃仁 10 克，川芎 10 克，红花 10 克，白芷 10 克，地龙 10 克，葛根 15 克，丹参 20 克。6 剂。

用法：水煎服，每日 1 剂。水煎 400 毫升，分早晚 2 次温服。

2017 年 7 月 13 日二诊：眩晕减轻，已感头颈部轻松。继续予以上方 6 剂。

1 个月后电话随访，枕颈部疼痛、眩晕症状消失。

按语 本案为笔者临证医案。定眩汤为笔者临证经验方，由涤痰汤合通窍活血汤加减组成。方中半夏、白术、茯苓、天麻、陈皮配伍，能化痰熄风，治疗痰湿上犯清阳之头痛；黄芪补气健脾，为补中气要药；桃仁、红花为活血化瘀常用药对，配伍川芎、地龙等活血化瘀；葛根能缓解外邪瘀阻，经气不利，经脉失养。诸药合用，共奏活血化痰、通络开窍之效。

32.2 椎动脉型颈椎病一例

周某，男，59 岁。2013 年 12 月 12 日初诊。

主诉及现病史：眩晕伴颈肩部疼痛 3 周。患者诉 3 周前无明显诱因出现眩晕、颈肩部疼痛，遇寒冷及劳累后疼痛加重，时感局部僵硬，每天清晨眩晕症状重于下午，随颈部转动，眩晕症状加重。门诊以"椎动脉型颈椎病"收住院。入院症见：颈肩部疼痛、眩晕，颈椎曲度变直，颈肩部活动范围受限，$C_{2\sim5}$ 椎间隙及棘突双侧压痛，双冈上肌、冈下肌、肩胛提肌、菱形肌附丽区压痛，旋颈试验阳性，椎间孔挤压试验阴性，双肩关节活动度可，双搭肩试验阴性，双手握力可。脊柱摄片检查提示：颈椎生理曲度稍直；椎列连续；$C_{3\sim7}$ 椎体缘见唇状骨质增生影；$C_{5/6}$、$C_{6/7}$ 椎间隙变窄；$C_{4/5}$ 水平项韧带见钙化影。

诊断：椎动脉型颈椎病。

治法：针刀闭合性松解术和整脊治疗。

操作：于 2013 年 12 月 13 日在局部麻醉下行"枕颈部软组织针刀闭合性松解术"和"整脊治疗"。

（1）针刀闭合性松解术：根据患者临床症状、体征、影像学检查结果，术前对需治疗的患者进行病情分析，选择性定点。在枕骨的上下项线颈项部肌肉附丽点处、寰椎后结节、横突、枢椎棘突、病变颈椎节段的椎间关节等部位以甲紫（龙胆紫）标记定点，术者穿戴无菌衣帽、口罩、手套，定点区域皮肤常规消毒，铺无菌洞巾，标记点处以 0.5% 盐酸利多卡因局部注射浸润麻醉，应用 1.0 毫米×50 毫米型无菌针刀，按照针刀操作的四步进针规程在头上斜肌、头半棘肌及头后大小直肌于枕骨附着压痛点行切开剥离，在寰椎后结节、枢椎棘突标记点处，针刀垂直于皮面，针刀刀口线的方向与人体的纵轴方向一致，刺入到达骨面后，调整针刀的角度，紧贴寰椎后结节、枢椎棘突骨面切开 2 次；在寰椎横突处，颈侧方进针刀，以左手拇指甲部按压横突周围皮肤肌肉达横突后结节骨面，针刀循左手拇指甲部缓慢刺入骨面，切开 1~2 刀，或针体与人体矢状面成 45° 角刺至靠近横突椎板骨面，移动至横突后结节后，行小幅度切开剥离 1~2 刀，在病变颈椎节段椎间关节等部位投影点定点，针刀刀口线的方向与人体的纵轴方向平行，针刀倾斜刺入椎板骨面，针刀移动至椎体的椎间关节囊，调整刀口线与椎间小关节方向一致，行切开剥离 2 刀，出针后及时压迫刀口止血，刀口以无菌纱布覆盖固定。

（2）整脊治疗：患者针刀闭合性松解术后，根据患者病情进行个体化分析，选择如下相应的整脊方法。

1）卧位下整脊：可应用两点一面复位手法整复治疗。以钩椎关节向左侧旋转为例。患者仰卧治疗床上，术者左手托患枕项部，右手托扶于患者下颌处，助手双手固定于患者双肩部，行对抗牵引 1 分钟后，术者以左手拇指推顶住患椎左侧横突，食指钩住患椎棘突，右手托住患者下颌部，嘱患者头部缓慢向右侧旋转，术者右手掌部于患者面部左侧向右侧按压，待转到最大幅度时，在一瞬间双手协同动作，同时用力，左手食指将棘突用力向左侧钩拉，拇指指腹用力将横突向颈前上方推顶，术者右手同时弹压患者左侧面颊，然后将头颈扶正，再次对抗牵引片刻手法结束。如钩椎关节向右侧旋转，手法方向相反。

2）坐位下整脊：以椎体棘突向右旋转为例。患者端坐位，术者站立于患者身体右后方，嘱患者放松颈项部，术者左手固定于项枕部，右手托扶患者下颌部，轻轻向上牵引 1 分钟后，术者以左手拇指指腹推顶于患者病变棘突根部右侧，屈右肘，以肘窝托住患者下颌部，嘱患者低头屈颈 15°，颈项部肌肉放松，嘱患者顺着术者的屈曲状态右肘向右缓慢旋转，当感觉患者头颈部旋转到最大限度而遇到阻力时，术者顺势施以快速的向右扳动，推顶患椎棘突的左手拇指同时向右推顶，两手同时发力，协调动作，常可听到"喀"的弹响声，术者左手拇指亦有轻微的位移感。亦可根据病情及病变阶段选择提颈旋转推顶法、椎体角度旋转法及头颈侧旋托提等手法进行整复。治疗后，用颈托固定 3～5 天。1 周治疗 1 次，2 次为 1 个疗程。

2013 年 12 月 15 日查房：患者枕颈部软组织针刀闭合性松解术后第 2 天，患者诉经过针刀治疗后昨晚针刀治疗部位轻微疼痛，今早眩晕感觉未出现。查看患者针刀治疗部位，敷料干燥，无明显的渗血、渗液。查体见：颈椎曲度变直，颈肩部活动范围可，$C_{2\sim5}$ 椎间隙及棘突双侧压痛减轻，双冈上肌、冈下肌、肩胛提肌、菱形肌附丽区压痛，旋颈试验阳性，椎间孔挤压试验阴性，双肩关节活动度可，双搭肩试验阴性，双手握力可。

按语　本病是颈椎病中的常见类型，其发病机制复杂，由于各种机械性与动力性因素致使椎动脉及其周围神经丛遭受刺激或压迫，以致血管痉挛狭窄，造成以椎-基底动脉供血不足为主的临床症状表现。导致本病发生的病理机制主要有机械压迫学说和颈交感神经受刺激学说：①机械压迫学说。椎动脉的第二段穿行于第 6 颈椎横突孔至寰椎横突内骨性结构的骨管道中，椎动脉周围有颈动脉及神经丛包绕，椎动脉第三段走行是椎动脉出寰椎横突孔后沿寰椎后弓上缘迂曲走行于寰枕部肌肉和神经组织所组成枕下三角等组织间隙和通道中。其中颈椎横突孔的狭窄、钩椎关节的增生、关节突关节增生、颈椎失稳、颈部肌肉、筋膜及韧带软组织病变导致应力失衡都可使椎动脉及周围神经纤维的牵张刺激压迫，从而产生相应的临床症状和体征。②颈交感神经受刺激学说。该学说认为机械性压迫在椎动脉型颈椎病发病机制中是一重要因素，但不是唯一因素。颈椎节段不稳或伴有钩椎关节骨质增生是发病的始动因素，当颈椎关节异常活动时，可导致椎动脉周围的神经丛受刺激或压迫，从而引起椎动脉的痉挛缺血症状。颈椎与其周围的组织的退变及其继发性病变是椎动脉型颈椎病病症的基础，也是区别于其他类型的眩晕的主要病理因素。颈椎的稳定和平衡依赖于两大平衡机制，一是由椎体的椎间关节、椎间盘和韧带结构组成的用于维持关节的稳定和平衡构成颈椎的内平衡，二是依赖于枕部、颈项背部的肌肉支架及其活动和调节所形成的颈椎的外平衡，任何组织结构和环节的发病或失衡，均可以导致颈椎稳定性的丧失。针刀医学关于颈椎病的病因学及软组织动态平衡学说为通过导致椎动脉型颈椎病发病因素颈椎周围组织的治疗提供了理论依据，通过针刀闭合性松解枕、颈、肩背软组织的粘连，可有效改善或消除肌腱筋膜组织的拘挛和异常高张力状态，促进无菌性炎症的消退，恢复局部组织的正常功能状态，促使颈椎生物力学平衡得以重新建立。

32.3　强直性脊柱炎一例

秦某，男，32 岁。2001 年 10 月 3 日初诊。

主诉及现病史：腰骶部僵硬疼痛 1 年，伴腰部活动受限，翻转身困难。曾服用消络痛、芬必得等药物治疗，未见明显疗效。查：腰骶部呈板状，腰椎活动范围前屈 30°，后伸 15°，左右侧屈各 20°；双下肢坐骨神经牵拉征（＋）。舌苔薄白，脉沉细。实验室检查示：HLA-B27（＋）；血红蛋白 10g/L；血沉 67mm/h。X 线检查示：双骶髂关节骨质硬化，软骨下骨质模糊，关节间隙狭窄。

诊断：强直性脊柱炎。

辨证：肾虚血瘀。

治则：补肾活血，通络止痛。

处方：独活 10 克，桑寄生 12 克，熟地黄 10 克，杜仲 10 克，细辛 3 克，怀牛膝 15 克，当归 10 克，白芍 10 克，伸筋草 12 克，鹿角胶（烊化）10 克，肉桂 5 克，金毛狗脊 15 克，川断 10 克。10 剂。

用法：水煎服，每日 1 剂，水煎 400 毫升，分早晚 2 次温服。

2001 年 10 月 20 日二诊：畏寒减轻，腰骶部僵硬疼痛减轻，化验血沉：43mm/h。上方去细辛，加炮附子 6 克（先煎半小时），续服。

上方加减共进服 2 个月，腰骶部疼痛消失，腰椎活动幅度加大，化验血沉结果正常，随访 1 年疗效巩固。

按语　强直性脊柱炎是一种病因未明的慢性进行性炎性疾患，多发于青壮年。其病变多自骶髂关节开始，逐渐向上发展至腰、胸、颈椎，四肢大关节亦可同时累及。本病具有一定遗传性，临床中发现部分患者家族中常罹患本病。祖国医学认为本病属骨痹、肾痹范畴，病因为素体禀赋不足，肾阳虚衰，脾阳不振，风寒湿邪先后杂至，合而为痹，既病之后，机体无力驱邪外出，风寒湿邪得以逐渐深入，侵袭血脉筋骨，气血凝涩，筋骨失养，以至筋挛骨松，关节变形不能屈伸。目前，本病国内外尚无特异性治疗方法，早期治疗为缓解疼痛，减轻僵硬，抑制炎症反应，预防畸形的发生及功能丧失；中晚期以抑制、减缓畸形的发展为主。方中独活、细辛入肾经，可发散阴经风寒，搜剔筋骨风湿；杜仲、熟地黄、桑寄生补益肝肾，强筋壮骨；当归、川芎、白芍和营养血；肉桂温阳散寒；鹿角胶为血肉有情之品，具有补肾阳、强筋骨、益精血的功效。诸药合用，共奏补益肝肾、祛风除湿、通络止痛之功效。

上方亦可根据临床表现进行加减：病变在骶髂关节和腰椎者加狗脊、川断；病变发于项胸背部者加羌活、葛根、姜黄；风偏盛者加防风、荆芥；寒邪偏盛者加附子；湿邪偏盛者加防己、薏苡仁；病程日久呈痛势顽固者加地龙、全蝎、白花蛇。

32.4　肩凝症一例

孔某，女，65 岁。1988 年 9 月 10 日诊。

主诉及现病史：右肩关节疼痛 1 年，近 2 个月来，疼痛加剧，夜不能寐，右手不能梳头洗脸。曾服中西药物治疗不效。检查：右侧肩关节外形未见异常，右肩岗上窝明显压痛，外展抬举 7° 时疼痛加剧，屈肘不能触及左肩。

诊断：肩凝症。

治疗：针刺治疗。取患侧二间穴针刺，令患者微握拳，在穴位（第二掌指关节远端桡侧赤白肉际）局部行常规消毒，用 30 号 0.5 寸长毫针直刺 0.3 寸，行小幅度捻转，待患者局部出现酸胀感后留针 30 分钟。起针后，患者自诉疼痛大减，嘱其右手外展上举，此时，右手可摸及头部，如法每日 1 次，针刺 5 次后，诸症消失，随访 1 年未复发。

按语　本案为笔者特色经验疗法，曾发表于 1998 年《四川中医》第 10 期，经省级医学文献查新属国内首创，先后被《中国独穴疗法》、《单穴疗法》等 20 余种文献收录。经络经筋学认为：手阳明经筋结于肩背部，其分支贯绕肩肩胛部，挟脊柱。二间穴为手阳明大肠经荥穴，能通行阳明经经气，对本经经筋病症有较好的疗效，且具有取穴操作方便的特点，尤适于冬季寒冷季节患者脱衣不便者。

32.5　睑腺炎一例

李某，女，19 岁。1990 年 11 月 3 日就诊。

主诉及现病史：左眼下睑红肿 1 天，局部痒痛。查：左眼下睑内 1/3 处有一麦粒大肿物，触痛，无分泌物。

诊断：睑腺炎。

治疗：艾灸。取患眼对侧后溪穴进行艾炷灸法。后溪穴：第 5 掌指关节尺侧赤白肉际，将艾绒搓捏成枣核粒大小艾炷若干，灸治前先用凡士林在穴位皮肤涂抹，取艾炷放置在穴位皮肤表面，点燃后待局部皮肤感烧灼样疼痛时，用镊子去掉灰烬后易炷再灸，每次灸 3～5 壮。经上法治疗 1 次后，肿消病愈。

按语　本案及治疗方法为笔者所创，曾发表于《中国中医眼科杂志》1992 年第 1 期，后被引用 30 余次。本病每因风热侵袭，或脾胃蕴热，心火上炎，上攻于目，壅阻于眼睑所致。后溪穴为手太阳小肠经腧穴，且通于督脉，手太阳小肠经经脉循环至目外眦，督脉为阳脉之海，总督诸阳。艾灸后溪穴可宣散郁热，消肿散结，选取对侧穴位以经络循行交叉的特点为依据，多用于头面部疾患，灸治于红肿期可促使炎症消散，红肿消退，脓成未溃期可加速破溃排脓，脓清后自愈。

32.6　带状疱疹一例

赵某，男，60 岁。1993 年 6 月就诊。

主诉及现病史：右侧腰背部烧灼样疼痛 1 天，继而发现右腰背部见红色米粒样红疹，呈片状，局部触痛明显。

诊断：带状疱疹。

治疗：贴棉灸。取微薄的 1 层医用脱脂棉，将病灶部位完全覆盖，点燃一端，使之一过性燃烧完毕，除去灰烬即可，以上灸治，每日 1 次，直至痊愈。用本法治疗 1 次，患者感局部疼痛减轻，继续治疗 2 次，疼痛消失，疱疹颜色变淡，逐渐消退。

按语　祖国医学认为，本病多由心肝二经风火或肺脾二经湿热蕴结皮肤所致。贴棉灸属温热刺激，可疏通局部经脉，促进局部血液和淋巴循环。本病应用此疗法，意在"以热引热，使热外出"，正如《医学入门》所言："热者灸之，引郁热之气外发，火就燥之义也。"另外，灸法有提高机体免疫功能的作用，故应用上法能取得明显的疗效。本疗法属个人临床经验疗法，曾在《医学理论与实践》1994 年第 9 期刊出，后被多种文献收录。

32.7　膝痹二例

★ 例一　刘某，女，53 岁。2011 年 11 月 6 日出诊。

主诉及现病史：双膝关节疼痛、蹲起活动受限 5 年，加重半年。患者诉 5 年前无明显诱因出现双膝关节疼痛、蹲起活动受限，曾在家自行口服药物治疗，疗效不明显。近半年来上述症状逐渐加重。2011 年 2 月曾到某地诊所就诊，予以药物（药名不详）局部注射治疗，疗效不明显。2011 年 3 月到某诊所就诊，给以膝关节外用膏药治疗，疗效亦不明显。刻诊：双膝关节疼痛、蹲起活动受限，痛处固定，痛如针刺，每遇冷及上下楼时疼痛明显，夜晚痛甚，影响睡眠。舌质暗，苔薄白，脉细弦。

诊断：膝关节骨性关节炎（膝痹）。

辨证：肾虚血瘀。

治则：活血化瘀，补肾活络止痛。

处方：熟地黄 15 克，当归 12 克，桃仁 10 克，红花 10 克，地龙 12 克，川芎 10 克，桑寄生 15 克，独活 10 克，骨碎补 15 克，秦艽 10 克，川牛膝 15 克，金毛狗脊 15 克，醋鳖甲 15 克，杜仲 15 克，延胡索 9 克，乳香 9 克，赤芍 12 克，白芍 12 克，炙甘草 6 克。6 剂。

用法：水煎服，每日 1 剂。水煎 400 毫升，分早晚 2 次温服。

2011 年 11 月 16 日二诊：服药后双膝关节疼痛减轻，屈伸活动可，下蹲活动较服药治疗前有所改善。继续服用上方 10 剂后，症状明显改善。

按语　本案处方具有活血化瘀，补肾活络止痛作用。方中桃仁、红花、川芎、赤芍、当归活血散瘀；熟地补血益精，滋肾养肝；独活、秦艽、牛膝祛风舒筋活络；地龙温通经络；桑寄生、金毛狗脊、骨碎补补益肝肾，强筋骨，祛风湿；杜仲补肾益精；延胡索、乳香活血化瘀，行气止痛；川牛膝活血通经，舒筋利关节；醋鳖甲软坚散结，为治疗膝痹病良药；炙甘草调和诸药。

★ 例二　宋某，女，58 岁。2016 年 6 月 7 日初诊。

主诉及现病史：左膝关节疼痛、活动受限 10 年，加重 2 年。患者诉 10 年前无明显诱因致左膝关节疼痛，近 2 年来左膝关节疼痛、蹲起活动受限，痛处固定，痛如针刺。1 年前无明显诱因致右膝关节疼痛，蹲起活动受限，痛处固定。3 个月前于某医院治疗，诊断为：双膝骨质增生，疗效不明显。门诊以"膝关节骨性关节炎"收住入院。入院症见：双膝蹲起活动受限，上下楼时疼痛明显，左侧重于右侧。无恶寒发热，纳可，睡眠正常，体重无明显变化，大便正常，排尿正常。神志清，精神可，面色红润，双目有神，语声有力，言语流畅，气息平稳，近身无异常气味。舌暗红，苔薄白，脉细弦。

诊断：膝关节骨性关节炎（膝痹）。

辨证：肾虚血瘀证。

治疗：患者入院后，完善相关检查，于6月8日局部麻醉下，行膝关节周围软组织针刀松解术。

操作方法：采用针刀闭合性松解术治疗后行手法整复及小夹板固定治疗。

（1）针刀闭合性松解术治疗：嘱患者取仰卧位，暴露膝关节，腘下垫枕，使关节呈屈曲位，分析引起膝关节疼痛及功能障碍畸形的原因，寻找膝关节周围的肌腱挛缩点、韧带高应力点和神经卡压痛点，选择性地以龙胆紫标记定点，局部常规消毒，标记点处以0.5%利多卡因局部浸润麻醉，选用一次性无菌1毫米×50毫米型号针刀，按针刀闭合性手术的操作规程在各标记点施术，伴有关节积液者，可与髌骨外上缘先进行穿刺抽取膝关节积液，在股四头肌腱下缘，刀口线和股四头肌纤维平行，针体垂直于皮面刺入达骨面，行纵行疏通，横行剥离。在髌骨尖、底部及髌骨内外侧缘标记点处，刀口线垂直于髌周切线位，针体与髌骨处平面成45°角刺入达髌骨周缘骨面，行切开剥离2～3刀。在膝关节内、外侧副带压痛点施术，刀口线与下肢纵轴方向一致，针体与皮面垂直刺入达骨面，调转刀口线90°，行切开剥离1～2刀。在髌下脂肪垫处施术，刀口线与下肢纵轴方向一致，针体与皮面成45°角刺入髌韧带与髌下脂肪垫处，行通透剥离，然后调转刀口线90°，达髌骨关节面，行切开剥离，松解髌下脂肪垫与髌骨尖部的粘连。其余的各点依次操作，将粘连挛缩及变性的软组织剥离松解，对两侧发病的患者，按病情程度，先选择症状较重的一侧治疗，1周后治疗另一侧。

（2）膝关节整复治疗：针刀松解后，嘱助手右手握住踝关节，另一手托住患侧小腿肚，用力行牵引膝关节3分钟后，术者手握患侧髌骨，将髌骨向上下左右侧推扳，以解除内侧支持带、腘斜韧带的挛缩及髌骨相连部位的粘连，被动屈髋屈膝，应用内外牵拉旋膝法，膝关节牵引法，胫骨内、外侧髁行顶折等手法，以改善髌股关节粘连，增加髌骨的活动幅度，纠正和改善膝关节的内外翻畸形。手法整复治疗后，以小夹板及绷带固定膝关节，每天调整小夹板松紧度，并嘱患者在床上做踝关节的背伸和跖屈，加强股四头肌锻炼。1周后拆除小夹板，继续采用股四头肌等张收缩运动，进行肌力训练。

单侧膝关节针刀闭合性松解术加整复治疗1次为1个疗程。住院8天后，左膝关节疼痛症状消失，下蹲活动恢复正常。

按语 膝痹病多发于老年人，因年老体衰，肝肾亏虚，筋骨失养，气血失调，加之感受风寒湿邪、各种急慢性损伤，瘀血、寒湿阻络，筋脉痹阻、寒湿瘀血流注关节所致。现代医学称之为膝关节骨性关节炎（KOA），其病因尚不明确，一般认为原发性KOA与遗传和体质因素有一定关系，继发性KOA可继发于关节的创伤、炎症、慢性反复的积累性劳损等多种因素。膝关节是人体关节中关节面最大、构造最复杂、以稳定性为主兼具灵活性的关节，关节组成及结构较为复杂。膝关节韧带和膝部肌肉丰富，所受的应力大，结构稳定而又灵活，膝关节在其基本结构或辅助结构上都有着特殊的解剖及生物力学特性，其结构和功能决定了其力学特性，而力学特性也影响着关节的结构和功能。针刀医学理论认为，KOA发病原因是由于膝关节内部的力平衡失调所致，膝关节内外软组织的拉应力和压应力异常不平衡，使关节边缘形成高应力点，导致骨刺的产生。针刀闭合性松解膝关节囊和韧带的挛缩，缓解肌肉的痉挛，对阻断本病病理机制有重要作用。针刀治疗可松解粘连，减轻关节内压力及骨内压，改善膝关节周围血液循环，促进软骨的新陈代谢。针刀松解能有效松解膝关节周围粘连、瘢痕和挛缩的肌肉、肌腱和韧带，从而恢复肌肉的力量，肌腱和韧带的延展性，调整关节的力学平衡，恢复关节的稳定度，改善关节软骨的营养，起到保护关节的作用。教会患者进行长期有效的股四头肌等长收缩锻炼，可增强膝关节肌力，尤其是伸肌群的力量，有助于稳定膝关节，对于疗效的维持和预后具有重要的意义。组织进行松解和剥离，可有效解除膝关节软组织异常的高张力，改善膝关节周围肌腱张力及关节囊及韧带粘连和挛缩，配合整复及小夹板固定治疗可调整关节面及关节内软组织的力学平衡，从而恢复了膝关节的动态平衡，提高关节活动度，对减轻或消除膝关节疼痛，改善关节功能，改善患者生活质量，具有积极的临床意义。

32.8　神经根型颈椎病二例

★ **例一**　孔某，男，55 岁，干部。2018 年 3 月 6 日初诊。

主诉及现病史：颈部伴右肩部疼痛 20 天。患者诉 20 天前无明显诱因致颈部伴右肩部疼痛，疼痛剧烈，不能平卧，痛处固定，痛如针刺，遇冷及劳累后症状加重。颈肩部被动强直，不能活动。今日来我科就诊，行脊柱摄片检查示：颈椎生理曲度变直，下段椎体骨质增生，钩椎关节突变尖，椎间孔未见明显狭窄，项韧带钙化。门诊以"神经根型颈椎病"收住入院。入院症见：颈部伴右肩部疼痛，余无明显异常。舌质暗红，苔薄白，脉弦。查体：患者颈椎曲度变直，颈肩部活动困难，$C_{3\sim6}$ 椎间隙及棘突周围压痛，椎间孔挤压试验阳性，旋颈试验不能完成，双手握力可。双手掌指关节畸形，左肘关节屈曲畸形，双手关节活动度差，僵硬，胶着样感觉，关节周围压痛明显，屈伸活动受限。

诊断：神经根型颈椎病（项痹病）。

辨证：血瘀气滞证。

治疗：于 2018 年 3 月 8 日 14 时 40 分，在局部麻醉下行颈肩背周围软组织针刀闭合性松解术＋脊柱小关节紊乱整复术。患者取俯卧位，以龙胆紫于 $C_{2\sim7}$ 椎间隙、$C_{2\sim7}$ 椎棘突两侧 2cm、右胸锁乳突肌起始部压痛点、右侧肩背部大菱形肌、小菱形肌、冈上肌、冈下肌、大圆肌、小圆肌、肩胛提肌压痛点、标记定点，局部皮肤常规消毒，铺无菌巾，标记点处以盐酸利多卡因局部注射浸润麻醉，应用一次性Ⅳ号无菌针刀，在 $C_{2\sim7}$ 椎间隙，刀口线与脊柱纵轴方向一致，针体垂直皮面刺入达棘突顶点骨面，调节针体与棘突间隙一致，调转刀口线 90°，行切开剥离 2 刀，各点依次施术，在 $C_{2\sim7}$ 椎棘突两侧 2cm，刀口线与脊柱纵轴一致，针体与皮面成 45°角刺入椎板骨面，将针体沿椎板骨面滑移至关节突关节，调节刀口线与关节突关节一致，行切开剥离 2 刀，各点依次施术，在右胸锁乳突肌起始部压痛点，行疏通松解，在右侧肩背部大菱形肌、小菱形肌、冈上肌、冈下肌、大圆肌、小圆肌、肩胛提肌附丽区压痛点标记点，行纵行疏通，刀口以无菌敷料覆盖，分别予以坐位下颈椎椎体整复术治疗。手术过程顺利，术中无出血，患者无明显疼痛不适，于 2018 年 3 月 8 日 15 时 50 分安全返回病房。

次日查房：患者一般情况可，自诉经过昨日治疗后，颈部伴右肩部疼痛减轻。查体见：患者颈椎曲度变直，颈肩部活动范围较昨日好转，$C_{3\sim6}$ 椎间隙及棘突周围压痛，椎间孔挤压试验阳性，旋颈试验不能完成，双手握力可。双手掌指关节畸形，左肘关节无法伸直，双手关节活动度差，僵硬，胶着样感觉，关节周围压痛明显，屈伸活动幅度加大。患者共住院 7 天，治愈出院。

　　按语　本案为笔者临证医案。根据患者的临床症状、体征及辅助检查，脉证合参，诊断为项痹病（血瘀气滞证），符合西医的神经根型颈椎病。针刀医学认为，造成神经根型颈椎病的根本原因并非骨质增生或颈椎间盘退行性改变，而是由于颈部的动态平衡失调及力平衡失调。朱汉章教授在前人生物力学研究成果基础上，结合多年的临床实践提出，颈部维护关节稳定的椎周组织（肌肉、韧带等）急慢性损伤后的动态平衡失调及由此造成的颈椎生物力学平衡失调是颈椎病发病的根本原因，颈部软组是维持颈椎平衡的重要因素，颈部肌肉痉挛、僵硬等因素，可使颈椎正常应力发生改变，从而导致颈椎失稳等一系列病理变化。针刀医学有关颈椎病发病原因学说，为通过对造成颈部内应力平衡失调的椎周软组织进行治疗，重新恢复颈椎生物力学平衡治疗颈椎病提供了理论依据。临床中发现，部分患者的颈椎影像学资料，如椎间隙、椎间孔的狭窄、椎体的骨质增生程度与患者的疼痛、麻木程度不成正比，而与颈椎的生理曲度，颈肩周围软组织的痉挛密切相关，也说明了对神经根型颈椎病的治疗，不仅要考虑骨关节的调整，还要充分考虑椎周软组织的治疗，即中医骨伤学上的"筋骨并重"。针刀闭合松解术作用是通过针刀松解病变周围的软组织，改善和解除局部组织的粘连、挛缩、瘢痕、堵塞等病理变化，解除对神经、血管的刺激和压迫，恢复颈部的动态平衡，通过松解，消除肌紧张、肌痉挛，改善局部代谢，促进炎性致痛物质的消除，达到解痉止痛的目的。手法治疗是通过对颈部的被动旋转，达到调整椎体间关节突关节、钩椎关节的咬合状态，纠正椎间关节紊乱，纠正颈椎的失稳状态。临床观察显示，针刀闭合松解术配合手法治疗神经根型颈椎病具有疗效迅速的特点，观察组中大部分患者治疗1次后症状明显缓解或消失，其疗效明显优于传统针灸治疗组，在治疗前后 X 线片改善方面，除骨质增生外，观察组治疗前后均有明显改善，且显著优于针灸治疗对照组。本疗法是临床治疗神经根型颈椎病的一种行之有效的特色疗法。

　　★ **例二**　高某，男，54 岁。2013 年 3 月 8 日初诊。

　　主诉及现病史：颈部右上肢疼痛窜麻 1 个月。自诉 1 个月来感颈部疼痛，后疼痛放射至右上肢，伴窜麻木感，夜间症状加重，影响睡眠。曾于他科行针灸推拿治疗 1 周，症状未缓解。诊见患者颈椎生理曲度减小，颈部屈伸活动受限，$C_{2\sim7}$ 椎棘突间及棘突右侧压痛明显，右椎间孔挤压试验阳性。颈椎 X 线片见：患者椎体曲度变直，$C_{3\sim6}$ 椎体后缘骨刺形成，椎间隙狭窄，右 $C_{4\sim5}$、$C_{5\sim6}$ 椎间孔变窄。舌暗，苔薄白，脉弦。

　　诊断：神经根型颈椎病。

　　辨证：血瘀气滞。

　　治法：活血通经。

　　取穴：扶突、颈 3～颈 7 夹脊穴、天柱、肩井、后溪、外关。

　　操作：毫针泻法。

　　治疗 1 次后颈部右上肢疼痛减轻，继续针刺 3 次后，症状基本消失。

　　按语　本案为笔者临证医案。神经根型颈椎病是由于单侧或双侧脊神经根受刺激或受压，导致肩背和上臂的疼痛、麻木等症状，但引起神经根型颈椎病的压迫因素包括：①钩椎关节增生的骨赘；②靠近神经孔部位的椎间盘突出；③局部钙化的椎间盘组织等。这些增生物主要是压迫神经根为主，引起肩背和上肢疼痛、上肢和手指麻木等症状。

　　本型颈椎病发病机制有三：一是各种致压物直接对脊神经根造成压迫，牵拉及局部继发的反应性水肿等，此时表现为根性症状；二是通过根袖处硬膜囊壁上的窦椎神经末梢支而表现出颈部症状；三是在前两者基础上引起颈椎内外平衡失调，以致椎节局部的韧带、肌肉及关节囊等组织遭受牵连，产生症状（如受累椎节局部及相互依附的颈长肌、前斜角肌和胸锁乳突肌等均参与构成整个病理过程的一个环节）。中医理论认为，感受外邪、跌仆损伤、慢性劳损、动作失度，可使颈部经络气血运行不畅，故颈部疼痛、经络受阻，气血运行不畅，导致上肢疼痛麻木症状，取上穴针刺，施以泻法可活血通经止痛。

32.9　枕神经痛一例

刘某，男，53 岁。2015 年 2 月 27 日初诊。

主诉及现病史：患者因枕部疼痛 2 年，加重 1 个月来诊。自诉 2 年前无明显诱因出现枕部疼痛，一直在家自行口服药物（药名不详）治疗，疗效不明显。近 1 个月来枕颈部疼痛症状加重，枕部牵连致前额搏动样疼痛，痛处固定，痛如针刺，每遇冷及劳累后症状加重，颈肩部活动受限。2015 年 2 月 22 日曾来我科就诊，予以脊柱摄片检查示：颈椎生理曲度呈反曲状，下段椎体骨质增生，$C_{6/7}$ 椎间孔变窄，钩椎关节突变尖。给以颈痛颗粒 4 克，口服，每日 3 次，效果不明显。今日行椎间盘 CT 检查示：①颈椎退行性变。②$C_{2/3}$、$C_{3/4}$、$C_{4/5}$ 椎间盘突出。门诊以枕神经痛收住院。

诊断：枕神经痛。

治疗：2015 年 2 月 28 日 14 时 30 分，在局部麻醉下对患者行颈枕部针刀闭合性松解术：患者取俯卧位，以龙胆紫于椎枕区头后大直肌、小直肌、头半棘肌压痛点，项部枕大神经走向区压痛点，$C_{2\sim7}$ 椎间隙、$C_{2\sim7}$ 椎棘突两侧 2 厘米，右侧肩背部大菱形肌、小菱形肌、冈上肌、冈下肌、大圆肌、小圆肌、肩胛提肌压痛点，右肩部肩峰下滑囊周围压痛点标记定点，局部皮肤常规消毒，铺无菌巾，标记点处以盐酸利多卡因局部注射浸润麻醉，应用一次性无菌Ⅳ号针刀，在 $C_{2\sim7}$ 椎间隙，刀口线与脊柱纵轴方向一致，针体垂直皮面刺入达棘突顶点骨面，调节针体与棘突间隙一致，调转刀口线 90°，行切开剥离 2 刀，各点依次施术，在 $C_{2\sim7}$ 椎棘突右侧 2cm，刀口线与脊柱纵轴一致，针体与皮面成 45° 角刺入椎板骨面，将针体沿椎板骨面滑移至关节突关节，调节刀口线与关节突关节一致，行切开剥离 2 刀，各点依次施术，在右侧肩背部大菱形肌、小菱形肌、冈上肌、冈下肌、大圆肌、小圆肌、肩胛提肌压痛点，右肩部肩峰下滑囊周围压痛点标记点，行纵行疏通，刀口以无菌敷料覆盖，分别予以仰卧位、坐位下颈椎椎体整复术治疗后，予以颈部围领支持保护。手术过程顺利，术中无出血，患者无明显疼痛不适，于 2015 年 2 月 28 日 15 时 50 分安全返回病房。

2015 年 3 月 1 日查房：患者诉经过针刀治疗后感枕颈肩背部疼痛消失。查看患者针刀治疗部位，敷料干燥，无渗血及渗液。患者住院 3 天后于 2015 年 3 月 3 日痊愈出院，随访半年未复发。

按语　本案为笔者临证医案。枕神经痛是由于枕小神经在行径中受到卡压或牵拉引起的枕项部、耳部放射性疼痛为主要症状的一种临床常见病症。以乳突后缘痛，或同时向耳周、头顶、颞部、前额或眼眶等区域放射，多呈针刺样或刀割样、烧灼样疼痛。疼痛呈发作性，自发或头颈部旋转，尤其向对侧旋转时可诱发或加剧，疼痛发作期常伴有颈肩部肌肉痉挛，枕小神经出口处（乳突后下缘）压痛。多因长期睡眠姿势不当，长期低头伏案工作保持一定姿势长久，或因工作环境潮湿、受寒感冒等原因，使头颈部肌肉、筋膜劳损；外伤使头颈部肌肉损伤，颈部肌群慢性无菌性炎症刺激使周围肌肉痉挛，肌筋膜紧张卡压，枕下腱弓紧张挛缩,枕后骨纤维管内压增高,出现枕小神经的临床症状。根据其临床表现,本病属中医学"头痛"、"脑风"、"偏头风"等范畴。症状:疼痛位于枕小神经分布区,多呈针刺样、刀割样、烧灼样放射痛,疼痛常呈发作性出现或为持续性疼痛,可发作性加重,有间歇期,疼痛为乳突后缘痛,可同时向耳周、头顶、颞部、前额或眼眶等区域放射,严重时伴发眩晕、恶心、呕吐、枕小神经分布区感觉减退或感觉迟钝。患者多因头颈部的活动或咳嗽或受寒情绪紧张、失眠、低头时间过长等因素使头痛症状加重,患者多伴有头晕、失眠,部分患者可伴有情绪紧张或焦虑。体征为枕小神经出口处(枕外隆突与乳突尖连线的中外 1/3 交界处)压痛,乳突后缘、耳廓后上部触痛,枕部一侧胸锁乳突肌、斜方肌止点间有压痛或触及条索样物,颈部其他肌肉有明显压痛点,头痛侧枕后压迫或头部活动时,头痛症状加重。检查时发现多数患者有强迫头位或头颈部活动受限。颈枕部肌肉紧张度增高,令患者转头时(尤其向健侧转动),疼痛可向患侧头顶部及前额部放射。针刀松解可有效解除枕区帽状腱膜的卡压,有效地治疗本病症。

32.10　腰椎管狭窄一例

冯某,女,55 岁。2016 年 6 月 12 日初诊。

主诉及现病史:腰部伴左下肢疼痛 1 年,加重 20 天。患者诉腰部伴左下肢疼痛、麻木,痛处固定,痛如针刺,疼痛放射至左脚踝处,疼痛呈进行性加重,久坐、劳累后症状加重,夜晚痛甚,翻身困难,影响睡眠。行腰椎间盘 CT 检查示:腰椎管狭窄症。今来我科就诊,门诊以"腰椎管狭窄症"收住入院。入院症见:腰部伴左下肢疼痛、麻木,痛处固定,无恶寒发热,纳可。舌淡暗,苔薄白,脉细弦。

诊断:腰椎管狭窄症。

辨证:肾虚血瘀。

治则:补肾通络,活血化瘀。

处方:熟地黄 15 克,当归 12 克,桃仁 10 克,红花 10 克,地龙 10 克,川芎 10 克,桑寄生 15 克,独活 9 克,木瓜 15 克,赤芍 15 克,白芍 15 克,烫狗脊 15 克,鹿角胶 12 克(烊化),桂枝 9 克,丹参 15 克,醋延胡索 9 克,炒乳香 9 克,伸筋草 12 克,炙甘草 6 克。6 剂。水煎服,每日 1 剂,早晚空腹服用。

2016 年 6 月 20 日二诊:患者服药 6 剂,腰部及左下肢疼痛麻木症状减轻。查见:腰椎生理曲度减小,屈伸活动可,$L_4 \sim S_1$ 椎间隙压痛,左下肢坐骨针灸牵拉征(+)。继续服用 6 剂后患者腰部左下肢疼痛麻木症状基本消失。

按语　本方为笔者治疗腰椎管狭窄症的经验方。方中桃仁、赤芍、丹参、红花活血散瘀;地龙祛瘀通络;桂枝通经活络;川芎、延胡索、乳香活血止痛;秦艽、川牛膝祛风舒筋活络;独活祛风除湿,通痹止痛,用于风寒湿痹;桑寄生补肝肾、强筋骨;木瓜舒筋活络;伸筋草舒筋利痹;鹿角胶通督脉,补精益髓,壮阳健骨,为治疗腰椎管狭窄经验用药;炙甘草缓急止痛,调和诸药。

32.11　奔豚气一例

徐某,男,58 岁。1991 年 8 月 27 日初诊。

主诉及现病史：因胸闷、心前区疼痛 8 年，加重 10 天，于 1991 年 8 月 17 日以心肌梗死收入我院。入院后，经治疗病情稳定。8 月 27 日下午，患者因与他人发生口角，即感头晕不适，烦躁不宁，自述有气从少腹上冲至胸、咽，伴全身抽搐。予肌内注射鲁米那（苯巴比妥）0.1 克，舌下含硝酸甘油 0.6 毫克，症状无法控制，邀余会诊。诊见患者面色赤红，表情烦躁，喉间有声，高亢有力，四肢筋脉抽搐频繁，每 5 秒钟一次，舌质淡，苔薄白，脉弦数。

诊断：奔豚气。

治疗：即予针刺膻中、内关（双）、公孙、阳陵泉，行捻转泻法，2 分钟后抽搐症状好转，自诉从小腹向上冲力减弱，留针 20 分钟，症状消失。1 年后随访未再复发。

按语　本案为笔者临证验案。《金匮要略》云："奔豚病，从少腹起，上冲咽喉，发作欲死，复还止，皆从惊恐得之。"《诸病源候论》曰："奔豚起于惊恐忧思所生。"本案因精神紧张，情志不舒，致冲任两脉气机紊乱所致。膻中为手厥阴经之募穴，任脉腧穴，且为八会穴之气会；内关、公孙为八脉交会穴，通于阴维脉、冲脉，3 穴共用，有宽胸理气、和中降逆、宁心安神之功效，且针刺膻中、内关具有缓解心前区疼痛、加强心功能的作用，对本患者尤为适宜；阳陵泉为八会穴之筋会，为治疗抽搐要穴。诸穴合用，故收效显效。本案曾发表在《上海针灸杂志》1995 年第 1 期。

32.12　中风后遗症足内外翻一例

杨某，女，67 岁。1987 年 10 月 5 日初诊。

主诉及现病史：患脑血栓 2 个月，住院用药物治疗后减轻，行功能锻炼。因左侧肢体活动不灵，左足外翻严重，常扭伤左踝部，拄拐锻炼时数次摔倒。经介绍采用针刺治疗。查：血压 140/90mmHg，左下肢肌力 I 级，左膝腱反射亢进。

诊断：中风后遗症足内外翻。

治疗：针刺。补照海，泻申脉。治疗 3 次后，足外翻症状改善，10 次后足外翻症状消失，呈正常步态，下肢功能恢复较好，1 个月后随访，生活能自理。

按语　祖国医学认为，跷脉具有交通一身阴阳之气，调节下肢运动之功能，使下肢灵活敏捷。中风后遗症足内、外翻，多由痰湿、血瘀等因素致中风后，十二经脉气机运行失常，致阴、阳跷脉气机紊乱，或由痰湿、瘀血直中阴阳跷而为病。《难经·二十九难》："阴跷为病，阳缓而阴急，阳跷为病，阴缓而阳急。"阴跷脉气失调、凝滞，会出现肢体外侧的肌肉弛缓而内侧拘急，导致足内翻，为阴实阳虚。阳跷脉气失调、凝滞，会出现肢体内侧肌肉弛缓而外侧拘急，导致足外翻，为阳实而阴虚。通过针刺照海、申脉，泻实补虚，平调阴阳二跷脉，使跷脉气机运行复常，从而纠正足内外翻症状，有利于患者及早进行功能锻炼。阴阳跷脉为奇经八脉中的两条，分别从下肢内、外侧上行至头面，沟通、联络着十二经脉；阳跷脉主持阳气，阴跷脉主持阴气，对分布于下肢内外侧的阴经和阳经有着统率和协调作用，两脉具有交通一身阴阳之气、调节肢体运动的作用，能使下肢灵活矫捷。中风后遗症足内外翻是由中风后，气虚血滞或痰浊瘀血留滞经络，气血瘀滞，脉络痹阻，经络脏腑功能失常，阴阳偏颇而为病。照海、申脉穴为八脉交会穴，通于阴阳跷脉，照海、申脉穴亦为阴阳跷脉所起部位，能通调阴阳跷脉气机，针刺照海、申脉穴，泻实补虚，平调阴阳跷脉，可使阴阳跷脉气机运行复常，足内外翻症状得以纠正。针刺时应注意要明辨虚实，勿犯虚虚实实之戒。本案由作者发表在《针灸临床杂志》1994 年第 10 期。

32.13　坐骨神经痛一例

孔某，女，40岁。1988年10月5日来诊。

主诉及现病史：右下肢疼痛1个月，每于夜间及步行时疼痛加重，不能下地劳动。曾服用中西药物治疗疼痛未减。查：右臀部梨状肌、腘窝压痛，右下肢直腿抬高40°时疼痛加剧。

诊断：坐骨神经痛。

治疗：针刺。①取穴：肾俞、秩边、环跳、阳陵泉、委中、昆仑。②刺法：每次取两穴，上下各一，取28号1.5～10寸毫针速刺入体内，根据针刺部位，决定进针深度，行提插捻转补泻，得气后，将G6802型电针治疗仪的两根电极分别通于两穴上，采用连续频率，60次/秒左右，电流强度以患者耐受为度，留针20分钟，每日1次，7次为1个疗程。治疗1次后即感疼痛锐减，继续治疗5次后，疼痛消失，随访1年，未复发。

按语　坐骨神经痛为一常见综合征，临床病因分为原发性和继发性，继发性又分神经根型和神经干型。原发性坐骨神经痛多由于呼吸道感染，受寒冷湿所致；继发性坐骨神经痛多由于原发病累及坐骨神经所致。针刺对本病有较好的止痛作用，原发性的治愈率较高，对其应积极治疗原发疾病，做到标本兼治。本案由作者发表在《中国针灸》杂志1994年第10期。

32.14　椎-基底动脉供血不足一例

宋某，男，65岁。1999年7月13日初诊。

主诉及现病史：眩晕、记忆力减退2年，有卒倒发作史2次。来诊前曾被多家医院诊断为"脑动脉硬化"、"椎-基底动脉供血不足"。曾服用西比灵（氟桂利嗪）、眩晕停（地芬尼多），静脉注射复方丹参注射液、维脑路通注射液（曲克芦丁）等治疗，未见明显疗效。TCD示双侧椎动脉、基底动脉供血不足，颈椎X线平片示颈椎生理曲度减小，C_4/C_6椎间隙狭窄，钩椎关节增生。

诊断：椎-基底动脉供血不足。

辨证：气虚血瘀。

治则：补气活血化瘀。

处方：①予刺五加注射液40毫升加10%葡萄糖500毫升或0.9%氯化钠注射液500毫升中静脉滴注，每日1次，14天为1个疗程。②应用多功能超声扫描心脑血管病治疗仪，将涂有耦合剂的四个超声治疗头分别置于头颅、项部椎-基底动脉系统治疗区（后区），用弹性头帽固定后治疗20分钟，每日1次，10次为1个疗程。治疗1个疗程后，眩晕症状消失，TCD检查椎-基底动脉供血恢复正常。随访半年，疗效巩固。

按语　椎-基底动脉供血不足（VBI）是椎-基底动脉短暂性脑缺血发作和供血不足的总称。病因主要是脑动脉硬化、颈椎病等原因使血流动力学紊乱，引起脑血流灌流量下降，从而引起急性或慢性脑缺血。刺五加注射液具有平补肝肾、益精壮骨、活血通络之功效。该药有降低全血黏度、降低血细胞比容及血小板吸附率作用，可扩张血管，降低血管阻力，改善血流。颅脑超声治疗通过超声波的高频振荡、理化、温热三种生物效应，改善血管弹性，解除椎-基底动脉的痉挛、狭窄，加快血流度，改善脑组织血氧供应，使神经功能得以恢复。本案由作者发表在《山东中医杂志》2000年第12期。

32.15　眩晕一例

患者，女，46 岁，教师。1999 年 6 月 5 日初诊。

主诉及现病史：诉位置性眩晕伴恶心呕吐 2 个月，曾于多家医院诊断为"颈椎病"、"椎-基底动脉供血不足"，先后服用抗骨质增生丸、脑复康（吡拉西坦）、西比灵等药物及静脉滴注低分子右旋糖酐、复方丹参注射液等未见明显疗效。检查：颈椎生理曲度减小，$C_{2\sim6}$ 椎棘突间压痛，压顶试验（＋），颈椎平片示：$C_{3\sim6}$ 椎体上下缘不同程度增生，C_5/C_6 椎间隙变窄，钩椎关节增生。TCD 示双椎动脉、基底动脉供血不足。患者头晕目眩，面色苍白，心悸气短，体倦纳减。舌淡，苔薄白，脉细弱。

诊断：眩晕（颈性眩晕）。

辨证：气血亏虚。

治则：补益心脾，培补气血。

处方：黄芪 15 克，党参 12 克，白术 9 克，茯苓 12 克，当归 12 克，酸枣仁 12 克，远志 6 克，龙眼肉 10 克，葛根 15 克，羌活 9 克，伸筋草 12 克。5 剂，水煎服，每日 1 剂，早晚空腹服用。

1999 年 6 月 11 日二诊：患者服药 5 剂后感头部眩晕及颈部疼痛减轻。上方续服 6 剂后，以颈复康颗粒每次 5 克，每日 3 次口服，以善其后。

1 个月后随访，症状消失。

按语　颈性眩晕多由于颈椎退行性变，压迫或刺激椎动脉、交感神经，或由于脑动脉硬化，致椎-基底动脉狭窄、痉挛，从而引起脑部供血不足，产生以眩晕为主要临床表现的症候群。本例由于思虑劳倦过度，心脾受损，水谷精微来源不足，气血不足，不能上荣于脑，故头晕目眩，心主血脉，其华在面，脾司健运，生化气血。心脾亏虚，气血不足，经脉不充，心神失养，故面色白，心悸气短，体倦纳减。舌淡，脉细弱，为气血不足之象。上方在归脾汤基础上加减，方中党参、黄芪、白术补脾益气；酸枣仁、远志、龙眼肉养心安神；葛根入足太阳经，解肌；羌活祛风胜湿止痛；伸筋草通络止痛。

32.16　跟骨骨刺二例

★ 例一　郝某，女，54 岁。2018 年 2 月 27 日初诊。

主诉及现病史：双足跟部疼痛半年。患者诉半年前无明显诱因出现双足跟部疼痛，痛处固定，痛如针刺，每遇冷及劳累后症状加重，左侧重于右侧。曾于 2017 年 7 月 26 日在曲阜市第二人民医院就诊，行双足 X 线摄片检查示：双足跟骨骨刺。予以药物（药名不详）治疗，疗效不明显。今来我科就诊，门诊以"跟骨骨刺"收住入院。入院症见：双足跟部疼痛，左侧重于右侧，余无异常。

诊断：跟骨骨刺。

辨证：血瘀气滞。

治疗：2017 年 2 月 27 日 16 时在局部浸润麻醉下行左侧跟骨前结节骨刺铲磨削平术＋跖韧带、筋膜松解术。患者取俯卧位，以龙胆紫于左侧跟骨结节骨刺周围压痛点、足跖筋膜附丽区压痛点标记定点，局部皮肤行常规消毒，铺无菌巾，标记点处以 1％盐酸利多卡因 3 毫升＋生理盐水 10 毫升注射浸润麻醉，应用一次性无菌 1.0 毫米×50 毫米针刀，在足底跟骨结节骨刺周围标记点，刀口线与足底跖筋膜、跖韧带方向一致，针体垂直于皮面刺入达骨刺尖端及骨刺基底周围，行磨削平治疗 3 次，并纵行疏通 2 次，在跟骨前结节内、外侧跟骨下脂肪垫压痛点，刀口线与局部血管神经方向一致，针体与皮面成 45°角刺入达跟下脂肪垫，行局部疏通剥离松解，在跟骨结节内侧跖韧带、筋膜附丽区压痛点，针体与跖韧带、筋膜方向一致，刀口垂直刺入跖韧带、筋膜，行疏通松解，刀口压迫止血，以无菌敷料覆盖，术后行足部跖韧带及跖筋膜手法弹压整复治疗。手术过程顺利，术中无出血，患者无明显疼痛不适，于 16：20 安返病房。

2018 年 2 月 28 日晨 9 时查房见：患者左侧跟骨前结节骨刺铲磨削平术＋跖韧带、筋膜松解术后第 1 天，患者诉：经过针刀治疗后未感左足跟明显疼痛。查看患者针刀治疗部位，敷料干燥，无明显的渗血、渗液。查体见：双足跟周围压痛减轻，未及肿块及明显骨突，足背、足底感觉正常。患者住院 3 日后出院。随访 2 个月，疗效巩固。

按语　患者因长期劳作损伤跟骨，导致筋脉损伤，而导致瘀血阻滞经脉气血运行不畅致筋脉失养，经络不通，不通则痛，故见双足跟部疼痛，活动受限。本病属祖国医学"骨痹"范畴。病机为血瘀气滞，病位在筋骨，与肝、肾有关。针刀闭合性松解术能改善患者足底软组织的粘连，可有效解除和降低局部高张力。

★ 例二　孔某，男，59 岁。2016 年 7 月 21 日初诊。

主诉及现病史：右足跟部疼痛 2 年。患者诉 2 年前无明显诱因致右足跟部疼痛，痛处固定，痛如针刺，每早晨起床后及劳累后疼痛明显。1 年前于某诊所行右足跟封闭治疗，并口服"骨刺平"，疗效不明显。20 天前于本院行右足跟部放射检查，提示：右足跟骨骨刺。

诊断：跟骨骨刺。

辨证：血瘀痹阻。

治疗：患者取俯卧位，以龙胆紫于右侧跟骨结节骨刺投影压痛点、足跟部跟结节周围、足跖筋膜压痛点标记定点，局部皮肤行常规消毒，铺无菌巾，标记点处以 1%盐酸利多卡因 5 毫升＋生理盐水 10 毫升＋曲安奈德 5 毫克于标记点处注射浸润麻醉，应用一次性无菌 1.2 毫米×65 毫米针刀，在足底跟骨结节骨刺投影区，刀口线与足底跖筋膜、跖韧带方向一致，针体垂直于皮面刺入达骨刺尖端及骨刺基底周围，行磨削平治疗 3 次，并纵行疏通，在跟骨结节周围、跖韧带及筋膜压痛点，针体与跖韧带、筋膜方向一致，刀口垂直刺入跖韧带、筋膜，行疏通松解，刀口压迫止血，以无菌敷料覆盖。2 周后随访，患者疼痛症状消失，步行活动正常。

按语　本例患者因长期劳作损伤跟骨，导致筋脉损伤，瘀血阻滞经脉，气血运行不畅，筋脉失养，经络不通，不通则痛，故见双右足跟部疼痛，痛处固定，痛如针刺，每早晨起床后及劳累后疼痛明显。舌暗红，苔薄白，脉弦。脉证合参，当属祖国医学"骨痹"范畴。证属血瘀气滞，针刀松解跟骨前结节附近跖韧带及筋膜高张力状态，能有效治疗本病症。

32.17　肩关节周围炎一例

麻某，男，63 岁。2015 年 3 月 13 日初诊。

主诉及现病史：左肩部疼痛、活动受限半年。半年前无明显诱因出现左肩部疼痛，痛处固定，痛如针刺，劳累后疼痛明显，外展、上举、背伸活动受限，搭肩困难。有时颈部疼痛、僵硬，遇冷及低头劳累后症状加重。自行在家外用膏药治疗，疗效不明显。门诊以"肩关节周围炎、颈型颈椎病"收住入院。入院症见：左肩部疼痛、活动受限，颈部疼痛、僵硬，无恶寒发热，纳可，睡眠正常，语声有力，言语流畅，气息平稳，近身无异常气味。舌暗红，苔薄白，脉弦。查体见：颈部生理曲度变直，颈肩部僵硬，$C_{4\sim7}$椎间隙及棘突两侧压痛。左侧喙突周围压痛，三角肌及冈上肌轻度萎缩，左冈上肌、冈下肌、三角肌附丽区压痛，肩关节上举外展、背伸及内外旋转活动受限，搭肩试验阳性。左肩关节摄片检查提示：左肱骨大结节处可见点状密度增高影。

诊断：肩关节周围炎。

治疗：2018年3月14日，在局部浸润麻醉下行左侧肩背周围软组织针刀闭合性松解术＋左侧肩部整复术。患者取侧卧位，以甲紫于左侧肩背部喙突部喙肱肌、喙肩肌、肩峰下滑囊、三角肌上缘压痛点、斜方肌肩部压痛点、左肩部大结节压痛点、小结节压痛点、冈上肌、冈下肌、大圆肌、小圆肌、大小菱形肌附力区压痛点、肩胛骨内上角肩胛提肌止点，左侧肱骨大结节后缘冈上肌、冈下肌、大圆肌、小圆肌止点标记定点，局部皮肤常规消毒，铺无菌巾，标记点处以盐酸利多卡因局部注射浸润麻醉，应用一次性无菌0.6毫米×50毫米针刀，在喙突部喙肱肌、喙肩肌处，针体垂直皮面刺入达骨面，行切开剥离2刀，各点依次施术，在肩峰下滑囊、三角肌上缘压痛点、斜方肌肩部压痛点、左肩部大结节压痛点、小结节压痛点、冈上肌、冈下肌、大圆肌、小圆肌、肩胛提肌、大小菱形肌附丽区压痛点，刀口线与脊柱纵轴一致，针体垂直刺入达骨面，行切开剥离2刀，各点依次施术，在左冈上肌、冈下肌、大圆肌、小圆肌、大小菱形肌附丽区压痛点，刀口线与各肌束循行一致，针体垂直皮面刺入达骨面，行纵横向疏通2刀，在肩胛骨内上角肩胛提肌止点，左肱骨大结节后缘冈上肌、冈下肌、大圆肌、小圆肌止点，行纵行疏通2次，刀口以无菌敷料覆盖。术后予以肩关节周围炎手法整复治疗。手术过程顺利，术中无出血，患者无明显疼痛不适，于16：46安返病房。

2018年3月15日查房：患者左侧肩背周围软组织针刀闭合性松解术＋左侧肩部整复术后第1天，患者诉：经过针刀治疗后左肩部、外展、上举、背伸活动较治疗前幅度增加。查看患者针刀治疗部位，敷料干燥，无明显的渗血、渗液。医嘱予以换药。查体见：颈部生理曲度变直，颈肩部僵硬，$C_{4\sim7}$椎间隙及棘突两侧压痛。左侧喙突周围压痛减轻，三角肌及冈上肌轻度萎缩，左冈上肌、冈下肌、三角肌附丽区压痛减轻，肩关节上举外展、背伸及内外旋转活动较治疗前幅度增加，搭肩试验阴性。

按语　肩周炎的全称是肩关节周围炎，又称五十肩、漏肩风、冻结肩等，好发于50岁左右的中老年妇女，右侧肩发病较多。肩周炎是一种暂时性的肩部疼痛，肩关节活动障碍为特征的疾病，及时治疗和功能锻炼很快会转愈。如治疗不当或练功不好，则会绵延日久。因此，对此病应该抓紧治疗，积极锻炼，以减少疼痛。肩周炎多为单侧发病，左侧较右侧多见，少数患者可双侧同时发病。好发肩周炎的年龄与肩关节产生严重退变的年龄相一致，肩部有损伤史或曾经有局部外固定史、受寒史、偏瘫史，也有无任何诱因而发病者。主要的症状为肩关节疼痛、肌肉无力、活动障碍。疼痛为最明显的症状，疼痛的程度及性质有较大的差异，或为钝痛，或为刀割样，有持久性，夜间疼痛。肩周炎是由于肩部肌肉韧带等软组织粘连和无菌性炎症导致的，目前对这个病的治疗，效果较好的方法就是通过小针刀和关节注射治疗，松解粘连，消除无菌性炎症。另外，还要多运动肩关节，改善功能，防止进一步粘连。"针刀松解术"主要是通过针刺神经干或神经支，给予患者一种适当的良性刺激信号，这种刺激信号既不针对病原体，也不直接针刺病变部位的组织器官，而是把医生的指令性信息通过针刺神经直接输给信息"高速公路"，以最快速度、最佳路线输送到高级中枢系统。对原来失调的病理状态和物质代谢紊乱过程，进行间接干预，通过自我修复达到一个新的平衡状态。这种平衡状态的形成是利用针灸外因刺激手段激发调动患者机体的平衡调控系统的功能来实现的。

32.18　扳机指一例

张某，男，41岁。2010年7月2日初诊。

主诉及现病史：左手拇指疼痛、屈伸受限半年。患者诉半年前无明显诱因致左手拇指疼痛、屈伸受限，痛处固定，痛如针刺，每于遇冷及劳累后症状加重，伴有绞索现象。曾于本院骨科行药物封闭治疗，症状未改善。诊见：左手拇指疼痛、屈伸受限，掌指关节压痛。

诊断：扳机指（筋痹）。

辨证：血瘀气滞证。

治疗：患者取仰卧位，掌心向上，左手平放于手术床上，以龙胆紫于（左）手拇指掌骨头掌侧、掌指关节横纹周围压痛点标记定点，常规患指皮肤消毒准备，将患指伸展并固定，应用1%利多卡因在此行局部浸润麻醉，应用一次性无菌0.8毫米×50毫米针刀，针刀抵达指屈肌腱鞘表面，沿肌腱走行方向由近向远端行潜行切开腱鞘2毫米，术中，将刀锋提起至皮下，嘱患者屈伸活动患侧拇指，患者手指活动自如，无阻力、无摩擦感时可出刀，刀口压迫止血，以无菌敷料覆盖。患者一次治愈。

按语　本案为作者临证验案。中医诊为筋痹（血瘀气滞证），西医称为扳机指。本病多由慢性劳损引起，起病、发展缓慢，无间接暴力或直接暴力损伤，X线检查无骨折征象，可以与本病相鉴别。患者长期劳作损伤屈拇、屈指肌腱，导致筋脉损伤，瘀血阻滞经脉，气血运行不畅，筋脉失养，经络不通，不通则痛，故见左手拇指疼痛、屈伸受限，痛处固定，痛如针刺，每于遇冷及劳累后症状加重，伴有绞索现象。针刀闭合性松解术可有效松解狭窄腱鞘腱鞘，对本病症有立竿见影的疗效。

32.19　股骨头坏死一例

李某，男，47岁。2012年10月7日初诊。

主诉及现病史：双髋关节疼痛麻木7个月。患者诉7个月前无明显诱因致双髋关节疼痛麻木，双侧腹股沟处疼痛明显，痛处固定，昼重夜轻，右侧重于左侧。2012年5月11日曾在我院关节骨科就诊，予以放射检查示：右侧股骨头变扁，股骨颈缩短变形；右侧股骨头见小囊状骨质破坏区及斑片状密度增高影；右侧髋关节关节间隙变窄，其相应关节面见骨质增生硬化现象。2012年6月9日在我院脊柱骨科就诊，行放射检查提示：右侧股骨头塌陷，双侧股骨头可见囊样低密度影，周围骨质硬化，以右侧为著，关节间隙。1个月前在某卫生院针灸治疗20天，效果不明显。门诊以"双侧股骨头坏死"收住入院。入院症见：双髋关节疼痛麻木，无恶寒发热，纳可，睡眠正常，体重无明显变化，二便正常。

诊断：股骨头坏死。

辨证：肾虚血瘀。

治法：右髋关节周围软组织针刀闭合性松解术。

操作：患者取左侧卧位，以龙胆紫于右股骨大转子与髂前上棘连线的中点，股骨大转子纵向上 3 厘米、5 厘米处，以股骨大转子为中心，以大转子到髂前上棘连线的中点，股骨大转子到髂前上棘距离的二分之一为半径做圆，在大转子纵轴上下侧30°夹角连线、右侧臀中肌、梨状肌、臀小肌、臀梨结合部压痛点标记定点，局部皮肤常规消毒，铺无菌巾，标记点处以盐酸利多卡因局部注射浸润麻醉，应用一次性无菌 0.8 厘米×80 厘米号针刀，在股骨大转子与髂前上棘连线的中点，股骨大转子纵向上 3 厘米、5 厘米处，以股骨大转子为中心，以大转子到髂前上棘连线的中点，股骨大转子到髂前上棘距离的二分之一为半径做圆，在大转子纵轴上侧30°夹角处施术，刀口线与下肢纵轴方向一致，针体垂直刺入骨面，向上、下、左、右方向滑动，到达关节间隙后将关节囊切开 2 刀，各点依次施术，在右臀中肌、梨状肌附丽区压痛点，刀口线与臀中肌、梨状肌、臀小肌、臀梨结合部纤维方向一致，针体垂直皮面刺入肌腹，行纵行疏通 2 刀，刀口以无菌敷料固定。手术过程顺利，术中无出血，患者无明显疼痛不适，安返病房。

2012 年 10 月 8 日查房：患者右髋关节周围软组织针刀闭合性松解术后第 1 天。患者诉：经过针刀治疗后昨日感针刀治疗部位轻微疼痛，余无明显不适。查看患者针刀治疗部位，敷料干燥，无渗血、渗液。查体见：血压 117/64mmHg。舌暗红，苔薄白，脉弦细。双侧髋关节疼痛，走动时有轻微跛行，"4" 字试验阳性，双侧直腿抬高试验阴性，双侧膝腱反射正常，足趾活动自如。

2012 年 10 月 13 日诊：患者右髋关节周围软组织针刀闭合性松解术后第 6 天。自诉：经过针刀治疗后双髋关节周围疼痛基本消失，跛行症状基本消失。查看患者针刀治疗部位，刀口愈合良好。查体见：血压 124/68mmHg。舌暗红，苔薄白，脉弦细。双髋关节疼痛明显减轻，跛行症状基本消失。双 "4" 字试验阳性，右侧较重，双侧直腿抬高试验阴性，双侧膝腱反射正常，足趾活动自如。患者病情好转，通知出院。出院后予以补益肝肾、活血化瘀药物调理治疗。

按语 股骨头坏死的病因很多，一般认为有解剖学因素：由于解剖结构特点造成局部血供较少，侧支循环少，如受外伤、劳损或其他原因容易使其遭受损伤失去血供来源而发生坏死。生物力学的血流动力学原因：很多原因可使骨髓内压升高，因而使骨内循环量减少，引起组织缺氧。缺氧又可使骨髓组织肿胀，肿胀使髓内压更高，如此恶性循环，终致骨缺血性坏死。此外，某些部位应力集中可使骨质压缩，骨髓内压升高，同样发生上述变化致骨缺血坏死。生物物理学因素：放射、过冷、过热等都可引起局部骨质坏死。另外，大量服用肾上腺皮质类固醇后，体内脂肪栓子堵塞终末血管，使骨骺部血供障碍而发病。本病患者 X 线检查可见股骨头塌陷，股骨头可见囊样低密度影，体征及 X 线征象鉴别不难。患者长期饮酒，酿湿生热，久则损伤经脉，导致气血运行不畅，不通则痛。病程日久，久病伤肾，久病必虚，故双髋关节疼痛麻木，双侧腹股沟处疼痛明显，痛处固定，昼重夜轻，右侧重于左侧。舌暗红，苔薄白，脉弦细。脉证合参，本病属中医学之"骨蚀"范畴，证属"肾虚血瘀"。针刀闭合型手术治疗股骨头缺血坏死就是针对骨内压和囊内压增高这一关键问题。针刀在解除骨内和囊内高压方面，是除开放性手术以外的其他方法无法替代的。在股骨头缺血坏死的研究中，很少谈及囊内高压的意义。针刀闭合型手术的临床实践证明，关节囊内高压也是引起髋关节疼痛的重要原因。因为绝大部分患者行囊内减压后，疼痛都有明显减轻或完全消除，髋关节的功能都有程度不同的改善。大部分患者经 1～3 次关节囊内减压和 1 次骨内减压便可收到减轻或消除疼痛的效果。

32.20　腕管综合征一例

陶某，女，47岁。2017年6月3日初诊。

主诉及现病史：右手麻木、胀痛半年。患者诉半年前无明显诱因致右手麻木、胀痛，右手无力，劳累、遇冷后症状加重，右侧大鱼际轻度萎缩，右手力量弱。2018年5月28日在某医院检查，肌电神经传导速度报告结果提示：右侧正中神经受损，腕管病变可能性大。彩色多普勒超声报告结果示：右手腕正中神经明显增粗。

诊断：腕管综合征。

辨证：血瘀气滞。

治疗：腕管周围软组织针刀闭合性松解术。

操作：患者取仰卧位，患者右手腕放于手术床面，右掌心向上，以龙胆紫于右手腕关节部近端横纹、远端掌横纹、桡侧腕屈肌腱内侧缘，腕横纹中点，向远端1.5厘米、2.5厘米处，近、远侧腕横纹尺侧端腕屈肌腱内侧缘向远端1.5厘米、2.5厘米处，掌长肌尺侧腕横纹中点及腕横纹下1.5厘米、2.5厘米及横纹下1.5厘米、2.5厘米中点标记定点，以1%盐酸利多卡因于各标记点处局部注射浸润麻醉，应用一次性无菌0.8毫米×50毫米针刀，刀口线与肌腱纤维方向一致，针体和腕平面成90°角，沿两侧屈肌腱内侧缘，掌长肌尺侧腕横纹，腕横纹远端1.5厘米、2.5厘米中点刺入腕横韧带0.5厘米，将腕横韧带切开剥离，刀口以无菌敷料覆盖。

2017年6月4日二诊：患者右侧腕管周围软组织针刀闭合性松解术后第2天，患者诉右手麻木、胀痛症状明显减轻。

按语　腕管综合征发生的原因是腕管内压力增高导致正中神经受卡压。腕管是一个由腕骨和屈肌支持带组成的骨纤维管道。前者构成腕管的桡、尺及背侧壁，后者构成掌侧壁。正中神经和屈肌腱（屈拇长肌腱、4条屈指浅肌腱、4条屈指深肌腱）一起由腕管内通过。正中神经走行在屈肌支持带下方，紧贴屈肌支持带。在屈肌支持带远端，正中神经发出返支，支配拇短展肌、拇短屈肌浅头和拇对掌肌。其终支是指神经，支配拇、示、中指和环指桡侧半皮肤。正常腕管内组织液压力却是稳定的。无论是腕管内的内容物增加，还是腕管容积减小，都可导致腕管内压力增高。最常见的导致腕管内压力增高的原因是，特发性腕管内腱周滑膜增生和纤维化，其发生的机制尚不明了。有时也可见到其他一些少见病因，如屈肌肌腹位置过低、类风湿关节炎等滑膜炎症，创伤或退行性变导致腕管内骨性结构异常卡压神经，腕管内软组织肿物如腱鞘囊肿等。也有人认为过度使用手指，如长时间用鼠标或打字等，可造成腕管综合征，有"鼠标手"之说，但这种观点仍存在争议。腕管综合征早在计算机出现前就已经存在，临床上好发人群也不是常用电脑者，女性的发病率较男性更高。针刀治疗此病的机理是剥离粘连、松解减压，恢复肌肉的动态平衡，使其发挥良好的功能状态，从而达到力学平衡作用，针刀疗法还可改善局部微循环，改善局部组织新陈代谢，促进炎性渗出的吸收，加速消除因缺血产生的有害物质，加快组织粘连和瘢痕的修复。因此，针刀是治疗本病症的一种良好方法。

32.21　桡骨茎突狭窄性腱鞘炎一例

宋某，男，55 岁。2017 年 8 月 3 日初诊。

主诉及现病史：右腕部疼痛、活动受限半年。患者诉半年前无明显诱因致右腕部疼痛，痛处固定，痛如针刺，每遇冷及劳累后症状加重，腕部活动受限，夜晚痛甚，影响睡眠。2017 年 6 月 20 日来我院骨科就诊，予以右腕摄片检查提示：右腕关节未见明显异常征象。给以舒筋活血胶囊、双氯芬酸二乙胺乳胶剂、青鹏软膏等药物治疗，疗效不明显。2017 年 8 月 3 日复诊，诊见右腕部疼痛、活动受限，右腕桡骨茎突周围肿大，桡骨茎突周围压痛明显，握拳尺偏试验阳性，腕和拇指活动受限。

诊断：桡骨茎突狭窄性腱鞘炎。

辨证：血瘀痹阻。

治法：右桡骨茎突处腱鞘针刀闭合性松解术。

操作：患者取端坐位，右手握拳立放于手术床面上，腕部下垫一脉枕，以龙胆紫于右腕桡骨茎突压痛点及腕横韧带处标记定点，常规皮肤常规消毒，应用 0.5%利多卡因 2 毫升+0.9%氯化钠注射液 5 毫升于标记点处行局部浸润麻醉，应用一次性无菌 0.6 毫米×50 毫米针刀，针刀刀口线与局部桡动脉平，针体垂直于标记点处皮面刺入，行右腕横韧带及腱鞘鞘管潜行切开松解治疗，在腱鞘内纵行疏通。手术过程顺利，术中无出血，患者无明显疼痛不适。

2017 年 8 月 10 日二诊：患者右桡骨茎突处腱鞘针刀闭合性松解术后 7 天，患者诉：经过针刀治疗后右腕部疼痛减轻，腕部及拇指活动恢复正常。查看患者，腕和拇指活动范围恢复正常。

按语　本案为笔者临证验案。桡骨茎突狭窄性腱鞘炎是由于拇指或腕部活动频繁，使拇短伸肌和拇长展肌腱在桡骨茎突部腱鞘内长期相互反复摩擦，导致该处肌腱与腱鞘产生无菌性炎症反应，局部出现渗出、水肿和纤维化，鞘管壁变厚，肌腱局部变粗，造成肌腱在腱鞘内的滑动受阻而引起的临床症状。其临床表现为桡骨茎突部隆起、疼痛，腕和拇指活动时疼痛加重，局部压痛。本病多见于中年以上，女多于男（约 6∶1），好发于家庭妇女和手工操作者（如纺织工人、木工和抄写员等），哺乳期及更年期妇女更易患本病。本病起病缓慢，经非手术治疗，多能获满意效果。西医多行手术切开狭窄的腱鞘。针刀在桡骨茎突松解，闭合性切开狭窄的腱鞘，松解局部组织粘连，可有效治疗本病症。

32.22　臂丛神经痛一例

袁某，男，47 岁。2001 年 7 月 15 日初诊。

主诉及现病史：左肩腋前臂疼痛 5 天。自诉 5 天来感左肩腋前臂疼痛，疼痛呈放射性刀割样疼痛，伴左上肢沉重乏力，夜间症状较重，局部压痛明显。舌暗有瘀斑，脉涩。

诊断：臂丛神经痛。

辨证：血瘀气滞。

治则：疏通经络，活血止痛。

治法：针刺治疗，施以泻法。

取穴：肩髃、肩贞、极泉、少海、内关、外关、合谷。

操作：极泉穴直刺 0.8 寸，避开动脉，用提插法，使针感直达手指，余穴用泻法。

2001 年 7 月 16 日二诊：患者自诉昨日针刺后感疼痛大减，夜间可以睡眠。

继续针刺 5 日后，疼痛消失。

按语　本案为作者验案。中医认为，风寒湿邪侵袭，稽留肩臂腋部经络，或跌扑损伤，瘀血阻滞，皆可致经脉不痛，不痛则痛。肩前部属手阳明大肠经，肩后部属于手太阳小肠经，上肢内后廉属于手少阴心经，心经"下出腋下"，肺经"横出腋下"，心包经"上抵腋下"，故腋下属于手三阴病症。局部压痛明显，舌暗或有瘀斑，脉涩，为瘀血阻滞症。上穴并用，以疏通经络，活血化瘀。故疾病向愈。

32.23　腰椎间盘突出症一例

张某，女，62 岁。2013 年 4 月 2 日初诊。

主诉及现病史：腰部疼痛 6 年，伴左下肢麻木加重 2 年。患者自诉 2 年前被电动车撞伤致左侧锁骨骨折，后感腰部疼痛，疼痛呈持续，夜间较重，影响睡眠。左下肢麻木、乏力。弯腰、翻身、久坐疼痛明显。曾于 2012 年 5 月在某诊所就诊，给予注射封闭治疗，自行口服及外贴膏药等，效果不明显。2013 年 4 月 1 日在本院就诊，给予腰部 CT 检查：L_3/L_4、L_4/L_5、L_5/S_1 椎间盘膨出。今来我科，求进一步系统治疗，门诊以"腰椎间盘突出症、高血压"入院。入院症见：患者腰部疼痛，左下肢麻木、乏力。腰椎生理曲度变直，腰部屈伸活动受限，L_5/S_1 椎间隙及双侧椎旁压痛，臀中肌及梨状肌附丽区压痛明显，左下肢坐骨神经牵拉试验阳性，膝腱反射减弱，跟臀试验阳性，仰卧挺腹试验阳性。舌质紫暗，苔薄白，脉弦。

诊断：腰椎间盘突出症。

辨证：血瘀气滞。

治疗：局部麻醉下腰椎周围软组织针刀闭合性松解术＋腰椎小关节紊乱整复术。

操作：患者取俯卧位，在 L_3/L_4、L_4/L_5、L_5/S_1 椎间隙，$L_{3\sim5}$ 椎棘突两侧 2 厘米、4 厘米压痛点，双臀中肌、梨状肌、腓肠肌附丽区压痛点标记定点，局部皮肤常规消毒，铺无菌巾，标记点处以盐酸利多卡因局部注射浸润麻醉，应用一次性无菌Ⅲ号针刀，在 $L_{4\sim5}$ 椎间隙，刀口线与脊柱纵轴方向一致，针体垂直皮面刺入达棘间韧带 4 厘米，调转刀口线 90°，行切开剥离 2 刀，各点依次施术，在 $L_{3\sim5}$ 椎棘突间两侧 4 厘米，刀口线与脊柱纵轴一致，针体垂直刺入达横突骨面，将刀锋沿横突骨面滑移，沿横突骨面下缘，从外向内依次切开横突间肌和横突间韧带两刀，各点依次施术，在臀中肌、梨状肌、腓肠肌附丽区压痛点，刀口线与臀中肌、梨状肌方向一致，针体垂直皮面刺入达髋骨面、梨状肌肌腹，行纵行疏通 2 刀，刀口以无菌敷料固定。术后予以腰椎间盘突出症整复及腰椎牵引后行关节紊乱整复手法治疗，予以弹力腰围固定。

2013 年 4 月 3 日查房复诊：患者诉腰部疼痛较针刀治疗前明显减轻，查看患者刀口敷料，清洁干燥，皮肤无出现红肿，无渗血、渗液。查体：左下肢直腿抬高试验达 70°，左下肢直腿加强试验（－）。医嘱不变，并嘱患者卧床休息。

住院 6 天后患者腰部及左下肢疼痛消失，出院后 1 个月随访，疗效巩固。

32.24　颈源性头痛一例

孟某，男，45 岁。2018 年 8 月 10 日初诊。

主诉及现病史：头颈部疼痛 7 年，加重 1 个月。患者诉 7 年前无明显诱因致头颈部疼痛，7 年来一直间断口服"氨酚双氢可待因片"，效果不明显。2018 年 6 月在某医院就诊，给以氨酚双氢可待因片、晕痛定胶囊治疗，疗效不明显。近 1 个月来头颈部疼痛症状加重，痛处固定，痛如针刺，每遇冷及劳累后疼痛加重，持续性耳鸣，睡眠差。门诊以"椎动脉型颈椎病"收住院。入院症见：头颈部疼痛，无恶寒发热，纳可，睡眠差，体重无明显变化，大便正常，排尿正常。患者颈椎曲度变直，颈肩部活动范围受限，$C_{3\sim6}$ 椎间隙及棘突双侧压痛，双冈上肌、冈下肌、肩胛提肌、菱形肌肌腹处压痛，旋颈试验阳性，椎间孔挤压试验阴性，双手握力可。CT 检查提示：颈椎病，C_3/C_4、C_4/C_5 椎间盘突出。

诊断：颈源性头痛。

辨证：血瘀气滞。

治疗：枕颈部软组织针刀闭合性松解术＋脊柱小关节紊乱整复术。

操作：患者取俯卧位，以龙胆紫于枕骨下项线两侧头后大直肌、小直肌、头半棘肌、头上斜肌、双乳突内上缘、枕腱弓枕大神经、小神经附丽区压痛点，$C_2\sim T_3$ 椎间隙、$C_2\sim T_1$ 椎棘突两侧 1.5 厘米、两侧斜方肌、冈上肌、肩胛提肌、小菱形肌压痛点标记定点，局部皮肤常规消毒，铺无菌巾，标记点处以盐酸利多卡因局部注射浸润麻醉，应用一次性无菌 0.6 毫米×60 毫米号针刀，在双侧枕骨下项线头后大直肌、小直肌、头半棘肌、头上斜肌、枕腱弓枕大神经、小神经附丽区压痛点，刀口线与脊柱纵轴方向一致，针体垂直枕骨面刺入帽状腱膜达枕骨面，行切开剥离，在 $C_2\sim T_3$ 椎间隙，刀口线与脊柱纵轴方向一致，针体垂直皮面刺入达棘突顶点骨面，调节针体与棘突间隙一致，调转刀口线 90°，行切开剥离 2 刀，各点依次施术，在 $C_2\sim T_1$ 椎棘突两侧 1.5 厘米，刀口线与脊柱纵轴一致，针体与皮面成 45°角刺入椎板骨面，将针体沿椎板骨面滑移至关节突关节，调节刀口线与关节突关节一致，行切开剥离 2 刀，在两侧斜方肌、冈上肌、肩胛提肌、小菱形肌压痛点行疏通松解，各点依次施术，刀口以无菌敷料覆盖，予以坐位下脊柱小关节紊乱整复术整复术治疗。

2018 年 8 月 11 日查房复诊：患者枕颈部软组织针刀闭合性松解术＋脊柱小关节紊乱整复术后第 1 天，患者诉经过针刀治疗后头颈部疼痛消失。查看患者针刀治疗部位，敷料干燥，无明细的渗血、渗液。查体见：血压 145/77mmHg，患者舌质暗红，苔薄白，脉弦，患者颈椎曲度变直，颈肩部活动范围受限，$C_{3\sim6}$ 椎间隙及棘突双侧压痛，双冈上肌、冈下肌、肩胛提肌、菱形肌肌腹处压痛减轻，旋颈试验阴性，椎间孔挤压试验阴性，双手握力可。患者住院观察 3 天后症状消失，出院。

按语　本案为笔者临症验案。颈源性头痛患者的年龄多在 20～60 岁，但年幼者也不少见，笔者在工作中遇到许多少年患者，最小的仅 7 岁。本病以女性多见。早期多为枕部、耳后部、耳下部不适感，以后转为闷胀或酸痛感，逐渐出现疼痛。疼痛部位可扩展到前额、颞部、顶部、颈部。有的可同时出现同侧肩背上肢疼痛。疼痛可有缓解期。随病程进展，疼痛逐渐加重，持续性存在，缓解期缩短，发作性加重。寒冷、劳累、饮酒、情绪激动可诱发疼痛加重，颈源性头痛常常不表现在它的病理改变部位，其疼痛部位常模糊不清，分布弥散并向远方牵涉，可出现牵涉性疼痛类似鼻窦或眼部疾病的表现。部分患者疼痛时伴有耳鸣、耳胀、眼部闷胀、颈部僵硬感。多数患者在疼痛发作时喜欢用手持压疼痛处以求缓解。口服非甾体抗炎药可减轻头痛。颈源性头痛在伏案工作者中发病率较高。病程较长者工作效益下降、注意力和记忆力降低，情绪低落、烦躁、易怒，易疲劳，生活和工作质量明显降低。1991 年 Sjaastad 首次提出颈源性头痛的概念后，迅速得到多学科专家的重视。对颈神经的解剖及其末梢的中枢传入机制的研究，以及对颈椎间盘退行性变引发非菌性神经根炎的机制取得的研究进展，不断加深了对颈源性头痛发生机制的认识，并指导了临床诊断与治疗的改进。颈椎退行性变和肌肉痉挛是颈源性头痛的直接原因。他认为颈源性头痛也可称为颈神经后支源性头痛。利用针刀松解将枕颈部组织粘连、挛缩进行松解，恢复颈部组织的动态平衡，改善血供，消除水肿，解除对局部神经血管的牵张刺激和压迫，起到根本性的治疗作用。

32.25 肱骨外上髁炎一例

高某，女，54 岁。2010 年 2 月 8 日初诊。

主诉及现病史：右肘关节疼痛半年。半年来右肱骨外上髁处反复疼痛放射至前臂，握物、拧毛巾困难。曾于某医院针灸及封闭治疗 20 天未减轻。查体见右肘部压痛，腕和前臂旋转功能受限，握力下降及 Mill 征阳性。

诊断：肱骨外上髁炎。

辨证：血瘀痹阻。

治疗：肱骨外伤髁周围软组织针刀松解术。

操作：患者屈肘 90°，在肱骨外上髁处找到压痛点最明显的地方并标识，络合碘常规在标志处皮肤消毒，局部浸润麻醉，应用一次性无菌 1.0 毫米×50 毫米针刀，刀口线与局部肌肉血管走向一致，针刀体垂直快速进针，达到骨面，刀口线与前臂轴线一致，纵行切割 2～6 刀，深度约 0.5 厘米，然后出针。

2010 年 2 月 15 日二诊：患者诉右肘关节肱骨外上髁针刀治疗后，疼痛消失。查体见：右肱骨外上髁压痛消失，肘关节屈伸活动及内外旋活动幅度正常，病情痊愈。

嘱患者 1 个月内避免提重物及肘部强力旋转动作，以防复发。

按语 本案为笔者临床验案。"肱骨外上髁炎"，是前臂伸肌总腱起点处的慢性损伤性无菌性炎症。好发于常打网球的人群，故又称为"网球肘"，是骨科常见病、多发病，属于中医"肘劳"、"痹证"范畴。临床主要表现为肘部疼痛，腕和前臂旋转功能受限，握力下降及 Mill 征阳性等。临床治疗方法有很多种，如药物、针灸、封闭等，症状常常能改善，但复发率高。有些人症状持续存在，迁延难愈，严重影响患者工作和日常生活。目前还没有更好的治疗方法。本病好发年龄为 40～50 岁，临床发生率为 1%～3%。本病的发病机制目前争论较多，目前主流的观点认为，肘关节伸肌总腱处微血管神经束，由于前臂不正确的旋转动作或长时间慢性劳损等，引起肘关节伸肌总腱处发生软组织组织撕裂、血肿机化甚至出现瘢痕形成，引起肘关节周围炎性渗出，微小神经束缺血，出现肱骨外上髁部疼痛及肘腕活动受限等不良症状。关于网球肘的早期治疗，大部分可以通过封闭、理疗等方法取得较好疗效，封闭治疗常在肱骨外上髁压痛点敏锐处进行局部注射激素，可缓解局部疼痛。但是通过临床观察，复发率高，目前治疗网球肘出现了一些新的技术，比如等离子射频消融术、微神经切断术等，但手术技术复杂、费用高，难以在基层医院推广。应用针刀通过对肱骨外上髁处粘连组织的松解，解除肘关节局部软组织对神经束、血管的嵌压，有一定的治疗效果。针刀松解剥离，可有效解决肌腱粘连的问题，从根本上解决软组织对神经束及血管的卡压，以及局部产生无菌性炎症，对本病症有特异性治疗作用。

（整理人：桂清民）

33　侯庆勋医案 10 例

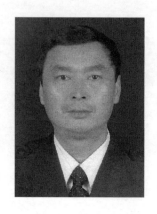

侯庆勋，1965 年生人，主任医师，曾任曲阜市人民医院中医科主任。1986 年毕业于山东中医学院（现为山东中医药大学）中医系，学士学位。现为山东省中西医结合学会消化疾病专业委员会委员，山东省五级中医药师承教育项目指导老师，济宁市中医药学会理事，曲阜市卫生学会中医专业委员会委员。

从事临床工作 30 余年，善于中西医结合治疗临床疑难杂症，如胃肠道疾病、心脑血管疾病、肝病、糖尿病、颈肩腰腿疼痛及女子月经不调、带下、不孕不育等疾病。多次参加国际中医学术交流会，在医学期刊发表论文 20 余篇，参编医学著作 4 部。

33.1　不寐一例

刘某，62 岁。2006 年 11 月 21 日初诊。

主诉及现病史：患者于半年前因自家家务事情所累，导致失眠，入睡困难，早醒，未经治疗。现患者症状逐渐加重，伴性情郁闷，烦躁不安，形体逐渐消瘦，不欲饮食，倦怠乏力，大便干燥不爽。舌质红，苔少，脉沉细。理化检查：血常规、肝功能、肾功能、血脂均正常。心电图：正常。

诊断：不寐。

辨证：心阴不足，虚火扰心。

治则：养心安神，清热除烦。

方药：酸枣仁汤合四物汤加减。

处方：酸枣仁 15 克，知母 12 克，茯苓 12 克，生地黄 15 克，当归 12 克，川芎 12 克，赤芍 12 克，白芍 15 克，柏子仁 15 克，龙骨 15 克，牡蛎 15 克，珍珠母 15 克，柴胡 15 克，枳壳 12 克，大黄 9 克，甘草 6 克。7 剂。

用法：水煎服，每日 1 剂，煎两次取汁 600 毫升，分 2 次服用。

2006 年 11 月 28 日二诊：服药后郁闷、烦躁、倦怠乏力、大便干燥症状减轻，感觉睡眠有改善，仍然早醒，醒后难以入睡。原方去大黄 9 克，加合欢皮 12 克、郁金 12 克、夜交藤 15 克。7 剂，水煎服，每日 1 剂。

2006 年 12 月 5 日三诊：服药后症状减轻，入睡困难次数每周少于 3 次，饮食正常，精神上明显改善。上方继服 15 剂，后以加味逍遥丸合人参归脾丸善后。

3 个月后随访，病情无反复。

按语　老年性睡眠障碍，多是由于年老体衰，肾阴渐亏，肝血不足，或由于忧思劳倦或惊吓，暗耗肝阴，而肝藏魂，肝血虚魂不得藏，甚者肝肾阴虚，虚火扰心，故不得眠而出现失眠症。本例患者由于思虑过度，心阴暗耗，阴虚火旺，扰乱心神而致失眠。应用酸枣仁汤合四物汤加减治疗老年性失眠症，其中酸枣仁甘酸而平，甘平养血宁心，酸平敛阴柔肝为君药；知母苦寒，清热润燥除烦；茯苓甘平，健脾和中，宁心安神；四物汤养血活血，养血安神；川芎、柴胡、枳壳、郁金辛散入肝既行气解郁，又配酸枣仁调肝养肝，龙骨、牡蛎、珍珠母镇惊安神；甘草甘平缓急和中。诸药合用，共奏养血安神、清热除烦之效。因睡眠之症多与精神因素有关，故心理疏导治疗亦应予重视。

33.2 胃脘痛一例

孔某，女，48 岁。2016 年 8 月 23 日初诊。

主诉及现病史：患者反复胃脘胀满疼痛 6 年余，复发加重 7 天。近 6 年无明显原因反复感觉胃脘胀满疼痛，时轻时重，每于情绪波动、劳累后症状加重，自服舒肝丸、逍遥丸等减轻。7 天前生气后感觉症状加重，在家自服药不见减轻而来诊。症见胃脘胀满，隐痛，痞闷不适，口干口渴口苦，泛酸，不欲饮食，睡眠差，入睡困难，早醒，梦多，大便日行 2～3 次，稀薄。舌红，苔薄黄微腻，脉滑数。胃镜提示：胆汁反流性胃炎，Hp（＋）。

诊断：胃脘痛。

辨证：肝郁脾虚，肝胃不和，气机阻滞，寒热错杂。

治则：疏肝理气，和胃降逆，辛开苦降。

方药：半夏泻心汤合左金丸加减。

处方：姜半夏 12 克，干姜 9 克，黄连 9 克，黄芩 9 克，党参 12 克，白术 12 克，茯苓 15 克，吴茱萸 6 克，瓦楞子 15 克，枳实 12 克，延胡索 15 克，白芍 15 克，瓜蒌 9 克，当归 12 克，川芎 9 克。甘草 6 克。5 剂，水煎分 2 次服，每日 1 剂。

2016 年 8 月 28 日二诊：胃脘疼痛、反酸减轻，饮食改善，仍觉胃脘痞闷，口干口苦，睡眠差，多梦。舌质淡红，苔薄黄，脉滑。上方去干姜、枳实，加柴胡 12 克、龙骨 15 克。5 剂，水煎分 2 次服，每日 1 剂。

2016 年 9 月 2 日三诊：胃脘胀满隐痛、泛酸好转，睡眠改善，自述诸症好转。嘱按二诊方继服 5 剂，随后以逍遥丸善后，巩固疗效。

按语 本例据症辨为上热下寒，可用辛开苦降、疏肝理气、和胃降逆之法治之。方中半夏苦辛温燥，健脾化痰，和胃降逆；干姜辛热，温中健脾；党参、白术，茯苓、甘草健脾利湿，治疗脾胃久虚之气；黄连、黄芩苦寒清降，治疗痰湿郁热，并佐制干姜、半夏之辛热之性，是所谓"以苦降之"，使浊阴顺势而下，寒温并用，辛开苦降；瓦楞子、龙骨制酸止痛，《本草纲目》说："咸走血而软坚，故瓦楞子能消血块，散痰积。"瓦楞子善治"胃中败血"。延胡索、瓜蒌、柴胡、白芍疏肝理气；当归、川芎补血活血，行气止痛，循"久病入络"之意。该患者素体脾胃虚弱，易生痰湿，痰湿郁久化热，湿热阻络而生诸症，所以最后嘱患者以逍遥丸疏肝健脾补血收功。

33.3 男子性功能障碍一例

孔某，男，36 岁。2016 年 3 月 16 日初诊。

主诉及现病史：患者近半年无明显原因渐感阴茎勃起不坚，持续时间短，时有早泄。曾在泌尿科就诊，经化验、B 超等检查未见明显异常，遂来中医科就诊。诊见患者除上述症状外，伴有倦怠乏力，手足不温，时有耳鸣，腹泻，饮食可，睡眠可。舌质淡，苔白腻，脉沉细。

诊断：性功能障碍。

辨证：脾肾阳虚。

治则：温补脾肾。

方药：熟地黄 15 克，山药 15 克，山茱萸 15 克，茯苓 15 克，泽泻 12 克，牡丹皮 12 克，仙茅 15 克，淫羊藿 15 克，菟丝子 12 克，巴戟天 12 克，阳起石 15 克，锁阳 12 克，肉苁蓉 12 克，肉桂 6 克，太子参 15 克，黄芪 15 克，白术 12 克，甘草 6 克。7 剂，水煎 2 次，取汁约 600 毫升，分 2 次服用，每日 1 剂。

2016 年 3 月 23 日二诊：服上方 7 剂，诸症状改善，仍觉手足不温，腹泻，乏力。效不更方，原方继服 7 剂，再观察。

2016 年 3 月 31 日三诊：已服中药 14 剂，性功能恢复正常，乏力、耳鸣消失，仍觉手足不温，时有腹泻，患者要求再服 7 剂，巩固疗效。嘱服完中药汤剂后，以金匮肾气丸合人参健脾丸服用半月善后。

半年后随访，患者无不适。

按语　根据患者症状、体征、舌脉，辨证为脾肾阳虚，以《景岳全书》中赞育丹加减治疗，取得很好的效果。张景岳曰："凡男子阳痿不起，多由命门火衰，精气虚冷，或七情劳倦，损伤阳气，多致此证。"肾阳虚，精关不固，肾精不藏，精亏则痿，故勃起不坚，或有早泄，或有腰酸耳鸣；不能温煦四肢，故手足不温；脾阳虚，不能运化水湿，水湿停聚，而致腹泻。方中淫羊藿、仙茅、巴戟天、阳起石、锁阳、菟丝子、肉苁蓉、肉桂等温补肾阳；熟地黄、山药、山茱萸滋补肾精，取"善补阳者，必于阴中求阳，则阳得阴助而生化无穷"之意；太子参、白术、茯苓、泽泻、甘草健脾利湿。诸药合用，共奏温补脾肾、填精益血、助阳起痿的功效。

33.4　胆胀一例

宫某，男，57 岁。2006 年 8 月 3 日初诊。

主诉及现病史：患者既往有胆囊结石、胆囊炎病史 10 年。3 天前，因饮酒及食肥甘食物后出现右季肋部疼痛并发热，经当地诊所治疗未见好转而来诊。诊见患者右季肋处疼痛及胃脘部胀满不适，发热，呕恶，纳呆，口苦口渴，烦躁，大便 3 日未解，小便黄赤。舌质红，苔黄厚腻，脉滑数。体格检查：体温 38.6℃，右上腹压痛，无反跳痛，墨菲征阳性。血常规：白细胞计数 12.6×10^9/L，其中中性粒细胞 0.78，淋巴细胞 0.16。B 超提示：胆囊大小 7.8 厘米 ×4.5 厘米，胆囊壁增厚欠光滑，边缘模糊并多发性结石。

诊断：胆胀（胆囊结石，慢性胆囊炎急性发作）。

辨证：肝胆郁滞，湿热内蕴。

治则：疏肝利胆，清利湿热。

方药：加味逍遥散加味。

处方：牡丹皮 12 克，栀子 12 克，柴胡 12 克，白芍 15 克，当归 12 克，茯苓 15 克，白术 12 克，薄荷 9 克（后下），延胡索 15 克，金钱草 15 克，郁金 12 克，大黄 9 克，黄芩 12 克，薏苡仁 15 克，车前草 12 克，甘草 6 克。3 剂，水煎 2 次，取汁 500～600 毫升，分 2～

次服用。

2006 年 8 月 6 日二诊：服药后右季肋处疼痛明显减轻，体温正常，解大便 4 次，小便正常，舌质红，苔薄黄，脉滑数。上方去大黄、车前草，加川芎 9 克、枳壳 12 克。5 剂，用法同前。

2006 年 8 月 11 日三诊：诸症消失，饮食、睡眠均正常；B 超复查胆囊大小 6.4 厘米×2.6 厘米，囊壁毛糙，边缘清楚，泥沙样结石；血常规正常。嘱其服用加味逍遥丸善后巩固疗效。

按语 《灵枢·胀论》载："胆胀者，胁下痛胀，口中苦，善太息。"本病例中，饮食失节，嗜食肥甘厚味，嗜酒无度，肝胆失疏，损伤脾胃。湿热和肝胆郁滞是基本病理。治疗上强调清热利湿，疏通气血。无论肝郁气滞还是肝经湿热，均可伤及脾胃，造成肝脾失和，基本方由加味逍遥散化裁而来，既体现了逍遥散疏肝解郁、健脾和营的功能，又加强了清热利胆、化湿通滞作用。诸药合用，既能利胆疏肝，又可健脾理血，所以在消除症状、恢复胆囊生理功能方面取得较好的疗效。

33.5 乳汁不足一例

裴某，女，28 岁。2016 年 4 月 16 日初诊。

主诉及现病史：患者产后 40 天，感觉乳汁分泌不足，伴倦怠乏力，胸闷气短，性情急躁，饮食尚可，大便干，小便正常。舌质淡，苔薄白，脉细数。

诊断：乳汁不足。

辨证：气血亏虚。

治则：益气养血，通络下乳。

方药：当归补血汤加味。

处方：穿山甲 5 克，王不留行 15 克，路路通 12 克，通草 9 克，黄芪 15 克，当归 12 克，甘草 6 克，猪前蹄 2 只。3 剂。

用法：先用冷水适量（约够煎 3 剂中药之用）煮猪蹄，去除浮沫浮油后，将 3 剂的穿山甲 15 克用纱布包好与猪蹄一同煮约 2 小时，捞出猪蹄另服用，用猪蹄汤煎煮中药，每次煎药时，再把原穿山甲包与其他中药一同煎煮。因穿山甲贵重，3 剂的穿山甲一同反复应用，临床效果也很好。猪蹄汤用于第 1 剂中药后，应放入冰箱冷藏，备第 2、3 剂应用。

用上方 3 剂，乳汁分泌逐渐增多，半月及 1 个月后随访，未再出现乳汁不足情况。

按语 产后缺乳，多因产后身体虚弱，气血生化之源不足，无以化乳；或肝郁气滞，经脉涩滞，乳汁运行受阻引起。该方可起到益气养血通络的作用，简便易行，多年应用于临床，有效率 100%。

33.6 便秘一例

姜某，男，66 岁。2005 年 7 月 23 日初诊。

主诉及现病史：患者半年前因家庭变故，心情郁闷，渐致大便干结。曾多次就医，给予果导片、牛黄解毒片、芦荟胶囊、番泻叶代茶饮等，大便秘结缓解 3～5 天，后又复便秘，如此反复半年有余。刻诊：大便秘结，3～4 天 1 次，解时费力，伴情志不舒，手足发凉，腰酸腿软，倦怠乏力，口淡无味。舌体淡胖，苔薄白，脉沉细。

诊断：便秘。

辨证：脾肾阳虚。

治则：温阳通便，佐以疏肝解郁。

方药：金匮肾气丸合逍遥散加减。

处方：熟地黄 15 克，山药 15 克，山茱萸 15 克，茯苓 15 克，泽泻 12 克，牡丹皮 12 克，柴胡 15 克，白芍 15 克，白术 12 克，当归 12 克，茯苓 15 克，肉桂 9 克，桂枝 9 克，淫羊藿 15 克，杏仁 9 克，甘草 6 克。7 剂。水煎服，每日 1 剂。

2005 年 7 月 30 日二诊：服上方 7 剂，自觉手足发凉、腰酸腿软、倦怠乏力症状减轻，饮食改善，睡眠较前好转，大便仍觉难解，脉象同前。原方继服 7 剂，再观察。

2005 年 8 月 7 日三诊：服上方 14 剂，诸症状消失，大便不再费力，心情好转。给予金匮肾气丸合逍遥丸，每次各 9 克，每日 3 次，坚持服用 2 个月后随访，大便一直正常。

按语 中医治病在于辨证施治，不能一见便秘，便认为是胃火胃热，乱投苦寒泻下之品，而应综合临床诸多症状，辨证属何病何证，只有药证相符，才能有效。本例是因肝郁气结，腑气不通所致。多用苦寒泻下败胃之品，必损伤其阳气，阳虚推动无力，津液不布故出现便秘，今以金匮肾气丸温肾补脾，以逍遥丸疏肝补脾补血，阳气得复，津液得布，则便秘证候可愈。正如张景岳所云："阳结者，邪有余宜攻宜泻者也；阴结者，正不足宜补宜滋者也。知斯二者，即知秘结之纲领矣。"

33.7 发热一例

周某，男，62 岁。2007 年 12 月 3 日初诊。

主诉及现病史：患者发热，倦怠乏力，口干半月余。患者半月前因受凉感冒后发热，体温 38.9℃，伴恶寒，身体沉重，不欲饮食。在当地输液治疗 3 天，体温下降正常，停药 2 天后，体温又升高，达 39℃，遂按原治疗方案输液 5 天，后改口服药治疗，不见好转，体温时常在 37.3℃到 37.8℃之间徘徊，遂来中医科就诊。诊见患者发热，体温 37.7℃，面色红，倦怠乏力，口干，少气懒言，时有恶寒，欲呕，小便频，大便正常。舌质淡，苔薄微腻，脉滑无力。理化检查：血常规：血红蛋白 125g/L，白细胞计数 $6.2×10^9$/L，中性粒细胞 0.78，淋巴细胞 0.21。胸透：心肺（−）。心电图：窦性心动过缓。

诊断：发热。

辨证：气虚发热。

治则：补中益气，甘温除热。

方药：补中益气汤加减。

处方：西洋参 12 克，党参 12 克，黄芪 15 克，升麻 12 克，柴胡 15 克，当归 12 克，白术 12 克，陈皮 12 克，桂枝 9 克，白芍 15 克，牡丹皮 12 克，藿香 12 克，黄柏 12 克，生地黄 15 克，甘草 6 克。5 剂。水煎 2 次，取汁约 600 毫升，分 2~3 次服用。

2007 年 12 月 8 日二诊：服上方 5 剂，体温正常，恶寒、呕吐消失，仍觉乏力，懒言，口干，舌质淡，苔薄白，脉沉弱无力。原方加葛根 12 克，薄荷 9 克（后下），以增加升清阳、布津液作用。继服 7 剂，诸症痊愈。

按语 根据病史及体征，此发热为脾胃气虚，阴火内生之象。当用李东垣《脾胃论·饮食劳倦所伤始为热中论》提出的"惟当以辛甘温之剂补其中而升其阳，甘寒以泻其火"治疗原则。方中西洋参、党参、黄芪、白术、甘草益气健脾；升麻、柴胡、葛根、薄荷升举清阳，又能透泻邪热；桂枝、白芍调和营卫；生地黄、牡丹皮、黄柏清热泻火；藿香、陈皮芳香醒脾，和胃止呕。全方共奏益气健脾、甘温除热之功，诸症痊愈。

33.8 泄泻一例

张某，男，46 岁。2016 年 8 月 21 日初诊。

主诉及现病史：患者因劳累后饮食太饱，导致腹痛腹泻，泻后痛减，大便伴有不消化食物，时有欲呕，脘腹痞满，嗳腐吞酸，不思饮食，无发热，未经治疗来诊。舌质红，苔白厚微腻，脉弦滑。

诊断：泄泻。

辨证：食滞内停，湿困脾土。

治则：消食导滞，健脾燥湿。

方药：曲麦平胃散加减。

处方：六神曲 12 克，炒麦芽 12 克，枳实 12 克，莱菔子 12 克，半夏 12 克，茯苓 15 克，厚朴 12 克，白术 12 克，陈皮 9 克，黄连 9 克，吴茱萸 6 克，瓦楞子 15 克，藿香 15 克，砂仁 6 克，甘草 6 克。6 剂，水煎 2 次，取汁约 600 毫升，分 2~3 次服用。

2016 年 8 月 27 日二诊：服上方 6 剂，诸症消失。嘱服用香砂六君子丸调理善后。

按语 本例正如《时病论·食泻》所说："食泻者即胃泻也，缘于脾为湿困，不能健运，阳明胃腑失其消化，是以食积太仓，遂成便泻。"本方以六神曲、麦芽、莱菔子、枳实、厚朴消食导滞，宽中除满；半夏、茯苓、白术、陈皮、吴茱萸健脾燥湿；藿香、砂仁芳香醒脾；佐以黄连以治其郁热，使食滞得消，脾虚得健，湿阻得运，故诸症可愈。

33.9 闭经一例

郁某，女，26 岁。2017 年 5 月 8 日初诊。

主诉及现病史：患者近 1 年月经不规则，时常 40 余天 1 行，时常 60 余天 1 行。现闭经 3 个月，伴有倦怠乏力，腰酸腿软，烦躁易怒，饮食可，睡眠差，大便干，小便正常。舌质淡，苔薄黄，脉沉细。血常规检查正常；妇科 B 超示：子宫内膜 1.1 厘米。

诊断：闭经。

辨证：肝郁脾虚，气滞血瘀。

治则：疏肝理气，活血化瘀。

方药：血府逐瘀汤加减。

处方：熟地黄 15 克，当归 12 克，桃仁 10 克，红花 10 克，枳壳 12 克，赤芍 12 克，柴胡 15 克，川芎 12 克，桔梗 10 克，川牛膝 15 克，丹参 15 克，莪术 9 克，水蛭 5 克，益母草 15 克，延胡索 15 克，甘草 6 克。5 剂，水煎 2 次，取汁约 600 毫升，分 2 次服用。

给予醋酸甲羟孕酮，每次 8 毫克，每天 1 次，连服 5 天。嘱其若服药期间来月经，则停用醋酸甲羟孕酮，中药继续服完。若服完中药、西药，停药观察 7 天，若不来月经即来复诊。若来月经，则自月经来第 1 天算起，5 天后来复诊。

2017 年 5 月 20 日二诊：患者服上方 5 剂，停药 2 天后于 5 月 15 日月经来潮，行经 5 天，量可，感觉稍微倦怠，少气懒言，时有心慌气短，睡眠差，有思虑过度的感觉，饮食可，二便正常。舌质淡，苔薄白，脉沉细。

辨证：气血亏虚。

治则：补气养血。

方药：人参归脾汤加减。

处方：人参6克，白术12克，黄芪15克，当归12克，茯神12克，远志12克，酸枣仁15克，木香12克，龙眼肉15克，熟地黄15克，川芎15克，白芍15克，桑寄生12克，杜仲12克，枸杞子15克，菟丝子12克，补骨脂12克，甘草6克。6剂，水煎2次，取汁约600毫升，分2次服用。

2017年5月25日三诊：患者服上方6剂，感觉身体有劲，睡眠改善，饮食正常，心情好转，不再心慌气短，二便正常。考虑患者在排卵期，上方加桃仁9克、王不留行12克。6剂，水煎服，每日1剂。以增加活血通络作用，有利于排卵。嘱患者服药6剂后，停药7天，复诊。

2017年6月7日四诊：无明显不适，饮食正常，睡眠可，二便正常。舌质淡红，苔薄白，脉沉细。嘱以5月8日方，连服5天，停药等待月经来。月经来5天后复诊。

2017年6月18日五诊：患者自6月7日服药，连服5天，停药，于6月13日来经，量可，行经5天，来诊。嘱以5月20日方继服6剂。

2017年6月24日六诊：无明显不适，饮食正常，睡眠可，二便正常，舌质淡，红苔薄白，脉沉细。嘱以5月25日方，继服6剂，停药观察。

2017年9月、12月电话回访，患者月经正常，周期26～28天，行经6～7天，量可。

按语 《灵枢·本神》云："术惕思虑则伤神……忧愁者，气闭塞而不行。"患者工作压力大，精神紧张，不能及时发泄，导致气郁不舒，日久导致血瘀，冲任二脉闭塞不通，血海不能按时满溢，而导致闭经。《素问·评热病论》中说"胞脉者属心而络于胞中"，《古今医鉴》云："七情伤心，心气停结，故血闭而不行。"心气停结，则胞脉闭阻不通。血海不能按时满溢，而导致闭经。另一方面，忧愁思虑过度，心血暗耗，渐致心气不足，血脉空虚，冲任二脉不能盛满而致闭经。所以本例先以血府逐瘀汤加减活血化瘀，疏肝理气，通畅冲任二脉，月经过后再以人参归脾汤合四物汤加补肾壮阳之品填补精血，使得气血充足，脾肾功能正常，脏腑气血功能协调，则闭经之症痊愈。

33.10　小儿神经性尿频一例

郭某，男，6岁。2018年6月4日初诊。

主诉及现病史：患者于1个月前无明显原因出现尿频，每20～30分钟小便一次，每次小便要等待0.5～1分钟才能尿出。曾到某医院就诊，诊断为小儿神经性尿频，给予盐酸奥昔布宁缓释片、缩尿胶囊、槐杞黄颗粒治疗1个月，症状不见好转，其父邀余治疗。刻诊：症状同前，白天在家或出去玩时约1小时小便一次，严重时20～30分钟小便1次，小便时尿等待0.5～1分钟才能尿出，夜晚睡觉后尿2～3次到早晨。患儿精神尚可，每于下午体温在37.1～37.5℃，饮食正常。舌质红，苔薄黄，脉滑数。血常规正常。尿常规：红细胞（-），白细胞（+），蛋白质（-）。泌尿系B超未见异常。

诊断：小儿神经性尿频。

辨证：湿热蕴蒸下注。

治则：清热利尿除湿。

方药：生地黄 9 克，牡丹皮 9 克，淡竹叶 6 克，白茅根 9 克，当归 6 克，泽泻 9 克，茯苓 9 克，白芍 9 克，桂枝 6 克，柴胡 9 克，川牛膝 9 克，苍术 6 克，黄柏 6 克，甘草 3 克。6 剂，水煎 2 次，取汁 200～300 毫升，分 2～3 次服用。

2018 年 6 月 11 日二诊：患儿服上方 6 剂，尿频次数好转，夜间睡觉从入睡到天明起床尿 1 次，白天在家 1～2 小时 1 次，但外出学习、上课、骑车时 30～60 分钟 1 次，下午低热消失，饮食可。嘱原方生地黄改用熟地黄 9 克，去淡竹叶、白茅根、黄柏，加益智仁 9 克、菟丝子 9 克、桑螵蛸 9 克。6 剂，用法同前。

2018 年 6 月 17 日三诊：患儿服药 12 剂，症状明显见好，全天体温在 36.9℃以下，排尿快，无尿等待现象，白天在家 1～2 小时 1 次，夜间起床 1 次，外出上课可以 2～3 节课 1 次，根据有效不更方的原则，二诊方继服。

患儿共服用中药 24 剂，后电话联系，嘱其停药观察 5～7 天，未见异常变化，病愈。

按语　小儿神经性尿频是儿科常见病，一般认为小儿大脑皮质发育不完善，高级中枢对脊髓初级排尿中枢的控制能力差，以及外界不良刺激，使小儿神经紧张，焦虑，导致膀胱神经功能失调引起。本病属中医"淋证"范畴，中医认为本病多由先天禀赋不足，肾气亏损，膀胱气化功能异常，或由于小儿"阳常有余，阴常不足"，心火下移小肠，热迫膀胱，湿热下注引起。《素问·逆调论》说"肾者，水脏，主津液"，《素问·灵兰秘典论》说"膀胱者，州都之官，津液藏焉，气化则能出矣"，《灵枢·九针》说"膀胱不约为遗溺"，肾气不足，下元虚损，不能气化，则膀胱开合失司，固摄无权，出现尿频尿急，不能自制现象。本患儿先以生地黄、牡丹皮、淡竹叶、白茅根清热；以泽泻、茯苓、黄柏利湿；以当归、桂枝、白芍调营卫；后以熟地黄、益智仁、菟丝子、桑螵蛸补肾固精缩尿。全方既清热利湿，又起到补肾固精缩尿之功，肾气充足，膀胱开合有度，则患者尿频得以控制，小便恢复正常。

（整理人：侯庆勋）

34 颜平医案29例

颜平，1971年生人，山东曲阜人，中医博士。从医近30年，对内、妇、儿科有所领悟，尤其对妇儿病查阅典籍无数。治愈妇科不孕不育，月经失调，小儿咳、喘、哮、夜惊病例无数。

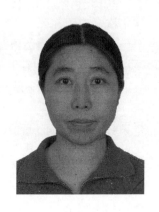

34.1 不孕症五例

★ 例一　王某，女，37岁。2017年1月7日初诊。

主诉及现病史：欲怀二胎，夫妻生活正常，未避孕，至今未孕。末次月经2017年1月1日，量少，淋漓至今，腰凉，四肢逆冷。舌红苔薄黄，右脉沉弦，左尺沉。输卵管造影及配偶精液分析均未见异常。

诊断：不孕症。

辨证：肝肾亏虚，气血不足。

治则：补肝肾，养气血，暖冲任。

处方：炮姜炭16克，荆芥炭16克，党参30克，炒白术30克，黄芪30克，艾叶炭16克，熟地黄30克，山茱萸12克，当归12克，菟丝子30克，白芍20克，阿胶6克（烊化），巴戟天16克，紫石英20克，山药12克，茯神16克，柴胡6克。6剂，水煎服，每日1剂。

2017年1月14日二诊：自述服药2天后血止，怕冷减轻，舌红苔薄，脉沉。妇科彩超：内膜厚0.95厘米，左卵泡1.9厘米×1.84厘米。

处方：鹿角霜20克，紫石英20克，炒杜仲30克，炒白术30克，续断16克，桑寄生20克，菟丝子24克，阿胶6克（烊化），苎麻根12克，巴戟天12克，覆盆子16克。7剂，水煎服，每日1剂。

2017年2月18日三诊：自述1月底发现怀孕。现恶心，呕吐，时胃痛。舌红苔少，脉细。妇科彩超示：孕囊3.0厘米×1.7厘米，内见卵黄囊，可见胎芽及原始心管波动。

处方：竹茹20克，麦冬16克，太子参20克，砂仁2克（后下），枇杷叶9克，炒杜仲20克，炒白术20克。4剂，水煎服，每日1剂。

随访：于2017年10月产一男婴。

★ 例二　李某，女，32 岁。2016 年 11 月 19 日初诊。

主诉及现病史：自诉停经 3 月余。2015 年用利普刀治疗宫颈糜烂后开始停经。服用达英 35 后月经即来，不服即停。末次月经 2016 年 8 月 6 日。11 月 17 日妇科彩超示：宫体 4.5 厘米×3.9 厘米×3.7 厘米，肌层回声不均匀，可见小片状低回声区，宫腔线不清晰，内膜厚 0.6 厘米。育有 1 子，已经 8 岁，欲怀二胎，遂多方治疗。舌红苔薄，舌下瘀青，右脉弦数。

诊断：不孕症（宫腔粘连）。

辨证：肝郁肾虚宫寒。

治则：疏肝解郁，补肾暖宫。

处方：当归 12 克，菟丝子 24 克，炒白术 30 克，沙参 12 克，山茱萸 16 克，山药 16 克，炒枣仁 16 克，阿胶 6 克（烊化），熟地黄 30 克，党参 30 克，柴胡 3 克，巴戟天 20 克，炒白芍 24 克，牡丹皮 12 克，炒杜仲 20 克，怀牛膝 16 克，艾叶 12 克，制香附 12 克，益母草 12 克。6 剂，水煎服，每日 1 剂。

2016 年 11 月 26 日二诊：自述服前药后少许见红，出血量极少，擦拭方见。舌红苔薄，舌下瘀紫，双脉弦数。前方制香附改为 20 克、益母草改为 30 克，加紫石英 30 克。6 剂，水煎服，每日 1 剂。

2016 年 12 月 3 日三诊：服药平稳，舌红苔薄腻，舌下瘀，脉和调。复查妇科彩超示：宫体 5.4 厘米×4.8 厘米×4.1 厘米，宫腔线清晰，内膜厚 0.8 厘米。

处方：熟地黄 30 克，党参 30 克，地骨皮 12 克，炒杜仲 20 克，制香附 16 克，菟丝子 30 克，当归 16 克，沙参 12 克，紫石英 20 克，阿胶 6 克（烊化），炒白术 20 克，炒白芍 20 克，炒枣仁 12 克，怀牛膝 16 克，山药 20 克，牡丹皮 12 克，柴胡 3 克，艾叶 16 克，益母草 30 克。6 剂，水煎服，每日 1 剂。

2016 年 12 月 17 日四诊：胸胀，小腹疼痛，左下腹疼痛明显。右尺沉，寸关弦数。

处方：怀牛膝 30 克，吴茱萸 16 克（开水烫 3 遍，滤掉黄水，同煎），麦冬 16 克，红花 10 克，泽兰 20 克，紫石英 20 克，当归 16 克，阿胶 6 克（烊化），土鳖虫 16 克，制香附 16 克，牡丹皮 16 克，路路通 20 克，肉桂 6 克（后下），姜半夏 16 克，莪术 9 克。4 剂，水煎服，每日 1 剂。

2017 年 2 月 25 日五诊：自述服药后经血来潮，量偏少，5 天止。1 月 17 日又行经 3 天，量偏少，伴腰腹疼痛。昨日妇科彩超示：宫体 4.8 厘米×4.6 厘米×4.6 厘米，内膜线清晰，内膜厚 0.6 厘米。舌红苔薄，舌下瘀，脉右尺沉，寸关弦。

处方：紫石英 20 克，炒杜仲 30 克，阿胶 6 克（烊化），艾叶 16 克，骨碎补 12 克，当归 16 克，熟地黄 30 克，巴戟天 20 克，制香附 9 克，菟丝子 30 克，炒白芍 24 克，山药 20 克，益母草 16 克，炒枣仁 12 克，山茱萸 12 克，怀牛膝 16 克，补骨脂 24 克。6 剂，水煎服，每日 1 剂。

2017 年 3 月 18 日六诊：月经未来，用早孕试纸检测阳性。于年底产一男婴。

★ 例三　李某，女，31 岁。2018 年 6 月 23 日初诊。

主诉及现病史：2012 年曾怀孕，因工作原因人工流产，至今未避孕未孕，尚无子女。自述月经淋漓 1 个月未净，伴手心热，大便干。于 2018 年 3 月 12 日做宫颈锥切术，术后医生给服孕酮片等，4 月份停药即月经失调，经期紊乱。舌红苔根腻，舌下瘀。双尺脉沉细。

诊断：不孕症（月经失调）。

辨证：肝肾亏虚。

治则：滋补肝肾。

处方：生白芍 30 克，炒白术 30 克，当归 12 克，生地黄 30 克，牡丹皮 12 克，炙甘草 6 克，荆芥炭 9 克，柴胡 2 克，三七 9 克（冲服），酒大黄 7 克，赤芍 16 克，龟板 10 克，枳壳 12 克，炒桃仁 7 克，紫石英 20 克，续断 12 克，山茱萸 16 克，阿胶 6 克（烊化）。6 剂，水煎服，每日 1 剂。

2018 年 6 月 30 日二诊：服药后血止。今日妇科彩超：宫腔线清晰，内膜厚 0.6 厘米，双附件未见异常。舌红苔薄，舌下瘀，尺脉弱。

处方：熟地黄 30 克，续断 16 克，桑寄生 16 克，当归 12 克，菟丝子 30 克，炒白芍 24 克，山药 16 克，茯神 16 克，荆芥穗 9 克，山茱萸 16 克，柴胡 2 克，阿胶 6 克（烊化），巴戟天 30 克，紫石英 20 克，炒白术 24 克，党参 20 克，牡丹皮 12 克，沙参 16 克，炒枣仁 12 克，炒杜仲 16 克。6 剂，水煎服，每日 1 剂。

2018 年 7 月 14 日三诊：未来月经，小腹时凉。舌红苔薄，舌下瘀，脉沉细数。

处方：巴戟天 30 克，肉桂 6 克（后下），炮附子 3 克，党参 20 克，紫石英 20 克，炒白术 30 克，补骨脂 20 克，炒杜仲 16 克，山药 16 克，芡实 12 克，菟丝子 30 克，当归 16 克，炒白芍 24 克，丹参 16 克，沙参 16 克。5 剂，水煎服，每日 1 剂。

2018 年 7 月 21 日四诊：小腹胀，大便秘。舌红，尺沉寸关弦。

处方：炒桃仁 9 克，红花 16 克，怀牛膝 30 克，川牛膝 16 克，延胡索 12 克，土鳖虫 16 克，姜半夏 16 克，制香附 12 克，三棱 12 克，莪术 12 克，丹参 16 克，苏木 16 克，路路通 16 克，当归 12 克，熟地黄 30 克，鹿角霜 20 克，皂角刺 9 克。5 剂，水煎服，每日 1 剂。

2018 年 9 月 19 日五诊：自述 8 月 27 日测出怀孕。9 月 18 日彩超示：孕囊 2.1 厘米×2.4 厘米×2.1 厘米，可见少许胎芽，已见微弱胎心搏动。今日小腹微痛，要求保胎治疗。

处方：续断 16 克，桑寄生 16 克，菟丝子 30 克，阿胶 6 克（烊化），熟地黄 24 克，炒白术 24 克，山茱萸 12 克，枸杞子 20 克，党参 16 克，白扁豆 16 克，杜仲 16 克，山药 16 克，炙甘草 6 克，砂仁 1 克（后下）。服药 5 剂，腹痛止，胎儿发育正常，无不适。

★ 例四　李某，女，34 岁。2018 年 5 月 17 日初诊。

主诉及现病史：素患多囊卵巢综合征，月经不调，继发不孕 3 年。3 年来，未避孕未孕，月经推后，体态臃肿。末次月经 2018 年 3 月中旬，至今未来。舌红苔白腻，脉象沉细。尿妊娠试验阴性。

诊断：不孕症（多囊卵巢综合征）。

辨证：肝肾亏虚，湿瘀内结。

治则：补肝肾，解郁结。

处方：怀牛膝 30 克，土鳖虫 12 克，桂枝 24 克，吴茱萸 12 克（单煎），川芎 12 克，当归 16 克，牡丹皮 12 克，赤芍 16 克，姜半夏 16 克，麦冬 12 克，党参 16 克，阿胶 6 克（烊化），红花 12 克，艾叶 12 克，香附 20 克，三棱 16 克，莪术 16 克。6 剂，水煎服，每日 1 剂。

2018 年 5 月 25 日二诊：症如前，舌红苔薄。尺脉沉，寸关弦。

处方：熟地黄 30 克，炒白术 30 克，党参 16 克，当归 20 克，白芍 16 克，牡丹皮 12 克，北沙参 16 克，炒枣仁 12 克，柴胡 6 克，杜仲 20 克，麦冬 12 克，玄参 12 克，怀牛膝 24 克，艾叶 12 克，香附 12 克，红花 6 克，巴戟天 24 克。6 剂，水煎服，每日 1 剂。

2018 年 6 月 3 日三诊：未来月经，妇科彩超示：内膜厚 1.0 厘米。舌红苔薄腻，有齿痕，脉沉。

处方：牛膝 30 克，红花 12 克，水蛭 9 克，三棱 16 克，炒桃仁 9 克，当归 16 克，川芎 9 克，牡丹皮 12 克，赤芍 16 克，石菖蒲 12 克，鸡血藤 30 克，姜半夏 16 克，砂仁 3 克，桂枝 24 克，吴茱萸 16 克（单煎），莪术 16 克。6 剂，水煎服，每日 1 剂。

2018 年 6 月 17 日四诊：月经 6 月 12 日来潮，量可，第 1 天腹痛。舌红苔薄，有齿痕，尺脉弱。

处方：熟地黄 30 克，山茱萸 16 克，当归 16 克，白芍 16 克，菟丝子 30 克，炒白术 30 克，山药 16 克，党参 16 克，牡丹皮 16 克，北沙参 16 克，炒枣仁 16 克，柴胡 3 克，杜仲 16 克，怀牛膝 24 克，艾叶 12 克，鹿角霜 20 克，紫石英 20 克，茯神 16 克，荆芥 9 克。6 剂，水煎服，每日 1 剂。

2018 年 6 月 24 日五诊：月经第 12 天，妇科彩超示内膜 0.8 厘米。舌红苔薄，有齿痕，尺脉弱。服用下方 5 剂试孕。

处方：肉桂 6 克（后下），炮附子 6 克，党参 20 克，白术 20 克，补骨脂 20 克，杜仲 16 克，山药 16 克，芡实 30 克，怀牛膝 24 克，艾叶 12 克，香附 6 克，熟地黄 30 克，鹿角霜 30 克，紫石英 30 克，枸杞子 30 克，菟丝子 30 克。

2018 年 8 月 9 日六诊：2018 年 7 月中旬查早孕试验阳性。现妇科彩超下已见胎心、胎芽。嘱患者休息养胎。

★ 例五　陈某，女，32 岁。2017 年 10 月 12 日初诊。

主诉及现病史：继发不孕。平素月经正常，带下量多，如水状，时腰痛，自觉腰凉，小腹下坠。舌红苔白腻，脉沉。

诊断：不孕症。

辨证：冲任不足，带脉失约。

治则：调补冲任，固冲止带。

处方：熟地黄 30 克，鹿角霜 16 克，紫石英 16 克，巴戟天 16 克，苍术 16 克，炒白术 20 克，陈皮 5 克，柴胡 3 克，炒白芍 16 克，车前子 16 克（包煎），荆芥穗 12 克，独活 9 克，白果 12 克。6 剂，水煎服，每日 1 剂。

2017 年 10 月 18 日二诊：服药后带下质地变为蛋清样，腰痛下腹坠消失。舌红苔薄，脉象和缓。

处方：巴戟天 30 克，芡实 30 克，山药 16 克，白果 12 克，白术 30 克，茯苓 16 克，扁豆 12 克，莲子 16 克，续断 9 克。5 剂，水煎服，每日 1 剂。

1 年后随访，服药当月怀孕，于 2018 年产 1 子，母子健康。

34.2　甲状腺功能低下一例

赵某，女，42 岁。2016 年 11 月 15 日初诊。

主诉及现病史：自述 7 年前查体曾提示甲状腺肿大。平时怕冷，心慌，易感冒，眠差，盗汗。舌红苔薄齿痕，舌下瘀，脉沉缓。触诊可感知甲状腺肿大，当日甲状腺功能检查发现

FT$_4$ 11.65pmol/L（正常范围 12.6～20.2pmol/L）。

诊断：甲状腺功能低下。

辨证：肾精亏虚，肾阳不足。

治则：补肾填精，益肾温阳，软坚散结。

处方：熟地黄 24 克，黄精 16 克，桔梗 16 克，全蝎 6 克（焙，冲），射干 12 克，连翘 16 克，夏枯草 12 克，蒲公英 16 克，远志 6 克，石菖蒲 12 克，炒枣仁 16 克，山茱萸 12 克，炒白术 30 克。6 剂，水煎服，每日 1 剂。

2016 年 11 月 22 日二诊：怕冷减轻，眠差、盗汗好转。末次月经 11 月 15 日，量可，无不适。舌红苔薄白，脉缓。

处方：炮附子 20 克（先煎 1 小时），炙甘草 20 克，干姜 16 克，熟地黄 30 克，山茱萸 16 克，当归 12 克，白芍 24 克，远志 3 克，石菖蒲 12 克，连翘 16 克，蒲公英 24 克，全蝎 6 克（焙干，研末冲服），炒白术 30 克，黄芪 24 克。6 剂，水煎服，每日 1 剂。

2016 年 11 月 29 日三诊：自述怕冷好转，眠安，无盗汗。查甲状腺功能：FT$_4$ 13.3pmol/L（正常范围 12～22pmol/L），TSH 4.4mIu/ml（正常范围 0.27～4.2mIu/ml）。上方加黄精 16 克，6 剂，水煎服，每日 1 剂。

2016 年 12 月 6 日四诊：近日夜间盗汗，余正常。舌红苔薄，有齿痕，脉和缓有力。

处方：炮附子 20 克，肉桂 3 克（后下），熟地黄 30 克，山药 16 克，山茱萸 12 克，茯苓 16 克，泽泻 30 克，牡丹皮 16 克，地骨皮 16 克，黄精 16 克，桔梗 12 克，蒲公英 16 克，全蝎 6 克（焙干，研末冲服），远志 6 克，石菖蒲 12 克。6 剂，水煎服，每日 1 剂。

2016 年 12 月 14 日五诊：无明显不适，触诊甲状腺正常大小。脉和缓有力。今日查甲状腺功能：FT$_4$ 13.05pmol/L，TSH 3.86mIu/ml。嘱前方继服 5 剂，巩固疗效。

34.3　腰痛一例

庄某，男，45 岁。2016 年 2 月 16 日诊。

主诉及现病史：腰痛 1 周。腰椎 CT 示：L$_{4\sim5}$、L$_5$～S$_1$ 椎间盘膨出，腰椎退行性变。舌红苔薄，双尺脉沉。

诊断：腰痛。

辨证：肾虚感寒，腰脊失养。

治则：补肾壮腰，温经散寒。

处方：羌活 16 克，独活 16 克，防风 16 克，荆芥 16 克，枸杞子 30 克，菟丝子 30 克，补骨脂 20 克，骨碎补 12 克，仙茅 10 克，龟板 10 克，淫羊藿 24 克，巴戟天 30 克，黄芪 30 克，赤芍 16 克，狗脊 12 克，炒杜仲 30 克，葛根 30 克，伸筋草 9 克，鹿角霜 30 克，生姜 6 片，大枣 6 枚。6 剂，水煎服，每日 1 剂。

年余后相遇告知，服上方月余，未再复发。

34.4　月经过少、痤疮一例

孔某，女，22 岁。2014 年 7 月 26 日诊。

主诉及现病史：月经周期正常，量少，面部痤疮 3 个月。舌红苔少，脉弦数。

诊断：月经过少，痤疮。

辨证：冲任不足，肝经郁热。

治则：疏肝清肝，养血调经。

处方：青蒿 20 克（后下），鳖甲 20 克（先煎），紫草 12 克，牡丹皮 12 克，紫石英 30 克，牛膝 12 克，连翘 16 克，当归 16 克，菟丝子 20 克，苦参 7 克，苍术 16 克，熟地黄 30 克，白芍 24 克，山药 16 克，茯神 20 克，荆芥穗 12 克，柴胡 3 克。水煎服，每日 1 剂。

服上方 6 剂，经来痘消。

34.5　妊娠恶阻一例

马某，女，30 岁。2015 年 7 月 20 日诊。

主诉及现病史：孕 4 月余，纳少，恶心，全身乏力，腰酸，大便干燥。舌淡苔薄白，脉沉滑。

诊断：妊娠恶阻。

辨证：胃热失降，胎气上逆。

治则：补肾安胎，和胃降逆。

处方：砂仁 2 克（后下），竹茹 12 克，陈皮 9 克，玄参 9 克，麦冬 12 克，生地黄 12 克，续断 16 克，桑寄生 12 克，红枣 1 枚。水煎，少量频服，每天 1 剂，连服 5 天。

服上方后饮食增加，乏力腰酸消失，大便正常。后足月顺产一子。

34.6　痹证一例

邓某，女，49 岁。2016 年 9 月 13 日诊。

主诉及现病史：双手指关节肿胀，走窜疼痛，不可屈伸，受凉后加重。舌暗，苔薄，脉沉。

诊断：痹证（手指关节肿胀、窜痛）。

辨证：劳累受凉，气血不和，筋脉失养。

治则：益气养血，活血通络，佐以温经散寒。

处方：制川乌 12 克，黄芪 30 克，桂枝 24 克，白芍 24 克，伸筋草 9 克，透骨草 9 克，鹿角霜 30 克，补骨脂 24 克，骨碎补 20 克，柴胡 9 克，当归 12 克，川芎 16 克，熟地黄 24 克，夜交藤 30 克，鸡血藤 30 克，羌活 16 克，山茱萸 16 克，菟丝子 30 克。5 剂，水煎服，每日 1 剂。

近日相见时告知，服上方 3 剂痊愈，剩余 2 剂保存于通风干燥处。

34.7　肺炎一例

魏某，男，31 岁。2015 年 1 月 18 日诊。

主诉及现病史：受凉后发热，憋气，咳嗽，喘气困难，手心热，后背紧痛凉。舌红，苔薄白腻，双脉紧弦。胸部 X 线透视显示：双肺纹理增强。既往体健。

诊断：肺炎（外感风寒）。

辨证：风寒束肺，肺失宣降。

治则：发汗解表，宣肺止咳。

处方：厚朴 36 克，麻黄 15 克（先煎，去浮沫），炙甘草 16 克，生石膏 30 克，炒杏仁 20 克，姜半夏 24 克，细辛 12 克，五味子 12 克（捣碎），葛根 70 克，麦冬 30 克，石菖蒲 24 克，射干 16 克，紫菀 16 克，款冬花 16 克，远志 6 克，白术 30 克。2 剂，水煎，每日 1 剂，分 3 次服，多喝热开水。

自述当晚服完 1 剂，晚上汗缓缓而出，身体及后背的疼痛随汗出轻松。汗止安睡，醒来时体温正常，咳喘止，病如失。未再复查，亦未服第 2 剂。

34.8　哮喘一例

马某，男，18 岁。2017 年 2 月 7 日初诊。

主诉及现病史：哮喘憋闷 3 天，双肺及气管可闻及哮鸣音，平时闻异味有憋闷感。因天气变冷，3 天前出现鼻塞、胸部憋闷、呼吸困难。口服顺尔宁（孟鲁司特钠）可暂时缓解。舌红，苔薄白腻，脉弦数。

诊断：哮喘。

辨证：肺虚寒郁。

治则：宣肺解表，温肺化痰，止咳平喘

处方：紫菀 16 克，桔梗 16 克，桂枝 30 克，乌药 16 克，炙麻黄 7 克，款冬花 16 克，白芥子 9 克，麦冬 16 克，山豆根 6 克，细辛 9 克，半夏 24 克，炙甘草 12 克，黄芩 10 克，五味子 12 克（捣碎），紫苏子 16 克，炒白芍 30 克，柴胡 6 克，干姜 16 克，生姜 6 片，大枣 6 枚（劈）。6 剂，水煎服，每日 1 剂。嘱 2 剂后停用顺尔宁。

2017 年 2 月 14 日二诊：双肺及气管未闻及哮鸣音，偶尔咳嗽。舌红，苔薄白，脉无异常。前方桂枝改为 24 克，白芍改为 24 克。6 剂，水煎服，每日 1 剂。停药至今，未再复发。

34.9　乳蛾一例

孙某，女，25 岁。2018 年 2 月 26 日初诊。

主诉及现病史：咽疼咽干多年，加重 3 天。诊见咽部充血，扁桃体Ⅱ度肿大，伴瘀肿。舌红苔少，脉弦数。

诊断：乳蛾（扁桃体肿大充血）。

辨证：阴虚内热，虚火上炎。

治则：养阴清热，泻火散结。

处方：地骨皮 16 克，灯心草 6 克，百部 9 克，连翘 16 克，桔梗 12 克，麦冬 16 克，天花粉 16 克，白僵蚕 12 克，射干 20 克，玄参 16 克，陈皮 12 克，红花 9 克，山豆根 3 克，生甘草 6 克，夏枯草 16 克，怀牛膝 24 克。5 剂，水煎服，每日 1 剂。

2018 年 4 月 3 日二诊：自述服药后咽疼咽干消失。望其咽部平滑，无瘀血及肿大。舌红苔薄，脉正常。患者要求代茶饮，巩固疗效。

处方：麦冬 6 克，山豆根 2 克，桔梗 3 克，远志 3 克，五味子 1 克。6 剂，开水泡服。

微信随访，至今未发。

34.10 过敏性鼻炎一例

李某，女，16岁。2017年3月24日初诊。

主诉及现病史：遇冷打喷嚏，流鼻涕4年，加重2日。平日怕冷，手脚凉。舌红苔薄，双尺脉沉。

诊断：过敏性鼻炎。

辨证：肺脾肾气虚，卫外不固，寒束鼻窍。

处方：炙麻黄6克，炮附子40克（久煎1小时），细辛9克，熟地黄30克，炒白术30克，桂枝24克，白芍24克，人参10（单煎），柴胡6克，辛夷10克（包），肉桂3克（后下），苍耳子10克，石菖蒲16克，生姜30克，大枣6枚（劈），葱白60克。6剂，水煎服，每日1剂。

2017年3月31日二诊：鼻涕消失，偶尔打喷嚏，怕冷减轻。舌脉正常。上方改附子为30克，继服6服。至今未发。

34.11 痛风一例

张某，男，49岁。2018年1月3日初诊。

主诉及现病史：患痛风3年，尿酸高，伴关节窜痛。3年前腰椎手术后发现尿酸升高，关节疼痛，体重增加。尿酸504.3μmol/L。舌红苔腻，脉沉。

诊断：痛风（痹证）。

辨证：肝肾亏虚。

治则：补肝肾，通痹痛。

处方：续断30克，炒杜仲30克，当归12克，菟丝子20克，枸杞子20克，补骨脂16克，骨碎补12克，仙茅12克，龟板12克，淫羊藿20克，巴戟天24克，熟地黄60克，茯苓20克，麦冬20克，天冬20克，肉桂3克（后下），怀牛膝30克，龙骨24克。6剂，水煎服，每日1剂。

2018年1月12日二诊：查血尿酸437μmol/L，关节疼痛缓解。舌干燥，脉沉。

处方：青蒿20克（后下），鳖甲20克（先煎），知母12克，生地黄70克，牡丹皮16克，枸杞子30克，菟丝子30克，补骨脂20克，骨碎补10克，秦艽16克，巴戟天24克，麦冬20克，天冬20克，茯苓20克，肉桂3克（后下），龙骨24克，牛膝24克，仙茅10克，龟板10克，五味子3克。6剂，水煎服，每日1剂。

服药后口舌干燥消失，关节未再疼痛。查尿酸在正常范围，至今未发作。

34.12 胃癌术后胃胀一例

从某，男，54岁。2018年8月1日初诊。

主诉及现病史：2018年6月吞咽困难，胃部不适，检查确诊为胃癌，于2018年7月行手术治疗。术后1个月，每日反胃，饱胀，泛酸。眠可，乏力，大便3日1次，质地不干。舌红苔白厚腻，脉沉细。

诊断：胃癌术后胃胀。

辨证：脾胃虚弱，胃气上逆。

治则：健脾祛湿养胃。

处方：茯神 30 克，薏米仁 30 克，党参 20 克，炒苍术 20 克，炒白术 20 克，陈皮 9 克，姜半夏 16 克，丁香 12 克，芡实 20 克，吴茱萸 5 克，煅代赭石 24 克，旋覆花 16 克，炒麦芽 20 克，神曲 20 克。6 剂免煎颗粒，每日 1 剂，分 4 次开水冲服。

2018 年 8 月 15 日二诊：服药后上症除，因停药稍有复发。舌红苔薄，脉沉。上方代赭石改为 16 克。6 剂，分 12 天服用，每日 2 次。

服上方后胃纳增，上症未复发。

34.13 气管炎一例

王某，女，30 岁。2013 年 11 月 30 日初诊。

主诉及现病史：素有气管炎病史，因受凉加重。胸闷，憋气，咳吐白痰清稀，量多，夜间加重，每夜咳嗽数次。舌红，舌体胖大，苔薄白，脉浮数。

诊断：气管炎（风寒外感）。

辨证：风寒表证。

治则：解表化痰。

处方：麻黄 6 克，生石膏 16 克，炒杏仁 9 克，炙甘草 9 克，桔梗 12 克，苏子 24 克，川贝母 10 克，莱菔子 10 克，瓜蒌仁 12 克，姜半夏 12 克，陈皮 9 克，桂枝 16 克，五味子 9 克，细辛 9 克，桑白皮 9 克。5 剂，水煎服，每日 1 剂。

2013 年 12 月 7 日二诊：服药后痰少，咳嗽减轻，时有憋喘感。舌红苔薄，脉沉。

处方：苏子 24 克，白芥子 10 克，莱菔子 10 克，炒杏仁 10 克，瓜蒌子 12 克，姜半夏 16 克，陈皮 12 克，白果 12 克，桔梗 10 克，五味子 15 克，远志 12 克，枇杷叶 12 克，竹茹 20 克，炙甘草 6 克，党参 20 克。6 剂，水煎服，每日 1 剂。

服完上方后痰少，喘定。当年冬季未再发作。

34.14 面部痤疮一例

杨某，女，20 岁。2017 年 9 月 12 日初诊。

主诉及现病史：因面部及下颌附近痤疮就诊。面部多发痤疮，根大，红赤，延及颈部，自述背部亦有。月经推后，量少。经前明显。末次月经 2017 年 8 月 27 日。舌红苔薄黄，脉弦。

诊断：面部痤疮。

辨证：湿郁血热。

治则：清肝养血，祛风除湿。

处方：紫草 12 克，牡丹皮 12 克，苦参 6 克，苍术 24 克，当归 16 克，菟丝子 30 克，炒白芍 16 克，山药 16 克，茯苓 12 克，荆芥 9 克，柴胡 2 克，紫石英 20 克，连翘 12 克，青蒿 16 克，艾叶 12 克。6 剂，水煎服，每日 1 剂。

2017 年 9 月 24 日二诊：面部已较平滑，新出痤疮较前变小。

处方：杜仲 12 克，牛膝 30 克，牡丹皮 16 克，赤芍 16 克，红花 12 克，当归 12 克，荆芥穗 6 克，防风 9 克，蜂房 9 克，紫石英 20 克。6 剂，水煎服，每日 1 剂。经期照常服用。

服上方后经期月经量较前增多，经后面部痤疮明显好转。嘱患者常热敷面部，后未复发。

34.15　气虚感冒一例

王某，女，42 岁。2013 年 12 月 6 日初诊。

主诉及现病史：平素体弱怕风，易患感冒。刻诊：鼻塞，流清涕，怕风冷，背部明显。舌红苔薄脉虚。

诊断：气虚感冒。

辨证：肺脾肾气虚，卫外不固。

治则：益气固本，调和营卫。

处方：黄芪 40 克，防风 9 克，桂枝 20 克，生白芍 24 克，白术 30 克，炙甘草 24 克，葛根 30 克，炒杏仁 10 克。7 剂，水煎服，每日 1 剂。

2013 年 12 月 14 日二诊：服药后感冒痊愈，身体尚虚弱，给以固本治疗。

处方：生黄芪 30 克，防风 6 克，炒白术 30 克，茜草 16 克，桑叶 6 克，当归 16 克，麦冬 9 克，熟地黄 24 克，枸杞子 24 克。10 剂，水煎服，每日 1 剂。取养血祛风、固表止汗之意。

1 个月后电话随访，体格明显好转。

34.16　妊娠湿疹一例

李某，女，27 岁。2018 年 7 月 7 日初诊。

主诉及现病史：怀孕 5 个月，双足湿疹，痒，难以忍受。

诊断：妊娠湿疹。

辨证：湿热下注。

治则：祛湿止痒。

处方：苦参 30 克，白鲜皮 30 克，龙胆草 20 克，紫草 16 克，蛇床子 30 克。3 剂，煎汤外洗，每日 2 次。

9 月初因孕期羊水多就诊，问起湿疹情况，患者说洗完即痊愈，未再复发。

34.17　继发性不育二例

★ 例一　董某，男，40 岁。2018 年 1 月 20 日初诊。

主诉及现病史：精子活力低，不育。昨日检查精液发现前向运动精子少（Pr 23.76%）。正常精子：4.44%。无不适。舌淡苔薄白，脉沉。

诊断：继发性不育（弱精症）。

辨证：肾虚精亏。

治则：补肾填精温阳。

处方：紫石英 20 克，丹参 16 克，菟丝子 30 克，枸杞子 30 克，五味子 6 克，车前子 16

克（单包），覆盆子 16 克，续断 12 克，沙苑子 24 克，山茱萸 16 克，芡实 30 克，莲子须 9 克，仙茅 12 克，龟板 10 克（先煎），远志 6 克，石菖蒲 12 克，补骨脂 20 克，骨碎补 10 克，淫羊藿 24 克。水煎服，每日 1 剂，服用 9 剂后复查。

2018 年 2 月 1 日二诊：服药平稳，今日复查：Pr 35.26%，正常精子：4.46%。嘱前方继服，加用中成药：锌硒宝。

2 个月后来电告知，其妻顺利怀孕。

★ 例二　高某，男，36 岁。2017 年 4 月 15 日初诊。

主诉及现病史：因不育于 2017 年 3 月 29 日检查精子：精子浓度 17.3，快速前向运动精子 31.6%，正常精子 2.24%，畸形率偏高。患者体态正常，精神可，身体无不适。舌红苔薄白腻，舌下静脉迂曲，脉沉。

诊断：继发性不育。

辨证：肾精亏虚。

治则：补肾填精，交通心肾。

处方：续断 12 克，沙苑子 12 克，菟丝子 30 克，山茱萸 16 克，芡实 30 克，莲子须 9 克，枸杞子 12 克，茺蔚子 12 克，五味子 6 克，车前子 12 克（包煎），茯神 30 克，西洋参 6 克（先煎），远志 6 克，石菖蒲 12 克，龙齿 12 克，珍珠母 16 克。9 剂。

用法：每日 1 剂，水煎服，早晚各 1 次，每次 150～200 毫升。禁忌辛辣油腻之品。

2017 年 4 月 26 日二诊：复查精液分析：精子浓度 20.7，快速前向运动精子 53.58%，正常精子 3.24%。舌红苔薄黄，脉沉。上方加地骨皮 12 克，紫石英 20 克，柏子仁 6 克。7 剂，水煎服，每日 1 剂。

2 个月后随访，其妻已怀孕。

34.18　产后多汗症一例

张某，女，40 岁。2016 年 11 月 24 日初诊。

主诉及现病史：二胎产后多汗。首诊：产后 37 天，多汗，喂奶、吃饭及活动后更是汗流浃背。产前、产后均见轻微贫血，恶露未净，面色无华。舌淡苔薄白，脉虚。

诊断：产后多汗症。

辨证：气血虚弱自汗。

治则：补气养血敛汗。

处方：生黄芪 30 克，人参 10 克（单煎），当归 20 克，桑叶 6 克，麦冬 9 克，炒枣仁 12 克，熟地黄 24 克，山茱萸 12 克，茜草 16 克，枸杞子 24 克。6 剂，水煎服，每日 1 剂。

2016 年 12 月 7 日二诊：服上方后恶露干净，气色好转，出汗减轻。因就诊不便，自己又以上方抓药 4 剂。现体力好转，睡眠质量改善。前方加炒白术 20 克，6 剂，用法同前。

服药后汗止，纳增，体力恢复。

34.19　风寒关节痛一例

安某，女，48 岁。2018 年 6 月 18 日初诊。

主诉及现病史：怕冷，怕风，穿衣多于常人 4 年。就诊时普通人已经穿单层薄衣，患者仍然穿双层运动服，并述关节进风疼痛。舌淡苔白腻，脉沉。

诊断：风寒关节痛。

辨证：肾阳不足，风寒内侵。

治则：补肾升阳，祛寒舒筋。

处方：五味子 9 克，炙甘草 6 克，麻黄 7 克，白芍 24 克，细辛 9 克，干姜 12 克，姜半夏 16 克，桂枝 24 克，熟地黄 24 克，炒白术 24 克，炮附子 16 克，肉桂 6 克（后下），党参 30 克，柴胡 3 克，葛根 30 克。4 剂，每日 1 剂，久煎 1 小时，分早晚 2 次温服。

2018 年 6 月 25 日二诊：已经换成单薄短袖衣服，自述担心复发。舌红苔薄，脉象有力。

处方：黄芪 30 克，白术 30 克，防风 9 克，桂枝 16 克，白芍 24 克，炙甘草 9 克，生姜 6 片，大枣 6 枚（掰开同煎）。6 剂，水煎服，每日 1 剂。

上方服完，寒去病除。

34.20　频发尿路感染一例

庄某，女，71 岁。2007 年 12 月 20 日初诊。

主诉及现病史：反复发作尿路感染 6 年，尿痛，尿热，或见血尿。每次注射抗生素可以缓解，但不久又复发。最近发作频繁，不用药就感觉尿疼，排小便困难。舌红苔厚腻，脉弦。

诊断：频发尿路感染。

辨证：膀胱湿热证。

治则：清热祛湿利尿。

处方：木通 6 克，车前子 20 克（纱布包），萹蓄 20 克，瞿麦 16 克，栀子 9 克，滑石（棉布包）30 克，生白芍 24 克，白茅根 30 克，石菖蒲 16 克，生甘草 6 克，竹叶 6 克，金银花 16 克。7 剂，水煎服，每日 1 剂。

2007 年 12 月 27 日二诊：服药后小便已不热、不黄，尿痛消失。舌红苔薄腻，脉沉。前方去滑石，加熟地黄 24 克，肉桂 3 克（后下），茯苓 30 克，泽泻 16 克。7 剂，水煎服，每日 1 剂。

服完上药，至今未再发作。

34.21　便秘一例

郑某，男，6 岁，体重 42 斤。2017 年 11 月 3 日初诊。

主诉及现病史：便秘半年。大便每周 2 次，质地干燥。纳可，左颈部可触及肿大淋巴结，睡眠不安。舌质红，苔根薄白腻，脉实有力。

诊断：便秘。

辨证：脾虚肠热。

治则：健脾通便。

处方：大黄 5 克，莱菔子 12 克，白芍 20 克，炒杏仁 10 克，枳实 16 克，厚朴 16 克，神曲 20 克，炒山楂 20 克，陈皮 9 克，连翘 12 克，茯神 12 克，姜半夏 12 克，龙骨 16 克，牡蛎 16 克，高良姜 12 克，浙贝母 12 克。6 剂。

用法：每日 1 剂，水煎服，早晚各 1 次，每次 150 毫升。

2017 年 11 月 10 日二诊：服药后大便 2 日 1 次，质地正常，入眠安，淋巴结变小，舌红苔薄白。上方加肉苁蓉 9 克，玄参 16 克，升麻 2 克。续服 6 剂，巩固疗效。

其后来诊别病，言便秘未再发作。

34.22　淋巴结肿大一例

孙某，男，10 岁。2017 年 2 月 3 日初诊。

主诉及现病史：患儿时觉腹痛，彩超显示腹膜下及颈部多个淋巴结肿大，颈部可触及多个肿大淋巴结，纳可，脾气急躁。舌红，苔薄腻，脉数。

诊断：淋巴结肿大。

辨证：气虚肝热痰结。

治则：补气健脾，化痰散结。

处方：海藻 12 克，昆布 12 克，浙贝母 12 克，桔梗 12 克，夏枯草 16 克，神曲 20 克，炒山楂 16 克，陈皮 12 克，姜半夏 12 克，连翘 16 克，莱菔子 9 克，茯神 16 克，太子参 12 克，生石膏 10 克，炒麦芽 20 克。6 剂。

用法：每日 1 剂，水煎服，早晚各 1 次，每次 150 毫升。

2017 年 2 月 9 日二诊：服药平稳，触诊淋巴结较前减小，无明显不适，服后 2 剂大便偏稀。上方去石膏，加白僵蚕 9 克。续服 6 剂，用法同前。

2017 年 2 月 17 日三诊：服药后未再腹痛，身体无不适，颈部可触及淋巴结减少。前方继服 5 剂善后。

34.23　排卵期出血一例

徐某，女，27 岁，新婚。2016 年 7 月 24 日初诊。

主诉及现病史：近几年常常月经周期中间出血 3 天左右，血色暗，伴腰痛，可自止。月经周期 30 天，量多。末次月经 2017 年 7 月 16 日。舌红，脉弦。

诊断：排卵期出血。

辨证：肾虚肝郁。

治则：补肾疏肝。

处方：青蒿 16 克（后下），鳖甲 16 克（先煎），艾叶 12 克，知母 12 克，紫石英 20 克，生地黄 24 克，牡丹皮 12 克，地骨皮 12 克，当归 12 克，续断 9 克，菟丝子 20 克，炒白芍 16 克，荆芥穗 12 克，柴胡 3 克。7 剂，水煎服，每日 1 剂。

随访，服药后未再见出血。于当年 11 月怀孕，后顺利生产。

34.24　顽固性口腔溃疡一例

高某，女，62 岁。2013 年 12 月 10 日初诊。

主诉及现病史：口腔溃疡持续性发作近 10 年，服药无数不效。现口腔多处溃疡，吃饭喝汤均疼痛。余无不适。舌红无苔，脉数大。

诊断：顽固性口腔溃疡。

辨证：肾阴不足，虚火上炎。

治则：补肾敛阴，引火下行。

处方：生地黄90克，巴戟天30克，牡丹皮12克，麦冬30克，天冬30克，肉桂6克（后下），怀牛膝16克，五味子9克。5剂，水煎服，每日1剂。

2013年12月15日二诊：服药后溃疡面逐渐愈合，现吃饭喝水已经无疼痛感，口腔仍然可见白膜。舌红苔薄，脉弦数。上方改生地黄为熟地黄90克，加山茱萸24克。继用7剂病愈，至今未发。

（整理人：颜　平）

35 杨昭凤医案 5 例

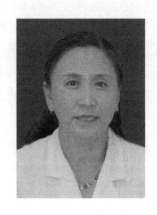

杨昭凤，53 岁，副主任医师，曲阜市名医。现任济宁市中医药学会第二届内分泌专业委员会副主任委员；济宁市中医药学会第三届肾病专业委员会副主任委员，山东中医药学会第三届中医肾病专业委员会委员；山东中西医结合学会第三届肾脏病专业委员会委员；山东省老年医学研究会第四届糖尿病专业委员会委员。从事临床工作近 30 年，擅长中西医结合治疗内分泌疾病及慢性肾病。在省级以上医学刊物发表论文 10 余篇，主编参编医学论著 2 部。主持及参与济宁市级中医药课题 2 项（已结题），山东省级中医药课题 1 项。

35.1 慢性肾炎（尿浊）一例

宋某，女，43 岁。2015 年 4 月 8 日初诊。

主诉及现病史：反复泡沫尿、乏力 2 年余。曾在某院住院治疗，诊为慢性肾炎，给予金水宝胶囊、缬沙坦胶囊治疗，效果不显。伴有腰膝酸软，嗜睡，颜面部及双下肢浮肿（晨轻暮重），腹胀、呃逆，烦躁易怒，无双下肢麻木，纳眠可，小便如上述，大便调。舌质暗红，苔薄黄，脉沉细。既往无高血压病史。辅助检查：尿微量白蛋白 204.84mg/L，尿常规：尿蛋白（＋），尿潜血（＋）；肝肾功能、电解质、心肌酶、血糖、血脂、甲状腺功能、便常规均未见明显异常。泌尿系彩超检查示：双肾、输尿管、膀胱均未见明显异常。

诊断：慢性肾炎（尿浊）。

辨证：肾虚不固（肾阴虚证）。

治则：滋阴益肾。

方药：六味地黄汤加减。

处方：熟地黄 20 克，山药 15 克，山茱萸 12 克，茯苓 15 克，泽泻 15 克，白茅根 15 克，杜仲 10 克，芡实 15 克，金樱子 15 克，牡丹皮 12 克，车前子 15 克（包煎），桂枝 6 克，甘草 6 克。水煎温服，每日 1 剂。

2015 年 4 月 15 日二诊：服 6 剂显效，复查尿微量白蛋白 123.26mg/L，较前降低。尿常规：尿蛋白（－），尿潜血（±），且患者泡沫尿较前减轻，乏力、腰酸痛明显改善，颜面部及双下肢水肿等症状亦较前明显好转，腹胀、呃逆减轻，大便可。仍有乏力，上方去车前子，加用黄芪 20 克、党参 15 克、白术 12 克以益气健脾。继服 6 剂，嘱患者每 2 周门诊随诊。

按语 本病属于祖国医学"尿浊"范畴，证属肾虚不固，肾阴虚。多因病久不愈，或屡经反复，精微下泄过多，致使肾虚固摄无权，封藏失职，病情更为缠绵。治疗上当以滋阴益肾固摄为法，因病久阴损及阳，故加用桂枝温经通络，化气调阴阳。另外，平素多食肥腻（动植物脂肪、蛋白类）食物，或劳累过度，均可使本病加重或复发。

35.2　消渴四例

★ 例一　苗某，女，73 岁。2016 年 8 月 9 日初诊。

主诉及现病史：发现血糖升高 7 年余。患者 7 年前查体发现血糖高，遂在当地医院就诊，给予口服格列吡嗪、盐酸二甲双胍控制血糖治疗，效果欠佳，故来诊。刻下见：脘腹痞满，胸胁胀闷，面色红赤，形体偏胖，腹部胀大，心烦易怒，口干口苦，伴双下肢麻木，视物模糊，纳眠可，大便稍干，小便黄。舌质暗红，边有瘀斑，苔黄，脉弦。化验：空腹血糖 13.7mmol/L，尿常规示：尿糖（＋），酮体（±），糖化血红蛋白 10.3%。肝肾功能均正常。

诊断：消渴。

辨证：肝胃郁热兼瘀型。

治则：开郁清热，活血化瘀。

方药：大柴胡汤合桃红四物汤加减。

处方：柴胡 12 克，黄芩 9 克，黄连 6 克，枳实 9 克，白芍 9 克，知母 12 克，茯苓 15 克，麦冬 15 克，天花粉 20 克，葛根 15 克，菊花 12 克，鸡血藤 15 克，桃仁 12 克，红花 12 克，地黄 15 克，甘草 3 克。水煎服，每日 1 剂。

上方连服 6 剂显效，12 剂后复查尿常规：尿糖（－）、酮体（－），血糖 7.8mmol/L，症状较前好转，其中口干口苦、大便干、小便黄、脘腹痞满、胸胁胀闷、面色红赤、心烦易怒等症状基本消失。为巩固疗效，继续服用 12 剂，症状继续好转，此后每 2 周到 4 周复诊 1 次，均继续好转，血糖水平可。

按语　中药降糖效果迅速者较少，在使用西药降糖的过程中，往往血糖水平达标后，患者的症状仍未见明显好转。本病缠绵不愈，日久伤阴耗气，久病入络，血脉瘀阻，四诊合参属肝胃郁热兼瘀证型。给予开郁清热的同时，配合活血化瘀，所以临床疗效较好。

★ 例二　李某，女，68 岁。2017 年 6 月 11 日初诊。

主诉及现病史：患者有糖尿病病史 15 年余，伴视物模糊，双下肢麻木、发凉 2 年。曾来我院住院治疗，现口服瑞格列奈、盐酸二甲双胍缓释片、阿卡波糖控制血糖治疗（拒绝用胰岛素），血糖控制欠佳。近半年来消瘦，体重减轻 3 千克，故来诊。刻诊：口干口苦，倦怠乏力，气短懒言，易汗出，胸闷憋气，脘腹胀满，腰膝酸软，伴视物模糊，双下肢麻木，眠差，尿频，便秘。舌暗淡，舌下脉络迂曲，苔薄白干，脉虚细无力。检验：空腹血糖 17.7mmol/L，尿常规示：尿糖（＋＋＋），糖化血红蛋白 11.5%，肝肾功能均正常。

诊断：消渴。

辨证：气阴两虚兼瘀。

治则：益气养阴，活血化瘀。

方药：参芪麦味地黄汤合桃红四物汤加减。

处方：党参 15 克，黄芪 20 克，五味子 6 克，山茱萸 12 克，茯苓 15 克，山药 15 克，生地黄 15 克，知母 12 克，麦冬 15 克，天花粉 20 克，黄连 6 克，红花 12 克，桃仁 12 克，甘草 3 克。水煎 400 毫升，分早晚两次温服，每日 1 剂。

服上方 3 剂显效，复查尿常规：尿糖（±），血糖 9.0mmol/L，症状较前好转，其中气短懒言、易汗出、脘腹胀满、便秘、口干口苦等症状基本消失。为巩固疗效，继续服用 6

剂，症状继续好转，复查血糖 7.6mmol/L，此后每 2 周到 4 周复诊 1 次，均症状好转，血糖水平可。

按语　该患者血糖水平较高，在随诊过程中，乏力、口干、便秘等症状突出，患者虽血糖水平达标，但不适症状仍较多且明显，考虑为"消渴"缠绵不愈，日久伤阴耗气，气阴两虚，久病入络，血脉瘀阻所致。四诊合参属气阴两虚兼瘀证，给予益气养阴的同时，配合活血化瘀，并考虑气阴两虚日久可累及阳气，可加用淫羊藿补阳。若患者合并有冠心病，可用太子参代替党参，以益气养阴，疗效更佳。

★ 例三　孙某，女，56 岁。2018 年 3 月 15 日初诊。

主诉及现病史：发现血糖高 7 年余。患者 7 年前无明显诱因渐感口渴多饮，多食易饥，多尿，夜尿增多，消瘦，体重减轻 3kg，发现血糖高，遂去某院就诊，给予口服格列美脲（亚莫利）、盐酸二甲双胍缓释片控制血糖治疗，血糖控制欠佳。现感口干口渴，渴喜冷饮，五心烦热，多食易饥，时时汗出，少寐多梦，尿赤便秘。舌质暗红，苔薄黄，脉虚细。化验：空腹血糖 14.39mmol/L，糖化血红蛋白 9.8%。尿常规示：尿糖（+），酮体（-），血常规、肝肾功能均属正常范围。

诊断：消渴。

辨证：阴虚火旺兼瘀证。

治则：滋阴降火，佐以活血化瘀。

方药：知柏地黄汤加减。

处方：知母 12 克，黄柏 9 克，生地黄 15 克，玄参 15 克，天花粉 20 克，山茱萸 9 克，山药 15 克，黄连 6 克，茯苓 15 克，黄精 15 克，麦冬 15 克，葛根 15 克，丹参 15 克，甘草 3 克。水煎服，每日 1 剂。

2018 年 3 月 24 日二诊：服药 7 剂后，口渴多饮等诸症状减轻，复查血糖 9.8mmol/L。效不更方，继服上方 7 剂。

2018 年 4 月 3 日三诊：复查血糖 7.5mmol/L，症状消失，续服中药 7 剂，以巩固疗效。

★ 例四　张某，女，54 岁。2018 年 5 月 9 日初诊。

主诉及现病史：发现血糖高 3 年余。3 年前无明显诱因渐感口渴多饮，多食易饥，多尿，夜尿增多，消瘦，体重减轻 5 千克，伴视物模糊，乏力，发现血糖高，当时测血糖 16.8mmol/L，遂来我院住院治疗。给予口服瑞格列奈、盐酸二甲双胍缓释片控制血糖治疗，血糖控制可。患者 1 个月前自行停药，上述症状加重而来诊。现感口干口渴，心下痞满，头眩心悸，视物模糊，纳眠可，大便稀，每日 2～3 次，尿频。舌淡胖，质暗红，苔白腻，脉弦滑无力。化验：空腹血糖 17.48mmol/L，糖化血红蛋白 11.4%。尿常规示：尿糖（++），酮体（-），血常规、肝肾功能均属正常范围。

诊断：消渴。

辨证：脾虚胃热兼瘀证。

治则：辛开苦降，活血化瘀。

方药：半夏泻心汤合桃红四物汤加减。

处方：姜半夏 12 克，党参 15 克，茯苓 15 克，黄芩 9 克，黄连 6 克，干姜 6 克，生地黄 15 克，天花粉 20 克，山药 15 克，麦冬 15 克，葛根 15 克，红花 15 克，桃仁 15 克，甘草 3

克。水煎服，每日 1 剂。

2018 年 5 月 17 日二诊：服药 7 剂后，口渴多饮等诸症状减轻，复查血糖 11.8mmol/L。效不更方，继服上方 7 剂。

2018 年 5 月 26 日三诊：复查血糖 8.5mmol/L，上述症状消失。续服中药 7 剂，以巩固疗效。

按语　消渴病为临床常见病，多发病，其病因为先天禀赋不足，饮食失节，情志失调，劳欲过度。基本病机以阴虚为本，燥热为标。西药常规内服降糖药，但不能缓解患者口渴口苦、尿赤便秘等消渴症状，中医辨证治疗，能缓解症状，以治其本，疗效显著。方中知母、黄柏苦寒，清热生津止渴；生地黄、玄参甘寒质润，苦以泻热，清热养阴，生津止渴；黄连苦寒清热泻火；天花粉苦酸寒凉，清热生津润燥；葛根、麦冬养阴生津止渴；黄精、茯苓补气养阴，健脾益肾；山茱萸补益肝肾；山药益气养阴，补脾肺肾；丹参活血化瘀；甘草调和诸药。诸药合用共奏滋阴降火、活血化瘀之功效。从而达到消渴症状缓解、降糖、减少糖毒性的目的。

（整理人：杨昭凤）

36 张建中医案 5 例

张建中，1968 年生人，副主任医师。1992 年毕业于山东中医学院中医系，一直从事中西医结合神经内科工作。现为曲阜市中医院脑病科主任。擅长运用经方治疗神经内科常见病如中风、失眠、偏头痛、眩晕等，效果良好。

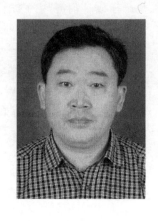

36.1 眩晕一例

宋某，男，52 岁。2018 年 4 月 18 日因头晕入院。

主诉及现病史：患者 1 周来头晕头昏头沉，伴心慌，活动后及中午 12 时以后症状加重，静息状态感觉减轻，二便调，寐安。舌淡红，苔薄白，脉弦。头颅磁共振：左侧胚胎型大脑后动脉。

诊断：眩晕（后循环缺血）。

治疗：给予倍他司汀、天麻素等治疗无效。于 19 日查房，详询病史，已反复发作头晕头昏多年，今年感觉较重，于是住院中医治疗。

辨证：风火上扰证。

治则：疏散风热。

方药：麦冬汤。

处方：麦冬 10 克，白芷 10 克，姜半夏 10 克，淡竹叶 10 克，桑白皮 10 克，蜜紫菀 10 克，生晒参 7 克，黄芩 10 克，生姜 7 克，大枣 10 克，甘草 6 克。配方颗粒 3 剂，每日 1 剂，温水 200 毫升冲服，每天 2 次。

2018 年 4 月 21 日查房：上方服用 2 天，头晕头昏心慌未再发作，自述头部舒服，可以出院。遂于 21 日出院，共住院 3 天。

按语 戊戌年，岁运火太过，炎暑流行，可以出现金被火刑诸端表现：疟、少气、咳、喘；或者咽干燥、血溢、耳聋、中热等火热病象。结合二之气，阳明燥金加临少阴君火，具体的特点是寒热波动较剧烈，综合考虑还是火热病象，所以给予麦冬汤，以抑火救金，肃降有权，由阳热导致的头晕、头昏、心慌诸症自然就消散于无形。

36.2 脑干梗死并肩周炎一例

刘某，男，48 岁。2018 年 4 月 15 日入院。

主诉及现病史：因言语謇涩，左下肢活动不利 1 年半，加重半天住院。高血压病史 10 年，服用降压零号控制。头颅磁共振示：脑干梗死。西医给予常规抗血小板、调脂、脑保护等治疗，脑梗死病情稳定。于 19 日查房，发现患者未服用中药，问其缘由，述因左侧肩膀及左上臂疼痛多年，服中药无数，并在本院理疗多次均无效。诊见：体胖，舌淡红，苔薄白，脉沉，左肩膀疼痛，夜晚加重，有时眠中痛醒，大便溏。劝其服用中药。

诊断：脑干梗死；肩周炎；高血压。

辨证：寒湿痹阻经络。

治则：温阳祛湿通络。

方药：静顺汤。

处方：黑附子 20 克，牛膝 10 克，木瓜 10 克，茯苓 10 克，防风 15 克，炮干姜 10 克，诃子 10 克，炙甘草 10 克。配方颗粒 3 剂

用法：每日 1 剂，分 2 次用开水 200 毫升冲服。

1 剂知，2 剂服尽疼痛大减，3 天后带原方 6 剂出院，非常满意。

按语 戊戌年，辰戌之岁，太阳寒水司天，太阴湿土在泉，可出现头痛、呕吐、气郁、中满、足痿、少气、瞀闷等寒湿邪气所致病症；二之气，燥金加临君火，出生时运气为四之气，太阳寒水加临太阴湿土；结合症象，疼痛夜晚加重，脉象沉细。综合考虑还是寒湿病象，所以给予静顺汤以御寒除湿，二之气，燥金加临少阴君火，大凉反至，附子仍加，实际的气候特点也是如此。

36.3 慢性胃炎一例

颜某，女，55 岁。2018 年 4 月 17 日初诊。

主诉及现病史：患者素有胃脘部撑胀 10 年，多次多地诊治不效，几乎绝望，伴纳谷不馨，矢气多，便黏腻，怕冷，多眠睡发困，求余诊治。刻诊：观面黯虚浮，少气懒言。舌淡红，苔薄白，脉沉细。

诊断：慢性胃炎。

辨证：脾虚湿阻证。

治则：温阳健脾。

方药：静顺汤。

处方：黑附子 15 克（先煎 1 小时），茯苓 10 克，怀牛膝 10 克，炮干姜 10 克，木瓜 10 克，诃子 10 克，防风 10 克，甘草 10 克。7 剂，水煎服，每日 1 剂。

2018 年 4 月 25 日二诊：患者自述诸症明显减轻，仅有时出汗。既已见效，不再更方，原方 7 剂，继服巩固。

按语 戊戌之岁，太阳寒水司天，太阴湿土在泉，患者本就脾阳不振，运化无力，湿遏气机，逢此运气，不异于雪上加霜。静顺汤温太阳煦太阴运脾土，适时而为，所以收效较好。

36.4   神经性耳鸣一例

陈某，女，59 岁。2018 年 4 月 11 日初诊。

主诉及现病史：因持续性耳鸣 10 天，加重 5 天，右耳明显，于今日来本门诊求余诊治。诊见持续性耳鸣，右耳尤甚，伴见心慌心悸，头沉头重头昏，腿沉，口干口渴。高血压病史 8 年，脑梗死病史 4 年。观面色㿠白，舌淡红，苔薄白，脉沉。

诊断：神经性耳鸣。

辨证：中焦虚寒，脾不升清。

治则：温中散寒，助脾升清。

方药：附子理中汤加减。

处方：黑附子 15 克，白术 15 克，茯苓 15 克，桂枝 15 克，党参 15 克，生姜 10 克，甘草 10 克。配方颗粒 7 剂。

用法：每日 1 剂，分两次用开水 200 毫升冲服。

2018 年 4 月 25 日二诊：心慌稍好转，仍耳鸣，头沉头重头昏，舌脉没有变化。改用静顺汤。

处方：黑附子 10 克，牛膝 10 克，茯苓 10 克，干姜 10 克，防风 10 克，木瓜 10 克，诃子 10 克，甘草 10 克，桂枝 10 克。配方颗粒 7 剂，每日 1 剂，分两次用开水 200 毫升冲服。

两天后电话询访，耳鸣基本消失，头沉头重头昏明显减轻。

按语   头为诸阳之会，耳鸣、心慌、头昏沉、面色㿠白、脉象沉细，均为太阳寒水阻遏人体阳气宣发所致，所以静顺汤这个时候应用就是顺天施方，有效也是情理之中。

36.5   帕金森病一例

屈某，男，60 岁。2018 年 4 月 30 日初诊。

主诉及现病史：因全身乏力 2 年，加重伴肢体活动不协调、双手笨拙半年来诊。稍劳后全身乏力即加重，纳食馨，小便正常，大便秘结，睡眠安。舌淡红，苔薄白，两脉沉。

诊断：帕金森病。

辨证：肝肾不足证。

治则：温阳祛湿，滋补肝肾。

方药：静顺汤加减。

处方：黑附子 10 克（先煎 1 小时），茯苓 10 克，木瓜 10 克，怀牛膝 10 克，防风 10 克，桂枝 10 克，肉苁蓉 10 克，火麻仁 10 克，生姜 10 克，甘草 10 克。9 剂，每日 1 剂，水煎早晚 2 次温服。

2018 年 5 月 10 日二诊：述服药后全身乏力明显减轻，肢体活动不协调也有好转，舌淡红，苔薄白，脉沉。效不更方，原方继服。

第三、四、五诊未更方，于 2018 年 7 月 13 日六诊：述全身乏力基本消失，稍感觉手笨拙，纳食馨，大便稍秘结不畅，小便正常。舌淡红，苔薄白，脉沉。

处方：枸杞 10 克，茯苓 10 克，怀牛膝 10 克，防风 10 克，桂枝 10 克，肉苁蓉 10 克，白芷 10 克，地榆 10 克，火麻仁 20 克，生姜 10 克，甘草 10 克。9 剂，每日 1 剂，水煎早晚

2 次温服，巩固疗效。

　　随访至今，病情稳定。

　　按语　辰戌之岁，太阳寒水司天，太阴湿土在泉，民病足痿、少气、中满等，宜静顺汤，二之气，用正方；三之气，去生姜、黑附子、木瓜，加入人参、枸杞、地榆、生姜、白芷。

（整理人：张建中）

37 魏修华医案 7 例

魏修华，1961 年生人，高级讲师，济宁市名中医药专家。现为曲阜市卫生学会中医专业委员会副主任委员，济宁市中医药学会理事。毕业于山东中医学院中药系和山东中医药大学中医系，医药双修。先后于济宁市中医院、曲阜中医药学校、江苏省中医院等工作或进修。擅长运用中医治疗肾病、脾胃病、妇科病等疑难杂症，学验俱丰。

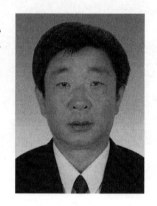

37.1 复发性口腔溃疡二例

★ 例一　丰某，女，32 岁。2014 年 5 月 10 日初诊。

主诉及现病史：口腔溃疡反复发作，间隔时间逐渐缩短，渐呈一月多次发作之势。刻诊：患者下唇内门齿处呈 3 毫米×3 毫米溃疡，周围红晕略高起，中间白腐，刺激时发生疼痛，影响唇齿活动，伴心烦不寐，难以入眠，时有盗汗，腰酸，下肢不耐凉气，食可，大便时干时溏，小便常呈黄色。舌体胖大有齿痕，舌质淡红，苔白滑，脉细尺沉。

诊断：复发性口腔溃疡。

辨证：肾阴不足，虚阳外越。

治则：阴阳双补。

方药：金匮肾气丸（蜜丸），每次 1 丸，每日 2 次，空腹服，连用 5 天。平时饮食宜少食辛辣、冷饮。

服药 3 天时，溃疡渐愈。至 5 天时，溃疡消失。继续服药 5 天，以防复发。

★ 例二　孔某，男，15 岁。2015 年 7 月 24 日初诊。

主诉及现病史：口腔溃疡多发，在下唇内犬齿处、门齿处有 2 毫米×2 毫米、2 毫米×5 毫米两处，周围淡红略肿，疮面被覆黄膜，刺激时疼痛，影响进食。伴盗汗，阴部潮湿，时有遗精，面目易红，咽干，大便时溏，小便觉凉。舌质淡红，苔白根剥，脉细尺沉。

诊断：复发性口腔溃疡。

辨证：肾阴不足，虚阳外越。

治则：阴阳双补。

处方：金匮肾气丸（浓缩丸），每次 8 丸，每日 2 次，空腹服，连用 10 天。平时饮食宜少食辛辣、冷饮。

服药后，溃疡渐消。愈后随访多年未复发。

按语　上述两例表现为肾阴阳两虚，以阴虚为主。治宜阴阳双补，以补阴潜阳、引火归元为原则。药选金匮肾气丸。方中六味滋补肾阴，纯阴无阳，缺乏生生之机，配伍以桂枝、附子温补肾阳，意在微微生长少火以养肾气，引浮越之阳气归于故宅。正可谓"善补阴者，必于阳中求阴，则阴得阳升，而源泉不竭"。服药期间，如遇发热或咽痛等，停服。服药时口腔溃疡复发，即停服，待溃疡消失后再服。平时饮食宜少食辛辣、冷饮，防止复发。

37.2　嗅觉异常一例

蔡某，男，54 岁。2017 年 12 月 1 日初诊。

主诉及现病史：患者嗅觉异常 3 年，加重 1 周。高血压病史，服卡托普利、氢氯噻嗪，剂量次数未遵医嘱，随意性强。于某企业从事泡沫切割加工工作 10 余年，工作时为图方便，不经常戴防毒面具，工作环境有粉尘。3 年前，经常嗅到火烧棉花味或烧泡沫味，未予重视，近 1 周加重，在非工作场所亦时时处处嗅到浓重的火烧棉花味或烧泡沫味，前来就诊。现症两鼻均有嗅觉异常，伴喷嚏、鼻塞，遇冷加重。呼噜严重。饮食尚可，大便顺畅，每日 1 次，成形；小便无不适，夜尿 1 次。偏瘦体型，面色稍白。舌淡红，苔薄黄，舌下络脉粗长紫暗。脉弦硬长，有凉感；右寸稍细，左寸涩尺细。血压：右 183/107mmHg，左 172/104mmHg，心率 63 次/分。检查：鼻腔黏膜色白，分泌物较少，无涕痂；咽干，无红肿；两眼视觉正常；伸舌无偏斜，无颤动；手平衡试验阴性，身体无其他不适。患者确定在出现嗅觉异常前头部未受外伤、工作环境亦未患火灾、无吸烟史、无头痛。

诊断：嗅觉异常。

辨证：气阴不足，营卫不和，气滞血瘀。

治则：益气养阴，调和营卫，疏肝活血。

方药：百合地黄汤、黄芪桂枝五物汤合血府逐瘀汤加减。

处方：百合 15 克，生地黄 15 克，生黄芪 60 克，桂枝 15 克，白芍 15 克，炙甘草 15 克，白术 30 克，防风 15 克，柴胡 15 克，黄芩 15 克，郁金 15 克，钩藤 30 克（后下），川牛膝 30 克，桃仁 15 克，红花 15 克，杏仁 10 克，薄荷 15 克，桑叶 15 克。5 剂。

用法：水煎服，每日 1 剂，分 3 次服。嘱 12 月 8 日复诊，服药期间若有头痛、头晕立即来医院就诊，按医嘱服用降压药。建议到医院做头部检查、肝肾功能及形态检查。

2017 年 12 月 29 日电话回访：因患者未及时复诊，心中记挂，故随访。患者回复嗅觉异常消失，已上班。因经济原因，未做建议检查。血压略降，无头痛、头晕不舒，现正上班。

2018 年 3 月 20 日电话回访：患者嗅觉异常未再出现，仍未做相关检查，但已坚持服用降压药，在社区测血压 150/95mmHg。嘱认真服药，以免出现其他并发症。

按语　本案为笔者临证医案。《素问·至真要大论》曰："热气大来，火之胜也，金燥受邪，肺病生焉。"《素问·金匮真言论》曰："南方赤色，入通于心……其臭焦。"环境空气燥热、粉尘侵染，鼻燥伤津耗气，损伤心肺气阴，营卫不和，津亏血瘀，鼻失其能，故嗅觉异常。所用方药功效切中病机，故效能达验、所苦遁形。

37.3 汗证二例

★ 例一 李某，男，4 岁。2013 年 12 月 8 日初诊。

主诉及现病史：患儿盗汗 2 年，全身出汗，合眼即汗出如洗，每睡必汗湿枕巾、内衣，稍动后亦感出汗较多，入幼儿园后不能及时更换内衣，反复感冒。现症面色淡白，食少，体弱乏力，手足凉，大便稍干，1~2 天 1 次，小便稍黄，时有咳嗽，痰少。舌淡苔薄白，脉细数。

诊断：汗证（盗汗）。

辨证：气阴亏虚，营卫不和。

治则：益气养阴，调和营卫。

方药：桂枝龙骨牡蛎汤合玉屏风散加减。

处方：桂枝 6 克，白芍 12 克，炙甘草 6 克，龙骨 10 克，牡蛎 10 克，黄芪 6 克，白术 6 克，防风 6 克，麦冬 10 克，生石膏 15 克，桑叶 10 克，川贝母 10 克，山楂 10 克，生姜 3 片，大枣 3 枚。3 剂。

用法：水煎服，每日 1 剂，每次 150ml，睡前 1 小时服。忌辛辣、烤炙、方便食品等。药后及时复诊。

2013 年 12 月 11 日二诊：患儿母亲代述孩子服药顺利，乐于服用。盗汗明显减轻，枕巾、内衣已不湿，活动后未见明显出汗，咳嗽已愈。拟增加饮食、通便。效不更方。上方去石膏，加莱菔子 10 克。3 剂。用法同前。

2013 年 12 月 15 日三诊：盗汗已愈，手足温暖，饮食渐增，大便 1 日 1 次，顺畅，小便正常，面色向荣。活动时略显气短，舌淡苔薄白，脉稍细数。拟巩固治疗。

处方：黄芪 10 克，白术 6 克，防风 6 克，茯苓 10 克，麦冬 10 克，百合 10 克，桂枝 6 克，白芍 6 克，炙甘草 6 克，石膏 15 克。3 剂。用法同前。

2018 年 2 月 10 日，遇见孩子时声言已上 2 年级了。家属讲自停药后，一直未再出现盗汗等情况，胃口良好，学习优秀。即便流感期间孩子也未曾感冒。

按语 本案为笔者临证医案。小儿盗汗是临床常见病证，影响患者健康，习惯多以六味地黄丸治疗，本案独辟蹊径，获效良好。

★ 例二 颜某，男，44 岁。2015 年 10 月 6 日就诊。

主诉及现病史：进食、饮酒时即头汗如洗 1 个月，自述与气温高低无关。刻下：饮酒即汗，无盗汗，食量可，寐安，大便 1 日 1 次，成形易排，小便觉热。舌淡红，苔薄黄，舌下络脉粗紫，脉左弦细数、右细数。

诊断：汗证。

辨证：气阴不足，湿热郁阻。

治则：益气养阴，清热利湿。

方药：竹叶石膏汤、桂枝龙骨牡蛎汤合玉屏风散加减。

处方：桂枝 20 克，白芍 20 克，龙骨 30 克（先煎），牡蛎 30 克（先煎），黄芪 20 克，生白术 30 克，防风 10 克，淡竹叶 30 克，生石膏 30 克，麦冬 10 克，知母 10 克，生地黄 20 克，五味子 10 克，川楝子 10 克，连翘 10 克，瞿麦 30 克。5 剂。

用法：水煎服，每日 1 剂，每次 200 毫升，饭前或饭后 1 小时服。服药期间忌烟酒、辛辣、烤炙食品。药后及时复诊。

大约1个月后偶遇患者，述说服药效果，言吃了2剂药后，吃饭即不再出汗，小便也恢复正常了，喝酒也不出汗了。因忙于事务未复诊相告，借此致谢。

按语　本案为笔者临证医案。头汗因进食、饮酒而作者，常以阳旺待之，虽不属重症，但若失于调护，则极易反复感冒，变生鼻炎等。此案方药屡获良效，今示之以求垂教。

37.4　子痛一例

乔某，男，33岁。2017年4月9日初诊。

主诉及现病史：患者左侧睾丸肿胀疼痛2周，抗生素治疗效果不显来诊。刻下睾丸仍肿胀疼痛，少腹拘急，阴囊与小腹觉凉，小便短少频数，无尿痛，阴部潮湿，无红疹；大便每日1次，成形顺畅；头两侧胀，寐不安，多梦，盗汗，晨起疲乏，时有心悸，食可，不渴。既往性生活1周1次，射精时显红色，无不洁性交史，时有腰痛（腰椎间盘突出）。舌淡白稍青、舌尖嫩红，苔薄白根厚，舌下络脉稍粗暗，脉弦滑左寸细数。体检：患侧睾丸肿胀，明显大于右侧，触按痛重，阴部潮湿，肤色正常，无红疹；L_4、L_5间两侧按压痛，血压125/85mmHg，心率88次/分，尿常规（-）。

诊断：子痈（睾丸炎），心悸，汗证。

辨证：寒凝肝脉，湿瘀停聚；气阴不足，营卫不和。

治则：温经散寒，祛瘀消肿，兼益气养阴，调和营卫。

方药：暖肝煎合生脉桂枝龙牡汤加减。

处方：吴茱萸10克，小茴香15克，延胡索15克，当归20克，鹿角片30克，郁金15克，柴胡15克，川楝子10克，夏枯草30克，车前子30克，人参10克，麦冬15克，五味子15克，桂枝15克，白芍15克，龙骨30克（先煎），牡蛎30克（先煎），磁石15克（先煎）。5剂。

用法：每日1剂，水煎2次，每次约200毫升；头煎睡前服，二煎中午午休前服。嘱其2017年4月15日复诊，服药期间，禁性生活及有关读物，忌饮酒、腥膻、生冷食物。

2017年4月25日，因患者未及时复诊，虑其是否加重另寻他医诊治，去电询问。其言未另寻医。现睾丸肿胀疼痛、小腹拘急等症消失，头胀、寐差、盗汗显著改善，表示谢意。建议继续用药巩固。

2018年4月23日1年回访，患者表示未听从建议，一直未再治疗，但睾丸肿胀疼痛从未复发，睡眠正常，盗汗未作，诸症消失，状态良好。唯一不足遇劳累腰部时有隐痛，因不影响工作生活，休息即好，未引起重视。嘱一定用药调理，以免加重。

按语　本案为笔者临证医案。本病病位在肝，与心、肾有密切关系。肝经循少腹、络阴器，睾丸为外肾，心血濡之。寒凝肝脉，心气不足，气血不能正常循行，湿瘀停聚于下，则睾丸肿胀疼痛，触按痛，少腹拘急，阴囊、小腹觉凉，阴部潮湿；气阴不足、营卫不和，心神失养，则心悸，失眠多梦，盗汗，头胀；血精，舌淡白稍青、舌尖嫩红，苔薄白根厚，舌下络脉稍粗暗，脉弦滑左寸细数，皆为病机的表现。用药仿暖肝煎合生脉桂枝龙牡汤加减，切中病机，效果明显。本病与《中医外科学》子痈一节辨证湿热下注证及气滞痰凝证有异，谨记以引玉。

37.5   大隐静脉重度反流一例

郑某，男，43岁。2018年1月18日初诊。

主诉及现病史：患者右下肢肿胀一月余，逐渐加重。现症患肢按压有指痕，恢复较慢，不觉凉，沉重，晨起肿稍消、轻松，无麻木感。膝上、小腿、脚趾易抽筋。咳嗽时牵引右胯胀痛。饮食尚可。体倦乏力，易出汗，盗汗，寐可。大便每日1次，偏干，小便时觉热灼。舌淡稍白，苔薄稍黄，舌下络脉稍紫，脉沉弱短关尺极弱，透凉，左脉略涩。超声检查提示右侧大隐静脉重度反流。

诊断：右侧大隐静脉重度反流，右下肢水肿。

辨证：阳气亏虚，血瘀水停。

治则：温补阳气，活血消肿。

方药：防己黄芪汤、真武汤合补中益气汤加减。

处方：粉防己15克，黄芪60克，白术30克，制附子15克（先煎），白芍15克，茯苓15克，人参15克，当归10克，柴胡10克，升麻10克，川牛膝30克，桂枝15克，槟榔15克，瞿麦30克，桃仁15克，红花15克。5剂。

用法：水煎服，每日1剂，分早晚2次服。嘱注意休息，暂停行车，适量活动，多平卧，饮水量每日不超过2000毫升。

2018年1月23日二诊：右下肢肿胀减轻，按压指痕较浅，大便每日1～2次，成形，小便时有灼热。药已奏效，续服。去当归，加路路通30克、酒大黄15克、旱莲草30克。5剂。用法同前。

2018年1月31日三诊：右下肢浮肿消退。因感冒上唇干裂，咳嗽，遇冷则作，咽痒。问其感冒原因，告服药期间并未停止运输，路上受凉引起。大便每日1次稍稀，小便正常。舌淡红苔薄白，脉沉缓，右关弱，左尺弱。

处方：黄芪60克，白术15克，附子15克，白芍15克，茯苓15克，人参15克，柴胡10克，升麻10克，川牛膝30克，桂枝15克，桃仁15克，红花15克，路路通30克，川芎30克，前胡15克，白前15克，苏梗15克。5剂。用法、医嘱同前。

2018年2月9日四诊：前症消失，唯宿疾泛酸，遇冷觉重。时有腰酸（曾患腰椎间盘突出）。舌淡红苔薄白，两脉缓稍细。

处方：黄芪60克，白术30克，人参15克，当归20克，柴胡10克，升麻10克，木香10克，炙甘草10克，熟地黄30克，生山药15克，山茱萸15克，肉桂10克，制附子10克（先煎），川牛膝30克，黄精15克，沙参10克，玉竹10克，路路通30克。5剂。用法同前。调理善后，并建议B超复查。

2018年4月27日电话回访，右下肢肿胀至今未复发，诸症已失，状态良好。因运输生意忙尚未复查。

按语   本案为笔者临证医案。患者治疗期间从未间断工作，能取得如此快捷疗效，实属意外。本病临床多发，一般重度反流者多建议手术，因患者经济条件所限，患病时正值生意高峰，不愿错过机会，故采用中医治疗。药机相符，正中病的；谨求引玉，惠顾病患。

（整理人：魏修华）

38　李聚荣医案 3 例

李聚荣，1968 年生人，副主任医师，高级讲师。1992 年毕业于山东中医学院中医系，一直在曲阜中医药学校从事中医教学、科研及临床工作。首创开穴通经疗法，擅长中医开穴推拿、拔罐、刮痧治疗各种疑难杂症，疗效显著。取得科研成果 6 项，"中医奇经开穴治疗偏头痛的临床研究"于 2008 年 8 月获曲阜市科技成果三等奖；"中医开穴通经疗法对脑血管疾病恢复期偏瘫患者运动功能的影响临床研究"于 2009 年 8 月获曲阜市科技成果三等奖；"中医开穴通经疗法治疗子宫肌瘤的临床研究"于 2009 年 8 月获曲阜市科技成果二等奖；"执业护士资格考试对中医护理发展的影响"于 2012 年 12 月获全国中等职业学校校长联席会议课题三等奖；"中医开穴通经疗法配合消痰化瘀膏外贴治疗乳腺增生病的临床研究"和"中医护理人才培养模式探究"于 2015 年 4 月获济宁市王叔和中医药科技奖三等奖。发表论文 20 余篇，出版教材、论著 6 部。

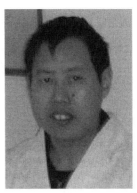

指针点穴治疗原发性高血压病三例

★ 例一　孔某，男，45 岁。2014 年 3 月 12 日初诊。

主诉及现病史：高血压病史 13 年，平素口服卡托普利、肠溶阿司匹林、尼莫地平、倍他洛克等药物治疗，血压维持在 150/110mmHg 左右，经常有头痛、头晕、急躁易怒、夜尿频多、心慌、腰酸等症状，酒后、生气、劳累后诱发加重。舌边红苔微黄，脉弦细数。

诊断：原发性高血压病。

辨证：肝阳上亢。

治则：滋水涵木，平抑肝阳。

治法：指针点穴法。

操作：嘱患者取仰卧位，暴露双足，取足姆趾掌面趾间关节结合部及其两侧，用拇指指腹分别按压 5 分钟，每天 1 次。

二诊：治疗 10 次，期间逐渐停用所有口服药物，症状消失，测血压 140/98mmHg，继续巩固治疗 10 次。

三诊：血压维持在 130/90mmHg。之后嘱患者用拇指指腹，自小指根部沿小指至小指端，沿小指、无名指、中指、食指指腹再到食指根部、再到小指根部摩擦，连续做 100 圈，每天做 2～4 遍。

随访 2 年未反弹。

★ 例二　秦某，女，57 岁。2015 年 5 月 9 日初诊。

主诉及现病史：高血压病史 22 年，平常口服北京降压 0 号、肠溶阿司匹林、倍他洛克等药物治疗，血压维持在 145/100mmHg 左右，偶发头重如裹、恶心呕吐、头晕、健忘、胸闷等症状。舌边轻微齿痕苔厚腻，脉濡。

诊断：原发性高血压病。

辨证：风痰上扰。

治则：化痰熄风，醒神开窍。

治法：指针点穴法。

操作：嘱患者取仰卧位，暴露双足，取足踇趾掌面趾间关节结合部及其两侧，用拇指指腹分别按压 5 分钟，每天 1 次。

二诊：治疗 10 次，期间逐渐停用所有口服药物，症状消失，测血压 135/85mmHg，继续巩固治疗至 20 次。

三诊：血压维持在 130/80mmHg 左右。之后嘱患者用拇指指腹，自小指根部沿小指至小指端，沿小指、无名指、中指、食指指腹再到食指根部、再到小指根部摩擦，连续做 100 圈，每天做 2～4 遍。

随访 1 年未反弹。

★ 例三　刘某，女，47 岁。2015 年 11 月 26 日初诊。

主诉及现病史：高血压病史 5 年，患者于 5 年前发现血压升高，波动于 145/95mmHg 上下，之后多次测血压均高于正常，血压最高达 150/110mmHg。曾在某医院诊断为原发性高血压病，但一直未经正规诊断和治疗，平素未服药治疗，血压控制差，波动较大，时感头昏不适。近 2 日无明显诱因出现头晕头昏，多次测量血压波动在 150/110mmHg 左右，无肢体麻木，无肢体活动障碍。舌暗苔薄，脉弦涩。

诊断：原发性高血压病。

辨证：气滞血瘀。

治则：理气活血。

治法：指针点穴法。

操作：嘱患者取仰卧位，暴露双足，取足踇趾掌面趾间关节结合部及其两侧，用手拇指指腹分别按压 5 分钟，每天 1 次。

二诊：治疗 10 次，测血压维持在 125/80mmHg。之后嘱患者用拇指指腹，自小指根部沿小指至小指端，沿小指、无名指、中指、食指指腹再到食指根部、再到小指根部摩擦，连续做 100 圈，每天做 2～4 遍，预防血压再次升高。

按语　指针点穴法治疗原发性高血压病，为笔者多年临证经验，方法简单，容易操作，效果显著，避免了长期服用降压药带来的不便和毒副作用。每次按压穴位要由轻到重，当出现酸麻胀等经气感应后，要持续用力。临床应用本法治疗原发性高血压病患者 90 例，治疗 1 个疗程，有效率达 89%。

（整理人：李聚荣）

39 李福平医案 1 例

李福平，54 岁。副主任医师，1985 年毕业于山东省中医药学校中医专业，1993 年 12 月毕业于山东省中医药大学中医专业，本科学历。1990 年 12 月进入曲阜市中医院肛肠科工作至今。曾在南京市中医院肛肠病治疗中心进修学习。擅长治疗痔疮、脱肛、肛瘘、肛周脓肿、肛裂、直肠息肉、便秘、慢性溃疡性结肠炎、肛乳头瘤、直肠黏膜内脱垂、直肠前突、肛门狭窄、肛门失禁、肛周大汗腺炎等肛肠科常见病多发病，尤其对直肠黏膜内脱垂、直肠前突、耻直肌肥厚、溃疡性结肠炎、高位复杂性肛瘘、环状混合痔等疑难复杂疾病的治疗经验丰富。发表论文 12 篇，论著 3 部。

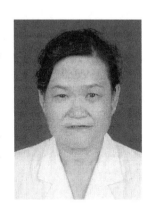

五更泻一例

孔某，男，35，农民。2007 年 6 月 23 日初诊。

主诉及现病史：患者近 2 年来每于黎明时腹痛，痛后即腹泻数次。经多次治疗未见效。症见腰膝酸软，乏力，头晕，食欲不佳。舌苔薄白，脉沉而迟。

诊断：五更泻。

辨证：肾阳不足，命门火衰，不能上温脾胃腐熟水谷所致。

治则：温补肾阳，健脾止泻。

方药：四神丸加减。

处方：补骨脂 15 克，肉豆蔻 10 克，五味子 12 克，吴茱萸 9 克，山药 20 克，芡实 9 克，禹余粮 10 克，生姜 9 克，大枣 7 枚。水煎服，每日 1 剂，分 2 次服。

2007 年 6 月 30 日二诊：服上药 6 剂后，食欲增加，头晕，乏力消失，泄泻明显好转。仍服原方 3 剂后，诸症消失，病愈。

按语 泄泻是指排便次数增多，粪便清稀，甚至如水样而言。本病例是肾阳不足，命门火衰不能上温脾胃，腐熟水谷，脾失温煦，运化失常，而致泄泻。《景岳全书·泄泻》说："肾为胃关，开窍于二阴，所以二便之开闭，皆肾脏所主。今肾中阳气不足，则命门火衰……阴气极盛之时，则令人洞泻不止。"因此治疗之法，则温补肾阳，健脾止泻，用四神丸加减，数剂而效。方中补骨脂辛苦性热而补命门，为壮火益土之要药；肉豆蔻、山药、芡实、禹余粮温补脾肾、涩肠止泻；吴茱萸暖脾胃而散寒除湿；五味子为温涩之品；生姜散寒行水；大枣滋养脾胃，调和诸药。共收温补脾肾、涩肠止泻之功。

（整理人：李福平）

40 尹百顺医案 3 例

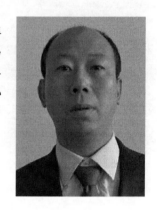

尹百顺，1975 年生人。2001 年毕业于陕西中医药大学针灸推拿系，大学本科，医学学士，主治医师。现任曲阜中医药学校附属医院医务处主任。15 年来一直从事颈椎病、肩周炎、腰椎间盘突出症等疼痛性疾病，以及脑血管病后遗症、面瘫、风湿性关节炎、类风湿关节炎及脾胃病、妇科病的中医药治疗，疗效显著。

泄泻三例

★ 例一 闫某，女，65 岁。2003 年 7 月 8 日就诊。

主诉及现病史：阑尾炎术后 10 年，每每晨起腹中急迫而泻，影响睡眠，时常肠鸣如雷，腰腿无力，余无异常。舌淡胖苔薄，脉沉迟两尺弱。曾被诊为慢性结肠炎，服用多药无效。

诊断：泄泻（慢性肠炎）。

辨证：脾肾阳虚。

治则：温肾健脾，涩肠止泻。

方药：自拟方神附止泻汤。

处方：补骨脂 20 克，黑附子 20 克（先煎 1 小时），金樱子 10 克，干姜 10 克，党参 15 克，炒白术 15 克，茯苓 15 克，白芍 10 克，防风 10 克，陈皮 15 克，肉豆蔻 15 克，五味子 6 克，吴茱萸 6 克，柴胡 6 克，升麻 6 克，炙甘草 9 克。5 剂，水煎服，每日 1 剂。禁忌生冷，避免受凉。

2003 年 7 月 15 日二诊：自诉晨起腹泻次数减少，时间推后，大便成形，肠鸣稍减，舌淡胖，脉沉。上方改补骨脂 30 克，加砂仁 6 克（后下），余药用量不变。5 剂，水煎服，每日 1 剂，用法禁忌同前。

2003 年 7 月 21 日三诊：诸症皆消，舌淡苔薄，脉沉但尺部有力。用二诊方去砂仁再服 5 剂，后以健脾益肠丸和金匮肾气丸善后而愈。

★ 例二 孔某，男，20 岁。2008 年 5 月 9 日就诊。

主诉及现病史：自儿时食少体弱，近 10 年腹泻尤重，便见食物残渣，大米饭、豆瓣更是难以消化，吃中药浓缩丸甚至全丸泄下，每每饭后半小时或饭中而泄。观其形瘦体弱，面色不华，舌胖齿痕布满，脉弱，右关脉虚陷尤甚。

诊断：泄泻（慢性肠炎）。

辨证：脾肾阳虚。

治则：温肾健脾，涩肠止泻。

方药：自拟方神附止泻汤。

处方：党参30克，炒白术30克，茯苓15克，黑附子15克（先煎1小时），补骨脂10克，肉豆蔻15克，金樱子10克，干姜10克，白芍10克，防风10克，陈皮10克，五味子6克，吴茱萸6克，柴胡6克，升麻6克，炙甘草10克。5剂，水煎服，每日1剂。禁忌生冷，避免受凉。

2008年5月15日二诊：自觉腹泻略有缓解，消化大有好转，在一诊方基础上将茯苓改为20克，补骨脂改为15克，肉豆蔻改为20克，余药用量不变，再服5剂。用法禁忌同前。

2008年5月22日三诊：诸症好转八成，在二诊方中加黄芪30克，连服10剂而愈。

★ 例三　李某，男，35岁。2012年7月6日就诊。

主诉及现病史：自诉近3年来腹泻频繁，或贪凉或辛辣或生气或紧张均可致腹泻，腹痛而泄，大便先干后稀，令其痛苦不堪。观其面容消瘦，脸色黯青。舌淡胖有齿痕，脉弦细，左关弦紧欠柔和，右关细弱无力。

诊断：泄泻（肠易激综合征）。

辨证：脾肾阳虚，肝脾不调。

治则：调和肝脾，温阳止泻。

方药：自拟方神附止泻汤。

处方：炒白术30克，白芍30克，防风15克，陈皮15克，党参15克，茯苓15克，黑附子15克（先煎1小时），补骨脂10克，肉豆蔻15克，金樱子10克，干姜10克，五味子6克，吴茱萸6克，柴胡6克，升麻6克，炙甘草10克。5剂，水煎服，每日1剂。禁忌生冷，避免受凉。

2012年7月12日二诊：自觉腹痛腹泻略有缓解，吃凉东西和紧张生气时腹泻明显好转，吃辛辣食物仍腹泻，在一诊方基础上将茯苓改为30克，补骨脂改为15克，肉蔻改为20克，香附改为15克，余药用量不变，再服5剂。用法禁忌同前。

2012年7月18日三诊：诉诸症好转八成，在二诊方中加枳壳30克，连服10剂而痊愈。

按语　本方为自拟方。慢性肠炎、结肠炎、肠易激综合征等所指的腹泻中医多认为与肾、脾、肝有关，多为脾肾阳虚，肝脾不调所致。自拟方神附止泻汤为笔者多年临证经验方，能健脾补肾、柔肝祛湿。可以根据临床患者体质而调整用药的侧重，晨起泄泻显著者，以补肾为主，兼顾健脾柔肝；肠鸣腹痛而泄泻显著者，以柔肝祛湿为主，兼顾健脾；饭后或饮食不当导致泄泻显著者，以健脾祛湿为主，兼顾补肾柔肝。

（整理人：尹百顺）

41 张圣魁医案 9 例

张圣魁，1973 生人，主治医师。1998 年毕业于山东中医药大学骨伤系，现为曲阜市中医院骨科主任。擅长四肢骨折、脱位的闭合手法整复及复杂骨折的手术治疗，运用中西医结合的方法治疗股骨头坏死、颈椎病、腰椎间突出症、风湿性关节炎、类风湿关节炎有独特疗效。主持市级、县级科研项目 6 项，发表论文 10 余篇，出版论著 2 部。

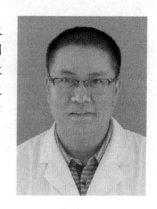

41.1 外伤后肢体肿胀三例

★ 例一 孔某，男，45 岁。2013 年 6 月 5 日初诊。

主诉及现病史：骑摩托车摔伤致左小腿外伤血肿形成。查体见：左小腿及踝足部严重肿胀，胫前按之凹陷。下肢血管超声检查：静脉血流缓慢。舌质淡，苔白，脉弦。

诊断：外伤后肢体肿胀。

辨证：血瘀气滞。

治则：活血消肿，行气止痛。

方药：自拟方活血通脉汤。

处方：赤芍 15 克，丹参 20 克，川芎 9 克，当归 12 克，怀牛膝 15 克，红花 20 克，土茯苓 20 克，延胡索 9 克，香附 9 克。水煎服，每日 1 剂。

服药 1 周后肿胀消退。

★ 例二 陈某，男，72 岁。2013 年 6 月 16 日初诊。

主诉及现病史：在家行走摔伤致左股骨颈骨折 1 周，卧床不能活动。查体见：左下肢屈膝内旋畸形，粘膝征（＋），左下肢严重肿胀，胫前按之凹陷。下肢血管超声检查：髂静脉、股静脉血流缓慢。舌质淡，苔白，脉弦。

诊断：外伤后肢体肿胀。

辨证：气滞血瘀。

治则：活血消肿，行气止痛。

方药：自拟方活血通脉汤。

处方：赤芍 15 克，丹参 20 克，川芎 9 克，当归 12 克，怀牛膝 15 克，红花 20 克，土茯苓 20 克，延胡索 9 克，香附 9 克。水煎服，每日 1 剂。

服药 1 周后肿胀消退。后给予左侧股骨头置换手术治疗，术后继续服用活血通脉汤 1 周，下肢肿胀消退，可下床活动。

★ 例三　张某，女，35 岁。2014 年 9 月 9 日初诊。

主诉及现病史：行走摔伤右小腿肿痛 12 天。查体：左小腿中段胫前血肿 5 厘米×4 厘米，波动感明显，小腿及踝足部均肿胀。舌质淡，苔白，脉弦涩。

诊断：外伤后肢体肿胀。

辨证：气滞血瘀。

治则：活血消肿，行气止痛。

治法：①给予小腿血肿切开引流。②自拟方活血通脉汤内服。

处方：赤芍 15 克，丹参 20 克，川芎 9 克，当归 12 克，怀牛膝 15 克，红花 20 克，土茯苓 20 克，延胡索 9 克，香附 9 克。水煎服，每日 1 剂。

服药 7 天肿胀消退。14 天后，引流口愈合。

按语　外伤后肢体肿胀，多有瘀血内停，若肿胀严重者更有形成下肢深静脉血栓的风险。自拟方活血通脉汤，为笔者临证多年经验方，可通过活血化瘀、行气止痛、利水消肿的药物组合应用，达到瘀祛肿消、脉通痛止的效果。该方组方简单，疗效确切，在骨科临床应用多年，临床观察超过 2000 多例病例，对外伤后肿胀的消退及深静脉血栓的预防疗效确切。

41.2　股骨头坏死三例

★ 例一　陈某，男，32 岁。2012 年 9 月 10 日初诊。

主诉及现病史：曾有强直性脊柱炎病史，双侧髋关节疼痛一月余来诊。查体见：双侧腹股沟区压痛，双侧 "4" 字试验（＋）。舌质淡，苔白，脉弦。髋关节磁共振检查：双侧股骨头坏死 II 期。

诊断：股骨头坏死。

辨证：肾虚血瘀，痰湿痹阻。

治则：补肾活血，壮骨生髓，通络止痛。

方药：自拟股骨头坏死 1 号方。

处方：当归 15 克，川芎 9 克，怀牛膝 15 克，防己 30 克，赤芍 12 克，丹参 15 克，茯苓 15 克，山甲（炮）9 克，全蝎 9 克，蜈蚣 2 条，鹿角胶 9 克（烊化），淫羊藿 9 克，羌活 9 克，独活 9 克，白芷 9 克，桃仁 9 克，红花 9 克，伸筋草 9 克，桂枝 9 克，木香 9 克，甘草 9 克。水煎服，每日 1 剂。30 天为 1 个疗程。服药期间忌烟酒，并应坚持服用 2 个疗程以上。

服药 1 周疼痛消失，活动明显改善，服药 2 个月后跛行消失，改服中成药仙灵骨葆胶囊 1 年，骨坏死区硬化。

★ 例二　王某，男，33 岁。2014 年 10 月 26 日初诊。

主诉及现病史：平素喜饮酒，双髋部疼痛、活动受限 2 月余，曾按腰椎间盘突出证治疗，效果不明显。查体：双侧腹股沟区压痛，双侧 "4" 字试验（＋），髋关节活动受限。舌质淡，苔白，脉弦。髋关节磁共振检查：双侧股骨头坏死 II 期。

诊断：股骨头坏死。

辨证：肾虚血瘀。

治则：补肾活血，壮骨生髓，通络止痛。

方药：自拟股骨头坏死 1 号方。

处方：当归 15 克，川芎 9 克，怀牛膝 15 克，防己 30 克，赤芍 12 克，丹参 15 克，茯苓 15 克，山甲（炮）9 克，全蝎 9 克，蜈蚣 2 条，鹿角胶 9 克（烊化），淫羊藿 9 克，羌活 9 克，独活 9 克，白芷 9 克，桃仁 9 克，红花 9 克，伸筋草 9 克，桂枝 9 克，木香 9 克，甘草 9 克。水煎服，每日 1 剂。30 天为 1 个疗程。服药期间忌烟酒，并应坚持服用 2 个疗程以上。

服药 10 天疼痛消失，活动明显改善，1 个月后跛行消失，3 个月后改服中成药仙灵骨葆胶囊 1 年，骨坏死区硬化。

★ 例三　孔某，男，35 岁。2014 年 5 月 8 日初诊。

主诉及现病史：平素喜饮酒，双侧髋关节疼痛，活动受限 1 月余来诊。查体见：双侧腹股沟区压痛，双侧"4"字试验（＋）。舌质淡，苔白，脉弦。髋关节磁共振检查：双侧股骨头坏死Ⅱ期。

诊断：股骨头坏死。

辨证：肾虚血瘀。

治则：补肾活血，壮骨生髓，通络止痛。

方药：自拟股骨头坏死 1 号方。

处方：当归 15 克，川芎 9 克，怀牛膝 15 克，防己 30 克，赤芍 12 克，丹参 15 克，茯苓 15 克，山甲（炮）9 克，全蝎 9 克，蜈蚣 2 条，鹿角胶 9 克（烊化），淫羊藿 9 克，羌活 9 克，独活 9 克，白芷 9 克，桃仁 9 克，红花 9 克，伸筋草 9 克，桂枝 9 克，木香 9 克，甘草 9 克。水煎服，每日 1 剂。30 天为 1 个疗程。服药期间忌烟酒，并应坚持服用 2 个疗程以上。

服药 1 周疼痛消失，活动明显改善，2 个月后跛行消失。后患者因工作原因未能戒烟酒，未能休息，后病情反复，1 年半后股骨头坏死区塌陷，关节功能障碍加重行关节置换术。

按语　股骨头坏死多由长期过量饮酒、髋部外伤、服用糖皮质激素类药物等原因造成，病程长，危害大，多导致明显的跛行及劳动力丧失。自拟股骨头坏死 1 号方，为笔者多年临证经验方，用于治疗早期股骨头坏死，经临床 300 余例患者观察总结，服药后能够很快缓解骨坏死引起的疼痛，症状改善快且明显，但如果患者不能遵医嘱忌烟酒，避免负重，仍有病情进展为Ⅲ期、Ⅳ期的可能。

41.3　颈椎病三例

★ 例一　王某，男，45 岁。2014 年 10 月 10 日初诊。

主诉及现病史：颈肩部疼痛伴右上肢放射痛 2 周来诊。查体见：颈部椎间孔挤压试验（＋），头顶叩击试验（＋），颈部神经根牵拉试验（＋）。舌质淡，苔白，脉弦。颈椎 X 线片：颈椎生理曲度变直，钩椎关节增生。

诊断：颈椎病。

辨证：气滞血瘀。

治则：活血化瘀，行气通络，解痉止痛。

方药：自拟颈康宁方。

处方：葛根 15 克，钩藤 15 克，鸡血藤 15 克，当归 15 克，川芎 9 克，桂枝 9 克，丹参

15 克，牛膝 9 克，全蝎 9 克，地龙 9 克，蜈蚣 2 条，延胡索 9 克，威灵仙 15 克，黄芪 20 克，姜黄 9 克，桑寄生 15 克，木瓜 9 克，党参 15 克，白术 15 克，甘草 6 克。水煎服，每日 1 剂。服药期间忌烟酒，可配合颈部热敷、理疗。

上法治疗 1 周疼痛消失，活动自如。

★ 例二　孔某，女，33 岁。2014 年 9 月 8 日初诊。

主诉及现病史：平素看手机较多，颈肩部疼痛伴 3 天来诊。查体：颈部椎间孔挤压试验（+），头顶叩击试验（-），颈部神经根牵拉试验（±）。舌质淡，苔白，脉弦。颈椎 X 线片：颈椎生理曲度变直。

诊断：颈椎病。

辨证：气滞血瘀。

治则：活血化瘀，行气通络，解痉止痛。

方药：自拟颈康宁方。

处方：葛根 15 克，钩藤 15 克，鸡血藤 15 克，当归 15 克，川芎 9 克，桂枝 9 克，丹参 15 克，牛膝 9 克，全蝎 9 克，地龙 9 克，蜈蚣 2 条，延胡索 9 克，威灵仙 15 克，黄芪 20 克，姜黄 9 克，桑寄生 15 克，木瓜 9 克，党参 15 克，白术 15 克，甘草 6 克。水煎服，每日 1 剂。服药期间忌烟酒，可配合颈部热敷、理疗。

上法治疗 10 天，疼痛消失。

★ 例三　张某，女，55 岁。2014 年 12 月 8 日初诊。

主诉及现病史：左上肢疼痛 2 周来诊。查体见：颈部椎间孔挤压试验（±），头顶叩击试验（-），颈部神经根牵拉试验（+）。舌质淡，苔白，脉弦。颈椎 X 线片：颈椎生理曲度反曲，钩椎关节增生。

诊断：颈椎病。

辨证：气滞血瘀。

治则：活血化瘀，行气通络，解痉止痛。

方药：自拟颈康宁方。

处方：葛根 15 克，钩藤 15 克，鸡血藤 15 克，当归 15 克，川芎 9 克，桂枝 9 克，丹参 15 克，牛膝 9 克，全蝎 9 克，地龙 9 克，蜈蚣 2 条，延胡索 9 克，威灵仙 15 克，黄芪 20 克，姜黄 9 克，桑寄生 15 克，木瓜 9 克，党参 15 克，白术 15 克，甘草 6 克。水煎服，每日 1 剂。服药期间忌烟酒，可配合颈部热敷、理疗。

上法治疗 1 周，疼痛基本缓解。

按语　颈椎病多由长期伏案、低头工作导致局部气滞血瘀而成。治当血化瘀，行气通络，解痉止痛。自拟颈康宁方，为笔者多年临证经验方，对神经根型颈椎病、脊髓型颈椎病及椎动脉型颈椎病均有疗效。

（整理人：张圣魁）

42 王国栋医案 3 例

王国栋，1971 年生人，主治医师。1995 年 7 月毕业于山东中医学院针灸推拿专业。2004 年在中国中医研究院望京医院针灸骨伤专业进修 1 年。现任曲阜市人民医院中医科副主任；中华中医药学会会员；中国针灸学会会员；山东省中医药学会疼痛专业委员会委员；山东省中医药学会推拿专业委员会委员；山东针灸学会临床专业委员会会员；济宁医学会康复专业委员会委员。

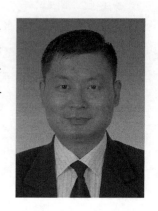

42.1 老年习惯性便秘一例

李某，女，68 岁。1997 年 9 月 20 日初诊。

主诉及现病史：大便干结，排解困难已 6 年多，每 3～5 天甚至 1 周 1 次大便。曾用大黄、果导片、开塞露、灌肠等中西医方药治疗，只可缓解一时，一停药则便秘，乏力努挣。来诊时已 7 天未解，苦不堪言，精神疲困，不欲饮食，面色少华，唇干。舌淡苔白，脉细无力。

诊断：老年习惯性便秘。

辨证：脾肾亏虚，阴液干涸，中气不足，大肠传导阻滞。

治则：健脾补肾，养阴润肠。

治法：取土豆适量，洗净煮熟剥皮，置器皿中，加入蜂蜜同等剂量，混合捣匀成土豆膏备用。①先用开塞露 2 支，肛门注入，解除本次宿便之痛苦。②每日早晚服用土豆膏 3～4 汤匙，可长期服用。嘱其多饮水，多食蔬菜，注意按摩腹部，适当活动。

1997 年 9 月 28 日二诊：已坚持治疗 1 周，便秘症状明显改善，大便变软，每日 1 次。嘱其在坚持治疗 1 周，方法同上。

随访 2 个月，大便顺畅，患者感觉良好，嘱其不定时应用该方法维持治疗。

按语 老年习惯性便秘多为年老体衰，肠失濡润，大便燥结所致。蜂蜜甘平，能补中润燥，土豆中含有大量膳食纤维，既能预防大便干结，又能刺激肠道增加蠕动，促进排便。生活中长期应用该方法，疗效满意。一次制作以不超 5 天量为度，平时需放入冰箱冷藏室储存。糖尿病患者慎用。

42.2 呃逆一例

孔某，男，48 岁。2012 年 7 月 16 日初诊。

主诉及现病史：自诉 3 天前午饭时因天气炎热，进食冰啤酒及烤肉，饭后半小时开始打嗝，自己喝温水及家人拍击后背不能止。曾服药、针灸治疗，不见好转而来诊。

诊断：呃逆。

辨证：寒邪伤胃，胃失和降，膈间气机不利，胃气上逆动膈。

治则：温胃散寒，和胃降逆。

治法：取干山楂片、肉豆蔻各适量，洗净干燥，置铁锅中，加入适量麸皮翻炒，至麸皮焦黄色，筛去麸皮，放凉研末。每次口服 3～5 克，温水冲服，每日 3 次。

2012 年 7 月 20 日二诊：呃逆停止，嘱其继续用药治疗 1 周。

1 个月后回访，疾病未再复发。

按语　呃逆是指气从胸膈上逆，气冲喉间，呃呃连声，声短而频，不能自止。其病因多与饮食不当，情志不遂有关。基本病机是胃失和降，膈间气机不利，胃气上逆动膈。焦山楂甘温，能健胃行气，消食导滞；煨豆蔻辛温，能温中行气止呕。二味配伍得当，故疗效显著。值得注意的是，山楂片应炒至表面焦褐色，内部黄褐色，肉豆蔻炒至棕褐色，表面有裂隙时为宜。该方简便易行，多年应用于临床，有效率达 80% 以上。

42.3　老年性失眠一例

颜某，女，68 岁。1999 年 9 月 12 日初诊。

主诉及现病史：患者经常失眠已 10 年，难以入睡，易惊醒，多梦，心情易烦躁，时有头痛，纳可，口干，大便干结，近 5 天加重。一直服用艾司唑仑，每晚 2 片，不服药不能入睡。

诊断：老年性失眠（不寐）。

辨证：五脏功能失调，不能潜敛所藏之神，藏神浮越，心神不安。

治则：补中安神。

治法：取小麦 200 克，大枣 7 枚。加水 3000 毫升，煮粥，水开后小火继续煎煮 1.5～2 小时，取汁 700～1000 毫升，服用。连服半个月。

1999 年 9 月 30 日二诊：睡眠明显改善，艾司唑仑每晚 1 片，能睡好 3～4 小时。嘱其坚持服用。

3 个月后随访，患者满意。

按语　老年性失眠，多为五脏功能失调，不能潜敛所藏之神，藏神浮越，心神不安，故失眠。小麦性味甘平，能补中益气，和五脏，调经络。大枣味甘平，能助十二经，安中养神。小麦为阳，益气养心；大枣为阴，滋阴和脾，共用调阴阳、和五脏，长期饮用，效果明显。为煮好麦粥，提高疗效，小麦可以适当碾压一下，但应保留麸皮。

（整理人：王国栋）

43 朱文平医案6例

朱文平，1970年生人，主治医师。北京中医药大学本科毕业。1988年进入曲阜市中医院跟随家父朱鸿铭（山东省名老中医）师带徒学习；1994年到山东中医学院附属医院进修中医眼科；现为曲阜市中医院眼科医师。擅长运用中医中药治疗眼睑带状疱疹、急性结膜炎、病毒性角膜炎、浅层巩膜炎、急慢性虹睫炎、玻璃体混浊及积血、早期白内障、中心性浆液性视网膜炎、糖尿病性视网膜病变及各种眼底出血性疾病，临床经验丰富。取得科研成果5项；参编80万字以上专著5部；在省级以上核心期刊发表论文6篇；参加眼科专业学术会议交流论文3篇。

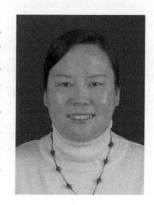

43.1 眼睑水肿一例

孟某，女，60岁。2014年6月9日初诊。

主诉及现病史：双眼皮浮肿发黑6年余，伴下肢浮肿，憋喘。数年来一直治疗，苦无良药，曾在省城医院就诊被告知无药可治。今来我院试诊。检查：双眼睑皮肤浮肿严重，上睑缘已遮盖下睑，不能睁眼。肤色黄黑，眦部皮肤青紫。眼球混合性充血（++），球结膜色污黄伴水肿。双下肢水肿，按之凹陷不起。肾功能（-），尿常规（-）。苔黄白厚，脉沉细。

诊断：眼睑水肿。

辨证：脾肾阳衰。

治则：利水消肿，温肾健脾。

方药：五苓散合肾气丸加减。

处方：猪苓12克，茯苓12克，车前子12克，山茱萸10克，泽泻10克，牡丹皮10克，熟地黄10克，当归10克，川芎6克，炒白术12克，黑附子6克（先煎），炒山药15克，黄连6克，甘草6克。水煎服，每日1剂。

2014年6月12日二诊：上方服3剂，症状稍减。上方加黄芪20克，继服12剂。

2014年6月25日三诊：眼睑浮肿、下肢水肿均减轻，身体轻松许多，憋喘减轻。后又根据病情变化加减调理60余剂，痊愈。

按语 本案眼睑虚肿如球，皮色黄黑，兼下肢水肿，苔黄白厚，脉沉细，皆为脾肾阳衰之象，故选用五苓散加肾气丸加减，以利水消肿，温肾健脾，辨证治疗切中病机，故取效奏捷，沉疴立愈。

43.2　时复症一例

王某，男，36 岁。2017 年 12 月 31 日初诊。

主诉及现病史：患者左眼皮红肿痒 20 余天。曾自用珍珠明目滴眼液及抗炎药物治疗，效果不佳，遂来我科就诊。检查：左眼睑皮肤红肿，表面干燥，有鳞屑附着。舌苔薄黄，脉沉。

诊断：时复症（变应性眼睑皮炎）。

辨证：风热外袭。

治则：疏风散邪，清热滋阴。

方药：自拟荆防退赤散加减。

处方：荆芥 12 克，防风 12 克，生地黄 10 克，当归 10 克，川芎 6 克，赤芍 10 克，牡丹皮 10 克，木贼 12 克，蝉蜕 12 克，黄连 9 克，密蒙花 12 克，玄参 12 克，柴胡 9 克，甘草 6 克。3 剂。

用法：水煎服，每日 1 剂。嘱禁忌辛辣刺激及动风之品。

2018 年 1 月 3 日二诊：服药平妥，痒感减轻，眼睑皮肤轻度红肿，上方加车前子 10 克，菊花 12 克，续服 6 剂，用法禁忌同前。

2018 年 1 月 12 日三诊：患者眼睑皮肤如常，余无不适感。嘱患者注意禁忌事项，预防复发。

按语　本案为笔者门诊临证医案。变应性眼睑皮炎在春秋季节是眼科门诊常见病例，每逢春秋季节有病史的患者容易复发。笔者根据多年临床经验，借鉴中医眼科学成方，自组荆防退赤散应用于临床，效果奇佳。本方治疗原则为疏风散邪，清热滋阴。方中荆芥、防风、木贼、蝉蜕、密蒙花共奏疏风散邪之功；生地黄、当归、川芎、赤芍、牡丹皮、玄参、柴胡、黄连合用起清热滋阴之效；甘草调和诸药。本方亦适用于春季卡他性结膜炎。

43.3　风赤疮痍症一例

孔某，女，72 岁。1998 年 4 月 8 日初诊。

主诉及现病史：左眼皮红肿伴疼痛灼热、起水泡、畏光、流泪 1 周。曾在当地卫生室使用抗菌药物治疗，效果不佳，遂来我科就诊。检查：左眼睑皮肤暗红肿起，表面可见透明水泡及结痂，左侧前额及头部皮肤亦可见透明水泡及结痂。舌苔薄黄，脉弦滑。检查：眼球混合性充血（++），角膜表面细小点状灰白色混浊，透明度稍差。

诊断：风赤疮痍症（眼睑带状疱疹）。

辨证：湿热壅盛。

治则：清热解毒，疏风散邪。

方药：普济消毒饮加减。

处方：黄芩 12 克，黄连 9 克，陈皮 9 克，玄参 12 克，连翘 12 克，板蓝根 12 克，马勃 9 克，牛蒡子 10 克，薄荷 9 克，桔梗 9 克，升麻 6 克，柴胡 9 克，甘草 6 克。3 剂。

用法：水煎服，每日 1 剂。嘱禁忌辛辣刺激食物。

1998 年 4 月 12 日二诊：服药平妥，疼痛及灼热感减轻，眼皮仍红肿，上方加牡丹皮 12 克、赤芍 12 克，续服 3 剂。

1998年4月16日三诊：患者自诉症状均好转。检查：水泡及结痂已退。右眼球混合性充血（＋），角膜清晰。上方继服3剂巩固疗效。嘱患者注意禁忌事项，预防复发。

按语 本案为笔者早年门诊临证医案，当时笔者对眼睑带状疱疹的认识尚局限，且眼睑带状疱疹并非眼科常见病例。笔者根据临床所学，借鉴陈明举老师中医眼科学成方普济消毒饮加减应用于临床效果颇佳。本方治疗原则为清热解毒，疏风散邪。方中黄连、黄芩清热泻火解毒；玄参、连翘、马勃、板蓝根、甘草清热解毒消肿；牛蒡子、薄荷、升麻、柴胡共奏疏风散邪之功；陈皮理气；桔梗理肺气，载气上升；甘草调和诸药。

43.4 聚星障一例

颜某，女，25岁。2012年6月3日初诊。

主诉及现病史：患者右眼异物感、畏光、流泪1月余。在北京打工，病情发作后曾就诊于某医院，给予激素类滴眼液，用时效果良好，停药即反复发作，遂回家就诊。检查：视力正常，右眼球混合性充血（＋＋），角膜中央偏颞下方可见一灰白色点片状混浊，周围有浸润区。苔薄黄，脉沉数。

诊断：聚星障（单纯疱疹病毒性角膜炎）。

辨证：肝肺蕴热型。

治则：清肝泻火，凉血解毒。

方药：自拟角膜炎Ⅰ方。

处方：金银花20克，连翘15克，蒲公英12克，紫花地丁12克，生地黄12克，当归10克，川芎6克，赤芍10克，菊花15克，牡丹皮10克，木贼12克，蝉蜕12克，黄芩12克，栀子12克，香附12克，夏枯草12克，车前子12克，甘草9克。6剂。

用法：水煎服，每日1剂。嘱禁忌辛辣油腻之品。

2012年6月10日二诊：服药平妥，异物感减轻，仍畏光、流泪，上方去香附，加黄连9克，续服30剂。用法禁忌同前。

2012年8月10日三诊：因去外地学习，睡眠、饮食不佳，未坚持用药，病情加重，原角膜混浊旁又新生一混浊点，仍以上方续服30剂，病情趋于稳定。

2012年9月20日四诊：新生混浊点消退。改角膜炎Ⅱ方。

处方：生地黄12克，当归10克，川芎6克，赤芍10克，菊花12克，牡丹皮10克，木贼12克，蝉蜕12克，黄芩12克，栀子12克，夏枯草12克，青葙子12克，白蒺藜12克，车前子12克，枸杞子12克，石决明20克，密蒙花12克，甘草9克。6剂。

用法：水煎服，每日1剂。服法禁忌同前，建议连续服用2个月。

2012年12月8日电话随访，患者两眼视物清晰，异物感、畏光、流泪等诸症消失。

按语 本案为笔者门诊临证医案。根据山东省中医院眼科主任陈明举老师角膜炎经验方加减而成，屡获奇效。病毒性角膜炎为眼科难愈之疾病，西医治疗仅症状减轻为愈，终不能恢复角膜清晰。中药治疗是真正意义之痊愈。本方治疗原则为清肝泻火，凉血解毒。方中生地黄、当归、川芎、赤芍为四物汤裁化而来，辅以香附凉血止痛；金银花、连翘、蒲公英、紫花地丁、黄芩、栀子清热解毒；菊花、夏枯草清肝胆火炽；辅以木贼、蝉蜕、车前子退翳明目；甘草和中解毒，且防清热解毒药物苦寒伤胃。

43.5 天行赤眼症一例

徐某，男，28 岁。2017 年 7 月 31 日初诊。

主诉及现病史：患者双眼红赤伴异物感、痒、眵多、流泪 3 天余。曾在当地卫生室给予"氧氟沙星滴眼液及抗炎药物"治疗，效果不佳而来我科就诊。检查：双眼球混合性充血（+++），睑结膜乳头肥大，滤泡增生满布。舌红苔黄，脉数。

诊断：天行赤眼症（急性传染性结膜炎）。

辨证：肺胃积热型。

治则：清热解毒，凉血散血。

方药：泻肺饮加减。

处方：金银花 20 克，蒲公英 12 克，生地黄 10 克，当归 10 克，川芎 6 克，赤芍 10 克，牡丹皮 10 克，木贼 12 克，野菊花 12 克，黄芩 10 克，栀子 12 克，连翘 12 克，葶苈子 10 克，桑白皮 10 克，白茅根 20，甘草 6 克。3 剂。

用法：水煎服，每日 1 剂。嘱禁忌辛辣刺激食物。

2017 年 8 月 5 日二诊：服药平妥，异物感、痒感均减轻，流泪、眵多减少，眼球充血减轻，上方续服 6 剂清除余邪。

按语 本案为笔者门诊临证医案。急性传染性结膜炎，俗称"红眼病"，是由病毒或细菌引起的暴发性、流行性急性炎症，在春夏秋季节是眼科门诊常见病例。很多患者自行在当地卫生室静脉滴注抗菌药物，效果不理想而来看眼科门诊。笔者根据多年临床经验，借鉴中医眼科学成方，自拟邪肺饮加减应用临床，每获良效。本方治疗原则为清热解毒，凉血散血。方中金银花、蒲公英、野菊花、连翘清热解毒；桑白皮、黄芩、葶苈子、黄连清泻肺胃之实热；生地黄、当归、川芎、赤芍药、牡丹皮合用起凉血散血之效；栀子、白茅根、甘草清利小便，使邪有出路。全方共奏清热解毒、凉血散血之效。

43.6 针眼病一例

吴某，女，20 岁。2018 年 6 月 10 日初诊。

主诉及现病史：患者右眼红肿伴疼痛 7 天。曾行局部"穿刺引流"治疗，效果不佳，遂来我科就诊。检查：右眼上睑皮肤红肿，压痛（+），按之有波动感。苔黄，脉沉数。

诊断：针眼病（睑腺炎、眼睑脓肿）。

辨证：热毒上攻型。

治则：清热解毒，泻火消肿。

方药：自拟消肿解毒方加减。

处方：金银花 20 克，连翘 15 克，蒲公英 12 克，败酱草 12 克，皂角刺 6 克，大黄 9 克，芒硝 9 克，薏苡仁 18 克，滑石粉 18 克，野菊花 12 克，黄连 9 克，白茅根 20 克，车前子 12 克，紫花地丁 12 克，天花粉 10 克，甘草 9 克。3 剂。

用法：水煎服，每日 1 剂。嘱禁忌辛辣刺激食物。

2018 年 6 月 14 日二诊：服药平妥，痛感减轻，眼睑皮肤红肿范围缩小，按之有波动感。上方续服 3 剂。

2018 年 6 月 19 日三诊：患者眼睑皮肤已不红肿，无压痛。按之有增生物。患者惧苦不欲服汤药，予以明目蒺藜丸，口服，每日 2 次，每次 1 丸。嘱患者注意禁忌事项，预防复发。

按语　本案为笔者近期门诊临证医案。睑腺炎是眼科门诊常见病例，一年四季均可发病。笔者根据多年临床经验，借鉴中医眼科学成方，自组消肿解毒方应用临床，效果颇良。本方治疗原则为清热解毒，泻火消肿。方中金银花、连翘、蒲公英、紫花地丁、黄连、败酱草清热解毒；大黄、芒硝泻火解毒；薏苡仁、滑石粉、车前子清热利湿；白茅根凉血消肿；皂角刺、天花粉清热及消肿排脓；甘草调和诸药。本方适用于眼睑各种急性炎症性肿物。

（整理人：朱文平）

44 朱正阳医案 35 例

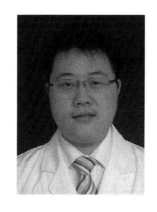

朱正阳，1984 年生人，朱氏中医第六代传人，主治医师。2006
年 8 月山西大同医学院中医学专业毕业，2008 年 7 月于山东中医药
大学基础医学院中医专业本科毕业，并获学士学位。2009 年 3 月到
曲阜市中医院国医堂、山东省名老中医朱鸿铭传承工作室跟祖父（朱
鸿铭，山东省名老中医）师带徒，继承祖父 60 多年的临床经验。2013
年春正式向父亲朱传伟（现为全国基层名老中医）拜师，3 年出徒。
现为山东省中医学会肝胆病专业委员会委员；山东省健康管理学会
生殖健康专业委员会委员；山东省名老中医药专家朱鸿铭传承工作
室继承人；全国基层名老中医药专家朱传伟传承工作室继承人。对
中医内、妇、儿科常见病及多发病的治疗经验丰富，尤其对肝胆病、
心肺病、脾胃病、肾病、月经带下病、孕前调理、不孕不育、妊娠产后及妇科杂病，更年期
综合征，小儿咳嗽、厌食、体质差，男性性功能障碍，前列腺病，银屑病，带状疱疹，脱发
及各类痤疮的治疗有较好疗效；擅长中医治未病，注重养生保健。

任副主编著作 3 部，参编著作 1 部。取得济宁市级科研成果 1 项，曲阜市级科研成果 2
项。在省级以上专业期刊发表论文 3 篇。

44.1 不孕症二例

★ 例一 丁某，女，37 岁。2017 年 12 月 15 日初诊。

主诉及现病史：求孕半年未孕。平时月经周期不规律，有轻度乳腺增生，经前胸腹作胀，
行经时间长，量少淋漓，色暗，伴腰腹隐痛。舌苔薄黄，脉沉弦。

诊断：不孕症。

辨证：肝肾阴虚，肝郁血热，冲任失调。

治则：滋养肝肾，舒肝凉血，调理冲任。

方药：朱氏中医龙水汤加减。

处方：熟地黄 15 克，续断 12 克，桑寄生 15 克，杜仲 12 克，枸杞 12 克，菟丝子 15 克，
女贞子 12 克，旱莲草 12 克，山茱萸 10 克，巴戟天 10 克，淫羊藿 12 克，当归 15 克，白芍
12 克，醋香附 10 克，茯苓 15 克，麸炒白术 10 克，甘草 3 克。6 剂。

用法：水煎服，每日 1 剂。

桂附地黄胶囊，每次 5 粒，每日 3 次。嘱其禁忌辛辣油腻之品，保持心情舒畅。

2017 年 12 月 22 日二诊：服药平稳，适逢经前，胸腹发胀，多梦。上方去女贞子、旱莲
草，加红花 10 克、川芎 7 克、益母草 20 克、炮穿山甲 3 克，6 剂。用法禁忌同前。

2018 年 1 月 15 日三诊：服上方 1 剂月经来潮，量多，胸腹胀满消失，6 天经净。经期已
过，仍予以滋养肝肾、舒肝凉血、调理冲任法治之，初诊方 10 剂。用法禁忌同前。

如上法，平时予以滋养肝肾、舒肝凉血、调理冲任法，经期加用活血通经之品，前后加减调理半年余，于 2018 年 10 月 7 日来诊，诉月经过期半个月未来，现有少许褐色分泌物。B 超检查发现妊囊，诊为 40 天早孕，先兆流产。给以补肾固胎法善后调理。

处方：菟丝子 15 克，续断 12 克，桑寄生 15 克，杜仲 12 克，党参 12 克，山药 15 克，麸炒白术 7 克，砂仁 7 克，黄芪 12 克。水煎服，每日 1 剂。嘱其尽量卧床休息，避免劳累，注意调养。

1 个月后电话随访，妊娠正常。

按语　"龙水汤"乃祖父朱鸿铭先生（山东省首批名老中医药专家）所创，为治疗肝肾不足，冲任失调引起的多种妇科病的临证经验方，经长时间临床验证，对肝肾亏虚，冲任失调引起的月经不调、不孕症、带下病等疗效显著。本例为笔者临证验案，是由肝肾阴虚，肝郁血热，冲任失调引起的不孕。治当滋养肝肾，舒肝凉血，调理冲任。用龙水汤加减治疗非常适宜。

★ 例二　王某，女，36 岁。2015 年 4 月 3 日初诊。

主诉及现病史：婚后 7 年，未避孕未孕 2 年。患者 2008 年婚后，夫妻性生活和谐，曾做过两次人工流产。2009 年开始欲要孩子，遂在当地中医调理半年，服 100 剂中药未能成功受孕。在某医院做了全面检查，输卵管、子宫、盆腔、卵巢、内分泌及精液质量等相关检查未见异常，医嘱指导 3 个月促排卵，亦未受孕。后又在某医院试管受孕，第 1 次受孕成功，但复查结果生化妊娠。夫妻很失望，遂又去北京某医院检查，给予中药调理同时加用雌激素促排，治疗半年仍未受孕。后又回到济南某军区医院治疗，前后做了 4 次试管，其中有一次放了 5 个胚胎，均因内膜薄没有着床。至此，夫妻双方已基本放弃治疗。后来在朋友劝说及周围环境影响下，于 2015 年 4 月来我处诊治。刻诊：停经 3 个月，近半年月经周期延后，经量少色暗，少量黄带，体重较前增加近 25 公斤。面色正常，体型微胖，少神易怒，腰酸乏力，轻微畏寒。舌质红绛，苔白厚腻。脉象弦细无力，尺弱。2 月份妇科彩超示：双侧卵巢多囊样改变，内膜 0.6 厘米。

诊断：不孕症（内膜性不孕）。

辨证：脾肾两虚，冲任失调。

治则：分两个阶段治之。第一阶段培土祛湿，予二陈四君汤加味；第二阶段调补冲任，予龙水汤加味。

处方：姜半夏 7 克，化橘红 9 克，茯苓 15 克，白术 10 克，甘草 3 克，红参 6 克，路路通 10 克，苍术 9 克，白芍 10 克。8 剂。

用法：每日 1 剂，服 4 剂休息 1 日。水煎早晚温服。嘱禁食辛辣之品，增加运动量，按时休息。

2015 年 4 月 13 日二诊：服药后精神较前好转，乏力感减轻，舌质红，苔白，脉滑数无力。行妇科彩超示：双侧卵巢轻微多囊样改变，子宫内膜 0.9 厘米。调整处方，予以龙水汤加味。

处方：续断 12 克，杜仲 12 克，枸杞 12 克，菟丝子 15 克，巴戟天 10 克，淫羊藿 10 克，当归 10 克，川芎 8 克，红花 9 克，白术 10 克，茯苓 15 克，甘草 3 克，路路通 10 克。10 剂，每日 1 剂，服 4 剂休息 1 日。水煎早晚温服。

患者服至第 7 剂时电话告知见红，量少色暗，嘱其加益母草 60 克，分 3 包加入到剩余 3

剂中药中，服完再诊。

2015 年 4 月 24 日三诊：行经第 4 天，无明显不适，继续予以龙水汤加味调补冲任治疗，以达到冲任充实的目的。

处方：续断 12 克，杜仲 12 克，枸杞 12 克，菟丝子 15 克，巴戟天 10 克，淫羊藿 10 克，当归 10 克，川芎 8 克，红花 9 克，白术 10 克，茯苓 15 克，甘草 3 克，路路通 10 克，鹿角霜 9 克。6 剂，每日 1 剂。嘱行经 12 天，即 5 月 1 日彩超监测卵泡。

2015 年 5 月 1 日四诊：月经周期第 12 天，行阴超卵泡监测，结果显示左侧卵巢探及数个卵泡回声，较大者约 1.6 厘米×1.6 厘米×1.4 厘米。右侧卵巢探及数个卵泡回声，未见优势卵泡。子宫内膜 0.8 厘米。至此，已具备孕育能力，建议患者再如此治疗 1 个月受孕，但患者求孕心切，欲当月受孕，故嘱当日、次日同房。

2015 年 5 月 30 日五诊：患者来诊诉月经来潮，量极少，欲继续治疗。诊见舌苔薄黄，脉滑数无力，尺部较弱。遂行尿妊娠试验检查，结果显示阳性。患者十分惊讶，解释后再行孕酮、彩超等检查。显示：宫腔内见大小约 0.9 厘米×0.7 厘米×0.4 厘米的小暗区；孕酮：16ng/ml。结合患者轻微腰痛伴乏力，综合考虑为胚胎发育缓慢，有先兆流产迹象。当即给予经验方菟生固胎汤加味。

处方：桑寄生 15 克，菟丝子 15 克，炒续断 12 克，炒杜仲 12 克，枸杞 12 克，黄芪 20 克，白术 10 克，炒白芍 12 克，阿胶 9 克（烊化），苎麻根 20 克，砂仁 6 克，甘草 5 克。8 剂，2 日 1 剂。

嘱服药后彩超监测妊娠情况。期间注意休息，调畅情志，戒房事。患者电话告知未等服完药，于早孕 60 天即行彩超复查：显示宫内妊娠，胚芽及胎心均发育正常。

按语　朱老认为："冲任之理透澈，则妇科游刃必有余地矣！"冲任二脉是诊疗妇科病的核心，强调"肝肾为冲任之本"，"治肝必及肾，益肾须疏肝"。在古文献中也多视冲任为妇科病诊治的纲领，如《妇人良方·博济方论》中所说："妇人病月三十六种，皆由冲任劳损而致。"《医学源流论》中曰："明于冲任之故，则本原洞悉，而后其所生之病，千条万绪，可以知其所从起。"临床上，朱老将妇科相关经带胎产杂病病机高度概括为冲任失调。

此案患者前期脾肾不足多年，内蕴湿痰，当先培土祛湿，方用二陈汤合四君子健脾理气祛湿。以利后期调补冲任以孕育，待时机成熟，当果断调补冲任。朱老调补冲任善用龙水汤，并随证加减，运用十分灵活。基本方以地黄补肾气、滋肾精、养阴血；菟丝子补肾、益精、助阳；续断、桑寄生、杜仲补肾助阳化气，强腰壮脊；枸杞、山萸肉滋补肝肾；二至丸滋肾阴，使阳得阴助。全方峻补肾气，缓滋肾阴，阴阳并补，滋肝肾之阴，调水木之气，共奏调补冲任的功效。此案孕前、妊娠保胎处方均以龙水汤化裁而来，虽病期症状不同，但病机治则变化不大，因此调补冲任法始终贯彻其中。

"调补冲任法"治疗妇科病更能突出中医疗效好、无使用雌激素类药物的烦恼、不良反应较西药明显减少的特色，丰富了中医药防治妇科病病机规律与理法方药一脉相承的理论。临床上随证加减，灵活运用于防治各类月经病、不孕症、妊娠病、产后病及妇科疑难杂症，取得了较好的疗效。

44.2　肾咳一例

孔某，男，53 岁。2016 年 5 月 6 日初诊。

主诉及现病史：咳嗽已 1 年有余，轻咳阵作不重，昼夜均咳，有少量黄痰，不易咳出，伴咳时遗尿，腰酸作痛。平素畏寒，逢秋冬季咳嗽加重。每日口服止咳消炎及抗过敏解痉挛药物，未能明显奏效。诊查：面色萎浮，舌质淡胖红，舌苔微黄，脉沉细。

诊断：肾咳。

辨证：肺肾气虚，肺失宣降。

方药：朱鸿铭经验方桂附龙水汤加减。

处方：菟丝子 12 克，淫羊藿 12 克，女贞子 10 克，前胡 10 克，白薇 9 克，核桃仁 10 克，合欢皮 12 克，海蛤壳粉 9 克（包煎），沙参 9 克，苍术 9 克，炙甘草 5 克，肉桂 6 克（后下），黑附子 7 克（先煎），炙麻黄 3 克。4 剂。

用法：水煎服，每日 1 剂。忌食辛辣、荤腥、生冷之品。

2016 年 5 月 12 日二诊：服上方后，咳即减轻，不咳即不遗尿，黄痰减少，畏寒亦轻，舌淡略胖，苔白，脉虽沉但较之前有力。药证相合，上方去海蛤壳粉，继服 6 剂，巩固疗效。

半个月后，来诊他病时告知咳嗽基本不作，偶有发作也不明显。

按语　本案患病年余并治无间日，却投药罔效，为何？《素问·咳论》中指出："五脏六腑皆令人咳，非独肺也"，又曰："肾咳不已，则膀胱受之；膀胱咳状，咳而遗尿。五脏各以其时受病，非其时各传以与之，可知心肝脾肾四经，亦各有咳嗽之症，不过假途于肺耳"。

患者此前屡服中、西药治疗，疗效欠佳，治病不求其本之故。肾经之咳，咳而遗尿，是肾虚不能受气归元，膀胱虚而不能气化固涩，故咳则气不能禁而遗尿也。腰者，肾之外府也，肾虚是以腰背相引而痛。面色浮萎，脾气不足也。

方中菟丝子、核桃仁、女贞子益肾纳气固摄；麻黄、前胡、苏子宣肺降气；合欢皮解郁疏肺；痰黄难咳，虚热蕴肺，故加入白薇、沙参、海蛤壳粉润肺化痰清虚热；因痰而咳治在脾，面色浮萎无华，脾虚痰郁，故配苍术、甘草培土生金。综上所述，是法补泻兼用，温清并施，切中病机，故效果显著。

44.3　抑郁症一例

柴某，女，45 岁。2018 年 7 月 23 日初诊。

主诉及现病史：经常失眠多虑，乏力，眼睛模糊半年，长期口服抗抑郁药物未见明显好转。刻诊：近半年来，经常失眠多虑，乏力，眼睛模糊，已绝经半年，纳呆，大便干。舌苔白腻，脉弦滑无力。

诊断：抑郁症。

辨证：肝经郁热，痰热上扰，气机壅滞。

治则：清热化痰，疏肝解郁，调畅气机。

处方：紫苏梗 12 克，砂仁 9 克，白豆蔻 6 克，六曲 15 克，黄连 7 克，法半夏 8 克，黄芩 8 克，木香 10 克，陈皮 10 克，枳实 10 克，薄荷 7 克，龙骨 20 克，牡蛎 20 克，柴胡 9 克，炒酸枣仁 20 克，丹参 15 克，玫瑰花 10 克，白芍 12 克，甘草 3 克。6 剂。

用法：水煎服，每日 1 剂。禁忌辛辣油腻之品，勿生气。

2018 年 7 月 30 日二诊：患者服药平稳，症状稍减，仍觉焦虑，下肢发凉，舌脉同前。上方去枳实，加菊花 12 克、合欢皮 15 克。续服 15 剂，用法禁忌同前。

2018 年 8 月 24 日三诊：已能正常入眠，不再多虑，偶感乏力，饮食及二便可。舌苔薄黄，脉弦滑。病情基本稳定，调方 6 剂，巩固疗效。

处方：砂仁 9 克，白豆蔻 6 克，黄连 7 克，法半夏 8 克，黄芩 8 克，木香 10 克，陈皮 10 克，薄荷 7 克，龙骨 20 克，牡蛎 20 克，柴胡 9 克，炒酸枣仁 20 克，丹参 15 克，玫瑰花 10 克，白芍 12 克，菊花 12 克，合欢皮 15 克，柏子仁 12 克，甘草 3 克。续服 6 剂，用法禁忌同前。

按语 本例之抑郁是因肝经郁热，痰热上扰，气机壅滞所致。治当清热化痰，疏肝解郁，调畅气机。方用紫苏梗、砂仁、白豆蔻、六曲理气健脾和胃；黄连、黄芩、法半夏清热化痰；木香、陈皮、枳实、薄荷、柴胡疏肝理气解郁，调畅气机；龙骨、牡蛎、炒酸枣仁、白芍镇静安神；丹参、玫瑰花活血；甘草调和诸药。共奏清热化痰、疏肝解郁、调畅气机之效，辨证用药，切中病机，故疗效显著。

44.4 口臭一例

刘某，男，31 岁。2018 年 5 月 9 日初诊。

主诉及现病史：经常口苦口臭月余，近日加重。刻诊：近 1 个月来，经常感觉口苦口臭，近几日加重，伴咽痛，吐黄痰，大便每日 4 次，量少，黏腻不爽。舌质红，舌苔白腻，脉滑数无力。

诊断：口臭。

辨证：脾胃湿热，气机不畅，浊气上泛。

治则：清利湿热，调畅气机，和胃降浊。

方药：清热和胃煎加减。

处方：白术 9 克，茯苓 15 克，砂仁 9 克，黄连 9 克，广藿香 15 克，薏苡仁 15 克，黄芩 9 克，金银花 15 克，板蓝根 15 克，玄参 12 克，白豆蔻 7 克，木香 12 克，麸炒苍术 12 克，蒲公英 15 克，甘草 3 克。配方颗粒 9 剂。

用法：开水冲服，每日 1 剂。禁忌辛辣油腻之品。

2018 年 8 月 13 日二诊：患者服上方后口臭大为减轻，大便顺畅。因出发去外地，未能继续服药治疗。近日因酒场应酬较多，口臭症状加重，伴大便黏腻不爽。舌质红，舌苔腻略黄，脉滑数。辨证仍为脾胃湿热，气机不畅，浊气上泛。仍用上方，广藿香改为 20 克、黄连改为 10 克、改为白豆蔻 9 克，续服配方颗粒 6 剂。用法禁忌同前。

2018 年 8 月 20 日三诊：服上方后口臭大减，大便顺畅。效不更方，上方续服 10 剂，巩固疗效。嘱其禁忌辛辣油腻之品，远离酒场。

2018 年 9 月 10 日电话告知，口臭消失，大便顺畅，不再服药。

按语 本例口臭是因经常服用辛辣油腻之品，脾胃湿热，气机不畅，浊气上泛所致。治当清利湿热，调畅气机，和胃降浊。名老中医朱传伟经验方清热和胃煎具有清利湿热、和胃降逆的作用，用之本例较为适宜。方中白术、茯苓、薏苡仁、麸炒苍术健脾祛湿；砂仁、白豆蔻、广藿香芳香化湿，和胃降浊；黄芩、黄连、金银花、板蓝根、蒲公英清利湿热；玄参清热凉血；木香理气降浊；甘草调和诸药。共奏清利湿热、调畅气机、和胃降浊之效。湿热得清，浊气得降，故口臭消失。

44.5   不寐二例

★ 例一   李某，女，54岁。2018年4月17日初诊。

主诉及现病史：经常失眠多梦，活动后气短。刻诊：经常失眠多梦，心悸，活动后气短，伴轻微心悸，乏力。舌苔薄白，脉沉无力。

诊断：不寐。

辨证：心血不足，心神不宁。

治则：益气养血，养心安神。

处方：炒酸枣仁20克，柏子仁12克，煅龙骨20克，牡蛎25克，珍珠母30克，首乌藤30克，黄精10克，丹参15克，醋延胡索10克，五味子7克，生地黄12克，太子参20克，茯神15克，木香10克，砂仁7克，炙甘草6克。6剂。

用法：水煎服，每日1剂。禁忌辛辣油腻之品，不饮茶。

2018年5月13日二诊：睡眠明显好转，仍多梦，怕冷，舌苔薄白，脉细数无力。考虑为心血不足，心气虚，心阳不振，上方炒酸枣仁改为30克，加肉桂7克、合欢皮15克。10剂，用法禁忌同前。

1个月后电话随访，入眠正常，偶感心悸乏力。用天王补心丸善后。

按语   本例不寐是因心血不足，心气虚，心脉失养，心神不宁所致。治当益气养血，养心安神。方中生地黄、太子参、黄精、五味子益气养血安神；酸枣仁、柏子仁、首乌藤养心安神；煅龙骨、牡蛎、珍珠母镇心安神；丹参、醋延胡索活血通脉；茯神、木香、砂仁理气健脾安神；炙甘草益气养血安神，调和诸药。共奏益气养血，养心安神之效。辨证确切，用药对症，故疗效明显。

★ 例二   孔某，女，24岁。2018年8月29日初诊。

主诉及现病史：失眠2个月。刻诊：近2个月来，经常失眠，时轻时重，伴月经先期，面部起痘，烦躁易怒。舌苔薄黄，脉弦滑。

诊断：不寐。

辨证：肝火偏旺，热扰神明。

治则：清泻肝火，凉血安神。

方药：入眠汤加减。

处方：生地黄15克，当归12克，白芍12克，龙骨30克，牡蛎30克，首乌藤30克，合欢皮15克，炒酸枣仁30克，柏子仁12克，栀子12克，蒲公英15克，黄芩8克，茯苓10克，白蒺藜12克，炙甘草6克。配方颗粒6剂。

用法：开水冲服，每日1剂。禁忌辛辣油腻之品，避免饮用茶叶水及咖啡等饮料。

2018年9月8日二诊：服药平稳，睡眠较前好转，烦躁易怒减轻，仍面部痘疹不退。上方加白鲜皮12克。续服6剂，巩固疗效，用法禁忌同前。

2018年9月22日三诊：睡眠已正常，偶尔烦躁，面部痘疹稍退。上方白鲜皮改为15克、白蒺藜改为15克，加连翘15克。续服7剂，巩固疗效，用法禁忌同前。

按语   本例不寐是由肝火偏旺，热扰神明所致，治当清泻肝火，凉血安神。入眠汤为名老中医药专家朱传伟多年临证经验方，具有清泻肝火、养阴安神的作用，用之本症较为适宜。

方中生地黄、当归、白芍养血安神；龙骨、牡蛎、首乌藤、合欢皮、炒酸枣仁、柏子仁重镇平肝，养心安神；栀子、蒲公英、黄芩清肝泻火；茯苓安神；白蒺藜平肝祛风止痒，治面部痘疹；炙甘草调和诸药。共同起到清泻肝火，凉血安神的作用。

44.6　慢性咽炎二例

★ 例一　朱某，女，84 岁。2018 年 9 月 9 日初诊。

主诉及现病史：患者因咽部疼痛数日，口干，大便干到本院口腔科就诊，诊为咽炎，因患者要求服中药治疗而转来我科。刻诊：咽部充血，疼痛，扁桃体不大，口干，大便干。舌苔黄厚腻，脉滑数。

诊断：慢性咽炎。

辨证：脾胃湿热，胃火上炎。

治则：清利湿热，清火利咽。

方药：清火利咽汤加减。

处方：金银花 15 克，连翘 15 克，板蓝根 15 克，生地黄 15 克，玄参 12 克，黄芩 9 克，黄连 9 克，麦冬 12 克，石膏 20 克，淡竹叶 15 克，栀子 12 克，蒲公英 15 克，甘草 6 克。6 剂。

用法：水煎服，每日 1 剂。禁忌辛辣油腻之品。

2018 年 9 月 15 日二诊：服药平稳，上述症状大减，仍口干口渴，大便干。上方黄芩改为 12 克、黄连改为 10 克，加火麻仁 30 克、郁李仁 12 克、大黄 6 克，续服 6 剂。水煎服，每日 1 剂。嘱其禁忌辛辣油腻之品，服药期间如大便变稀可休息后间断服药。

2018 年 9 月 22 日三诊：患者咽部充血疼痛消失，口干、口渴大减，大便顺畅，舌苔薄黄，脉滑数。上方减量，续服 6 剂，巩固疗效。

处方：金银花 15 克，连翘 15 克，板蓝根 15 克，生地黄 15 克，玄参 12 克，黄连 9 克，麦冬 12 克，石膏 15 克，栀子 9 克，蒲公英 15 克，甘草 6 克。6 剂。用法禁忌同前。

按语　本例为脾胃湿热，胃火上炎引起的慢性咽炎，治疗当以清利湿热、清火利咽为主。清火利咽汤为名老中医朱传伟多年临证经验方，对脾胃湿热，胃火上炎引起的慢性咽炎疗效显著。方中金银花、连翘、板蓝根、黄芩、黄连、蒲公英清利湿热，清火利咽；石膏、淡竹叶、栀子清热泻火；生地黄、玄参、麦冬清热凉血，养阴利咽；甘草调和诸药。加火麻仁、郁李仁、大黄，润肠通便，使邪有出路。辨证准确，用药及时，故患者恢复较快。

★ 例二　孔某，女，38 岁。2018 年 11 月 5 日初诊。

主诉及现病史：咽痛半个月，口干，乏力少神，心悸多梦，月经后期，量少，现过期 5 天。舌红，苔白腻有齿痕，脉涩无力。

诊断：慢性咽炎。

辨证：肝肾阴虚，脾虚血瘀。

治则：滋肾养阴，活血利咽。

方药：龙水汤合清喉利咽汤加减。

处方：金银花 15 克，板蓝根 15 克，菟丝子 12 克，续断 12 克，桑寄生 15 克，杜仲 12 克，枸杞 12 克，巴戟天 10 克，淫羊藿 10 克，当归 15 克，红花 10 克，川芎 9 克，柴胡 9

克，龙骨 15 克，桂枝 10 克，甘草 3 克。配方颗粒 6 剂。

用法：开水冲服，每日 1 剂。禁忌辛辣油腻之品。

2018 年 11 月 13 日二诊：服上方咽痛口干消失，失眠好转，已行经 2 天，量少。上方改红花 12 克，续服 6 剂，巩固疗效。

按语　本例为笔者临证验案，是由肝肾阴虚、脾虚血瘀所引起。治当滋肾养阴，活血利咽。方用朱氏中医"龙水汤"合"清喉利咽汤"（全国基层名老中医朱传伟经验方）加减。方中金银花、板蓝根清喉利咽；菟丝子、续断、桑寄生、杜仲、枸杞、巴戟天、淫羊藿补肝肾；当归、红花、川芎、桂枝温经活血；龙骨镇心安神；甘草调和诸药。

44.7　阳痿早泄三例

★ 例一　甘某，男，43 岁。2018 年 9 月 6 日初诊。

主诉及现病史：患者阳痿早泄月余来诊。刻诊：阳痿早泄，乏力，左侧腹股沟隐痛，有时阴茎疼痛不适，尿黄，尿频。舌苔薄黄，脉弦滑。

诊断：阳痿早泄。

辨证：肾精不足，下焦湿热。

治则：补肾填精，清利湿热。

方药：五子衍宗丸合八正散加减。

处方：菟丝子 15 克，车前子 12 克，续断 12 克，桑寄生 15 克，杜仲 12 克，女贞子 12 克，阳起石 15 克，麸炒苍术 15 克，黄柏 9 克，石韦 12 克，蒲公英 15 克，败酱草 20 克，金银花 20 克，薏苡仁 15 克，柴胡 6 克，淡竹叶 15 克，萹蓄 12 克，甘草 6 克。4 剂。

用法：水煎，早晚温服，每日 1 剂。禁忌辛辣油腻之品。

2018 年 9 月 10 日二诊：阳痿早泄有所改善，腹股沟及阴茎疼痛消失，气力大增。效不更方，上方续服 6 剂，用法禁忌同前。

2018 年 9 月 16 日三诊：阳痿早泄明显改善，腹股沟处稍觉不适。上方改金银花 20 克，续服 6 剂，巩固疗效，用法禁忌同前。

按语　本例为肾精不足，下焦湿热引起。治宜补肾填精，清利湿热。方用菟丝子、续断、桑寄生、杜仲、阳起石、女贞子补肾填精；车前子、麸炒苍术、黄柏、石韦、蒲公英、败酱草、金银花、薏苡仁、淡竹叶、萹蓄清利下焦湿热；柴胡舒肝气；甘草调和诸药。共同起到补肾填精，清利湿热的作用。

★ 例二　郭某，男，29 岁。2018 年 5 月 15 日初诊。

主诉及现病史：患者阳痿早泄 3 个月，加重半个月来诊。刻诊：阳痿早泄，乏力，脱发，腰膝酸软，小便不畅，阴囊潮湿。舌苔薄白，脉沉。

诊断：阳痿早泄。

辨证：肾精不足。

治则：补肾填精。

方药：五子衍宗丸加减。

处方：菟丝子 15 克，熟地黄 15 克，车前子 12 克，枸杞 12 克，五味子 6 克，续断 12 克，桑寄生 15 克，鹿角胶 7 克，杜仲 12 克，女贞子 15 克，阳起石 12 克，巴戟天 12 克，淫羊藿 15 克，麸炒苍术 12 克，山茱萸 12 克，补骨脂 10 克，炙黄芪 15 克，甘草 6 克。配方颗粒 6 剂。

用法：开水冲服，每日 1 剂。禁忌辛辣油腻之品，保持心情舒畅。

百令胶囊，每次 3 粒，每日 3 次，白开水送服。

2018 年 5 月 23 日二诊：阳痿早泄明显改善，脱发减少，腰膝酸软减轻，气力大增。效不更方，上方续服 6 剂，巩固疗效，用法禁忌同前。

2018 年 9 月 22 日三诊：自诉服完上药后诸症消失。故未再前来。近日因劳累，又现阳痿早泄，腰膝酸软，乏力。遂以上方续服 10 剂，用法禁忌同前。药尽而愈。

按语　本例肾精不足引起的早泄，治宜补肾填精为主。五子衍宗丸用之加减适宜。方用菟丝子、熟地黄、枸杞、鹿角胶、山茱萸、五味子、女贞子补肾填精；续断、桑寄生、杜仲、阳起石、巴戟天、补骨脂、淫羊藿、炙黄芪补肾壮阳；麸炒苍术、车前子清利湿热；甘草调和诸药。共同起到补肾填精的作用。

★ 例三　王某，男，34 岁。2018 年 10 月 6 日初诊。

主诉及现病史：阳痿早泄 1 周。1 周前因与他人生气，继而出现伴口干口苦，胸闷气短，腰膝酸软，无力。舌苔黄厚腻，脉滑数。

诊断：阳痿早泄。

辨证：肾精不足，肝经郁热，气机不畅。

治则：补肾填精，疏肝清热，调畅气机。

方药：五子衍宗丸合龙胆泻肝汤加减。

处方：菟丝子 15 克，枸杞 12 克，五味子 6 克，续断 12 克，桑寄生 15 克，巴戟天 10 克，杜仲 12 克，淫羊藿 15 克，山茱萸 10 克，柴胡 9 克，女贞子 15 克，阳起石 15 克，麸炒苍术 15 克，瓜蒌 10 克，木香 12 克，广藿香 12 克，黄连 7 克，甘草 6 克。配方颗粒 6 剂。

用法：开水冲服，每日 1 剂。禁忌辛辣油腻之品，保持心情舒畅。

2018 年 10 月 20 日二诊：服上方阳痿、早泄减轻，近日尿频，小腹不适。上方去瓜蒌、黄连，加石韦 12 克，金银花 10 克，淡竹叶 15 克，续服 6 剂，用法禁忌同前。

2018 年 10 月 30 日三诊：服上方后阳痿、早泄消失，小便顺畅。上方续服 6 剂，巩固疗效。

按语　本例为笔者临证验案，是由肾精不足，肝经郁热，气机不畅所引起。治当补肾填精，疏肝清热，调畅气机。五子衍宗丸合龙胆泻肝汤加减，能补肝肾，祛湿热，调气机，方药对症，故能取得明显疗效。

44.8　多囊卵巢综合征一例

刘某，女，32 岁。2018 年 9 月 16 日初诊。

主诉及现病史：素有多囊卵巢综合征，取环后月经延后，时而闭经，靠口服雌激素维持月经。刻诊：闭经 3 个月，乏力。舌苔白腻，脉滑数无力。

诊断：多囊卵巢综合征。

辨证：脾肾气虚，气血瘀滞，痰湿内停。

治则：健脾补肾，活血通经，祛痰散结。

方药：桂枝茯苓丸合朱氏龙水汤加减。

处方：菟丝子 15 克，杜仲 15 克，续断 12 克，桑寄生 15 克，巴戟天 12 克，淫羊藿 10 克，覆盆子 10 克，当归 12 克，川芎 9 克，白芍 12 克，党参 12 克，茯苓 15 克，麸炒苍术 12 克，红花 10 克，仙茅 10 克，路路通 12 克，枸杞 12 克，甘草 3 克。配方颗粒 6 剂。

用法：开水冲服，每日 1 剂。禁忌辛辣油腻之品。

2018 年 8 月 23 日二诊：服药平稳，未行经，小腹发胀，大便黏腻。考虑为经前，上方去白芍、党参、仙茅，改当归 15 克、川芎 10 克，加桃仁 10 克、赤芍 12 克、醋香附 12 克、夏枯草 15 克、路路通 12 克，续服 6 剂，用法禁忌同前。

2018 年 8 月 31 日三诊：已行经 3 天，量可，轻度腰痛。改健脾补肾，祛痰散结方 6 剂，用法禁忌同前。

处方：党参 12 克，茯苓 15 克，麸炒苍术 10 克，红花 10 克，川芎 9 克，菟丝子 15 克，杜仲 15 克，续断 12 克，桑寄生 15 克，巴戟天 12 克，淫羊藿 12 克，当归 12 克，白芍 12 克，仙茅 10 克，路路通 12 克，枸杞 12 克，醋香附 12 克，甘草 3 克。

2018 年 9 月 9 日四诊：服药平稳，无明显不适。上方续服 10 剂，巩固疗效。

按语　多囊卵巢综合征属于中医"癥瘕"、"积聚"范畴，本例是因脾肾气虚，气血瘀滞，痰湿内停所致，治宜健脾补肾，活血通经，祛痰散结。方用菟丝子、杜仲、续断、桑寄生、巴戟天、淫羊藿、覆盆子、仙茅、枸杞补肾益冲任；当归、川芎、白芍、红花活血通经；党参、茯苓、麸炒苍术、路路通健脾祛湿；香附、夏枯草理气散结；甘草调和诸药。共同起到健脾补肾，活血通经，祛痰散结的作用。

44.9　胆胀病二例

★ 例一　孔某，女，45 岁。2018 年 8 月 27 日初诊。

主诉及现病史：患者突发右上腹疼痛不适 1 天来诊。诊见右上腹疼痛不适，向右肩背放射，伴口苦，大便不成形，小便不畅，乏力，月经干净后 10 天又复来，量少。舌质暗红，舌苔薄黄，脉滑数。超声示：胆囊壁毛糙。

诊断：胆胀病（急性胆囊炎）。

辨证：肝郁气滞，肝胆湿热，气机不畅。

治则：疏肝理气，清利湿热，调畅气机。

方药：柴胡栀子郁金汤加减。

处方：柴胡 6 克，蒲公英 15 克，木香 12 克，醋延胡索 12 克，醋香附 12 克，郁金 10 克，金银花 15 克，车前子 12 克，石韦 12 克，连翘 15 克，赤芍 12 克，茯苓 12 克，茵陈 15 克，栀子 10 克，甘草 3 克。配方颗粒 3 剂。

用法：开水冲服，每日 1 剂。禁忌辛辣油腻之品。

2018 年 8 月 29 日二诊：服药平稳，胁痛减轻，行经 5 天未止。上方去柴胡，改蒲公英 20 克，加麸炒苍术 15 克、薏苡仁 15 克。3 剂。用法禁忌同前。

消炎利胆片，每次 6 片，每日 3 次，白开水送服。

2018 年 8 月 29 日三诊：胁痛大轻，口苦减轻，大便黏腻不爽，小便顺畅。上方加大黄 6 克，以助清泻实热。续服，用法禁忌同前。

2018 年 9 月 17 日四诊：共服上方 12 剂，胁痛、口苦基本消失，二便顺畅。上方去薏苡仁，续服 6 剂，巩固疗效。嘱其今后要禁忌辛辣油腻之品。

按语　本例胁痛是因患者嗜好辛辣油腻之品，日久导致肝郁气滞，肝胆湿热，气机不畅所致。治宜疏肝理气，清利湿热，调畅气机。柴胡栀子郁金汤是笔者祖父多年临证经验方，对治疗肝胆湿热，气机壅滞引起的急性胆囊炎疗效较好。方中柴胡、木香、醋香附、郁金疏肝理气，调畅气机；蒲公英、金银花、茯苓、茵陈、栀子、车前子、石韦、连翘清利肝胆湿热；赤芍、醋延胡索凉血活血，利胆止痛；甘草调和诸药。辨证确切，用药切中病机，故能取得明显疗效。

★ 例二　王某，女，13岁，2018年7月10日初诊。

主诉及现病史：患儿剑突处及右少腹隐痛，伴恶心1周，时轻时重，超声检查示：胆囊壁欠光滑。舌苔白腻，脉滑数。

诊断：胆胀病（胆囊炎）。

辨证：湿热内侵，胆胃不和，气机不畅。

治则：疏肝利胆，清利湿热，调畅气机。

处方：紫苏梗12克，木香12克，陈皮12克，砂仁9克，白豆蔻6克，炒六神曲15克，炒麦芽15克，厚朴9克，醋香附12克，柴胡9克，白芍10克，郁金10克，栀子9克，金银花15克，生姜5克，甘草3克。6剂。

用法：水煎服，每日1剂。禁忌辛辣油腻之品。

2018年7月17日二诊：服上方剑突处及右少腹隐痛减轻，面色发黄。上方加茯苓10克，续服6剂，用法禁忌同前。

2018年8月20日三诊：前后以上方加减，间断调理20余剂，剑突处及右少腹隐痛消失，饮食及二便正常。复查超声示胆囊无异常。

嘱其停药，平时注意禁忌辛辣油腻之品。

按语　本例为笔者临证验案，是由湿热内侵，胆胃不和，气机不畅所引起。治当疏肝利胆，清利湿热，调畅气机。方中厚朴、醋香附、柴胡、郁金疏肝利胆；紫苏梗、木香、陈皮调畅气机；砂仁、白豆蔻、生姜芳香化湿；炒六神曲、炒麦芽消食和胃；白芍柔肝活血；栀子、金银花清热解毒；甘草调和诸药。合而共奏疏肝利胆，清利湿热，调畅气机之效。

44.10　泄泻二例

★ 例一　冯某，女，42岁。2018年8月17日初诊。

主诉及现病史：经常腹痛腹泻月余，泻下稀便，每日2~3次。刻诊：近1个月来，经常腹痛腹泻，泻下稀便，时轻时重，一般每日2~3次，晨起必便。伴面色无华，胃脘不适，小腹发凉，轻度下坠感，行经时加重。舌苔薄白，脉沉无力。

诊断：泄泻。

辨证：脾肾阳虚，中气不足。

治则：温补脾肾，涩肠止泻。

方药：健脾止泻汤加减。

处方：党参20克，山药15克，麸炒白术12克，茯苓20克，炒白扁豆20克，莲子12克，干姜6克，补骨脂10克，肉豆蔻10克，炒六神曲15克，炒麦芽20克，车前子20克，砂仁10克，芡实20克，炙甘草6克，大枣6克。配方颗粒6剂。

用法：开水冲服，每日1剂。禁忌生冷食品，避免受凉。

2018年8月24日二诊：服药平稳，症状减轻，仍觉小腹下坠，上方改茯苓25克、山药20克、炒白扁豆30克、车前子25克、芡实30克，续服6剂，用法禁忌同前。

2018年8月30日三诊：腹泻次数减少为1～2次，小腹发凉、下坠减轻，觉胃脘隐痛，上方改干姜9克，加木香12克、醋延胡索10克，续服10剂，用法禁忌同前。

2018年9月9日四诊：服药平稳，胃脘痛减轻，因天气转凉，穿着单薄而受凉，大便又每日2～3次。上方改茯苓30克、车前子30克，续服6剂。

2018年9月20日五诊：服药平稳，自诉服药舒适，诸症大减，大便每日1次，下午稍感小腹下坠。上方调整如下。

处方：党参20克，山药20克，麸炒白术15克，茯苓20克，炒白扁豆20克，干姜9克，补骨脂10克，肉豆蔻10克，炒麦芽15克，车前子20克，砂仁6克，芡实20克，炙甘草6克，木香12克，炙黄芪15克，大枣6克。配方颗粒10剂。

用法：开水冲服，每日1剂，服2日休息1日，巩固疗效。嘱其禁忌生冷食品，避免受凉。

2018年10月15日患者带孩子来看病时告知，上述病症已恢复正常，随即停药。嘱其平时要注意禁忌生冷食品，避免受凉。

按语 本例为脾肾阳虚，中气不足导致的泄泻，治疗当以温补脾肾，涩肠止泻为法。健脾止泻汤为名老中医朱传伟多年临证验方，行之有效，对治疗脾肾阳虚引起的泄泻疗效显著。

★ 例二 孔某，男，35岁。2018年6月20日初诊。

主诉及现病史：腹痛腹泻月余，每日4～5次，伴小腹隐痛，发凉，口渴，发困。舌苔薄白剥脱，脉沉。

诊断：泄泻。

辨证：脾肾阳虚，阴液不足。

治则：健脾补肾，养阴止泻。

方药：健脾止泻汤加减。

处方：党参20克，山药20克，炒白术12克，炒白扁豆30克，芡实30克，莲子12克，茯苓20克，车前子20克，补骨脂10克，肉豆蔻9克，干姜6克，炙甘草6克，砂仁7克，炒六神曲15克，炒麦芽20克，吴茱萸4克，大枣6枚。配方颗粒6剂。

用法：开水冲服，每日1剂。禁忌生冷食品。

2018年6月28日二诊：服药平稳，腹泻次数减少，仍口干口渴。从其舌苔薄白而剥脱考虑，当为泄泻日久，脾胃阴虚所致，故以上方去莲子、六曲、吴茱萸，加石斛15克、天花粉10克、乌梅6克，续服6剂。

2018年7月8日三诊：上述症状减轻，每日腹泻2～3次，仍觉口渴。改茯苓30克、车前子30克，嘱其坚持服用1个月。

2018年9月30日四诊：以上方经常服药30余剂，大便已成形，每日1～2次，便前腹痛消失，不再口渴，近日感头痛，头晕，头沉。考虑为脾虚痰浊上扰所致，遂以上方调整如下。

处方：太子参15克，山药20克，炒白术12克，芡实30克，莲茯苓20克，炙甘草9克，石决明15克，桑叶12克，黄芪20克，炒蔓荆子10克，白芷10克，泽泻15克，法半夏 9 克,川芎 9 克,菊花 12 克,夏枯草 12 克。配方颗粒 6 剂。

嘱其平时可常服山药、核桃、大枣等益气健脾补肾之品,以善其后。

按语　泄泻一病,为临床较难医治之顽疾。本例为笔者临证验案,是由脾肾阳虚,阴液不足引起的泄泻。治当健脾补肾,养阴止泻。健脾止泻汤乃名老中医朱传伟先生临证验方,具有健脾补肾、涩肠止泻的作用。方中党参、山药、炒白术、炒白扁豆、芡实、莲子、茯苓、车前子益气健脾止泻;补骨脂、肉豆蔻、干姜、吴茱萸温煦脾肾;砂仁、炒六神曲、炒麦芽、大枣健脾和胃;炙甘草调和诸药。用药切中病机,加之患者坚持长期服药,终将顽疾治愈。

44.11　心悸一例

王某,女,30 岁。2018 年 8 月 17 日初诊。

主诉及现病史:二胎后 1 年半,哺乳期,胸闷气短 1 周。刻诊:近 1 周来,心悸,气短,胸闷,纳呆,恶心,乏力,手足发凉,睡眠不佳,大便黏腻。现行经 8 天,量少。舌苔薄白,脉沉无力。

诊断:心悸。

辨证:心脾两虚,气血不足。

治则:补益心脾,益气养血。

方药:益气养阴汤加减。

处方:太子参 20 克,麦冬 12 克,五味子 6 克,生地黄 15 克,白芍 12 克,黄精 12 克,黄芪 20 克,桂圆肉 10 克,炙甘草 10 克,枸杞 12 克,砂仁 9 克,当归 12 克,炒酸枣仁 15 克,柏子仁 10 克,瓜蒌 10 克,通草 7 克。配方颗粒 6 剂。

用法:开水冲服,每日 1 剂。禁忌生冷食品,避免受凉,保持心情舒畅。

十一味参芪片,每次 4 片,每日 3 次,白开水送服。

2018 年 9 月 18 日二诊:服药平稳,上述症状减轻,觉咽干不适。考虑为补益之药导致胃火上炎所致,上方改黄芪为炙黄芪 15 克,加蒲公英 12 克,续服 10 剂,用法禁忌同前。

2018 年 9 月 30 日三诊:心悸、气短、胸闷、恶心、乏力等症基本消失,饮食增加,睡眠平稳。上方续服 6 剂,巩固疗效,用法禁忌同前。

按语　本例心悸是由心脾两虚,气血不足所致,治当补益心脾,益气养血。益气养阴汤为名老中医药专家朱传伟多年临证经验方,具有调补心脾、益气养血的作用,用之本症较为适宜。方中太子参、麦冬、五味子、生地黄、白芍、黄精、黄芪、桂圆肉、炙甘草、枸杞益气健脾养心;砂仁健脾和胃;当归养血活血;炒酸枣仁、柏子仁养心安神;加瓜蒌宽胸理气;通草疏通乳腺,防影响哺乳。

44.12　月经先期一例

孔某,女,38 岁。2018 年 8 月 22 日初诊。

主诉及现病史:月经先期 1 周左右已数月。刻诊:近几个月来,每次月经先期 1 周左右,行经量少,3 天净,伴乏力,腰酸,失眠多梦,末次月经 8 月 12 日。舌苔薄黄,脉沉。

诊断:月经先期。

辨证:阴血不足,肝经郁热证。

治则：滋阴养血，舒肝清热。

方药：清热凉血汤加减。

处方：当归12克，赤芍12克，川芎6克，生地黄15克，续断12克，桑寄生15克，菟丝子12克，女贞子12克，地骨皮12克，醋香附12克，炒酸枣仁15克，砂仁7克，炒麦芽15克，甘草6克，栀子9克，玄参12克。配方颗粒6剂。

用法：开水冲服，每日1剂。禁忌辛辣油腻之品。

2018年8月30日二诊：服药平稳，乏力、腰酸、失眠多梦情况减轻，健忘。上方加益智仁9克，茯神15克，续服6剂，用法禁忌同前。

2018年9月12日三诊：9月9日行经，提前3天，精神较前好转，经量较前增多，仍感乏力，颈肩疼痛不适。上方去川芎，加葛根12克、麸炒苍术12克，续服6剂，用法禁忌同前。

2018年9月19日四诊：乏力，项背不适减轻，睡眠好转，近日口唇起痘，晨起口臭。考虑仍为肝胆郁热所致，调方如下。

处方：当归12克，赤芍12克，生地黄15克，续断12克，桑寄生15克，菟丝子12克，女贞子12克，地骨皮12克，醋香附12克，砂仁9克，炒麦芽15克，金银花15克，蒲公英15克，甘草6克，栀子9克，玄参12克，麸炒苍术12克。配方颗粒10剂，用法同前。

2018年10月15日带邻居前来就诊时告知，月经按时，未再提前，无异常不适。

按语 本例为阴血不足，肝经郁热导致的月经先期，治当滋阴养血，舒肝清热。清热凉血汤为名老中医药专家朱传伟多年临证经验方，具有滋阴养血、疏肝清热的作用，用之本症非常适宜。方中当归、赤芍、川芎、生地黄凉血活血；续断、桑寄生、菟丝子、女贞子调补冲任；地骨皮、栀子、玄参清热凉血；醋香附疏肝理气。加砂仁、炒麦芽调和胃气；炒酸枣仁养心安神；甘草调和诸药。辨证准确，用药合理，故疗效确切。

44.13　带下病一例

徐某，女，32岁。2018年9月9日初诊。

主诉及现病史：白带多2个月。曾多次在本院妇产科就医，诊为慢性盆腔炎、宫颈炎，给以口服少腹逐瘀颗粒，外用甲硝唑氯己定洗剂、康妇消炎栓等药物治疗，未见明显好转。刻诊：近2个月来，白带较多，有时发黄，伴腰痛，有时小腹痛，阴部瘙痒。月经先期3～5天，量少。舌苔薄黄，脉弦滑。

诊断：带下病。

辨证：肝经湿热下注。

治则：疏肝利胆，清利湿热。

方药：方用龙胆泻肝汤加减。

处方：黄芩9克，栀子12克，黄连9克，金银花15克，连翘15克，生地黄15克，车前子12克，泽泻12克，淡竹叶15克，滑石15克，蒲公英15克，败酱草15克，土茯苓12克，苦参7克，甘草6克。配方颗粒6剂。

用法：开水冲服，每日1剂。禁忌辛辣油腻之品，保持心情舒畅。

2018年9月15日二诊：服药平稳，白带较前减少，阴痒减轻。方药对症，药力显轻，上方改黄芩12克、黄连10克、蒲公英20克、败酱草20克，加白鲜皮12克、石膏20克以增强清热利湿之力，续服 6 剂，用法禁忌同前。

2018 年 9 月 22 日三诊：诸症大减，今日行经，无明显不适，大便偏干。上方加大黄 6 克，续服 10 剂，巩固疗效，用法禁忌同前。

按语　本例是由肝经湿热下注引起的带下病，治当疏肝利胆，清利湿热。以龙胆泻肝加减治之，药证相宜。方中黄芩、栀子、黄连、金银花、连翘、蒲公英、败酱草、土茯苓、苦参清热泻火，疏肝利胆，解毒祛湿；生地黄滋阴凉血；车前子、泽泻、淡竹叶、滑石、甘草利尿通淋。肝胆之气舒畅，下注之湿热得清，则带下病向愈。

44.14　眼涩、耳鸣一例

秦某，男，38 岁。2018 年 9 月 17 日初诊。

主诉及现病史：经常眼涩月余。刻诊：近 1 个月来，经常感觉眼涩，头响，耳鸣，口干口苦，大便秘结。舌苔黄厚腻，脉滑数。

诊断：眼涩、耳鸣。

辨证：肝胆湿热，上冲耳目，窍道瘀阻。

治则：疏肝利胆，清利湿热，行瘀通窍。

方药：龙胆泻肝汤加减。

处方：黄芩 12 克，栀子 12 克，黄连 10 克，金银花 15 克，连翘 15 克，生地黄 15 克，车前子 12 克，泽泻 12 克，淡竹叶 15 克，滑石 15 克，蒲公英 15 克，菊花 15 克，夏枯草 15 克，广藿香 15 克，甘草 6 克。四川新绿配方颗粒 6 剂。

用法：开水冲服，每日 1 剂。禁忌辛辣油腻之品。

2018 年 9 月 22 日二诊：服药平稳，眼涩、头响、耳鸣、口干口苦大减，大便较前通畅，舌痛仍黄厚腻。方药对症，力显不足，上方改菊花 20 克、夏枯草 20 克、蒲公英 20 克、广藿香 30 克，加木贼 12 克，续服 6 剂，用法禁忌同前。

2018 年 9 月 28 日三诊：上述症状基本消失，大便顺畅，舌苔薄黄，脉弦滑。药已中病，病去大半，上方续服 6 剂，巩固疗效，用法禁忌同前。

按语　本例为肝胆湿热，上冲耳目，窍道瘀阻导致的眼涩、耳鸣，治当疏肝利胆，清利湿热，行瘀通窍。方用龙胆泻肝加减治之，药证相符，故能取得明显疗效。

44.15　腰痛一例

刘某，男，33 岁。2018 年 7 月 20 日初诊。

主诉及现病史：腰痛 2 个月，时轻时重，伴头晕耳鸣，腰膝酸软，劳累后加重。舌苔薄白，脉沉。

诊断：腰痛。

辨证：肾精不足，腰脊失养。

治则：补肾填精，活血壮腰。

处方：生地黄 15 克，山药 15 克，茯苓 12 克，牡丹皮 10 克，菟丝子 15 克，山茱萸 12 克，芡实 20 克，巴戟天 12 克，黄芪 15 克，党参 15 克，益智仁 10 克，覆盆子 10 克，续断 12 克，桑寄生 15 克，杜仲 12 克。配方颗粒 6 剂。

用法：开水冲服，每日 1 剂。避免劳累和受凉。

2018 年 9 月 23 日二诊：服上方 3 剂后腰痛大减，6 剂后疼痛消失。近日因劳累腰痛又作，伴咽痛不适。舌苔薄白，脉沉。仍给以上方加蒲公英 15 克、板蓝根 15 克，续服 6 剂而愈。

按语　本例为笔者临证验案，是由肾精不足，腰脊失养所引起。治当补肾填精，活血壮腰。方中生地黄、山药、菟丝子、山茱萸、巴戟天、覆盆子补肾强精；续断、桑寄生、杜仲、牡丹皮活血壮腰；黄芪、党参、茯苓、芡实、益智仁益气健脾养血。方药对症，切中病机，故疗效显著。

44.16　胃脘痛三例

★ 例一　杜某，女，31 岁。2018 年 8 月 26 日初诊。

主诉及现病史：素有慢性胃炎 5 年。诊见患者消瘦，面黄，乏力，纳呆，时感胃脘不适，入眠较差，大便次数多。舌淡苔薄白，脉沉。实验室检查：血红蛋白 88g/L。

诊断：胃脘痛（慢性胃炎）。

辨证：心脾两虚，气血不足，胃失和降。

治则：益气养血，健脾和胃。

方药：健脾和胃汤加减。

处方：党参 15 克，白术 12 克，茯苓 12 克，山药 15 克，砂仁 9 克，炒六神曲 15 克，炒麦芽 30 克，炒鸡内金 12 克，木香 12 克，焦山楂 15 克，黄连 5 克，甘草 5 克，当归 10 克。6 剂。

用法：水煎服，每日 1 剂。禁忌生冷。

2018 年 9 月 9 日二诊：患者服药后胃脘舒适，纳食渐增，仍感乏力。上方加炙黄芪 15 克、酒黄精 12 克，续服 6 剂。

2018 年 9 月 23 日三诊：服药平稳，胃脘舒适，纳食增加，大便次数较前减少，仍感乏力。上方改甘草为炙甘草 9 克，加炙黄芪 20 克、阿胶 6 克（烊化），续服 6 剂。

2018 年 10 月 7 日四诊：仍感乏力，心悸，考虑仍为心血不足所致，上方改党参 20 克、炙甘草 12 克，加柏子仁 10 克、枸杞 12 克。续服 10 剂。

2018 年 10 月 20 日五诊：患者面色较前红润，胃脘无不适，饮食可，气力渐增，心悸消失，入眠可。复查血红蛋白 91g/L。要求停药，遂以人参健脾丸善后，嘱其平时常服山药、核桃、大枣等益气健脾之品。

按语　本例为笔者临证验案，是因长期罹患慢性胃炎，心脾两虚，气血不足，胃失和降。治当益气养血，健脾和胃。健脾和胃汤，是名老中医朱传伟多年临证经验方，对脾虚胃不和引起的胃脘痛疗效显著。方中党参、黄芪、黄精、白术、茯苓、山药益气健脾；砂仁、炒六神曲、炒麦芽、炒鸡内金、木香、焦山楂健脾和胃；黄连清温热；当归、阿胶养血补血；炙甘草益气养心，调和诸药。方药对症，切中病机，故能取得明显疗效。

★ 例二　杨某，女，28 岁。2018 年 10 月 19 日初诊。

主诉及现病史：胃脘胀满，疼痛不适 4 天，伴嗳气，恶心，满腹隐痛，肠鸣。舌红有瘀斑，舌苔白腻而满，脉弦数。

诊断：胃脘痛。

辨证：脾胃气虚，痰湿停滞，饮食不化。

治则：益气健脾，芳香化湿，消食和胃。

方药：鲁胃宝加减。

处方：紫苏梗 12 克，陈皮 10 克，砂仁 9 克，白豆蔻 7 克，广藿香 10 克，炒六神曲 15 克，木香 10 克，姜半夏 7 克，醋香附 10 克，白芍 10 克，黄芪 15 克，干姜 6 克，延胡索 12 克，红参 5 克，甘草 3 克。配方颗粒 6 剂。

用法：开水冲服，每日 1 剂。禁忌生冷油腻之品。

2018 年 11 月 13 日二诊：服上方胃脘胀痛已止，适逢月经第 2 天，量少。上方去黄芪、延胡索，红参改党参 12 克，加红花 10 克、益母草 20 克、川芎 8 克、柴胡 8 克、当归 12 克。续服 6 剂，巩固疗效。

按语 本例为笔者临证验案，是由脾胃气虚，饮食停滞所引起。治当健脾和胃，化食消积。鲁胃宝为名老中医朱鸿铭先生多年临证经验方，能健脾和胃、理气活血、化食消积。方中紫苏梗、陈皮、木香、醋香附、白芍、延胡索理气活血；砂仁、白豆蔻、广藿香、姜半夏芳香化湿，和胃降逆；炒六神曲消食和胃；黄芪、红参、甘草益气健脾；干姜温脾祛湿。

★ 例三 颜某，男，55 岁。2018 年 11 月 19 日初诊。

主诉及现病史：患者平素嗜好辛辣油腻之品，胃脘胀痛不适已 10 年。来诊时胃脘胀满，疼痛不适，有时右胁隐痛，伴纳差，泛酸，口干口苦，大便黏腻不爽。舌苔黄厚腻而满，脉弦滑。

诊断：胃脘痛。

辨证：脾胃湿热，气机不畅。

治则：清利湿热，调畅气机。

方药：清热和胃煎治之。

处方：黄芩 8 克，黄连 9 克，木香 12 克，厚朴 10 克，广藿香 15 克，砂仁 9 克，炒六神曲 15 克，炒麦芽 20 克，姜半夏 9 克，金银花 15 克，海螵蛸 15 克，竹茹 12 克，郁金 10 克，延胡索 10 克，栀子 12 克，甘草 3 克。6 剂。水煎服，每日 1 剂。禁忌辛辣油腻之品。

2018 年 11 月 25 日二诊：服上方胃脘胀痛大减，后背颈项紧束不适。上方加羌活 7 克、葛根 12 克。续服 6 剂，巩固疗效。

2018 年 12 月 4 日三诊：胃脘胀痛及右胁隐痛已止，后背颈项紧束消失，纳食较前增加，不再口苦，大便顺畅。舌苔薄黄，脉弦滑。湿热渐去，气机复畅。上方去羌活续服 6 剂，巩固疗效。

按语 本例患者平素嗜好辛辣油腻之品，导致脾胃湿热，气机不畅 10 年，时发胃脘胀满，疼痛不适，治当清利湿热，调畅气机。清热和胃煎为名老中医朱传伟多年临证经验方，能清利湿热、调畅气机，用之本例，方症适宜，故取效较快。

44.17 夜间尿频一例

张某，男，47 岁。2018 年 9 月 15 日初诊。

主诉及现病史：经常夜间尿频半年，近日加重。刻诊：夜尿 3～4 次，经常腹泻，伴头痛头晕，脱发，心悸气短。舌苔薄白，脉沉。

诊断：夜间尿频。

辨证：脾肾气虚。

治则：健脾补肾，固涩缩尿。

方药：龙水汤加味。

处方：菟丝子 15 克，山药 15 克，续断 12 克，桑寄生 15 克，山茱萸 12 克，芡实 20 克，巴戟天 12 克，黄芪 15 克，党参 15 克，益智仁 10 克，续断 12 克，桑寄生 15 克，杜仲 12 克，桑螵蛸 12 克，金樱子 12 克，白术 10 克，菊花 12 克。配方颗粒 6 剂。

用法：开水冲服，每日 1 剂。避免劳累和受凉。

2018 年 10 月 1 日二诊：服药平稳，夜间小便次数明显减少，大便已正常，头痛头晕、心悸气短亦减轻。仍以上方续服 6 剂，巩固疗效。嘱其平时可常服山药、核桃、大枣等益气健脾补肾之品。

按语　本例为笔者临证验案，是由脾肾气虚，膀胱不约引起的夜间尿频。治当健脾补肾，固涩缩尿。龙水汤乃朱氏中医祖传经验方，具有健脾补肾、调补冲任的作用。方中菟丝子、山药、续断、桑寄生、山茱萸、巴戟天、续断、桑寄生、杜仲补益肾气；黄芪、白术、党参益气健脾；益智仁、桑螵蛸、金樱子、芡实益肾固涩缩尿；菊花平肝止痛晕。方药切中病机，故疗效显著。

44.18　鹅掌风一例

吴某，男，32 岁。2018 年 7 月 31 日初诊。

主诉及现病史：两手掌脱皮数月，近日加重。伴乏力，大便不成形，每日 2～3 次。舌苔薄白，脉沉。

诊断：鹅掌风。

辨证：脾肾气虚，痰湿阻滞，郁阻经络，掌络失养。

治则：益气健脾，化痰除湿，通经活络。

处方：党参 15 克，山药 20 克，炒白术 12 克，炒白扁豆 20 克，芡实 15 克，茯苓 12 克，车前子 12 克，肉豆蔻 7 克，炙甘草 6 克，砂仁 9 克，麸炒苍术 12 克，薏苡仁 15 克。配方颗粒 10 剂。

用法：开水冲服，每日 1 剂。禁忌生冷及辛辣油腻之品。

外用药：苦参 30 克，黄柏 15 克，白鲜皮 20 克，蒲公英 30 克。取配方颗粒 6 剂，每 2 日 1 剂，开水溶化后浸泡双手，每日 2 次，每次半小时。

2018 年 8 月 15 日二诊：服药平稳，大便较前好转，仍有时不成形，手掌脱皮明显减轻。仍以上方续服 10 剂，巩固疗效。

2018 年 8 月 30 日三诊：服药平稳，大便有时不成形，手掌脱皮已愈。嘱其停用外洗药，内服药继用 10 剂，以善其后。

嘱其平时可常服山药、核桃、大枣等益气健脾补肾之品。

按语　本例为笔者临证验案，是由脾肾气虚，痰湿阻滞，郁阻经络，掌络失养引起的手掌脱皮。治当益气健脾，化痰除湿，通经活络。脾肾健旺，气血充足，自能湿除络通。

44.19　肾病综合征一例

刘某，女，40 岁。2016 年 12 月 9 日初诊。

主诉及现病史：因乏力，足踝浮肿，在某医院诊为肾病综合征，并住院治疗。现出院月余，每日服强的松 10mg，仍足踝浮肿，乏力，尿检潜血（++）。舌苔薄白，脉沉。

诊断：肾病综合征（浮肿）。

辨证：脾肾气虚，水液代谢失常。

治则：益气健脾，温肾利水。

处方：续断 12 克，桑寄生 15 克，杜仲 12 克，枸杞 12 克，菟丝子 15 克，女贞子 12 克，山茱萸 10 克，巴戟天 10 克，淫羊藿 12 克，当归 15 克，川芎 9 克，蝉蜕 6 克，茯苓 15 克，猪苓 10 克，薏苡仁 15 克，白茅根 30 克，黄芪 20 克，赤芍 10 克，甘草 3 克。6 剂。

用法：水煎服，每日 1 剂。

金水宝胶囊，每次 1.32 克，每日 3 次。强的松每次 5mg，每日 2 次口服。嘱其避风寒，勿劳累；带方回家，如无异常情况可取药续服。

2017 年 1 月 6 日二诊：共服上方 20 剂，足踝浮肿减轻，气力较前增加，尿潜血（++）。上方去枸杞、淫羊藿、薏苡仁，加石韦 12 克、金银花 15 克、桂枝 10 克，6 剂。用法禁忌同前，带方回家。

金水宝胶囊继用；强的松改为每次 5mg，每日 1 次口服。

2017 年 3 月 17 日三诊：间断服用上方 40 剂，足踝浮肿较前减轻，已不觉乏力，尿常规仍有潜血（++）。考虑为肾虚血热所致，改为益气健脾，温肾利水，凉血止血法治之。

处方：续断 12 克，杜仲 15 克，菟丝子 15 克，女贞子 12 克，当归 12 克，茯苓 15 克，猪苓 10 克，白茅根 30 克，黄芪 20 克，赤芍 10 克，生地黄 15 克，小蓟 20 克，旱莲草 15 克，金银花 15 克，石韦 12 克，车前子 12 克，甘草 3 克。6 剂。用法禁忌同前，停用强的松。

2017 年 5 月 19 日四诊：间断服用上方 40 剂，足踝浮肿基本消失，偶感腰膝酸软，尿常规未再出现潜血。仍以上方为基础加减，每个月间断服用 15 剂左右，巩固疗效。

2017 年 12 月 8 日五诊：遵医嘱间断服药半年，期间偶有出现尿潜血（+），偶有感冒，余无其他不适，复查尿常规无异常，腰膝酸软消失。嘱其停药观察，避免感冒和劳累。

按语　本例为笔者在名老中医朱鸿铭先生指导下治疗的临证验案。朱老对肾病综合征的治疗经验丰富，认为本病多因脾肾气虚，水液代谢失常所致，治当益气健脾，温肾利水。值得注意的是，本病要坚持长期治疗，方能取得较好疗效。

44.20　便秘一例

徐某，女，45 岁。2018 年 10 月 4 日初诊。

主诉及现病史：经常便秘，近日加重，有时 4～5 天 1 次。伴脘腹胀满，口臭，憋气，行经腹痛。舌苔薄黄，脉沉。

诊断：便秘。

辨证：阴虚内热，大肠失润。

治则：养阴清热，润肠通便。

方药：润肠通便汤加减。

处方：火麻仁 20 克，当归 15 克，郁李仁 12 克，赤芍 12 克，麦冬 12 克，桃仁 12 克，木香 12 克，枳实 12 克，厚朴 12 克，大黄 6 克，黄连 8 克，黄芩 8 克，金银花 15 克，甘草 3 克。配方颗粒 6 剂。

用法：开水冲服，每日 1 剂。禁忌辛辣油腻之品。

2018 年 10 月 13 日二诊：服药平稳，胃脘胀满消失，大便较前顺畅。上方改火麻仁 30 克，续服 10 剂，巩固疗效。用法禁忌同前。

2018 年 10 月 30 日来看痛经时告知，大便正常，每日 1 次。

按语　本例便秘为笔者临证验案，是由阴虚内热，大肠失润所致。治宜养阴清热，润肠通便。恩师朱传伟先生，为全国基层名老中医，对治疗便秘一症经验丰富，所创经验方润肠通便汤，对阴虚内热导致的便秘具有较好的疗效。方中火麻仁、郁李仁润肠通便；麦冬、桃仁、当归、赤芍活血润肠；木香、枳实、厚朴理气通腑；大黄、黄连、黄芩、金银花清热泻火通便；甘草调和诸药。选配方颗粒，用药及时，服用方便。

44.21　眩晕一例

桂某，男，16 岁。2018 年 10 月 12 日初诊。

主诉及现病史：经常头痛头晕半年余，时轻时重。现加重 1 周，头重如裹，恶心，睡眠差，便秘。黏腻不爽。舌苔白腻，脉弦滑无力。曾于 2018 年 10 月 6 日在本院行颅脑 CT，未见明显异常。

诊断：眩晕。

辨证：脾虚湿阻，痰阻上扰。

治则：健脾祛湿，化痰开窍。

方药：半夏白术天麻汤加减。

处方：法半夏 9 克，麸炒白术 12 克，天麻 10 克，泽泻 12 克，石菖蒲 12 克，广藿香 15 克，黄连 6 克，化橘红 12 克，菊花 12 克，夏枯草 12 克，砂仁 8 克，茯苓 12 克，麸炒苍术 12 克，甘草 3 克。配方颗粒 6 剂。

用法：开水冲服，每日 1 剂。禁忌辛辣油腻之品。

2018 年 10 月 20 日二诊：服药平稳，眩晕明显减轻，诉胃脘不适，有时胀满，大便较前顺畅。上方加薏苡仁 20 克、紫苏梗 12 克、白豆蔻 7 克、炒麦芽 15 克，续服 6 剂，巩固疗效。用法禁忌同前。

2018 年 11 月 3 日电话告知，上述症状消失。

按语　本例眩晕为笔者临证验案，是由脾虚湿阻，痰阻上扰所致。治宜健脾祛湿，化痰开窍。半夏白术天麻汤是治疗痰湿性眩晕的有效方剂，再加入藿香、苍术、泽泻、茯苓、化橘红等化痰祛湿之品，增强化痰祛湿之功，方药对症，故能取得较好疗效。

44.22　地图舌一例

苏某，男，30 岁。2018 年 10 月 3 日初诊。

主诉及现病史：经常口干口渴半年余，时轻时重。伴舌苔薄黄，严重剥脱，手足发凉。

脉沉。

诊断：地图舌。

辨证：阴虚内热。

治则：养阴清热。

方药：一贯煎加减。

处方：北沙参 12 克，麦冬 15 克，生地黄 18 克，当归 12 克，枸杞 12 克，山茱萸 9 克，石斛 15 克，菊花 12 克，玉竹 10 克，知母 12 克，天花粉 12 克，金银花 15 克。配方颗粒 6 剂。

用法：开水冲服，每日 1 剂。禁忌辛辣油腻之品。

2018 年 10 月 10 日二诊：服药平稳，薄黄苔变淡，脱落处渐生白苔，口干口渴明显减轻，便秘好转，唯饮食欠佳。上方加石膏 15 克、砂仁 7 克、炒麦芽 15 克，续服 6 剂，用法禁忌同前。

2018 年 10 月 19 日三诊：轻微口渴，大便顺畅，舌苔薄白，无脱落。阴虚得补，胃气渐复。上方加山药 15 克，续服 6 剂，巩固疗效。

2018 年 10 月 30 日带孩子来看病时告知，上述症状消失。

按语 本例地图舌为笔者临证验案，是由阴虚内热所致。治宜养阴清热。一贯煎乃滋阴疏肝之剂，去川楝子，加山茱萸、石斛、菊花、玉竹、知母、天花粉、金银花滋肾养阴、清肝泻火之品以助养阴清热，方药对症，故取效速捷。

44.23　热淋一例

张某，女，8 岁。2018 年 9 月 30 日初诊。

主诉及现病史：患儿经常尿频 5 年余，时轻时重，有时尿痛，时有遗尿，多医不效。服用治热淋药物则大便次数增多。现大便干，舌苔薄黄，脉沉。

诊断：热淋，遗尿。

辨证：脾肾气虚，膀胱湿热。

治则：调补脾肾，清利湿热，固涩缩尿。

处方：金银花 15 克，蒲公英 12 克，滑石 15 克，淡竹叶 12 克，甘草 6 克，石韦 10 克，萹蓄 10 克，黄柏 7 克，白茅根 15 克，山药 10 克，火麻仁 15 克，郁李仁 10 克，大黄 6 克，当归 10 克，桑螵蛸 8 克，金樱子 8 克，炙黄芪 10 克，益智仁 8 克。配方颗粒 6 剂。

用法：开水冲服，每日 1 剂。禁忌辛辣油腻之品。

2018 年 10 月 20 日二诊：服上方症状减轻，停药又作，尿频，尿痛不适。上方加量如下。

处方：金银花 15 克，蒲公英 15 克，滑石 15 克，淡竹叶 15 克，甘草 6 克，石韦 10 克，萹蓄 10 克，黄柏 8 克，白茅根 15 克，火麻仁 15 克，郁李仁 10 克，大黄 6 克，当归 10 克，桑螵蛸 9 克，金樱子 9 克，炙黄芪 10 克，益智仁 9 克，灯心草 1 克。配方颗粒 6 剂。用法禁忌同前。

2018 年 10 月 31 日三诊：服上方尿频、尿痛减轻，仍大便偏干。上方改桑螵蛸 10 克、金樱子 10 克、益智仁 10 克、火麻仁 20 克，黄柏 9 克，加山药 12 克、芡实 12 克。续服 6 剂，用法禁忌同前。

2018 年 11 月 12 日四诊：小便次数明显减少，尿痛消失，仍大便不畅。上方改火麻仁 25

克，续服 6 剂，巩固疗效。

嘱其平时注意禁忌辛辣油腻之品，多喝水。

按语　本例为笔者临证验案，是由脾肾气虚，膀胱湿热所引起。治当调补脾肾，清利湿热，固涩缩尿。方中金银花、蒲公英、滑石、淡竹叶、甘草、石韦、萹蓄、黄柏、白茅根清利湿热利小便；火麻仁、郁李仁、大黄、当归润肠通大便；桑螵蛸、金樱子、益智仁补肾固涩；山药、炙黄芪益气健脾。辨证准确，切中病机，故能取得明显疗效。

44.24　产后气虚一例

孔某，女，30 岁。2018 年 11 月 13 日初诊。

主诉及现病史：怀孕 4 个月，因胎儿发育不良而引产。现产后 2 个月，行经 1 次，量少，四肢无力，气短懒言，面黄，面部虚浮，盗汗，尿少。舌苔薄黄，脉沉无力。

诊断：产后气虚。

辨证：心脾两虚，肾精不足。

治则：益气健脾，补肾填精。

方药：龙水汤合十全大补汤加减。

处方：熟地黄 15 克，当归 12 克，白芍 12 克，川芎 7 克，菟丝子 15 克，枸杞 12 克，续断 12 克，桑寄生 15 克，山茱萸 12 克，女贞子 15 克，阿胶 6 克（烊化），茯苓 12 克，车前子 12 克，炙黄芪 20 克，浮小麦 30 克，炙甘草 6 克。配方颗粒 6 剂。

用法：开水冲服，每日 1 剂。

2018 年 11 月 19 日二诊：服上方诸症大减，气力大增，盗汗已止。上方去浮小麦，改阿胶 7 克（烊化）、炙黄芪 20 克。续服 12 剂，巩固疗效，用法禁忌同前。

按语　本例为笔者临证验案。患者怀孕 4 个月胎儿发育不良，说明肾精不足，胎失所养。引产后出现行经量少，四肢无力，气短懒言，面黄，面部虚浮，盗汗，尿少等症，当为心脾两虚，肾精不足。治当益气健脾，补肾填精。方用龙水汤合十全大补汤加减。方药对症，故疗效显著。龙水汤乃朱氏中医治疗冲任不足引起妇科病的基本方，对肾气不足，冲任失调引起的月经不调、不孕症、孕前调理等，具有很好的疗效。

44.25　带状疱疹遗留头皮痛一例

王某，女，55 岁。2018 年 12 月 3 日初诊。

主诉及现病史：因腹部带状疱疹在我院住院治疗 20 余天。刻诊：出院后 1 周，头皮痛，不能触摸，伴口干口苦，头晕眼胀，有时烦躁，大便干。舌苔薄黄，脉弦滑。

诊断：带状疱疹遗留头皮痛。

辨证：肝经郁热，肝火上炎，上冲头目。

治则：清泻肝火，凉血活络。

方药：痤疮汤加减。

处方：黄芩 10 克，黄连 9 克，栀子 12 克，金银花 15 克，蒲公英 15 克，连翘 15 克，生地黄 15 克，牡丹皮 10 克，赤芍 12 克，炒蒺藜 12 克，地肤子 10 克，白鲜皮 12 克，夏枯草 15 克，紫草 7 克，甘草 6 克。配方颗粒 6 剂。开水冲服，每日 1 剂。禁忌辛辣油腻之品。

2018 年 12 月 9 日二诊：服上方头皮疼痛消失，大便顺畅，口干口苦、头晕眼胀减轻。上方去紫草，加玄参 12 克。续服 6 剂，用法禁忌同前，巩固疗效。

按语　本例头皮痛是因引起带状疱疹的肝经郁热之病因未完全解除，肝经余热，肝火上炎，上冲头目所致。治当清泻肝火，凉血活络。痤疮汤为名老中医朱传伟先生临证经验方，能清热泻火，凉血解毒，用于本例，方症适宜，故取效较快。

（整理人：朱正阳）

45 朱艳华医案 2 例

朱艳华，1986 年生人，曲阜朱氏中医世家第六代传人。2006 年 7 月毕业于山东中医药高等专科学校针灸推拿专业；2008 年 7 月毕业于山东中医药大学中医学专业。上学期间利用寒暑假跟师二祖父（朱鸿铭，山东省名老中医）学习中医。2009 年 8 月通过曲阜市事业编考试考入曲阜中医药学校教师岗位。主要从事中医康复、针灸推拿教学工作。利用课余时间及寒暑假在曲阜中医药学校综合门诊部坐诊。擅长运用中医中药、针灸推拿治疗颈椎病、肩周炎、腰椎间盘突出症、荨麻疹、痤疮、月经失调、带下病等。

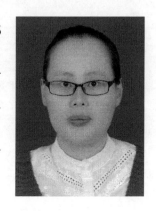

45.1 月经后期一例

徐某，女，31 岁。2010 年 5 月 8 日初诊。

主诉及现病史：月经后期半年余。近半年来，每次月经推迟 7～10 天，末次月经时间 4 月 19 日，经量适中，夹有血块。伴面色暗淡，小腹胀痛，腰酸怕冷，急躁易怒，纳少，精神可。舌苔薄白，舌质暗紫，脉细弦。

诊断：月经后期。

辨证：肝肾亏虚，肝脾不调，气血不畅。

治法：养肝益肾，调肝运脾，行气活血。

处方：柴胡 10 克，郁金 10 克，赤芍 10 克，白芍 10 克，当归 10 克，川芎 10 克，牡丹皮 10 克，旱莲草 10 克，女贞子 10 克，川续断 10 克，菟丝子 10 克，肉桂 10 克，茯苓 15 克，炒白术 15 克，桑寄生 15 克，益母草 15 克，炙甘草 6 克。6 剂。

用法：水煎服，每日 1 剂，早晚两次温服。

2010 年 5 月 14 日二诊：服上方 6 剂后，正值经前期，情绪较前改善，腰酸怕冷症状减轻，余症尚可。改用经前方。

处方：柴胡 10 克，郁金 10 克，赤芍 10 克，当归 10 克，川芎 10 克，延胡索 10 克，香附 10 克，乌药 10 克，茯苓 10 克，白术 10 克，陈皮 10 克，益母草 15 克，鸡血藤 15 克，炙甘草 6 克。6 剂，水煎服，每日 1 剂，早晚两次温服。

前后调治 3 个月经周期，月经正常，情绪稳定，面色转好。

按语 此患者情志不遂，肝郁气滞，横逆犯脾，气不宣达，血为气滞，冲任不畅，气血运行迟滞，日久气血生化不足，血海不能按时满溢，遂致经行推后。因此治疗时重在疏肝解郁，养血柔肝，健脾和营，理气行滞，活血调经。两方均用了柴胡、郁金、赤芍、当归、川芎、茯苓、益母草、白术、炙甘草。柴胡、郁金疏肝解郁；当归、川芎养血活血；茯苓、炙甘草健脾益气；白术健脾利湿；益母草活血通经。经后方还用了白芍、牡丹皮、旱莲草、女贞子、菟丝子、川续断、桑寄生，主要是用来补益肝肾，养血活血。经前方用了陈皮、延胡索、香附、乌药、鸡血藤，主要是用来行气化瘀，通利血脉。根据经期的不同阶段采用不同的方药，使气机畅达，血海按时满溢，月经正常。

45.2　肩痹证一例

王某，女，56 岁。2011 年 10 月 19 日初诊。

主诉及现病史：右肩疼痛，活动不利反复发作 1 年余。2010 年 2 月因感受风寒而发右肩疼痛，肩关节活动不利。曾在某院就诊，经推拿治疗症状有所缓解。1 个月前因家务劳累又复发至今。检查：右肩部肌肉紧张，右上肢上举、外展、后伸等动作受限明显，肩髃、肩贞、肩井等穴压痛明显，眠差，纳可，二便尚调。舌淡红，苔薄，脉弦。

诊断：肩痹证（肩周炎疼痛期）。

辨证：风寒痹阻筋脉，关节劳损，气血阻滞不通。

治则：温经通络，行气活血，松解粘连，滑利关节。

治法：①针灸：取肩前、肩髃、肩髎、肩井、肩贞、天宗、阿是穴、合谷、阳陵泉透刺阴陵泉。平补平泻法，留针 20 分钟，并在肩髃、肩髎、肩井、肩贞穴施以温针灸。每日 1 次。②推拿：患者取坐位，用滚法、拿法、一指禅推法沿患者颈项两侧及右侧肩关节周围至上臂，往返数遍，放松肌肉；点揉肩前、肩髃、肩髎、肩井、肩贞、天宗、阿是穴、曲池、手三里、合谷等穴；弹拨肩周结节，松解粘连；托肘摇肩，配合右侧肩关节上举、内收、后伸、旋内扳法等被动活动；拿揉肩部肌肉，最后用搓法由肩到前臂到腕反复搓抖数遍，双手握腕抖上肢数次，结束治疗。推拿操作时间 20 分钟，每日 1 次。

以上述方法治疗 10 次后，患者症状消失，肩关节活动正常。遂又巩固治疗 10 次后痊愈。2012 年 6 月 8 日随访未再复发。

按语　"筋喜柔而不喜刚"。运用轻柔、持久、渗透力较强的推拿手法，可以温通经络、活血化瘀，改善局部血液循环，加速炎症消除。针灸疗法在缓解急性期炎症疼痛方面较推拿疗法效果更为明显；而推拿疗法在后期粘连时对解除粘连、扩大肩关节运动范围方面则较针灸更为有效。二者有机结合，相辅相成，达到消除疼痛、解除粘连、恢复肩关节正常功能活动的目的。

（整理人：朱艳华）

46 蔺世峰跟师医案 5 例

蔺世锋，1981 年生人。曲阜市中医院肿瘤二科主任，主治医师，硕士研究生。2017 年毕业于山东中医药大学，获硕士研究生学位。现为山东省名老中医药专家朱鸿铭传承工作室继承人。从事肿瘤专业近 10 年，在肿瘤预防、诊断与治疗，尤其在实体肿瘤、儿童肿瘤、造血系统恶性肿瘤的化疗方面具有一定的造诣。多年致力于肿瘤的化疗、内分泌治疗、分子靶向治疗、介入微创治疗、热疗及中西医结合抗肿瘤治疗等方面的研究，具有丰富的临床经验。

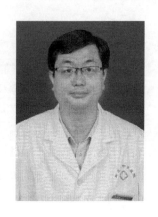

46.1 胃脘痛一例

陈某，女，32 岁。2018 年 8 月 17 日初诊。

主诉及现病史：1 个月前患者无明显诱因出现胃脘部胀痛，进食后加重，稍感恶心、反酸，生气时加重，嗳气则舒，无呕吐黏液，无腹泻，无恶寒、发热，二便调。舌质红，苔白腻，脉弦数。

诊断：胃脘痛。

辨证：肝气郁结，横逆犯胃，胃气阻滞。

治则：疏肝解郁，理气止痛。

处方：白芍 10 克，红参 6 克，炒白术 12 克，金银花 15 克，麸炒枳实 12 克，木香 12 克，甘草 3 克，姜半夏 8 克，海螵蛸 20 克，陈皮 10 克，炒麦芽 15 克，豆蔻 6 克，砂仁（阳春砂）9 克，紫苏梗 12 克，醋香附 10 克，炒六神曲 15 克。6 剂，每日 1 剂，水煎 400 毫升，分早晚 2 次空腹服用。

2018 年 8 月 24 日二诊：患者服上方后胃脘部胀痛较前明显好转，现偶有牙痛，反酸、烧心，大便稀，小便调，纳眠可。舌质红，苔白腻，脉弦数。上方去炒麦芽、紫苏梗，加白芷 6 克通窍止痛，炙黄芪 20 克补气养血。6 剂，用法同前。

1 个月后随访，上述症状消失。

按语 本案为跟随师爷（朱鸿铭先生，山东省名老中医）临证病例，是因肝气郁结，横逆犯胃，胃气阻滞引发的胃痛，治当疏肝解郁、理气止痛。方选四逆散加减，方中白芍、木香、香附疏肝解郁；枳实、甘草、紫苏梗、陈皮、砂仁、红参、白术、豆蔻理气和中；神曲、半夏、麦芽消食导滞、降逆止呕；海螵蛸中和胃酸；金银花清热解毒。

46.2　胸痹一例

陈某，男，76 岁。2018 年 4 月 27 日初诊。

主诉及现病史：患者诉近 1 个月感剑突下刺痛，伴嗳气，无心慌、憋闷，无呕吐、反酸，纳眠可，二便调。唇色暗，舌质红，苔黄干，脉缓涩。

诊断：胸痹。

辨证：血行瘀滞，胸阳闭阻，心脉不畅。

治则：活血化瘀、通脉止痛。

处方：瓜蒌 9 克，白芍 10 克，黄芪 15 克，黄连 6 克，知母 10 克，肉桂 6 克，丹参 15 克，枳实 12 克，木香 10 克，炙甘草 6 克，姜半夏 8 克，陈皮 10 克，炒麦芽 15 克，豆蔻 6 克，砂仁（阳春砂）9 克，紫苏梗 10 克，桂枝 10 克。6 剂，每日 1 剂，水煎 400 毫升，分早晚 2 次空腹服用。

按语　本案为跟随师爷朱鸿铭先生临证病例，是因血行瘀滞，胸阳闭阻，心脉不畅导致的胸痹，治当活血化瘀、通脉止痛。方选瓜蒌薤白桂枝汤加减。方中瓜蒌宽胸利气；砂仁、豆蔻、麦芽、姜半夏温胃畅中，能疏散胸中郁闷；紫苏梗、肉桂辛温散寒、行气宽中；枳实、白芍破气消积；木香、枳实、陈皮、黄芪行气宽中；桂枝、丹参活血化瘀、通利血脉而消痞，且方中桂枝可加强温散寒结的作用；甘草调和诸药。

46.3　泄泻二例

★ 例一　杜某，女，26 岁。2018 年 6 月 8 日初诊。

主诉及现病史：1 个月前出现肠鸣腹泻。刻诊：近 1 个月来，肠鸣腹泻，时轻时重，每日 2～3 次，伴胃脘胀满，干呕，周身乏力，活动后气短，无恶寒、发热，无心慌、胸闷，无腹痛，纳食一般，入眠可，小便调。舌质红，苔白腻满舌，脉弦数沉。

诊断：泄泻。

辨证：肝气不舒，横逆犯脾，脾失健运。

治则：抑肝扶脾。

处方：紫苏梗 12 克，砂仁（阳春砂）9 克，豆蔻 6 克，炒麦芽 15 克，陈皮 10 克，姜半夏 7 克，甘草 3 克，木香 10 克，枳壳 10 克，竹茹 10 克，茯苓 15 克，广藿香 8 克，佩兰 10 克，合欢皮 15 克，玫瑰花 9 克，炒白术 10 克。6 剂，每日 1 剂，水煎 400 毫升，分早晚 2 次空腹服用。

2018 年 6 月 20 日二诊：患者服上方后，肠鸣腹泻、胃脘胀满较前好转，偶有反酸，仍感乏力，舌质红，苔白腻满舌，脉弦数沉。上方加红参 5 克补气，黄连 5 克清胃热，炒六神曲 15 克消食导滞。服法同上。

连服上方 10 剂，症状消失。

按语　本案为跟随师爷朱鸿铭先生临证病例，是因肝气不舒，横逆犯脾，脾失健运导致的泄泻。治当抑肝扶脾。方选痛泻要方加减，方中合欢花、玫瑰花、紫苏梗、陈皮、木香、枳壳疏肝理气；砂仁、豆蔻健脾；藿香、佩兰、竹茹、白术除湿醒脾；半夏降逆止呕；麦芽、神曲健脾开胃。

★ 例二　李某，男，28 岁。2018 年 6 月 6 日初诊。

主诉及现病史：患者半年前无明显原因出现腹泻，大便稀溏，每日 5～6 次，偶有黏液便，无血便，常感胃脘灼热，易饥，无呕吐、反酸，纳眠可，小便调。舌质红绛，苔薄，脉弦数。既往有鼻炎病史。

诊断：泄泻。

辨证：脾虚胃热，泌别失职，清浊不分。

治则：健脾益气，泌别清浊。

方药：炒白术 12 克，广藿香 9 克，佩兰 9 克，厚朴 9 克，茯苓 15 克，黄连 5 克，木香 10 克，甘草 3 克，姜半夏 9 克，海螵蛸 20 克，陈皮 10 克，豆蔻 6 克，砂仁（阳春砂）9 克，紫苏梗 10 克，金银花 12 克，炒山药 12 克，莲子 10 克，炒白扁豆 15 克，薏苡仁 15 克。6 剂，每日 1 剂，水煎 400 毫升，分早晚 2 次空腹服用。

2018 年 6 月 13 日二诊：服上方后，患者诉腹泻较前好转，每日 2～3 次，胃脘部灼热感消失，因感冒后出现鼻塞、头痛，无恶寒、发热，舌质红绛，苔薄，脉弦数。上方去黄连、海螵蛸、陈皮、莲子，加辛夷 6 克、炒苍耳子 8 克、蔓荆子 10 克，以通鼻窍。服法同上。

2018 年 8 月 3 日三诊：患者诉服中药半小时后开始出现腹泻，鼻塞、头痛较前好转，近日感腰痛，白天出汗多，纳眠可，小便调。舌质红绛，苔薄，脉弦数。考虑为久病命门火衰、脾失温煦所致，上方去苍耳子、蔓荆子、金银花、紫苏梗，加木香 10 克、陈皮 10 克、桂枝 12 克、黑顺片 7 克（先煎半小时）、肉桂 6 克、盐菟丝子 12 克。服法同上。中成药金匮肾气丸 20 粒，白开水送服，每日 3 次，温补肾阳。

2018 年 9 月 17 日四诊：患者腹泻已止，感觉轻微乏力，胃肠基本恢复，无黏液便，纳眠可，二便调，舌红，苔薄白，脉弦数。上方去黑顺片，加生姜 6 克、白芷 6 克，6 剂，巩固疗效，服法同上。

按语　本案为跟随师爷朱鸿铭先生临证病例，是因命门火衰，脾失温煦导致的泄泻。治疗以温肾健脾，固涩止泻为主。方中附子、肉桂、桂枝、生姜温中散寒；白术、山药、白扁豆、薏苡仁、砂仁、豆蔻、茯苓、藿香、佩兰健脾祛湿；木香、厚朴、陈皮理气醒脾；辛夷、白芷祛风除湿、通鼻窍；菟丝子及金匮肾气丸温补肾阳。

46.4　虚劳一例

胡某，男，41 岁。2018 年 6 月 29 日初诊。

主诉及现病史：患者感周身乏力 2 个月。刻诊：周身乏力，精神差，头皮起疮。舌质红，苔白腻，脉滑数无力。既往有乙肝病史。

诊断：虚劳。

辨证：脾虚失运，痰湿内生，郁而化热。

治则：健脾益气，清热利湿。

处方：白花蛇舌草 15 克，茵陈 15 克，茯苓 15 克，麸炒苍术 10 克，蜜麻黄 3 克，金银花 20 克，枳实 12 克，木香 10 克，甘草 3 克，姜半夏 8 克，海螵蛸 20 克，陈皮 10 克，炒麦芽 15 克，豆蔻 6 克，砂仁（阳春砂）9 克，紫苏梗 12 克，连翘 15 克，虎杖 15 克，丹参 15 克，栀子 9 克。6 剂，每日 1 剂，水煎 400 毫升，分早晚 2 次空腹服用。禁忌生冷及辛辣油腻之品。

2018 年 7 月 6 日二诊：服上方后，患者感乏力好转，头皮起疮，感手心潮热，无盗汗，纳眠可，二便调，舌质红，苔白腻，脉滑数无力。上方去枳实，加郁金 10 克。续服 6 剂，用法禁忌同前。

2018 年 7 月 13 日三诊：服上方后，乏力明显好转，手心潮热减轻，面部皮肤灼热，大便干，小便调，纳眠可。舌质红，苔白腻，脉滑数无力。上方去紫苏梗，加黄芩 9 克、地骨皮 15 克清虚热。续服 6 剂，巩固疗效，用法禁忌同前。

按语　本案为跟随师爷朱鸿铭先生临证病例，是因脾虚失运，痰湿内生，郁而化热而致虚劳，治法当以健脾益气、清热利湿为原则。方中茯苓、苍术、砂仁、豆蔻健脾利湿；茵陈、白花蛇舌草、金银花、连翘、栀子清上焦、中焦实热；虎杖、地骨皮清虚热；木香、陈皮、半夏、海螵蛸、紫苏梗、郁金理气和胃；麻黄利水；丹参除烦热。

（整理人：蔺世峰）

47　查志恒跟师医案 5 例

查志恒，1991 年生人，本科学历，曲阜市中医院心病科住院医师。2016 年毕业于济宁医学院临床医学专业，辅修中西医结合专业。现为山东省名老中医药专家朱鸿铭传承工作室继承人。擅长中医内科、妇科疾病的治疗。

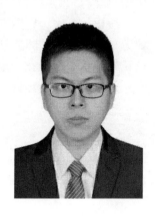

47.1　眩晕一例

孔某，女，68 岁。2018 年 9 月 7 日初诊。

主诉及现病史：经常头晕，头沉，胸闷，痰多，偶有头痛，入眠可。舌苔白腻，脉濡滑。

诊断：眩晕。

辨证：脾虚湿停，痰浊中阻。

治则：益气健脾，燥湿化痰。

方药：半夏白术天麻汤加减。

处方：姜半夏 9 克，白术 10 克，天麻 10 克，茯苓 15 克，党参 12 克，化橘红 12 克，薏苡仁 15 克，泽泻 18 克，瓜蒌 12 克，砂仁 10 克，青皮 10 克，麸炒枳实 12 克。3 剂。

用法：水煎，分早晚 2 次空腹服用，每日 1 剂。

2018 年 9 月 10 日二诊：患者服上方后头晕明显好转，其他症状亦减轻。上方加广藿香 12 克，续服 6 剂，用法同前。

2018 年 9 月 17 日三诊：上述症状基本消失，饮食稍差。上方稍作调整，续服 6 剂，巩固疗效。

处方：姜半夏 9 克，白术 10 克，茯苓 12 克，党参 12 克，化橘红 12 克，泽泻 12 克，砂仁 10 克，炒麦芽 20 克，炒六神曲 15 克。

按语　本例为笔者跟随师爷（山东省名老中医朱鸿铭先生）临证病例，是因脾虚湿停，痰浊中阻所致。痰湿中阻，清阳不升，浊阴不降，上蒙清窍，内扰心神，故头晕、头沉、胸闷、痰多。治当益气健脾，燥湿化痰。方中半夏、白术、橘红、瓜蒌、砂仁燥湿化痰，党参、薏仁、茯苓健脾利湿；青皮、枳实化痰散痞。

47.2 心悸一例

郭某，女，28 岁。2018 年 8 月 15 日初诊。

主诉及现病史：患者心悸胸闷半月。半月前无明显诱因出现心悸、胸闷、乏力、多梦，纳眠尚可，二便调和。舌淡苔薄白，脉沉细。

诊断：心悸。

辨证：心脾两虚。

治则：益气健脾，养心安神。

方药：益气养阴汤加减。

处方：麦冬 12 克，五味子 6 克，地黄 15 克，白芍 10 克，黄精 12 克，黄芪 20 克，龙眼肉 10 克，炙甘草 10 克，枸杞子 12 克，炒神曲 15 克，炒麦芽 20 克，当归 10 克，砂仁 6 克，大枣 6 克，党参 15 克，柏子仁 10 克。配方颗粒 6 剂。

用法：每日 1 剂，分早晚 2 次白开水冲服。

振源胶囊，每次 0.5 克，每日 3 次，白开水送服。

2018 年 8 月 21 日二诊：服上方后上述症状明显好转。上方改党参 20 克、黄芪 30 克、枸杞 15 克，续服 6 剂，用法同前。

2018 年 8 月 28 日三诊：心悸、胸闷、多梦症状消失，睡眠平稳，饮食及二便正常，偶感乏力。嘱其续服上方 6 剂，巩固疗效。

按语 本例心悸为笔者跟师（全国基层名老中医朱传伟先生）临证病例，是因心脾两虚所致。心血不足，不能养心，故心悸不安、乏力、多梦；心阳不振，心脉阻滞，故胸闷。治当益气健脾，养心安神。"益气养阴汤"为恩师多年临证经验方，方中麦冬、地黄、当归、枸杞、白芍养心补血；龙眼肉、五味子、柏子仁宁心安神；砂仁、神曲、麦芽、甘草、大枣益气健脾，养血和胃；黄精、党参补益心脾。合而共奏益气健脾，养心安神之功。

47.3 月经过少二例

★ 例一 程某，女，18 岁。2018 年 7 月 5 日初诊。

主诉及现病史：患者月经过少年余。近年来月经先期，量少，行经不适，乏力，便秘，小腹胀感。末次月经 6 月 3 日。舌苔薄黄，脉沉。

诊断：月经过少。

辨证：冲任不足，肝经郁热。

治则：调补冲任，舒肝清热，活血通经。

方药：调冲活血汤加减。

处方：枸杞 12 克，续断 12 克，女贞子 12 克，菟丝子 15 克，当归 15 克，赤芍 15 克，川芎 10 克，桃仁 10 克，山茱萸 10 克，红花 10 克，川牛膝 12 克，益母草 20 克，生地黄 15 克，甘草 3 克，寄生 15 克，阿胶 6 克。配方颗粒 6 剂。

用法：每日 1 剂，分早晚 2 次白开水冲服。

脉血康胶囊，每次 0.5 克，每日 3 次，白开水送服。

2018 年 8 月 6 日二诊：服药平稳，仍未行经，小腹发胀。上方加土鳖虫 6 克、香附 10

克，续服 6 剂，用法同前，中成药继用。

2018 年 8 月 13 日三诊：仍未行经，小腹发胀。妇科彩超检查示：左侧附件囊肿 1.7 厘米×1.3 厘米，盆腔积液，较深处约 2.8 厘米。考虑为肝经经气郁滞，下焦湿热所致，治法改为舒肝解郁，清利湿热，理气散结。

处方：当归 12 克，赤芍 15 克，川芎 10 克，桃仁 10 克，益母草 20 克，川牛膝 15 克，红花 10 克，生地黄 15 克，土鳖虫 6 克，醋香附 12 克，甘草 3 克，三棱 10 克，败酱草 20 克，蒲公英 15 克，金银花 15 克，夏枯草 15 克，浙贝母 12 克，皂角刺 12 克。配方颗粒 6 剂，用法同前，禁忌辛辣油腻之品，保持心情舒畅。

2018 年 8 月 20 日四诊：月经于 8 月 17 日来潮，量少色黑。上方去土鳖虫、三棱、皂角刺，加肉桂 6 克、淫羊藿 12 克、巴戟天 10 克。续服 12 剂，巩固疗效。

2018 年 10 月 5 日陪他人来诊时告知，月经于 9 月 18 日来潮，经量正常，行经无不适。

按语　本例月经过少为笔者跟师（全国基层名老中医朱传伟先生）临证验案，是因冲任不足，肝经郁热所致。初以恩师调冲活血汤治之，调补冲任、疏肝清热、活血通经法不效，后经辨证改为疏肝解郁、清利湿热、理气散结法获愈。此案充分说明，临证时遇到疑难问题，要仔细分析病情，灵活辨证，合理用药，方能切中病机，取得可靠疗效。

★ **例二**　孔某，女，30 岁。2018 年 4 月 11 日初诊。

主诉及现病史：月经过少半年余。近半年来月经后期，量少，经常感冒，轻度乏力，便秘，易急躁，纳眠尚可，二便调。末次月经 4 月 6 日。舌苔薄黄，脉沉。

诊断：月经过少。

辨证：阴虚肝郁，冲任失调。

治则：理气解郁，活血通经。

方药：调补冲任汤加减。

处方：枸杞 12 克，续断 12 克，女贞子 12 克，菟丝子 12 克，当归 12 克，白芍 12 克，阿胶 5 克，夏枯草 12 克，香附 10 克，火麻仁 15 克，栀子 10 克，山茱萸 9 克，熟地黄 12 克，甘草 6 克，寄生 15 克，黄芩 8 克。配方颗粒 6 剂。

用法：每日 1 剂，分早晚 2 次白开水冲服。

2018 年 4 月 18 日二诊：患者服药平稳，便秘好转，上方去熟地黄、阿胶，改黄芩 7 克、火麻仁 10 克，加生地黄 15 克、败酱草 20 克、金银花 15 克。续服 6 剂，用法同前。

2018 年 5 月 7 日三诊：今日月经来潮，经量较前增多。改活血通经法治之。

处方：当归 15 克，川芎 9 克，红花 10 克，香附 10 克，桂枝 10 克，桃仁 10 克，益母草 20 克，蒲黄 10 克，白芍 12 克，党参 12 克，炙黄芪 15 克，甘草 3 克。3 剂，开水冲服，每日 1 剂，嘱月经过后再诊。

2018 年 5 月 15 日四诊：行经 5 天，经量较前明显增多。仍给以初诊方加减调理半个月。2 个月后电话随访，月经正常。

按语　本例月经过少为笔者跟师（全国基层名老中医朱传伟先生）临证验案，是因阴虚肝郁，冲任失调所致。阴虚肝郁，冲任失调，血海不能按时溢满，则经期延后，量少。治当滋阴养肝，疏肝解郁，调理冲任，活血调经。"调补冲任汤"为恩师多年临证经验方，方中菟丝子、枸杞、续断、寄生、女贞子、山茱萸、熟地黄滋阴养肝；当归、白芍、火麻仁滋阴养血、活血化瘀、润肠通便；阿胶补血滋阴；香附疏肝解郁；黄芩、栀子清热除烦；甘草调和诸药。辨证准确，用药合理，切中病机，故疗效显著。

47.4　胸痹一例

乔某，男，73 岁。2018 年 9 月 2 日初诊。

主诉及现病史：胸闷憋喘 20 余年，加重 10 余天。患者 20 余年前无明显诱因出现胸闷憋喘，活动后明显，伴有心慌、乏力。曾在当地医院诊为"冠心病、心功能不全"。近 10 天来患者无明显诱因出现胸闷憋喘较前加重，伴有胃脘部不适，不欲饮食，乏力，气短。舌质淡红，苔薄白，脉缓。

诊断：胸痹。

辨证：气阴两虚，心气不足，阴血亏耗，血行瘀滞。

治则：益气养阴，活血通脉。

方药：生脉散加减。

处方：炙黄芪 30 克，太子参 30 克，麦冬 12 克，醋五味子 7 克，丹参 15 克，炙甘草 10 克，酒黄精 12 克，枸杞子 12 克，龙眼肉 10 克，桂枝 10 克，瓜蒌 10 克，阿胶 10 克（烊化），砂仁 9 克，炒麦芽 20 克，当归 10 克。

用法：水煎取汁 200 毫升，分早晚 2 次空腹服用，每日 1 剂。

2018 年 9 月 6 日二诊：患者服用 3 剂后，感胸闷症状明显好转，原方续服 5 剂。

半个月后电话随访，患者偶感胸闷憋喘，但较前明显减轻，饮食正常。

按语　本例为笔者临证医案，是因气阴两虚，心气不足，阴血亏耗，血行瘀滞引起的胸痹，治当益气养阴，活血通脉。方中太子参、黄芪、黄精、枸杞、炙甘草大补元气，通经利脉；麦冬滋阴；五味子收敛心气；当归、丹参养血活血；炒麦芽、砂仁健脾和胃；桂枝温经通脉；瓜蒌利气宽胸；阿胶补血滋阴。辨证准确，用药合理，切中病机，故疗效较好。

（整理人：查志恒）

48 邢洪霞医案1例

邢红霞，1976 年生人，主治医师。中国民主同盟盟员，曲阜市中医院医务部兼中医管理科副主任；济宁市医学会新生儿专业委员会委员；济宁市小儿内分泌专业委员会委员。2000 年毕业于山东中医药大学中西医结合专业。现为燕京刘氏伤寒流派传承工作室第五代传承人；王庆国全国名老中医药专家传承工作室第三代传承人；拜师于北京中医药大学中医学院副院长赵琰教授。长期工作在儿科临床一线，擅长用中药及小儿推拿防治小儿疾病，运用中医药治疗小儿感冒、急性扁桃体炎、慢性扁桃体炎、腺样体肥大、咽炎、过敏性咳嗽、过敏性鼻炎、哮喘、支气管炎、小儿肺炎、呕吐、腹痛、腹泻、便秘、厌食、口臭、小儿夜间惊啼、多动症、过敏性紫癜、贫血、消瘦等积累了一定的经验。自 2018 年 2 月 1 日专职于燕京刘氏伤寒传承工作室，在调理月经不调、高血压、成人肝胆脾胃疾患领域取得一定成绩，疗效确切，深得患者信任，并得到北京中医药大学终身教授王庆国先生治疗湿疹、牛皮癣、过敏性鼻炎、过敏性皮炎、带状疱疹、蚊虫叮咬、痱子等验方的真传。

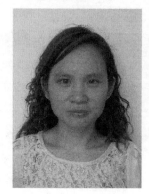

发热、腹泻一例

乔某，男，56 岁。2018 年 3 月 22 日就诊。

主诉及现病史：患者 20 天前开始出现发热，热峰 38.2℃，每于下午 1：50 左右发热，伴咳嗽，痰不多，发热时口服萘普生后体温降至正常，稍后又复发热。曾先后在多家医院就诊，行相关化验及影像学检查，均未见明显异常。曾输液治疗 3 天，未见明显好转。刻诊：暂无发热，无怕冷，精神萎靡，心烦，伴口苦口渴，每日腹泻 7～8 次，量多，腹痛，泻后腹痛缓解，小便不利，纳差，无呕吐，入眠可。舌质淡，苔白滑，右脉沉细，左脉沉弦。

诊断：发热、腹泻。

辨证：胆热脾寒。

治则：清解胆热，温阳健脾。

方药：柴胡桂枝干姜汤。

处方：柴胡 24 克，桂枝 12 克，干姜 10 克，葛根 15 克，白芍 20 克，天花粉 15 克，牡蛎 20 克，黄芩 10 克，炙甘草 10 克。3 剂。

用法：水煎 400 毫升，分早晚 2 次饭后温服。

2018 年 3 月 23 日二诊：服药 1 剂后患者自觉精神好转，能进饮食，未再发热，小便增多 3 剂尽而病愈。

按语 柴胡桂枝干姜汤见于《伤寒论》第 147 条，原文为"伤寒五六日，已发汗而复下之，胸胁满微结，小便不利，渴而不呕，但头汗出，往来寒热，心烦者，此为未解也。柴胡桂枝干姜汤主之"。该方历代均被认为是治疗少阳兼水饮的方剂，但临床应用者寥寥无几，其效果也不能令人满意。对此，刘渡舟教授探索多年，方阐明其奥妙，并应用于临床实践，取得了神奇疗效，形成独到的经验。

刘渡舟教授认为，《伤寒论》中少阳为半表半里，是表里传变的枢机，少阳为枢，不仅是表证传里的枢机，也是三阳病传入三阴的枢机。所以少阳病多有兼见证，如少阳兼表的柴胡桂枝汤证、少阳兼里实的大柴胡汤、柴胡加芒硝汤证。而柴胡桂枝干姜汤证是与大柴胡汤证相对的方剂，是少阳兼里虚寒之证。如此，则兼表兼里，里实里虚俱备，少阳为枢之意义才完美。仲景于146条论少阳兼表的柴胡桂枝汤，紧接着在147条论少阳传入太阴的柴胡桂枝干姜汤证，其用意之深，令人玩味无穷。所以，刘老在其《伤寒论十四讲》中云："用本方和解少阳兼治脾寒，与大柴胡汤和解少阳兼治胃实相互发明，可见少阳为病影响脾胃时，需分寒热虚实不同而治之。"

刘老临证，主张抓主证，对于柴胡桂枝干姜汤的应用，要抓住"治胆热脾寒，气化不利，津液不滋所致腹胀、大便溏泻、小便不利、口渴、心烦、或胁痛控背、手指发麻、脉弦而缓、舌淡苔白等证"。

刘渡舟教授对柴胡桂枝干姜汤情有独钟，临床应用频率之高，应用病种之广，取效之神，令我辈叹为观止。

（整理人：邢红霞）

49 孙明坤医案 4 例

孙明坤，1983 年生人。主治医师，硕士研究生，研究生阶段师从山东省中医院血液科主任徐瑞荣教授学习血液病、肿瘤的中医治疗，并致力于中医经典的学习及使用，后师从全国著名中医药专家、龙砂医学流派代表性传承人顾植山教授学习经方、五运六气理论治疗中医内科杂病。在痤疮、乳腺增生、月经不调、体质调理等治疗上疗效显著，善于中医杂病及再生障碍性贫血、免疫性血小板减少、白血病、淋巴瘤、骨髓瘤等血液病的中药治疗，善用经方治疗食管癌、肺癌、乳腺癌、胃癌、大肠癌、肝癌等肿瘤疾病，并擅长用中药膏方治疗恶性疾病。

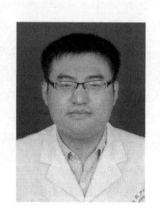

49.1 宫颈癌一例

霍某，女，49 岁。2017 年 5 月 8 日初诊。

主诉及现病史：患者因小腹胀痛不适伴黄带增多半个月，2016 年 9 月在某医院行 TCT 检查示：宫颈角化型鳞状细胞癌，建议病理组织学检查进一步明确诊断。盆腔 CT 示：符合宫颈癌并淋巴结转移表现。后来本院行放化疗治疗，2017 年 4 月化疗结束，2017 年 5 月 8 日求余诊治。诊见患者一般情况可，乏力，无潮热盗汗，无腹痛腹泻，无阴道流血流液，纳眠可，二便调。舌淡红，边有齿痕，苔薄黄，脉弦弱。

诊断：宫颈癌。

辨证：放化疗后，毒邪内侵，伤及后天，脾胃虚弱。

诊治：健脾和胃，益气固本，扶正抗邪。

处方：太子参 135 克，茯苓 120 克，白芍 90 克，炒白术 120 克，三棱 120 克，莪术 120 克，夏枯草 180 克，浙贝母 150 克，牛膝 90 克，木瓜 90 克，肉苁蓉 90 克，姜半夏 150 克，当归 135 克，乌梅 90 克，远志 90 克，熟地黄 90 克，檀香 45 克，天冬 135 克，麦冬 90 克，山茱萸 120 克，重楼 120 克，黄连 45 克，半枝莲 180 克，白花蛇舌草 180 克，黄芩 90 克，佩兰 90 克，薏苡仁 90 克，广藿香 120 克，大枣 6 克，黄柏 60 克，炒白扁豆 90 克，连翘 90 克，阿胶（单包）80 克，鹿角胶（单包）80 克，蜂蜜 500 克，黄酒 500 毫升。1 料。

用法：由本院制剂室制成膏方。每服 10 克，空腹服用，每日 2 次。

服用膏方 1 料后，患者乏力逐步消失，体力逐渐增加，饮食、睡眠明显改善。后每 3 个月口服一料，定期行 CT 检查。1 年后随访，病情稳定。

按语　患者恶性肿瘤放化疗后，毒邪内侵，伤及后天，致脾胃虚弱。治当健脾和胃，益气固本，扶正抗邪。方选四君子汤合苁蓉牛膝汤及审平汤加减。四君子汤补后天，养脾胃；苁蓉牛膝汤和审平汤以应 2017 年之运气，同时辅以软坚散结、活血消癥的中药，确保了患者正气恢复，病情稳定。

49.2 食管癌术后一例

孔某，男，47 岁。2017 年 12 月 28 日初诊。

主诉及现病史：患者 2017 年 12 月 9 日于本院在全麻下行食管癌根治切除术。2017 年 12 月 28 日来诊我处，自诉术后出现左胸部紧束感，伴疼痛，上腹部紧缩感，自觉中腹部空胀感，发凉，咳嗽，少痰，痰色白，纳差，半流质饮食尚顺利，眠可，二便尚可。舌淡红，苔前薄白，中后黄厚，脉弦。

诊断：食管癌术后。

辨证：术后中气不足，脾胃虚寒。

治则：益气健脾，温胃散寒。

方药：四君子汤加减。

处方：党参 15 克，白术 20 克，茯苓 12 克，甘草 15 克，木香 10 克，桂枝 20 克，白芍 50 克，黄连 3 克，黑附子 9 克（先煎半小时），佛手 15 克。7 剂。水煎服，每日 1 剂。

2018 年 1 月 3 日二诊：患者紧束感明显减轻，自觉时聚时散，腹部仍空胀感，便后不减。

处方：党参 15 克，白术 20 克，茯苓 12 克，甘草 15 克，木香 10 克，桂枝 20 克，白芍 50 克，黄连 3 克，黑附子 9 克（先煎半小时），佛手 15 克，枳实 12 克，槟榔 12 克，当归 15 克。7 剂，水煎服，每日 1 剂。

2018 年 1 月 11 日来门诊复查时告知，患者胸腹紧缩感明显好转，空胀感消失，饮食睡眠较前改善。

按语 患者食管癌术后，脾胃受损，造成脾胃虚寒，给予四君子汤加减，并重用白芍以缓中止痛，黄连和附子合用，寒热并用，阴中求阳。辨证准确，用药对症，故疗效显著。

49.3 喉癌术后一例

娄某，男，54 岁。2018 年 2 月 28 日初诊。

主诉及现病史：患者 2016 年初入某院行喉癌切除术，术后放疗。2018 年 2 月 28 日来诊，症见患者自觉舌头活动不灵，音哑，舌头短，左上肢活动不灵，纳差，食少，眠可。舌体胖大，舌淡红，苔薄白，脉细弱。既往左上肢骨折病史 1 年。

诊断：喉癌术后。

辨证：喉癌术后，热扰咽喉，气机阻滞。

治则：行气散结，清咽利喉

方药：《金匮要略》半夏厚朴汤加减。

处方：半夏 12 克，厚朴 12 克，紫苏叶 10 克，茯苓 12 克，当归 15 克，炒桃仁 12 克，黄芩 6 克，黄连 3 克，玉竹 20 克，葛根 30 克，黑附子 3 克（先煎半小时），白芍 20 克，木蝴蝶 20 克，甘草 10 克。7 剂，水煎服，每日 1 剂。

2018 年 3 月 14 日二诊：患者口干、舌头短明显好转，音哑好转，上方加桔梗并加量如下。

处方：半夏 12 克，厚朴 12 克，紫苏叶 10 克，茯苓 12 克，当归 15 克，炒桃仁 12 克，黄芩 12 克，黄连 5 克，玉竹 20 克，葛根 30 克，黑附子 9 克（先煎半小时），白芍 20 克，木蝴蝶 20 克，甘草 10 克，桔梗 10 克。7 剂，水煎服，每日 1 剂。

1 个月后随访，服上药后自觉舌头短消失，音哑较前明显好转。

49.4　鼻炎一例

姚某，女，34 岁。2017 年 11 月 13 日初诊。

主诉及现病史：患者鼻流清涕，色青，眼涩，干痒，偶咳嗽咳痰，痰色白。舌暗红，苔薄白，脉弦滑。

诊断：鼻炎。

辨证：阳虚感寒，堵塞鼻窍。

治则：助阳解表，通宣鼻窍。

方药：麻黄细辛附子汤加减。

处方：麻黄 6 克，细辛 3 克，黑附子 6 克（先煎半小时），白芷 12 克，防风 12 克，苍耳子 10 克，当归 10 克，炙甘草 10 克。3 剂，水煎服，每日 1 剂。

2017 年 11 月 17 日二诊：服药后患者流涕、眼涩痊愈。嘱其停药。

随访至今，偶有咳嗽，未再大发作。

（整理人：孙明坤）

50 于洋医案 2 例

于洋，1984 年生人，主治医师。2009 年山东中医药大学研究生毕业，现为曲阜市中医院中医管理科主任、肝病科主任。中国民族医药学会肝病分会理事；山东中西医结合学会肝病专业委员会委员。济宁市中医药学会脾胃病专业委员会委员。曾在中国人民解放军总医院消化内科进修学习。师从全国著名中医专家顾植山教授。擅用经方治疗内科杂病，尤其是消化系统疾病如反流性食管炎、慢性胃炎、消化性溃疡、胆囊炎、胆石症、功能性消化不良、肠易激综合征、消化道出血、溃疡性结肠炎及慢性肝炎肝硬化、急慢性胰腺炎等。

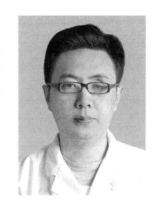

50.1 呕吐一例

孔某，男，15 岁。2016 年 9 月 1 日初诊。

主诉及现病史：病起丙申，时值处暑，腹胀，饭后明显，乏力，前额痛，发热，体温 38.0℃，肌肉酸痛，伴恶心呕吐，烧心反酸，无腹痛腹泻。自行口服"解热止痛片、清胃黄连丸、藿香正气胶囊、吗丁啉"，药后未再发热，仍有腹胀、乏力。于 2016 年 9 月 1 日门诊以"呕吐待查"收入院。入院症见：腹胀、乏力，烧心反酸，纳差，睡眠正常，大便正常，尿黄，舌淡红，苔薄白，脉虚弦。心率 62 次/分。实验室检查：谷丙转氨酶 300U/L、谷草转氨酶 227U/L、总胆红素 36.8μmol/L、直接胆红素 35.8μmol/L；白细胞 15.5×10^9/L、中性粒细胞比率 25.4%、淋巴细胞比率 64.4%；病毒性肝炎指标均为阴性。

诊断：呕吐。

治疗：西医治疗予保肝、止痛为主，效果不显，遂改用中药调理。

辨证：厥阴、阳明中寒。

治则：温肝散寒，降逆止呕。

方药：吴茱萸汤。

处方：吴茱萸 9 克，生姜 15 克，大枣 9 克，红参 6 克。3 剂。

用法：水煎服，每日 1 剂。

服药后诸症缓解，1 周后复查化验：谷丙转氨酶 187U/L、谷草转氨酶 110U/L、直接胆红素 10.3μmol/L；白细胞 11.5×10^9/L、中性粒细胞比率 37.7%、淋巴细胞比率 53.1%，后依法调理而愈。

按语 本例采用西医治疗予保肝、止痛为主，效果不显。中医辨证为厥阴、阳明中寒，病位在肝胃。《伤寒论》378 条曰：干呕、吐涎沫、头痛者，吴茱萸汤主之，遂给予吴茱萸汤原方治疗，病获痊愈。观此病案，略有心得，分述如下。

（1）"阳明中寒"在《伤寒论》中多处提及：如 190 条：阳明病，若能食，名中风，不能食，名中寒；191 条：阳明病，若中寒者，不能食，小便不利，手足濈然汗出，此欲作固瘕，必大便初硬后溏，所以然者，以胃中冷，水谷不别故也；195 条：阳明病，脉迟，食难用饱，饱则微烦头眩，必小便难，此欲作谷疸，虽下之，腹满如故，所以然者，脉迟故也。其中，195 条为大家展现了一个栩栩如生的临床案例，与本案患者临床表现有诸多相似之处，腹满、不能食、头眩（痛）、小便难、黄疸、脉迟皆为阳明中寒所致，甚至会出现肠间寒气结聚而导致大便难的情况，笔者曾治愈一老妪，每因受寒导致头痛、恶心、大便燥如羊屎，投吴茱萸汤辄愈，"阳明中寒"在临床中较为常见，易发生在秋冬季节，大抵类似于西医中的秋冬季腹泻、梅尼埃综合征、病毒性脑膜炎等疾病，临床多表现为头痛、头晕、呕吐、腹泻、腹胀等症状，如未能及早识别"阳明中寒"这个内在病机变化，治疗颇为棘手，容易导致疾病迁延不愈，希望引起大家的重视。

（2）如何治疗"阳明中寒"，张仲景给出了明确答案——吴茱萸汤。吴茱萸汤在《伤寒杂病论》中凡三见：243 条：食谷欲呕，属阳明也，吴茱萸汤主之；309 条：少阴病，吐利，手足逆冷，烦躁欲死者，吴茱萸汤主之；378 条：干呕，吐涎沫，头痛者，吴茱萸汤主之。《金匮要略》"呕吐哕下利篇"凡两见：第 8 条：呕而胸满者，吴茱萸汤主之；第 9 条：干呕吐涎沫，头痛者，吴茱萸汤主之。从以上条文中不难看出，吴茱萸汤所治病症与前文述及"阳明中寒"表现的症状是一致的，临床上多用于治疗厥阴、阳明寒证，其中，头痛性疾病是本方应用的重要领域之一，由于厥阴肝脉上至巅顶，故吴茱萸汤可治疗厥阴肝寒上逆引起的巅顶疼痛，结合此病案患者头痛表现及笔者临床观察，吴茱萸汤尚可治疗"阳明中寒"所引起的前额疼痛，此外，《汉方治疗实际》中认为"本方可治疗发作性剧烈头痛，且多为偏头痛型，常于疲劳时，食量过多时，妇女月经之前发病。这种发作 1 个月发生 1～2 次或 5～6 次。发作时由于颈肌收缩，故从肩至颈酸痛严重，由左向右者较多，即从耳后连向太阳穴"，由此可见吴茱萸汤治疗的头痛是多样化的，不可一概而论。

（3）其他医家对于吴茱萸汤的论述：胡希恕老先生用此方治疗梅尼埃综合征所引起的头晕、呕吐，治疗幼儿偏头痛及虚寒有饮的胃脘痛，疗效颇佳。谭杰认为"吴茱萸汤是一个'超级制酸剂'，不仅可以制酸，还可以让这个病人食欲增加，它没有西药制酸剂会让人的胃变得不够有力量的这个问题，以这一点来讲的话，吴茱萸汤是非常好用的"，无独有偶，吴雄志先生也同样认为吴茱萸这味药可以看作是中药质子泵抑制剂。

笔者在临证中发现秋冬季节的胃肠炎大部分是可以用到吴茱萸汤的，经常可以达到一剂知、二剂已的疗效，因此吴茱萸汤可以看作是秋冬季节胃肠炎的专病专方。

总之，吴茱萸汤在临床上的适应证是非常广的，在以呕吐酸水、涎沫为主证的疾病，以头痛、头晕为主证的疾病，主诉眼球胀痛的疾病，秋冬季节腹泻等疾病方面均有用到本方的机会，临证中要抓住阳明、厥阴（少阴）中寒的核心病机，病位常常涉及肝、胃、脑，再结合上文中所提及的典型临床表现，便可在临床中左右逢源，得心应手。

50.2 腹痛一例

孔某，男，61 岁。2016 年 4 月 12 日就诊。

主诉及现病史：体型瘦，面色暗，时值寒露，因"突发左下腹部疼痛 2 天"入院，起病突然，阵发性刺痛、酸痛，伴腰痛，恶心呕吐 1 次，无恶寒发热，纳眠可，二便正常。舌红苔薄黄，脉略涩。既往有乙肝病史。入院查血常规、生化、凝血、腹部及泌尿系彩超、肠镜均未见明显异常。

诊断：腹痛。

治疗：给予抗感染、抑酸等治疗 2 天无明显效果，仔细追问病史，患者诉发病前 1 天曾被它物砸伤头部，遂虑其为瘀血所致，遂改为中医辨证治疗。

辨证：阳明瘀血。

治则：通腑逐瘀。

方药：桃核承气汤。

处方：大黄 20 克，桂枝 10 克，芒硝 10 克（兑入），炙甘草 10 克，桃仁 6 克。院内煎剂 2 剂。

当天下午服用完 1 包后（1/2 剂剂量）腹部疼痛消失，自诉身体舒适，通体泰然，后间断夜间疼痛 2 次，时间短暂，继服 5 剂而愈。

按语

（1）桃核承气汤出自《伤寒论》106 条："太阳病不解，热结膀胱，其人如狂，血自下，下者愈。其外不解者，尚未可攻，当先解其外；外解已，但少腹急结者，乃可攻之，宜桃核承气汤。"赵明锐在《经方发挥》论述桃核承气汤时指出"关于蓄血，究竟蓄在哪里?历代医家意见颇不一致，归纳下来有以下诸说：少腹部位、下焦少腹、下焦血分、小肠、膀胱，这些说法都是受太阳经和膀胱的约束，与临床实际不相符合。蓄血证在临床上并非罕见，其蓄血的部位在大肠，用桃核承气汤治疗应手而效"，其谓"桃核承气汤蓄血部位在大肠"可谓见解独到，除治下焦蓄血所导致的各种病症外，在治疗肩痛、酒渣鼻、顽癣、瘾疹、胬肉攀睛等疾病上思路新奇，疗效颇佳。无独有偶，日本医家汤本求真云"师虽曰热结膀胱，又称少腹急结，以余多年经验，此急结常不在膀胱部位，而在下行结肠部位（按在小腹左边），以指尖沿下行结肠之横径，向腹底擦过而强按压之，触知坚结物，病人诉急痛，是即少腹急结之正证也"，其谓少腹急结部位在下行结肠（即降结肠与乙状结肠）部位，较之赵明锐先生之"结在大肠"更加明确。本案患者的疼痛部位亦是在左下腹部，印证了两位医家的观点。那为什么两位医家都把蓄血部位定在了阳明大肠呢?究其原因，其一刘完素《伤寒直格》云"脐上为腹，脐下为小腹，小腹两旁谓之少腹"，条文中之少腹急结，少腹与解剖之结肠有重叠之处；其二方名曰"承气汤"，本为阳明而设；其三历代医案中在服用此方后多出现大便下血之症，诸如"下黑血""下燥矢如漆"之类（当然也有"前阴出脓血"，但为之甚少），综上所论，将桃核承气汤之蓄血部位定位在大肠，从临床角度分析是可信的，具有一定的临床指导意义。

（2）本例伤及头部后为什么会蓄血在大肠，值得深思。从近代医家医案看，桃核承气汤的确在治疗脑震荡、脑外伤性后遗症、脑挫裂伤、脑外伤性瘫痪、脑外伤性癫痫及脑血管病方面有较好疗效，反之，大肠蓄血也可以引起诸多神经精神疾患，譬如神经官能症、癔病、躁狂病等，桃核承气汤中的"其人如狂"也是描述了这种状态，那么大脑与大肠是否在生理上存在着某种关联，答案是肯定的。西方医学研究表明每人生来都有两个脑，即颅脑与肠脑，肠脑位于食管、胃脏、小肠与结肠内层组织的鞘中，含有神经细胞、神经传递质、蛋白质和复杂的环行线路。结肠炎、过敏性肠综合征等都与肠脑内产生的问题有关。肠脑中几乎能找到颅脑赖以运转和控制的所有物质，如血清素、多巴胺、谷氨酸、去甲肾上腺素、一氧化氮等。此外，肠脑中还存在多种被称为神经肽的脑蛋白、脑啡肽及对神经起显著作用的化学物质。颅脑面临惊恐时释出的应激激素会冲击胃脏以生痉挛；惊恐又引起交感神经影响肠脑的血清素分泌量。应激激素过分刺激还会导致腹泻。当情绪压抑时，食管神经受到高度刺激会感到吞咽困难；颅脑释出的应激激素还会改变胃脏与食管间的神经功能，导致胃灼热。最初的脑神经系统起始于管形动物，生存竞争需要更复杂的颅脑，从而发展了中枢神经系统。重要的肠神经系统不能进入头颅与胃肠相联，而为了适应高级动物进食和消化的需要，自然法则就保存了有独立功能的肠神经系统。就人而言，早期胚胎发育中产生的神经脊，一部分进入了中枢神经系统，另一部分变成肠神经系统，通过迷走神经连接两者——颅脑和肠脑，其实，日常我们挂在嘴边的成语"满腹经纶""心知肚明"也揭示了其中的奥秘，彰显了我们祖先的智慧。谈及治疗，《伤寒论》中几乎凡牵涉精神异常的都集在"阳明篇"里，大都是用阳明的方法来治疗，譬如212条：伤寒，若吐，若下后不解，不大便五六日，上至十余日，日晡所发潮热，不恶寒，独语如见鬼状。若剧者，发则不识人，循衣摸床，惕而不安，微者，但发热谵语者，大承气汤主之；214条：阳明病，谵语，发潮热，脉滑而疾者，小承气汤主之；216条：阳明病，下血、谵语者，此为热入血室等条文，对阳明燥矢瘀血所导致的精神症状有确切描述。由此可见，肠胃水谷之海与大脑髓海的确有着特殊的关系，值得深思。

（3）想必大家在冬季供暖时节都有过疏通管道的经历，暖气片下面有一个可拆卸阀门，每当卸下来的一瞬间往往会有大量的污浊黑泥水喷涌而出，夹杂铁锈等固体物质，排净之后暖气片温度会有明显的提升，这在中医治疗上有一个形象的名称——釜底抽薪，语出北齐魏收《为侯景叛移梁朝文》："抽薪止沸，剪草除根。"古人还说："故以汤止沸，沸乃不止，诚知其本，则去火而已矣。"把柴火从锅底抽掉，才能使汤止沸，比喻从根本解决问题。用之于临床，指通过用泻下的方法祛除身体内的燥矢、痰浊、瘀血、热毒等物质，属于八法中的下法，此法在临床上应用甚广，不论新病、久病皆可使用。桃核承气汤之应用亦包含在内，蓄血在内，导致血运不畅、瘀热内生、新血不生等诸多病理变化，临床表现纷繁复杂，涉及多系统病变，如能切中肯綮、执简驭繁，定会取到事半功倍之效。

（整理人：于　洋）

51 张玉亭医案 5 例

张玉亭，1987 年生人，主治医师。广州中医药大学硕士研究生；国际五运六气专业委员会理事。本科师从全国消化科名医白兆芝教授学习中医理论并临床实践；研究生于广东省中医院学习中医治疗急危重症；工作期间跟师全国五运六气专家顾植山教授、李宏教授学习。2015 年 3 月开始在曲阜市中医院龙砂门诊工作，因良好的临床疗效、廉价的药费深受病患者的好评。擅长中医治疗疑难危重症及各种内外妇儿杂病。在国家级核心期刊发表论文 2 篇，省级核心期刊发表论文 1 篇，参与科研课题 1 项。

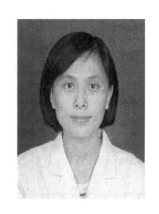

51.1 蛇窜疮一例

周某，女，60 岁。2017 年 5 月 19 日初诊。

主诉及现病史：4 天前受凉后出现左侧头痛，输液治疗无效，2 天后左胸口出现鲜红色疱疹，火辣感，夜间（21 点～凌晨 5 点）痛甚，彻夜不眠，西医应用抗病毒等药物治疗无效，求助中医。诊见左胸口鲜红色疱疹，伴见口渴，大便日 1 次，成形，小便稍有不尽感。舌红苔薄黄，双脉弦滑稍弱。

诊断：蛇窜疮（带状疱疹）。

辨证：少阳郁热外发。

治则：疏解少阳郁热。

方药：小柴胡汤。

处方：柴胡 24 克，黄芩 9 克，党参 9 克，炙甘草 9 克，生姜 9 克，大枣 3 枚（掰），半夏 12 克。3 剂。

用法：加水 2000 毫升，煮取 1200 毫升，去渣，煎汁，煮取 600 毫升，分 3 次温服。

当晚服 200 毫升，服药后一夜未见疼痛，疱疹明显转淡。3 剂痊愈。

按语 丁酉年二之气为少阳相火加临少阴君火，三之气主气少阳相火（5 月 21 日）将临，加之疼痛时间为少阳病欲解时，并患者疱疹见火热之象，故用小柴胡汤疏解少阳郁热，能收到意外疗效。

51.2 中风一例

陈某，男，50 岁。2017 年 5 月 19 日初诊。

主诉及现病史：左侧肢体活动不利 2 月余。患者 2017 年 3 月 23 日突发口角㖞斜，一侧肢体无力，昏迷，头颅 CT 显示右侧丘脑出血，经西医治疗后清醒。刻诊：面红，自觉阵发性面部发热，每日 3～5 次，情绪急躁，左侧肢体拘挛，左上肢蜷缩不伸，胁痛，言语不利，口干，便秘，夜尿 2 次。舌红苔薄白，右脉弦滑数，左脉反弱。

　　诊断：中风。

　　辨证：少阳少阴两经并病。

　　治则：滋肝阴、扶肝木、化燥抑阳。

　　处方：苁蓉牛膝汤合审平汤加减。

　　处方：肉苁蓉 10 克，怀、川牛膝各 10 克，熟地黄 10 克，当归 10 克，白芍 12 克，木瓜 10 克，乌梅 10 克，炙甘草 10 克，天冬 15 克，远志 15 克，紫檀 10 克，元参 10 克，白薇 10 克，丹参 10 克，车前草 10 克，生姜 3 片（自备），大枣 3 枚（掰开）。7 剂，水煎服，每日 1 剂。

　　2017 年 5 月 25 日二诊：阵发性面热缓解，左胁痛消失，肢体拘挛较前稍减轻，便秘明显改善，左脉仍偏弱，右脉弦滑数象较前明显减轻。考虑金燥火热之象基本缓解，减审平汤，留苁蓉牛膝汤。14 剂，服法同前。

　　2017 年 6 月 15 日三诊：已服苁蓉牛膝汤 14 剂，诉肢体拘挛明显减轻，肢体活动明显改善，血压平稳。嘱停所有降压药，余症消失。

　　按语　患者发病时间为丁酉年二之气少阳相火加临少阴君火，患者既有肢体拘挛、胁痛等肝不足，肢体失于濡养之"木虚燥行"之象，又可见阵发面红、口干、舌红之"金燥火烈"见端。故处方取苁蓉牛膝汤以扶木，审平汤以化燥抑阳。另外，患者初诊时正处于二、三之气交接之时，陈无择《三因极一病症方论》中言"二之气加白薇、元参，取白薇之苦咸以治寒热，元参之苦寒以泄浮火，三之气燥热相合，去萸肉之酸收，远志之苦泄，白术之香燥，佐车前益肾导火，加丹参生血和营"，故减萸肉、白术，加白薇、玄参、车前子、丹参，但是保留远志，取远志辛以益肾，导君火下行。

51.3　月经不调一例

　　王某，女，36 岁。2018 年 1 月 16 日初诊。

　　主诉及现病史：月经淋漓、时而推迟已 6 年。患者 6 年前流产后受凉，继而开始出现月经不调，睡眠差，排卵期即出血，量少，淋漓不尽，色偏暗，下腹痛紧，憋尿则下腹痛明显。上次月经推迟 40 天，注射黄体酮后，1 月 5 日经来，经行 4 天，伴小腹凉，腰痛，偶耳鸣，大便 2 日一次。舌暗苔薄白，双脉沉弱。

　　诊断：月经不调。

　　辨证：脾肾亏虚，寒瘀内阻。

　　治则：健脾补肾，温经化瘀。

　　处方：山茱萸 20 克，补骨脂 15 克，五倍子 3 克，海螵蛸 30 克，茜草 10 克，小茴香 5 克，炙甘草 10 克，川芎 10 克，当归 15 克，炮姜 10 克，赤芍 15 克，醋延胡索 10 克，蒲黄 10 克（包煎），醋五灵脂 10 克（包煎），肉桂 6 克（后下）。7 剂。

　　用法：水煎，每日 1 次，早晚分服。

　　2018 年 1 月 23 日二诊：经期未到，排卵期未见出血，效不更方，续服 7 剂，服法同前。

　　2018 年 2 月 23 日三诊：2 月 3 日行经，3 天净，经后未见淋漓，但仍腹痛，热敷后减轻，舌淡苔中根部白腻，双脉沉弦滑。以少腹逐瘀汤加减善后，3 个月后随访月经规律，排卵期未见出血。

51.4 经行头痛一例

朱某，女，32 岁。2018 年 3 月 9 日初诊。

主诉及现病史：行经即风池穴痛半年。半年前无明显诱因出现经时风池穴痛伴眼涩，头蒙，视物不清，干呕不欲食。上次月经 2 月 15 日，量少，3 天净，1 天量多，经前腹胀，左侧胸胀，晨起口气重，大便日 1 次，小便可。舌暗苔白腻微黄，左脉弦滑，右脉沉缓。

诊断：经行头痛。

辨证：太阳少阳并病。

治则：两解太阳少阳并理气活血止痛。

处方：桂枝 15 克，当归 15 克，赤芍 15 克，柴胡 12 克，川芎 12 克，炙甘草 10 克，醋延胡索 12 克，醋没药 10 克，枳壳 12 克，陈皮 15 克。7 剂。

用法：水煎服，每日 1 剂，早晚分服。

2018 年 4 月 1 日二诊：3 月 20 日行经，推迟 5 天，头痛未再发作，经量偏少，颜色转红，胸胀、腹胀明显缓解，大便不通畅。舌胖大淡苔白腻，双脉沉细弱。上方加理气健脾之品，调方如下。

处方：桂枝 15 克，当归 15 克，赤芍 15 克，柴胡 10 克，川芎 9 克，炙甘草 10 克，枳壳 12 克，陈皮 15 克，细辛 3 克，吴茱萸 6 克，炮姜 10 克，炒白术 10 克，厚朴 10 克，茯苓 12 克。

7 剂，用法同前。约 3 个月后偶遇患者，头痛未再发作。

51.5 痹证一例

王某，女，55 岁。2017 年 1 月 23 日初诊。

主诉及现病史：周身疼痛 10 余年。经常周身疼痛，双手筋痛，怕冷。刻诊：近日外感，周身加重，双手指关节为甚，伴头痛，鼻塞，鼻干，清涕，胸闷，胸痛，反酸，进食生冷则胃痛，口苦，口黏，下腹部发凉，多梦，大便日 1 次，不通畅，夜尿无。舌红苔黄白浊腻，左脉弦滑，右脉缓滑。

诊断：痹证。

辨证：风寒湿外袭，日久痰瘀入络。

治则：活血祛瘀，通经止痛，祛风除湿。

处方：羌活 9 克，醋香附 10 克，地龙 10 克，防己 12 克，秦艽 10 克，红花 9 克，醋没药 10 克，炙甘草 10 克，炒桃仁 10 克，柴胡 12 克，姜半夏 12 克，党参 10 克，黄连 9 克，吴茱萸 3 克，桂枝 10 克，赤芍 10 克，醋延胡索 12 克，陈皮 12 克，牛膝 10 克。7 剂。

用法：水煎服，每日 1 剂，早晚分服。

2017 年 2 月 6 日二诊：服用上方后腹泻，自觉舒畅，后背疼痛较前减轻，前胸、肩部疼痛仍有，胃脘仍反酸，口苦，口黏，黏痰多，但较前减轻，腹凉减轻但仍有，夜尿无。舌淡苔白腻，左脉弦滑，右脉缓滑。上方改黄连 6 克、吴茱萸 6 克、桂枝 15 克，加薏苡仁 30 克。7 剂。

2017 年 2 月 13 日三诊：周身疼痛较前明显减轻，痰多，前胸后背疼痛减轻，痛处结节较前发热通畅，胃脘不适明显改善，口苦改善但仍有，大便日 2 次，偏稀。舌淡暗，苔白腻，左侧布浊液，双脉沉弱。

处方：羌活 6 克，枳壳 12 克，厚朴 10 克，紫苏叶 10 克，醋乳香 10 克，黄芩 9 克，炒白术 15 克，党参 10 克，醋香附 10 克，地龙 10 克，柴胡 15 克，姜半夏 15 克，黄连 6 克，吴茱萸 6 克，桂枝 15 克，炙甘草 10 克，醋没药 12 克，防己 12 克，秦艽 10 克。7 剂。用法同前。

1 个月后电话随访，周身疼痛、胃脘不适均缓解，大便转成形。

（整理人：张玉亭）

52 孔德洋医案 3 例

孔德洋，1977 年生人，主治医师。毕业于滨州医学院临床本科医学系；第二批山东省五级中医药师承教育项目继承人；山东省中西医结合学会肛肠分会委员；山东省中医学会肛肠外科专业委员会委员；曲阜中医药学会会员。现就职于曲阜市中医院肛肠科。2007年 4～10 月在北京肛肠病医院进修学习半年。从事肛肠外科临床 20余年，擅长运用中医治疗痔疮、肛裂、肛痛等肛肠科多发病常见病；中西医结合手术治疗肛裂、混合痔、肛周脓肿及直肠黏膜脱垂等常见病；辨证治疗老年性便秘、习惯性便秘、泄泻、慢性结直肠炎、溃疡性结肠炎等胃肠疾病。

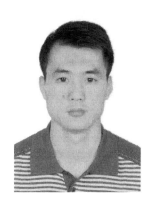

52.1 癥瘕一例

赵某，女，47 岁。2016 年 2 月 6 日初诊。

主诉及现病史：患者于 4 年前发现下腹部有一鸡蛋大小肿物，未引起注意，至今肿物增大如怀胎状。诊见患者形体羸瘦，面色萎黄，下腹按之坚硬，疼痛，冷汗淋漓。心情抑郁。经水 3 个月一行，量少色暗，夹有血块。舌质暗，少苔，脉沉细而涩。

诊断：癥瘕（子宫肌瘤）。

辨证：瘀血阻滞证。

治则：疏肝健脾，破瘀消癥。

方药：桂枝茯苓丸加减。

处方：桂枝 9 克，茯苓 9 克，川芎 9 克，牡丹皮 9 克，桃仁 9 克，白芍 21 克，当归 9克，泽泻 21 克，白术 12 克。10 剂。

用法：每日 1 剂，水煎服。禁忌辛辣油腻之品，保持心情舒畅。

2016 年 2 月 20 日二诊：服药 10 剂后，腹痛明显减轻。考虑腹中包块较大，欲行消散，绝非一日之功可行，故以上方制成散剂，缓而攻之。每服 9 克，每日服 2 次。

2016 年 4 月 23 日三诊：服上方 2 个月，下腹肿物日渐变小，腹痛减轻，症状大为好转。嘱其依上法继续服用半年。

年底随访，下腹肿物消失，经水正常，诸症悉除。

按语 患者平素心情不畅，肝气郁滞。气血同源，气郁则无力推动血液运行，气血瘀滞于胞宫，久聚成形，为癥为瘕。肝郁乘脾，则脾气虚弱，故面黄形羸。治宜疏肝健脾，破瘀消癥。方中桂枝温通经脉，助阳化气，入血宣阳，增行瘀之功为君药；牡丹皮、桃仁、川芎活血祛瘀，助君药化瘀消瘕而为臣；白芍缓急止痛，茯苓、白术健脾益胃，扶助正气；当归补血活血；泽泻泻久瘀之热共为佐药；白蜜甘缓而润，缓诸药破泻之力为使药。散剂缓攻，药力持久，故久积得散。

52.2　脱肛一例

胡某，男，52 岁。2017 年 5 月 12 日初诊。

主诉及现病史：脱肛两月余。曾患肝硬化腹水住某院内科。诊见患者胸闷腹胀，烦热口苦，肢体困重，疲乏神倦，小便短赤，大便秘结，大便时直肠由肛门脱出，便后须借助外力而还纳。舌边尖红，苔中心黄腻，脉弦滑数。

诊断：脱肛。

辨证：湿热阻滞，气机不畅。

治则：清热化湿，疏理气机。

方药：葛根芩连汤加减。

处方：葛根 30 克，黄芩 10 克，黄连 10 克，甘草 5 克，木香 5 克，杏仁 10 克，火麻仁 15 克。7 剂。

用法：每日 1 剂，水煎服。禁忌辛辣油腻之品。

2017 年 5 月 20 日二诊：患者胸闷腹胀减轻，大便通畅，便后直肠能自行回纳。方药对症，效不更方。上方续服半个月，用法禁忌同前。

宗上方调理 1 个月，上述症状消失，脱肛痊愈。

按语　患者因患肝硬化腹水日久，津液损伤，肠道失润，故大便秘结；肝病日久，湿热内生，肝胆湿热，气机不畅，故胸闷腹胀，口苦，舌边尖红；湿热伤脾，则肢重困倦，神疲乏力，进而使肠道传化失司，故大便秘结。治宜清热化湿，疏理气机。方中葛根善于清热生津，表里和解，升阳明清气，故为君；黄芩、黄连清热燥湿共为臣；火麻仁润肠通便，滋阴补虚，木香理气健脾，杏仁舒畅气机，通调上下，润肠通便，三者扶正共为佐；甘草调和诸药为使药。

52.3　泄泻一例

孔某，女，59 岁。2017 年 5 月 10 日就诊。

主诉及现病史：自述晨起腹痛泄泻 5 年，曾在多家医院诊断为慢性结肠炎，治疗效果不佳。诊见患者身体清瘦，面色淡黄，神疲乏力，腰酸肢冷，饮食欠佳，每日晨起腹痛隐隐，便 5～7 次，腹胀肠鸣，无黏液及脓血便。舌淡苔白，脉沉迟。

诊断：泄泻（慢性结肠炎）。

辨证：脾肾阳虚。

治则：温肾暖脾，固肠止泻。

方药：四神丸加减。

处方：补骨脂 30 克，吴茱萸 10 克，五味子 10 克，肉豆蔻 15 克，枳壳 15 克，白术 15 克，焦三仙各 10 克，黑附子 10 克（先煎半小时），陈皮 15 克，党参 20 克，生姜 10 克，大枣 20 枚。10 剂。

用法：每日 1 剂，水煎服。禁忌生冷油腻之品。

2017 年 5 月 20 日二诊：服上方腹痛明显减轻，肠鸣减弱，大便次数减少为 3～4 次，饮食较前增加。上方加木香15克，砂仁15克。再服10剂，用法禁忌同前。

2017年5月31日三诊：腹痛腹泻症状消失，每日大便1~2次，饮食可。仍以上方续服10剂，服2剂休息1日，服完停药，再以四神丸善后。

半年后回访，饮食及二便正常。

按语　泄泻日久，脾肾阳虚，运化无力，故患者身体清瘦，面色淡黄，神疲乏力，饮食欠佳，腹胀肠鸣。肾阳虚衰，无温化之功，故腰膝酸软。脾肾阳虚，失于固摄，故泄泻不止。治宜温肾暖脾，固肠止泻。方中补骨脂辛苦性温，补命门火以温养脾土为君。肉豆蔻温中涩肠，同时又助补骨脂温肾暖脾；枳壳、白术、党参、陈皮共行健脾理气之功；焦三仙健脾消食，共为臣。吴茱萸、黑附子温肾助阳，暖胃散寒止痛；五味子酸温，固肾涩肠，合吴茱萸共助君、臣温肾止涩之力，共为佐。生姜、大枣温补脾阳，鼓舞运化为使。

（整理人：孔德洋）

53 王丽丽医案 1 例

王丽丽，1989 年生人，曲阜市中医院皮肤科医师，硕士研究生。本科就读于黑龙江中医药大学中医学专业，后就读于山东中医药大学中医外科学（皮肤性病专业）。研究生期间师从山东省中医院皮肤科张晓杰教授，对以中医为主、中西医结合治疗银屑病、荨麻疹、湿疹、过敏性皮炎、过敏性紫癜等常见皮肤病有深刻的研究。熟练运用刺络拔罐、火针、挑治等中医外治法治疗皮肤病，擅长辨证论治各种皮肤病及内、外科杂病。

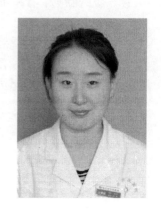

白疕一例

张某，女，35 岁。2016 年 11 月 1 日初诊。

主诉及现病史：自述 1 年来无明显诱因全身出现散在鳞屑性红斑，轻度瘙痒，以躯干为著，未引起重视。1 个月前天气寒冷后全身皮疹突然增多，曾服清热凉血、祛风中药月余，四肢皮疹消退，但躯干部分仍有皮疹久留不去。刻诊：患者腹部、背部见散在鳞屑性红斑，颜色较鲜红，轻度瘙痒，怕热，口干、口渴，情志不畅，易生闷气，胃口佳，睡眠一般，多梦，大便干，小便正常。舌质红，苔薄白，关脉弦。

中医诊断：白疕（寻常型银屑病）。

辨证：中焦郁热，兼有气郁，发为红斑。

治则：理气解郁。

方药：越鞠丸加减。

处方：香附 9 克，川芎 9 克，栀子 9 克，苍术 6 克。6 剂。

用法：水煎服，每日 1 剂，早晚 2 次温服。

2016 年 11 月 9 日二诊：患者腹部、背部红斑已不显，无色素沉着斑。上方改栀子为 6 克，继服 3 剂，临床痊愈。

按语 越鞠丸见于《丹溪心法》卷三。原文"气血冲和，万病不生，一有怫郁，诸病生焉。故人身诸病，多生于郁。苍术、抚芎，总解诸郁，随证加入诸药。凡郁皆在中焦，以苍术、抚芎开提其气以升之。假如食在气上，提其气则食自降矣。余戴云：郁者，结聚而不得发越也。当升者不得升，当降者不得降，当变化者不得变化也，传化失常。六郁之病见矣。……越鞠丸解诸郁。又名芎术丸。苍术、香附、抚芎、神曲、栀子（各等分）"。患者素体气郁，日久化火，发于皮肤而为红斑，血热生风化燥，故皮肤脱屑，瘙痒不显。然 1 个月前天气变冷，寒邪束表，郁热更甚，故皮疹突然加重。素体气郁，阻于中焦，故情志不畅，易生闷气，气郁化火，故怕热，口干、口渴，胃口佳。火热上扰心神，故多梦。且患者皮疹部位限于中焦腹部、背部，也可作为辨证要点。舌质红，苔薄白，关脉弦俱为佐证。方中香附辛香入肝，行气解郁为君药，以治气郁；川芎辛散入血，又可助香附行气解郁；栀子苦寒清热泻火，以治火郁；苍术辛散燥烈，宽中焦之气滞，三药共臣佐。二诊时见热象已退，恐栀子苦寒伐胃，脾胃虚弱则中焦转运功能受损，气机升降之枢失常，气郁加重，故予栀子减量再用。中焦郁滞不除，气血不畅，故郁热难清，清热凉血、祛风之品只能解其表，虽有部分疗效但不能治其本。而丹溪之越鞠丸，理气为主，通治六郁。可行气解郁，消胀宽中，治疗中焦诸郁，每每速效。

（整理人：王丽丽）

54 马龙医案 34 例

马龙，1981 年生人。中医师。曲阜马氏中医第四代传人。2001 年济宁医学院本科毕业。在曲阜市第二人民医院从事中医皮肤科工作 18 年。擅长应用中医药治疗常见多发皮肤病、过敏性皮炎、急慢性湿疹、神经性皮炎、手足癣、结节性痒疹、脓疱病等，疗效显著。发表论文 10 余篇，获发明专利 3 项及曲阜市科技进步奖 6 项。

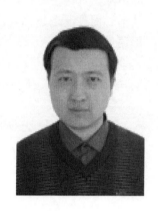

54.1 骨质增生一例

张某，女，57 岁。2008 年 11 月 5 日初诊。

主诉及现病史：颈、腰椎酸痛不适，四肢麻木胀痛，遇风寒湿及劳累后症状加重 10 个月。经 X 线摄片诊断为颈、腰椎骨质增生。注射骨宁、复方当归、维生素 B_1、维生素 B_{12}，口服壮骨关节丸、骨刺片、颈复康、腰痛宁、芬必得、甲钴胺等中西药物，外用痛瘀消神袋及针灸理疗，效果却不明显。查见患者形体瘦弱，面色萎黄不泽，少气懒言，并述乏力，腰膝酸软，头晕健忘失眠。舌质淡，苔薄白，脉细弱。

诊断：骨质增生。

辨证：气血俱虚，筋骨失养，兼感风寒湿邪所致。

治则：补益气血，壮骨散寒。

处方：当归 15 克，白芍 30 克，熟地黄 30 克，川芎 10 克，党参 20 克，白术 12 克，茯苓 12 克，炙甘草 9 克，独活 9 克，桑寄生 15 克，杜仲 10 克，续断 10 克，怀牛膝 10 克。水煎服，每日 1 剂。

二诊：服药 12 剂后，精神振作，面色由黄转红，肢体较前有力，颈、腰、四肢麻木酸胀痛感明显减轻，头晕健忘症状已改善，睡眠可。上方白芍、熟地黄减为 20 克，党参减为 15 克，白术、茯苓、桑寄生均减为 10 克。续服 12 剂后，诸症消失。

按语 本例在补益气血基础上，加强壮筋骨祛风散寒药物治之。其中当归功可补血活血止痛；白芍补血缓急止痛；熟地黄养血，且可生精补髓；川芎活血祛风，治风寒湿痹，拘挛疼痛；党参补中益气；白术补脾益气；茯苓健脾补中；炙甘草补脾缓急止痛；独活祛风散寒；桑寄生祛风通络，兼能养筋；杜仲补肝肾，强筋骨；续断益筋骨活络；牛膝活血舒筋利痹。共奏气血双补、强筋骨、祛风散寒止痛之佳效。

54.2 足跟溃疡一例

高某，男，58 岁。2012 年 3 月 7 日初诊。

主诉及现病史：2 年前左小腿、外踝、足跟处外伤，经治疗后唯足跟处至今仍不敛口。患者述其平时伤口处有少许黏液渗出，常用硼酸液纱布湿敷，暂能缓解，然 3～4 日不湿敷，上述症状再现。查见左足跟处有 1.2 厘米×1.0 厘米大溃疡面，深约 3 毫米，皮肤呈淡紫红色，有较多黄色黏液覆着。化验空腹血糖、尿十项、血常规、跟骨 X 线摄片均正常。

诊断：足跟溃疡。

辨证：湿热蕴结，血络瘀阻，肌肤失养，而致溃疡。

治则：渗湿清热，活血化瘀，生肌敛口。

处方：土茯苓 30 克，萆薢 30 克，薏苡仁 30 克，黄柏 30 克，白鲜皮 30 克，地肤子 30 克，丹参 30 克，赤芍 30 克，当归 30 克，白及 30 克。

用法：水煎适量，浸泡患足，每日 2 次，每次 30 分钟，2 日 1 剂。

二诊：用药 6 剂后渗出黏液明显减少，肤色由紫红转淡，溃疡面变浅缩小。续用 6 剂。

三诊：溃疡处敛口愈合，皮肤变平告瘥。

按语 本例审因辨证是外伤日久，致湿热互结，血行不畅，瘀阻肌肤，失其润养所发。治疗药中土茯苓清湿热利湿解毒；萆薢渗湿清热，治湿热所致疮毒，前人有"治湿最长"之说；薏苡仁清利湿热，排脓消肿；黄柏清热燥湿，解毒医疮；白鲜皮清热燥湿止痒；地肤子清湿热止痒；丹参、赤芍活血化瘀；当归、白及活血生肌敛口。诸药相用，药症合拍，溃疡面治愈。

54.3 汗腺炎一例

吴某，女，26 岁。2011 年 5 月 7 日初诊。

主诉及现病史：1 个月前阴唇两侧灼热不适略痛感，后有两个黄豆大结节显著隆起，皮肤红肿，疼痛加重。某院诊为化脓性汗腺炎，注射青霉素、左氧氟沙星、替硝唑，结节有所消退，但停药不久上述皮疹又反复再现，症状如前。述其每次发生皮损时，均有口苦，渴不欲饮，目眩，小便色黄，尿有热感。舌质红，苔黄，脉弦数。

诊断：汗腺炎。

辨证：肝经湿热下注，蕴结化毒所发。

治则：清利肝经湿热，解毒消炎散结。

处方：龙胆草 10 克，柴胡 10 克，黄芩 10 克，栀子 10 克，车前子 10 克，木通 5 克，泽泻 10 克，蒲公英 30 克，地丁 30 克，金银花 30 克，穿心莲 10 克，牡丹皮 12 克，赤芍 12 克，甘草 9 克。水煎服，每日 1 剂。

二诊：服药 7 剂后，结节明显缩小，肤色由红转淡，疼痛、口苦、目眩症状大减，小便正常。方中去木通，车前子、泽泻均减为 6 克，蒲公英、地丁、金银花均减为 15 克，续服 7 剂，结节全消痊愈。

按语 汗腺炎，古医籍中早有记载，《外科正宗》："妇人阴疮，乃七情郁火伤损，肝经湿热下注所致。"《疡医大全》："阴户一边结肿，亦有两边结肿，名曰阴茧，得之于肝火湿热。"本例询其因，辨其症，发病根本是肝经湿热下注，蕴结化毒，而呈炎性结节。以龙胆草、黄芩、柴胡、栀子清解肝经之热；车前子、木通、泽泻导湿热下行；蒲公英、地丁、金银花、穿心莲清热解毒消炎；牡丹皮、赤芍清火散结。诸药互用，使肝经湿热得以清利，火热毒邪得以清解，炎症消散，结节消退。

54.4　口疮一例

贾某，男，37 岁。2009 年 4 月 21 日初诊。

主诉及现病史：上下唇内侧发生 5 个约绿豆粒大圆形浅溃疡，表面凹陷，上覆浅灰色薄膜，周围边缘淡红，疼痛尤甚，张口时流清稀涎液，反复而发半年余。其间服中药及数种维生素，疗效甚微。述其近几个月来肢体倦怠乏力，口淡乏味，纳食不香。察其唇色萎黄不泽。舌质淡，苔白，脉弱。

诊断：口疮。

辨证：脾胃虚弱，运化失职，唇失濡养。

治则：补中益气，健脾敛口。

处方：黄芪 20 克，党参 20 克，白术 12 克，茯苓 12 克，山药 15 克，陈皮 5 克，升麻 6 克，白及 12 克，炙甘草 6 克。水煎服，每日 1 剂。

二诊：服药 10 剂后，溃疡面由凹变浅，开始缩小，纳食增加，肢体有力。上方略事加减，继进 7 剂，溃疡面愈合。

按语　本例口疮，迁延缠绵半年余，究其主因，为脾胃虚弱，运化失职，唇失濡养所致溃疡。取补中益气汤加减内服，使脾胃健运，唇得荣养，溃疡面愈合。

54.5　剥脱性唇炎一例

刘某，女，29 岁。2009 年 5 月 4 日初诊。

主诉及现病史：上下唇红缘呈现出干燥脱屑，脱落的基面潮红光滑，不久又发生或结成鳞屑痂，有裂口，伴出血，疼痛症状明显，并具灼热不适感，反复而发 4 个月。期间内服药（不详），外用红霉素软膏、甘油等，干燥裂痛症状只能缓解当时。诊见唇部除上述皮疹外，几个月来常口渴欲饮。舌质红，苔少，脉细数。

诊断：剥脱性唇炎。

辨证：脾胃阴虚蕴热，口唇失润，外受风侵，而致燥裂。

治则：滋阴清热，润燥疏风。

处方：生地黄 30 克，知母 12 克，麦冬 12 克，石斛 12 克，天花粉 12 克，玉竹 12 克，防风 6 克。水煎服，每日 1 剂。

二诊：服药 10 剂后，口渴、唇部干燥脱屑症状大减，色转淡红。原方生地黄减为 20 克，知母、麦冬、石斛、天花粉、玉竹均减为 9 克，续服 7 剂后，唇部干燥脱屑症状告愈。

按语　脾主口，其华在唇，经络运行分布是阳明胃经"还出挟口，环唇"。此例据其病因病机，皮损表现，辨属脾胃积热，伤阴化燥，唇失润养，而致干燥脱屑疼痛。取生地黄、知母、麦冬、石斛、天花粉、玉竹滋阴清热润燥；防风疏风。药效作用于皮损处，使唇部得以津液滋润，燥裂症状愈合。

54.6 浆细胞性唇炎一例

孔某，男，34 岁。2010 年 9 月 12 日初诊。

主诉及现病史：上下唇部呈现黄色溃烂面或水肿性斑片，表面浸润肥厚，伴结痂及脱屑，有灼热黏腻不适感，反复而发半年。皮损发作时口苦口腻口黏，纳食不香，小便色黄，大便黏滞。舌质红，苔黄腻，脉濡数。

诊断：浆细胞性唇炎。

辨证：脾胃湿热，日久蕴结口唇而成。

治则：健脾胃除湿热，佐以润燥。

处方：白术 12 克，茯苓 12 克，苍术 9 克，佩兰 10 克，砂仁 10 克，厚朴 6 克，黄连 9 克，栀子 10 克，滑石 10 克，竹叶 6 克，甘草 6 克。水煎服，每日 1 剂。

二诊：服药 10 剂后，口苦口中黏腻症状大减，皮损已明显消退，二便正常。方中去滑石、竹叶，黄连易为 6 克，复服 6 剂后，诸症治瘥。

按语 本例辨为脾胃湿热，熏蒸蕴结于口唇所发。故取白术、茯苓、苍术、佩兰、砂仁、厚朴、黄连、栀子清脾胃湿热；滑石、竹叶、甘草导热下行，而获效。

54.7 面部皮炎一例

苗某，女，49 岁。2011 年 10 月 23 日初诊。

主诉及现病史：在无明显诱因下，面部作痒，无定时反复而发 4 个月。其间两家医院诊为面部皮炎，内服盐酸西替利嗪、氯雷他定、马来酸氯苯那敏，中成药清胃黄连丸、栀子金花丸，外用赛庚啶乳膏、苯海拉明霜、丹皮酚等，未见明显疗效，仍痒如故。颜面潮红，触有热感，并述近一个时期口干咽燥，五心烦热，以午后及晚间尤甚。舌质红，苔少，脉细数。

诊断：面部皮炎。

辨证：肾阴不足，虚火上炎，熏于颜面而发。

治则：滋补肾阴，清热降火，止痒。

处方：知母 12 克，黄柏 10 克，生地黄 20 克，牡丹皮 10 克，茯苓 10 克，山萸肉 10 克，山药 10 克，泽泻 10 克，玄参 15 克，地骨皮 10 克，白鲜皮 12 克。水煎服，每日 1 剂。忌食腥辣之物。

二诊：服药 9 剂后，面部皮肤由红转淡，痒感大减，口干咽燥，五心烦热等症状明显减轻。上方生地黄减为 15 克，玄参减为 10 克，白鲜皮减为 9 克，继进 7 剂后，诸症消失，皮肤恢复正常告愈。

按语 本例迁延数月，内服外用中西药物效不显著。审因辨证为肾阴不足，虚火上炎，熏蒸颜面所致。以知母、黄柏、生地黄、丹皮、茯苓、山萸肉、山药、泽泻、玄参滋补肾阴，泻火退热除蒸；地骨皮清热降火，白鲜皮止痒。诸药互用，共奏清热滋肾阴止痒功效，使皮损得以消退。

54.8　皮肤瘙痒症三例

★ 例一　孔某，男，73岁。2011年10月3日初诊。

主诉及现病史：述其在无明显诱因下，周身皮肤瘙痒，无定时发作，以夜间较剧，搔抓后皮肤潮红，触之有灼热感，反复发作两月余。其间经两家医院诊为皮肤瘙痒症，予氯雷他定、西替利嗪、开瑞坦、赛庚定、扑尔敏、苯海拉明、中成药防风通圣丸等内服，外用派瑞松、艾洛松、皮炎平霜、哈西奈德乳膏等，只能取效当时。查见患者周身有条状抓痕、细薄鳞屑分布，自觉肌肤有热及干燥不适感。化验：血常规、空腹血糖、肝肾功能均属正常范围。口渴，二便可，舌质红，苔黄，脉数。

诊断：皮肤瘙痒症。

辨证：血热肤燥，兼受风侵，而致瘙痒。

治则：凉血清热润肤，疏风止痒。

处方：生地黄30克，牡丹皮12克，赤芍12克，地骨皮12克，知母12克，玄参20克，天花粉10克，白鲜皮12克，地肤子10克，蝉蜕9克，白蒺藜6克。水煎服，每日1剂。

二诊：服药7剂后，口渴症状减轻，瘙痒发作次数明显减少，即使搔抓后皮损色转淡红，肌肤有润感，触之皮肤灼热感已很轻。上方去天花粉，牡丹皮、赤芍、地骨皮、知母均减为10克，玄参减为12克。续服8剂后，痒感症状消失，诸症获愈。

按语　本例老年瘙痒迁延两个月，经西药常规疗法内服外用效不显著，据症详辨为血热肤燥，复受风侵而发。凉血清热、润肤疏风止痒是治其根本，方中生地黄甘寒质润，苦以泻热，凉血清热滋阴，生津止渴；牡丹皮苦辛性寒，清热凉血；赤芍苦寒，凉血清热；地骨皮甘寒清降，清热凉血；知母苦寒质柔，清热生津止渴；天花粉苦酸寒凉，清热生津润燥；地肤子苦寒，疏风止痒；蝉蜕甘寒清热，散风止痒；白蒺藜苦泄开散，轻扬疏达，祛风止痒。诸药互用，发挥凉血清热润肤、疏风止痒功效。从而使瘙痒症状消失，皮损消退。

★ 例二　孔某，女，52岁。2005年1月19日初诊。

主诉及现病史：皮肤瘙痒，发无定时已4月余。经数家医院检查，排除器质性病变，诊为皮肤瘙痒症。经用抗组胺药物及激素、钙剂、维生素C等注射或内服，外用激素类霜、膏，效不明显。近来瘙痒发作频繁，痒剧时，甚至不能安眠，搔至皮肤出血仍不止痒。诊见全身体无完肤，搔痕累累，点状血痂密布，淡褐色色素沉着。精神萎靡，少气懒言，肢体倦怠，纳差。舌质淡，苔白，脉细弱。

诊断：皮肤瘙痒症。

辨证：脾肺气虚，风邪侵袭，肌表抗邪无力所发。

治则：补益脾肺，疏风止痒。

处方：黄芪30克，党参30克，白术12克，茯苓12克，当归12克，升麻9克，防风9克，炙甘草9克，白蒺藜10克，僵蚕10克，蛇床子10克。水煎服，每日1剂。

二诊：服药8剂，皮肤瘙痒大减，夜间基本能入睡，肢体有力，精神振作，余症俱减。上方去防风，黄芪、党参均易为20克，续服6剂，瘙痒消失而愈。4个月后随访未再复发。

按语　本例瘙痒日久，始用西药内外治疗效不明显，脾主肌肉，肺主皮毛，据临床表现辨证属脾肺气虚，肌表不固，抗邪力差，复受风邪而发瘙痒。方以党参、黄芪、白术、茯苓、升麻、炙甘草等补益脾肺，扶正固表；入白蒺藜、僵蚕、蛇床子、防风疏风止痒，而收较好疗效。

★ **例三** 宋某，女，71 岁。2005 年 11 月 5 日初诊。

主诉及现病史： 全身皮肤瘙痒 2 月余，无定时呈阵发性瘙痒，夜间痒剧难以入眠。口服息斯敏、塞庚啶、防风通圣丸等，注射地塞米松、葡萄糖酸钙、维生素 C，外搽炉甘石洗剂、派瑞松、皮炎平软膏，治疗不见效。诊见形体消瘦，口咽干燥，午后潮热，自觉皮肤干燥无润感，并有搔痕、血痂，触之肌肤有明显热感，大便干。经胸部 X 线透视，检查空腹血糖、肝功能、肾功能均无异常。舌质红，苔少，脉细数。

诊断： 皮肤瘙痒症。

辨证： 肺热熏蒸肌肤，失其濡养，而成瘙痒。

治则： 清肺滋阴止痒。

处方： 沙参 30 克，生地黄 20 克，麦冬 15 克，玉竹 12 克，天花粉 10 克，百合 10 克，知母 12 克，黄芩 10 克，桑白皮 10 克，地骨皮 10 克，大黄 9 克，蛇床子 10 克，白蒺藜 9 克。水煎服，每日 1 剂。

二诊： 服药 6 剂，皮肤瘙痒，口咽干燥，午后潮热症状大减，夜间基本能入睡，皮肤触之灼热感减轻，大便正常。原方去大黄，沙参减为 20 克，玉竹减为 10 克，续服 6 剂。痒感消失，诸症皆愈。

按语 本例据其皮肤干燥灼热，口咽干燥，形体消瘦，午后潮热，大便干，舌质红，苔少，脉细数等，辨属肺热熏蒸肌肤而致瘙痒。方以沙参、生地黄、麦冬、玉竹、天花粉、百合、知母、黄芩、大黄、桑白皮、地骨皮滋阴润肺清热；佐以白鲜皮、蛇床子、白蒺藜祛风止痒。药症相符，使肺热得清，肌肤濡润，瘙痒消失。

54.9 荨麻疹二例

★ **例一** 颜某，女，36 岁。2014 年 1 月 4 日初诊。

主诉及现病史： 述其平时即喜热恶寒，每遇寒冷后腹部、腰、臀部、双下肢皮肤觉有凉感即开始瘙痒，抓后起大小不一淡白色丘疹团块，腹部觉有胀感，得温热后舒适且痒感明显减轻，皮疹见消，反复迁延 50 余天。期间某院诊断为荨麻疹，经交替内服盐酸左西替利嗪、赛庚定、马来酸氯苯那敏、氯雷他定等。当时症状能有缓解，过后依然如故。患者体质较差，近些日来小便较频。舌质淡，苔薄，脉弱。

诊断： 荨麻疹。

辨证： 肾阳不足，风寒侵袭而发。

治则： 温补肾阳，散寒疏风。

处方： 熟地黄 15 克，山药 10 克，山茱萸 12 克，茯苓 9 克，泽泻 9 克，熟附子 9 克，肉桂 9 克，蛇床子 9 克，防风 9 克。水煎服，每日 1 剂。

二诊： 服药 7 剂后，上述症状开始好转，腹、腰部、下肢有温热感觉，小便基本正常，痒症明显减轻，皮损发生次数逐渐减少。原方稍作调整，复进 6 剂后诸症告愈。

按语 此例荨麻疹经以中西药物内服疗效不显，据症究其病之主因为肾阳虚弱，抗寒力差，风寒外侵所呈。故取金匮肾气汤加减，药以熟地黄、山药、山茱萸、茯苓、泽泻、熟附子、肉桂补肾助阳散寒；佐防风、蛇床子祛风止痒，而收良效。

★ 例二　孔某，女，55岁。2013年3月1日来诊。

主诉及现病史：述每遇风寒周身皮肤发痒，搔抓后起大小不一条状丘疹团块，色呈淡红，以头面部、手足等暴露部位为甚，得热则缓解，无定时发作3月余。其间诊为荨麻疹，服过数种西药，止痒当时，若1～2日不服，仍痒如故，且造成了嗜睡头昏等副作用。近半年来遇风、凉后经常感冒，体质较差，面色少华，纳差懒言，肢体倦怠乏力。舌质淡，苔薄，脉弱。

诊断：荨麻疹。

辨证：中气虚弱，致肌表抗邪无力，风寒客于肌腠所发。

治则：补中益气散风寒，调和营卫。但患者反复强调惧怕服中药，思虑片刻，想起大枣功效，问其能否以食药兼用的大枣内服，观治疗效果如何，其乐意接受。

处方：每日取大枣10枚，水煎适量，枣汤并服。

二诊：连服10日后喜告，上述症状皆轻，纳增，面色转红，肢体较前有力，遇风寒后皮疹明显减少，痒感大减。药已中病，剂量略减，大枣7枚，续服15日后诸症痊愈。

按语　大枣，味甘性温质柔，能补脾益气调营。古医籍中对本品效用有明确阐述，如《本草纲目》云："枣为脾之果，脾病宜食之。"《本草汇言》谓："此药甘润膏凝，善补阴阳、气血、津液、脉络、筋俞、骨髓，一切虚损，无不宜之。或中气不和，饮食无味，肢体懒重，肌肉羸瘦，必用大枣治之。"《本经逢原》曰："古方用大枣，皆是红枣，取生能表散也。"脾主运化，主肌肉、四肢。本例荨麻疹始用西药内服获效不显，详辨其病之根本在于脾胃气虚，中气不足，抗邪力差，而呈上述一系列症状表现。因惧服中药，故取大枣一味服用，补脾益气和胃，调营卫。此药缓性和，扶正祛邪，增强了机体抵抗力，药症合拍，果真能收意想不到独特疗效。

54.10　过敏性紫癜一例

王某，女，17岁。2014年11月9日初诊。

主诉及现病史：双小腿、踝足部起针尖、粟粒至黄豆、蚕豆大紫红色瘀点、瘀斑，膝踝关节胀痛10余天。其间某院诊为过敏性紫癜（风湿型），经服醋酸泼尼松、葡萄糖酸钙、西咪替丁、维生素C、安络血（卡巴克络），皮疹未见明显消退，膝踝关节仍胀痛，行走受限，下车后其父背着来诊。皮损处玻片压之不褪色，触之灼热。纳差，渴不欲饮，询其尿黄。舌质红，苔略黄腻，脉濡数。化验：血常规、尿十项、凝血三项均正常，血沉27mm/h。

诊断：过敏性紫癜（风湿性）。

辨证：风湿热之邪互结，灼伤血络，瘀滞而发。

治则：祛风除湿热，活血止血，化瘀消斑。

处方：独活9克，桑寄生9克，秦艽9克，防己9克，当归9克，牛膝9克，滑石9克，丹参9克，茜草根15克，蒲黄9克。水煎服，每日1剂。嘱其休息，勿食腥辣之物。

二诊：服药7剂后，紫红色瘀点瘀斑已明显消退，膝踝关节肿胀疼痛大减，未见新疹再现，纳食已增，小便正常。方中去滑石，继进7剂后紫癜全消，诸症消失，化验血沉正常告愈。

按语　本例始用西药治疗未效，辨为风湿热蕴结，灼伤血络，瘀滞所发。故取独活寄生汤化裁，原方去辛散温通之桂枝、防风。所选独活，祛风胜湿，通经活络；桑寄生偏润，能除血中风湿，祛风通络；秦艽润而不燥，为风药中润剂，既可祛风除湿，又可通络；防己擅泻下焦血分湿热，且能祛风通络止痛；当归活血止痛；牛膝引血下行，活血通经利痹，治关节疼痛；滑石性寒而滑，利尿清热；丹参活血祛瘀消肿；茜草根止血化瘀是其所长；蒲黄收敛止血，并能行血消瘀。综观全方具有祛风清湿热止痛、活血又止血化瘀功效，因而治风湿型紫癜效佳。

54.11　手足皲裂二例

★ **例一**　刘某，女，60岁。2012年9月25日初诊。

主诉及现病史：双手掌指、足底皮肤干燥皲裂，痒痛俱作年余。经服维生素E、鱼肝油，外用润肤膏、愈裂霜等未见明显疗效。查见上述部位呈现出大小不一条状裂纹，粗糙增厚。面色萎黄不泽，气短懒言，肢体乏力，纳差。舌质淡，苔薄，脉细弱。

诊断：手足皲裂。

辨证：气血俱虚，肌肤失养，而致皲裂。

治则：益气养血润肤，愈裂。

处方：当归15克，白芍30克，熟地黄30克，阿胶10克（烊化），黄精12克，党参30克，白术10克，茯苓10克，枸杞子10克，桑椹子10克，白及10克，白蒺藜9克，蛇床子9克。水煎服，每日1剂。

二诊：服药12剂后，皲裂症状明显减轻，面色转润，肢体有力，精神振作，纳食增加，余症俱轻。方中白芍、熟地黄均减为20克。继服15剂，皲裂症状愈合。

按语　本例为气血虚弱，不能濡养肌肤所致皲裂。治取当归、白芍、熟地黄、阿胶、枸杞子、桑椹子、黄精、党参、白术、茯苓、白及益气养血敛口；白蒺藜、蛇床子祛风止痒，使手足皲裂愈合。

★ **例二**　孔某，女，62岁。2014年9月12日初诊。

主诉及现病史：双手指、手掌、足趾、足底、足跟皮肤增厚，干燥皲裂，裂隙深浅不一，伴鳞屑，表面粗糙，肤色发红，边缘不清，略有痒感年余。其间曾外用数种西药霜膏，如哈西奈德乳膏、派瑞松、愈裂霜、去炎松尿素软膏、维A酸乳膏等，效不显著。诊见患处干燥皲裂，肌肤色红，触之有明显灼热感。并述每日午后及晚间手掌、足底热感加重，次日早晨稍轻，得凉则舒适。现口干咽燥。舌质红，苔少，脉细数。

诊断：手足皲裂性湿疹。

辨证：肾阴不足，虚热内生，消灼津液，肌肤失润。

治则：滋肾阴清热，润肤愈裂止痒。

处方：知母15克，黄柏10克，生地黄30克，牡丹皮10克，山药10克，泽泻10克，茯苓10克，山茱萸10克，地骨皮12克，玄参30克，玉竹10克，白及10克，白鲜皮10克，地肤子10克。

用法：水煎服，每日1剂。第3煎水适量待温浸泡患处。忌食腥辣之物。

二诊：服药12剂后口咽干燥及皲裂处午后晚间热感症状明显减轻，肤色由红转淡，裂隙由深开始变浅，并有润感，余症俱轻。原方生地黄、玄参易为15克，知母、地骨皮易为9

克，继进 18 剂后上述症状全部消失，皲裂愈合，肤色正常，肌肤恢复正常弹性告愈。

按语　本例湿疹除手足皲裂外，且有口咽干燥，午后晚间灼热感加重，肤色发红，舌质红少苔，脉细数等症状。据症辨属肾阴不足，虚热内生，蒸灼肌肤，失其润养，而呈燥裂。故取知柏地黄汤加减治之，伍入地骨皮、玄参、玉竹、白及，增其清热滋阴愈裂功效；白鲜皮、地肤子止痒，而获佳效。

54.12　多形性红斑一例

柳某，女，23 岁。2006 年 3 月 1 日就诊。

主诉及现病史：患者双手背手掌起散在黄豆至蚕豆大红斑丘疹团块，个别皮疹中心有一重迭水疱，形成彩虹状，自觉灼热瘙痒 4 天。伴口干咽痛不适，小溲发黄，大便不干。舌质红，苔黄腻，脉濡滑数。

诊断：多形性红斑。

辨证：风湿之邪，蕴而化热。

治则：清热祛湿，祛风消斑。

处方：黄芩 10 克，栀子 10 克，生地黄 20 克，车前子 10 克，木通 10 克，牛蒡子 10 克，山豆根 10 克，玄参 15 克，薏苡仁 15 克，地肤子 15 克，防风 10 克，红花 10 克，赤芍 12 克，甘草 10 克。水煎服。每日 1 剂。

二诊：服药 3 剂后热痒感大减，皮疹开始缩小消退，水疱干涸，咽痛消失。上方去玄参、山豆根，续服 3 剂，诸症悉除。

按语　多形性红斑好发于春季，皮疹呈彩虹状，本例笔者认为乃风湿之邪，蕴而化热，郁于肌肤所发。故用黄芩、栀子、牛蒡子、薏苡仁、地肤子等清湿祛热，疏风止痒；玄参消斑；红花、赤芍散结而收效。

54.13　颜面神经麻痹一例

孔某，男，24 岁。1991 年 4 月 12 日初诊。

主诉及现病史：40 天前劳动汗出，约两小时后觉左侧面部肌肉麻木，发紧，继则口角往右侧歪斜。某县医院诊为面神经麻痹，予以口服血管扩张药，肌内注射维生素 B_1、维生素 B_{12}，针灸，理疗，收效不显。诊见患者前额皱纹消失，左侧面部表情肌瘫痪，触之有凉感，不出汗，不能皱额、闭目，鼻唇沟平坦，口角歪向右侧，流口水，不能鼓气。身体瘦弱，面色萎黄不华，少气懒言，倦怠乏力，时常自汗。舌质淡，苔白，脉沉细。

诊断：颜面神经麻痹。

辨证：素体虚弱，卫阳不足，汗出腠理空虚，风邪乘虚入络所致。

治则：益气养血助阳，活络祛风。

处方：黄芪 50 克，桂枝 15 克，当归 15 克，白芍 30 克，白芷 10 克，红花 10 克，僵蚕 10 克，全蝎 10 克，干姜 10 克，大枣 5 枚。水煎服，每日 1 剂。

二诊：服 6 剂后精神好转，面色转红，左侧面部已有汗出，麻木感减轻，自觉较前舒适，口角歪斜明显减轻，四肢较前有力，续服 6 剂。

三诊：已能闭目，左颜面麻木感已基本消失，口角歪斜已不明显，肢体有力，原方稍事出入续服 3 剂，病愈。

按语 本例患者乃平素即气血虚弱，劳动汗出致腠理空虚，风邪乘虚侵入颜面，造成面部神经麻痹的病变。故治以益气补血助阳，活络祛风，方中重用黄芪益气助卫固表，增强机体抵抗力；配桂枝、干姜、大枣温阳行痹；当归、白芍、红花养血活血；白芷、僵蚕、全蝎驱风外出。药症相符，故收到满意疗效。

54.14 毛囊炎一例

王某，男，28 岁。2005 年 9 月 25 日初诊。

主诉及现病史：头皮部发生 20 余个大小不一红色结节，有时疼痛，有时发痒，或痒痛俱作 5 年余。几年来用 20 余种抗生素注射内服，外用百多邦（莫匹罗星）、鱼石脂软膏、红霉素软膏，及其他中西药制成洗剂、酊剂外搽，但上述皮疹总是反复再现。查见上述部位有 20 余个如蚕豆或黄豆粒大小红色毛囊性丘疹，个别皮损顶部有米粒大脓疱。口中黏腻，二便可。舌质红，苔黄腻，脉濡数。

诊断：毛囊炎。

辨证：湿热久蕴，积聚酿毒所发。

治则：清湿热，解毒散结。

处方：蒲公英 30 克，地丁 30 克，金银花 30 克，连翘 10 克，浙贝母 10 克，白芷 10 克，栀子 10 克，黄柏 10 克，皂角刺 10 克，赤芍 15 克，苦参 10 克，白鲜皮 12 克，滑石 10 克，穿心莲 12 克，土茯苓 12 克，甘草 6 克。

用法：水煎服，每日 1 剂。嘱其第 3 煎待温后洗患处，每日 2 次。

二诊：服药 20 剂后，上述部位红色结节明显缩小，肤色变淡，痒痛俱轻，脓疱已无，口中黏腻感消失。上方去土茯苓、浙贝母，续服 15 剂后，毛囊性丘疹、结节全部消退，痒痛症状消失，皮肤变平，诸症治愈。

按语 本例反复而发 5 年余，其病因病机是湿热蕴结化毒，故呈现出红色丘疹结节、脓疱、痒痛俱作等症状。清湿热、解毒散结为疗此病根本之法。取蒲公英、地丁、金银花、连翘、浙贝母、白芷、穿心莲清热解毒；栀子、黄柏、滑石、土茯苓、苦参清湿热；皂刺、赤芍散结；白鲜皮止痒，诸药互用，使湿热清毒解，炎症消散，丘疹结节消退告愈。

54.15 血栓性静脉炎一例

陈某，女，60 岁。2005 年 5 月 1 日初诊。

主诉及现病史：左小腿肿胀灼热疼痛色红 2 年余，曾在几家医院诊断为血栓性静脉炎。西药注射内服消炎，外用（不详）均获效不著。查见上述部位皮损呈紫褐色，整个小腿下 2/3 处弥漫性肿胀，触之有灼热感，并有束条状物可扪及，行走疼痛，下午加重，早晨减轻。口渴口苦不欲饮，纳食不香，小便色黄，大便不干。舌质红，苔黄腻，脉濡数。

诊断：血栓性静脉炎。

辨证：湿热互结于左下肢，致使经络瘀阻，凝滞不通所发。

治则：清利湿热，活血通络止痛。

处方：苍术 10 克，黄柏 10 克，地骨皮 10 克，络石藤 12 克，忍冬藤 30 克，知母 10 克，栀子 10 克，薏苡仁 30 克，滑石 10 克，蚤休 10 克，蒲公英 30 克，地丁 30 克，牛膝 10 克，桃仁 10 克，地龙 10 克，丹参 30 克，白薇 10 克。水煎服，每日 1 剂。

外用大黄 50 克，牡丹皮 50 克，水煎适量待凉，以纱布蘸药液湿敷患处，5～10 分钟更换 1 次，或有热痛感即敷。

二诊：服药 15 剂后皮损处灼热疼痛症状大减，皮损由紫褐色略转淡红，口渴口黏症状基本消失，纳食增加，上方去知母，苍术易为 6 克，蒲公英、地丁易为 20 克，续服 15 剂。停中药湿敷。取：大黄粉 30 克，栀子粉 30 克，没药粉 30 克，与凡士林 300 克调匀成膏，涂敷患处，每日 1 次。

三诊：疼痛症状大减，肿胀续轻，患处肌肤已有松软，行走轻松，触之已无灼热感，肤色已明显变淡，余症俱轻。方中去苍术、地骨皮、薏苡仁、白薇、蚤休，入木瓜 10 克，续服 15 剂。续用上述药膏外搽。

四诊：患处肿胀疼痛症状消失，肌肤基本正常，触之已无灼热感，束条状物基本不显，仅留有淡褐色色素沉着，行走正常。

按语   本例辗转迁延 2 年未愈，据其诸症表现，辨为湿热蕴结于下肢，使经络瘀阻不通而发。故取苍术、黄柏、栀子、知母、薏苡仁、滑石、络石藤等清湿热；蚤休、忍冬藤、公英、地丁消炎解毒清热；牛膝、赤芍、丹参、桃仁活血通络。同时配合清热消炎中药水煎后凉敷，或调成中药膏外涂，内服外用相结合，使湿热清，炎症消，血活络通，静脉炎治愈。

54.16　银屑病一例

邱某，女，46 岁。2004 年 3 月 29 日初诊。

主诉及现病史：头皮、躯干、四肢发生较多的钱币大红色皮损，上覆较多的银白色鳞屑年余，伴有痒感，揩去鳞屑见出血之象。经服迪银片、注射维生素 B_{12}、胎盘组织液，外用数种激素类软膏，皮疹仍如前状。现口渴、咽干、失眠 3 个月。舌质红、少苔，脉细数。

诊断：银屑病。

辨证：血热内蕴，伤阴化燥，而现红色鳞屑性皮损，热扰神明失眠。

治则：凉血清热滋阴，安神止痒。

处方：生地黄 30 克，牡丹皮 10 克，赤芍 12 克，紫草 10 克，玄参 30 克，知母 12 克，天花粉 10 克，炒枣仁 12 克，夜交藤 15 克，远志 10 克，五味子 6 克，白鲜皮 12 克，蝉蜕 10 克，白蒺藜 6 克。水煎服，每日 1 剂。

二诊：服药 10 剂后，疹色由红转淡红，皮损变薄，鳞屑减少，口渴症状大减，晚间基本能入眠，咽喉感觉稍痛，上方生地黄、玄参均易为 20 克，知母易为 10 克，加穿心莲 10 克、山豆根 10 克。水煎服，每日 1 剂。

三诊：续服 10 剂后，口渴咽干痛症状全消，皮损由上往下大部分消退，留有淡白斑，睡眠好，基本不痒，前方去玄参、炒枣仁、夜交藤、远志、白蒺藜、紫草、天花粉，续服 10 剂皮疹全部消退而愈。

按语   本例除周身红色鳞屑性皮疹外，又具口渴、咽干痛、失眠等症状，辨属血热蕴于肌肤，伤阴化燥所发，热邪上扰神明故失眠。因而取生地黄、丹皮、赤芍、紫草、玄参、知母、天花粉凉血清热滋阴；白鲜皮、蝉蜕、白蒺藜止痒；炒枣仁、夜交藤、远志、五味子安神催眠，不仅使皮损消退，且睡眠正常。

54.17　湿疹二例

★ 例一　胡某，男，52 岁。2005 年 12 月 23 日初诊。

主诉及现病史：双手背皮肤粗糙，有细薄鳞屑，伴皲裂、搔痕，有时见有黏液渗出，皮损高出皮肤表面，呈红褐色，边缘不清，痒剧 3 年。经外用皮炎平软膏、哈西奈德溶液、派瑞松、皮康王、去炎松尿素软膏（曲安西龙）等，只能当时止痒，过后仍痒如前状，皮疹未有消退，触之有灼热感。

诊断：慢性湿疹。

辨证：湿热久蕴，感受风侵。

治则：除湿止痒疏风。

处方：苦参 30 克，白鲜皮 30 克，黄柏 30 克，土茯苓 30 克，薏苡仁 30 克，蛇床子 30 克，地肤子 30 克，制何首乌 30 克，防风 30 克，秦艽 30 克。

用法：水煎适量待温，泡洗患处，每日 2～3 次，每次 30 分钟，3 日用药 1 剂。洗后晚间涂敷除湿止痒膏：白鲜皮粉 15 克，苦参粉 10 克，枯矾粉 10 克，凡士林 100 克，充分调匀即成。忌用热水、肥皂洗搓，忌食腥辣之物。

上药共用 30 日，皮疹全部消退，痒感消失。

按语　某些局限性慢性湿疹，用西药激素类霜、膏疗效不著的，可取除湿止痒疏风之药，水煎后浸泡，可直接作用于皮损处，临床观察功专力宏，发挥药效较快，胜过内服药及其他疗法。本例以苦参、白鲜皮、黄柏、土茯苓、薏苡仁、蛇床子、地肤子除湿清热止痒；何首乌、防风、秦艽疏散风邪，而收效良好。

★ 例二　张某，男，21 岁。2006 年 4 月 30 日初诊。

主诉及现病史：胸、腹部、四肢发生散在约 1 厘米×2 厘米大红褐色皮疹，部分上覆鳞屑或黏腻性黄色痂皮，伴有抓痕，边缘不清，痒感剧烈 1 年余。两家医院诊为湿疹。服湿毒清胶囊，外用哈西奈德溶液、赛庚啶软膏、派瑞松等，皮疹有时消退，但 2～3 日不搽外用药，皮损即现。口黏口腻，纳食不香。舌质淡，苔白腻，脉濡。

诊断：慢性湿疹。

辨证：湿毒蕴结于上述部位所发。

治则：健脾除湿，解毒止痒。

处方：白术 12 克，茯苓 12 克，薏苡仁 30 克，佩兰 10 克，滑石 10 克，陈皮 6 克，白鲜皮 12 克，地肤子 12 克，蛇床子 12 克，连翘 10 克，忍冬藤 30 克。

用法：水煎服，每日 1 剂。外用炉甘石粉 10 克，滑石粉 10 克，白鲜皮粉 10 克，青黛粉 3 克，冰片粉 3 克，甘油 5 毫升，蒸馏水 120 毫升，混匀外搽皮损处，每日 3 次。嘱其忌食腥辣之物。

二诊：服药 12 剂后，纳食增加，口中黏腻症状已轻，湿疹处痒的症状大减，皮疹有所消退，未见新疹再现。方中去佩兰、陈皮，续服 16 剂，外用药同上。

三诊：皮疹已基本消退，痒感消失，口中黏腻感已无，为巩固疗效，上方略事加减，续服 7 剂后，诸症而愈。

按语　湿疹，中医称"湿毒疮"，此病多缠绵反复，对于病程较长的慢性湿疹，在除湿止痒的基础上，应酌情加入解毒消炎药物，如连翘、忍冬藤等，临床观察疗效较好。并嘱患者尽量少用热水、肥皂水、花椒水及有刺激性的外用药洗擦。忌食腥辣之物，以免使皮疹加重或影响疗效。

54.18　神经性皮炎一例

张某，男，48 岁。2005 年 9 月 30 日初诊。

主诉及现病史：双小腿正侧发生约 10 厘米×5 厘米大淡褐色皮疹，呈阵发性痒剧已 15 年之久。查见上述部位皮损由于经常搔抓，已明显肥厚，高出皮肤表面，粗糙，伴有抓痕薄屑及血痂色素沉着，边缘不清。十几年来数种治疗皮炎的外用霜、膏、贴膏、搽剂用了许多，只痒感减轻，但未能使皮损消退。

诊断：神经性皮炎。

治则：滋养肌肤，软坚疏风止痒。

处方：当归 30 克，制何首乌 30 克，黄精 50 克，赤芍 30 克，三棱 30 克，莪术 30 克，白蒺藜 30 克，白鲜皮 30 克，防风 30 克，蛇床子 30 克，苦参 30 克，皂刺 30 克。

用法：上药水煎约 1500 毫升，待温频洗患处，每日 3 次，每次 20 分钟，3 日用药 1 剂。嘱其忌食腥辣之物。

二诊：用上药外洗 18 日后，小腿处痒的症状减轻，皮损处抓痕薄屑粗糙已见消退，皮疹由肥厚变薄，续用 8 剂。

三诊：皮疹已全部消退，皮肤变平光滑，痒感全消，十几年顽疾告愈。

按语　神经性皮炎，中医谓"顽癣"，本例迁延 15 年余，据其皮损表现，证属日久肌肤失养，感受风侵所发。故用当归、何首乌、黄精、白蒺藜滋养肌肤疏风；赤芍、三棱、莪术、皂刺软化皮损；白鲜皮、苦参、蛇床子、防风止痒疏风，而收全功。

54.19　带状疱疹遗留神经痛二例

★ 例一　孔某，女，72 岁。2006 年 8 月 3 日初诊。

主诉及现病史：左腹部、背部发生几处大小不一暗红色皮损，呈带状分布 3 月余。期间在某医院诊断为带状疱疹，注射聚肌胞、病毒唑、维生素 B_1、维生素 B_{12}、阿昔洛韦，外用阿昔洛韦软膏、炉甘石洗剂等。疱疹虽然干涸消退，但遗留神经痛症状却依然存在，有增无减。现仍痒痛俱作，疼痛为主，触之皮损灼热（与正常肌肤相比）。并述胃中灼热似火烤，小腹痛，呈阵发性，下午及夜间痛剧，晚间不能安眠，纳食不香，口渴，大便干结 3 日未解。舌质红，苔黄，脉滑数。

诊断：带状疱疹遗留神经痛。

辨证：患带状疱疹后，火热毒邪未得及时清解，蕴聚于上述部位。

治则：清热泻火，解毒止痛。

处方：蒲公英 20 克，地丁 20 克，忍冬藤 30 克，板蓝根 30 克，连翘 10 克，牡丹皮 10 克，地骨皮 10 克，赤芍 10 克，知母 10 克，麦冬 15 克，生地黄 30 克，天花粉 10 克，延胡索 12 克，大黄 10 克（后入）。

用法：水煎服，每日 1 剂。

外用：大黄 30 克，牡丹皮 30 克，水煎约 500 毫升待凉，用纱布蘸药液湿敷患处，每日数次，或有热痛感即敷，不拘次数。

二诊：服药 6 剂后，皮损处灼热疼痛症状大减，夜间基本能入眠，口渴症状减轻，大便正常，余症俱轻。上方去大黄，生地黄易为 20 克，续服。

三诊：服药 8 剂后，灼热疼痛症状消失，皮损处恢复正常肤色，口渴症状已无，余症俱消，告愈。

按语 带状疱疹，中医称"蛇丹"、"缠腰火丹"等，开始多出现成群的密集性水疱，沿周围神经分布，如治疗不及时，使湿热火毒得不到较快清解，蕴结于内，侵犯神经，大多数患者，尤其是老年人，皮疹虽消退，但遗留神经痛症状，往往持续时间较长。本例老年患者即是如此，始用数种抗病毒西药注射、内服、外搽，但灼热疼痛症状仍未解除，热不清，火不降，毒不解，则肌肤难以安宁。故取蒲公英、地丁、忍冬藤、板蓝根、丹皮、赤芍、地骨皮清火热解毒；知母、麦冬、生地黄、天花粉清热滋阴；大黄导热下行；延胡索止痛。诸药合用，使热清、火降、毒解皮损消退，疼痛症状消失，病告痊愈。

★ 例二　张某，男，56 岁。2018 年 4 月 2 日初诊。

主诉及现病史：1 个月前，右上肢发生 4 处大小不一条状红色皮损，内有较多绿豆大丘疱疹簇集分布，疼痛剧烈。虽经注射内服外用数种西药，皮损消退，但遗留神经痛的症状却一直未减轻，肤色潮红。痛甚时如针刺状，难以忍受。口苦口干。舌质红，苔黄，脉数。

诊断：带状疱疹遗留神经痛。

辨证：余热毒邪未得及时清解，蕴结而发。

治则：清热解毒，佐以止痛。

方药：五味消毒饮加味。

处方：金银花 30 克，蒲公英 30 克，地丁 30 克，菊花 9 克，天葵子 9 克，板蓝根 30 克，大青叶 15 克，贯众 10 克，牡丹皮 10 克，知母 12 克，黄芩 10 克，延胡索 12 克。水煎服，每日 1 剂。

二诊：服药 9 剂后，右上肢疼痛症状大减，口苦口干症状消失，余症俱轻。上方去知母，金银花、蒲公英、地丁、板蓝根均减为 20 克。续服 9 剂后，皮疹全部消退，疼痛症状消失，恢复正常肤色治愈。

按语 本例带状疱疹遗留神经痛的症状，据症辨为热毒邪未能及时清解所致。热不清，毒不解，肌肤难得安宁。故取五味消毒饮加味，其中金银花清热解毒消炎；蒲公英、地丁、菊花、天葵子长于清热解毒；板蓝根、大青叶清热解毒抗病毒；牡丹皮清热凉血；知母清热降火；延胡索散瘀止痛。诸药互用，而收良效。

54.20　荨麻疹三例

★ 例一　姚某，女，52 岁。2005 年 6 月 16 月初诊。

主诉及现病史：周身瘙痒抓后起大小不一条状团块，呈淡红色，时起时消，不痒不抓不起，四季一样，已年半。息斯敏、敏迪、激素、钙剂、维生素 C、赛庚啶、苯海拉明等注射、内服多次。外用数种激素类霜、膏、洗剂，但上述皮损仍未治愈，反复再现。无口渴，二便可，肢体倦怠，乏力，头晕，面色少华，纳差，失眠多梦。舌质淡，苔白，脉细弱。

诊断：荨麻疹。

辨证：血虚肌肤失养，风邪侵袭而发。

治则：养血固表，疏风止痒。

处方：当归 15 克，白芍 30 克，熟地黄 30 克，川芎 10 克，制何首乌 12 克，阿胶 10 克（烊化），防风 9 克，白蒺藜 9 克，蛇床子 10 克，僵蚕 10 克，炒枣仁 12 克。水煎服，每日 1 剂。

二诊：服药 9 剂后，淡红色丘疹团块发作次数明显减少，痒感随之减轻许多，肢体较前有力，面色转润，睡眠正常，纳食增加。原方中去阿胶、炒枣仁，白芍、熟地黄均减为 20 克，续服 7 剂，诸症全消。

按语　本例迁延年余，感痒搔抓后即现淡红色丘疹团块，四季一样，用西药常规疗法获效不著。据肢体倦怠，乏力，面色少华，失眠多梦等症状，属血虚肤失濡养，感受风袭所致。因而取当归、白芍、熟地黄、川芎、阿胶、何首乌养血补血润肤；炒枣仁催眠安神；防风、僵蚕、蛇床子、白蒺藜止痒祛风，而获效。

★ 例二　王某，女，48 岁。2005 年 8 月 23 日初诊。

主诉及现病史：全身皮肤瘙痒，抓后起大小不一红色条状风团，时起时消，痒剧两月余。经服息斯敏、敏迪、赛庚啶、盐酸异丙嗪、维生素 C、地塞米松，外用炉甘石洗剂、氧化锌洗剂、百部酊等，皮疹仍时起时消，痒感同前状。急躁易怒，头痛头胀，口苦口渴，手足灼热，小便色黄。舌质红，苔黄，脉弦滑数。

诊断：荨麻疹。

辨证：肝胃热盛，蕴于肌肤，兼感风侵所致。

治则：清泻肝胃之热，佐以疏风止痒。

处方：龙胆草 10 克，栀子 10 克，黄芩 10 克，柴胡 10 克，生地黄 30 克，车前子 10 克，木通 5 克，黄连 10 克，知母 10 克，白鲜皮 12 克，浮萍 9 克，蝉蜕 9 克，菊花 9 克，滑石 10 克，甘草 9 克。水煎服，每日 1 剂。

二诊：上药服 5 剂后，口苦口渴，急躁易怒，头痛头胀症状皆轻，小便正常，痒感大减，皮损发生次数明显减少，即使搔抓后皮肤颜色由原来潮红转淡红。上方去柴胡、滑石，续服 6 剂后，痒感消失，皮疹未再反复，诸症治愈。3 个月后随访未发。

按语　本例因用数种西药内服，皮疹仍时起时消，反复再现，痒如前状。据其口苦口渴，头痛头胀，急躁易怒，舌质红，苔黄，脉弦滑数等症状表现，辨属肝胃热盛，兼受风侵所发。取龙胆草、栀子、黄芩、柴胡、车前子、生地黄、知母清肝胃之热；滑石、木通导热下行；蝉蜕、浮萍、白鲜皮止痒疏风，药症相符，而收效显著。

★ 例三　周某，女，56 岁。2005 年 10 月 15 日初诊。

主诉及现病史：全身起大小不等淡红色丘疹团块，瘙痒较重，反复发作半年余。曾服息斯敏、敏迪、赛庚啶、防风通圣丸等中西药物，未能治愈，皮损仍反复再现。形体瘦弱，面色淡黄，自述头晕目眩，失眠健忘，气短懒言，肢体乏力，纳差。舌质淡，苔薄白，脉细弱。

诊断：荨麻疹。

辨证：气血俱虚，卫外不固，兼受风袭所发。

治则：补益气血，祛风止痒。

处方：当归15克，白芍30克，熟地黄30克，川芎10克，党参20克，白术12克，茯苓12克，黄芪30克，白蒺藜9克，防风9克，僵蚕9克，炙甘草9克，大枣4枚。水煎服，每日1剂。

二诊：服药7剂后精神振作，肢体有力，纳食已增，面色开始转红，丘疹团块发作次数明显减少，晚间基本能安眠。上方去僵蚕，白芍、熟地黄、黄芪均减为20克，续服7剂后，诸症皆愈。

按语　荨麻疹病因比较复杂，本例迁延半年未愈，淡红色丘疹团块仍不断再现，兼有气血虚弱症状，因而取气血双补八珍汤为主，伍入防风、白蒺藜、僵蚕祛风止痒，使气血俱充，肌表得固，风疏痒止，而收全功。

54.21　过敏性皮炎一例

颜某，男，60岁。2005年10月23日初诊。

主诉及现病史：双面颊部、双手背、小腿、足背皮肤潮红，自觉灼热痒剧月余。在本地外用肤轻松软膏、皮炎平霜、派瑞松、哈西奈德乳膏等获效不著。查见上述部位皮肤有大小不一片状潮红皮损，边缘不清，触之有灼热感。胃脘灼热嘈杂，口渴喜冷饮，小便黄，大便干。舌质红，苔黄，脉滑数。

诊断：过敏性皮炎。

辨证：胃火炽盛，蕴结于上述部位所发。

治则：清胃泻热止痒。

处方：生地黄30克，牡丹皮10克，黄连10克，石膏10克，麦冬15克，知母12克，大黄10克（后入），木通5克，白鲜皮15克，地肤子10克，蝉蜕9克。

用法：水煎服，每日1剂。禁用热水洗擦，忌食腥辣之物。

二诊：服药6剂后痒感大减，皮损由红色转淡，胃脘灼热、嘈杂、口渴症状皆轻，二便正常，药已中病。上方去石膏、大黄、木通，生地黄减为15克，续服5剂。

三诊：皮疹全消，肤色正常，无任何不适，诸症获愈。

按语　本例始用西药外搽取效不著，且皮损仍潮红灼热痒剧，据症辨属胃热炽盛，蕴结于以上部位而发。故用清胃散加减，取生地黄、丹皮、黄连、石膏、大黄、木通、麦冬、知母清胃泻热并导热下行；白鲜皮、地肤子、蝉蜕止痒，而获佳效。

54.22　剥脱性皮炎二例

★ **例一**　郭某，女，78岁。2006年7月15日初诊。

主诉及现病史：15天前腹部、腰部、臀部、双小腿因被蚊虫叮咬后皮肤发痒，便自用雄黄酒、全蝎酒、风油精、桃叶水及花椒、盐水洗擦，从而使皮损更加潮红，扩展蔓延。现头皮、颜面、躯干、四肢呈现出大片状弥漫性潮红皮疹，上覆细薄糠秕状鳞屑，痒感剧烈，触之皮损处有灼热感。除皮疹外，口苦口渴，小便黄少，大便干结。舌质红，苔少，脉细数。

诊断：剥脱性皮炎。

辨证：外中药毒，入里化热，蕴于血分肌肤所发。

治则：凉血清热滋阴，解毒止痒。

处方：生地黄30克，牡丹皮10克，紫草10克，沙参15克，玄参20克，麦冬15克，知母10克，玉竹10克，天花粉10克，黄芩10克，地骨皮10克，大黄10克（后入），竹叶6克，白鲜皮12克，蝉蜕9克。水煎服，每日1剂。

外用：紫草30克，白鲜皮30克，芝麻油600克，上药入油中浸泡3日后，炸枯去渣待凉，每日3次涂搽于皮损处。

二诊：服上药7剂后，皮疹由潮红转淡，细薄鳞屑明显减少，皮肤已显光滑，口苦口渴症状皆轻，二便正常。上方去大黄、竹叶，生地减为15克、沙参减为10克，续服10剂。外用药同上。

三诊：皮疹全部消退，变成正常肌肤，无任何症状，不用内服外用药物，治愈。

按语　剥脱性皮炎，又称"红皮症"，多由内服或外用药物不当刺激皮肤所引起。本例因虫咬后，乱用外搽药，结果造成皮肤不能适应，使皮损更加潮红，灼热痒剧。中医辨属外中药毒，入里化热而发。取生地黄、丹皮、紫草、玄参、沙参、地骨皮、麦冬、知母、玉竹、天花粉、黄芩凉血滋阴清热；大黄、竹叶导热下行；白鲜皮、蝉蜕止痒，配合药油外搽，内服外用相结合，本例病程较短，治疗及时，使皮疹较快消退。

★ 例二　孙某，男，53岁。2005年4月16日初诊。

主诉及现病史：自3月26日因头痛、发热，肌内注射安痛定、口服安乃近片。1天半后，全身皮肤弥漫潮红瘙痒，肌肤并见少许麸皮样白屑脱落，后逐渐增多，手足部尤甚。在当地医院按剥脱性皮炎治疗，给予激素等药物，病情略有控制，然停药后症状同前。口渴频饮，体温37.8℃，四肢无力，步履艰难，站立不稳，肌肤色红干燥。舌质红苔净，脉细滑数。

诊断：剥脱性皮炎。

辨证：内中药毒，化热入营，伤阴耗液，致使肌肤失润，干燥甲错。

治则：凉血滋阴，清热解毒，增液润肤。

处方：生地黄60克，玄参30克，沙参30克，麦冬30克，石斛15克，天花粉15克，石膏12克，牡丹皮10克，黄芩10克，当归15克，栀子10克，金银花30克，紫草10克，蝉蜕10克，甘草10克。6剂。水煎服，每日1剂。

二诊：体温基本正常，全身潮红，脱屑均见减轻，肌肤稍有滋润，瘙痒亦减，口渴转轻。上方生地黄易为30克，玄参、麦冬均易为20克，续服6剂。

三诊：皮肤已基本不红，脱屑不显，微有痒感，但觉周身乏力，气短。上方去牡丹皮、金银花、黄芩、紫草，沙参易为20克，入党参30克、熟地黄30克，以增益气补血之功。复服5剂后皮损消失，诸症痊愈。

按语　剥脱性皮炎，又称"红皮症"，发病以中老年为多。本例因肌内注射口服解热止痛药引起，诸症互参为中药毒，致使阴伤液耗，肌肤干燥失润，使皮肤潮红、剥脱而现较多白屑。应以大剂滋阴增液解毒之药为主，佐入凉血清热之品治之。故用生地黄、玄参、沙参、麦冬、石斛、牡丹皮、金银花、紫草等滋阴清热润肤解毒。服12剂后，诸症已减大半，但觉周身乏力，气短，伍入熟地黄、党参补血益气调理，而收全功。

54.23　口周皮炎一例

李某，男，34岁。2018年3月3日初诊。

主诉及现病史：口周皮肤潮红，自觉干燥不适，痒剧月余。某院诊为口周皮炎，予派瑞松、赛庚啶软膏外用，当时症状稍轻，如 2~3 日不用，皮损呈现前状，触之有灼热感。近来口苦口渴欲饮，小便色黄，大便秘结。舌质红，苔黄，脉滑数。

诊断：口周皮炎。

辨证：胃火炽盛，循经上熏而发。

治则：清胃泻热消炎。

处方：生地黄 30 克，牡丹皮 12 克，石膏 10 克，黄连 10 克，知母 12 克，麦冬 12 克，天花粉 10 克，大黄 12 克，竹叶 9 克，车前子 9 克，金银花 15 克，白鲜皮 12 克，地肤子 10 克，甘草 9 克。水煎服，每日 1 剂。

外用：苦参 15 克，玄参 15 克，水煎适量待凉，纱布蘸药液湿敷患处，每日数次。

二诊：经过治疗 5 日后，口周皮损明显由潮红转淡，瘙痒症状大减。口苦口渴减轻，二便正常。原方去大黄、石膏、车前子，继服 6 剂，停外用药。

三诊：皮疹全部消退，恢复正常，无任何症状治愈。

按语　本例口周皮炎，据症辨属胃火炽盛，循经上熏所致。故取清胃散化裁，方中生地黄、牡丹皮、石膏、黄连、知母、麦冬、天花粉清胃泻热；大黄、竹叶、甘草导热下行；白鲜皮、地肤子止痒；金银花消炎。药症合拍，而收全功。

54.24　慢性鼻炎一例

孔某，男，20 岁。2018 年 3 月 5 日初诊。

主诉及现病史：患慢性鼻炎 2 年余，平时呈交替性间歇性鼻塞，每于感冒受风寒后加重，黏液涕较多，嗅觉减退，常耳闷头痛。期间内服外滴过数种治疗鼻炎的西药、中成药，只能暂时缓解。舌质淡，苔白，脉浮。

诊断：慢性鼻炎。

辨证：风寒湿邪聚于鼻内所发。

治则：祛风散寒湿，通鼻窍。

处方：川芎 9 克，白芷 9 克，荆芥 9 克，防风 9 克，薄荷 6 克，羌活 9 克，辛夷 9 克，苍耳子 9 克，甘草 6 克。水煎服，每日 1 剂。

二诊：上药服 9 剂后，上述症状明显减轻。原方略作调整，续服 10 剂，诸症告愈。

按语　慢性鼻炎以青少年常见多发，临床观察，取川芎茶调散疗效显著。其中川芎辛温香窜，走而不守，上行头巅祛风散寒；白芷辛温芳香，辛能散风，温可散寒除湿，芳香上达通鼻窍；荆芥辛温，芳香气清，质又轻扬，能散风寒，治头痛目眩；防风辛温，性浮升散，祛风胜湿；薄荷性味辛凉，其气芳烈，清头目治头痛；羌活性温，气味雄烈，上升发表，祛风散寒止痛；辛夷辛温香散，轻浮上升，疏风散寒，宣通鼻窍；苍耳子辛苦温润，疏散宣通，上达脑巅，治风寒头痛，鼻渊流涕；甘草味甘，调和诸药。上述药物治疗慢性鼻炎，确能显示出较好祛风散寒湿、通鼻窍、止头痛功效。愈后平时注意少感冒勿受寒。

54.25　神经官能症一例

梁某，男，49 岁。2011 年 6 月 28 日初诊。

主诉及现病史：患者在煤矿工作，较为劳累，因头痛头晕，焦虑不安，心悸失眠健忘数日，入某院住院治疗，未检查出明显器质性病变，诊断为急性焦虑性神经官能症。予改善微循环、镇静、调节神经、抗焦虑等治疗 10 日，各种症状未见明显好转，主动要求出院。诊见其身体瘦弱，面色少华，述其肢体倦怠乏力，纳差。舌质淡，苔白，脉细弱。

诊断：神经官能症。

辨证：劳伤心脾，气血亏虚。

治则：健脾养心，益气补血，佐以安神镇静。

方药：归脾汤加减。

处方：党参 30 克，白术 12 克，茯苓 12 克，黄芪 30 克，当归 15 克，白芍 30 克，桂圆肉 10 克，炒酸枣仁 15 克，木香 6 克，远志 10 克，五味子 9 克，炙甘草 9 克，大枣 4 枚。8 剂。水煎服，每日 1 剂。

2011 年 7 月 7 日二诊：服药后精神振作，面色转润，肢体明显有力，头晕、心悸、焦虑不安症状已轻大半，睡眠可，纳食增。上方党参、黄芪均减为 15 克，白术、茯苓、炒枣仁均减为 9 克。续服 9 剂，用法同前。

1 个月后随访，症状全消，能正常上班工作。

按语　本例始用西药效不显著，据其头晕、头痛，肢体倦怠乏力，焦虑不安，心悸失眠，纳差，舌质淡，苔白，脉细弱等症状，辨为心脾两虚所发。故用归脾汤加减治之，方中党参、黄芪、白术、炙甘草补脾益气；茯苓、当归、白芍、桂圆肉、大枣养血补心；木香理气醒脾，使补而不滞；炒酸枣仁、远志安神镇静催眠；现代研究表明五味子，可以调节心脏血管系统病态生理机能，改善血液循环，对于神经衰弱、心脏乏力、疲劳过度等均有疗效。全方具有养心健脾、益气补血安神之功。药症相符，而收佳效。

（整理人：马　龙）

55 孔德建医案 17 例

孔德建，1978 年生人，曲阜"方寿堂"中医世家第 16 代传人。毕业于山东中医药大学中医专业，本科学历。主治医师（中医类别全科医师）。现任曲阜市第二人民医院（曲阜市鼓楼社区卫生服务中心）中医科主任；山东省公共卫生考核专家库成员；山东省中医药学会中医全科委员会委员；山东省中医全科骨干；山东省第一批五级师承县级名老中医经验继承人。擅长采用中医中药治疗内外妇儿科常见病及多发病，尤其是脾胃病、皮肤病、妇科病、乳腺病、小儿过敏性咳嗽及颈肩腰腿痛的治疗。

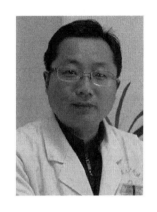

55.1 癫证一例

李某，女，53 岁。2017 年 2 月 20 日初诊。

主诉及现病史：患者语无伦次、幻听幻视伴神疲体乏嗜睡半月余来诊。其子述，患者 10 余年前携子从云南改嫁到尼山，平时与村民少有交流（言语不通），其子成年后常年在外打工。3 年前，配偶因病死亡后，独自一人靠放羊为生。春节前发现其行为怪异，常叹气，哭笑无常，情感淡漠，沉默痴呆，语言错乱，不知饥饱。舌质淡，舌体胖大边有齿痕，舌苔白，脉沉滑。

诊断：癫证。

辨证：痰气郁结，痰蒙神窍。

治则：理气解郁，化痰开窍，补益心脾，镇心安神。

处方：陈皮 10 克，姜半夏 15 克，炒白术 30 克，党参 15 克，山药 30 克，茯苓 40 克，天竺黄 10 克，节菖蒲 20 克，远志 15 克，酸枣仁 30 克，红花 15 克，木香 15 克，柴胡 8 克，郁金 15 克，桂枝 15 克，白芍 20 克，龙骨 60 克（先煎），牡蛎 60 克（先煎），磁石 30 克（先煎），珍珠母 30 克（先煎），僵蚕 10 克，六神曲 30 克，炒麦芽 30 克，鸡内金 30 克，甘草 10 克。3 剂。水煎服，每日 1 剂，分 2 次温服。

同时配以针刺合谷、太冲、中脘、内关、足三里、三阴交、百会。每日 1 次。

2017 年 2 月 24 日二诊：患者已能做简单交流，饮食逐渐改善，叹气减少，效不更方，原方续用 3 剂。

2017 年 2 月 28 日三诊：患者家属欣喜告知，诸症均减，并能做简单家务，要求继续治疗。上方去桂枝、白芍、珍珠母、六神曲、炒麦芽。6 剂。水煎服，每日 1 剂，分 2 次温服。

2017 年 3 月 7 日四诊：与患者能正常交流，患者家属告知除时有沉默外，已无异于常人。

处方：陈皮 10 克，姜半夏 15 克，炒白术 30 克，党参 15 克，山药 30 克，茯苓 30 克，天竺黄 10 克，菖蒲 20 克，远志 15 克，红花 15 克，木香 15 克，柴胡 8 克，郁金 15 克，六神曲 30 克，甘草 10 克。6 剂，水煎服，每日 1 剂，分 2 次温服。

2017 年 5 月，在其邻居就诊时得知，其子已外出打工，患者无异于常人。

按语　癫，表现为抑郁状态，情感淡漠，沉默痴呆，语言错乱，不知饥饱，甚则僵仆直视，属虚证。病由痰气郁结，或心脾两虚所致。《证治要诀》："癫狂，由七情所郁，遂生痰涎，迷塞心窍，不省人事，目瞪不瞬，妄言叫骂，甚则逾垣上屋，裸体打人。"本案治疗以理气解郁、化痰开窍、补益心脾、镇心安神为治疗原则，取得了较好的效果。

55.2　白疕一例

李某，8 岁，2017 年 11 月 19 日初诊。

主诉及现病史：患者全身泛发红色皮疹，表面覆有白色鳞屑 2 月余。在某院诊为寻常型银屑病，经治疗（治疗药物不详）效果不佳，今来诊。现患者全身呈现出较多的似黄豆粒至钱币状红色丘疹，上覆厚的干燥银白色鳞屑，疏松易剥脱，刮除鳞屑后，可见出血点，如露珠状，有痒感。舌尖红，苔薄白，脉滑数。

诊断：白疕（牛皮癣）。

辨证：血热。

治则：凉血益阴，养血润燥，疏风止痒，兼顾活血。

处方：荆芥 20 克，防风 20 克，浮萍 20 克，蝉蜕 10 克，黄柏 30 克，蒲公英 30 克，赤芍 20 克，忍冬藤 30 克，牡丹皮 20 克，地肤子 20 克，蛇床子 20 克，白鲜皮 20 克，苦参 30 克，百部 20 克，红花 20 克，乌梢蛇 20 克，蜂房 20 克，生地黄 50 克，当归 20 克。5 剂。

用法：水煎外洗，每日 2 次，3 日 1 剂。嘱忌食辛辣腥冷、牛羊肉等物。

2017 年 12 月 10 日二诊：除臀部外，其余皮疹颜色明显变淡，所覆鳞屑明显变薄，效不更方，原方续用 5 剂。

2018 年 1 月 26 日：患儿奶奶因胃疾来我处就诊，问及患儿情况得知，用完二诊 5 剂后，以原方在本地药店又自行购买 5 剂。现全身皮损以消，皮肤与常人无异，已停药。

按语　白疕又称"银屑病"、"牛皮癣"、"干癣"等。隋代《诸病源候论》首先提出了白疕的病因病机为风毒邪气致病。清代《外科大成》提出白疕"由风邪客于皮肤，血燥不能荣养所致"。清代《外科证治全书》指出白疕"因岁金太过，至秋深燥金用事，乃得此证。多患于血虚体瘦之人"。强调血燥、血虚是发病的内因。中医认为"络脉盛色变"。白疕初发或复发的早期，皮损颜色鲜红，是络脉充盈之象，辨证为血热；血热炽盛，生风化燥，局部皮肤失养则出现层层白屑；血热炽盛，迫血妄行则有点状出血现象。白疕的根本病机是血热，血分蕴热在白疕发病中贯穿始终。故本案治疗以凉血益阴，养血润燥，疏风止痒，兼顾活血为治疗原则，取得了较好的效果。

55.3　噩梦一例

孔某，56 岁。2017 年 8 月 6 日初诊。

主诉及现病史：患者近 2 个月噩梦纷纭，常遇鬼神之事，醒后大汗淋漓，心悸气短。现症神疲体乏，烦躁易怒。舌苔薄白，舌质稍红，脉沉细稍弦。

诊断：噩梦。

辨证：肝郁血虚。

治则：疏肝解郁，养阴安神。予酸枣仁汤加味。

处方：炒枣仁 30 克，茯苓 20 克，知母 15 克，朱砂 0.5 克（研细冲服），川芎 10 克，龙骨 30 克（先煎），远志 10 克，菖蒲 15 克，白芍 15 克，柴胡 8 克，郁金 15 克，浮小麦 20 克，甘草 6 克。3 剂。大枣 3 枚为引。水煎服，每日 1 剂，分 2 次温服。

2017 年 8 月 10 日二诊：除烦躁稍减轻，余症均未明显减轻。余思索良久，想到张志远教授的驱梦汤。

处方：法半夏 6 克，龙胆草 10 克，山栀子 10 克，丹参 15 克，远志 15 克，紫贝齿 20 克（先煎），石决明 60 克（先煎）。3 剂，水煎，分 2 次温服。

2017 年 8 月 14 日三诊：诸症大减，已能沉睡 5 个小时以上，效不更方，继服 6 剂，愈。

按语 本案多梦，先用酸枣仁汤加味，效不佳。余思索良久，想到张志远教授提到的："凡睡时多梦断为阴虚阳亢，肝失疏泄，热邪上扰，取介类吸纳，令龙雷火光潜藏，不开《伤寒论》黄连阿胶汤、《金匮要略》酸枣仁汤，而用驱梦汤。"本方重用石决明及紫贝齿，以取介类吸纳，令龙雷火光潜藏；用龙胆草、山栀子、半夏以清肝经之热，复肝之疏泄；远志、丹参以安神定志。故取得明显疗效。

55.4 淋证一例

焦某，62 岁。2017 年 1 月 18 日初诊。

主诉及现病史：患者小便频急短涩，尿道灼热刺痛，少腹拘急胀痛 2 月余。2 个月前，刚发病时在某医院住院治疗，给予盐酸左氧氟沙星注射液静脉滴注，出院后口服三金片、盐酸呋喃坦定等药，效不佳，遂来诊。现症小便频急短涩，尿道灼热刺痛，少腹拘急胀痛，腰膝酸软。舌苔薄白，舌质淡，脉沉细，两尺细弱。查尿十项未见异常。

诊断：淋证。

辨证：湿热未尽，损及肾阳。

治则：清热通淋，温阳益气。给予肾气汤合八正散加减。

处方：生地黄 20 克，熟地黄 20 克，山药 30 克，山萸肉 15 克，盐泽泻 10 克，牡丹皮 10 克，茯苓 30 克，黑附子 3 克（先煎半小时），肉桂 3 克，车前子 20 克（包煎），瞿麦 15 克，萹蓄 15 克，滑石 20 克，甘草 30 克，淡竹叶 30 克。3 剂，水煎服，每日 1 剂，分两次温服。

2017 年 1 月 21 日二诊：小便灼热稍减，上方加黄芪 30 克，续服 3 剂。

2017 年 1 月 25 日三诊：小便灼热大减，仍自感腰膝酸软，嘱患者用淡竹叶代茶饮，口服金匮肾气丸以调理善后。

按语 本案淋证日久，过用寒凉之药（抗生素），损伤脾土；膀胱余热未清，内伤于肾；从而致脾肾气虚，脾不运化，肾失开阖，水道不利，湿浊留恋不去，则淋沥不已，表现为正虚邪实之证。故用肾气汤合八正散加减而起效。

55.5 疮口久不收敛一例

柴某，男，69 岁。2015 年 6 月 23 日初诊。

主诉及现病史：糖尿病病史 10 余年。2015 年年初因肛周脓肿，在外院行切开引流术，术后，久不收口，脓液清稀。曾两次住院治疗，效果不佳，遂来诊要求中医治疗。体格检查：瘘口紫暗，脓液清稀，疼痛不明显。舌质淡，苔薄，脉沉细数。

诊断：疮口久不收口。

辨证：气阴不足，血运迟缓。

治则：益气养血，生肌敛疮。

治法：白及适量研粉，用香油调和成膏，用无菌纱布条沾药膏，放入瘘口深处，每日换药。口服补中益气丸，每次 6 克，每日 3 次。忌食辛辣。

连续治疗 1 个月，痊愈。

按语　本例疮口久不收敛，是因糖尿病多年，身体虚弱，气阴不足，血运迟缓所致。治当益气养血，生肌敛疮。以白及粉生肌敛疮，配合补中益气丸益气养血。气血恢复，血运顺畅，疮口较快愈合。

55.6　胃脘痛二例

★ 例一　孔某，女，27 岁。2016 年 8 月 6 日初诊。

主诉及现病史：因考研精神紧张，饥饱无常，导致胃脘疼痛，餐后加重，在外院诊为胃溃疡。曾内服多种药物（药名不详），效不佳，遂来诊。舌质红，苔少，脉弦数。

诊断：胃脘痛（胃及十二指肠溃疡）。

辨证：肝郁气滞，疏泄失常，胃阴不足，胃热失降。

治则：疏肝理气，调畅气机，养阴清热，抑酸和胃。

处方：白及 10 克，三七粉 10 克，蒲公英 40 克，柴胡 8 克，海螵蛸 15 克，郁金 15 克，延胡索 15 克，黄连 10 克，吴茱萸 3 克。6 剂。

用法：水煎服，每日 1 剂。分早晚 2 次温服。6 剂为 1 个疗程。忌食辛辣油腻食物，保持心情舒畅。

二诊：服上方诸症大减，效不更方，上方继服 6 剂，巩固疗效。用法禁忌同前。

2 个月后电话随访，未再发生胃脘不适。

★ 例二　李某，男，52 岁。2016 年 11 月 8 日就诊。

主诉及现病史：胃脘疼痛，反酸，餐后加重 2 年余。患者近 2 年来，经常胃脘疼痛，反酸，餐后加重。曾在外院诊为胃溃疡、反流性食管炎，曾内服多种药物（药名不详），效不佳，遂来诊。询其平素嗜酒及辛辣食物，现舌质红，苔黄腻，脉弦滑数。

诊断：胃脘痛（胃溃疡、反流性食管炎）。

辨证：胆胃郁热，气机不畅，胃气上逆。

治则：清利湿热，调畅气机，和胃降逆。

处方：白及 10 克，三七粉 10 克，蒲公英 40 克，柴胡 8 克，海螵蛸 15 克，陈皮 10 克，半夏 12 克，郁金 15 克，黄连 10 克，吴茱萸 3 克。6 剂。

用法：水煎服，每日 1 剂，分早晚 2 次温服。6 剂为 1 个疗程。忌食辛辣油腻食物，保持心情舒畅。

二诊：服上方诸症大减，效不更方，上方继服 10 剂，巩固疗效。用法禁忌同前。

3 个月后电话随访，未再发生胃脘疼痛。

按语　胃及十二指肠溃疡属中医"吞酸"、"胃脘痛"范畴。中医认为本病的病因病机主要由于情志所伤、饮食劳倦等。忧思恼怒，七情刺激，肝失疏泄，横犯胃腑；或脾气郁结，运化失常；饮食失节或偏嗜，损伤脾胃；或湿热壅结中焦，胃膜受损，均可致溃疡发生。本病病位在胃，与肝脾关系最为密切。两例所用基本方（白及 10 克，三七粉 10 克，蒲公英 40 克，柴胡 8 克，鱼骨 15 克）为笔者临证经验方，能收敛生肌、活血化瘀、清热抑酸，多年应用于临床，对胃及十二指肠溃疡，疗效显著。

55.7　红眼病二例

★ 例一　孔某，男，37 岁。2004 年 4 月 11 日初诊。

主诉及现病史：患红眼病 5 天，在外院输液治疗，药物不详，效不佳，遂来诊。现症：眼痛难睁，怕热畏光，眵多黄稠，热泪如汤，眼睑红肿，结膜充血、水肿。舌红，苔黄，脉数。

诊断：红眼病（急性流行性结膜炎）。

辨证：肝经郁热，热伤血络。

治则：清肝泻火，凉血止血。

处方：薄荷 5 克，野菊花 10 克，黄连 5 克，金银花 10 克。3 剂。

用法：上药沸水浸泡，趁热熏眼，水凉后代茶饮，每日 2 次。忌食辛辣油腻食物。

用上方 1 日诸症大减，3 日痊愈。

★ 例二　赵某，男，52 岁。2004 年 5 月 9 日初诊。

主诉及现病史：眼部灼热赤痛 3 天，刺痒交作，怕热畏光，泪热眵结，眼睑肿胀，结膜充血水肿；伴见头痛鼻塞，恶寒发热，便秘溲赤，口渴引饮。舌红苔黄，脉数。

诊断：红眼病（急性流行性结膜炎）。

辨证：肝经郁热，风热外袭，风热并重，热伤血络。

治则：清肝泻火，疏风清热，凉血止血。

处方：薄荷 5 克，野菊花 10 克，黄连 5 克，金银花 10 克。6 剂。

用法：上药沸水浸泡，趁热熏眼，水凉后代茶饮，每日 2 次。忌食辛辣油腻食物。防风通圣丸，每次 6 克，每日 3 次，白开水冲服。

用上方 1 日诸症大减，5 日痊愈。

按语　红眼病中医俗称为"红眼"、"火眼"。现代医学称为"急性流行性结膜炎"，是以结膜充血、脓性黏液及脓性分泌物为特征的急性传染性眼病。好发于春、夏、秋季，通过接触传染。发病急，双眼同时或先后发病。多因患者肝经郁热，复感风热，热伤血络所致。该方（薄荷 5 克，野菊花 10 克，黄连 5 克，金银花 10 克）为笔者临证经验方，能疏风、清热、解毒，多年应用于临床，疗效显著。

55.8　皮肤瘙痒症二例

★ 例一　孔某，女，37 岁。2015 年 1 月 12 日初诊。

主诉及现病史：周身皮肤瘙痒 2 个月，曾在外院诊为湿疹，内服外用多种药物（药名不详），效不佳，遂来诊。既往糖尿病病史 5 年。体格检查：皮肤干燥，呈红褐色，满布抓痕及血痂，触之灼热。舌质红苔少，脉细数。

诊断：皮肤瘙痒症。

辨证：阴虚血燥生风。

治则：养阴清热，祛风止痒。

处方：防风、当归各 15 克，土茯苓、地肤子各 20 克，百部、白鲜皮、苦参各 30 克。7 剂。

用法：加水浓煎，待温频洗。7 天为 1 个疗程。禁忌辛辣油腻之品，多喝水。

用此方治疗 1 个疗程，皮肤瘙痒消失，病告痊愈。2 个月后随访，未再复发。

★ 例二　张某，男，57 岁。2016 年 8 月 7 日初诊。

主诉及现病史：阴囊皮肤潮红、起疹、湿润或有渗液，瘙痒剧烈，痛如火燎，夜不能眠 2 年余。近日因吃辛辣油腻之品较多，导致病情加重。舌苔薄黄，脉滑数。

诊断：皮肤瘙痒症（又称绣球风、阴囊湿疹）。

辨证：该患者嗜好辛辣，湿热下注，反复发作，日久不愈，阴血耗伤，生风生燥，气血失和，肌肤失养。

治则：清利湿热，祛风止痒。

处方：防风、当归各 15 克，土茯苓、地肤子各 20 克，百部、白鲜皮、苦参各 30 克。7 剂。

用法：加水浓煎，待温频洗患处。7 天为 1 个疗程。禁忌辛辣油腻之品，多喝水。

用上法治疗 1 个疗程，症状大减，已可正常入眠。3 个疗程后局部湿疹及瘙痒消失，病告痊愈。

按语　血热内蕴，化热动风，淫于肌肤；或气虚失于外固，风邪趁虚外袭；血虚生风，皮肤失养均可导致皮肤瘙痒症发作。该方为笔者临证经验方，能祛风清热凉血，燥湿杀虫止痒，多年应用于临床，对皮肤瘙痒、湿疹、各种体癣，疗效显著。

55.9　口臭二例

★ 例一　孔某，女，24 岁。2016 年 10 月 18 日初诊。

主诉及现病史：因考研精神紧张，饥饱无常，导致口臭月余，曾内服多种清热中成药，效不佳，遂来诊。舌质红苔少，脉滑数。

诊断：口臭。

辨证：脾胃失和，浊气上泛。

治则：调和脾胃，降逆清热，化浊清口。

处方：陈皮 10 克，半夏 15 克，黄连 10 克，栀子 10 克，石膏 30 克，藿香 12 克，山楂 15 克，甘草 10 克。3 剂。

用法：水煎服，每日 1 剂，分早晚 2 次温服。3 剂为 1 个疗程。忌食辛辣油腻食物，保持心情舒畅。

用上方 3 剂口臭大减，继服 3 剂，口臭痊愈。

★ **例二** 王某，男，46 岁。2017 年 11 月 19 日初诊。

主诉及现病史：平素嗜食辛辣烟酒，口臭半年余。在外院诊为浅表性胃炎，曾内服多种药物（药名不详），效不佳，遂来诊。现口臭明显，时有反酸。舌质红，苔黄腻，脉弦滑数。

诊断：口臭。

辨证：脾胃湿热，浊气上泛。

治则：清利湿热，和胃降浊。

处方：陈皮 10 克，姜半夏 15 克，黄连 10 克，栀子 10 克，石膏 30 克（先煎），藿香 12 克，山楂 15 克，甘草 10 克，煅瓦楞子 30 克，薏苡仁 30 克。3 剂。

用法：水煎服，每日 1 剂，分早晚 2 次温服。3 剂为 1 个疗程。忌食辛辣油腻食物，保持心情舒畅。

用上方 3 剂口臭大减，继服 9 剂，口臭痊愈。

按语 胃为水谷之海，专司受纳腐熟食物，若人饮食有节，保持胃肠间，有规律的虚实更替，则食物残留亦随胃气之降而下降小肠，胃之降浊与脾主升清的功能，有相反相成的配合作用。故胃中腐物残留亦如走水不腐之理而能推陈置新，少生胃病；若脾升胃降的规律紊乱，未降之浊腐气就上腾于口，发生口臭的症状。基本方（陈皮、半夏、黄连、栀子、石膏、藿香、山楂、甘草）为笔者临床经验方，有降逆、清热、化浊、清口气的作用。对常见的口臭、口腔异味效果显著，多在 3～6 剂显效或愈。

55.10 混合痔二例

★ **例一** 刘某，男，39 岁。2016 年 9 月 21 日初诊。

主诉及现病史：大便下血伴肛门坠胀疼痛 1 年余。曾服痔根断、三七化痔丸治疗，效不佳。在外科诊为混合痔，建议手术治疗，因惧怕手术，遂来求中医治疗。体格检查：肛管内齿线上下 3 点处有一肿物，无明显分界，肛门潮湿坠胀，有触痛。舌质红，苔黄腻，脉滑数。

诊断：混合痔。

辨证：大肠湿热，气血瘀滞。

治则：清利湿热，凉血止血。

处方：荆芥 30 克，防风 30 克，苏木 40 克，白芷 30 克，三七粉 20 克，乳香 15 克，没药 15 克，白及 30 克，土茯苓 30 克，黄柏 30 克，蒲公英 40 克，地肤子 20 克。7 剂。

用法：加水浓煎，熏洗患处，每日 2～3 次。7 天为 1 个疗程。忌食辛辣。

用上方治疗 2 个疗程，痊愈。

★ **例二** 孔某，女，27 岁。2017 年 10 月 29 日初诊。

主诉及现病史：产后 3 个月，肛门潮湿瘙痒伴坠胀疼痛，在外院诊为混合痔。因哺乳，不愿口服西药，遂来寻求中医帮助。

诊断：混合痔。

辨证：大肠燥热，气滞血瘀。

治则：凉血润燥，行气活血，祛湿止痒。

处方：荆芥 30 克，防风 30 克，苏木 40 克，白芷 30 克，三七粉 20 克，乳香 15 克，没药 15 克，白及 30 克，土茯苓 30 克，黄柏 30 克，蒲公英 40 克，地肤子 20 克。

用法：加水浓煎，熏洗患处，每日 2～3 次。7 天为 1 个疗程。忌食辛辣。

用上方治疗，次日症状大减，继用 10 天痊愈。

按语　痔疮的形成多责之于饮食不节，过多食用肥腻厚味，或大量饮用烈酒，嗜食辛辣之品，以及长期的便秘、腹泻、久坐久立、负重远行、妊娠多产等诸多因素，致使燥热或湿热内生，下迫大肠，经络阻滞，邪热与瘀血结滞郁积而成。该方为笔者临证经验方，能疏风止痒，凉血止血。经多年临床应用，对内痔、外痔、混合痔，疗效显著，免除了手术之苦。

55.11　小儿厌食症二例

★ **例一**　赵某，女，7 岁。2012 年 11 月 18 日初诊。

主诉及现病史：父母长期在外，老人溺爱，嗜食零食，食欲不振，不思饮食，便溏。舌苔薄白，脉沉。

诊断：小儿厌食症。

辨证：脾虚胃不和。

治则：益气健脾和胃。

处方：炒内金、茯苓、炒白术、山药各 10 克。

用法：将上药共研细末，加小麦粉、白糖适量，和面做饼，烙熟食用，每日 1 剂。7 天为 1 个疗程。

经本法治疗 7 天后，食欲大增、大便正常。又坚持服用半个月，饮食、二便均正常。

★ **例二**　张某，男，5 岁。2014 年 3 月 7 日初诊。

主诉及现病史：父母溺爱，嗜零食，纳差，便溏，口流唾液，口有异味。舌苔薄白，脉沉。

诊断：小儿厌食症。

辨证：脾虚胃不和。

治则：益气健脾和胃。

处方：炒内金、茯苓、炒白术、山药各 10 克。

用法：将上药共研细末，加小麦粉、白糖适量，和面做饼，烙熟食用，每日 1 剂。7 天为 1 个疗程。

经本法治疗 3 个疗程，患儿食欲增加，大便正常。

按语　小儿脾常不足，加之饮食无常，容易食积厌食。本方名为"金术苓药饼"，为笔者临证经验方，具有消食积、健脾胃之功。方中炒内金消积食化积；茯苓、炒白术、山药健脾胃。该方简便易行，味美可口，儿童易于接受，经多年临床验证，疗效显著。

（整理人：孔德建）

56　朱建立医案 4 例

朱建立，1963 年生人，朱氏中医世家第五代传人。热爱中医事业，师承叔父朱鸿铭（山东省名老中医）先生，学有一技之长。曾在曲阜中医药学校系统学习中医基本理论。现为石门山镇朱庄村卫生所所长。擅长中医内科、妇科、儿科病证的治疗。

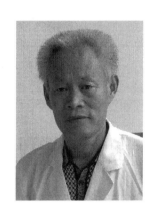

56.1　小儿疳症一例

朱某，男，6 岁。2006 年 3 月 6 日初诊。

主诉及现病史：患儿体质瘦弱，头发稀疏，无光泽，面色憔悴，经常感冒，睡中出汗，饮食无味，稍食即饱，便秘。舌苔薄白，脉沉细无力。

诊断：小儿疳症。

辨证：先天禀赋不足，脾肾气虚，胃失和降。

治则：滋阴补肾，健脾和胃。

处方：黄芪 10 克，党参 10 克，白术 7 克，砂仁 7 克，炒六神曲 12 克，炒麦芽 15 克，焦山楂 10 克，炒鸡内金 10 克，肉苁蓉 8 克，炙甘草 3 克，浮小麦 15 克，陈皮 6 克，生姜 3 片，大枣 3 枚。

用法：水煎服，每日 1 剂。嘱禁忌生冷食物，严禁喝冷饮。可多食用核桃、山药、大枣等益气健脾补肾之品。

2006 年 3 月 20 日二诊：服上方 10 剂，饮食较前明显增加，睡中已不再出汗，因煎服中药量较多，时常导致患儿拒服，给以上方去浮小麦，嘱其到大医院取配方颗粒，每日 1 剂，早晚分 2 次用白开水 100 毫升左右冲服。

2006 年 4 月 27 日三诊：服上方 30 剂，饮食基本恢复正常，面色转红润，体重明显增加，二便可，舌苔薄白，脉象较前有力。患儿已厌倦服药，遂以上方去肉苁蓉，取配方颗粒 10 剂，每 2 日 1 剂，将配方颗粒与面粉混合，烙成油饼食用，每日 1 次。

2006 年 6 月 20 日随访，患儿饮食正常，面色红润，精神饱满。病愈停药。

按语　小儿疳症多因先天禀赋不足，或后天喂养不当，脾虚胃弱所致。本案患儿体质瘦弱，头发稀疏，无光泽，面色憔悴，经常感冒，睡中出汗，饮食无味，稍食即饱，便秘，舌苔薄白，脉沉细无力。当为先天禀赋不足，脾肾气虚，胃失和降所致。故给以滋阴补肾，健脾和胃法治之有效。此类患儿的恢复非一日之功，要坚持长期服药，方能取得明显疗效。

56.2　狐疝一例

陶某，男，75岁。2018年3月12日初诊。

主诉及现病史：患者素有糖尿病病史3年，因右侧腹股沟处包块4个月到某院普外科就诊，诊为右侧腹股沟斜疝，建议其住院手术治疗。因患者惧怕手术而求余诊治。追问病史，4个月前无明显诱因发现右侧腹股沟处包块，其后逐渐增大，如鸡蛋大小，未坠入阴囊，活动后易出现，平卧或夜间休息时可自行还纳，伴乏力，夜间尿频，轻微咳嗽，无其他不适。舌苔薄白，脉沉无力。

诊断：狐疝（右侧腹股沟斜疝）。

辨证：糖尿病日久，气阴不足，加之年老体弱，脾肾气虚，中气不足，小肠升举无力而坠。

治则：补中益气，升阳举陷。

方药：补中益气汤加减。

处方：党参、黄芪、山药各15克，白术、枳壳各10克，橘核、化橘红各12克，柴胡、桔梗各8克，炒苦杏仁9克。6剂。

用法：水煎服，每日1剂。嘱禁忌生冷，避免劳累。

2018年3月20日二诊：右侧腹股沟包块出现次数已减少，咳嗽已止，咽部有痰。药已中病，上方去杏仁，加大枣6克。续服6剂，服法禁忌同前。

2018年3月26日三诊：右侧腹股沟包块未再出现，气力渐增，夜间小便次数亦减少，咽部舒适，舌苔薄白，脉沉。中气逐渐恢复，上方去化橘红，再服6剂，以巩固疗效。嘱其以后要禁忌生冷之品，避免受凉和劳累。可多食用山药、核桃、大枣等益气健脾之品，避免病情复发。

按语　狐疝一病，常见于小儿及老年患者，多因禀赋不足，或劳累过度，或大病久病等导致脾肾气虚，中气不足，气虚下陷，腹股沟管收缩无力，以致小肠坠入腹股沟所致。本案是因年老体弱，中气不足，气虚下陷引起，选用补中益气汤治疗，补中益气，升阳举陷，辨证确切，药证相符，故疗效显著。

56.3　多虑症一例

李某，女，35岁。2018年1月29日初诊。

主诉及现病史：患者平时性情急躁，入眠较差。近1个月来易长出气，善太息，思虑较多，有时悲伤欲哭，入夜害怕，大便溏结不调。舌红，苔白腻满舌，脉滑数无力。

诊断：多虑症。

辨证：肝肾阴虚，肝气不舒，心神不宁。

治则：疏肝解郁，滋养肝肾，养血安神。

处方：黄精、瓜蒌各9克，丹参、柏子仁、醋香附、竹茹各12克，炒酸枣仁、龙骨、牡蛎各20克，党参、煅磁石、合欢皮各15克，川芎、黄芩各7克，五味子、柴胡各6克，夜交藤30克。4剂。

用法：水煎服，每日1剂。嘱禁忌辛辣油腻之品，保持心情舒畅。

2018年2月2日二诊：服药平稳，症状无明显改善，上方去党参，加太子参15克、茯神20克。6剂，水煎服，每日1剂。

2018年2月10日三诊：症状仍无明显改善，追问病史，患者经常与家人生气，每于心情不顺畅时病情加重，考虑当为肝气郁滞日久，痰火郁结所致，遂以上方调整如下。

处方：瓜蒌、川芎、黄芩各9克，郁金、石菖蒲各10克，丹参、柏子仁、醋香附、竹茹、枳壳各12克，炒酸枣仁、龙骨、牡蛎各30克，煅磁石、合欢皮各15克，柴胡6克，夜交藤30克，茯神20克。水煎服，每日1剂，禁忌同前。

2018年3月9日四诊：上方加减服用24剂，善太息之证消失，有时仍有思虑，不再悲伤，不再急躁，入夜不再害怕，大小便正常。有时觉口干，舌苔薄白，脉沉弦。病情大为好转，上方去柴胡，加珍珠母30克，续服6剂，巩固疗效。服完后即可停药观察，禁忌同前。

56.4　眩晕、恶心一例

张某，女，62岁。2018年3月19日初诊。

主诉及现病史：患者头晕、恶心、心悸10余天，伴胸部发胀，以眩晕病住院治疗8天，无明显好转而来诊。诊见患者头晕，恶心，心悸，胸闷，胃脘胀满，灼热，咽部噎涩不适，纳呆，反酸。舌苔薄黄，脉滑数。

诊断：眩晕，恶心。

辨证：脾胃湿热，心胃不和。

治则：清热利湿，养心和胃。

方药：清热和胃煎加减。

处方：木香、厚朴、紫苏梗、竹茹、金银花、枳实各12克，陈皮、砂仁各10克，姜半夏、炒莱菔子、瓜蒌各9克，炒六神曲、蒲公英、海螵蛸、威灵仙各15克，炒麦芽20克。6剂。

用法：水煎服，每日1剂。嘱禁忌辛辣油腻之品。

2018年3月26日二诊：患者服药平稳，头晕、恶心、心悸、胸闷、胃脘胀满等均已减轻，仍舌苔薄黄，脉沉。上方加菊花12克、黄连7克，续服6剂。服法禁忌同前。

2018年4月3日三诊：头晕、恶心、反酸、咽部噎涩感均消失，胃脘已不胀但仍觉不适，饮食增加，舌苔薄黄，脉沉。湿热已退，以调理脾胃善后。

处方：木香、陈皮、砂仁各10克，姜半夏9克，炒六神曲、蒲公英、海螵蛸各15克，炒麦芽20克。6剂，水煎服，每日1剂。服完后即可停药，嘱今后要注意慎用辛辣油腻之品。

按语　本案之眩晕恶心，是因脾胃湿热，痰热扰及清窍所致，治宜清热利湿，养心和胃。"清热和胃煎"乃家兄朱传伟（全国基层名老中医）多年临证经验方，具有清利脾胃湿热的作用，用之本例既能清热利湿，又能和胃，故眩晕、恶心可减轻乃至治愈。

（整理人：朱建立）

57 李全树医案 31 例

李全树，1973 年生人。乡村医师，现任曲阜市防山镇刘家庄卫生所所长。出身于中医世家，师从曲阜市中医院全国基层名老中医朱传伟老师。毕业于曲阜市中医药学校。擅长中医妇科，对妇科疑难杂症、月经不调、女子不孕等病的治疗经验丰富。

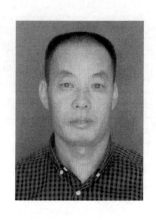

57.1 痛经四例

★ 例一 李某，女，36 岁。2014 年 7 月 12 日初诊。

主诉及现病史：痛经 5 年余，欲孕二胎而不孕。因畏惧服用汤药来我处就诊。症见月经按时，行经腹痛，经色紫暗，时有血块，量少，伴腰酸乏力。舌质暗，苔薄白，脉沉。

诊断：痛经。

辨证：血瘀经行不畅。

治则：活血化瘀，通经止痛。

处方：丹参适量。

用法：将丹参打成细粉，每次口服 6 克，每日 2 次。嘱其避免受凉，保持心情舒畅。

2014 年 9 月 16 日二诊：已服丹参粉 2 个月，月经按时，行经时腹痛较前明显减轻，经量较前明显增多，已无血块。效不更方，上法继续服用 1 个月。

2014 年 10 月 15 日三诊：已服丹参粉 3 个月，月经按时，行经时腹痛消失，经量正常，色红，无血块。现月经过期 10 天未至，尿检显示已怀孕。

★ 例二 张某，女，28 岁。2014 年 1 月 18 日初诊。

主诉及现病史：婚前有痛经病史多年，每次月经来潮腹痛甚剧。现来我处就诊。症见月经后期，行经腹痛，量少，有血块，小腹发凉，畏寒怕冷。舌质暗，苔薄白，脉沉。考虑病史久远，反复不愈，实为顽疾。

诊断：痛经。

辨证：寒凝胞宫，经血瘀阻。

治则：温经散寒，活血行瘀。

处方：丹参适量。

用法：将丹参打成细粉，每次口服 6 克，每日 2 次。每晚用热水袋热敷小腹部半小时。嘱其避免受凉，保持心情舒畅。

以上方连续治疗 4 个月，痛经消失，未再复发。

按语　单味丹参冲服治疗痛经，见于清代鲍云韶的《验方新编》。丹参味苦，微辛，性微寒，心、肝、脾、肾血分之药。具有活血祛瘀，养血安神，凉血消肿的功效。主治瘀血、积聚、月经不调等症。笔者应用其治疗因血瘀导致的痛经、不孕，收到满意疗效。

★ 例三　王某，女，21 岁。2015 年 5 月 20 日初诊。

主诉及现病史：痛经 3 年余，平时喜冷饮。每次月经来潮少腹冷痛难忍，月经量少色暗。现适逢经期第 1 天，少腹冷痛不适。舌苔薄白，脉沉。

诊断：痛经。

辨证：气滞血瘀，胞宫虚寒。

治则：活血祛瘀，温经止痛。

处方：小茴香 6 克，炮姜炭 10 克，延胡索 10 克，五灵脂 10 克，没药 10 克，川芎 12 克，当归 12 克，蒲黄 12 克，肉桂 6 克，赤白芍各 15 克，甘草 10 克，益母草 15 克。6 剂。

用法：水煎服，每日 1 剂。嘱避免受凉。

2015 年 5 月 27 日二诊：服 3 剂月经来潮，腹痛减轻，经量较前增多，4 天净。上方肉桂改桂枝 10 克，10 剂。每 2 日 1 剂，服 5 剂后停药，待下次月经来潮前 3 天继服剩余 5 剂，每日 1 剂，用法同前。

3 个月后随访，月经正常，未发痛经，病告痊愈。

★ 例四　李某，女，41 岁。2016 年 3 月 14 日初诊。

主诉及现病史：求孕二胎两年多不孕，平时小腹冷痛，经前腹痛加重，月经量少色暗，四肢发凉。查有输卵管不通。舌淡，苔薄白，脉沉。

诊断：痛经伴不孕。

辨证：脾肾阳虚，胞宫虚寒。

治则：补肾健脾，温经散寒。

处方：小茴香 6 克，炮姜炭 10 克，延胡索 10 克，五灵脂 10 克，没药 10 克，川芎 12 克，当归 12 克，蒲黄 12 克，肉桂 9 克，淫羊藿 15 克，路路通 12 克，巴戟天 12 克，赤白芍各 15 克，甘草 10 克，益母草 15 克。6 剂。

用法：水煎服，每日 1 剂。嘱避免受凉。

2016 年 3 月 22 日二诊：服上方平稳，畏寒腹痛减轻。上方去蒲黄，加菟丝子 15 克，10 剂，用法禁忌同前。

2016 年 4 月 5 日三诊：服药平稳，行经 1 次，畏寒腹痛较前大减，4 天净。改用恩师朱传伟家传验方"龙水汤"加减。

处方：小茴香 6 克，炮姜炭 10 克，川芎 7 克，当归 12 克，肉桂 9 克，淫羊藿 15 克，路路通 12 克，巴戟天 12 克，菟丝子 15 克，枸杞 12 克，女贞子 12 克，紫石英 30 克（先煎），鹿角霜 9 克，熟地黄 15 克，阿胶 9 克（烊化），甘草 6 克。10 剂。用法禁忌同前。

3 个月后随访，月经未再来潮，查妊娠试验已怀孕。

57.2 荨麻疹二例

★ 例一 张某，男，48岁。2016年4月21日初诊。

主诉及现病史：全身皮肤出现红疹和红色斑片，瘙痒无比多年，时轻时重，服用西药无效，求余诊治。症见除上述症状外，伴口干，便秘。舌质红，苔薄黄，脉滑数。

诊断：慢性荨麻疹。

辨证：阴虚血热。

治则：养阴清热凉血。

处方：乌蛇10克，蝉蜕10克，荆芥10克，防风10克，白芷10克，土茯苓12克，黄连6克，生地黄15克，羌活10克，黄芩10克，连翘10克，地肤子10克，红花10克，鸡血藤20克，甘草10克。

用法：水煎服，每日1剂，早晚温服。禁忌辛辣油腻之品。

2016年5月6日二诊：服上方10剂，皮疹及瘙痒较前减轻。效不更方，上方续服20剂。用法禁忌同前。

2016年7月10日三诊：患者服药平稳，皮疹及瘙痒基本消失，大便顺畅，舌苔薄白，脉沉。上方去乌蛇、羌活，改蝉蜕6克，续服10剂，巩固疗效，用法禁忌同前。

按语 本例荨麻疹持续较久，据其舌脉辨证，当为阴虚血热所致。治宜养阴清热凉血。所用方药为笔者多年临证经验方，对荨麻疹引起的皮肤瘙痒，有明显疗效。

★ 例二 王某，男，18岁。2016年11月6日初诊。

主诉及现病史：在学校打篮球流汗多，与当日夜间全身起风疹，瘙痒不适，伴发热，心烦不适。舌苔薄黄，脉浮数。

诊断：荨麻疹。

辨证：风热外袭，腠理闭塞。

治法：凉血清热，疏风止痒。

处方：生地黄15克，牡丹皮10克，赤芍12克，金银花15克，连翘12克，防风12克，荆芥12克，土茯苓12克，蛇床子10克，薄荷10克，甘草10克，炒麦芽20克。3剂。

用法：水煎服，每日1剂。禁忌辛辣油腻之品。

2016年11月10日二诊：服药平稳，风疹及瘙痒消失，热退烦止，脉静身凉。遂嘱其停药，多喝水，禁忌辛辣油腻之品。

按语 本例荨麻疹，是因汗出当风，风热外袭，腠理闭塞所致。治当凉血清热，疏风止痒。上方为笔者多年临证经验方，具有凉血清热、疏风止痒之功。对荨麻疹、神经性皮炎、日光性皮炎等均有明显疗效。

57.3 牛皮癣一例

孔某，女，52岁。2016年3月17日初诊。

主诉及现病史：患牛皮癣20年，冬春季节病情加重，夏季稍轻。全身起红斑疹，瘙痒严重，脱皮屑。经西医治疗无效，求余诊治。诊见四肢皮肤斑疹明显，脱皮如鱼鳞，瘙痒不适，便秘，舌苔薄黄，脉沉。

诊断：牛皮癣。

辨证：血热生风。

治则：清热解毒，活血祛风。

处方：苦参 10 克，白鲜皮 10 克，连翘 10 克，金银花 15 克，土茯苓 15 克，生地黄 15 克，防风 12 克，地肤子 10 克，鸡血藤 20 克，当归 10 克，川芎 12 克，薄荷叶 10 克，红花 10 克，桃仁 10 克。

用法：水煎服，每日 1 剂，早晚温服。1 个月为 1 个疗程，禁忌辛辣油腻之品。

2016 年 4 月 19 日二诊：服上方 30 剂，皮肤斑疹减少，瘙痒明显减轻，大便正常。上方改白鲜皮 12 克，连翘 15 克。续服 1～2 个月，用法禁忌同前。

2016 年 5 月 22 日三诊：服上方 30 剂，皮肤恢复正常，不再瘙痒，大便正常。嘱其再服 10 剂，巩固疗效。

按语　本例患牛皮癣多年，据其舌脉辨证，当为血热生风所致。治宜清热解毒，活血祛风。所用方药为笔者多年临证经验方，对牛皮癣有明显疗效。

57.4　癥瘕一例

王某，女，42 岁。2017 年 6 月 10 日初诊。

主诉及现病史：患卵巢囊肿多年，月经紊乱，面色无华，少腹胀痛。西医让其手术，患者惧怕，故求中医诊治。诊见月经忽前忽后，经色暗红，量少，乏力。舌苔白厚，脉沉。

诊断：癥瘕（卵巢囊肿）。

辨证：气滞血瘀，痰浊阻滞。

治则：行气活血，化痰散结。

处方：生牡蛎 30 克（先煎），海藻 15 克，昆布 15 克，夏枯草 10 克，桃仁 10 克，红花 9 克，茯苓 12 克，陈皮 10 克，三棱 9 克，莪术 9 克，赤芍 15 克，白芍 15 克，麦芽 30 克，鸡血藤 20 克，五灵脂 10 克。

用法：水煎服，每日 1 剂。禁忌辛辣油腻之品，保持心情舒畅。

2016 年 7 月 15 日二诊：服上方 1 个月，少腹胀痛消失，行经 1 次，经量较前增多，经色转红。上方去鸡血藤、五灵脂，续服半个月，用法禁忌同前。

2016 年 8 月 6 日三诊：患者服药平稳，现为经前，少腹微胀不痛。超声检查示：子宫附件未见异常。上方加活血通经药，调整如下。

处方：夏枯草 15 克，桃仁 10 克，红花 10 克，益母草 20 克，茯苓 12 克，陈皮 10 克，三棱 9 克，赤芍 15 克，白芍 15 克，桂枝 10 克，浙贝母 15 克，五灵脂 10 克。6 剂。用法禁忌同前，巩固疗效。

按语　卵巢囊肿为妇科常见病，本例是因气滞血瘀，痰浊阻滞所致。治宜行气活血，化痰散结。初诊处方为笔者多年临证经验方，具有行气活血、化痰散结的作用，故用之本例疗效显著。

57.5　脱疽二例

★ 例一　王某，男，64 岁。2015 年 9 月 22 日初诊。

主诉及现病史：右侧小腿处溃疡流血样清水半年，多方医治无效。刻诊：半年来，右侧小腿处溃疡，流血样清水，时轻时重，疼痛难忍，伴腿脚不利，借助拐杖来诊。舌苔薄白，脉沉无力。

诊断：脱疽（血栓闭塞性脉管炎）。

辨证：阳气不足，寒凝筋脉，气血不和。

治则：温阳通经，散寒止痛，活血化瘀。

处方：熟地黄 30 克，桂枝 15 克，麻黄 10 克，炮附子 12 克（先煎 1 小时），白芥子 10 克，乳香 12 克，没药 10 克，鹿角胶 15 克（烊化），炮姜 10 克，黄芪 30 克，丹参 30 克，鸡血藤 30 克。10 剂。

用法：水煎服，每日 1 剂。避免受凉和劳累。局部注意定期清理消毒，换药包扎。

2015 年 10 月 12 日二诊：患者服药平稳，溃疡处已停止流水，并逐渐结痂。仍皮肤紫暗，局部发凉。上方继服 20 剂，用法禁忌同前。

2015 年 11 月 6 日三诊：患者服药平稳，溃疡面已愈合，皮色转红润，仍有时局部发凉。上方继服 10 剂，巩固疗效，用法同前，避免受凉和劳累。

★ 例二　谢某，女，48 岁。2017 年 1 月 18 日初诊。

主诉及现病史：左下肢胫部疼痛不适，发凉，局部皮肤黑紫，伴走路不便 1 年余。曾经某医院诊为血栓闭塞性脉管炎，虽经多方医治，均无明显好转，今来我处求治。诊见局部皮肤黑紫，触之发凉。舌苔薄白，脉沉。

诊断：脱疽（血栓闭塞性脉管炎）。

辨证：阳虚寒凝，气血不和，筋脉失养。

治则：益气温阳，通经散寒，活血化瘀。

处方：熟地黄 30 克，桂枝 15 克，麻黄 10 克，炮附子 12 克（先煎 1 小时），白芥子 10 克，乳香 12 克，没药 10 克，鹿角胶 15 克（烊化），炮姜 10 克，黄芪 30 克，丹参 30 克，鸡血藤 30 克。10 剂。

用法：水煎服，每日 1 剂。避免受凉和劳累。

2017 年 1 月 27 日二诊：患者服药平稳，局部稍有温热感，疼痛减轻，皮肤紫暗程度较前变浅。效不更方，上方继服 20 剂，用法禁忌同前。

2017 年 2 月 20 日三诊：患者服药平稳，局部皮色转红润，疼痛消失，偶感发凉。上方去白芥子，继服 10 剂，巩固疗效，用法同前，避免受凉和劳累。半年后随访未复发。

按语　以上两例脱疽均因阳气不足，寒凝筋脉，气血不和所致。治宜温阳通经，散寒止痛，活血化瘀。所用处方是在阳和汤基础上加减而成，具有温阳通经、散寒止痛、活血化瘀的作用，笔者已在临证中应用多年，效果良好。

57.6　中风二例

★ 例一　李某，男，67 岁。2015 年 11 月 26 日初诊。

主诉及现病史：患者突发中风半个月，曾在某医院住院治疗 10 天，脑 CT 提示为多发性脑梗死，未见明显好转而出院。诊见患者体丰，神志昏迷，四肢活动不利，以左半为甚。伴便秘，口干欲饮。舌红绛中裂，脉弦细而数。

诊断：中风（脑梗死）。

辨证：肝阳偏亢，肝风内动，血瘀痰凝，蒙蔽清窍。

治则：平肝熄风，化瘀解凝，开窍泻热，佐以通腑。

处方：柴胡 9 克，生牡蛎 30 克，山羊角（锉末）15 克，水牛角（锉末）15 克，生鹿角 6 克，土茯苓 30 克，忍冬藤 24 克，连翘 9 克，白薇 9 克，茺蔚子 9 克，决明子 9 克，女贞子 9 克，郁金 9 克，石菖蒲 9 克，枳实 9 克，生大黄 9 克（后下），夜交藤 15 克。3 剂，水煎服，每日 1 剂。

2015 年 11 月 30 日二诊：服上方后大便已通，神识渐清，纳呆。原方去生大黄、枳实，加苍术 12 克、川厚朴 10 克、知母 10 克。10 剂，用法同前。

2015 年 12 月 12 日三诊：服上方后纳食渐增，大便通畅，睡眠平稳，口干、舌绛中裂均有明显好转。继以原方加减，隔日 1 剂。

前后诊治 5 月余，肢体活动渐趋正常。后经随访，病情未见反复。

★ 例二　张某，男，51 岁。2016 年 8 月 3 日初诊。

主诉及现病史：患高血压多年，在劳作时突发口眼㖞斜，言语不利，左半身不遂。速到某医院检查，诊为脑梗死并住院治疗 1 周，好转出院。刻诊：口眼㖞斜，言语不利，左半身不遂，血压平稳。舌苔薄黄，脉弦滑。

诊断：中风后遗症（脑梗死）。

辨证：肝肾阴虚，虚风内动，气虚血瘀，筋脉失养。

治则：滋肾养肝，活络熄风，益气活血，逐瘀通络。

方药：补阳还五汤合牵正散加味。

处方：黄芪 60 克，赤芍 15 克，当归 15 克，川芎 15 克，地龙 10 克，桃仁 12 克，红花 12 克，水蛭 10 克，钩藤 12 克（后下），菊花 10 克，代赭石 30 克（先煎），丹参 30 克，蜈蚣 3 条，制白附子 10 克，僵蚕 10 克，胆南星 10 克。野桑枝 60 克为药引。

用法：水煎服，每日 1 剂，分 3 次温服。注意禁忌辛辣油腻之品，加强功能锻炼。

2016 年 8 月 15 日二诊：服上方 10 剂，口眼㖞斜减轻，能说简单的语言，左半身有时能借助拐杖做简单的活动，血压平稳。效不更方，上方改黄芪 100 克，继续服用，用法禁忌同前。

2016 年 9 月 18 日三诊：连服上方 30 剂，口眼㖞斜基本消失，言语稍欠利，左半身已能自主活动，但觉乏力，血压平稳。舌苔薄白，脉沉。上方续服 10 剂，巩固疗效。

1 个月后随访，上述症状消失，现计划出门打工。

按语　本例患高血压多年，突发口眼㖞斜，言语不利，左半身不遂，是因肝肾阴虚，虚风内动，气虚血瘀，筋脉失养所致。治当滋肾养肝，活络熄风，益气活血，逐瘀通络。上方由补阳还五汤合牵正散加味而成，用之本例较为适宜，故能取得明显疗效。

57.7　日光性皮炎一例

张某，女，42 岁。2016 年 5 月 2 日初诊。

主诉及现病史：因在海边晒海带打工维持生计，全身出现绿豆大小红疹，奇痒无比，手足心热，回家诊治。诊见全身出现绿豆大小红疹，瘙痒不适，伴手足心热。舌苔薄黄，脉弦滑。

诊断：日光性皮炎。

辨证：日光灼伤，热毒郁结。

治则：清热解毒，凉血疏风。

处方：生地黄 15 克，牡丹皮 10 克，赤芍 12 克，金银花 15 克，连翘 12 克，防风 12 克，荆芥 12 克，土茯苓 12 克，蛇床子 10 克，薄荷 10 克，甘草 10 克。3 剂。

用法：水煎服，每日 1 剂。禁忌辛辣油腻之品，避免长期暴露在强烈日光下。

2016 年 5 月 6 日二诊：服药平稳，皮疹较前减轻，瘙痒亦减轻。效不更方，上方续服 6 剂，用法禁忌同前。

2016 年 5 月 12 日三诊：服药平稳，皮疹消失，不再瘙痒，有时感手足心热，舌苔薄黄，脉弦滑。上方续服 3 剂，巩固疗效。

按语　本例是因强烈日光暴晒，导致日光灼伤皮肤，热毒郁结，引起的日光性皮炎，治当清热解毒、凉血疏风。上方为笔者多年临证经验方，具有清热解毒、凉血疏风的作用。对神经性皮炎、日光性皮炎等均有明显疗效。

57.8　乳腺增生一例

孔某，女，39 岁。2017 年 3 月 11 日初诊。

主诉及现病史：患乳房胀痛 5 年多来诊。平时急躁易怒，双侧乳房胀痛如针扎，月经前加重，月经不正常，面色黄伴有斑点。嗜好辛辣，经常上夜班。曾在某医院诊为乳腺增生，给以中西药物治疗，未见明显好转。舌苔薄黄，脉沉弦。

诊断：乳腺增生（乳癖）。

辨证：肝郁脾虚，乳络瘀阻。

治法：疏肝解郁，健脾养血，活血止痛，软坚散结。

处方：柴胡 15 克，白芍 15 克，陈皮 12 克，当归 12 克，川芎 15 克，浙贝母 12 克，夏枯球 15 克，茯苓 12 克，炒麦芽 30 克，乳香 6 克，没药 6 克，皂刺 10 克，川楝子 10 克，延胡索 9 克，甘草 10 克，蒲公英 30 克。生姜片 5 片。10 剂。

用法：水煎服，每日 1 剂。禁忌辛辣油腻之品，保持心情舒畅。

2017 年 3 月 24 日二诊：服上方平稳，急躁易怒、双侧乳房胀痛均减轻。上方去生姜，续服 10 剂，用法禁忌同前。

2017 年 4 月 5 日三诊：患者服药平稳，不再急躁，乳房轻微胀痛，行经 1 次，经量及颜色正常，面部斑点逐渐消失。效不更方，上方续服 10 剂，巩固疗效，用法禁忌同前。

2 个月后随访，上述症状未再复发。

按语　本例乳腺增生是因患者嗜好辛辣，经常上夜班，日久肝郁脾虚，乳络瘀阻所致。治当疏肝解郁，健脾养血，活血止痛，软坚散结。上方为笔者临证经验方，用于乳腺增生疗效显著。

57.9　崩漏一例

孙某，女，49 岁。2017 年 10 月 6 日初诊。

主诉及现病史：患者月经淋漓不断有 5 月之余，面色萎黄，四肢无力，腰酸。舌苔薄白，脉沉无力。

诊断：崩漏。

辨证：脾肾亏虚，冲脉不固。

治则：益气健脾，补肾养血，固涩冲任。

处方：黄芪 60 克，白术 15 克，生地黄 30 克，龙骨 30 克（先煎），牡蛎 30 克（先煎），天花粉 15 克，黄柏 10 克，柴胡 15 克，海螵蛸 15 克，茜草 10 克，炒艾叶 10 克，人参 10 克，炒杜仲 15 克，三七粉（冲服）3 克。6 剂。

用法：水煎服，每日 1 剂。

2017 年 10 月 13 日二诊：服药平稳，流血渐止，腰酸乏力减轻。上方去天花粉，改柴胡 10 克，续服 10 剂，用法同前。

2017 年 10 月 25 日三诊：服上方 4 剂，流血即停止。现面色逐渐转红润，偶感腰酸乏力。嘱上方继服 10 剂后停药。

2 个月后随访，停药后次月月经正常。

按语　本例崩漏日久，脾肾亏虚，冲脉不固。治当益气健脾，补肾养血，固涩冲任。上方为笔者临证经验方，经常用于因气血不足，冲任不固引起的崩漏、月经过多等症，常能收到较好的疗效。

57.10　胸痹三例

★ 例一　苏某，男，61 岁。2017 年 8 月 6 日初诊。

主诉及现病史：患者素有冠心病病史。近日感觉胸闷，心悸，偶尔身上出汗，有时心前区疼痛。舌质暗，苔薄白，脉沉弦。

诊断：胸痹（冠心病）。

辨证：气滞血瘀，心脉失养。

治则：活血祛瘀，行气止痛。

处方：柴胡 12 克，当归 12 克，生地黄 12 克，红花 10 克，桃仁 10 克，枳壳 10 克，川芎 12 克，桔梗 6 克，赤芍 12 克，川牛膝 10 克，丹参 30 克，鸡血藤 20 克，茯苓 12 克，瓜蒌 12 克，炙甘草 10 克。6 剂。

用法：水煎服，每日 1 剂。注意休息，保持心情舒畅。

2017 年 8 月 15 日二诊：患者服药平稳，胸痛胸闷、心悸情况减轻，出汗减少。上方去柴胡，加炙黄芪 15 克，续服 10 剂，用法禁忌同前。

2017 年 8 月 27 日二诊：患者偶感胸痛胸闷，有时心悸，已不出汗，饮食、二便正常。上方续服 10 剂，巩固疗效，用法禁忌同前。

3 个月后随访，上述症状未再复发。

按语　本例有冠心病史多年，气滞血瘀，心脉失养而出现胸痛胸闷、心悸乏力等症，故治疗当以活血祛瘀，行气止痛为主。上方为笔者多年临证经验方，对气滞血瘀引起的胸痹有明显疗效。

★ 例二 孔某，女，58 岁。2016 年 3 月 5 日初诊。

主诉及现病史：因心前区闷痛反复发作 5 年余，加重 1 周，在某医院检查诊为冠心病、心绞痛、高血压 2 级。曾服参苓白术散治疗，服药后腹泻，服右归丸则感胃脘不适。刻诊：纳差，气短，胸闷，耳鸣，喉中痰多，疲乏无力，二便调。舌淡红，苔白腻，脉沉弱。

诊断：胸痹（冠心病）。

辨证：心脾两虚，痰湿阻滞。

治则：益气养心，健脾除湿。

方药：温胆汤加减。

处方：竹茹 10 克，法半夏 10 克，胆南星 10 克，枳壳 6 克，化橘红 6 克，茯苓 15 克，白术 15 克，丹参 15 克，川芎 15 克，党参 30 克，薏苡仁 20 克，陈皮 15 克，甘草 5 克。水煎服，每日 1 剂。

2016 年 3 月 15 日二诊：服上方 7 剂后，胸闷胸痛已不明显，纳食增加，精神好转，痰少。继续以上方调治月余，上述症状基本消失。

按语 胸痹是临床上常见的疑难病，本例病机为本虚标实，心脾气虚，痰瘀阻滞。张仲景认为胸痹是由于胸阳不振，下焦阴寒邪气上乘阳位所致，即"阳微阴弦"，故多以辛温通阳之剂治之。而近代研究冠心病多从"瘀"字着手，强调活血化瘀。本患者以痰浊为主，治宜在辛温通阳的基础上，加甘温健脾法，既能益气，又能温通化浊，以温胆汤加味为治疗，加党参或白术，健脾和胃，以绝痰源，甘温与辛温并用，温化痰湿，故能取得较好疗效。

★ 例三 张某，男，68 岁。2016 年 6 月 14 日初诊。

主诉及现病史：胸中闷痛，反复发作已四年余，发作时服用冠心苏合丸，疼痛暂时得以缓解。心电图检查示：冠状动脉供血不足。刻诊：胸闷且痛，心悸盗汗，虚烦不得寐，口干咽燥，头晕耳鸣，腰酸膝软。舌光红剥脱干裂，脉细数。

诊断：胸痹（冠心病心绞痛）。

辨证：心肾阴虚，心神失养。

治法：滋阴益肾，养心安神。

方药：左归饮合生脉散加减。

处方：大生地黄 15 克，北沙参 10 克，山萸肉 10 克，枸杞子 12 克，麦冬 30 克，山药 12 克，茯苓 12 克，炙甘草 4.5 克，赤芍 10 克，白芍 10 克，五味子 3 克，酸枣仁 10 克，牡丹皮 10 克，丹参 10 克，蒲黄 10 克。水煎服，每日 1 剂，禁忌辛辣油腻之品。

2016 年 6 月 22 日二诊：服药 7 剂后胸痛心悸未再发作，夜能入寐，舌体较前湿润，唯劳累和情绪不佳时仍有胸闷。上方续服 7 剂，巩固疗效。嘱其注意休息，避免劳累，保持心情舒畅。如遇再发，仍可服上方间断服用。

按语 本例胸痹是由于久服芳香温通之剂，辛散太过，耗气伤阴，心阴亏虚，心神失养所致。心本乎肾，肾为五脏阴阳之根本，心肾关系至为密切，故采用心肾同治法，取效显著。

57.11　闭经一例

高某，女，28 岁。2016 年 2 月 6 日初诊。

主诉及现病史：因意外小产后一直未行经年余，伴腹痛腹胀。

诊断：闭经。

辨证：冲任失调，胞宫瘀阻。

治则：调理冲任，活血通经。

处方：生水蛭 60 克，红花 30 克，桃仁 30 克，当归 60 克，益母草 60 克。

用法：以上诸药共为细末，以生山药 30 克，水煎取汁，加红糖融化，送服上药末 6 克，每日 2 次。

经本方治疗半个月月经来潮。后月经正常如初。

57.12　妊娠感冒一例

孔某，女，30 岁。2016 年 11 月 12 日初诊。

主诉及现病史：妊娠 4 月余，突发感冒，恶寒，流清涕，头重，喷嚏，咳嗽痰多色白，多泪，头痛头重，小便深黄，味道难闻，大便干燥。舌苔薄白，脉浮数。

诊断：妊娠感冒。

辨证：风寒束肺，肺失宣降。

治则：祛风散寒，宣肺化痰。

方药：小青龙汤加减。

处方：麻黄 6 克，桂枝 9 克，白芍 12 克，干姜 6 克，细辛 1 克，五味子 6 克，白豆蔻 6 克，桔梗 6 克，射干 6 克，竹茹 10 克，党参 10 克，陈皮 8 克，仙鹤草 20 克，甘草 3 克，生姜 5 片。

用法：取上药 1 剂，水煎，分早晚 2 次温服。

二诊：1 剂服完，诸症大减，病情基本好转。嘱再抓 1 剂，水煎泡脚，以善其后。

按语　本例为妊娠感冒，乃风寒束肺，肺失宣降所致。治宜祛风散寒，宣肺化痰。因怀孕期间不可大动气血，故上方药量较小，各药点到为止。小青龙汤散寒化痰，加桔梗、射干加强化痰之功；仙鹤草通降肺气。

57.13　小儿急性扁桃体炎一例

李某，男，2 岁 6 个月。2014 年 7 月 10 日就诊。

主诉及现病史：患儿感冒后咽喉肿痛 2 日，体温 38.6℃。诊见咽部及双侧扁桃体充血肿大，颌下淋巴结肿大压痛。经某医院诊为急性扁桃体炎，曾用双黄连、先锋类药物治疗，效果不明显，且饮食困难，渴欲饮水。舌苔薄黄，脉数。

诊断：乳蛾（小儿急性扁桃体炎）。

辨证：肺胃肝经郁热，上冲咽喉。

治则：清热泻火，解郁散结。

方药：小柴胡汤加生石膏。

处方：柴胡苗9克，清半夏5克，党参6克，黄芩6克，生石膏20克（先煎），败酱草12克，生薏苡仁10克，炙甘草6克，桔梗6克，生姜6克，大枣4枚。3剂，每剂水煎后取药液160毫升，1天半服完。

2014年7月15日二诊：患儿服用3剂，诸症痊愈，体温即降至正常，咽部炎症消失。

57.14　急性咽炎一例

李某，男性，28岁。2004年12月1日就诊。

主诉及现病史：患者感冒后自觉咽部干燥，吞咽时疼痛明显，灼热，口渴欲饮冷饮，并伴有头痛，恶寒，身痛烦躁，体温37.8℃，小便黄赤。查：咽部黏膜明显充血，悬雍垂轻度充血、水肿。舌苔薄黄，脉浮数。

诊断：急性咽炎。

辨证：外寒内热。

治则：发汗解表，清热除烦。

方药：大青龙汤加味。

处方：麻黄10克，桂枝10克，杏仁10克，炙甘草6克，生石膏45克（先煎），连翘15克，射干10克，玄参12克，苍术15克，桔梗12克，清半夏12克，败酱草12克，生薏苡仁10克，生姜10克，大枣4枚。2剂，水煎服，每日1剂。

2004年12月3日二诊：上方服1剂后，体温降至36.7℃，2剂后恶寒、头痛消失，但仍觉口苦、咽痛、渴欲饮水、心烦。此时太阳表证已解，已变为少阳阳明合病，当用小柴胡汤加生石膏治之。

处方：柴胡12克，黄芩10克，连翘15克，射干10克，玄参12克，党参10克，炙甘草6克，清半夏12克，桔梗12克，生石膏45克（先煎），生姜10克，大枣3枚。服用3剂后，诸症痊愈。

57.15　乳痈一例

张某，女，24岁。2016年4月18日初诊。

主诉及现病史：患者产后20天，突然恶寒发热，右侧乳房胀痛3天，经医院检查诊为"急性乳腺炎"。曾注射抗生素治疗未见好转。来诊时仍恶寒发热，面色潮红，呼吸急促，恶心、纳少，口干口渴，心烦不安，大便干燥，小便黄赤。舌质红，苔黄腻，脉弦数。查：体温38.6℃，右乳内上方有11厘米×9厘米肿块，皮色微红，压痛拒按，无波动感，右腋下淋巴结肿大压痛。

诊断：乳痈（急性乳腺炎）。

辨证：毒热壅阻，乳络不畅。

治则：清热解毒，理气活血，通乳散结。

处方：金银花24克，连翘15克，蒲公英24克，赤芍9克，陈皮15克，竹茹9克，枳壳9克，漏芦9克，通草6克，川军6克，薄荷9克，黄连6克，乳香10克，没药9克，浙贝母15克，白芍15克，甘草10克。6剂。

用法：水煎服，每日1剂。患乳用温水湿热敷，行乳房按摩，红肿处外敷仙人掌（去刺捣碎）。

2016 年 4 月 24 日二诊：服药后发热已退，右乳肿块缩小至 4 厘米×2 厘米，恶心止，纳增，口渴好转，大便通畅，小便微黄。舌苔薄黄，脉弦滑。上方去枳壳、川军、薄荷、黄连，加当归尾 9 克、猪苓 9 克、花粉 12 克、玄参 15 克。6 剂，用法及外治法同前。

2016 年 4 月 30 日三诊：未再发热，右乳肿块已消退，右腋淋巴结已消失，其他无不适，舌苔薄黄，脉弦滑。继用前方 10 剂，巩固疗效。

57.16　颈痈一例

张某，男，49 岁。2015 年 12 月 25 日初诊。

主诉及现病史：7 天前颈部生一疙瘩肿痛，诊为颈部痈。曾注射青霉素未效，肿势逐渐扩大。来诊时颈部肿块已自溃出脓，自觉身热口苦，烦躁，不思饮食，小便黄赤，大便燥结。舌质红，苔白厚，脉洪数有力。查：颈后右上方肿起约 6 厘米×4 厘米，周围组织发红，明显肿胀及压痛，疮面有多数小脓点，中心有杏核样大小疮口，有少量脓性分泌物。

诊断：颈痈。

辨证：毒热壅盛，气血阻隔。

治法：清热解毒，消肿排脓。

方药：仙方活命饮加减。

处方：忍冬藤 50 克，蒲公英 30 克，败酱草 15 克，连翘 15 克，地丁 15 克，赤芍 12 克，炮山甲 9 克，黄芩 9 克，防风 10 克，白芷 10 克，乳香 10 克，没药 9 克，菊花 9 克，大贝母 15 克，皂刺 12 克。3 剂，水煎服，每日 1 剂。禁忌辛辣油腻之品。

2015 年 12 月 28 日二诊：服上方后，肿势继续扩展至 12 厘米×8 厘米，脓出不畅，剧痛，夜不得寐，心烦易怒，症属毒热炽盛，脓毒已成而不得外泄，法宜排脓托毒。上方加瓜蒌 30 克、黄芪 20 克，水煎服，每日 1 剂。并于局麻下在原疮口处行井式切开扩创深至 2.5 厘米，用红粉纱条引流，外敷化毒散软膏。

2015 年 12 月 29 日三诊：手术后疼痛大减，肿势渐缩小，脓液黏稠，引流尚通畅。症见胃纳欠佳，口渴思饮，大便燥结，鼻衄，口唇起疱。舌质红，舌苔白厚，脉象弦数。脓毒已泄，热邪未解。继用上方内服，以清热解毒，托毒排脓，并定期换药，清除脓栓及腐肉。

2016 年 1 月 8 日四诊：疮面脓汁减少，肿消痛减，疮口肉芽新鲜，仍有口干思饮，胃纳欠佳。舌质红，苔微黄，脉沉缓。此为热邪伤阴之象。拟以养阴清热，佐以和胃。

处方：生地黄 12 克，玄参 9 克，白芍 9 克，天花粉 9 克，焦麦芽 20 克，陈皮 12 克，炒白术 9 克，石斛 9 克。用法禁忌及换药同前。

2016 年 1 月 14 日五诊：伤口愈合，自觉症状消失。后见面询问时未见异常。

按语　此案颈痈，俗称对口疮，乃毒热壅盛，气血瘀阻所致。初诊时治以清热解毒、消肿排脓法，方用仙方活命饮加减。后因肿势扩展，脓毒不得外泄，除内服汤方外，配合切开扩创，以红粉纱条引流，继续外敷化毒散软膏而效。见效的关键是毒热得泄，邪有出路，再以清热养阴和胃法收功。

57.17　水肿一例

孔某，男，81 岁。2016 年 5 月 18 日初诊。

主诉及现病史：患者面浮脚肿近 2 年，日渐加重。西医诊断为慢性肾炎，肾功能不全，尿毒症。诊见面色黧黑，眼目浮肿，脚肿按之如泥。血压不高，疲困乏力。舌质灰暗，边有瘀滞，中有裂纹，脉来细而结。

诊断：水肿（慢性肾炎）。

辨证：心阳不振，秽浊凝聚。

治则：强心健脾，温肾泄浊。

处方：制川附子 9 克（先煎 1 小时），桂枝 9 克，茯苓 9 克，柴胡 9 克，牡蛎 30 克（先煎），泽兰 9 克，泽泻 9 克，黄芪 12 克，防己 6 克，白术 9 克，巴戟天 9 克，淫羊藿 9 克，制远志 4.5 克，太子参 15 克，麦冬 10 克。水煎服，每日 1 剂。

以上方为基础加减，前后服药 3 月余，浮肿渐退，食欲和睡眠均为正常。然而有时仍有头痛倦怠，肢体发痒。舌质光剥灰暗，如剥皮猪腰，湿润涎流；脉细，有时有歇止。此为心肾俱惫所致，再以温阳泄浊并进。

处方：制附子 9 克（先煎 1 小时），生地黄 12 克，柴胡 9 克，牡蛎 30 克（先煎），泽兰 9 克，泽泻 9 克，土茯苓 30 克，忍冬藤 24 克，连翘 9 克，白薇 9 克，防风 6 克，甘草 4.5 克，夜交藤 15 克，合欢皮 24 克，苍术 9 克，川厚朴 6 克，僵蚕 9 克。水煎服，每日 1 剂。

有浮肿气促时，加用太子参或沙参 15 克，炙麻黄 4.5 克，赤小豆 15 克；小溲多时，加仙茅、狗脊等补固肾气。前后加减调理 2 个月，上述症状逐渐消失。

按语　患者已至耄耋之年，患慢性肾炎之后，引起肾功能低落，浊阴弥漫，水气凌心而引起心力衰竭，脉细结。此肾病为本，心病为标。肾真易亏难复，所以急当强心健脾，以保中流砥柱。第一方以附子、桂枝配太子参、麦冬温阳强心；黄芪、白术、茯苓健脾补中而利水；防己、泽兰、泽泻行水祛瘀而泄浊；柴胡、牡蛎一升一降，推陈致新，升清排浊；巴戟天、淫羊藿温补肾阳。如此元阳得振，脾土得复，气化得行，水肿自退，故利水而不伤正。此后纳欲渐开，中土渐复，浮肿渐退。但秽毒凝聚，隐患未清，所以时有倦怠、肤痒等症。故第 2 方加土茯苓、忍冬藤、连翘、白薇以清泄血中之毒；夜交藤、合欢皮，既可活血消肿，又可止痒通络；防风、僵蚕，祛风泻热而止肤痒。从多方面加强排毒泄浊之效，以巩固疗效。

57.18　过敏性哮喘一例

张某，男，23 岁。2016 年 10 月 27 日初诊。

主诉及现病史：患者有皮肤病史。近 3 年来出现哮喘，每于秋冬季节发作频繁，发则昼轻夜甚不得平卧，咳痰不多，鼻塞多嚏。舌苔净，脉弦细。

诊断：过敏性哮喘。

辨证：气虚感寒，肺气宣肃。

治则：调理肺气，脱敏止咳，平喘和中。

处方：炙麻黄 4.5 克，麻黄根 4.5 克，桃仁 9 克，苦杏仁 9 克，郁李仁 9 克，白果仁 9 克，百部 9 克，款冬花 9 克，车前草 24 克，生甘草 4.5 克，辛夷 9 克，苍耳子 9 克，净蝉衣 6 克，白僵蚕 9 克，苍术 9 克，厚朴 6 克，知母 9 克，忍冬藤 24 克。10 剂，水煎服，每日 1 剂，嘱其避免受凉。

2016 年 11 月 9 日二诊：服上方后哮喘控制，咳嗽气急依然。上方去知母、忍冬藤、蝉衣、僵蚕，加夜交藤、合欢皮以助通络解郁之力。10 剂，用法禁忌同前。

2016 年 11 月 20 日三诊：服药后诸症皆减，哮喘未发。后以上方加北沙参、麦冬等养阴润肺之品调治半年余，症情稳定。中途曾因天气暴寒、腠理不固，咳嗽鼻塞又起，为防诱发哮喘，于原方中加入防风以祛风解表，数日即平，哮喘未复发。

57.19　慢性支气管哮喘一例

渠某，男，31 岁。2016 年 11 月 12 日初诊。

主诉及现病史：慢性支气管炎哮喘反复发作 4 年余，伴胸闷气短，入夜为甚，动辄张口抬肩，喘息不已，大汗淋漓，咳嗽痰黄，纳呆口干。舌苔腻，舌尖红，脉沉细。

诊断：慢性支气管炎哮喘。

辨证：痰浊壅肺，肺失宣肃。

治则：宣肃肺气，化痰和中。

处方：炙麻黄 4.5 克，麻黄根 4.5 克，桃仁 9 克，苦杏仁 9 克，郁李仁 9 克，白果仁（打）9 克，蒸百部 9 克，炙款冬花 9 克，车前草 24 克，生甘草 4.5 克，苍耳子 9 克，辛夷 6 克，柴胡 9 克，生牡蛎 30 克（先煎），苍术 9 克，厚朴 6 克，郁金 9 克，菖蒲 6 克。10 剂，水煎服，每日 1 剂，嘱其避免受凉。

2016 年 11 月 24 日二诊：服药后喘息减而未平，原方加土茯苓 30 克、忍冬藤 30 克、连翘 9 克、白薇 9 克。10 剂。用法禁忌同前。

2016 年 12 月 6 日三诊：咳痰哮喘均明显改善。继上方加减，加温肾纳气之补骨脂 10 克、枸杞子 15 克、菟丝子 10 克、核桃仁 15 克，以开肺、温中、纳肾三法并用，肺脾肾三脏同治。调治 2 月余，咳除喘平，诸症悉除。随访 1 年余哮喘未发。

57.20　泄泻三例

★例一　高某，男，45 岁。2017 年 1 月 12 日初诊。

主诉及现病史：腹痛便泄 2 年多，时发时停。发时腹中绞痛频作，呕恶，大便每日 3～4 次，质薄不成形，带有黏液。经西医诊断为慢性结肠炎。服抗生素后能缓解，但停药不久又复发作，持续服药又影响食欲。迁延 2 年之久，深以为苦。舌苔薄白，脉沉。

诊断：泄泻（慢性结肠炎）。

辨证：脾肾阳虚。

治则：温肾健脾，涩肠止泻。

方药：四煨汤、四神丸加减。

处方：煨葛根 9 克，煨防风 9 克，煨肉果 9 克，煨木香 9 克，苍术 9 克，制香附 9 克，槟榔 9 克，白芍 9 克，甘草 9 克，生姜 9 克，大枣 5 个。6 剂，水煎服，每日 1 剂。

另诉：每晚临睡前用淡盐水送服四神丸 6 克。服药期间忌服生凉辛辣之品。

2017 年 1 月 19 日二诊：腹痛减轻，腹泻次数减少。继以上方续服 10 剂。

以上方为基础，共加减服药 30 余剂，上述症状消失。再予参苓白术散加四神丸调理而愈。

★例二　颜某，女，40 岁。2015 年 11 月 12 日初诊。

主诉及现病史：慢性结肠炎病程近 2 年。诊见腹痛且胀，时有呕恶，低热，大便溏泄，每日 2～3 次，胁下疼痛，脘腹嘈杂，神疲乏力。舌苔白腻，脉弦细。

诊断：泄泻（慢性结肠炎）。

辨证：脾肾阳虚。

治则：肝脾不和，湿热壅滞。

方药：四煨汤加味。

处方：柴胡 9 克，生牡蛎 30 克（先煎），煨葛根 6 克，煨防风 6 克，煨木香 6 克，煨肉果 6 克，苍术 9 克，厚朴 6 克，郁金 6 克，菖蒲 6 克，白芍 6 克，甘草 4.5 克，黄连 4.5 克，知母 6 克，藿梗 9 克。水煎服，每日 1 剂。

2015 年 12 月 6 日二诊：以上方服用 20 余剂，大便溏泄已止，胁痛亦减，低热消失，然有时仍有反复。上方去黄连、知母、藿梗，加石榴皮 4.5 克、诃子 4.5 克、夜交藤 15 克、合欢皮 24 克，续服 14 剂，症状消失。

半年后随访，未再复发。

★ 例三　李某，女，27 岁。2016 年 10 月 14 日初诊。

主诉及现病史：产后泄泻已 2 年，少腹疼痛，延久不愈。用中西药治疗未能止泻，来我处诊治。症见：食少神倦，多矢气。小溲发黄。每天鸡鸣即泻，大便有时稀薄，有时洞泄。兼见漏下，每月经净仅 5～6 天，余时均淋沥不尽，经常注射黄体酮未收效。舌苔白厚，中根腻。

诊断：泄泻（慢性肠炎）。

辨证：脾肾两亏，冲任失调。

治则：温肾健脾，调理冲任。

处方：炒葛根 12 克，炒防风 9 克，炒木香 9 克，炒肉豆蔻 9 克，龙骨 12 克，生牡蛎 30 克，杜仲 12 克，桑寄生 12 克，续断 12 克，菟丝子 12 克，砂仁 9 克，制半夏 9 克，苍术 9 克，厚朴 6 克，炒山药 30 克，党参 15 克。水煎服，每日 1 剂。

服药 12 剂，腹泻止，纳食增，月事淋沥亦愈。嘱服参苓白术散 2 个月善后。观察 3 个月未见复发。

57.21　口腔溃疡一例

孔某，男，45 岁。2016 年 12 月 4 日初诊。

主诉及现病史：口腔反复溃疡七八年。近来舌体、口腔黏膜经常溃破，色红中黄而凹陷，牙痛甚至影响咀嚼食物，大便不畅，溲赤。舌红，舌苔薄黄，边有破剥，脉弦数。

诊断：口腔溃疡。

辨证：心脾郁热，胃火上逆。

治则：清泻郁热。

处方：白蒺藜 9 克，白薇 9 克，白芷 6 克，白僵蚕 6 克，忍冬藤 24 克，金银花 15 克，连翘 15 克，生地黄 15 克，淡竹叶 9 克，黄柏 10 克，生石膏 24 克（先煎），黑山栀 9 克，茯苓 9 克，甘草 4.5 克，木通 4.5 克，泽泻 9 克。6 剂，水煎服，每日 1 剂。禁忌辛辣油腻之品。

2016 年 12 月 12 日二诊：服药后舌体、口腔溃疡及牙痛均有减退，大便已通，但夜寐不酣，舌红，脉弦数。上方加夜交藤 15 克、合欢皮 15 克，续服 6 剂，用法禁忌同前。

2016 年 12 月 20 日三诊：舌体及口腔溃疡均已消退，疮面已愈合，牙痛已除，夜寐稍安。再按原法续进 10 剂，以资巩固。

随访至今，未再复发。

（整理人：李全树）

58 李文华医案 2 例

李文华，1998 年生人，出身中医世家，幼承家学，受传承中医文化影响，热爱中医事业。现跟师于父亲（李全树，曲阜防山李氏中医世家第四代传人，曲阜市防山镇刘庄卫生所所长）学习中医。

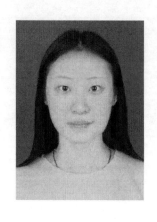

58.1　喉炎一例

孔某，女，22 岁。2018 年 8 月 10 日初诊。

主诉及现病史：因天气较热，上班工作忙没顾及喝水，发生喉炎，咽红疼痛不适。舌苔薄黄，脉滑数。

诊断：喉炎。

辨证：肺胃阴虚，虚火上炎。

治则：养阴润燥，清火利咽。

处方：连翘 12 克，金银花 15 克，板蓝根 15 克，前胡 10 克，桔梗 6 克，生地黄 15 克，玄参 12 克，西青果 10 克，射干 10 克，麦冬 10 克，甘草 6 克。水煎服，每日 1 剂。

2018 年 8 月 17 日二诊：上方服用 6 剂，咽部不适症状消失，可以停药。嘱其平时注意多喝水，禁忌辛辣油腻之品。

按语　本例是因天热，饮水较少发生的急性喉炎，乃肺胃阴虚，虚火上炎所致。治宜养阴润燥，清火利咽。上方为家传验方，对咽喉部急、慢性炎症有较好的疗效。

58.2　牙痛一例

陈某，男，48 岁。2018 年 8 月 21 日初诊。

主诉及现病史：经常牙痛半年，时轻时重，每于上火时疼痛加重。平素嗜好辛辣之品，好喝酒。查无龋齿。舌苔黄厚，脉弦滑。

诊断：牙痛。

辨证：脾胃湿热，胃火上炎。

治则：清热泻火，散风消肿。

处方：生石膏 30 克，生地黄 15 克，牡丹皮 9 克，荆芥 10 克，防风 10 克，麦冬 12 克，白芷 10 克，细辛 3 克，薄荷 10 克，白芍 15 克，栀子 9 克，连翘 10 克，甘草 10 克。粳米 30 克为引。水煎服，每日 1 剂。禁忌辛辣油腻之品。

2018 年 8 月 28 日二诊：服上方 6 剂，牙痛消失。上方去细辛、荆芥、防风，续服 6 剂，巩固疗效。

嘱其平时禁忌辛辣油腻之品，忌酒，多喝水。

按语　本例是由脾胃湿热，胃火上炎引起牙痛，治宜清热泻火，散风消肿。上方为家传验方，用于胃火上炎，牙齿牙龈肿痛出血等症疗效显著。

（整理人：李文华）

59　陈庆年医案 7 例

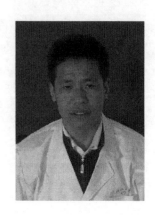

　　陈庆年，1970 年生人，曲阜市防山镇陶西村陈氏中医世家第三代传人。现任本村卫生所所长。1998 年 8 月毕业于泰安市泰山卫校，后随堂叔父陈元甲从事医疗卫生工作。多次被市卫生局评为优秀乡村医生；2015 年 2 月被授予"孔子故里百家书香门第"称号；2017 年荣获曲阜市"曲阜名乡医"称号。擅长中医辨证论治，运用中医单方验方治疗常见病、多发病，对疑难杂症也有独到见解。

59.1　便秘一例

　　张某，男，54 岁。2013 年 5 月 18 日初诊。

　　主诉及现病史：患者于半年前出现大便秘结，曾用西药治疗不见好转，今日来诊。诊见便秘，小便清长，腰膝酸软，头目眩晕，腹部隐痛。舌淡苔白，脉沉迟。

　　诊断：便秘。

　　辨证：肾阳虚弱，精津不足。

　　治则：温阳补虚，养阴润肠。

　　处方：当归 12 克，牛膝 6 克，肉苁蓉 9 克，泽泻 5 克，升麻 3 克，熟地黄 10 克，黄芩 10 克。6 剂。

　　用法：水煎服，每日 1 剂。

　　二诊：服药平稳，便秘好转，腹痛止。上方续服 6 剂，巩固疗效。

　　1 个月后电话随访，便秘痊愈。

　　按语　本案为笔者临证医案。因肾阳虚弱，精津不足所致。治当温阳补虚，养阴润肠。方中主药肉苁蓉味甘咸性温，温肾益精，暖腰润肠；当归补血润燥，润肠通便；牛膝补益肝肾，壮腰膝，引药下行；泽泻利小便泻肾浊；升麻升清阳，降浊阴助通便；熟地黄滋阴补肾；黄芩清热燥湿泻火。辨证用药，切中病机，故疗效较好。

59.2　不寐二例

　　★ 例一　王某，男，51 岁。2015 年 3 月 22 日来诊。

　　主诉及现病史：患者 3 年前出现失眠多梦，白天没精神，影响上班学习。曾服用多种中西药物治疗，未见明显好转。刻诊：失眠多梦，没精神，伴有心烦，出虚汗。舌尖红，脉细数。

诊断：不寐。

辨证：心阴不足，心火亢盛，扰及神明。

治则：滋阴泻火，养血安神。

处方：朱砂 0.5 克（研细冲服），黄连 15 克，炙甘草 3 克，生地黄 5 克，当归 6 克，栀子 10 克，莲子心 10 克，炒酸枣仁 15 克。6 剂。

用法：水煎服，每日 1 剂。禁忌辛辣油腻之品，勿饮茶水、咖啡等饮料。

二诊：服药平稳，失眠多梦减轻，精神好转，仍出虚汗。上方改炒酸枣仁 20 克，加浮小麦 30 克，继续用药 6 剂。用法禁忌同前。

三诊：已能正常入眠，不再心烦，出汗减少。上方继服 6 剂，巩固疗效。

四诊：上药已于半个月前服完，睡眠平稳，其余症状消失。3 天前与家人生气后又出现上述症状，上方续服 6 剂。

1 个月后电话告知，睡眠正常。

按语 本例为心阴不足，心火亢盛，扰及神明所致不寐，治宜滋阴泻火，养血安神。主药朱砂干寒质重，入心经，清心热安神；黄连清心泻火除烦；甘草调药和中；生地黄滋阴清热；当归辛甘温润补血；栀子、莲子心清心除烦；炒酸枣仁养心安神。合而共奏滋阴泻火，养血安神之效。

★ 例二　黄某，女，50 岁。2010 年 3 月 26 日来诊。

主诉及现病史：近半年来出现烦躁易怒，有时忽冷忽热，月经不规律，伴有心悸失眠，头目眩晕，咽干舌燥。舌红，苔薄黄，脉弦细。曾在某医院检查，未发现异常，给以口服维生素 B$_1$、谷维素等药无明显好转。

诊断：不寐。

辨证：肝血不足，阴虚内热。

治则：滋阴清热，养血安神。

处方：炒酸枣仁 30 克，知母 10 克，茯苓 10 克，川芎 10 克，甘草 3 克，远志 15 克，柏子仁 20 克，五味子 20 克。10 剂。

用法：水煎服，每日 1 剂。禁忌辛辣油腻之品，勿饮茶水、咖啡等饮料。

二诊：服药平稳，烦躁易怒减轻，睡眠好转，上方继服 6 剂，用法禁忌同前。

三诊：睡眠基本正常，不再烦躁易怒，有时手足心热，喜吃凉食物。考虑仍为阴液不足，虚热内生所致，上方加麦冬 15 克、生地黄 20 克。继服 10 剂，巩固疗效，用法禁忌同前。

1 个月后随访，诸症若失。

按语 本例为肝血不足，阴虚内热导致的不寐，治宜滋阴清热，养血安神为主。方中酸枣仁甘酸入心肝之经，可养血补肝，宁心安神；知母滋阴润燥；茯苓宁心安神；川芎活血调肝；甘草和中；柏子仁、远志养血安神；五味子敛心气。诸药相伍，养中兼清，补中有行，可收养血安神、清心除烦之疗效。

59.3　胃火牙痛二例

★ 例一　尹某，男，32 岁。2011 年 1 月 7 日初诊。

主诉及现病史：患者 2 天前出现牙痛，伴有左面部红肿发热，牙龈红肿溃烂，口气热臭，大便秘结。舌红苔黄，脉滑数。

诊断：胃火牙痛。

辨证：胃火上炎。

治则：清泻胃火。

方药：生地黄 10 克，当归 10 克，牡丹皮 10 克，黄连 10 克，升麻 10 克，大黄 6 克，石膏 20 克（先煎），川牛膝 12 克。6 剂。

用法：水煎服，每日 1 剂。禁忌辛辣油腻之品。

二诊：服药平稳，左面部红肿发热消失，牙痛大减，牙龈红肿溃烂已愈合，口气热臭、大便秘结较前好转。上方继服 3 剂，巩固疗效。

★ 例二　李某，女，52 岁。2011 年 7 月 5 日初诊。

主诉及现病史：平素嗜好辛辣油腻之物，近日出现牙痛，伴有牙龈红肿，咽喉疼痛不适，便秘。舌红苔黄，脉滑数。

诊断：胃火牙痛。

辨证：胃火上炎。

治则：清泻胃火。

方药：生地黄 12 克，当归 10 克，牡丹皮 10 克，黄连 9 克，升麻 9 克，大黄 6 克，石膏 20 克（先煎），川牛膝 12 克。6 剂。

用法：水煎服，每日 1 剂。禁忌辛辣油腻之品。

二诊：服药平稳，牙痛大减，牙龈红肿不适较前明显好转，大便较前通畅。上方继服 6 剂，巩固疗效。

半个月后随访，诸症若失。

按语　上二例为胃火上炎导致的牙痛，故治疗当以清泻胃火为主。方中黄连苦寒，泻胃腑之火；升麻清热解毒，引经宣达泻火；石膏清泻胃火；生地黄凉血滋阴；牡丹皮清热凉血；当归养血活血润肠；大黄润肠通便；川牛膝凉血活血，引火下行。大便通，胃火降，诸症若失。

59.4　中风一例

吴某，男，58 岁。2014 年 1 月 5 日来诊。

主诉及现病史：患者两年前查体发现血压偏高，间断服药。近日突然出现左侧肢体乏力，头晕，言语不清，口角流涎。在某医院检查，血脂偏高，血压 154/90mmHg，颅脑 CT 示：腔隙性脑梗死，并建议住院治疗，因患者经济条件较差而拒绝，遂来我处就诊。诊见左侧肢体乏力，言语欠利，口角流涎。舌暗淡，苔白，脉缓无力。

诊断：中风（风中经络）。

辨证：正气亏虚，气虚血滞，肝阳偏亢，脉络瘀阻，筋脉失养。

治则：益气养血，活血通络，佐以平肝潜阳。

方药：黄芪 60 克，当归 10 克，赤芍 12 克，地龙 7 克，川芎 9 克，红花 9 克，桃仁 9 克，石决明 30 克（先煎），天麻 10 克，制白附子 9 克，僵蚕 10 克，牛膝 15 克，水蛭 5 克，党参 12 克。6 剂。

用法：水煎服，每日 1 剂。禁忌辛辣油腻之品。复方罗布麻，每次 2 片，每日 3 次，白开水送服。

二诊：肢体乏力情况较前好转，头晕消失，言语较前清晰，口角流涎减轻。血压 140/80mmHg。上方改黄芪 90 克，继服 6 剂，用法禁忌同前。

三诊：肢体乏力情况继续好转，言语基本清晰，不再流涎。血压 136/80mmHg。为巩固治疗，上方改黄芪 120 克，继服 10 剂。

1 个月后随访，上述症状消失，恢复正常。

按语　本例中风是因正气亏虚，气虚血滞，肝阳偏亢，脉络瘀阻，筋脉失养所致，治宜益气养血，活血通络，佐以平肝潜阳。方用黄芪补益元气，气行则血行；当归、赤芍、川芎、桃仁、红花活血祛瘀通络；地龙通络活络善走行，助行药力；石决明、天麻、制白附子、僵蚕平肝熄风；牛膝助药力下行，利于下肢肌力恢复；水蛭破瘀血；党参补气健脾。

59.5　燥热咳嗽一例

卢某，女，46 岁。2015 年 8 月 19 日来诊。

主诉及现病史：患者近日感冒后出现咳嗽，咳痰，痰液黏稠不易咳出，咽喉干燥，声音嘶哑。苔白干燥，脉滑数。

诊断：燥热咳嗽。

辨证：燥热伤肺，灼津成痰，肺失濡润，宣降失常。

治则：滋阴润肺，清燥泻热，理气化痰，宣肺止咳。

处方：黄芩 9 克，鱼腥草 15 克，桑叶 12 克，杏仁 9 克，桑白皮 12 克，前胡 12 克，川贝母 10 克，瓜蒌 6 克，天花粉 10 克，化橘红 10 克，桔梗 10 克，麦冬 12 克，玄参 8 克，生石膏 30 克（先煎）。6 剂。

用法：水煎服，每日 1 剂。禁忌辛辣油腻之品，多喝水。

二诊：服药平稳，咳嗽大减，痰少易出，轻微口干。效不更方，上方继服 10 剂，巩固疗效。用法禁忌同前。

半个月后告知，上述症状消失，一切恢复正常。

按语　本例为燥热伤肺，灼津成痰，肺失濡润，宣降失常导致的咳嗽，故治宜滋阴润肺，清燥泻热，理气化痰，宣肺止咳。方中黄芩、鱼腥草、桑叶、石膏清泻肺热；川贝母润肺清热，化痰止咳；杏仁、桑白皮、前胡清肺化痰止咳；瓜蒌清肺润燥；天花粉生津润燥；化橘红理气化痰；桔梗宣肺化痰，引药入肺经；麦冬、玄参清燥润肺。此方清润宣化，润肺化痰为主，不伤津液。

（整理人：陈庆年　陈站杰）

60 陈站杰跟师医案5例

陈站杰，1999年生人，出身中医世家，2016年于曲阜卫校中医专业毕业。受父辈影响，热爱中医事业。现拜师于曲阜朱氏中医世家、全国基层名老中医朱传伟先生门下学习中医，为山东省名老中医药专家朱鸿铭传承工作室继承人。

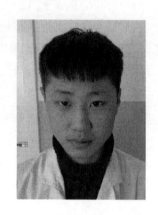

60.1 月经后期一例

王某，女，22岁。2018年3月20日初诊。

主诉及现病史：平时月经延后1周，量少，经色暗红，有黄带，近日感冒，咳嗽，咽痛，流涕。舌苔薄黄，脉沉。

诊断：月经后期。

辨证：脾肾气虚，外感风热。

治则：健脾补肾，疏风解表。

处方：苏叶9克，板蓝根15克，牛蒡子10克，金银花12克，连翘12克，杏仁10克，前胡10克，当归12克，川芎6克，生地黄10克，牡丹皮10克，红花10克，白芷8克，败酱草12克，甘草3克。3剂。

用法：水煎服，每日1剂。

二诊：服药平稳，感冒已愈。改用师爷临证经验方龙水汤加减。

处方：当归12克，熟地黄15克，川芎9克，菟丝子12克，续断12克，桑寄生15克，枸杞12克，女贞子12克，杜仲12克，淫羊藿12克，益母草20克，红花9克，桃仁10克，川牛膝10克，甘草3克。6剂，水煎服，每日1剂。

三诊：服上方3剂后月经来潮，时间较前延后3天，经量较前增多。嘱其经净后改用调补冲任法续服半个月。

处方：当归12克，熟地黄15克，川芎6克，菟丝子12克，续断12克，桑寄生15克，枸杞12克，女贞子12克，杜仲12克，淫羊藿12克，阿胶6克（烊化），甘草3克。15剂，水煎服，每日1剂，以善其后。

2个月后电话随访，月经周期正常。

按语 本例为笔者跟随师爷的临证医案。月经后期合并感冒，是因脾肾气虚，冲任不足，复感发热足心所致。前期加解表剂治愈感冒，后以益气健脾、调补冲任为主治之。龙水汤乃师爷多年临证经验方，对脾肾气虚、冲任不足引起的月经异常，疗效显著。用之本例同样收到了良好的效果。

60.2 胃脘痛二例

★ 例一 陈某，男，49 岁。2018 年 4 月 16 日初诊。

主诉及现病史：生气后胃脘胀满 1 周，纳差，嗳气，有时恶心呕吐，大便时溏时结，伴有失眠，健忘，易激动。舌苔白厚，脉沉弦。

诊断：胃脘痛。

辨证：肝胃不和，胃气上逆。

治法：疏肝理气，和胃降逆。

方药：柴胡疏肝散加减。

处方：枳壳 9 克，白芍 10 克，香附 12 克，木香 12 克，砂仁 9 克，延胡索 10 克，陈皮 12 克，姜半夏 7 克，炒川楝子 9 克，炒麦芽 15 克，六神曲 15 克，焦山楂 12 克，甘草 5 克，柴胡 8 克。6 剂。

用法：水煎服，每日 1 剂。禁忌辛辣油腻之品，保持心情舒畅。

二诊：服药平稳，胃脘胀满减轻，未再发生恶心呕吐，已能正常入眠，仍大便偏稀。上方改川楝子 6 克，加茯苓 12 克。续服 6 剂，用法禁忌同前。

1 个月后随访，胃脘舒适，饮食及二便正常，入眠可。

按语 本例为笔者跟随师爷的临证医案，乃情志不畅，肝气犯胃，胃气上逆所致。病变在胃，与肝关系密切。脾胃居于中焦，中焦受阻，土虚木克，气机郁滞则克脾犯胃，脾为后天之本，脾胃之气为一身之气的枢机，中气虚弱则枢转气机被郁，导致中焦脾胃之气升降失调，气血运行受阻出现肝胃不和的一系列症候。因此治疗必须求本，本标结合，以疏肝理气、畅通气机、调理脾胃为主，促进脾胃功能恢复。方中白芍养肝敛阴，和胃止痛，与柴胡相伍一散一收，助柴胡疏肝，相反相成共为主药；白芍、甘草、香附、陈皮等，诸药合用辛以散结，苦以降通，气滞郁结方可解除。

★ 例二 张某，女，56 岁。2018 年 6 月 17 日初诊。

主诉及现病史：胃脘痛 2 年，加重半个月。刻诊：胃脘隐痛，纳呆食少，食入作胀，不泛酸，乏力，口苦口渴，大便干。舌红，苔黄腻，脉滑数。

诊断：胃脘痛。

辨证：脾胃湿热，气机不畅。

治法：清利湿热，调畅气机。

处方：黄芩 9 克，黄连 9 克，蒲公英 15 克，广藿香 15 克，大黄 4 克，竹茹 10 克，瓜蒌 12 克，佛手 7 克，枳实 10 克，白芍 10 克，石斛 10 克，谷芽 15 克，甘草 3 克，6 剂。

用法：水煎服，每日 1 剂。禁忌辛辣油腻之品。

二诊：服上方后胃脘疼痛减轻，饮食增加，口苦口渴好转，大便较前顺畅，入眠稍差。上方加炒酸枣仁 15 克，续服 6 剂，用法禁忌同前。

三诊：胃脘疼痛消失，饮食正常，口已不渴，大便顺畅，入眠好转。上方续服 6 剂，巩固疗效，用法禁忌同前。

2 个月后随访，脾胃功能正常。

按语 本例为笔者跟随师爷的临证医案。胃为阳土，感受外邪或内有积滞，容易导致胃气受阻，气机郁闭，热自内生，燥热相结，传导失司引起胃肠功能失调。治当清利湿热，调畅气机。方中藿香芳香化湿；黄芩、黄连、蒲公英、大黄、瓜蒌通腑泻热；竹茹、佛手、枳实、谷芽和降胃气；白芍、石斛、甘草养阴胃阴，顾护胃气。胃火已挫，津液渐复，气机顺畅，则脾胃功能恢复正常。

60.3　阳痿早泄一例

刘某，男，42 岁。2018 年 7 月 8 日初诊。

主诉及现病史：阳痿早泄，心烦失眠，腰痛，腰膝酸软，乏力。舌苔薄白，脉沉。

诊断：阳痿早泄。

辨证：心肾阳虚，肾精不足。

治法：补肾壮阳，滋阴安神。

方药：六味地黄丸合五子衍宗丸加减。

处方：生地黄 12 克，山萸肉 12 克，炒山药 12 克，牡丹皮 10 克，续断 12 克，枸杞子 12 克，菟丝子 15 克，覆盆子 10 克，车前子 10 克，淫羊藿 12 克，仙茅 9 克，炒酸枣仁 20 克，黄芪 15 克，栀子 9 克，夜交藤 30 克，甘草 4 克。6 剂，水煎服，每日 1 剂。

二诊：不再心烦，睡眠已可，阳痿早泄好转，腰膝酸软减轻。上方去炒酸枣仁、栀子、夜交藤、黄芪；改淫羊藿 15 克，枸杞子 15 克；加杜仲 12 克，鹿角胶 9 克（烊化）。用法同前。

服上方 12 剂，症状消失。

按语 本例为心肾阳虚，肾精不足导致的阳痿早泄，治宜补肾壮阳，滋阴安神。方用六味地黄丸合五子衍宗丸加减较为适宜。五子衍宗丸是著名的补肾良方，是治疗阳痿、遗精、早泄等肾虚精亏病症的代表方剂。五子衍宗丸和六味地黄丸的共同点都是针对肾虚而设，在组方上均含补泻并施之意，以期符合肾虚之主症与次症的要求，不同点在于两方之用药无一重叠。笔者在跟随师爷朱鸿铭先生临证中，遇男性肾虚引起的阳痿早泄、育前调理时每多用之，且能取得明显疗效。

60.4　胁痛一例

孟某，女，50 岁。2018 年 7 月 13 日初诊。

主诉及现病史：两胁肋疼痛不适 5 天。刻诊：两胁疼痛不适，纳呆，胃脘胀满，乏力，小便黄，大便可。舌苔薄黄腻，脉弦滑。实验室检查示乙肝大三阳，肝功能轻度异常。

诊断：胁痛。

辨证：肝胆湿热。

治则：疏肝利胆，清利湿热。

方药：茵陈蒿汤加味。

处方：茵陈 15 克，栀子 9 克，大黄 4 克，延胡索 10 克，川楝子 9 克，木香 12 克，砂仁

9 克，五味子 9 克，炒麦芽 20 克，炒六神曲 15 克，焦山楂 12 克，赤芍 12 克，淡竹叶 10 克，甘草 4 克。6 剂。

用法：水煎服，每日 1 剂。禁忌辛辣油腻之品。

二诊：胁痛腹胀大减，饮食增加。上方加郁金 10 克，续服 6 剂，用法禁忌同前。

三诊：上述症状消失，复查肝功能已恢复正常。遂以下方调理善后。

处方：茵陈 10 克，栀子 9 克，延胡索 10 克，木香 12 克，砂仁 9 克，炒麦芽 15 克，炒六神曲 15 克，赤芍 10 克，甘草 4 克。6 剂。

按语　本例为笔者跟随师爷的临证医案，是因肝胆湿热导致的胁痛，治宜疏肝利胆，清利湿热，选用了茵陈蒿汤加味。茵陈蒿汤主治肝胆湿热引起的黄疸，症见全身面目俱黄，色鲜明，腹微满，口渴，头汗出，小便不利，舌苔黄腻，脉沉实。用于治疗急性传染性肝炎、中毒性肝炎、胆囊炎等，具有保肝、利胆、抗菌、解毒、镇痛、抗炎、抗肿瘤及降脂作用。

（整理人：陈站杰）

61 张竟医案 28 例

张竟，1972 年生人，曲阜息陬张氏中医世家第三代传人。少时跟随父辈习医，耳濡目染，诵读经典。毕业后参军，在部队从事医务工作。1989 年至今一直从事中医临床，先后取得大学专科、本科学历，执业医师资格。对家传中医有了更深一步的学习和研究。擅长六经辨证和经方的变通运用，深究体质辨识，宏观辨证和微观辨证相结合，专方专药与辨证论治相结合，在家传方剂的应用上趋于成熟，并能结合现代医学，对疾病的发生、发展、转归、预后有更进一步的认识。

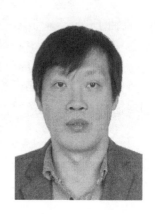

61.1 脏躁一例

李某，女，49 岁。2016 年 4 月 19 日初诊。

主诉及现病史：患者喜怒无常，头晕耳鸣，哈欠频作，心悸少寐，手足心热，口干口苦咽燥，腰膝酸软，月经 2 个月未至，便秘，3 日一行。舌红少苔，脉弦细数。血压 126/84mmHg。

诊断：脏躁。

辨证：肝肾阴虚，心肾不交。

治则：滋阴清热，养心安神，交通心肾。

方药：天王补心汤加减。

处方：酸枣仁 30 克，茯苓 12 克，玄参 15 克，丹参 20 克，当归 9 克，五味子 6 克，天冬 12 克，柏子仁 25 克，生地黄 30 克，淡竹叶 6 克，龙胆草 10 克，远志 9 克，薄荷 9 克（后下），栀子 10 克，甘草 9 克。5 剂。

用法：水煎服，每日 1 剂，早晚分服。

2016 年 4 月 25 日二诊：诸症减轻，仍大便不畅，上方调整如下。

处方：酸枣仁 30 克，生地黄 30 克，五味子 9 克，丹参 30 克，麦冬 18 克，淡竹叶 10 克，远志 9 克，栀子 10 克，薄荷 9 克（后下），醋青皮 12 克，甘草 10 克，炒决明子 15 克。5 剂。

用法：水煎，早晚分服，每日 1 剂。

2016 年 5 月 2 日三诊：上述症状消失，给以天王补心丸 2 盒善后。

按语 本案为内伤于心，五志动火，上扰心神，肾水下竭所致。治当滋阴清热，养心安神，交通心肾。方用天王补心汤加减，为本病所宜，故收效迅速。

61.2 眩晕二例

★ 例一 孔某，男，67 岁。2016 年 5 月 11 日初诊。

主诉及现病史：患者头晕困乏，纳呆口黏腻，胸闷心悸，时泛泛欲呕，夜卧不安，便溏，每日 2 次。舌苔白质淡，脉滑。有高血压史 7 年余。血压 166/105mmHg。

诊断：眩晕。

辨证：脾虚湿困，痰湿上蒙。

治则：温脾行气，燥湿化痰。

方药：半夏白术天麻汤加减。

处方：法半夏 9 克，天麻 10 克，炒白术 15 克，茯苓 25 克，泽泻 15 克，泽兰 20 克，炒山药 20 克，砂仁 6 克（后下），石菖蒲 9 克，佩兰 12 克，代赭石 15 克（先煎），陈皮 12 克，桂枝 10 克，益母草 15 克。5 剂。

用法：水煎，早晚分服，每日 1 剂，服药时兑入生姜汁少许。

2016 年 5 月 16 日二诊：头昏困乏减，纳可，大便日 1 次，质软，呕止，寐可，血压 129/85mmHg。效不更方，上方递进 5 剂后，眩晕消失。

按语 本案为湿困脾阳，痰湿上蒙，阳气不能上行，致头昏头重如裹。湿浊中阻，中焦运化失司，致纳呆欲呕。湿阻气机，致胸闷。治当温脾行气，燥湿化痰。方中砂仁、佩兰醒脾；茯苓、泽泻利水化湿；佐桂枝以通络行气；泽兰通利三焦气机并能行水；益母草行水，水化则气通。

★ 例二 王某，男，57 岁。2015 年 12 月 11 日初诊。

主诉及现病史：头昏头痛而空，记忆力减退，心悸，情绪不稳，纳呆，失眠多梦，焦虑疲乏，劳累后加重，便秘。舌苔薄白，脉沉细。曾在某医院检查，未发现器质性病变，诊断为"神经衰弱"。

诊断：眩晕。

辨证：心脾两虚。

治则：补益心脾，养心安神。

方药：炙甘草汤合黄连阿胶汤加减。

处方：炙甘草 12 克，人参 9 克，生地黄 30 克，阿胶 6 克（烊化），去心麦冬 10 克，火麻仁 12 克，川黄连 9 克，炒酸枣仁 20 克，合欢花 20 克，百合 15 克，炒白芍 30 克，夜交藤 15 克，醋青皮 12 克，薄荷 9 克（后下），甘草 9 克。5 剂。

用法：水煎，早晚分服，每日 1 剂。

2015 年 12 月 16 日二诊：诸症大减，仍困乏，多梦，烦躁。调方如下。

处方：炙甘草 12 克，生地黄 30 克，阿胶 5 克（烊化），去心麦冬 10 克，川黄连 6 克，炒酸枣仁 30 克，合欢皮 20 克，百合 15 克，炒白芍 30 克，醋青皮 12 克，淡竹叶 9 克，龙骨 30 克（先煎），甘草 9 克，莲子心 3 克。5 剂。

用法：水煎，早晚分服，每日 1 剂。

2015 年 12 月 22 日三诊：诸证消失，以天王补心丸 2 盒善后。

61.3 直肠脱垂一例

赵某，女，58岁。2016年5月9日初诊。

主诉及现病史：纳呆少腹胀满，下坠感明显，食后尤甚，面色苍白，气短乏力，精神倦怠，劳累后加重，大便每日3～4次，量少硬结，大便时部分直肠脱出肛外，便后可自行还纳。舌质淡，舌苔薄黄，脉细弱。

诊断：直肠脱垂。

辨证：脾肺气虚，中气下陷。

治则：健脾益气，升阳举陷。

方药：补中益气汤加减。

处方：黄芪30克，红参10克，焦白术15克，陈皮12克，炒枳壳12克，升麻9克，柴胡9克，黄芩6克，防风30克，当归9克，生山药20克，肉苁蓉15克，大枣3枚。5剂。

用法：水煎，每日1剂，早晚分服。

2016年5月14日二诊：少腹胀满及下坠感减轻，仍有纳呆疲乏，大便每日1次，质稀，直肠脱出次数减少。上方剂量调整如下。

处方：黄芪40克，焦白术20克，陈皮12克，炒枳壳12克，升麻10克，柴胡9克，黄芩9克，防风30克，当归10克，肉苁蓉15克，焦三仙各10克，甘草9克，红参6克，五味子6克，生山药12克。5剂。

用法：水煎，每日1剂，早晚分服。

2016年5月20日三诊：大便时直肠未再脱出，无明显不适，嘱服补中益气丸3盒善后。

61.4 哮喘一例

史某，男，49岁。2016年11月13日初诊。

主诉及现病史：患者素有咳喘十余年，近半月咳嗽喘促加重，气短，痰多色黄，时发息哮鸣，胸中胀闷，少气懒言，口唇紫绀，入夜及闻异味咳喘尤甚，易感冒，畏风寒，纳呆，二便调。舌苔黄，脉滑数。曾数次住院治疗，诊断为"慢性支气管炎"、"肺源性心脏病"。

诊断：哮喘。

辨证：风寒外束，痰热内蕴，肺气壅滞。

治则：疏散风寒，宣降肺气，清热化痰。

方药：定喘汤合三子养亲汤加减。

处方：炒白果10克，麻黄10克，法半夏10克，炙款冬花12克，桑白皮12克，杏仁9克，黄芩10克，炒苏子9克，炒莱菔子9克，白芥子5克，地龙30克，瓜蒌18克，五味子6克，甘草9克，生姜3片。5剂。

用法：水煎，每日1剂，早晚分服。

2016年11月18日二诊：咳喘及胸中胀闷减轻，痰量减少，仍纳呆乏力，自觉咽干。

处方：炒白果10克，麻黄9克，法半夏10克，炙款冬花12克，桑白皮12克，杏仁9克，黄芩10克，炒苏子9克，炒莱菔子9克，地龙30克，防风15克，瓜蒌18克，木蝴蝶9克，甘草10克。5剂。

用法：水煎，每日 1 剂，早晚分服。

2016 年 11 月 23 日三诊：诸症大减，服肾气丸善后。

61.5　项强一例

周某，男，29 岁。2017 年 10 月 12 日初诊。

主诉及现病史：颈项疼痛不适半个月，伴右手指麻木，每于仰头或咳嗽时加重并伴头晕、头痛，受风寒及劳累后加重，得暖稍减。舌苔薄白，脉弦紧。曾到某医院门诊就医，诊为"颈椎病"、"颈椎骨质增生"。

诊断：项强。

辨证：寒湿阻络，筋骨失养。

治则：温化寒湿，活血通络。

方药：桂枝加葛根汤加减。

处方：桂枝 12 克，炒白芍 12 克，黄芪 30 克，葛根 18 克，钩藤 12 克（后下），桑枝 15 克，土鳖虫 10 克，丹参 20 克，红花 10 克，防己 10 克，秦艽 12 克，鸡血藤 30 克，麻黄 6 克，姜黄 9 克，红糖为引。5 剂。

用法：水煎，每日 1 剂，早晚分服。

2017 年 10 月 18 日二诊：颈项疼痛大减，手麻减轻，上方加威灵仙 12 克，继服 5 剂。

2017 年 10 月 23 日三诊：无明显不适，嘱服小活络丸 2 盒善后。嘱其慎风寒，按摩颈部，少低头劳作。

61.6　肾囊风一例

李某，男，61 岁。2017 年 10 月 9 日初诊。

主诉及现病史：患者阴囊潮湿，肿胀瘙痒半个月。曾在某医院皮肤科诊为阴囊湿疹，治疗 1 周，效果不明显，求中医诊治。症见阴囊潮湿，肿胀瘙痒，有异味，并渗出黏液，入夜尤甚，无法安眠，口渴口苦不欲饮，纳呆，大便黏腻。舌尖红，舌苔黄腻，脉滑数。

诊断：肾囊风（阴囊湿疹）。

辨证：湿热下注。

治则：清热祛风，健脾祛湿。

方药：除湿胃苓汤加减。

处方：炒苍术 15 克，赤茯苓 12 克，陈皮 10 克，厚朴 10 克，猪苓 15 克，栀子 9 克，川木通 9 克，泽泻 20 克，滑石 12 克，苦参 12 克，黄柏 12 克，车前子 15 克，蛇床子 9 克，地肤子 9 克，藿香 10 克，淡竹叶 9 克。5 剂。

用法：水煎，每日 1 剂，早晚分服。外用炉甘石洗剂涂抹，每日 2～3 次。

2017 年 10 月 15 日二诊：瘙痒大减，渗出减少，纳呆较前明显改善。上方去厚朴，继服 5 剂。

2017 年 10 月 22 日三诊：阴囊无瘙痒，结痂已脱落，无渗出，上方继服 5 剂善后。

61.7　多汗一例

魏某，女，27 岁。2017 年 1 月 12 日初诊。

主诉及现病史：自幼手足多汗，皮肤湿凉，指掌脱皮，全身较常人多汗，畏寒肢冷，汗出身乏，喜温，纳呆，二便正常，经期后延，量少质稀色淡，经行腹痛隐隐，得温痛减。舌苔薄白，脉沉细。

诊断：多汗。

辨证：阳气虚衰，腠理不固。

治则：温阳益气，固表敛汗。

方药：敛汗汤合玉屏风散加减。

处方：黄芪 30 克，桂枝 9 克，防风 10 克，焦白术 15 克，炒白芍 30 克，炙甘草 9 克，熟附片 12 克（先煎 1 小时），桂圆肉 12 克，金樱子 12 克，五味子 9 克，浮小麦 30 克，霜桑叶 12 克，佩兰 10 克，炒苍术 10 克，大枣 3 枚。5 剂。

用法：水煎，每日 1 剂，早晚分服。

2017 年 1 月 17 日二诊：汗出大减，畏寒轻，手足稍出汗，纳呆。

处方：黄芪 30 克，桂枝 9 克，防风 10 克，焦白术 15 克，炒白芍 30 克，炙甘草 9 克，熟附片 12 克（先煎 1 小时），茯苓 20 克，佩兰 10 克，五味子 6 克，浮小麦 30 克，霜桑叶 10 克，炒苍术 12 克，陈皮 10 克，大枣 3 枚。5 剂。

用法：水煎，每日 1 剂，早晚分服。

2017 年 1 月 23 日三诊：未再汗出，困乏大减，纳可。嘱常用浮小麦、大枣煎汤代茶饮。

61.8　鼻衄二例

★ 例一　孙某，男，27 岁。2015 年 4 月 16 日初诊。

主诉及现病史：反复鼻出血月余，出血急，生气后出血加重，头痛头晕目眩，烦躁，口苦咽干，两胁胀满，烦渴引饮，大便秘结，3 日一行，小便短赤。舌苔黄，脉数。曾去某医院检查，未发现器质性病变。查鼻腔充血，红肿。

诊断：鼻衄。

辨证：肝火犯肺（木火刑金）

治则：清肝泻火，宁肺止衄。

方药：龙胆泻肝汤加减。

处方：龙胆草 12 克，炒栀子 10 克，黄芩 12 克，柴胡 12 克，生地黄 30 克，知母 15 克，石决明 30 克（先煎），茜草根 15 克，牡丹皮 10 克，麦冬 10 克，侧柏叶 10 克，藕节 10 克，仙鹤草 20 克，川牛膝 15 克，甘草 9 克，醋青皮 12 克。5 剂。

用法：水煎，每日 1 剂，早晚分服。

2015 年 4 月 22 日二诊：服药后未再鼻衄，头痛头昏烦躁大减，口苦减，苔薄黄，脉稍数。上方去柴胡，加蒲公英 30 克，继服 5 剂。

2015 年 4 月 28 日三诊：鼻衄未作，纳可，余症悉平。嘱其忌辛辣，饮食清淡。

随访 2 年未复发。

★ 例二　张某，女，34 岁。2016 年 6 月 3 日初诊。

主诉及现病史：平素性情急躁，鼻衄频作，伴头晕、咽干、口苦、口臭，两胁作胀，经前期加重，经前两乳胀痛。刻下，适值经前，鼻衄伴乳胀、胁胀、烦躁、便秘。面红赤，苔薄黄，脉弦数。

诊断：鼻衄。

辨证：肝火犯肺。

治则：清肝泻火，柔肝止血。

方药：养肺清肝汤加减。

处方：生石决明 20 克（先煎），夏枯草 20 克，炒白芍 20 克，石斛 15 克，白茅根 12 克，牡丹皮 9 克，黑栀子 6 克，川牛膝 12 克，龙胆草 9 克，青皮 12 克，甘草 9 克，淡竹叶 9 克，茜草根 10 克，赤芍 12 克。5 剂。

用法：每日 1 剂，水煎分 2 次温服。忌食辛辣油腻之品。

2016 年 6 月 9 日二诊：此次经行鼻衄、乳胀未作，口苦、口臭、烦躁大减，纳可，二便调，苔薄，脉弦。

处方：生石决明 20 克（先煎），夏枯草 20 克，黑栀子 9 克，龙胆草 6 克，淡竹叶 9 克，沙参 15 克，芦根 20 克，紫草 10 克，郁金 12 克，青皮 12 克，薄荷 6 克（后下），甘草 9 克，石斛 15 克。继服 7 剂。

2016 年 6 月 16 日三诊：鼻衄未作，口苦烦躁均除，纳可，二便调，嘱其服养阴清肺丸合丹栀逍遥丸善后。

后随访鼻衄未作，诸证悉平。

61.9　斑秃一例

周某，女，38 岁。2016 年 3 月 15 日初诊。

主诉及现病史：片状脱发 1 年余，位于枕骨两侧，约 4 厘米×5 厘米大小面积 3 块，偶有瘙痒，脱发处皮肤光滑。自用生姜外擦，效果不明显，伴纳呆，困乏少力，睡眠差，二便调。舌质暗红，舌苔薄白而滑，脉缓弱无力。

诊断：斑秃。

辨证：肝肾不足，血虚脱发。

治则：滋补肝肾，养血生发。

方药：归脾汤加减。

处方：当归 9 克，黄芪 30 克，酸枣仁 15 克，远志 9 克，龙眼肉 20 克，熟地黄 20 克，鸡血藤 20 克，炒白芍 20 克，黄精 20 克，旱莲草 15 克，木瓜 10 克，川芎 10 克，升麻 9 克，桑椹子 15 克，甘草 6 克，陈皮 10 克。

用法：水煎，每日 1 剂，早晚分服。

2016 年 4 月 8 日二诊：上方服 3 周后，脱发处见新生头发，色黑，睡眠正常，纳馨。嘱用上方再服 2 周。

2 个月后随访，新发已生，脱发已愈，继服七宝美髯丹 3 盒善后。

61.10　癃闭一例

胡某，男，68 岁。2016 年 4 月 13 日初诊。

主诉及现病史：患者尿频、尿急、尿等待 1 年余，现小便不通 3 天，点滴而下，小腹胀满，伴有头晕头胀、胸闷气短、烦躁、纳呆，多痰，曾多次导尿，并伴会阴部胀痛。舌质紫暗，舌苔腻，脉涩。

诊断：癃闭（前列腺增生）。

辨证：脾肾气虚，痰浊阻滞。

治则：祛瘀化痰，开窍泄浊。

方药：抵当丸加减。

处方：皂角刺 12 克，赤芍 12 克，车前子 12 克，夏枯草 30 克，冬瓜仁 20 克，牡蛎 20 克，通草 9 克，滑石 12 克，桃仁 10 克，杏仁 10 克，盐泽泻 15 克，乌药 10 克，淡竹叶 10 克，橘核 15 克，瞿麦 12 克。5 剂。

用法：水煎，每日 1 剂，早晚分服。

2016 年 4 月 19 日二诊：服上方第 2 天，排尿即有改善，第 4 天原少腹胀满、头晕头胀、胸闷气短、烦躁症状大减。效不更方，原方继服 5 剂。

2016 年 4 月 25 日三诊：诸证悉愈，无其他不适，嘱其服前列康片 2 盒善后。

61.11　痤疮一例

孙某，男，29 岁。2016 年 3 月 9 日初诊。

主诉及现病史：面部多发痤疮，硬结，表面附有脓疱，并伴有口干口苦，大便干结，小便黄赤。平素经常熬夜，嗜食辛辣，烦躁易怒。舌苔黄腻，脉滑数。

诊断：痤疮。

辨证：湿热壅盛。

治则：清热利湿，排脓散结。

方药：龙胆泻肝汤加减。

处方：龙胆草 10 克，栀子 10 克，黄芩 12 克，夏枯草 30 克，蒲公英 30 克，薏苡仁 20 克，地丁 15 克，生大黄 10 克，赤芍 15 克，茯苓 15 克，冬瓜仁 15 克，淡竹叶 10 克，生地黄 25 克，甘草 10 克，滑石 10 克。5 剂。

用法：水煎，每日 1 剂，早晚分服。

嘱其忌食辛辣，少熬夜，饮食清淡，多饮水。

2016 年 3 月 16 日二诊：痤疮明显减少，脓疱渐消，大便已通，每日 2 次，硬结变软，情绪明显好转。效不更方，继服 5 剂。

2016 年 3 月 22 日三诊：痤疮均平，未见新发，大便每日 2 次。上方去大黄、龙胆草、栀子，加菊花 10 克，继服 5 剂，后以防风通圣丸 1 盒善后。

61.12 崩漏一例

李某，女，44 岁。2015 年 4 月 11 日初诊。

主诉及现病史：崩漏半月余，出血时多时少，多时如注，少时淋漓不断，面色㿠白，乏力头昏，精神困顿，懒言声弱，时有自汗。舌质淡白不荣，舌苔薄，脉沉弱而结。曾服宫血宁胶囊 1 周，仍流血不止。

诊断：崩漏（功能性子宫出血）。

辨证：中气不足，气虚下陷。

治则：补气升陷，养血止崩。

方药：补中益气汤合归脾汤加减。

处方：黄芪 50 克，党参 20 克，炒白术 10 克，仙鹤草 30 克，升麻 12 克，大蓟 30 克，茜草 10 克，熟地黄 30 克，炒白芍 20 克，炒酸枣仁 20 克，龙眼肉 20 克，枸杞 10 克，炒山药 20 克，炙甘草 9 克，阿胶 3 克（冲服）。5 剂。

用法：水煎，每日 1 剂，早晚分服。

2015 年 4 月 16 日二诊：崩漏已止，仍困乏头晕，舌苔薄白，脉沉细。

处方：黄芪 60 克，党参 20 克，升麻 10 克，熟地黄 20 克，炒白芍 20 克，炒酸枣仁 15 克，炒山药 15 克，山萸肉 10 克，龙眼肉 12 克，炒白术 10 克，陈皮 10 克，炒麦芽 15 克，川芎 6 克，茯苓 12 克，阿胶 3 克（冲服）。5 剂。

用法：水煎，每日 1 剂，早晚分服。

2015 年 4 月 22 日三诊：诸证悉愈，无其他不适。嘱其以人参养荣丸 2 盒善后。

61.13 乳癖一例

周某，女，38 岁。2014 年 3 月 19 日初诊。

主诉及现病史：左侧乳房包块 3 年余，时胀痛，两胁胀满，纳呆，生气后及月经前胀痛明显加重。近 1 年发现右侧乳房也有一硬块，质硬，拒按，边界清，胀痛连及腋下，月经后胀痛减轻。经某医院诊断为乳腺增生。舌苔薄黄，脉弦细涩。

诊断：乳癖。

辨证：肝气郁结，气滞血瘀。

治则：疏肝理气，散结化瘀。

处方：柴胡 10 克，当归 10 克，丹参 20 克，醋香附 15 克，夏枯草 30 克，醋青皮 12 克，三棱 10 克，莪术 10 克，浙贝母 10 克，白芥子 6 克，橘络 10 克，牡蛎 20 克，鹿角片 15 克。5 剂。

用法：水煎，每日 1 剂，早晚分服。

2014 年 3 月 26 日二诊：乳房胀痛减轻，自觉包块缩小，两胁胀满大减，口干，舌苔薄黄，脉弦。

处方：柴胡 10 克，丹参 20 克，醋香附 15 克，夏枯草 30 克，醋青皮 15 克，莪术 10 克，橘核 20 克，荔枝核 15 克，白芥子 6 克，牡蛎 20 克，生地黄 30 克，橘络 12 克，鹿角片 15 克。5 剂。

用法：水煎，每日 1 剂，早晚分服。

2014 年 4 月 1 日三诊：右侧乳房包块消失，左侧包块缩小至花生米大小。嘱其服用丹栀逍遥丸和乳核散结胶囊 1 个月。

2014 年 5 月 3 日四诊：复查双侧乳腺正常，病愈。

61.14　经行口糜一例

冯某，女，45 岁。2015 年 3 月 8 日初诊。

主诉及现病史：患者每次月经将至时出现口舌糜烂溃疡，经后自愈，反复发作近 10 年。平时口干舌燥，手足心热干燥，伴头痛头晕烦躁，腰脊酸软，嗜食辛辣香燥之物，经期每月提前 3～5 天。舌质红，少苔，脉细数。

诊断：经行口糜（复发性口腔溃疡）。

辨证：阴虚火旺。

治则：滋阴降火，清热润燥。

方药：知柏地黄丸合二至丸加减。

处方：太子参 20 克，麦冬 15 克，五味子 9 克，生地黄 30 克，牡丹皮 10 克，知母 25 克，黄柏 15 克，甘草 10 克，淡竹叶 10 克，灯心草 5 克，泽泻 15 克，生山药 15 克，女贞子 12 克，旱莲草 25 克，忍冬藤 20 克。5 剂。

用法：水煎，每日 1 剂，早晚分服。

2015 年 3 月 15 日二诊：服上药第 5 天，月经来潮，烦热口糜较以前明显减轻。嘱其服知柏地黄丸 2 周，至下次月经前 5 天再进上方 5 剂。

2015 年 4 月 10 日三诊：此次月经口疮未作，诸症悉愈，嘱其按上月服药方法再服 2 周知柏地黄丸，月经前 5 天再服上方 5 剂。

随访半年，未再行经口糜，无其他不适，嘱其少食辛辣香燥之物。

61.15　慢性肾炎并腹水一例

刘某，女，71 岁。2015 年 3 月 13 日初诊。

主诉及现病史：患慢性肾炎 6 年，曾发生腹水肿胀，住院治疗两月余，病情缓解。现患者面部浮肿，面色苍白晦滞，乏力喘促，下肢浮肿，按之则凹陷，不易复起，腰背酸痛，小腹亦坠胀作痛，身重卧床，难于转侧。白蛋白低于 20g/L，尿蛋白（++）。精神不振，纳呆，不渴饮，小便短少。舌润苔灰，脉沉迟无力。

诊断：慢性肾炎并腹水。

辨证：肾阳不足，气化不利，水湿内停。

治则：温阳化气，利水消肿。

处方：桂枝 15 克，茯苓 20 克，泽泻 30 克，淫羊藿 20 克，吴茱萸 6 克，炮姜 9 克，薏苡仁 15 克，黄芪 30 克，续断 12 克，炒山药 20 克，炒菟丝子 10 克，芡实 20 克，大腹皮 20 克，白茅根 15 克，泽兰 15 克。6 剂。水煎服，每日 1 剂，日服 2 次。忌高盐饮食。

2015 年 3 月 20 日二诊：服上方 6 剂，精神转佳，面足浮肿减轻，小便稍畅。上方稍作加减继服。

共加减调理 20 余剂，面足浮肿消退，腰背痛明显减轻，舌苔灰黑已退，脉缓。复查白蛋白 39g/L，尿蛋白为±。

61.16 肝硬化腹水一例

王某，男，65 岁。2015 年 6 月 17 日初诊。

主诉及现病史：右胁胀痛 4 年，面色萎黄，食少纳呆，厌油腻，肝功能异常，转氨酶中度增高，小便量少色黄，大便偏溏。舌苔白腻，脉弦滑。B 超示：肝脏体积缩小，实质回声增高、分布不均，门静脉系统扩张，脾脏中度肿大。体格检查腹部胀大，腹壁静脉曲张明显。

诊断：肝硬化腹水。

辨证：气滞血瘀。

治则：行气保肝，利水消肿。

处方：制鳖甲 30 克，醋青皮 10 克，香橼 12 克，泽泻 40 克，车前子 10 克，通草 5 克，炒枳壳 9 克，炒鸡内金 10 克，泽兰 20 克，砂仁 6 克，炒山药 15 克，木香 6 克，陈皮 9 克，茵陈 15 克。6 剂。水煎服，每日 1 剂，日服 2 次。忌高盐饮食。

二诊：服药平稳，症状稍微减轻。上方稍作加减继服。

共加减调理 2 月余，转氨酶正常，胁肋部胀痛好转，饮食佳。

61.17 原发性不孕症一例

孙某，女，32 岁。2015 年 2 月 11 日初诊。

主诉及现病史：结婚 4 年未孕。16 岁初潮，月经先后不定期，经期少腹坠胀冷痛，遇寒加重，经量少，色暗，腰膝酸软。素日面色萎黄，倦怠无力，畏寒肢冷，带下清稀。纳眠一般，小便正常，大便时稀。B 超示子宫无明显阳性体征。舌淡苔润，右脉细弱，左脉沉弱无力。

诊断：原发性不孕症。

辨证：元阳不足，宫寒血冷。

治则：暖宫温经，养血活血。

处方：熟附片 15 克（先煎 1 小时），当归 9 克，炮姜 9 克，桂枝 12 克，炒艾叶 12 克，赤芍 12 克，炒白芍 24 克，炙甘草 6 克，细辛 2 克，丹参 15 克，黄芪 30 克，阿胶 5 克（烊化）。水煎，每日 1 剂，日服 2 次。禁忌生冷。

以上方加减调理 2 个月，月经正常，痛经症状明显减轻，大便已正，手足凉减轻，精神佳。后又加减调理两月余，成功怀孕并产一女。

61.18 肠澼一例

李某，男，51 岁。2016 年 4 月 11 日初诊。

主诉及现病史：腹胀、隐痛伴腹泻 6 年，面色萎黄，气短乏力，劳后尤甚，纳呆。食油腻辛辣生冷后腹泻加重，大便日行 3~4 次，多时达 7~8 次，便呈溏薄，夹有完谷不化。腹痛得温痛减，时有黏液及血便。西医诊断为溃疡性结肠炎，曾服柳氮磺吡啶、美沙拉嗪，服用时缓解，停药后加重。舌苔腻稍黄，脉细数，尺沉。

诊断：肠澼。

辨证：脾虚气郁。

治则：健脾化湿，温中理气。

方药：参苓白术散合香连丸加减。

处方：党参 20 克，茯苓 20 克，炒白术 15 克，炒薏苡仁 12 克，炒山药 30 克，炮姜 9 克，炙甘草 6 克，黄连 9 克，海螵蛸 12 克（先煎），炒鸡内金 10 克，桔梗 9 克，砂仁 3 克（后下），陈皮 6 克。5 剂。

用法：每日 1 剂，水煎分 2 次温服。忌食辛辣生冷。

2016 年 4 月 17 日二诊：腹胀腹痛较前减轻，大便每日 2 次，稀溏，饮食较前增加。上方去炒薏苡仁，加炒苍术 15 克。继服 7 剂。

2016 年 4 月 28 日三诊：大便初成形，腹痛腹胀未作，纳可，仍觉乏力。上方再加炒薏苡仁 30 克，加太子参 15 克。继服 7 剂。

2016 年 5 月 9 日四诊：大便及饮食正常，气力可，精神可，未述其他不适。

嘱其忌食辛辣生冷，服参苓白术丸 1 周以滋巩固。

按语　肠澼多由脾胃素虚，又为饮食、七情所伤，肝犯脾胃，肠失传导发病。此案为脾虚气郁，以脾虚为主，故治以健脾化湿、温中理气，不宜早施收敛之剂，以防闭门留寇，迁延反复，医嘱忌食辛辣生冷尤为重要。

61.19　盗汗一例

李某，女，43 岁。2015 年 3 月 2 日初诊。

主诉及现病史：每晚出汗，睡醒汗止，面色㿠白，时心悸，乏力神疲，气短声怯，畏风寒，四肢不温，纳呆，二便可。舌苔薄白，脉沉细。

诊断：盗汗。

辨证：气阴两虚。

治则：益气养阴，敛汗和营。

方药：桂枝加龙骨牡蛎汤合止汗散加减。

处方：黄芪 30 克，煅龙牡各 20 克（先煎），浮小麦 30 克，五味子 6 克，炒白术 15 克，炒山药 20 克，熟附子 18 克（先煎），茯苓 20 克，桂枝 9 克，炒白芍 27 克，霜桑叶 9 克，甘草 6 克，大枣 5 枚。5 剂。

用法：每日 1 剂，水煎分 2 次温服。

2015 年 3 月 8 日二诊：服上方盗汗大减，精神体力好转。刻下：寐差，纳呆，二便可，舌苔薄白，脉稍沉。

处方：黄芪 30 克，龙骨 20 克（先煎），浮小麦 30 克，五味子 6 克，炒山药 20 克，茯苓 15 克，炒枣仁 20 克，百合 15 克，桂枝 6 克，炒白芍 24 克，炒苍术 10 克，太子参 12 克，炒六曲 12 克。5 剂，水煎服，每日 1 剂，分 2 次温服。

2015 年 3 月 15 日三诊：盗汗已止，睡眠可，纳馨，未诉其他不适。嘱其服玉屏风颗粒 2 周善后。

61.20   子痈一例

周某，男，29 岁。2014 年 6 月 21 日初诊。

主诉及现病史：饮酒及食辛辣后，突发一侧睾丸肿胀疼痛剧烈，阴囊水肿，触痛明显，行走及直立疼痛加重，伴发热，体温 38℃左右，咽干咽痛。某医院诊断为睾丸炎，输液治疗 5 天，稍有缓解，仍睾丸疼痛，故求中医诊治。刻下：右侧睾丸肿胀，触痛明显，阴囊光亮，表情痛苦。舌苔黄燥，脉细数。

诊断：子痈。

辨证：热毒下注。

治则：清热解毒。

方药：龙胆泻肝汤加减。

处方：金银花 30 克，蒲公英 30 克，赤芍 15 克，黄柏 12 克，黄连 10 克，橘核 15 克，连翘 12 克，龙胆草 9 克，天花粉 10 克，滑石 15 克（包煎），甘草 9 克，延胡索 10 克，川牛膝 10 克，淡竹叶 9 克。5 剂。

用法：每日 1 剂，水煎分 2 次温服。另取芒硝 50 克，水化开用毛巾蘸药液湿敷患处。忌食辛辣油腻之品。

2014 年 6 月 27 日二诊：诉服上方 2 剂后疼痛大减，肿胀消退，未再输液治疗。刻下：肿胀消，行走疼痛不显，稍有触痛。上方去黄柏，继服 5 剂。嘱其少食辛辣，忌酒。

1 个月后随访，子痈未作。

61.21   遗尿一例

刘某，男，8 岁。2015 年 10 月 11 日初诊。

主诉及现病史：平素畏寒肢冷，易感冒，神疲乏力。刻下：入睡尿床不觉，醒后方知，每夜遗尿 1~2 次，入冬尤甚。面色无华，形体疲弱，四肢不浮，大便稍溏。苔薄白，脉沉迟。

诊断：遗尿。

辨证：脾肾阳虚，肾气不固，封藏失司。

治则：温补脾肾。

处方：熟附子 6 克（先煎），炒白术 9 克，炒菟丝子 6 克，盐补骨脂 9 克，金樱子 6 克，茯苓 10 克，炒韭菜子 6 克，炒山药 15 克，干姜 5 克，辽五味子 5 克，桑螵蛸 10 克，益智仁 6 克。5 剂。

用法：每日 1 剂，水煎分 2 次温服。

2015 年 10 月 17 日二诊：服上药后，遗尿明显减少，服药后 3 天未再遗尿，精神饮食均较前改善，大便稍成形，效不更方，上方继服 7 剂，用法同前。

2015 年 10 月 26 日三诊：服药后仅遗尿 1 次，大便正常，手足转温，嘱其服缩泉丸和玉屏风散 2 周善后。

随访 3 个月未再遗尿，未再感冒。

61.22   面斑一例

杨某，女，44 岁。2014 年 8 月 11 日初诊。

主诉及现病史：闭经半年余，闭经前月经量少，2 日即净。闭经后脸上色斑增多，颜色加重。刻下月经 6 个月未至，面部黧黑，两颊及额部褐色斑块，黄带量多，质稠臭秽，烦躁易怒，口苦不寐，二便可。舌苔薄黄，舌两侧瘀斑，脉弦数。

诊断：面斑。

辨证：肝郁血瘀。

治则：疏肝解郁，化瘀消斑。

方药：血府逐瘀汤合丹栀逍遥散加减。

处方：当归 10 克，赤芍 15 克，红花 9 克，炒桃仁 9 克，柴胡 10 克，黄柏 12 克，鱼腥草 25 克，土茯苓 12 克，牡丹皮 10 克，炒栀子 10 克，冬瓜仁 30 克，生薏仁 20 克，丹参 20 克，川牛膝 15 克，薄荷 6 克（后下）。5 剂。

用法：每日 1 剂，水煎分 2 次温服。禁忌辛辣油腻之品。

2014 年 8 月 17 日二诊：服上药后烦躁、口苦明显好转，黄带减少大半，睡眠明显改善。但觉乳房胀痛，少腹坠胀感，舌苔薄黄，脉弦数。上方去黄柏，加青皮 15 克，继服 5 剂。

2014 年 8 月 28 日三诊：服上方 3 剂后，月经来潮，经量较前增多，乳胀、少腹下坠消失。色斑明显消退，已不口苦，烦躁除，无黄带，睡眠正常。舌苔薄黄，脉稍弦。

处方：当归 10 克，赤芍 15 克，炒桃仁 9 克，红花 6 克，丹参 20 克，冬瓜仁 30 克，白芷 9 克，白蒺藜 9 克，炒白芍 15 克，生地黄 15 克，白茅根 12 克，甘草 9 克，百合 15 克。7 剂，水煎服，每日 1 剂。

2014 年 9 月 5 日四诊：服上方后，色斑消退，未述其他不适。

61.23   嗜睡一例

陈某，女，38 岁。2016 年 4 月 1 日初诊。

主诉及现病史：平素嗜睡，每天超过 12 小时，严重时进食间亦困而欲睡。自觉头昏沉，懒于动，肥胖体型，时心悸动，食量不大，月经每月后延 1 周至 10 天左右。刻下：困乏疲倦，头昏沉，精神不振，影响工作，畏风寒，四肢不温，纳呆，面色虚白，二便尚可。舌苔白，质淡，舌体胖大，脉沉弱濡缓。

诊断：嗜睡。

辨证：气血两虚，湿困脾阳。

治则：益气养血，健脾化湿。

方药：玉屏风散合苓桂术甘汤化裁。

处方：黄芪 30 克，炒白术 15 克，防风 15 克，砂仁 3 克（后下），太子参 15 克，茯苓 20 克，炒山药 30 克，炒薏仁 15 克，桂枝 10 克，炒白芍 12 克，炒枳壳 12 克，泽兰 15 克，佩兰 9 克，炙甘草 9 克。5 剂。

用法：每日 1 剂，水煎分 2 次温服。嘱其忌食生冷，多运动。

2016 年 4 月 7 日二诊：困乏及身重头昏沉均减轻，心悸未作，纳可，舌苔薄，脉沉弱。

上方加淫羊藿 15 克，黄芪加至 60 克。继服 7 剂。

2016 年 4 月 15 日三诊：嗜睡已除，头昏沉除，心悸未作，已能正常工作，未述其他不适。要求善后，上方继服 5 剂，后服参苓白术丸 2 周。

随访半年，未见复发。

61.24　行痹一例

冯某，男，62 岁。2014 年 3 月 12 日初诊。

主诉及现病史：全身游走性肌肉关节疼痛 3 年余，在医院诊断为"游走性风湿性关节炎"，服用抗风湿药缓解，需常年服药，停药后 3 天即加重。近 3 个月发现全身轻度浮肿，欲停西药，求中医诊治。刻下：全身轻度浮肿，下肢较甚，按之凹陷，肌肉及四肢关节疼痛，周身感觉沉重。午后自觉发热，自汗缓解，恶风寒，面色苍白，时心悸，二便可。舌苔薄白，舌质淡，有齿痕，脉浮弱，两尺沉。

诊断：行痹。

辨证：风湿郁表，气虚失固。

治则：祛湿除风，益气固表。

方药：防己黄芪汤合越婢汤加减。

处方：麻黄 10 克，防己 20 克，黄芪 45 克，炒薏仁 20 克，白术 15 克，茯苓皮 15 克，生石膏 12 克（先煎），防风 15 克，炒杏仁 6 克，椒目 6 克，桂枝 9 克，炒白芍 12 克，炙甘草 6 克，生姜皮 9 克，泽兰 15 克，大枣 5 枚。5 剂。

用法：每日 1 剂，水煎分 2 次温服。

2014 年 3 月 18 日二诊：服上方 5 剂后，浮肿明显消退，午后发热未作，身重、肌肉及关节疼痛明显减轻，唯觉纳呆，舌苔薄白，脉沉。上方去石膏、茯苓皮，加陈皮 10 克、砂仁 3 克（后下）、佩兰 12 克。继服 7 剂。

2014 年 3 月 25 日三诊：服上方后，肌肉疼痛又减，未再浮肿，纳可，再服 7 剂。

2014 年 4 月 8 日四诊：服上方后疼痛未作，未述其他不适，再服上方 7 剂，隔日 1 剂，嘱其避风寒。

随访 1 年，游走性肌肉关节疼痛未再复发。

61.25　皮肤瘙痒一例

吴某，男，74 岁。2014 年 11 月 10 日初诊。

主诉及现病史：全身皮肤瘙痒近 5 个月，服用抗过敏止痒西药可暂时缓解，数小时后又发作，瘙痒如故。因其有脑梗死，服抗过敏药后嗜睡严重，恐加重病情，遂求诊于中医。刻下：皮肤瘙痒，入夜尤甚，影响睡眠，皮肤干燥脱屑，满布抓痕，神疲气短，大便干结。舌苔薄质淡，脉浮弱。

诊断：皮肤瘙痒。

辨证：血虚风燥。

治则：养血润燥，祛风止痒。

方药：养血润肤汤合乌蛇祛风汤加减。

处方：当归 10 克，熟地黄 30 克，生地黄 30 克，黄芪 20 克，天冬 10 克，麦冬 10 克，升麻 5 克，黄芩 9 克，炒桃仁 9 克，红花 6 克，天花粉 9 克，乌梢蛇 10 克，防风 15 克，荆芥 10 克，蝉蜕 6 克，甘草 6 克，地龙 30 克。5 剂。

用法：每日 1 剂，水煎分 2 次温服。禁忌辛辣油腻之品。

2014 年 11 月 17 日二诊：服上方 5 剂后，瘙痒明显减轻，已停服止痒西药，睡眠正常。刻下：皮肤仍干燥，抓痕结痂处仍轻微瘙痒，大便正常，饮食可，舌苔薄，脉弱。上方去天花粉，防风加至 25 克，继服 7 剂。

2014 年 11 月 26 日三诊：服上方后，瘙痒未作，已无需抓挠，睡眠正常，皮肤干燥明显减轻，脱屑明显减少。上方去乌梢蛇、蝉蜕、荆芥。继服 7 剂。

随访半年，瘙痒未作，临床治愈。

61.26　产后身痛一例

许某，女，29 岁。2014 年 3 月 3 日初诊。

主诉及现病史：平素体健，自产后十余日出现遍身酸痛，关节僵硬活动不利。刻下：面色苍白，头晕眼花，心悸怔忡，体倦乏力，四肢不温，时腹冷痛，纳呆，恶露量多有块，色淡不稀。舌质淡，苔薄白，脉虚数。

诊断：产后身痛。

辨证：血虚夹瘀。

治则：益气养血，活血柔筋。

方药：趋痛散合生化汤加减。

处方：当归 9 克，桂枝 9 克，炒白术 12 克，黄芪 30 克，怀牛膝 10 克，独活 9 克，薤白 9 克，川芎 9 克，炮姜 9 克，炒山药 25 克，炙甘草 9 克，炒白芍 24 克。5 剂。

用法：每日 1 剂，水煎分 2 次温服。

2014 年 3 月 9 日二诊：服上方后，身痛大减，心悸头晕减轻，舌苔薄白，脉虚数。上方去炮姜，桂枝改 5 克，加荆芥 3 克、党参 30 克、防风 12 克、生姜 3 片。继服 5 剂。

2014 年 3 月 15 日三诊：身痛未作，精神饮食大增，未述其他不适，嘱其避风寒。

随访半年，身痛未作。

（整理人：张　竞）

62 孔庆伦医案 4 例

孔庆伦，1972 年生人，主治医师。山东中医药大学专科毕业；全国基层名老中医药专家朱传伟传承工作室继承人。在曲阜市吴村卫生院从事中医临床 20 余年，熟练掌握常见病、多发病的中西医诊断和治疗，对麻风病、内科常见病，以及急慢性颈、肩、腰腿疼痛等病的治疗积累了较为丰富的临床经验。擅长中医辨证配合针灸、针药结合协同治疗。

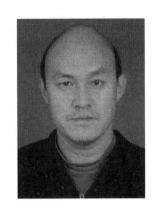

62.1 虚劳一例

孔某，女，52 岁。2018 年 8 月 8 日初诊。

主诉及现病史：白细胞偏低 10 余年，病情时轻时重。近日复查白细胞计数 $2.87×10^9$/L，中性粒细胞计数 $1.63×10^9$/L。伴乏力、心悸、黄带、纳差。子宫切除术 2 年，有卵巢囊肿、慢性盆腔炎病史 1 年余。刻诊：患者中年女性，面色㿠白，精神不振。舌质淡白，舌苔薄黄，脉沉弦细数。

诊断：虚劳（白细胞减少症）。

辨证：脾肾两虚，湿热下注。

治则：补肾健脾，清热燥湿。

处方：败酱草 15 克，蒲公英 15 克，黄柏 9 克，阿胶 9 克（烊化），当归 12 克，炒麦芽 20 克，炒六神曲 15 克，砂仁 9 克，枸杞子 12 克，炙甘草 10 克，龙眼肉 10 克，黄芪 20 克，黄精 12 克，白芍 10 克，熟地黄 15 克，五味子 6 克，麦冬 12 克，太子参 20 克。新绿药配方颗粒 6 剂，开水冲服，每日 1 剂。

2018 年 8 月 15 日二诊：服药后无明显不适，略头胀。前方减五味子 6 克，加菊花 12 克，续服 6 剂。嘱其忌食生萝卜、苦瓜、金橘等耗气伤正之品；胡椒、辣椒、桂皮、山茱萸、草豆蔻、荜澄茄等辛辣温燥伤阴之品；生瓜、茼蒿、香蕉、螃蟹、蚌肉、田螺等寒凉损阳、生冷伤脾之品。

2018 年 8 月 22 日三诊：头胀消失，身体较前清爽，食欲较佳，黄带减少。效不更方，守方续服 6 剂，用法禁忌同前。

2018 年 8 月 29 日四诊：乏力，心悸较前好转，纳食可。复查血常规示：白细胞增至 $4.09×10^9$/L。舌淡红，苔薄黄，脉沉数。守方继服 6 剂巩固治疗。

按语 白细胞减少症，是指周围白细胞计数持续下降所引起的一组症状，典型表现为头晕、乏力，肢体酸软，食欲减退，精神萎靡，低热。白细胞减少症中医无此病名，据其乏力、头晕、心悸、易外感发热等表现当归属于中医学"气血虚"、"虚劳"、"诸虚不足"等范畴。中医认为本病的发生与心、肝、脾、肾四脏有关，其中与脾、肾两脏的关系尤为密切。即脾肾两虚是白细胞减少症的根本原因，"脾为后天之本"，气血生化之源，五脏六腑赖以滋养，若脾虚气血无以生化则成血虚之证；"肾为先天之本"，主骨生髓，受五脏六腑之精而藏之，若肾气不足则髓海不充，"精血同源"，此时气血生成也会受影响。脾虚运化水谷精微的滋养功能失常，可导致肾气虚弱；反之，肾阳不足，则不能温煦脾阳，两者相互影响，以致脾肾两虚，营卫气血不足而成本病。此外，热毒侵袭和瘀血凝结也是引起和加重本病的重要原因。中医治疗本病，侧重于整体调节，故可从根本上达到治愈的目的。中医认为本病初期多是气血两虚、脾气亏损为主，晚期伤及肝肾，导致肾阴虚、肾阳虚或阴阳两虚，总以脾胃肝肾虚损为本。该患者得病 10 年余，病情迁延，脾肾不足兼有湿热内蕴，给予败酱草、蒲公英、黄柏清热燥湿以治标；黄芪、炙甘草、太子参、黄精健脾补气；炒麦芽、炒六曲、砂仁消食健胃；枸杞子、龙眼肉、五味子、麦冬滋肾养阴；熟地黄、阿胶、白芍养阴补血。标本兼治而获效。

62.2　泄泻并发睾丸炎一例

孔某，男，52 岁。2018 年 8 月 25 日初诊。

主诉及现病史：因恶寒发热伴腹痛、腹泻来诊。2 天前饮食生凉变质食物后，出现恶寒发热，口苦咽干，腹痛，每日腹泻 5～6 次，便质稀溏、臭秽、灼肛。自述今年暑热过盛，多在家中空调房中避暑。检测体温 39.4℃，血常规：白细胞计数 14.86×10⁹/L、中性粒细胞 85%、中性粒细胞计数 12.64×10⁹/L。舌色暗红，苔薄黄干，脉浮滑数。

诊断：泄泻（急性胃肠炎）。

辨证：湿热泄泻。

治则：辛凉解表，清肠利湿。

处方：金银花 30 克，连翘 15 克，淡竹叶 9 克，荆芥 9 克，牛蒡子 9 克，薄荷 9 克，芦根 30 克，桔梗 8 克，甘草 6 克，木香 9 克，黄连 9 克，白扁豆 20 克。3 剂，水煎服，每日 1 剂。

2018 年 8 月 28 日二诊：发热、腹泻已止，口苦咽干消失，感小腹部坠胀隐痛，睾丸肿胀坠痛。舌色暗紫，有齿痕，舌底暗红有红豆瘀点，苔薄黄白腻水滑，脉沉弦滑数。复查血常规示：白细胞计数 21.59×10⁹/L，中性粒细胞 93.2%，中性粒细胞计数 20.12×10⁹/L。根据患者病情变化，追加急性睾丸炎诊断，立即给予青霉素 480 万单位，每日 2 次静脉滴注。给予关元穴、中极穴、太冲穴温针灸，每日 1 次，每次 30 分钟，嘱患者卧床休息，清淡饮食。

2018 年 8 月 30 日三诊：小腹部坠胀感较前减轻，睾丸肿胀较前缩小，疼痛稍有缓解，无发热，无腹痛腹泻。神志清，精神可，饮食睡眠可，小便略黄，大便日 1 次，质软成形。舌色暗紫，有齿痕，舌底暗红，苔薄黄白腻水滑，脉沉弦细数。复查血常规示：白细胞计数 7.5×10⁹/L，中性粒细胞 66%，中性粒细胞计数 4.95×10⁹/L，较前明显降低，治疗有效。根据脉症，四诊合参，患者湿热较前减轻，肝脾寒湿显露，辨为寒滞肝脉夹湿热下注证，治当寒热平调，暖肝散寒，清热散结。方选天台乌药散合二妙散加味。

处方：乌药 12 克，木香 6 克，小茴香 6 克，青皮 6 克，高良姜 9 克，槟榔 9 克，川楝子

9克，浙贝母 10 克，吴茱萸 6 克，干姜 10 克，黄柏 9 克，苍术 9 克。3 剂，水煎服，每日 1 剂，分 2 次服。

2018 年 9 月 2 日四诊：小腹坠胀感消失，睾丸肿胀好转，疼痛明显减轻，无发热，无腹痛腹泻。饮食睡眠可，小便略黄，大便日 1 次，质软成形。舌色暗红，苔薄黄白腻，脉沉弦滑。守方续服 3 剂，巩固疗效。

按语 本例初次就诊病情以暑热兼饮食不慎致湿热泄泻为主，给予香连丸合银翘散辛凉解表，清肠利湿。二诊时发热、腹泻等症明显好转，说明前方治疗有效，但血常规检查较前次就诊时不降反升，说明病情有变，正当困惑，患者又诉感小腹部坠胀隐痛，睾丸肿胀坠痛（肝经湿热下注），感染明确，即给予青霉素 480 万 U 静脉滴注，每日 2 次抗感染治疗，同时在肝经、任脉温针灸温经散寒，防止冰伏，促进炎症消散。三诊时睾丸炎症得到控制，但舌脉现舌色暗紫，齿痕舌，舌底暗红，苔薄黄白腻水滑，脉沉弦细数，细想患者有避暑贪凉，寒湿已伏，加之饮食伤及脾胃，痰湿内生合寒邪乘虚侵入肝脉，协湿热下注睾丸，恐单纯清热冰伏不解，拟寒热平调，暖肝散寒，清热散结，方选天台乌药散合二妙散加味，中西医结合病情得以痊愈。

62.3　日晡发热一例

张某，男，56 岁。2018 年 8 月 4 日初诊。

主诉及现病史：午后发热 1 周。患者 10 天前因避暑不慎感寒，出现恶寒发热、体痛、咽痛，自服抗感冒药后症状较前好转，但第 3 天后出现下午 3～5 时恶寒发热，体温 38.5℃，服用解热镇痛药后，汗出热退，但自此后每到下午 3～5 时发热，汗后恶风，自服药物不效，今晨来诊。诊见恶寒发热，伴口苦咽干，纳食正常，大便略干硬，每日 1 行。舌色淡红，苔薄黄白相兼，脉弦细数。前日在某医院行血常规分析无异常。

诊断：日晡发热。

辨证：少阳阳明合病。

治则：和解少阳，缓下热结。

方药：小柴胡汤合调胃承气汤加减。

处方：柴胡 24 克，黄芩 18 克，人参 9 克，半夏 9 克，炙甘草 6 克，大黄 6 克，芒硝 9 克（冲服），生姜 9 克，大枣 4 枚（擘）。3 剂。

用法：每日 1 剂，水煎 2 次，分 2 次服。

2018 年 8 月 8 日因牵念病情是否好转电话随访，患者述服药后午后发热消失，病情恢复，原欲再诊，因有事未能成行，现身体无恙。

按语 日晡发热：上午不显，下午 3～5 点体温越来越高，达 38～40℃，甚至还高，或兼神志模糊，谵语，神昏，到晚上身热渐渐退去。下午 3～5 点为阳明经主时，此时热发如潮，故又称阳明潮热。此种热型在《伤寒论》里为热与燥屎互结，这是有燥屎的重要指标之一。该患者因外感风寒，初在太阳经表，治疗不当入传少阳阳明，有明显的午后身热特点，大便略干，兼见口苦、咽干、脉弦细数等少阳证。病机为邪在少阳而热解阳明不甚，治当和解少阳，缓下热结，方选小柴胡汤合调胃承气汤加减，有是证用是方，方证相应，故药到病除。

62.4　吐涎一例

孔某，男，57岁。2017年8月4日初诊。

主诉及现病史：泛吐白色痰涎，胃脘胀满，纳差7天。7天前因收秋劳累，进食不节，出现胃胀痞满，晨起泛吐白色痰涎，量多无味。伴有神疲倦怠，胸闷咳嗽，咳白色泡沫痰。既往有慢性支气管炎病史20余年，每逢冬季或气候变冷时病情加重。查：血压130/72mmHg，神志清，精神不振，面色萎黄少泽，身体瘦弱。桶状胸，双肺呼吸音粗，散在干湿啰音。腹软，剑突下压痛。舌淡红，苔白腐腻，舌心剥落，脉滑弱略弦。

诊断：吐涎。

辨证：痰饮内停证。

治则：温化痰饮，和胃降逆。

处方：半夏10克，茯苓25克，桂枝10克，白术12克，炙甘草6克，陈皮10克，苍术10克，厚朴10克，化橘红10克，苏子10克，白芥子9克，莱菔子9克，干姜10克，细辛6克，党参20克，穿山龙20克，生姜一大块（切成片），大枣4枚（劈）。3剂。

用法：水煎服，每日1剂。

以上方加减调理3次，共进9剂，吐涎止，纳食正常，诸症较前好转。嘱平日注重避寒保暖，防止旧疾复发。

按语　本例平素体弱，久患肺疾，肺脾气虚，痰浊潴留。时值深秋，昼夜温差较大，复劳作过度，中气不足，气虚及阳，胃阳不足，饮积胃中，胃失和降遂病。"病痰饮者，当以温药和之"，方选小半夏汤和胃降逆；苓桂术甘汤温脾化饮；平胃散燥湿和胃；细辛、干姜、三子养亲汤温肺降气化痰兼治旧疾，病得缓解。

（整理人：孔庆伦）

63   郭燕明医案1例

郭燕明，1979年生人，大专学历。参加工作后，一直在曲阜市吴村卫生院师从曲阜名中医王立君先生。现为全国基层名老中医药专家朱传伟传承工作室继承人。擅长治疗外感疾病、内科常见病和妇科病。

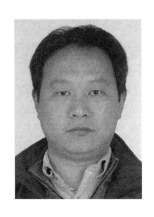

胃脘痛一例

苑某，女，56岁。2017年9月20日初诊。

主诉及现病史：脘腹胀满，闷塞不舒，胸膈满闷，按之尤甚，头晕目眩，头重如裹，不思饮食，心烦易怒，喜长叹息，少气懒言，大便不爽。舌体胖大，舌边有齿痕，苔黄腻，脉虚滑数。曾在上级医院进行胃镜检查，诊为慢性胃炎。

诊断：胃脘痛（慢性胃炎）。

辨证：肝郁气滞，脾胃湿热。

治则：清利湿热，理气宽中。

处方：大黄10克，厚朴10克，黄连10克，陈皮20克，砂仁15克，苍术15克，人参10克，黄芪20克，柴胡20克，山楂20克，鸡内金15克，川芎15克，白术20克，茯苓20克，甘草10克。3剂。每日1剂，水煎服。禁忌辛辣油腻之品。

二诊：患者上述症状较前减轻，仍胸膈满闷，舌体变小，舌边仍有齿痕，苔黄薄，脉滑数。上方改人参20克，加泻叶6克、泽泻15克。6剂，用法、禁忌同前。

1个月后再诊，患者症状基本消失。自述因不愿继续服用上述药方，曾多次到多家医院就诊无明显效果，需经常服用上述药方才感身体舒适。

按语　患者脘腹胀满，闷塞不舒，胸膈满闷，按之尤甚，乃脾胃湿热，气机不畅所致。故以疏肝理气之药柴胡、厚朴、陈皮、山楂、鸡内金、川芎、大黄、泻叶等治之；又有头晕目眩，头重如裹，不食饮食，心烦易怒，喜长叹息，少气懒言，大便不爽，舌体胖大，舌边有齿痕，苔黄腻，脉虚滑数之气虚湿阻之征，故以人参、黄芪、川芎、苍术、白术、茯苓、甘草健脾化湿。湿除气畅，病情向愈。

（整理人：郭燕明）

64　吕建华医案 7 例

　　吕建华，1970 年生人，字白莲，号曲望。大专学历。师承孔庆生（号明旭）先生，现为百年老号曲阜"一心堂"继承人和传承人。擅长男女科杂病，男女不育不孕及经带病的中医诊治。2003 年同孔凡凤创办曲阜市神农中医药研究所；2014 年成立曲阜一心堂疑难病中医药研究院。通过长期挖掘整理秘方，创新研制的孔子枕中丹安睡乡药枕、蛭宝丹（山水丹）、黄金归皮饮、六味地黄饮、麒麟衍宗丸、至阴散、五味至阳散、和合二仙膏、固金养亲汤、元阳饮、独圣散、美肤散等，对失眠、眩晕、癥瘕积聚、男女不育不孕、肾病、痰喘及皮肤顽疾等皆有良好的临床疗效。期间又曾拜老中医吴

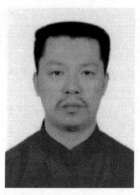

成志先生与十六代中医传人孔令馨（字香岩）先生为师。2008 年创立曲阜孔子易经学会，2009设立儒医专业委员会。主编著作 2 部，参编 3 部。立志不忘初心，终身为人民服务。

64.1　不育症三例

　　★ 例一　王某，男，42 岁。2016 年 9 月 16 日就诊。
　　主诉及现病史：患者近 2 年未采取避孕措施至今未育。来诊前查精液常规示：精子存活率 17.6%，前向运动 7.8%，畸形 95%。经人介绍前来诊治。刻诊：双手汗多，心烦易急躁，腰酸乏力，纳食一般，大便不成形，阴囊潮湿，尿频有热感，多梦，偶有梦遗，体型肥胖。舌淡，苔薄白，脉缓沉无力。
　　诊断：不育症（继发性不育）。
　　辨证：脾肾阳虚，湿浊阻滞。
　　治则：益气温阳，健脾祛湿。
　　方药：五子衍宗丸加减。
　　处方：枸杞子 20 克，覆盆子 20 克，五味子 10 克，菟丝子 15 克，车前子 8 克，金樱子 15 克，肉苁蓉 15 克，石菖蒲 6 克，炙远志 6 克，金毛狗脊 12 克，潞党参 15 克，炒白术 15 克，炙甘草 5 克。
　　用法：水煎服，每日 1 剂。
　　2016 年 9 月 28 日二诊：上方连服 10 剂，症状减轻。嘱上方继服 20 剂后复查。
　　2016 年 10 月 22 日三诊：复查精液常规无明显异常。
　　3 个月后随访，其妻已怀孕。

　　★ 例二　刘某，男，34 岁。2016 年 2 月 13 日就诊。
　　主诉及现病史：近期晨起自觉头昏，时而伴有耳鸣，射精无力，其妻取环后 3 年未孕。

来诊前查精液常规示：精子存活率 20%，正常形态 0.5%，畸形 99.5%。刻诊：自述睡眠不佳，时好时坏，心烦尤甚，伴潮热盗汗。平时有烟酒嗜好，喜食辛辣，二便尚可，纳可。舌尖红，少苔，脉弦细。

诊断：不育症（继发性不育）。

辨证：肾阴亏损，不能上济于心；心火炽盛，不能下交于肾。

治则：补心安神，滋阴清热。

方药：天王补心丹加减。

处方：生地黄 15 克，酸枣仁 30 克，柏子仁 15 克，百合 15 克，远志 15 克，法半夏 6 克，厚朴 12 克，太子参 20 克，山药 20 克，黄芪 20 克，知母 15 克，金银花 15 克，制何首乌 20 克，浮小麦 20 克，龙骨 20 克，牡蛎 20 克，五味子 6 克。10 剂。

用法：每日 1 剂，水煎 2 次，药液混合，分早中晚 3 次服完。

2016 年 2 月 26 日二诊：服药平稳，诸症减轻。仍守上方，去太子参，加丹参 20 克，黄柏 9 克，苍术 9 克，砂仁 6 克。续服 10 剂，服法同前，禁食辛辣、生冷、荤腥。

3 个月后回访，诸症平复，其妻已怀孕。

★ 例三　孔某，男，31 岁。2017 年 9 月 15 日就诊。

主诉及现病史：婚后 2 年，未避孕至今未育。来诊前查精液常规示：精子存活率 16.5%，前向运动 8.8%，畸形 62.5%，经人介绍前来诊治。刻诊：双手汗多，心烦易急躁，腰酸、乏力，纳食尚可，大便不成形，阴囊潮湿，多梦，晨勃欠佳，体型肥胖。舌淡，苔薄白，脉沉缓。

诊断：不育症。

辨证：肾阳虚损，脾失健运。

方药：五子衍宗汤化裁。

处方：枸杞子 20 克，覆盆子 20 克，五味子 10 克，菟丝子 15 克，车前子 8 克，金樱子 15 克，肉苁蓉 15 克，制淫羊藿 10 克，金毛狗脊 12 克，潞党参 15 克，炒白术 15 克，炙甘草 5 克。水煎服，每日 1 剂，连服 10 剂。

2017 年 9 月 30 日二诊：症状减轻，上方加制何首乌 20 克、丹参 20 克，继服 10 剂。

2017 年 10 月 16 日三诊：复查精液已正常，随即停药。

3 个月后电话随访，其妻已怀孕。

64.2　继发性不孕一例

唐某，女，41 岁，已婚。2017 年 1 月 2 日就诊。

主诉及现病史：患者于 2015 年 7 月，因胚胎不发育终止妊娠。术后 1 个月月经来潮，此后周期正常，经前乳房略胀痛，月经量少，色暗红，有小血块，历时 5 天，至今未再孕。现月经前 7 天，经他人介绍前来诊治。刻诊：素感手心烦热，平时腰凉腹冷，经期加重，口干，纳差，喜冷饮，体型偏瘦。舌质暗红，苔薄白，脉弦细涩。

诊断：继发性不孕。

辨证：冲任虚损，瘀血内阻，血虚不濡，寒凝血脉。

治则：调补冲任，活血化瘀，温经通脉。

方药：温经汤加味。

处方：桂枝 9 克，吴茱萸 6 克，川芎 10 克，当归 15 克，白芍 10 克，生姜 12 克（去皮），法半夏 12 克，粉丹皮 10 克，党参 10 克，泽兰 15 克，仙鹤草 15 克，炙甘草 6 克。水煎服，每日 1 剂。

2017 年 1 月 15 日二诊：服上方 10 剂，前述诸证明显减轻，效不更方，继服 10 剂。

2017 年 1 月 28 日三诊：诸证若失，体重增加，血块消失，经量较前增多。嘱其勿食冷饮，行经期间禁用凉水洗漱。

1 年后电话随访，三诊后 1 个月即怀孕，并顺产一男孩。

64.3　痛经、继发性不孕一例

朱某，女，30 岁，已婚。2017 年 4 月 24 日就诊。

主诉及现病史：取环后不孕伴痛经 4 个月。4 个月前取环，未采取任何避孕措施，至今未孕。近半年每次行经均小腹冷痛，经多人治疗，效果不明显，求余诊治。刻诊：经前少腹并小腹疼痛，有时经行亦痛，痛时有大便感，伴出汗恶心，若血块得下，则疼痛减轻或缓解，小腹畏寒明显，面色无华，两目干涩，心烦气急，唇干口燥但不欲饮。舌边略有紫点，苔薄白，脉迟。

诊断：痛经、继发性不孕。

辨证：瘀血阻胞，寒气内凝，血虚失养。

治则：活血化瘀，温养经脉，散寒通经。

方药：加减温经汤。

处方：吴茱萸 9 克，桂枝 9 克，川芎 9 克，生姜 12 克（去皮），法半夏 12 克，牡丹皮 9 克，人参 6 克，炙甘草 6 克，仙鹤草 15 克，当归 15 克，白芍 9 克。10 剂。

用法：每日 1 剂，水煎 2 次，药液混合，分 3 次服用。药渣加水适量再煎，取汁趁温泡脚 30 分钟，每日 1 次。

外用药：吴茱萸 100 克，丁香 100 克，食盐颗粒 500 克，烘热装布袋熨敷小腹，每日 2～3 次。

2017 年 5 月 6 日二诊：患者用药舒适症减。效不更方，嘱其每次月经来潮之前 10 日左右，服用上方及外用药，每次 10 剂，连用 2 个周期。

2017 年 9 月 8 日电话告知，痛经已除，已怀孕。

64.4　痛经、胎停一例

孔某，女，35 岁，已婚。2016 年 4 月 15 日初诊。

主诉及现病史：患者于 8 年前因婚后 2 年不孕，经本门诊中医调治，正常分娩一男孩，现求孕二孩。3 个月前妊娠后因胚胎未发育自然流产。平时月经颜色尚可，量少，有膜性血块。刻诊：经期第 1 天，小腹剧痛，经前乳房胀痛，伴畏寒肢冷、恶心、呕吐，剧痛时有大便感，经量少，色暗，有血块。平素无烟酒嗜好，体型偏瘦。舌质暗，苔薄白，脉弦。

诊断：痛经、胎停。

辨证：寒凝血瘀。

治则：温经化瘀止痛。

方药：加减四物汤。

处方：桃仁 10 克，红花 9 克，当归 15 克，白芍 20 克，川芎 15 克，吴茱萸 6 克，姜半夏 9 克，姜竹茹 20 克，丹参 15 克，延胡索 15 克，蒲黄 20 克（包煎），醋五灵脂 15 克，炙甘草 10 克。10 剂。

用法：水煎服，每日 1 剂。禁食辛辣、生冷、荤腥。

2016 年 4 月 26 日二诊：诸症明显减轻，上方去延胡索、蒲黄、五灵脂，加桂枝 9 克、茯苓 15 克、熟地黄 20 克、仙鹤草 20 克。10 剂，水煎服，每日 1 剂。禁食辛辣、生冷、荤腥。

后期电话随访，于 2016 年 6 月已怀孕。

64.5　崩漏一例

翟某，女，30 岁。2017 年 9 月 10 日初诊。

主诉及现病史：近 2 个月来，形困无力，纳差，行经量多，色红有块，伴腰酸、腹满胀痛，口干但不喜饮。刻诊：行经量多，10 天未净。舌红苔少，脉细数。

诊断：崩漏。

辨证：肝肾阴虚，相火妄动，累及冲任。

治则：滋阴清热，养血固经。

方药：加减四物汤化裁。

处方：生地黄 10 克，当归 10 克，炒白芍 15 克，川芎 6 克，山茱萸 10 克，杜仲炭 12 克，白术 10 克，炒川断 15 克，生地黄炭 10 克，黄芩炭 10 克，甘草 5 克。10 剂。

用法：水煎服，每日 1 剂。禁食辛辣、生冷、荤腥。

2017 年 9 月 30 日复诊：服上方 3 天，经血即止，后诸症明显减轻，现月经第 1 天，胸部胀满。上方去杜仲炭、生地黄炭、黄芩炭，加黄芪 20 克、仙鹤草 20 克、丹参 30 克、醋香附 10 克、醋女贞子 15 克、旱莲草 15 克。10 剂。

用法：水煎服，每日 1 剂。禁食辛辣、生冷、荤腥。

经后期电话随访，于服药后 1 个月怀孕。

（整理人：吕建华）

65 孔凡凤医案 2 例

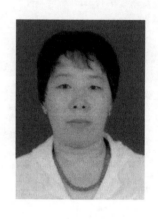

孔凡凤，1973 年生人。大专学历。系孔子第 74 代孙。1991 年于临沂医学专科学校毕业。执业医师。现为百年老号曲阜"一心堂"继承人和传承人。擅长男女科杂病、皮肤病、肾病的中医诊治。主编《易医拾遗之医镜心悟》。

65.1 痛经、不孕症一例

景某，女，26 岁。2016 年 10 月 15 日初诊。

主诉及现病史：行经腹痛，婚后 2 年不孕。患者 14 岁初潮，每于行经第 1 天腹痛，疼痛难忍，伴畏寒、恶心、呕吐。月经不规律，3～5 个月一行，末次月经 2016 年 7 月 11 日，颜色尚可，量少，有膜性血块。经多处治疗，痛经无果，内服药不详，经人介绍前来诊治。刻诊：经期第 1 天，小腹剧痛，经前乳房胀痛，伴畏寒肢冷、恶心、呕吐，剧痛时有大便感，经量少，色暗，有血块。平素喜食冷饮。舌质暗，苔薄白，脉弦。

诊断：痛经、不孕证。

辨证：寒凝血瘀。

治则：温经化瘀止痛。

方药：加减四物汤。

处方：桃仁 15 克，红花 10 克，当归 15 克，白芍 30 克，川芎 15 克，吴茱萸 6 克，姜半夏 9 克，姜竹茹 20 克，丹参 20 克，延胡索 20 克，蒲黄 20 克（包煎），醋五灵脂 15 克，炙甘草 10 克。10 剂。

用法：水煎服，每日 1 剂。禁食辛辣、生冷、荤腥。

外用药：吴茱萸 50 克，丁香 30 克，花椒 20 克，食盐颗粒 500 克。上 4 味混合，装入布袋，加热后熨敷小腹。

2016 年 10 月 27 日二诊：诸症明显减轻，上方去蒲黄、五灵脂，加桂枝 9 克、茯苓 15 克、仙鹤草 20 克。10 剂，水煎服，每日 1 剂，禁食辛辣、生冷、荤腥。嘱于下次经前 2～3 天开始服用初诊方。

2016 年 11 月 18 日三诊：行经 3 天，经量中等，色暗，腹痛、畏寒明显减轻，未再发生恶心、呕吐。舌质暗，苔薄白，脉弦。依上法再用 1 个月经周期。

半年后电话随访，患者经期无其他不适，量适中，色正常，于 2017 年 2 月已怀孕。

65.2 癥瘕一例

鲍某，女，27 岁。2017 年 1 月 17 日初诊。

主诉及现病史：婚后 4 年未孕。14 岁初潮，周期 28 天，经期 5～6 天，第 1、2 天小腹稍有隐痛。近年因生活琐事致情志不畅，经常生闷气，经前左侧偏头痛明显，乳房发胀，口干口苦，急躁易怒，体重增加 20 余斤。现闭经 3 个月，舌质红，苔薄白，脉沉弦。妇科彩超示：双侧多囊卵巢。

诊断：癥瘕（多囊卵巢综合征）。

辨证：肝气郁结，气滞血瘀。

治则：疏肝理气，活血消癥。

方药：血府逐瘀汤加减。

处方：柴胡 12 克，红花 10 克，当归 15 克，白芍 30 克，川芎 6 克，桃仁 10 克，桔梗 9 克，赤芍 15 克，炒枳壳 6 克，怀牛膝 15 克，制香附 15 克，急性子 10 克，路路通 10 克，鸡内金 10 克，生甘草 6 克。水煎服，每日 1 剂。

2017 年 2 月 6 日二诊：服上方 15 剂，月经来潮，量少色暗，经期 3 天，偏头痛好转，大便稀薄，舌脉同前。上方改怀牛膝 10 克、制香附 10 克、急性子 6 克、加茯苓 20 克、冬瓜仁 30 克、泽泻 15 克。继服 10 剂。

2017 年 3 月 5 日二诊：月经如期而至，无明显不适，随即停药。1 年后电话随访，告知停药后 3 个月即怀孕，次年顺产一男婴。

（整理人：孔凡凤）

66　孔雅娴跟师医案 1 例

孔雅娴，1996 年生人。系孔子第 75 代孙。2017 年 7 月毕业于山东中医药高等专科学校中医系。现跟师全国基层名老中医朱传伟先生，学有所长。主编著作 1 部，参编著作 2 部。

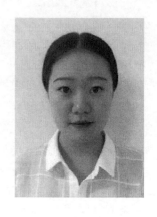

崩漏一例

张某，女，33 岁，已婚。2016 年 7 月 16 日初诊。

主诉及现病史：经常月经淋漓不断。3 年前放环后出现阴道不规则出血，持续近半年，中西药治疗，效果不佳，取环后月经恢复正常。近年腰酸乏力，小腹坠胀，2 年来未采取任何避孕措施至今未孕，经人介绍前来就诊。刻诊：末次月经 2016 年 6 月 29 日，至今不净，量或多或少，淋漓不断，现血量增多 2 天，血块较多，血色淡红而稀，乏力，腰酸，小腹坠胀，口干而不欲饮。舌淡苔白，脉弦。

诊断：崩漏。

辨证：气虚血瘀。

治则：补气活血化瘀。

方用：桃红四物汤加减。

处方：桃仁 12 克，红花 9 克，当归 12 克，川芎 9 克，白芍 15 克，熟地黄 20 克，白及 15 克，潞党参 15 克，白术 30 克，黄芪 30 克，蒲黄炭 15 克，淫羊藿 15 克，仙鹤草 20 克，炙甘草 6 克。5 剂，水煎服，每日 1 剂。

2016 年 7 月 22 日二诊：服上方后，出血量大减，精神好转，腰部发酸减轻。上方去白及、蒲黄炭、淫羊藿，加炒杜仲 15 克、升麻 10 克，继服 10 剂。

2018 年 7 月电话随访：服上方后出血完全停止。并于次月怀孕，足月顺产 1 女婴。

（整理人：孔雅娴）

67　刘海洋医案 4 例

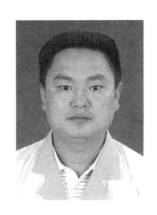

刘海洋，1976 年生人，曲阜德正堂第四代传人。中医执业医师。毕业于山东中医药大学。继承家学精髓，结合现代中医理论形成了一套独特辨证论治方法，行医十余年，颇受病患好评。

67.1　脱发一例

王某，男，27 岁。2011 年 1 月 20 日初诊。

主诉及现病史：因脱发前来就诊。症见脱发，神倦乏力，头重如裹，食欲差，遇阴天嗜睡，心悸健忘。舌体胖大，苔白腻，脉象沉滑。

诊断：脱发。

辨证：脾虚肝郁，痰湿阻络。

治则：舒肝解郁，健脾祛湿。

处方：制半夏 120 克，天麻 120 克，炒白术 120 克，焦苍术 75 克，党参 180 克，茯苓 120 克，羌活 45 克，川芎 45 克，柴胡 45 克，覆盆子 120 克，焦胡桃仁 120 克，黑芝麻 120 克。

用法：上药共为细末，每次 8 克，用开水兑蜂王浆 6 克，早晚冲服。嘱其吃药期间要劳逸结合，忌生冷、油腻、辛辣刺激食物。

上方 1 料服完，新发已长出。

按语　上方为笔者临证经验方，主要用于治疗伴有皮脂溢出的男性型脱发、女性弥漫性脱发。其机理是湿热蕴久，阻滞脉络，损伤脾胃，导致气血生化和运行障碍，头顶毛窍失于濡养，毛囊萎缩，新发难生。本例为笔者临证验案，是因脾虚肝郁，痰湿阻络所致，治当疏肝解郁，健脾祛湿。辨证用药恰当，故收效显著。吃药期间注意要劳逸结合，忌生冷、油腻、辛辣刺激食物。

67.2　不孕症一例

王某，女，27 岁。2009 年 3 月 18 日初诊。

主诉及现病史：月经稀发 3 年，停经 5 个月。刻诊：患者体型略胖，孕 2 产 0，性生活正常，未避孕，至今未孕。B超显示左侧卵巢31毫米×16毫米，右侧卵巢32毫米×23毫米，内均见10余个小卵泡，提示双侧卵巢多囊样改变。患者经常腹胀不适，近日乳房发胀，纳食可，睡眠一般，大小便正常。舌体略胖，舌质淡暗，苔白，脉沉细。

诊断：不孕症（多囊卵巢综合征）。

辨证：肝肾虚损，冲任郁滞。

治则：滋补肝肾，养血活血，理气调经。

处方：当归30克，生熟地各30克，山茱萸12克，女贞子15克，制何首乌20克，桑椹子12克，菟丝子30克，杜仲12克，川芎15克，赤芍12克，丹参15克，鸡血藤30克，益母草30克，柴胡10克，香附15克，郁金12克，甘草6克。10剂，每日1剂，水煎服。吃药期间要劳逸结合，忌生冷、油腻、辛辣刺激食物。

二诊：患者服药第9天月经来潮，经量可，现月经第4天，量少将净，乳胀消失，仍觉胃脘小腹部不适，舌质淡暗，苔淡黄。上方加木香10克以理气消胀。10剂，每日1剂，水煎服。

半年后再次来诊，诉服药治疗后，月经基本规律，均为40多天1次。现停经42天，3天前自测尿提示早孕（+），连查3天均为（+）。嘱注意休息，禁房事。数日后做B超确认，必要时保胎治疗。

按语　本病属中医癥瘕积聚范畴。其病机主要与肾、肝和冲任气血密切相关。精血是月经产生的来源，所以治疗的关键在于补肾填精。"女子以肝为先天"，肝体阴用阳，主宰着气机的条达和血液的蓄溢调节，故治疗本病疏肝养血之法必不可少；"冲为血海"，"任司精血津液"，"冲任之本在肾"，故补肾即所以益冲任，疏肝即所以调冲任，补肾养血疏肝是治疗本病的主要治则。

67.3　月经过少一例

孔某，女，24岁。2010年6月20日初诊。

主诉及现病史：人工流产后月经量少半年。刻诊：月经量少，点滴即净，伴有腰酸，头晕，夜尿频多。2016年6月3日末次月经，量少，色淡暗，行经2天，点滴即净。B超检查：子宫大小正常，内膜0.6厘米，双侧附件未见异常。舌质淡暗，舌边有齿痕，苔薄白，脉沉细。

诊断：月经过少。

辨证：肾虚血少兼瘀。

治则：补肾养血，活血调经。

处方：党参15克，白术12克，黄芪15克，当归15克，川芎12克，熟地黄30克，制何首乌20克，阿胶10克（烊化），丹参15克，鸡血藤30克，山药15克，枸杞15克，山萸肉12克，杜仲15克，菟丝子12克，淫羊藿15克，女贞子12克，香附12克，甘草6克。10剂。水煎服，每日1剂。吃药期间要劳逸结合，忌生冷、油腻、辛辣刺激食物。

2010年7月2日二诊：今日月经来潮，量少点滴，时有时无，色淡，伴腰酸，下腹隐隐不适。血府逐瘀胶囊口服以活血调经，引血下行。

2010年7月5日三诊：经量较以前略有增多，行经3天，腰酸症状消失。继续按经期和非经期分阶段治疗3个月。

2010年9月10日四诊：自诉经量明显增多，色暗红，经期5天，无不适，病好停药。

按语 本病重在培补精血，充养冲任，使经血化源充足。肾藏精，肝藏血，故以滋补肝肾为主。经血畅行，赖气之推动，肝的疏泄需要佐以益气疏肝的药物，才能使冲任调畅而经血如常。

67.4 乳汁不足一例

刘某，女，26 岁。2012 年 10 月 22 日初诊。

主诉及现病史：产后 42 天，乳汁不足。患者产后乳量尚可，因小儿生病住院暂停哺乳 1 周。现乳汁不足，每次哺乳后都要添加奶粉 20 毫升左右。睡眠差，乳房局部有肿块，胀痛，纳差，二便调。舌淡红，苔薄白，脉沉弦。

诊断：乳汁不足。

辨证：气血不足，乳络郁滞。

治则：益气养血，理气通乳。

处方：太子参 15 克，白术 12 克，黄芪 15 克，当归 15 克，熟地黄 30 克，阿胶 10 克（烊化），制何首乌 30 克，柴胡 10 克，郁金 10 克，鸡内金 15 克，砂仁 10 克，丹参 12 克，鸡血藤 30 克，路路通 12 克，丝瓜络 15 克，王不留行 15 克，通草 3 克，甘草 6 克。6 剂。

用法：水煎服，每日 1 剂。嘱其饮食要易消化，高蛋白，多食汤汁类食物；避免情志刺激，保持愉悦的心情；按需哺乳，养成良好的哺乳习惯，采取正确的哺乳姿势。

2012 年 10 月 29 日二诊：服药后乳量明显增加，每天仍需加喂奶粉 2 次，食欲、睡眠均可，乳房无结块，二便调。舌脉没有变化。原方 5 剂后随访，已基本满足需要。

按语 缺乳在治疗上要以补血为主，使乳汁化生有源，补益元气也很重要，元气不足则不能生乳汁，故略加些补益元气、疏肝理气通络之品即可。

（整理人：刘海洋）

68 刘冰洋医案3例

刘冰洋，1978年生人，曲阜德正堂第四代传人，执业医师，高级中医刮痧师。曲阜市首届基层名医。在继承家传同时，结合农村工作实际，编写"简便十八法"、"新中医三字经"等简单实用歌诀，在农村基层广为流传，深受好评。擅长治疗内科诸证及不孕不育，尤善中西医结合疗法。

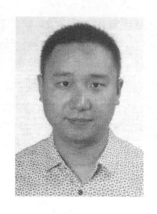

68.1 男性更年期综合征一例

杨某，男，49岁。2014年3月2日初诊。

主诉及现病史：情志抑郁1年有余。近3个月来急躁易怒，常感胸胁中有气游走，冲攻作痛，善叹息，喜嗳气，小便利，大便常涩滞不畅，食少。舌质淡，苔薄白，脉弦而细。

诊断：男性更年期综合征。

辨证：肝郁脾虚，情志不舒。

治则：疏肝解郁，健脾行气，调达气机。

处方：郁金10克，石菖蒲10克，炒白术15克，白芍15克，陈皮10克，炒枳壳12克，香附（醋炒）12克，柴胡12克，川芎10克，炙甘草6克。10剂，每日1剂，水煎服。

2014年3月14日二诊：患者服药后胸胁胀满感减轻，两胁痛感未减，情志较前舒畅，烦躁易怒减轻，小便利，排气多，大便渐通畅成条，胃纳增。舌质淡，苔薄白，脉弦而细。守前法继进，着力疏肝解郁、调节情志、健脾理气，酌加柔肝理气止痛、补血和胃之药。前方去石菖蒲，加延胡索12克、鸡内金15克，每日1剂，连服10剂。

2014年3月26日三诊：患者自诉两胁未再感胀满疼痛，心情舒畅，胃纳较前增加，睡眠极酣，小便利，大便通畅。舌质淡红，苔薄白，脉象平缓。肝郁脾虚基本消失，柔肝解郁之效已显。治宜先柔肝解郁，后健脾和胃，补后天之本。依二诊之方再服10剂，以巩固前效。

按语 本病肝郁脾虚者较多。肝性喜条达，恶抑郁，为藏血之脏，体阴而用阳。若情志不畅，肝木不能条达，则疏泄不畅，以致抑郁，故常情志抑郁或急躁易怒。肝木为病易于传脾，脾胃虚弱故神疲食少，脉弦而细。治宜疏肝解郁，健脾理气为要则。

68.2　阳痿早泄一例

李某，男，46岁。2016年11月10日初诊。

主诉及现病史：全身无力、发凉伴腹泻2年余，阳痿遗精半年。诊见全身乏力，腰膝酸软，下肢沉重发凉，时有盗汗，近半年症状加重，阳事不举，时有遗精。饮食尚可，小便清长，大便溏薄。舌质淡红少苔，脉沉而细。

诊断：阳痿早泄。

辨证：肾阴阳两虚，肾气不固。

治则：滋阴补阳，固涩止遗。

方药：补骨脂15克，菟丝子20克，山药15克，枸杞30克，狗脊12克，黄精12克，肉苁蓉12克，芡实15克，陈皮10克，淫羊藿15克，熟地黄20克，黄芪30克，山茱萸15克，甘草6克。10剂，水煎服，每日1剂，早晚温服。

2016年11月20日二诊：患者服药后腰背酸软感减轻，下肢较前有力，盗汗有明显减轻，仍有五更泻，但大便渐成形。房事遗精未见明显好转。饮食如常，小便清长，次数稍减。舌质淡红少苔，脉沉而细。守前法继进，着力加强补益肾阳，固涩止遗。前方加制附子5克，肉桂5克，牡丹皮10克。10剂，服法同前。

传授益肾固本按摩法，重点按揉腰眼，摩揉命门和推擦腰肾3部，每日自行按摩3次以上。

2016年12月1日三诊：患者自诉精神大涨，全身温煦有力，睡眠酣畅，未再盗汗。大便成形，每日1次。房事较前明显好转，时间延长。未再发遗精。饮食较前增加。小便清利。舌质淡红，苔薄白，脉象平缓。滋阴补阳之效已显，肾气充盛，能固涩止遗。依前方去附子再服10剂，以巩固前效。益肾固本按摩法继续治疗至少1个月。

按语　善补阳者，必于阴中求阳，则阳得阴助而生化无穷；善补阴者，必于阳中求阴，则阴得阳升而泉源不竭。阴虚补阴，阳虚补阳，亦须阴阳互济，互为根用。方中既有熟地黄、山茱萸、枸杞滋益肾阴，填精补髓，又兼用补骨脂、菟丝子、肉苁蓉、狗脊、淫羊藿益阳助火，补益肝肾，阴阳互济。黄芪补气升阳，山药、芡实固肾涩精，佐以陈皮行气健脾，以减滞腻，炙甘草调和诸药。壮元阳，填真阴，阴阳互济，既益精髓、补精血，又可固涩止遗。

68.3　乳癖一例

孔某，女，42岁。2015年4月7日初诊。

主诉及现病史：经前或生气后双乳胀痛2年余。刻诊：胸胁胀满偶感刺痛，双乳胀痛，月经推迟7天，经色发暗，有血块。每于经前或生气后双乳必胀痛，月经干净后，疼痛稍减。近半年双乳胀痛加剧，局部可触到硬结，经后疼痛缓解，硬结稍软变小。饮食可，二便正常。舌质暗红，苔薄白，脉沉而弦。

诊断：乳癖。

辨证：肝气郁结，气滞血瘀。

治则：疏肝行气，活血化瘀，消肿散结。

方药：柴胡12克，郁金12克，青皮12克，橘核12克，鹿角片10克，香附10克，桃仁10克，红花12克，丹参30克，赤芍10克，黄芪20克，延胡索12克。10剂，每日1剂，水煎，早晚温服。嘱其服药期间忌食生冷、辛辣，饮茶，保持心情舒畅。

2015 年 4 月 16 日二诊：患者服药后胸胁胀痛减轻，双乳胀痛稍减，月经提前，经量增多，颜色暗红，血块减少，就诊时仍在经期。前方减桃仁，加益母草 12 克。每日 1 剂，用法同前。另以川芎、羌活、延胡索各 100 克，细辛 10 克，加醋炒后研粉，加热后装布袋外敷双乳及胸胁部。

2015 年 4 月 25 日三诊：患者月经干净第 6 天，自诉胸胁胀痛全消，双乳无明显胀痛，硬结完全消散。饮食较前增加。二便正常。舌质淡红，苔薄白，脉象平缓。依前方再服 10 剂，以巩固前效。药物外敷亦可停止。下月经期前 6 天复诊。

按语 妇人乳癖，多发于脏腑机能失调，气血失和，病变脏腑责之肝脾，尤其脾土虚弱之人或过食辛辣肥甘厚味，损伤脾土运化，聚湿为痰或天生性格内向，情绪压抑，好生闷气，或性情急躁，动则易怒或七情所伤，忧思过度，而致肝失疏泄，郁而成痰，均可导致痰湿结聚，气血凝滞而形成肿块。本方尤善治肝失疏泄，气机不畅，气滞久而致血瘀，血行不畅，乳腺胸胁胀痛，痰湿未聚或初聚者。青皮、橘核苦辛温疏肝破气；柴胡疏肝解郁；香附理气疏肝；郁金、延胡索活血止痛；鹿角配黄芪以强行气；桃仁、红花、丹参、赤芍以强活血。诸药合用以成疏肝行气，活血化瘀，消肿散结之功。

（整理人：刘冰洋）

69 陈淑玉医案 9 例

陈淑玉,1959 年生人,曲阜市石门山中心卫生院中医师。1980年开始学习中医,1988 年毕业于曲阜中医药学校,从事中医工作 37年。擅长中医内科、妇科常见病、多发病及疑难杂症的治疗,积累了丰富的治疗经验。

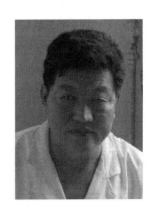

69.1 阴闭症三例

★ 例一 张某,男,58 岁。2002 年 5 月 6 日初诊。

主诉及现病史:由于天气炎热,下地劳动,突发虚脱,半身不遂来诊。诊见半身不遂,偏身麻木,言语不利,口眼㖞斜。舌苔薄黄,脉弦滑。

诊断:阴闭症(脑梗死)。

辨证:天气炎热,汗出过多,气阴损伤,气虚血凝,突发虚脱。

治则:益气养血,活血通络。

方药:自拟"陈氏中风康复汤"加减。

处方:黄芪 30 克,桂枝 12 克,桃仁 12 克,红花 10 克,川芎 10 克,郁金 15 克,当归10 克,地龙 15 克,赤芍 12 克,益母草 12 克。3 剂,水煎服,每日 1 剂,早晚 2 次分服。

2002 年 5 月 9 日二诊:服药平稳,病情好转,已能下地劳动。效不更方,上方续服 6 剂,用法同前。

1 个月后随访,服完上药后病情基本痊愈,言语流利,口眼㖞斜已恢复,肢体活动自如。

★ 例二 韦某,女,62 岁。1986 年 3 月 18 日初诊。

主诉及现病史:平常经常右手麻木,今晨起床后出现言语不利,行动不便,右侧肢体活动不灵而急速来诊。舌苔薄白,脉沉弦。

诊断:阴闭证(脑栓塞)。

辨证:气血不足,筋脉失濡,虚风内动,而发偏枯。

治则:益气养血,熄风止痉,活血健脑,濡养筋脉。

方药:自拟"陈氏中风康复汤"加减。

处方:黄芪 60 克,桂枝 12 克,桃仁 10 克,红花 10 克,川芎 12 克,郁金 15 克,当归

12 克，地龙 15 克，赤芍 12 克，益母草 12 克，僵蚕 10 克，钩藤 15 克（后下），丹参 15 克。6 剂。

用法：水煎，每日 1 剂，早晚 2 次分服。

1986 年 3 月 28 日二诊：服药平稳，已能下床锻炼。效不更方，上方续服 10 剂，用法同前，嘱其坚持锻炼。

1986 年 4 月 8 日三诊：患者言语稍欠利，肢体活动基本恢复。嘱其上方续服 10 剂，巩固疗效。

1 个月后随访，言语可，活动正常，能生活自理。

★ 例三 丁某，男，65 岁。1989 年 4 月 6 日初诊。

主诉及现病史：晨起后出现口眼㖞斜，言语不利，行动不便，右侧肢体活动不灵而来诊。舌苔薄白，脉沉弦。

诊断：阴闭证（脑栓塞）。

辨证：气血不足，筋脉失濡，虚风内动，而发偏枯。

治则：益气养血，熄风止痉，活血健脑，濡养筋脉。

方药：自拟"陈氏中风康复汤"加减。

处方：黄芪 60 克，桂枝 12 克，桃仁 10 克，红花 10 克，川芎 12 克，郁金 15 克，当归 12 克，地龙 15 克，赤芍 12 克，益母草 12 克，僵蚕 10 克，钩藤 15 克（后下），丹参 15 克。6 剂，水煎，每日 1 剂，早晚 2 次分服。

1989 年 4 月 12 日二诊：服药平稳，口眼㖞斜、言语不利较前好转，已能下床锻炼。上方续服 10 剂，用法同前。

1989 年 4 月 22 日三诊：口眼㖞斜、言语不利明显改善，已能慢慢自己行走。上方去钩藤，改郁金 12 克、地龙 12 克，嘱其坚持服用 1 个月再诊。

1989 年 6 月 6 日自行来诊：上述症状基本消失，对中药已厌倦，遂准予停药，嘱其注意康复锻炼。

按语 中风病阴闭证多因气血不足，虚风内动，脑窍、筋脉失养而发。治当益气养血，熄风止痉，活血健脑，濡养筋脉。自拟方陈氏中风康复汤，为笔者临证多年研制的经验方，对中风病阴闭证疗效显著。能通过补气活血，使气血充足、气行、血和、风熄，疾病得以消除。以上 3 例为笔者临证验案，均以自拟方陈氏中风康复汤加减，取得了明显疗效。

69.2 膏淋三例

★ 例一 屈某，男，58 岁。2014 年 11 月 2 日初诊。

主诉及现病史：经常腰酸、乏力，小便浑浊，近日因劳累加重。舌质淡，苔薄白，脉细弱。

诊断：膏淋。

辨证：脾肾气虚，固涩无权，精华外泄。

治则：健脾补肾，固涩精华。

方药：自拟方陈氏清淋散。

处方：刘寄奴 100 克，白花蛇舌草 120 克，黄芪 200 克。

用法：3 味碾成粉，每次 15 克，白开水冲服，每日 2 次。1 剂为 1 个疗程。

2014 年 11 月 18 日二诊：服药 1 个疗程后，腰酸、乏力好转，小便浑浊减轻。嘱其坚持服用上方 3～5 个月，避免劳累和受凉。

半年后随访，患者坚持服用半年症状消失。

★ 例二　张某，男，66 岁。2014 年 12 月 6 日初诊。

主诉及现病史：胃癌后期引起肾脏衰弱，造成乳糜尿，来院就诊。诊见腰酸乏力，精神不振，尿频，尿浊，尿蛋白（++）。舌苔薄白，脉沉无力。

诊断：膏淋（乳糜尿）。

辨证：脾肾气虚，精华外泄。

治则：健脾补肾，固涩精华。

方药：自拟陈氏清淋散。

处方：给予中药治疗，在扶正祛邪的同时，加入刘寄奴 15 克、白花蛇舌草 15 克、黄芪 30 克。6 剂，水煎服，每日 1 剂。

2014 年 12 月 7 日二诊：腰酸乏力减轻，尿浊明显好转。效不更方，上方续服，用法同前。

以上方服用月余，尿蛋白消失，小便正常。随访 3 个月未复发。

★ 例三　丁某，男，55 岁。2015 年 3 月 8 日初诊。

主诉及现病史：腰酸、乏力、小便浑浊数月，近日加重。舌质淡，苔薄白，脉细弱。

诊断：膏淋。

辨证：肾气不足，精华外泄。

治则：补肾益气，固涩精华。

方用：自拟方陈氏清淋散。

处方：刘寄奴 100 克，白花蛇舌草 120 克，黄芪 200 克，共碾成粉。每次 15 克，开水冲服，每日 2 次。1 剂为 1 个疗程。

2015 年 4 月 8 日二诊：服药 1 个疗程后腰酸、乏力、小便浑浊情况好转。嘱其继续服用 2～3 个疗程。

半年后随访，共坚持服用 3 个月，上述症状消失。

按语　由于患者大病、久病，或长期劳累过度，致使身体虚弱，脾肾气虚，固涩无权，发为本病。治疗当以健脾补肾，固涩精华为主。自拟方陈氏清淋散，为笔者多年临证经验方，有补肾益气、固涩精华的作用。上三例为笔者临证验案，均以陈氏清淋散为主治疗，都取得了较好疗效。

69.3　牙痛三例

★ 例一　韦某，男，68 岁。1992 年 2 月 9 日初诊。

主诉及现病史：突然牙痛，口苦，咽干，心烦，大便干燥而来诊。舌苔薄黄，脉滑数。

诊断：牙痛。

辨证：胃火炽盛。

治则：清热泻火。

方药：自拟方陈氏清风泻火汤加减。

处方：黄连 10 克，枳实 10 克，厚朴 12 克，白芷 12 克，花椒 10 克，细辛 3 克（后下），大黄 6 克（后下）。1 剂。

用法：晚上 8 点煎药，9 点服用后安睡，次日早晨服第 2 煎。禁忌辛辣油腻之品。

1992 年 2 月 10 日二诊：今晨起床后牙痛大减。上方再续 2 剂。

3 日后电话告知，牙痛痊愈。

★ 例二　王某，男，53 岁。1994 年 6 月 12 日初诊。

主诉及现病史：天气炎热，患者下地劳动回来，在家饮白酒半斤，片刻突然牙痛，来院就诊。症见口干咽燥、牙痛明显。舌苔薄黄，脉滑数。

诊断：牙痛。

辨证：胃火炽盛。

治则：清胃泻火。

方药：自拟方陈氏清风泻火汤加减。

处方：大黄 15 克，芒硝 10 克（兑入），枳实 12 克，厚朴 15 克，白芷 12 克，花椒 10 克，细辛 3 克（后下）。4 剂，水煎服，每日 1 剂。禁忌辛辣油腻之品。

1994 年 6 月 20 日电话随访，患者诉煎服 1 剂后，疼痛大减。4 剂服尽，没再痛过，疗效奇佳。

★ 例三　周某，男，38 岁。1996 年 7 月 16 日初诊。

主诉及现病史：在工地干活，整日饮水甚少，突然牙痛，口苦，咽干，心烦，大便干燥来诊。舌苔薄黄，脉弦滑。

诊断：牙痛。

辨证：胃火炽盛。

治则：清泻胃火。

方药：自拟方陈氏清风泻火汤加减。

处方：大黄 15 克，芒硝 10 克（兑入），枳实 12 克，厚朴 15 克，白芷 12 克，花椒 10 克，细辛 3 克（后下）。3 剂，水煎服，每日 1 剂。禁忌辛辣油腻之品，多喝水。

1 剂痛减，3 剂痛止而愈。

按语　上 3 例牙痛均为胃火炽盛，治当清泻中焦之火。均用陈氏清风泻火汤而获效。方中黄连、大黄、枳实、厚朴清除阳明之火；白芷、花椒、细辛止痛达到治疗目的。方中药味大多苦寒，脾胃虚寒者要慎用。曾以本法治疗 300 余例，治愈率达 90% 以上。

（整理人：陈淑玉）

70 翟成文医案 9 例

翟成文，1970 年生人，中医师。曲阜市石门山镇董大成村卫生所所长。出生于中医世家，随父从医近 30 载。擅长中医治疗各类肿瘤、小儿常见病及杂病、不孕不育、脱发、烧烫伤等疾病。参加各种学习培训 20 余次，出版论著 3 部。

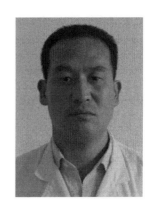

70.1 小儿腹泻三例

★ **例一** 王某，男，3 岁。2014 年 3 月 2 日初诊。

主诉及现病史：患儿腹胀、腹泻 1 周余，在某医院治疗效果不明显，求余诊治。诊见患儿腹胀、腹泻，大便腐臭。舌苔薄黄，脉数。

诊断：小儿腹泻。

辨证：食伤脾胃，运化失常。

治则：消食和胃。

处方：炒焦谷芽 12 克，焦鸡内金 20 克，焦神曲 12 克，焦山楂 10 克。每日 1 剂，水煎，分早晚 2 次温服。

二诊：服药 3 日，患儿症状明显好转。效不更方，续服 3 剂。

1 周后随访，未再复发。

★ **例二** 甄某，女，2 岁半。2013 年 4 月 6 日初诊。

主诉及现病史：由于喂食不当导致小儿消化不良，腹泻 3 天。在某医院输液治疗 5 天不见好转，来我处诊治。诊见腹胀、腹泻，每日大便 2～3 次，大便酸臭。舌苔白厚，脉数。

诊断：小儿腹泻。

辨证：脾虚胃弱，食积胃肠，运化失常。

治则：健脾消食和胃。

处方：炒焦谷芽 12 克，焦鸡内金 20 克，焦神曲 12 克，焦山楂 10 克。每日 1 剂，水煎，分早晚 2 次温服。

二诊：服药 3 日，患儿症状明显改善。续服 6 剂，巩固疗效。

半个月后电话随访，未再发生腹胀腹泻，饮食正常。

★ 例三　李某，女，3岁半。2015年6月12日初诊。

主诉及现病史：由于喂养不当导致患儿消化不良，腹泻，不思饮食2天，在某卫生室输液治疗3天不见好转，来我处诊治。诊见患儿不思饮食，腹胀、腹泻，每日大便2~3次，大便酸臭。舌苔白厚，脉数。

诊断：小儿腹泻。

辨证：脾虚胃弱，食积胃肠，运化失常。

治则：健脾消食和胃。

处方：炒焦谷芽12克，焦鸡内金20克，焦神曲12克，焦山楂10克。每日1剂，水煎，分早晚2次温服。

二诊：服药3日，患儿腹胀、腹泻减轻，饮食明显改善。续服6剂，巩固疗效。

半个月后电话随访，未再发生腹胀腹泻，饮食正常。

按语　小儿脾常不足，容易食积腹泻。焦谷芽等通过消积食，健脾胃而起到治疗作用。湿热内阻者不宜服用。该法简便易行，疗效突出，患儿及家长易于接受。

70.2　慢性咽炎三例

★ 例一　孔某，女，45岁。2012年4月10日初诊。

主诉及现病史：生气着凉后感觉咽部不适，干呕。输液及口服药物治疗1月余未见明显改善。诊见咽部发红，疼痛不适，恶心，异物感。舌苔白厚，脉弦滑。

诊断：慢性咽炎。

辨证：患者情志不遂，复感寒邪，寒气交阻，气机不畅。

治则：疏肝理气，调畅气机，温化寒湿，祛痰利咽。

方药：自拟翟氏清咽汤。

处方：柴胡10克，厚朴10克，郁金12克，香附15克，青皮15克，金银花20克，桔梗12克，射干12克，麦冬12克，木香10克，生地黄18克，泽泻10克，茯苓10克，青果10克，藏红花6克，胖大海10克，木蝴蝶10克，山豆根12克，甘草6克。水煎服，每日1剂。嘱其禁忌辛辣油腻之品，保持心情舒畅。

二诊：服药3日，咽部不适症状减轻。续服6剂，用法禁忌同前，巩固疗效。

半个月后电话随访，上述症状消失。

★ 例二　张某，男，47岁。2014年8月5日初诊。

主诉及现病史：工作多年，身体每况愈下，特别是嗓子总是不舒服，多处求医疗效甚微。刻诊：咽干咽红。舌苔薄黄，脉沉弦。

诊断：慢性咽炎。

辨证：操劳日久，情志不遂，肝郁气滞，阴津不足。

治则：疏肝理气，养阴利咽。

方药：自拟翟氏清咽汤加减。

处方：柴胡10克，厚朴10克，郁金12克，香附15克，青皮15克，金银花20克，桔梗12克，射干12克，麦冬12克，木香10克，生地黄18克，泽泻10克，茯苓10克，青果10克，藏红花6克，胖大海10克，木蝴蝶10克，山豆根12克，甘草6克。水煎服，每日1

剂。嘱其禁忌辛辣油腻之品，多饮水。

二诊：服药 3 日，咽部不适症状减轻。上方续服 6 剂，用法禁忌同前，巩固疗效。

1 个月后电话随访，上述症状消失。

★ 例三 李某，女，48 岁。2012 年 9 月 13 日初诊。

主诉及现病史：感冒后咽部不适，干呕。输液及口服药物治疗半月余，未见明显改善。诊见咽部发红，隐痛不适，恶心。舌苔薄黄，脉沉。

诊断：慢性咽炎。

辨证：外感后热盛伤阴，阴虚内热，气机壅滞。

治则：理气解郁，养阴利咽。

方药：自拟翟氏清咽汤加减。

处方：柴胡 10 克，厚朴 10 克，郁金 12 克，香附 15 克，青皮 15 克，金银花 20 克，桔梗 12 克，射干 12 克，麦冬 12 克，木香 10 克，生地黄 18 克，泽泻 10 克，茯苓 10 克，青果 10 克，藏红花 6 克，胖大海 10 克，木蝴蝶 10 克，山豆根 12 克，甘草 6 克。水煎服，每日 1 剂。嘱其禁忌辛辣油腻之品。

二诊：服药 3 日，咽部发红、隐痛不适大减。续服 6 剂，用法禁忌同前，巩固疗效。

半个月后电话随访，上述症状消失。

按语 上述 3 例慢性咽炎均为阴虚内热、气机壅滞所致，治当调畅气机，养阴清热利咽。翟氏清咽汤为笔者多年临证经验方，用于慢性咽炎疗效显著。曾观察治疗 100 余例，治愈率达 90%以上。

70.3 脂溢性脱发三例

★ 例一 翟某，男，56 岁。2014 年 5 月 16 日初诊。

主诉及现病史：平素头发多油腻，开始只是偶然性脱发，继而脱发较多。曾到某医院治疗，效果不佳。诊见散在脱发，头发稀疏，头油较多，有时瘙痒。舌苔薄黄，脉滑数。

诊断：脂溢性脱发。

辨证：肝肾阴虚，湿热上扰。

治则：清热养阴，滋补肝肾，清利湿热。

方药：自拟翟氏养发生发饮加减。

处方：制何首乌 12 克，黄精 12 克，炒白芍 15 克，黄柏 10 克，知母 10 克，肉苁蓉 15 克，枸杞子 20 克，女贞子 12 克，菟丝子 12 克，藕节 50 克，泽泻 10 克，茯苓 10 克，熟地黄 20 克，玄参 20 克，牡丹皮 10 克，甘草 6 克。10 剂。水煎服，每日 1 剂，禁忌辛辣油腻之品。

二诊：服药平稳，头皮油脂大量减少，脱发情况明显减轻。嘱其以上方加减继服 3 个月，用法禁忌同前。

3 个月后随访，头皮油脂完全不明显，不再脱发，新生头发明显出现，效果显著。

★ 例二 李某，男，52 岁。2011 年 2 月 20 日初诊。

主诉及现病史：平素头发多油腻，脱发 3 年，四处求医，效果不佳。诊见头发稀疏，头油较多，有时口苦。舌苔薄黄，脉弦滑。

诊断：脂溢性脱发。

辨证：肝肾阴虚，湿热上扰。

治则：清热养阴，滋补肝肾，清利湿热。

方药：自拟翟氏养发生发饮加减。

处方：制何首乌 12 克，黄精 12 克，炒白芍 15 克，黄柏 10 克，知母 10 克，肉苁蓉 15 克，枸杞子 20 克，女贞子 12 克，菟丝子 12 克，藕节 50 克，泽泻 10 克，茯苓 10 克，熟地黄 20 克，玄参 20 克，牡丹皮 10 克，甘草 6 克。15 剂，水煎服，每日 1 剂，禁忌辛辣油腻之品，不能饮酒。

二诊：服药平稳，头皮油脂明显减少，脱发情况明显减轻。嘱其以上方继服 2～3 个月，用法禁忌同前。

3 个月后随访，头皮油脂不明显，不再脱发，新生头发明显出现，效果显著。

★ 例三　丁某，男，46 岁。2013 年 4 月 24 日初诊。

主诉及现病史：平素头发多油腻，脱发 1 年，口服各种药物，效果不佳。刻诊：头发稀疏，头油较多，口干口苦。舌苔黄腻，脉弦滑。

诊断：脂溢性脱发。

辨证：肝肾阴虚，湿热上扰。

治则：清热养阴，滋补肝肾，清利湿热。

方药：自拟翟氏养发生发饮加减。

处方：制何首乌 12 克，黄精 12 克，炒白芍 15 克，黄柏 10 克，知母 10 克，肉苁蓉 15 克，枸杞子 20 克，女贞子 12 克，菟丝子 12 克，藕节 50 克，泽泻 10 克，茯苓 10 克，熟地黄 20 克，玄参 20 克，牡丹皮 10 克，甘草 6 克。15 剂，水煎服，每日 1 剂，禁忌辛辣油腻之品，忌酒。

二诊：服上方半个月，头皮油脂明显减少，脱发情况明显减轻。嘱其以上方继服 2～3 个月，用法禁忌同前。

3 个月后随访，头皮油脂消失，不再脱发，新生头发已长出，效果显著。

按语　脂溢性脱发多因肝肾阴虚，肝经郁热，湿热上扰所致。治当清热养阴，滋补肝肾，清利湿热。翟氏养发生发饮为笔者多年临证经验方，对脂溢性脱发疗效显著。曾观察 50 余例，治愈率达 90% 以上。

（整理人：翟成文）

71 孔艳医案 3 例

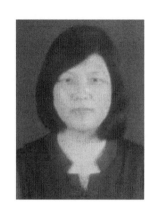

孔艳，1968年生人，中医师。1991年7月毕业于济宁卫生学校针灸专业。1991年9月~1994年8月在曲阜市息陬卫生院从事中医针灸工作。1994年8月至今在曲阜市尼山中心卫生院工作。擅长运用中医药特色疗法治疗妇科常见病、多发病，尤其对盆腔炎、月经过多、过少、月经先后不定期、乳腺增生，以及疼痛类病症如颈椎病、肩关节炎、腰腿痛、麻木等疾病疗效独到。

针刺合谷穴治疗胃脘痛三例

★ 例一　赵某，男，36岁。2007年3月6日初诊。

主诉及现病史：反复脘腹胀痛5年。刻诊：患者经常胃脘痛，以饥饿时疼痛明显，并感胃脘胀满不适，伴口干、口苦，饮食及二便正常。曾服用中西药物治疗，时轻时重，反复发作。曾在某医院做胃镜检查，结果提示：慢性浅表性胃窦炎伴胆汁反流。舌苔黄腻，脉沉弦。

诊断：胃脘痛（慢性浅表性胃窦炎伴胆汁反流）。

辨证：脾胃湿热，胃失和降。

治则：清利湿热，理气和胃。

治法：普通针刺。

操作：嘱患者坐位，选用0.35毫米×25毫米一次性毫针，取双侧合谷穴，常规皮肤消毒，直刺0.3~0.5寸，行平补平泻手法，针刺时局部有酸胀感并向同侧拇指、食指传导，留针30分钟。针后嘱患者自己以拇指、食指掐按和点压合谷穴，每日3~5次，每次3~5分钟，左右交替。嘱禁忌辛辣油腻之品，忌酒。

2007年3月10日二诊：治疗1次脘腹胀痛明显减轻，3次后脘腹胀痛基本消失。继续巩固治疗。

共连续治疗7天，诸症缓解。半年后随访，自述胃炎未再复发。

★ 例二　孔某，男，49岁。2013年2月3日初诊。

主诉及现病史：胃部不适、隐痛及腹泻反复发作10余年。胃镜检查示：萎缩性胃窦炎及浅表性胃炎。长期口服西药治疗，胃痛日益加重。诊见：形体消瘦，面色萎黄，胃脘胁肋疼痛，气升泛恶，夜卧不安，饮食甚少，时有恶心、泛酸，吃生冷、喝啤酒后症状加重，大便稀薄每天3~5次，早上4点急需蹲厕，量少下坠，小便短少。舌质淡红，苔薄白，脉浮弦。

诊断：胃脘痛（萎缩性胃窦炎，浅表性胃炎）。

辨证：胃阴不足。

治则：养阴和胃。

治法：普通针刺。

操作：嘱患者平卧位，选用 0.35 毫米×25 毫米一次性毫针，取双侧合谷穴，常规皮肤消毒，直刺 0.3～0.5 寸，行平补平泻手法，针刺时局部有酸胀感并向同侧拇指、食指和前臂传导，同时取配穴足三里、太溪、三阴交、太冲针刺，留针 30 分钟。针后嘱患者自己以拇指、食指掐按和点压合谷穴，每日 3～5 次，每次 3～5 分钟，左右交替。嘱禁忌辛辣油腻之品，忌酒，多喝水。

2013 年 2 月 9 日二诊：治疗 1 次脘胁疼痛即感减轻，5 次后疼痛基本消失。继续巩固治疗。

共连续治疗 15 次，诸症消失。

★ 例三　张某，女，56 岁。2012 年 2 月 20 日初诊。

主诉及现病史：患者胃脘胀痛 8 年，经某医院胃镜检查示：胃窦炎。一直口服西药，疗效不显。来诊时症见：胃脘胀痛，嗳气泛酸，形体消瘦，面部萎黄，口淡无味，食欲不振，夜寐不安，神疲困顿，大便干结，小便正常。舌淡润，苔薄白微腻，脉细滑。

诊断：胃脘痛（胃窦炎）。

辨证：脾胃不和。

治则：健脾和胃。

治法：普通针刺。

操作：嘱患者卧位，选用 0.35 毫米×25 毫米一次性毫针，取双侧合谷穴，常规皮肤消毒，直刺 0.3～0.5 寸，行平补平泻手法，针刺时局部有酸胀感并向同侧拇指、食指传导，同时取配穴足三里、三阴交、丰隆针刺，留针 30 分钟。针后嘱患者自己以拇指、食指掐按和点压合谷穴，每日 3～5 次，每次 3～5 分钟，左右交替。嘱禁忌生冷，避免受凉。

2012 年 2 月 26 日二诊：治疗 2 次胃脘胀痛减轻，5 次后疼痛基本消失。继续巩固治疗。

共连续治疗 7 次，诸症基本消失。

按语　针刺合谷穴治疗胃脘痛是笔者学习《上海针灸杂志》2006 第 7 期刊载的《针刺合谷治胃炎》一文后应用于临床实践，效果良好。本疗法对脘腹胀痛、恶心呕吐、大便秘结、厌食口臭等疗效显著。治疗时要依患者体质强弱而掌握刺激强度，以患者能够耐受为度，避免晕针等意外情况发生。曾临床应用本法治疗患者 30 例，治愈率 67%，显效率 33%。

（整理人：孔　艳）

72 姚启成医案 5 例

姚启成，1976 年生人，大学毕业。曾在南京鼓楼医院实习，后进修于中国中医科学院西苑医院，跟诊心血管科主任张东老师学习中医的元气神机法。2002 年进入河北省衡水市兵曹卫生院中医科工作，工作期间，不断地学习，和名中医交流经验。后进入曲阜尼山卫生院中医科，从事中医临床工作。现为山东省名老中医药专家朱鸿铭传承工作室继承人。

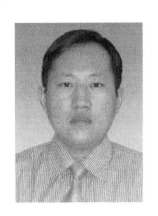

72.1 带下病一例

李某，女，40 岁。2018 年 6 月 28 日初诊。

主诉及现病史：素性善虑，思想无穷，白带量多。曾使用头孢类抗生素无明显效果。刻诊：面色倦怠乏力，白带量多而清淡，纳少便溏。舌淡红，苔白，脉象细滑。

诊断：带下病。

辨证：思虑伤脾，脾虚失运，湿浊阻滞。

治则：益气健脾，祛湿止带。

处方：党参 15 克，白术 15 克，茯苓 15 克，陈皮 10 克，炙甘草 6 克，山药 18 克，薏苡仁 30 克。5 剂，水煎服，每日 1 剂。

2018 年 7 月 4 日二诊：精神好转，带量减少，饮食稍增加，舌苔白，脉滑。上方加芡实 20 克，5 剂，水煎服，每日 1 剂。

2018 年 7 月 10 日三诊：患者大喜，称白带已正常，精神饱满，饮食大增，大便正常。上方继用 10 剂，以善其后。嘱禁忌生冷油腻之品，早睡早起，加强锻炼，以防复发。

按语 本例为思虑伤脾，脾虚失运，湿浊阻滞引起的白带增多，治当益气健脾，祛湿止带。方中党参为君，甘温益气，上润于五脏；得白术燥湿而加强益气助运之力；佐以甘淡之茯苓、薏苡仁、陈皮，培土泻湿以消凝，脾肺皆充，分脾中之浊瘀而脾肺无伤也；用山药者，以滋真阴而固摄元气，更用芡实收敛冲气，固其肾气。诸药合用，脾健而湿消，白带之患何从有之!

72.2 腹泻一例

张某，女，26 岁。2018 年 9 月 6 日初诊。

主诉及现病史：患者平素胃肠虚弱，易腹泻。1年前毕业聚餐时因饮食不慎，出现腹泻，当时诊断为：肠炎，曾服中药60余剂，服药时有效，停药后即复发。现症：腹泻，稀溏便，每天食后即需上厕所，日3～5次，饮食稍有不慎即腹泻加重，肠鸣辘辘，口干，咽痛，平素怕冷，手脚凉，口唇红，性格活泼，精神可。舌质淡红，苔白略腻，脉细。

诊断：腹泻。

辨证：脾肾阳虚。

治则：温肾健脾，涩肠止泻。

处方：清半夏10克，黄连6克，黄芩6克，党参10克，炙甘草10克，生姜6片，大枣6枚（切）为引。7剂，水煎服，每日1剂。禁忌生冷。

2018年9月16日二诊：患者诉前3天感觉诸证好转，后4天又恢复如初。考虑患者怕冷，平素手脚发凉，认为患者肠鸣腹泻乃水饮内停之故，改用苓桂术甘汤以散寒化饮。

处方：茯苓15克，桂枝10克，生白术15克，炙甘草5克。5剂，用法同前。

2018年9月22日三诊：患者服后无明显改变。观《伤寒论》第159条云："伤寒服汤药，下利不止，心下痞硬，服泻心汤已，利不止。医以理中与之，利益甚。理中者，理中焦，此利在下焦，赤石脂禹余粮汤主之。复不止者，当利其小便。"该条文论及下利证，服泻心、理中之类效差，需责之于下，用温固收涩之法，该患者虽咽干、口干，但舌白苔腻，平素怕冷手脚冰凉，整体辨证，当属虚寒，服苓桂术甘汤之所以无效，乃温化之力不足，故易方用真武汤去芍药加干姜。

处方：制附子10克（先煎1小时），干姜10克，茯苓15克，生白术15克，生姜6片（切）为引。7剂。虽未用收涩之法，但仍从"此利在下焦"论治。

2018年9月30日四诊：7剂服完，诸证大减。原方中加葱白2段续服5剂。取合方白通汤之义，服后肠鸣，腹泻皆消，嘱服附子理中丸以善后。

72.3 顽固性腹痛一例

刘某，男，46岁。2018年3月16日来诊。

主诉及现病史：4年前无明显诱因出现腹痛。曾经9位中西医大夫诊治，有诊断结肠炎者，有未给出明确诊断者，至今原因不明，治疗效果不好。刻诊：肚脐周围疼痛不适，胃脘灼热，时恶心干呕，大便干结不畅，怕冷，面色黄，消瘦，喜抽烟。舌质淡红，苔薄白，脉弦紧。

诊断：顽固性腹痛。

辨证：脾虚胃热。

治则：清胃健脾止痛。

方药：黄连汤。

处方：黄连5克，炙甘草9克，干姜10克，桂枝9克，党参9克，法半夏10克，大枣3个（切）为引。3剂。水煎服，每日1剂。

2018年3月19日二诊：腹痛减轻，发作次数减少。按此方续服12剂，用法同前。

2018年3月31日三诊：腹痛近日缓解不明显。考虑与《伤寒论》乌梅丸症相符合。

处方：乌梅12克，花椒2克，细辛2克，桂枝4克，黄连2克，黄柏4克，当归4克，党参4克，干姜4克，制附子4克，肉桂2克。6剂，水煎服，每日1剂。

2018年4月7日四诊：服药平稳，腹痛大减。守方续服27剂。

2018年5月9日五诊：27剂服完，又出现类似初诊时的情况，腹痛缓解又开始不明显。

乃从少阳病论治，处方改用柴胡桂枝汤加杏仁、厚朴。

处方：柴胡 18 克，黄芩 10 克，半夏 12 克，党参 10 克，炙甘草 10 克，桂枝 15 克，生白芍 15 克，杏仁 10 克，厚朴 10 克，姜枣为引。6 剂，水煎服，每日 1 剂。

照此方共服 24 剂，腹痛完全消失，停药后也未出现腹痛，胃脘尚有些许灼热，大便已顺畅。嘱其禁忌生冷，三餐规律。

72.4　嘈杂一例

何某，男，66 岁。2018 年 8 月 31 日初诊。

主诉及现病史：患者胃脘嘈杂不适 5 个月，每日晨起 9 点左右即开始出现全身酸软，下肢无力，继之出现心下痞硬，嘈杂不适，噫气不除，口不苦不渴，纳少，二便可，面现浮红，说话有鼻音。因该病一直未间断治疗，花费近万元，仍无寸效。既往有高血压病史，长期服药控制。舌淡，苔白略腻，脉弦细。

诊断：嘈杂。

辨证：心脾两虚，胃热失降。

治则：益气健脾，和胃降逆。

方药：乌梅丸。

处方：乌梅 15 克，川椒 2 克，细辛 2 克，黄连 3 克，黄柏 5 克，当归 5 克，桂枝 5 克，党参 5 克，附子 5 克，干姜 5 克，蜂蜜 1 小勺为引。6 剂，水煎服，每日 1 剂。

2018 年 9 月 8 日二诊：患者诉服上方有效，本周心中嘈杂未再出现，效不更方，守方续服半个月。

1 个月后随访，嘈杂症状消失。

72.5　慢性咽炎一例

孔某，女，30 岁。2018 年 2 月 25 日初诊。

主诉及现病史：感冒咳嗽愈后遗留咽痛、扁桃体Ⅱ度肿大 5 个月。现患者咽痛不适，扁桃体肿大，口腔溃疡。服用桔梗、玄参、青果、金银花等药物后易致面红，面部痘印密布，但面色白而晦暗，容易燥热汗出，纳眠可，大便不成形，每天 1 次，怕冷，小腹发凉，时值经期。舌质淡，苔白腻，脉紧。

诊断：慢性咽炎。

辨证：脾肾阳虚，肺胃郁热。

治则：温补脾肾，引火归元，清热利咽。

处方：生麻黄 6 克，黑顺片 10 克（先煎 1 小时），细辛 3 克，射干 10 克，木蝴蝶 10 克。3 剂。每日 1 剂，水煎，分早晚 2 次温服。

2018 年 3 月 2 日二诊：咽痛减轻，怕冷、汗出好转，扁桃体肿大变小。守上方加法半夏 12 克，续服 3 剂。

后复诊调理其他问题时告知，咽痛已除。

（整理人：姚启程）

73　翟恒医案1例

翟恒，1984年生人，研究生学历，医学硕士，毕业于大连大学，主治医师。2009年进入曲阜市第二人民医院中医理疗科工作。曾跟随空军总医院正骨中心副主任韦良渠教授学习脊柱定点旋转复位手法，掌握了颈椎病、腰椎间盘突出症等损伤退变性脊柱疾病的手法治疗；曾赴江苏省中医院针灸康复科进修，期间主要跟随国家级名老中医盛灿若教授学习针灸治疗技术，显著提高了针灸辨证施治水平。擅长颈肩腰腿痛、亚健康状态、中医内科疾病及部分疑难疾病的针灸治疗，以及颈椎病、腰椎间盘突出症等损伤退变性脊柱疾病的手法治疗。

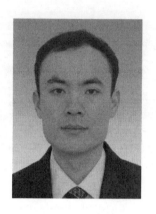

手法治疗腰痛一例

陈某，男，79岁。2017年10月24日初诊。

主诉及现病史：患者于3个月前因体力劳动感受风寒后出现腰部疼痛，俯仰活动受限，伴有双下肢大小腿后外侧疼痛，以左侧疼痛明显，久坐、劳累、受凉后疼痛加重，休息及热敷后症状略减轻。曾外用膏药治疗，疗效不佳，3个月来症状逐渐加重。查体：脊柱腰段旋转侧弯、屈伸活动受限，L_4 棘突左偏，棘突旁压痛（+），压痛感向左下肢放射。舌质淡苔白腻，脉沉迟。腰椎CT示：$L_3 \sim L_5$ 椎体周缘可见骨质增生影，L_3/L_4、L_4/L_5、L_5/S_1 椎间盘向周缘膨出。

诊断：腰痛。

辨证：寒湿痹阻证。

治疗：施以脊柱定点旋转复位手法，将向左侧偏歪的 L_4 棘突向右侧推按，使之复位，手法做到稳、准、轻、巧，最后施以理筋手法将局部肌肉韧带捋顺、复平，手法治疗后注意卧床休息，并配合局部温热疗法。

2017年10月30日二诊：腰部疼痛减轻，俯仰活动范围增加，双下肢大小腿后外侧疼痛减轻。继用上法治疗。

2017年11月2日三诊：腰部疼痛大减，俯仰活动已无受限，双下肢大腿后外侧疼痛显著缓解，小腿已不疼痛。继用上法治疗。

2017年11月5日三诊：腰痛、双下肢痛诸症消失，腰部活动自如。

按语　脊柱为人体督脉所过之处，腰部疼痛可视为督脉不畅，施以脊柱定点旋转复位手法纠正棘突偏歪及脊柱侧弯，使督脉畅通，则腰痛可愈。

（整理人：翟　恒）

74 颜世龙医案 2 例

颜世龙，1960 年生人，乡医医师。曾任曲阜市防山镇纪庄卫生所所长。2016 年获得"山东好乡医"提名奖。1975 年毕业于乡医培训班，先后又 3 次进修与函授。擅长中药单验方的应用，特别是针灸配合中药治疗面瘫疗效独特，累计治愈面瘫患者 380 余例，深受患者和家属的好评。

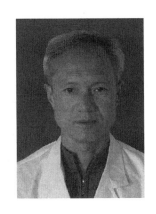

面瘫二例

★ 例一　孔某，男，47 岁。2014 年 3 月 22 日初诊。

主诉及现病史：因外出务工，熬夜感受风邪，随后出现口眼㖞斜，说话及喝水时从左口角有口水流出，伴头痛，眼痛。舌苔薄黄，脉弦滑。

诊断：面瘫。

辨证：风邪外袭，面络挛急。

治则：祛风活络，熄风止痉。

治法：①针刺：选合谷、太阳、地仓、颊车、迎香、四白、竹丝空、阳白，以上穴位交替使用，每次针 25 分钟左右，每天 1 次。②内服中药：牵正散加味。

处方：全蝎 6 克，白附子 10 克，僵蚕 10 克，当归 15 克，白芍 15 克，防风 10 克，川芎 10 克，甘草 6 克。6 剂。

用法：水煎服，每日 1 剂。注意避风寒。

2014 年 3 月 29 日二诊：患者服药平稳，口眼㖞斜减轻，喝水时已不外流，头痛、眼痛消失。效不更方，上方续服 6 剂，用法禁忌同前。继续配合针刺治疗 1 周。

2014 年 4 月 7 日三诊：轻度口眼㖞斜，稍觉乏力。考虑本病恢复期为气虚所致，上方加黄芪 30 克。续服 6 剂，用法禁忌同前。继续配合针刺治疗 1 周。

1 个月后随访，面部如常，再未复发。

★ 例二　张某，女，55 岁。2015 年 9 月 12 日初诊。

主诉及现病史：因生意经常熬夜和早起，突觉左上眼㖞斜，言语欠利，喝水有流出现象，伴有耳后疼痛。舌苔薄白，脉沉。

诊断：面瘫。

辨证：气血不足，外感风邪，面络不畅。

治则：益气养血，疏风活络。

治法：①针刺：选太阳、合谷、四白、迎香、地仓、颊车、阳白、竹丝空、风池、下关，以上穴位，每次选 5～6 穴，施以电针 25 分钟，其中地仓、颊车互透，每日 1 次。②内服中药：牵正散合补阳还五汤加减。

处方：黄芪 30 克，当归 15 克，赤芍 15 克，地龙 10 克，川芎 10 克，桃仁 10 克，红花 10 克，蜈蚣 1 条，制白附子 10 克，全蝎 6 克，僵蚕 10 克，白芍 15 克，牡丹皮 10 克，甘草 6 克。7 剂。

用法：水煎服，每日 1 剂。注意避风寒。

2015 年 9 月 20 日二诊：患者口眼㖞斜明显减轻，言语好转，喝水时已不外流，耳痛消失。效不更方，上方续服 6 剂，用法禁忌同前。继续配合针刺治疗 1 周。

2015 年 9 月 28 日三诊：口眼㖞斜已不明显，稍觉乏力。上方改黄芪 60 克。续服 6 剂，巩固疗效，用法禁忌同前。继续配合针刺治疗 1 周。

2 个月后随访，面部如常，再未复发。

按语　面瘫多与外感风邪或内伤情志有关，临证时当细心辨证，灵活应用。治疗上，以针刺配合中药内服为主，早期应用牵正散加味，中晚期应用补阳还五汤加减。本病越早治疗，疗效越好。曾总结治疗临床患者 380 例，患病 15 日以内者治愈率 98%；患病 1 个月以内者治愈率 80%。

（整理人：颜世龙）

75　颜丽医案1例

颜丽，1978年生人，毕业于曲阜中医药学校临床医学专业。现为曲阜市防山镇纪庄卫生所所长。擅长婴幼儿常见病的诊治。

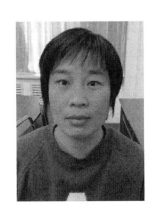

眩晕一例

颜某，女，38岁。2017年10月10日初诊。

主诉及现病史：患者头晕3年有余，平时四肢乏力沉重，口苦，咽干，默默不欲饮食。舌苔黄腻，脉弦滑。

诊断：眩晕。

辨证：痰热上扰。

治则：疏肝清热，化痰清窍。

处方：柴胡15克，清半夏9克，党参12克，黄芩10克，茯苓15克，泽泻10克，白术12克，菊花15克，天麻12克，钩藤12克，炒麦芽30克，黄连6克。

用法：水煎服，每日1剂。生姜3片，大枣6枚为引。

患者连服10剂而愈。

按语　该患者舌苔发黄而腻，乃为痰湿郁热所致；口苦，咽干，默默不欲饮食，乃为伤寒杂病论中小柴胡汤证，故以小柴胡汤加减治之而愈。

（整理人：颜　丽）

76 刘同全医案 2 例

刘同全，1964 年生人，曲阜市陵城卫生院北店卫生所所长，中医执业医师。从事中医临床 30 余年，擅长中医骨科病的研究，在多年的临床工作中总结了一些经验和验方，特别对骨关节病、颈椎病、腰椎间盘突出症、肩周炎、网球肘、腱鞘炎、膝关节骨性关节炎等有很好的疗效。

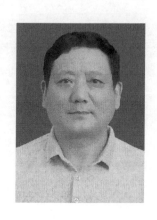

76.1 腰椎间盘突出症一例

李某，男，82 岁。2016 年 3 月 21 日初诊。

主诉及现病史：因腰痛、腿痛、不能站立 1 月余，于 2016 年 3 月 2 日到某医院 CT 检查：$L_4 \sim L_5$ 腰椎间盘突出，$L_5 \sim S_1$ 腰椎间盘突出并椎管狭窄。当时考虑岁数太大，采取保守治疗，口服药物加外用膏药（药物不详）20 余天不见好转，今日来我处就诊。患者由老人的 3 个儿子抬至病床上，腰腿疼痛不适，痛苦不堪。

诊断：腰椎间盘突出症。

辨证：年老体虚，劳累受凉，气滞血瘀，筋脉失养。

治则：补肾壮腰，行气活血，温通经脉。

治法：①艾灸加松紧针治疗，每日 1 次。②病痛减轻后，给予自制的黑虎镇痛膏外用，每次 2 贴，5 天换药 1 次。注意休息，避免受凉，禁忌生冷食物。

2016 年 3 月 29 日二诊：腰痛、腿痛大减，已能自行站立。继续用上法治疗 2 个疗程。

1 年后随访，病情痊愈，未再复发。

按语 腰椎间盘突出症为临床常见病。本例是因年老体虚，劳累受凉，气滞血瘀，筋脉失养所致。治疗当以补肾壮腰，行气活血，温通经脉为主。黑虎镇痛膏为笔者临证经验方，药物组成为血竭 80 克，阿魏 150 克，生乳香 100 克，生没药 100 克，生五灵脂 150 克，生大黄 120 克，生南星 120 克，红花 100 克。配制方法：上药打粉过 120 目筛备用。取生豆油 4000 克，用铁锅武火熬，加黄丹适量，用桑枝搅拌，待滴水成珠时加入上述药粉熬制成膏，压制成 15 克 1 张的黑虎镇痛膏备用。本膏对跌打损伤、腰痛、腰椎间盘突出症、颈椎病、肩周炎、网球肘、膝关节骨性关节炎等骨关节病，均有较好的疗效。

76.2 腰肌劳损一例

陈某，男，48 岁。2015 年 6 月 23 日初诊。

主诉及现病史：自诉腰痛 5 年，每次均为劳累或下雨天加重。此次因 10 天前抬楼板致腰痛加重，口服药物只能暂时止痛。

诊断：腰肌劳损。

辨证：气滞血瘀，筋脉失养。

治则：行气活血，温通经脉。

治法：①理疗灯治疗，每次 30 分钟，每日 1 次。②自制黑虎镇痛膏（药物组成及制作方法见上例），每次 2 贴，7 天换药 1 次。嘱其注意休息，避免受凉，禁忌生冷食物。

2015 年 7 月 1 日二诊：腰痛大减。继续用上法治疗。

共治疗 3 个疗程痊愈，随访 1 年未在复发。

（整理人：刘同全）

77 陈淑梅医案 2 例

陈淑梅，1974 年生人，出身中医世家。自幼随父（陈祥喜，曲阜一代名医，擅长治疗各种疑难杂症、不孕不育、偏瘫后遗症、颈肩腰腿痛等病）学习中医。1996 年 7 月毕业于曲阜市中医药学校，2008 年取得中医执业医师证书，2016 考取中医（全科）中级证书。现就职于王庄卫生院。擅长运用中医中药、针灸针、梅花针、电针仪、艾灸、刮痧、火罐、中频治疗仪、微波治疗仪、颈椎牵引器、中药熏蒸等特色疗法开展中医工作。

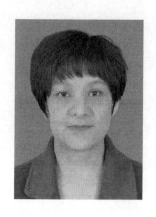

77.1 中风后遗症一例

李某，男，58 岁。2000 年 8 月 6 日就诊。

主诉现病史：左侧半身不遂 2 个月，伴口眼㖞斜，语言謇涩，口角流涎，小便频数或遗尿失禁。舌暗淡，苔白，脉缓无力。

诊断：中风后遗症。

辨证：气虚血瘀。

治则：益气养血，活血通络。

方药：生黄芪 120 克，当归尾 6 克，赤芍 5 克，地龙（去土）、川芎、红花、桃仁各 3 克，石菖蒲 6 克。6 剂。

用法：每日 1 剂，水煎，分早晚 2 次温服。忌油腻辛辣。

针刺治疗：取足阳明胃经穴位为主，取环跳、足三里、解溪、昆仑、肩髃、曲池、手三里、合谷、地仓、颊车、太冲等。毫针针刺、艾灸、头针疗法交替治疗。

2000 年 8 月 14 日二诊：上述症状均有好转，有时不思饮食。上方加党参 15 克、白术 10 克，续服 10 剂。用法禁忌同前，继续针刺治疗。

2000 年 8 月 26 日三诊：服药平稳，已能借助拐杖行走，口眼㖞斜，语言謇涩，口角流涎等症状大为好转。效不更方，上方续服 10 剂，继续针刺治疗，巩固疗效。

2000 年 9 月 10 日四诊：可独立行走，语言流利，口眼㖞斜、口角流涎等先前症状基本消失。停药观察月余，未再复发。

按语 本例中风是因正气亏虚，气虚血滞，脉络瘀阻所致。本方为补阳还五汤加味，方中重用补气药与少量活血药相伍，使气旺血行以治本，祛瘀通络以治标，标本兼顾，且补气而不壅滞，活血又不伤正。合而用之，则气旺、瘀消、络通，诸症向愈。

77.2 胃脘痛一例

王某，男，38 岁。2006 年 5 月 6 日初诊。

主诉及现病史：胃脘痛半个月，喜温喜按，食冷即泻，口苦，吞酸嘈杂，有时便干，脘腹饱胀，恶心呕吐，大便不成形。舌红苔白腻，脉细。

诊断：胃脘痛。

辨证：脾虚胃热，湿浊中阻，肝气犯胃。

治则：清上温下，疏肝理气，制酸止痛。

方药：半夏泻心汤加减。

处方：半夏 10 克，黄芩 10 克，黄连 6 克，党参 12 克，炙甘草 10 克，炮姜 10 克，白芍 30 克，木香 10 克，白芷 12 克，川楝子 12 克，延胡索 12 克，煅瓦楞子 20 克，海螵蛸 15 克，枳实 10 克，代赭石 20 克，炒莱菔子 15 克。6 剂。

用法：每日 1 剂，水煎分 2 次服。

2006 年 5 月 11 日二诊：服上方胃脘痛减轻，腹泻减轻，仍有反酸。前方去延胡索，加焦栀子 10 克。继续服用 5 剂。

14 天后随访痊愈。

按语 本例系脾虚胃热，湿浊中阻，肝气犯胃所致。治宜清上温下，疏肝理气，制酸止痛。方用经方半夏泻心汤加减。方证适宜，故疗效显著。

（整理人：陈淑梅）

78 陈焕利医案 3 例

陈焕利，1979 年生人。山东中医药大学毕业，出身中医世家，自幼随父（陈祥喜，曲阜一代名医，擅长治疗各种疑难杂症、不孕不育、偏瘫后遗症、颈肩腰腿痛等病）学习中医。擅长运用中医理论和针灸、刮痧、火罐、中药熏蒸、推拿、按摩等中医适宜技术开展中医工作，深受患者好评。

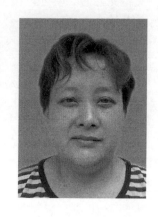

78.1 痹证一例

李某，男，52 岁。2006 年 3 月 3 日初诊。

主诉及现病史：肩部疼痛，痛牵肩胛、背部、上臂、颈项，并有拘急感，天冷或受凉加重，得热减轻，肩部活动受限，压痛明显。舌淡，苔薄白，脉浮紧。

诊断：痹证。

辨证：风寒阻络，筋脉失养。

治则：祛风散寒，通络止痛。

方药：蠲痹汤加减。

处方：黄芪 10 克，白术 10 克，羌活 10 克，防风 10 克，桂枝 12 克，当归 12 克，白芍 15 克，延胡索 10 克，姜黄 15 克，桂枝 10 克，海风藤 20 克，秦艽 10 克，甘草 5 克。6 剂。

用法：每日 1 剂，水煎，分早晚 2 次温服。忌食冷饮油腻之品。

配以中医适宜技术：电针，督灸，推拿，拔罐治疗。每日 1 次。

2006 年 3 月 10 日二诊：依上法治疗 6 天，患者感觉疼痛减轻，舌脉同前，继续治疗。中药 6 剂，用法禁忌同前。

治疗半个月后，上述症状消失。

按语 痹证多因风、寒、湿三气杂至，合而为病。本例为风寒阻络，筋脉失养所致，治当祛风散寒，通络止痛。方中黄芪、防风、白术益气扶正，增强抗病能力；桂枝、羌活、防风、海风藤、秦艽相配疏风散寒，通络止痛，补而不滞，行而不泄；桂枝配当归、芍药、延胡索和营活血，温经通阳；姜黄理血中之滞，祛寒湿；桂枝、芍药、生姜、大枣调和营卫。诸药合用，共成营卫兼顾，祛风散寒、除湿通络之功而获良效。

78.2　口腔溃疡一例

陈某，女，38 岁。2008 年 8 月 3 日初诊。

主诉及现病史：口腔溃疡，腹中雷鸣，下利，水谷不化，心下痞硬而满，干呕，心烦不安。舌质淡，舌苔薄白腻，脉细。

诊断：口腔溃疡。

辨证：脾胃虚弱。

治则：益气和胃，消痞止呕。

方药：甘草泻心汤加减。

处方：炙甘草 20 克，黄芩 15 克，干姜 15 克，半夏 10 克，大枣（擘）12 枚，黄连 5 克，白及 6 克。5 剂。

用法：每日 1 剂，水煎，分早晚各 1 次温服。忌生冷辛辣油腻之品。

2008 年 8 月 8 日二诊：服上方后下利减轻，舌脉同前。续服 5 剂。用法禁忌同前。

2008 年 8 月 13 日三诊：口腔溃疡面已平，其他症状减轻。上法续服 5 剂，巩固疗效。

按语　本证属胃气虚弱，中焦升降失司，气机痞塞之证。治当益气和胃，消痞止呕。处方为甘草泻心汤加重甘草用量而成。甘草为君药，以补中缓急，使胃虚得补，急利得缓，余药和胃消痞。加白及生肌敛疮，收复溃疡面。服 20 剂痊愈。

78.3　眩晕一例

王某，男，56 岁。2013 年 6 月 2 日初诊。

主诉及现病史：眩晕，头重如蒙，视物旋转，胸闷作恶，呕吐痰涎，食少多寐，脘闷腹胀。舌苔白腻，脉弦滑。

诊断：眩晕。

辨证：痰浊上蒙。

治则：燥湿祛痰，健脾和胃。

方药：半夏白术天麻汤加减。

处方：半夏 9 克，天麻、茯苓、化橘红各 10 克，白术 9 克，厚朴 10 克，白蔻仁 6 克，砂仁 6 克，甘草 6 克。6 剂。

用法：每日 1 剂，水煎，分早晚各 1 次温服。禁忌生冷、辛辣油腻之品。

2013 年 6 月 8 日二诊：服上药后眩晕减轻，纳可，腹胀症状缓解。继续服药 6 剂，用法禁忌同前。

以上方服药 1 个月，症状消失。

按语　本证属痰湿中阻，痰浊上扰所致。治宜燥湿祛痰，健脾和胃。方中二陈汤理气调中，燥湿祛痰；配白术补脾除湿，加厚朴、白蔻仁、砂仁理气化湿健脾；天麻养肝熄风；甘草、生姜、大枣健脾和胃，调和诸药。共奏燥湿祛痰，健脾和胃之功效。方症适宜，疗效较佳。

（整理人：陈焕利）

79 陈焕娣医案 2 例

陈焕娣，1982 年生人。曲阜市中医药学校毕业，出身中医世家，自幼随父（陈祥喜，曲阜一代名医，擅长治疗各种疑难杂症、不孕不育、偏瘫后遗症、颈肩腰腿痛等病）学习中医。擅长运用中医理论和针灸、刮痧、火罐、中药熏蒸、推拿、按摩等中医适宜技术开展中医工作，深受患者好评。

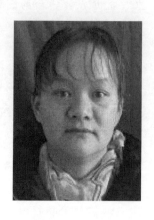

79.1 崩漏一例

王某，女，18 岁。2017 年 3 月 6 号初诊。

主诉及既往史：患者 13 岁月经初潮，月经基本正常。近 1 年来，月经紊乱，经来无期，时而量多如注，时而淋沥不尽，色淡质清，畏寒肢冷，面色晦暗，腰腿酸软，小便清长。末次月经：2017 年 2 月 18 号，至今未净。舌质淡，苔薄白，脉沉细。

诊断：崩漏。

辨证：肾阳虚证。

治则：温肾固冲，止血调经。

方药：右归丸加减。

处方：熟地黄 15 克，山药 12 克，山茱萸 9 克，枸杞 12 克，肉桂 3 克，菟丝子 12 克，鹿角胶 6 克（烊化），当归 9 克，杜仲 12 克，补骨脂 10 克，淫羊藿 15 克。3 剂。

用法：每日 1 剂，水煎，早晚分服。

配合针刺、艾灸，每日 1 次。取穴以足太阳经腧穴为主：关元、三阴交、隐白、血海、膈俞、气海、命门。温补下元。

2017 年 3 月 12 号二诊：服上药后经量减少，手足温暖，舌脉同前。上方续服 6 剂，用法禁忌同前。继续配合针刺、艾灸 1 周。

2017 年 3 月 18 号三诊：服上药效果很好，经血停，腰膝酸软、畏寒肢冷等症状消失。上方续服 6 剂，巩固疗效，用法禁忌同前。停用针灸。

3 个月后回访，月经周期正常，其他症状均未出现。

按语 本例是因肾阳虚损，封藏失职，冲任不固，不能制约经血而发。治宜温肾固冲，止血调经。方用肉桂、鹿角胶为君药，温补肾阳，填精补髓；臣以熟地黄、枸杞子、山茱萸、山药滋阴益肾，养肝补脾；佐以菟丝子、淫羊藿补阳益阴，固精缩尿；杜仲、补骨脂补益肝肾，强筋壮骨；当归养血和血，助鹿角胶以补养精血。诸药配合，共奏温肾固冲、止血调经之功。

79.2　痫病一例

颜某，男，23 岁。2015 年 4 月 8 日初诊。

主诉及既往史：患者幼时左侧头部曾受外伤，平素头昏头痛，发作性右侧肢体抽搐 2 年，一直未规范治疗。现症：发作性右侧肢体抽搐，持续 5 分钟左右，发作间期肢体无明显不适，伴左侧头痛，颜面口唇色暗。舌暗红，苔薄白，脉弦。

诊断：痫病。

辨证：瘀阻脑络证。

治则：活血化瘀，熄风通络。

方药：通窍活血汤加减。

处方：赤芍 15 克，川芎 12 克，桃仁（捣碎）9 克，红花 9 克，地龙 9 克，僵蚕 12 克，全蝎 6 克，姜黄 9 克。3 剂。

用法：每日 1 剂，水煎，早晚分服。

2015 年 4 月 12 号二诊：服上方舒适，头昏头痛减轻，未发肢体抽搐。

继服上药 15 剂愈。

按语　本例有头部外伤史，因瘀血阻窍，脑络闭塞，脑神失养而风动，发为本病。治宜活血化瘀，熄风通络。方用通窍活血汤加减，于本例适宜，故取得了明显疗效。

（整理人：陈焕娣）

80 赵建华医案 1 例

赵建华，1971 年生人。1985 年 8 月至 1993 年 7 月随父亲在村卫生室学习；1993 年 8 月至 1995 年 1 月在曲阜市人民医院进修学习；1995 年 9 月至 1998 年 7 月于济宁卫生学校学习；1999 年至今在曲阜市第二人民医院馥森院卫生所工作。2000 年参加了乡村一体化管理考试，取得了乡村医生执业证；2001 年 10 月至 2013 年 6 月在曲阜市中医药学校学习中医。2005 年调至汇泉卫生所。擅长治疗脾胃病、月经失调、内分泌紊乱等病。

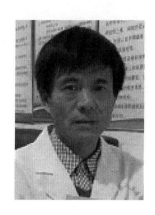

十二指肠溃疡一例

王某，男，30 岁。2017 年 10 月 11 日初诊。

主诉及现病史：患者胃脘痛 4 年余，近 1 个月病情加重，经上消化道造影诊断为十二指肠球部溃疡。诊见经常发作胃脘痛，餐后明显，空腹加重，进食后可缓解，喜温喜按，胃纳差，食后腹胀，烧心口干，大便干。舌质淡，苔薄白，脉沉细迟。

诊断：十二指肠溃疡。

辨证：脾胃虚寒加湿浊。

治则：温胃健脾，利湿化浊。

方药：平胃散合黄芪建中汤加减。

处方：黄芪 20 克，桂枝 10 克，白芍 10 克，炙甘草 10 克，砂仁 10 克，苍术 10 克，清半夏 10 克，陈皮 10 克，乌药 10 克，当归 15 克，火麻仁 10 克，煅瓦楞子 10 克，生姜 5 克。5 剂，水煎服，每日 1 剂。禁忌生冷食物。

二诊：服药后胃痛明显减轻，大便正常，饮食增加，夜间胃痛明显。舌苔薄白，脉沉细。上方去当归，加厚朴 10 克、六神曲 15 克。继服 20 剂，症状消失，后经上消化道造影证实十二指肠球部溃疡已愈合。

按语 十二指肠球部溃疡，属于中医胃脘痛范畴。本例是因胃病日久，脾胃虚寒，湿浊内停所致。治宜温胃健脾，利湿化浊。方以黄芪益气补中；建中汤温脾散寒，缓急止痛；平胃散燥湿化痰健脾。诸药合用，脾胃得健，湿浊得除，故溃疡得愈。

（整理人：赵建华）

81　于承涛医案1例

于承涛，1978年生人。1998年毕业于曲阜中医药学校。现就职于尼山中心卫生院东曼卫生所。擅长运用经方治疗脾胃病。

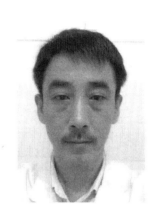

呃逆一例

杜某，男，14岁。2018年11月28日初诊。

主诉及现病史：平时学习紧张，20天前无明显诱因出现呃逆。曾在市级医院、乡镇卫生院治疗，未见好转，特来本所咨询治疗。现自觉有气从肚脐上冲到咽喉，呃逆连连，呃声低沉，脐周微胀，日间不休，入睡即安。舌淡苔微腻，脉弦微滑。

诊断：呃逆。

辨证：脾肾气虚，建运失职，冲气上乘，挟胃气上逆动膈。

治则：健脾和胃，温肾固冲以降逆。

处方：茯苓15克，桂枝10克，甘草8克，焦神曲10克，大枣6枚。2剂，水煎服，每日1剂。

2018年12月1日二诊：自述服上方1剂后约2小时呃逆即止，续服1剂症状全消。

按语　本例呃逆是因平时学习紧张，脾肾气虚，健运失职，冲气上乘，挟胃气上逆动膈所致。在治疗上，受《伤寒论》启迪，"脐下悸者，欲作奔豚，茯苓桂枝甘草大枣汤主之"，以健脾和胃、温肾固冲法治之，以降上逆之气。方用茯苓桂枝甘草大枣汤治之，果然取效显著。

（整理人：于承涛）